정형의학에서의 근막

FASCIA in the OSTEOPATHIC FIELD

정형의학에서의 근막

FASCIA in the OSTEOPATHIC FIELD

이 종 진 외 옮김

Edited by
Torsten LIEM
Paolo TOZZI
Anthony CHILA

영 문 출 판 사

■ **옮긴이** (가나다순)

서창민 마취통증의학과 전문의
시리악스정형의학연구회 이사
대한응용근신경학회 이사

윤용현 정형외과 전문의
시리악스정형의학연구회 이사
RMSK, CIPS, IROM-C, O-C-O faculty

이종진 대한복수면허의사회 부회장
시리악스정형의학연구회 이사
대한응용근신경학회 이사

FASCIA in the Osteopathic Field

by Torsten Liem, Paolo Tozzi, Anthony Chila

주의(notice)

발행자와 저자는 본 책에 포함된 자료의 사용으로 인해 발생되는 손실이나 부상 또는 사람이나 재산의 손해에 대해 책임을 지지 않습니다. 환자에 대한 이해와 전문적인 지식과 그에 따른 전문치료와 최적의 방법을 선택하는 것은 치료하는 치료사의 책임입니다. 저자 또는 발행인이 권리를 보유하지 않은 삽화의 저작권 허가를 얻기 위해 모든 노력이 기울여졌습니다. 만약 허가 없이 사용된 삽화가 있다면 연락하십시오. 출판사와 우리는 다음 인쇄 시 합당한 대가를 지불할 것입니다.

정형의학에서의 근막

2020년 1월 15일 초판인쇄
2020년 1월 22일 초판발행

지은이 : Torsten Liem, Paolo Tozzi, Anthony Chila
옮긴이 : 이종진 외
발행인 : 박병조
발행처 : 도서출판 영문출판사
등 록 : 1987년 12월21일 제2-419호
주 소 : 서울시 강남구 삼성동 69-1
전 화 : (02) 514-5590, 776-5590
팩 스 : (02) 756-8943
홈페이지 : www.ymsbook.net
E-mail : yeongmunsa@empas.com
정 가 : 55,000원
ISBN 978-89-7224-470-7 93510

※ 파본은 교환해 드립니다.

제3부 근막의 해부학적 구조

제4부 근막의 임상적 고찰

TORSTEN LIEM MSc(Ost), MSc(PaedOst), DO, DPO, GOsC (GB)

Torsten Liem은 독일 정형의학 대학의 교외 학장(Joint Principal)이며, 정형의학 임상가이자 정형의학 관련 국제적 강사 그리고 독일과 유럽 전체의 여러 근골격 정형의학 프로그램의 대표자를 맡고 있다. 그는 외상과 심리감정적 복합 질환에 대한 정형의학적 접근법을 연구해 왔다. 그는 14권의 책을 쓰거나 편저자로서 참가했으며 50개 이상의 논문을 발표하였다. 또한 그는 베를린의 국제 정형의학 학술심포지엄(international osteopathy symposia)의 공동 조직위원장이자 함부르크의 소아 정형의학 센터와 정형의학 교육수련 기관의 설립자이다.

독일, 유럽 소아 정형의학회(German and European Societies of Pediatric Osteopathy)의 이사회 임원인 그는 'Journal Osteopathische Medizin (Elsevier)'의 공동 설립자이자 공동 편집자를 맡고 있다. International Journal of Osteopathic Medicine의 감수교수도 맡고 있으며, Breathe Yoga의 공동 설립자이기도 하다. 정형의학에서 형상역동학(Morphodynamics)적 개념을 설립하고 관련 서적도 편찬하였다.

그의 핵심적인 비전은 임상에서 정형의학의 원칙을 확립하는 것이며, 이 원칙에 한의학과 요가 그리고 심리학 및 에너지 의학의 개념을 심어주는 것이다.

PAOLO TOZZI MSc (Ost), DO, PT

Paolo Tozzi는 유럽 정형의학 아카데미 네트워크(Osteopathic European Academic Network: OsEAN)의 전임 회계담당자이자 이탈리아 로마의 크로몬 정형의학 대학의 전임 부학장이었다.
그는 열성적인 정형의학 강사이자 'Journal of Bodywork and Movement Therapies'의 편집자 모임에 해당하는 근막 연구 및 임상 담당 이사회의 임원이다. 그는 OsEAN Open Forum 2012의 회보에 해당하는 'Teaching Osteopathic Research'의 공동 편집자이며, 다섯가지 정형의학 모델(The Five Osteopathic Models)에 관한 책을 편찬하기도 하였다.

ANTHONY G. CHILA DO, FAAO DIST, FCA

Anthony Chila는 1965년에 미국에서 정형의학 의사(DO: Doctor of Osteopathy) 학위를 받았다. 이후 11년간 임상에서 환자 진료를 보다, 미시건주립대학으로 들어가 학생을 가르치기 시작했으며 추후 오하이오대학, 헤리티지 정형의학대학에서 정형의학을 강의하였다. 오하이오대학에 재직 당시 10년간 가정의학과의 주임교수를 역임하였고, 현재는 가정의학과의 명예교수를 맡고 있다. 그는 미국 정형의학회의 가정의학분과와 신경근골격계분과 모두에 인증의사로 등록되어 있다.

Anthony Chila는 미국은 물론 다른 여러국가의 정형의학회의 임원으로 활발하게 활동하였고, 2013년에는 미국정형의학회(American Osteopathic Foundation)가 선정한 '올해의 교수'의 영애를 안았다. 그는 여러 권의 책을 쓰고 편저자로서 참여하였는데, 정형의학 교과서 3판의 대표 편저자로도 참여하였다. 그는 또한 'AAO Journal'의 주편집자를 맡고 있으며, 'Journal of the American Osteopathic Association'과 'Journal of Craniomandibular & Sleep Practice'의 논문 심사위원도 수년 동안 맡아오고 있다.

Phillip Beach DO, DAc
Osteopath in private practice, Wellington, New Zealand; lecturer in the USA, Europe, and Australasia on the subjects of whole-organism movement patterns and biomechanical assessment via archetypal postures

Jean-Marie A. T. Beuckels DO (GB/B/G), Phd (Ost. Dep.), MSc Ost. (GB), BSc (Hons) Ost. Med. (GB), DF (F), PGCF (F), PT(B), Lic. Mot. Rehab. (B), PGCE (D)
Private osteopathic practitioner, Belgium; Lecturer in Osteosophy TM and Clinical Osteopathy at institutes, colleges, and universities in Europe, the USA, and Russia; Head of the Department of Osteopathic Medicine and Research, Faculty of Health at the Witten/Herdecke University, Germany; former Clinical Associate Professor, Philadelphia College of Osteopathic Medicine, Philadelphia, Pennsylvania, USA

Julia Bierbaum MSc, PT
Research Assistant in Physiotherapy, Adullam Foundation, Basel, Switzerland

Davide Bongiorno
MD, General Surgery Postgraduate Degree, DO
Private practitioner; lecturer, and teacher in echographic dynamic anatomy (Fascial-motion Ultrasonographic Anatomic Evaluation – FUSAE), Italy and Europe; lecturer, SIUMB. Courses, Milan and Pavia University, Italy; Member of Italian Register of Osteopaths (ROI), Italy

Peter J. Brechtenbreiter
BSc (Ost), MSc (OPT), DO, OSD, OMT
Private practitioner in osteopathy, Stuttgart, Germany; teacher in osteopathy

Maurice César DO, MRO (B)
Private practitioner, teacher, and lecturer, Huy, Belgium

Susan L. Chapelle RMT
Visiting Researcher, University of New England Center for Excellence in Neuroscience; Practitioner, Squamish Integrated Health, Squamish, British Columbia, Canada; Board of Directors, Howe Sound Women's Centre, Squamish, British Columbia, Canada; teacher and international lecturer in science communication in manual therapy; National Institute of General Medical Science investigator in postsurgical abdominal adhesions

Bruno Chikly MD, DO
President/CEO, Chikly Health Institute (CHI), Scottsdale, Arizona, USA; Curriculum Director, Lymph Drainage Therapy and the Brain Therapy curriculi; former Adjunct Professor, Union Institute and University Graduate College, University of Ohio, Athens, Ohio, USA; former member, Advisory Board, International Journal of Therapeutic Massage & Bodywork, Churchill Livingstone; former Consultant, Riekes Center for Human Enhancement, Health and Athletic Department, California, USA

Cristian Ciranna-Raab BSc, MSc, DO, DPO
Director, German School of Osteopathy (OSD), Hamburg, Germany; Board Member, Bundesarbeitsgemeinschaft Osteopathie (BAO) [Federal Association of Osteopathy], Wiesbaden, Germany; Board Member, Scandinavian School of Osteopathy (SKOSH), Gothenburg, Sweden; former Vice President, Osteopathic European Network (OsEAN), Vienna, Austria

Bradley S. Davidson PhD
Assistant Professor, Mechanical and Materials Engineering, University of Denver, Denver, Colorado, USA

Julie A. Day PT
Physiotherapist, Centro Socio Sanitario dei Colli, Padua, Italy

Michael J. Decker PhD
Senior Research Consultant, Daniel Felix Ritchie School of Engineering and Computer Science, Department of Mechanical and Materials Engineering, University of Denver, Denver, Colorado, USA

William H. Devine DO, BS C-NMM, OMM, C-FM, OMT
Clinical Professor Midwestern University, Arizona College of Osteopathic Medicine, Glendale, Arizona, USA; Fellow, Osteopathic Research; former Midwestern University OPTI Program Director, Osteopathic Principles and Practice for Postgraduate Education; former Director of Medical Education and Program Director, Midwestern University Osteopathic

Specialty Clinic, Neuromusculoskeletal Medicine and Osteopathic Manipulative Medicine Residency, Arizona Campus, Glendale, Arizona, USA

Darrell J. R. Evans BSc, PhD
Vice-Provost, Learning and Teaching; Professor of Developmental Tissue Biology, Monash University, Melbourne, Australia

Christian Fossum DO
Associate Professor, Norwegian School of Health Sciences, Kristiania University College, Oslo, Norway; former Vice Principal, European School of Osteopathy, Maidstone, UK; former Assistant Professor, Department of Osteopathic Manipulative Medicine, Kirksville College of Osteopathic Medicine, Kirksville, Missouri, USA; former Associate Director, A. T. Still Research Institute, A. T. Still University of Health Sciences, Kirksville, Missouri, USA

Cristina Gioja DO
Classical Osteopathy and Body Adjustment specialist, Rome, Italy; international postgraduate and undergraduate lecturer

John C. Glover MS, DO, FAAO, C-FP, C-OMM
Professor of Osteopathic Manipulative Medicine, Touro University, Vallejo, California, USA

Rudiger C. Goldenstein MD, MSc (PaedOst) DO, DAAO, DPO
Private practitioner; national and international teacher of osteopathy; Chairman, German Association of Paediatric Osteopathy (DGKO); Member, Principal Team, German School of Osteopathy (OSD), Hamburg, Germany

Serge Gracovetsky PhD
Professor Emeritus, Concordia University, Montreal, Quebec, Canada

Jean-Claude Guimberteau MD, Surgeon
Former President, French Plastic Surgery Society; Member, French Academy of Surgery; previously surgeon, Institut Aquitain de la Main et Membre Superieur [Aquitaine Hand and Upper Limb Institute], Pessac, France

Michael Hamm LMP, CCST
Practitioner and presenter based in Seattle, WA, USA; Former Trustee, Massage Therapy Foundation; Former faculty at Cortiva Institute-Seattle, and the Brian Utting School of Massage

Georg Harrer MD
Consultant in anesthesiology, intensive care, resuscitation, and pain therapy; Osteopath; FDM Instructor; Founder and first President of the European FDM Association (EFDMA); International Lecturer, Vienna School of Osteopathy (WSO) and Osteopathieschule Deutschland (OSD)

Laurie S. Hartmann DO
Former Head, Department of Technique, British School of Osteopathy, London, UK

Lisa M. Hodge PhD
Associate Professor, Department of Cell Biology and Immunology, Osteopathic Heritage Basic Science Research Chair, The Osteopathic Research Center, University of North Texas Health Science Center, Fort Worth, Texas, USA

David J. Hohenschurz-Schmidt MOst (Hons)
Private practitioner in osteopathy, Berlin, Germany; clinic tutor and lecturer, German School of Osteopathy (OSD)

Peter A. Huijing PhD
Professor Emeritus, Vrije Universiteit, Amsterdam, The Netherlands; Assistant, University of Minnesota, Minneapolis, Minnesota, USA; Visiting Professor, København Universitetet and Arbejdsmiljøinstituttet [University of Copenhagen and Institute of Occupational Health], Copenhagen, Denmark; Professor, University of Twente, Enschede, The Netherlands; Visiting Professor, Waseda University, Tokyo, Japan

Wilfrid Jänig MD
Professor Emeritus, Department of Physiology, University of Kiel, Germany; former Visiting Scientist, Department of Neurobiology & Behavior, Public Health Research Institute, New York University, New York, USA; former Visiting Professor: Neurobiology Unit, Life Sciences Institute, Hebrew University, Jerusalem, Israel;

Department of Physiology, Monash University; Baker Institute and Florey Institute, Melbourne; Melbourne University; University of Queensland, Brisbane (John Mayne Professorship); Prince of Wales Medical Research Institute, University of New South Wales Sydney, Australia; Department of Physiology, University of Bristol, Bristol, UK; (Regent's Professor), University of California, San Francisco Campus, Department of Medicine, University of California, San Francisco, California, USA; Nagoya University, Japan

Kenzo Kase
Chairman and Founder, Kinesio Taping Association International; Honorary Chairman and past President, Natural Chiropractic College; Board of Executive Council of Japan Olympic Committee; Vice President, Japan Sepaktakraw Federation; Director, Japan Chiropractic Society; author of more than two dozen books on Kinesio Taping and other manual therapies; visiting lecturer at Tohoku University, Chiba University, Portland State University, University of New Mexico, University of Southern California, University of Hawaii, National Chiropractic College, Parker Chiropractic College, Hong Kong Techno University; presenter at clinical symposiums in Japan, the USA, the UK, Germany, Italy, Singapore, South Africa, Australia, Brazil, Argentina, Spain, and other countries

Werner Klingler MD, PhD
Lecturer, Ulm University, Germany; Director, Neurophysiological Laboratory, Ulm University at Bezirkskrankenhaus Günzburg, Günzburg, Germany; Adjunct Associate Professor, Faculty of Health, Clinical Sciences, Queensland University of Technology, Brisbane, Australia

Christian Lunghi DO, ND
Private practitioner in osteopathy and naturopathy in Italy; undergraduate and postgraduate professor and lecturer in osteopathy at various institutes and colleges in Italy; Board Member, Italian National Centre COME Collaboration Onlus; Member of Research Committee and National Examination Board of Italian Register of Osteopaths (ROI); author of and contributor to national and international books in the osteopathic field and articles published in indexed journals

Carol J. Manheim PT, LPC, MS, MEd
Visiting international instructor, Myofascial Release; private practitioner (retired), physical therapy and mental health counseling, Charleston, South Carolina, USA

Thomas W. Myers LMT
Advanced Structural Integration Practitioner; Director, Anatomy Trains, Maine, USA

Winfried L. Neuhuber MD
Professor of Anatomy and Chairman, Institute of Anatomy, Friedrich-Alexander University Erlangen-Nürnberg, Erlangen, Germany

Judith A. O'Connell DO MHA FAAO
Former President, American Academy of Osteopathy, Indianapolis, Indiana, USA; Clinical Professor, Osteopathic Manipulative Medicine, Pikeville University College of Osteopathic Medicine, Pikeville, Kentucky, USA; Clinical Professor, Osteopathic Manipulative Medicine, Ohio University Heritage College of Osteopathic Medicine, Athens, Ohio, USA

Serge Paoletti DO, MROF
International lecturer; Member, Scientific Community of the Russian Osteopathic Journal; Founding Member, French Osteopathic Academy, Chambéry, Savoy, France

Andrea Pasini PT, FMID
Instructor, Fascial Manipulation® for Internal Dysfunctions (FMID)

Andrzej Pilat PT
Director, Myofascial Therapy School 'Tupimek,' Madrid, Spain; Lecturer, Masters Degree Program, Physiotherapy School ONCE, Autonomous University, Madrid, Spain

Michel Puylaert MSc, DO, HP
Practitioner, private practice; national and international, teacher and lecturer in osteopathy, Munich, Germany

Robert Schleip PhD, MA
Director, Fascia Research Group, Ulm University, Germany; Research Director, European Rolfing Association, Munich, Germany

Fabio Schröter DO, DPT, ND
Private practitioner; teacher and lecturer; founder and Director, Collegio di Perfezionamento in Osteopatia R. Fulford DO (CPO Fulford DO) [R. Fulford DO College of Osteopathy], Rivanazzano Terme, Italy

Jay P. Shah MD
Senior Staff Physiatrist and Clinical Investigator, Rehabilitation Medicine Department, Clinical Center, National Institutes of Health, Bethesda, Maryland, USA

Jane E. Stark MS, DOMP
Director of Research, Canadian College of Osteopathy, Toronto, Canada; former Board Member, World Osteopathic Health Organization

Antonio Stecco MD, PhD
Clinical Instructor, New York University, Langone Medical Center, New York City, USA

Carla Stecco MD
Professor of Human Anatomy and Movement Science, University of Padua, Italy

Luigi Stecco PT
Former Honorary President, Fascial Manipulation Association, Vicenza, Italy

Nikki Thaker BS
Research Assistant, Rehabilitation Medicine Department, Clinical Center, National Institutes of Health, Bethesda, Maryland, USA

Francisco Toscano-Jimenez, BSc (Hons, OstMed), MRO (UK), MROE (Spain), MFEO
Director, Marbella Osteopathy Clinic, Marbella, Spain; former Director of Studies, John Wernham College of Osteopathy, Maidstone, UK

Frans van den Berg BSc, PT, MT, OMT
Senior instructor in orthopaedic manual therapy, Germany, Austria, and Turkey; founder and teacher, International Academy of Osteopathic and Manual Therapy (IAOMT), Germany, Austria and Turkey; lecturer, sports physiotherapy, Germany and Austria; former teacher, Master of Science Program, Department of Sport Sciences, University of Salzburg, Salzburg, Austria

Patrick Van Den Heede DO, MSc Physiotherapy
Practitioner in osteopathy; teacher at several European colleges; co-founder, Integrative Institute of Morphology, Orroir, Belgium

Jaap C. van der Wal MD, PhD
Associate Professor (retired), Anatomy and Embryology, University of Maastricht, Maastricht, The Netherlands

Ralf Vogt MSc, DO
Engineer, aircraft and spacecraft technologies; Member, Fascia Research Group, Ulm University guided by Robert Schleip PhD, Ulm, Germany; former Head, Visceral Osteopathic Division, German Osteopathic School (OSD), Germany; teacher of osteopathy in the cranial field at several schools

Maurizio Zanardi MSc Ost, DO, MRO (I), FT
Director General, European Institute for Osteopathic Medicine Padua, Italy

Paolo Zavarella MD, Surgeon,
Specialist in Dentistry, DO
Former lecturer, Master of Posturology and Osteopathy, University of Rome Tor Vergata, Rome, Italy; former Principal, School of Osteopathy, CROMON–EDUCAM SOI; former Principal, School of Posturology, CROMON–EDUCAM SPI; former Principal, School of Osteopathy applied to Animals, CROMON–EDUCAM IFOA, Rome, Italy

근막(fascia)은 우리 인체의 가장 흥미로운 조직 중의 하나로서, 지난 10년간 전세계 여러 분야의 연관된 연구자들은 물론 임상가들로 부터 관심을 받아왔다. 비록 근막의 정의에 대해선 아직도 많은 논란이 있지만, 여러 다른 부위에서 세포 단위에서부터 인체 전반 조직에까지 기능적 구조적 복합적인 중요성은 의심없이 받아들여지고 있다. 병적상태에서 만큼이나 건강한 상태에서도 이 근막은 물리적 화학적 영향을 받는데, 단일 구조적 연속체로서 우리 인체는 다양한 기능적 제어장치를 가지고 이와 상호 연관관계를 가지면서 살아가고 있는 것이다. 정형의학(Osteopathy: 발음상 국내의 정형외과와 구분이 어려워 정골의학이라고 부르기도 하고, 정형내과라고 부르기도 한다.)의 창시자인 Dr. A. T. Still은 이러한 복합-잠재 시스템(multi-potential system)이 생명의 과정과 노화의 과정에 모두 해부학적 생리학적 기초를 제공한다고 언급하였다.

근래까지도 근막에 대한 우리의 지식은 아직까지는 포괄적이지 못하며, 다른 분야 전문가들의 데이터와 경험을 수집하고 공유하여 좀 더 깊이 있는 이해를 시도하는 단계이다. 2007년에 첫 번째 국제 근막 학회(International Fascia Congress)가 개최되었다. 2009년, 2012년, 2015년에 3회의 추가적 근막 연구학회(Fascia Research Congresses)가 개최되었고, 2013 년에는 독일의 정형의학 교육기관(Osteopathie Schule)에서 근막 세계 학회(Fascia World Congress)가 개최되었다. 이 모든 연구 모임들은 Dr Still의 도움을 받지 않고 진행되었지만, 그의 저작에서 그가 제안한 개념의 대부분을 현저하게 다루었다. 근막의 해부학, 기능, 신경지배 등의 개념은 첫 번째 두 번째 학회에서 모두 다루어 졌으며, 세 번째 학회에서는 근막의 유체적 흐름의 기능도 추가되어 설명되었다. 요즘은 호흡 및 암(Cancer)과의 연관성도 설명되고 있다.

정형의학에서의 근막(Fascia in the Osteopathic Field)이라는 책 제목에서 알 수 있듯이 근막에 대한 연구를 통한 의학 정보와 임상적 정보를 통합하여 추론된 내용의 핵심만을 종합한 정형의학적 견지의 다차원적인 근막의 개념을 제안하는데 초첨을 두었다. 이 책의 내용은 도입부에서는 천부에서 심부까지의 해부학적 배열, 발생학적 변화, 생체역학적 기능 등의 구조적 측면에 대한 내용을 다루었다. 그 다음으로는 유체적 기능, 면역학적 기능, 호르몬 기능 등과 함께 신경에 대한 반응 등의 근막의 기능적인 내용을 다루었다. 마지막으로는 전통적인 수기치료적 접근에서 최신의 조직을 다루는 수기치료 방법적 측면에서의 근막을 다루는 원칙, 방법, 적용 및 원리 등에 대한 내용을 다루었다.

이 책은 매우 독특한 작업의 일환으로 볼 수 있다. 전세계 근막 관련 전문가들에게 그들 서로의 정보를 공유해주고 정형의학적 적용의 원칙을 제안하기 때문이다. 또한, 독자로 하여금 정형의학적 견지에서의 근막 조직에 대한 접근의 이해도를 높여준다. 편저자로서 우리는 근막에 대한 연구를 진행 중인 연구자들에게 좋은 자극을 줌과 동시에 임상가들에게 값진 임상적 참고자료를 제공하였기를 기대한다.

Osteopathy를 우리말로 정골의학 혹은 정형의학으로 번역하곤 한다. 근골격계의 유기적 움직임과 그로인한 증상 및 그 해결책을 모색하는 학문으로 우리의 머릿속엔 '정형내과'정도가 더 잘 어울리는 번역인 듯하다. 근골격계 질환을 연구하고 근골격계 환자들을 십수년간 진료해 오면서 여러 가지 학문을 접했고 여러 가지 치료 술기들을 배우고 익히며 환자들이 조금이라도 편한 생활을 하도록 도와주려 노력해 왔다.

불과 얼마 전까지만 해도 근골격계 질환에 대한 보존적 치료법이 진통소염제 처방과 물리치료, 침 치료 정도가 전부여서 의사들은 고통스러워하는 환자에게 수술을 권하기 일 수였다. 그러다 신경차단술 및 각종 시술법들이 개발되어 굳이 수술을 하지 않아도 되는 환자에게 나름의 선택지가 생겼으나 과도한 시술 및 수술의 부작용을 막기에는 역부족이었다. 이러한 의료 상황에서 진통소염제, 물리치료, 침 치료 등이 효과적이지 못한 근골격계 환자들에게 Osteopathy의 적용은 오랜 가뭄 끝에 찾아온 단비와 같다. 인체의 내부가 작동하는 원리는 내과적으로 생리학을 통해 의사들이 학습하여 인지하고 있듯이 우리 인체의 근골격계 작동원리는 Osteopathy를 학습하여야만 정확히 이해하고 환자에게 적용할 수 있다고 생각한다. 따라서 무릇 근골격계 질환을 위주로 진료하는 의사들이라면 반드시 Osteopathy를 공부하고 익혀야만 하는 것이다.

인체가 가장 기본적으로 행하는 보행에서부터 글을 쓰거나 그림을 그리는 등의 미세한 움직임까지 우리 인체 근골격계가 작동하는 원리를 파악하여야만 근골격계 질환을 가진 환자들을 좀 더 효과적으로 진료하여 치료할 수 있다고 본다. 인체의 간단한 동작 하나에도 신경과 근육, 힘줄, 근막 등의 유기적 움직임 그리고 해당 움직임과 관련된 신경간 근육간 힘줄간 근막간의 유기적 작용은 매우 다채롭고 신비롭기까지 하다. 조물주는 우리 인체에 작은 기관 하나 허투루 만들지 않았기 때문일 것이다. 이 중에서도 우리가 가장 간과하기 쉬운 조직이 근막(fascia)이다.

근막은 근육과 힘줄 신경 등 대부분의 조직을 둘러싸고 있는 결합조직으로 다른 신경, 근육, 힘줄 등의 작용에 부착 위치에 따른 간접적 영향을 미칠 뿐만 아니라 근막에 내재된 신경망 통해 직접적으로도 영향을 미친다. 즉, 근막이 우리 인체의 움직임에 직간접적인 많은 영향을 미쳐 안정적 움직임을 혹은 불안정한 비정상적 움직임에 관여하는 것이다. 따라서 근막의 이해는 근골격계 질환의 이해에 필수적이라고 볼 수 있고, 또한 근골격계 질환을 치료하는 데에도 근막의 이용이 반드시 필요하다고 볼 수 있다.

본 서적은 Osteopathy의 대표적 대가 세분께서 근막에 대한 핵심적인 내용들을 잘 정리한 서적이다. 번역을 하고 교정을 보면서 많은 시간이 투자되었지만 그만큼 역자 스스로도 공부가 많이 된 시간이라 그 시간들이 전혀 아깝지가 않았다. 근골격계 환자를 위주로 치료하는 많은 동료의사들과 꼭 함께 공유하고픈 너무나 좋은 정보들이 담긴 책이다. 대한민국 의사들이 널리 읽어 대한민국 국민들의 근골격계 통증을 세계 어느 의사들 보다 잘 치료하여 아픈 사람이 없는 대한민국을 만들었으면 하는 바람이다.

역자 대표 **이 종 진**

1부

근막의 개념

(Fascial concepts)

1

서론

Torsten Liem

최근 근막은 인체 전체의 구조적 완전성(integrity)에 기여하는 역할 뿐만 아니라, 그것이 근골격계와 어떻게 관련되어 있는지에 대한 관심이 높아졌다. 이를 기반으로 인체에서 근막의 다양한 측면이 연구되고 있다. 이 섹션에서는 '근막'이라는 기본 용어와 근막의 기초에 대한 개요를 제공한다. 최근에 발견된 근막에 대한 과학적 증거들은 임상과 과학적 응용 분야 모두에서 근막의 해부학 및 생리학을 연구하는 데 사용되는 용어들 또한 새로 만들어 내기 시작했다. 이 섹션에서 설명하는 근막의 역사적 측면은 근막을 정골의학적(osteopathic)으로 이해하는 데 있어 특히 중요하며, 수기치료를 임상에 적용하는 많은 의사들에게 여러 가지 영감을 줄 것이다. 또한 발생학적 발달(development)과 관련하여서도 정골의학적 치료 전략 및 조직 발생과 관련된 근막의 기능에 대한 연구들과 이에 대한 논의사항도 서술되어 있다. 마지막으로, 근막과 결합 조직의 중요성을 조직학 및 세포 생물학적 측면에서 검토하고, 근막 구조의 임상적 중요성과 이것이 여러 유형의 기능 장애의 발생에 미치는 영향을 완전히 이해할 수 있도록 독자들을 도와줄 것이다.

1

서론

Anthony G. Chila

인체의 결합 조직 시스템과 관련된 현대 연구는 2007년에 시작했다고 할 수 있다. 그 해 Boston에서, 결합 조직의 연구에 지대한 영향을 미친 회의가 개최되었다. 이 회의의 제목은 '근막 연구(Fascia Research)'였으며, '기초 과학과 주류의학 및 보완 의료 서비스에 대한 영향'이라는 부제를 지녔다. Thomas Findley와 Robert Schleip이 편집한 회의록은 2007년에 출간되었다.[1*]

회의록 머리말에서 편집자는 이 책에 포함된 두 가지 관점, 즉 기초 과학에서 근막에 대해 알려진 내용을 조사하는 것과 주류의학(conventional medicine) 및 보완 의료 서비스에서 이 정보가 갖는 임상적 영향을 탐구하는 것을 논의하였다.

이 분야의 주요 쟁점 중 하나는 근막의 정의였으며, 회의록 서론에서 Findley와 Schleip은 이 주제에 대한 후속 회의를 통해 정해진 정의를 제시했다.

> '근막(Fascia)'은 몸 전체로 이어져 구조적 지지 역할을 하는 3차원 기질(matrix)을 형성하며 인체에 퍼져있는 결합 조직계의 연부조직 구성 요소이다. 그것은 모든 장기, 근육, 뼈 및 신경 섬유를 상호 침투하고 둘러싸고 있으며, 신체 시스템 기능을 위한 독특한 환경을 조성한다. 근막에 대한 우리의 정의와 관심의 범위는 건막(aponeuroses), 인대(ligaments), 건(tendons), 지지대(retinacula), 관절 캡슐(joint capsules), 장기 및 혈관 외피(vessel tunics), 신경막(epineurium), 뇌척수막(meninges), 골막(periostea) 그리고 근육(myofasciae) 내외의 모든 근내막(endomysial)과 근육 내부의 섬유들을 포함한 모든 섬유성 결합 조직(fibrous connective tissue)으로 확장된다. 일반적으로 세포 외 기질의 특정 유전적 및 분자적 측면에 초점을 맞춘 결합 조직에 관한 많은 연구가 있어왔다. 그러나 지지 기관으로서의 근막과 그 기능은 수십 년 동안 무시되었고 간과되어왔다. 근막은 광범위하고 일반화된 기능과 국소적이고 특수한 기능을 모두 제공하기 때문에 주류의학과 보완/대체 의료 모두에서 과학적, 의학적 및 치료적 원칙을 아우르는 요소에 해당한다.'

서론의 마지막에는 다음과 같은 내용이 있다.

> '이 책은 다수의 정골의학 의사(osteopathic physicians)가 제시한 관점으로부터 나온 매우 적절한 새로운 연구 방향과 새로운 가설에 대한 토론으로 끝난다. 이 의사들은 이미 100년 이상 전부터 인체의 움직임과 전반적인 의학적 건강 사이의 개념을 연결하여 정골의학을 정립한 의사들에 해당한다.'[†]

*Further such conferences have been held in Amsterdam (2009); Vancouver (2012); and Washington (2015).

[†]In 2013, Findley and Shalwala published a paper which related Fascia Research Congress evidence to the perspective of Andrew Taylor Still.[2]

방금 설명한 근막 연구에 대한 관심과 추진력(momentum)을 고려할 때, 정골의학 분야에서 현재 근막의 위치는 어디인가? Torsten Liem과 Paolo Tozzi가 준비 작업과 이에 대한 방대한 내용을 준비하고, 이들은 함께 책의 주요 섹션을 구성하는 4가지 주요 영역을 계획했다.

- 근막의 개념
- 근막의 생리학 및 기능
- 근막의 해부학 및 구조
- 근막의 임상 양상
  - 치료 고려 사항
  - 수기 기술(manual techniques)

이 주제에 대하여 많은 의사들이 보인 연구 수준과 관심은 매우 다양하였다. 특히나 많은 관심을 보인 Liem과 Tozzi는 근막의 잠재적인 폭과 깊이를 묘사하는데 많은 노력을 기울였다. 각자 전 세계에서 수집한 수많은 연구들의 각 영역에서 사용한 광범위한 수치들을 살펴 종합하고 그 결과를 공유하였다. 이 모든 것들이 정골의학적 진료(osteopathic practice)에서 근막의 역할을 포괄적으로 설명하기 위해 하나로 합쳐지는데, 이것은 위의 정의에서 언급된 치료의 요소로서의 의미와 정골의학 개입(osteopathic intervention)의 다양한 형태에서 중재자로서 그 중요성을 보여준다.

이 주제에 관해서 독자는 osteopathy, osteopath, osteopathic medicine, osteopathic physician와 같은 용어 사용의 국제적인 차이점에 주목해야 한다. 미국의 정의에 대한 표준을 언급하는 것이 가장 바람직할 것이다. 그곳에서는 정골의학(osteopathic medicine)의 준비와 연구는 정식으로 허가된 정골의학 의사(osteopathic physician) 학위가 있어야 가능하다. 이것이 세계의 다른 나라에서 적용될 수 있고 그렇지 않을 수도 있지만, 의사(practitioner)들은 세계적으로 각국 정부의 법규를 준수해야 한다. 그러나 독자의 배경과 교육 및 인증 형태가 무엇이든 관계없이 Andrew Taylor Still이 정한 경로를 따르고 있다.

1870년대 정골의학(osteopathy) 초기부터 결합 조직에 대한 평가는 다양한 조건의 치료에 있어 기본적으로 고려되어왔다.[3] 정골의학적 진료(osteopathic practice)에서 근막의 역할은 '... 이 철학[정골의학(osteopathy)의]은 발판으로서의 토대로 삼기 위해 근막을 선택했다. ...'[4] 근막의 필수적인 기능은 '근막의 활동에 의해서 우리는 살아가고(live) 실패로 인해 줄어들거나(shrink) 팽창(swell)하고 죽기 때문에'[5] 매우 중요하다. 이것은 아마도 근막이 A.T. Still이 언급한, 우리의 영적 존재의 거처와 같은 삶과 죽음의 근원으로서의 양면성이 가진 잠재력 때문일 것이다.[6] 근막에 관한 Still의 개념은 초기의 정골의학에 의해 계속 발전되었고, 신체 조직의 통합 구조 요소로 점차 인식되고 있으며 구조와 기능의 상호관계와 스스로 치유하는 신체의 내적 능력을 이해하는 열쇠로서의 근막에 대한 임상적 이해가 대두되고 있다.

참고문헌

1. Findley T. W., Schleip R. (eds) 2007. Fascia Research: Basic Science and Implications for Conventional and Complementary Health Care. Elsevier, Munich.
2. Findley T. W., Shalwala M. 2013. Fascia Research Congress. Evidence from the 100 Year Perspective of Andrew Taylor Still. Journal of Bodywork and Movement Therapies 17(3):356–364.
3. Lee P. R. 2006. Still's concept of connective tissue: lost in "translation"? The Journal of the American Osteopathic Association 106(4):176–177; author reply 213–214.
4. Still A. T. 1899. Philosophy of Osteopathy. A. T. Still, Kirksville, MO, p. 162.
5. Still A. T. 1899. Philosophy of Osteopathy. A. T. Still, Kirksville, MO, p. 164.
6. Still A. T. 1899. Philosophy of Osteopathy. A. T. Still, Kirksville, MO, p. 165.

2

정골의학 역사에서 근막의 개념

Jane E. Stark

정골의학(osteopath)의 창시자인 Andrew Taylor가 이 용어를 처음 사용했을 때인 1897년 이후로, 정골의학 의사(Osteopathic physician)와 정골요법사(nonphysician osteopathy)*들은 근막(Fascia)이란 용어를 그들의 임상적 추론 및 치료적 접근법에서 두드러지게 많이 사용하고 있다.[1] 그러나 '근막'이라는 단어나 그 개념은 정골의학(osteopathy)에서 유래한 것이 아니다. 또한 이 개념이 정골의학(ostepathic medicine)이나 정골의학적 치료(practice of osteopathy)에만 국한되지도 않는다. 실제로 이 용어는 정골 의학보다 몇 백년 먼저 사용되어져 왔다. 근막이라고 알려진 이 조직은 다양한 수기 치료적 접근법에서 보다 통합적으로 고려되어져야 한다.

근막이라는 단어는 라틴어에 유래한 것으로서, 적어도 1000년 동안 밴드(band, 줄무늬 모양의 끈)나 필릿(fillet, 살코기)을 의미하는 것으로 사용되었다.[2] 라틴어 어원 외에도 1587년 어떤 4세기 그리스 작품[3]의 영문 번역본에 머리카락을 묶는 것을 표현하는데로 이 용어가 사용되었다. 그러나 영어로 표현된 근막의 첫 출현은, 1573년에 영어로 번역되어 첫 출판된, 건축에 관한 서적에서 보이며 앞의 것보다 조금 더 이른 것으로 추정할 수 있다.[4] 그 책에 있는 '모든 고대의 유명한 유적지에 사용된 건축의 첫 번째 및 주요 근거'라는 chapter 에서 John Shute[5]는 사원이나 고전 건축물의 윗부분을 구성하는 3개의 층 중 가장 낮은 층을 가리키는 용어로 사용했다. 엔타블러처(entablature)로 알려진 이 윗부분은 아키트레이브(architrave, 엔타블러처의 아래층), 프리즈(frieze, 중간층) 및 코니스(cornice, 가장 높은 층)로 구성된다.[6] 돋보기를 사용하여 '컴포지트 오더(composite order, 결합순서; 각주)' 기둥의 각 판에 새겨져 있는 아키트레이브 위치의 글자를 보면 근막이라는 단어를 3번 볼 수 있다.[5] 이러한 사용법은 건축분야에서 근막에 대해 처음으로 언급한 옥스퍼드 영어사전 내용과 일치한다. '가장 낮은 근막 ... 두 번째 근막 ... 세 번째 근막'.[2] 고전적인 건축 용어에 따르면, 아키트레이브는 하나 또는 그 이상의 수평 띠로 이루어져있다. Shute가 사용했던 근막이라는 용어는 오늘날 띠 모양의 세부구조를 가리키는 일반적인 건축 용어로 남아 있으며, 따라서 원래의 라틴어 의미를 유지한다. 옥스퍼드 영어사전은 '밴드 또는 줄무늬 모양을 나타내는 모든 물체 또는 물체 모음'을 나타내는 뜻으로 근막을 정의한다.[2]

옥스포드 영어 사전에서는 문헌이나 건축학적 분야에서 band나 layer를 언급하는 것을 빼고는 다른 언급이 없지만, 해부학적 의미로는 근막을 '근육 또는 특정 조직이나 기관을 둘러싸는 섬유 조직의 얇은 외피(sheath): 근막(aponeurosis; 넓은 형태의 근막; 역주)'로 정의하고 있다. 해부학적 용어로 근막을 처음으로 사용한 것은 1788년이고, 이때 *Medical Communications*으로 알려진 연속 간행물에 출간되었으며, *History of a contracture of forearm and*

*책의 나머지 부분과 편의를 위해 정골의학 의사(osteopathic physicians)와 정골요법사(nonphysician osteopaths)는 정골의사(osteopaths)로 통칭한다.

*fingers, with some remarks and reflections on bleeding of the arm*라는 제목의 기사에 언급되어 있다. 이 기사는 Henry Watson이라는 영국 외과 의사가 Society for Promoting Medical Knowledge라는 모임에서 발표하였다.[8] 협회 회원을 대상으로 한 강의에서 Watson은 근막이 단순히 띠 모양의 조직이 아니라 구획을 형성하여 둘러싸는 조직이며, 이 구획이 출혈을 방지하는 역할을 한다고 하였다. Watson에 따르면, 두부 정중 정맥(cephalic median vein; forearm의 cephalic vein 과 basilic vein을 연결하는 vein)을 출혈시켰을 때, 혈액이 이 근막에 의해 더 이상 빠져나가지 않는다고 설명했다. Watson은 이 근막을 '힘줄의 확장'으로 묘사했다.[8,p.256] 그는 이 생각을 다음과 같이 상세히 설명했다.

'(힘줄의) 확장'이라는 개념은 여러가지 유용성을 가진다. 그들은 근육을 지지하고 강화하며, 행동할 때 근육의 힘을 증가시키고, 적절한 상황에서 혈관을 국한시키고 보호하며, 골격의 움직임이 원활하지 않을 때 적절한 공간을 제공하고(골격의 부딪힘이 없도록), 관절에 견고함과 유연성을 부여하며, 사지의 대칭을 보존한다.[8, p.268]

근막에 대한 초기 개념은 이렇게 설명하는 방식이 아닌 눈으로 보여주는 개념이었다. 박리된 근막모양(fascialike)의 조직은 의학적 판화와 삽화뿐만 아니라 르네상스 시대로 거슬러 올라가서 미술 분야에서도 묘사된 것을 볼 수 있다. 그 당시, 해부학자들은(내과)의사와 외과의의 연구를 위해 또는 예술가들의 그림을 위해 해부를 했다. 의사와 예술가는 모두 인체 해부에서 얻은 지식이 궁극적으로 인간의 생명을 보존하는데 쓰일 것이라고 생각했다. 예술가는 인간의 영적(spiritual) 구성에 집중한 반면, 의학자는 신체의 상태에 중점을 두었다. 예술적 관점에서 볼 때, 해부학적인 표현은 '죽은 자들(사체 또는 사체에 대한 표현)을 통해 우리의 형태(생리적인 면)와 운명의 삶(영적인 면)을 살아 있는 것으로 보여준다'.[9, p.1] 따라서, 두 번째 밀레니엄의 세기 말에 의학의 연구는 신체의 생리적 및 영적인 양쪽 측면을 묘사하는 예술적 표현에 영향을 받았다.

근막모양(fascialike) 조직을 볼수 있는 더 유명한 작품 중 하나는 스페인 해부학자 Juan Valverde de Amusco가 지은 *Anatomia del corpo humano*라는 제목의 1559-1560년 해부학 작품이다. Valverde가 그의 책을 위해서 해부를 했지만, (이 작업으로 인해) Gaspar Becerra는 삽화로, Nicolas Beatrizet는 판화로 명성을 얻게 되었다.[10] Valverde의 일부 판들은 Leonardo da Vinci (1452~1519)와 동시대 사람 중 한 사람인 Andreas Vesalius (1514~1564) 작품의 복사본을 모방한 것으로 비판 받아왔다. 그럼에도 불구하고, *Historia de la composicion del* cuerpo humano 1551의 64페이지에 있는 판은 Vesalius의 해부학 삽화의 대다수와는 분명히 다르다는 점이 돋보인다. 여기에서, 사체는 그의 손에 있는 칼의 묘사를 통해 육체와 영혼의 분리를 나타낸다.[11]

근막을 일상에 가져온 몇 가지 다른 중요하고 고전적인 도해(圖解) 해부학 책이 있다. 여기에는 Govard Bidloo (1649-1713)의 *Anatomia Humani Corporis*[12], William Cowper (1666~1709)의 *The Anatomy of Humane Bodies*[13], Jean-Baptiste Bourgery (1797-1849)의 *Trait Complet de l'Anatomie de l'Homme*[14]가 포함된다. Henry Gray (1825~1861)의 *Anatomy, Descriptive and Surgical*[15]는 중요하고 고전적인 도해 해부학 책 중 가장 최신의 것이다. A. T. Still가 *Gray's Anatomy*[16]의 1893년 13번째 간행본을 소유한 것으로 알려져 있다.

A. T. Still의 저서와 2000년까지의 정골 의학 문헌에서, 근막이 묘사된 방식은 *Still's Fascia: A Qualitative Investigation to Enrich the Meaning Behind Andrew Taylor Still's Concepts of Fascia (Still's Fascia)* 라는

제목을 가진 장편의 논문 주제가 되었다. 이 논문을 위한 연구는 2001년부터 2003년[17]에 걸쳐 저자에 의해 수행되었는데 처음에는 독일어로[18], 그 다음에는 영어[19]로 게재되었다. *Still's Fascia*는 A. T. Still이 근막과 막(membrane)의 신선한 조직 표본뿐만 아니라 이전의 근막과 막에 대해 기록된 많은 양의 자료(material)를 이용하였음을 보여준다. Still은 근막과 막이라는 용어의 사용을 규칙적으로 바꾸었고,[19,p.284] 한 단어를 다른 단어로 대용하는 그의 습관 때문에 막의 개념에서 근막의 개념을 분리하여 명확히 정의내리는 것이 상당히 어렵다. 논문 연구는 '... 장간막, 복막, 근막, 근육 부착부 또는 우리가 선택할 수 있는 다른 이름으로 부르는 이 막은 ...'[20, p.124] 라는 말에서 나타나 있듯이 Still이 막과 근막을 구별하지 않는다는 결론을 이끌어 냈다. 불행히도 근막 조직은 결합 조직 카테고리로 분류되는 반면 조직의 현대 조직학적 분류에서는 전형적으로 상피조직을 위해 '막'이라는 용어를 사용하므로 오늘날의 독자에게는 문제가 된다.

Still은 근막에 대해 집중적으로 생각했다. 1899년에 그는 근막은 '오늘날 세상이 해결해야 할 가장 큰 문제이며, (문제를 해결할 수 있는) 가장 만족스러운 생각이다.'라고 밝혔다.[21, p.163] 그는 '근막은 삶과 죽음이라는 측면에서, 가장 중요하지는 않더라도, 해결해야 할 큰 문제이다.'[21,p.164] 그리고 '우리의 삶은 동물적인 형태의(동적인) 근막의 사용을 알아내기에는 너무 짧다.'[21, p.165]라고 썼다. Still은 오직 사진이나 도해된 그림 또는 방부된 사체를 통해서 근막을 관찰하는 오늘날 우리들과는 다르게 근막에 대해 매우 매혹적으로 느꼈을 것이다 — 왜냐하면 그는 신선한 죽은 동물, 특히 음식이나 옷을 그의 가족에게 제공한 사슴과 같은 동물의 '근막', '막' 그리고 '이를 연결하는 물질'[21, p.166]을 실제로 관찰하였기 때문이다. Still은 1859년에 출간된 Robert Harrison의 *Dublin Dissector*[16,22]와 1843년에 출간된 William Fergusson 경의 *A System of Practical Surgery*[23]를 포함한 해부학 책을 소유하고 있었지만, 그 책들은 그가 사냥을 시작하고 나서 수십년 후에 출간되었다. Still이 해부학적인 세부 지침에 근접하지 않았다는 사실의 장점은 동물을 응급치료할 때 근막을 무시하도록 편향되지 않았다는 것이었다. 해부 지침에서는 근막이 그 밑에 있는 중요한 조직인 근육, 뼈, 혈관, 내장의 구조를 모호하게 만들기 때문에, 대개는 잘라내야 할 중요하지 않은 조직이다.

르네상스 시대의 생각과 일치하게 –그를 따르는 대다수의 정골의학 저자(osteopathic authors)들과는 달리– Still은 근막이 생리적 및 정신적 특징을 모두 가지고 있다고 개념화 했다. 그는 해부학적으로 근막은 '모든 동물의 몸의 각 부분–모든 근육과 그것의 모든 섬유, 모든 동맥과 모든 섬유 ... 정맥계 ... 림프계를 둘러싸고 관통하면서, 스며들거나 분리되고, 하위에서 또 분리된다고 생각했다'.[21,p.164] 그는 림프계과 근막 사이의 관계에 큰 관심을 가졌다.

또한 Still은 근막은 '인간(인류)의 영적 존재의 거처...'[21,p.163]이고 '신(God)의 집이다.'[21,p.163] 라고 말했다. 그는 다음과 같이 썼다. '순수한 생명수의 모든 물줄기가 흐르는 인간의 영혼은 그의 몸에 있는 근막에 머물러 있는 것처럼 보인다.'[21,p.165] *Still's Fascia*에서는 Still이 앞서 말했던 진술인, 인간이 몸과 움직임(또는 혼, 영적인 것이 아닌 생리적인), 정신(사고하는 것 뿐만 아니라, 신성한 기원에서 나오는 정신작용; 영)의 결합체로 구성되어 있다는 것을 지지한다. 이 세 가지 모두가 근막에 결합되어 있다는 것이다.[24] 이 삼요소의 결합 개념은 Still의 다른 글에서 '삼위 일체(triune)'의 인간본질로 표현되고 있다.[20,p.16]

정골의사(osteopaths)와 20세기에 근막에 대해 쓴 다른 저자들을 4개의 광범위한 범주로 분류해 볼 수 있다. 한 범주는 단순히 A. T. Still을 인용한 저자들로 구성되어 있는데, 그의 진술이 얼마나 심오한지에 대해 주목했지만 그가 의도한 의미를 설명하려고 하지는 않았다. Beryl E. Arbuckle의 1947년 기사 *Reflexes*[25], Arbuckle의 1953년 기사 *The Craniocervical Areal*[26], Mary A. Hoover의 1951년 기사 *On Importance of Fascia*[27], Harold Magoun Sr의 *Fascia in the Writings of A. T. Still* 등을 예로 들 수 있다. Magoun의 기고문은 원래 1953년 Missurti의 Kirksville에서 열린 Osteopathic Cranial Association 회의에서 발표되었다.[28] 이 강연의 텍스트는 1954년[28] 처음 출간되었고 1970년에 재발행 되었다.[29]

다른 세 가지 범주는 20세기의 기고문들로, 근막 또는 결합 조직의 특성에 대한 해부학적 그리고/또는 생리학적 설명을 제공하고, 근막의 기계적 특성에 대해 자세히 설명하거나 체액(fluids), 특히 림프관과 관련된 근막의 특징을 서술한다. 이 세 범주에 해당하는 저술들은 개념의 진보나 사고 패턴의 확실한 진전은 없다. 그러나 몇 가지 예외를 제외하고 이 다양한 기사 모음에서 나오는 일관된 주제가 있다. McConnell이 1939년에 썼듯이, 근막 손상과 파열의 궁극적인 효과는 '세포 기전 또는 대사'에 영향을 미친다는 것이다.[30]

본 저자가 선정한 논문에서 중요하거나 특이한 것으로 간주되는 근막에 대한 현재의 리뷰는 4가지 범주로 분류된다. 1) Still의 작품 반복, 2) 해부학적 또는 생리학적 설명 3) 기계적 성질 4) 체액과 관련된 근막. 기고문들은 출판 날짜순으로 제공된다.

정골의학(osteopathy)에서 다루는 근막의 개념에 관한 대부분의 저술은 (미국)정골의학 의사(osteopathic physicians)에 의해 쓰여졌고 미국에서 출간된 정골의학(osteopathic) 문헌으로부터 나온 것이어서 미국인의 관점으로 제한되어 있다. 이러한 한계는 두 가지 문헌의 결과 에 기초한 것인데, 하나는 2001년 6월 A. T. Still Health University의 Robert Sanders DO의 것이고, 다른 하나는 Missuri Kirksville에 있는 the Museum of Osteopathic Medicine[SM]과 International Center for Osteopathic History의 큐레이터이자 특별 프로젝트 매니저인 Debra Loguda-Summers가 2014년에 발표한 것이다. 문헌 검색은 '근막' 또는 '결합 조직' 용어를 키워드로 하여 정골의학(osteopathic) 데이터베이스인 OSTMED [31] 및 OSTMED.Dr 를 사용하여 이루어졌다. 2001년에 근막이 주제어인 16개의 기록이 검색되었고, 결합 조직을 주제어로 하는 10개의 기록이 검색되었다. 2014년에는 약 40개(일부는 중복 됨)의 제목이 검색되었다. 2001년 이후로 5개만 검색되었는데 하나는 편지이고, 다른 하나는 외국 기반 연구의 리뷰였다.[32]

OSTMED는 정골의학(osteopathic medical) 문헌만을 색인으로 작성하기 때문에 검색 결과의 대부분은 JAOA (The Journal of the American Osteopathic Association)에서 출간된 기사이고, AAO (American Academy of Osteopathy) 연감의 모음집이다. 검색된 논문에는 근막이나 결합 조직에 대한 임상 시험 연구는 포함되지 않았다. 대신 각 논문은 리뷰, 의견 또는 case report였다.

독자들은 외국 기반의 연구가 존재한다는 것을 알고 있어야 하지만, OSTMED®[31] 또는 OSTMED.Dr® 의 색인에 포함되지 않았을 수 있다. 예를 들어, 2009년에 주로 독일 연구자–J. Vagedes, C. M. Gordon, D. Beutinger 등–로 구성된 그룹이 두 번째 국제 근막 연구 회의에서 *Myofascial Release in Combination with Trigger Point Therapy and Deep Breathing Training Improves Low Back Pain* 이라는 제목의 논문을 출간했다.[33] 2013년 이탈리아 연구자 P. Tozzi, D. Bongiorno와 C. Vitturini는 *Journal of Bodywork and Movement Therapies에 그들의 연구인 Low Back Pain and Kidney Mobility: Local Osteopathic Fascial Manipulation Decreases Pain Perception and Improves Renal Mobility*를 발표하였다.[34] 미국의 정골의학(osteopathic) 문헌은 Tozzi et al. 연구의 논문 초

록을 제공하였다.[32]

정골의학 의사(osteopathic physician)가 아닌 저자에 의해 쓰여지고(정골의사에 의해) 검증된(peer-reviewed) 정골의학(osteopathic) 논문이 있는데, JAOA에서 발표된 M. Roman, H. Chaudhry, B. Bukiet A. Stecco, TW Findley의 논문인 *Mathematical analysis of the flow of hyaluronic acid around fascia during manual therapy motions*과 같은 것이 그것이다[35] 그러나 그 기사는 현재 리뷰의 초점을 벗어나기 때문에 여기서는 다루지 않겠다. *Journal of Bodywork and Movement Therapies (JBMT)*는 저널의 제목이 암시 하듯이 여러 형태의 수기 및 운동 요법들을 알려주며, 근막에 관한 자료가 검증된 정골의학 저널들보다 더 풍부하다. 그러나 이 장은 정골의학(osteopathic) 문헌에서 근막의 역사에 관한 부분이기 때문에 다음과 같은 최근 기사-G. Pollack의 *The fourth phase of water: a role in fascia?*[36], S. Antonio, G. Wolfgang, H. Rober, B. Fullerton, S. Carla[37]의 *The anatomacal and functional relation between gluteus maximus and fascia lata, P. Tozzi*의 *Dose fascia hold memories?*[38], T. Luomala, M. Pihlman, J. Heiskanen, C. Stecco.의 사례연구 *Could ultrasound and elastography visualize densified areas inside the deep fascia?*[39]와 같이 JBMT에 발표된 엄청난 양의 정보는 제외해야한다.

다음에서 저자의 기고문을 간략하게 요약하여 각 기사의 초점을 설명한다.

1923 - Frank P. Millard DO의 *Fascia-tension-light*[40]

이것은 림프계와 근막이 신체의 '생명력(life force)'을 유지하기 위해 함께 작용하는 방식에 관한 매력적이고 현재에도 통용되는 내용의 논문이다. Millard는 1900년에 American Schoolof Ostepathy (ASO)에 졸업하였기 때문에[41] A. T. Still과 John Martin Littlejohn의 가르침을 받았다.[42]

1928 - Carl Philip McConnell DO의 *Studies in osteopathic patholgy*, 부제 Connective tissue and fascia[43]

비록 이 기사가 매우 잘 정리되어 있는 것은 아니지만 병리학적 상태가 어떻게 섬유화(fibrsis)나 부종(edema)의 형태로 결합 조직 그리고/또는 근막에 반영되는지를 다루고 있다. McConnell은 25명의 졸업생을 배출한 ASO의 가장 첫 학급(1896)[41]의 학생이었다.[44] 그는 시카고에 있는 American College of Osteopathic Medicine and Surgery에 John Martin Littlejohn 교수와 합류하기 위해 떠나기 전[48] 1897년에서 1900년까지[42, 45-47] ASO에서 학생을 가르쳤다.

1936 - Addison O' Neill DO의 *Fascial reflexes: a new aid in diagnosis*[49]

이 글은 Chapman이 다뤘던 척추관련 부위(spine-covered)와는 다른, 저자가 감지할 수 있는(palpable) 반사 작용에 관한 새로운 아이디어를 제시하는 짧은 기사이다. O'Neill의 논문에 대해서는 대략 1902년에 그가 졸업하면서 작성한 글로부터 추정하는 것(ASO에서는 있을 법하지 않은) 외에 사용 가능한 전기적(biographical) 정보가 없다.

1936 - Harold E. Kerr DO의 *The role of fascia in osteopathic problems*[50]

이 문서에서는 근막을 분리된 조직으로 보는 것 대신, 그 근처에 가까이 있는 해부학적 구조와 관련이 있는 것으로 볼 것을 권장한다. 해부학적 이상(disturbances)에 의한 생리학적 영향이 강조되어 있다. Kerr는 1934년 Midwestern University의 Chicago College of Osteopathic Medicine을 졸업했다. 따라서 이 기사는 비교적 경험이 부족한 DO에 의해 작성되었다.

1942 - Charles H. Kauffman DO의 *Old age and connective tissue*[52]

이 기사는 A. T. Still의 글을 연상시키는 주제인 결합 조직의 생존에 대한 림프관의 중요성과 연관되어 있기 때문에 오늘날에도 매우 관련성이 있다.

1944 - Alan R. Becker DO의 *Connective tissue and osteopathy*[53]

이것은 Charles Kauffman의 글을 요약한 기사로 특히 결합 조직을 강조하였다. Kauffman 작품의 대다수는 Still의 죽음 이후 수 십년 동안 출간되었지만, Still이 살아있는 동안 Kauffman은 학생들을 활발히 가르치지는 않았지만 ASO에 참석했기 때문에 흥미롭다.[41]

1947 - J. Stedman Denslow DO의 *Soft tissues in areas of osteopathic lesions*[54]

Denslow는 근막에서 근육을 구별하려고 시도하지는 않았지만, 척추 기능 장애가 있는 부위의 조직의 질(quality)과 촉진의 변화를 묘사했다. William A. Kuchera와 그의 아들 Michael L. Kuchera에 따르면, Denslow는 '정골 병변(osteopathic lesion)이라고 불리는 것을 조사하기 위해 임상적 환경에서 현대 과학적 방법을 사용하도록 교육받은' 최초의 정골의사(osteopathic physician)였다.[55, p.32]

1947 - Alan R. Becker DO의 *The fascias: manipulative treatment removes lesion and normalizes reflex arc*[56]

이 기사는 미안술(facial treatment)은 림프의 배출에 초점을 맞추고 간접적이어야 한다는 Becker 자신의 경험과 Still과 Kauffman의 글에 대해 다루었다. Still이 ASO에 있을 때, Alan Becker는 1910년부터 1912년까지 ASO의 교수였던 Arthur Becker의 아들이었다.[57,58] Alan Becker는 William Garner Sutherland의 헌신적인 학생이기도 했고 그보다 더 유명한 형제인 Rollin E. Becker와 함께 ASO의 교수로 일했다. Becker는 Kirksville College of Osteopathic Medicine(KCOM)의 해부학 교수였다.

1952 - Angus G. Cathie DO의 *Fascia of the head and neck as it applies to dental lesions*[60]

이 기사에서는 삽화를 사용하지 않고 구강, 두부 및 경부(cervical)에서 근막의 연속성을 설명한다. Cathie는 존경받는 정골의학(osteopathic)의 해부학자였다. 1931년 Philadelphia College of Osteopathy를 졸업한 직후 Cathie는 그 대학의 정골의학(osteopathy) 교수가 되었고, 나중에 해부학과장이 되어 1944년부터 1970년에 사망할 때까지 자리를 지켰다.[61] *The fascia of the body in relation to function and manipulative therapy*[62]와 *Considerations of fascia and its relation to disease of the musculoskeletal system*[63]과 같은 근막에 관한 Cathie의 다른 기사 또한 중요하다.

1952 - Leon E. Page DO의 *The role of the fasciae in the maintenance of structural integrity*[64]

이 기사는 결합 조직이 신체에 제공하는 신체적 지지(physical support)에 초점을 맞추고 있다. 그러나 그것은 체액과 림프관을 통한 생명의 유지에 결합 조직의 역할을 강조하여 결론을 맺는다. Page는 Still이 죽은 해인 1917년에 ASO를 졸업했다.[41]

1953 - Kirksville에서 개최되었고 Osteopathic Cranial Association에 의해 정리된 *A Clinical Conference on Osteopathy*[65]

Kirksville College of Osteopathy and Surgery (KCOS)에서 열린 이 5일간의 컨퍼런스는 KCOS–George Snyder PhD와 Irvin M 교수진 중 두 명의 저명한 과학자뿐 아니라 Sutherland의 cranial 교수의 엘리트 멤버의 강의를 포함하였다. Kenneth E. Little DO; Della B. Caldwell DO; Rollin R. Becker DO; Harold I. Magoun; Thomas Schooley DO; Anna

Slocum DO; Rebecca C. Lippincott DO; 그리고 당연히 William Garner Sutherland를 포함한 cranial 회원 중 몇몇은 근막과 관련된 주제에 관해 구두발표를 하였다.[66]

강의 중 일부는 여러 저널에 기록되어 있지만 일부는 추적할 수 없다. 그러나 Sutherland의 강의는 모두 *Contributions of Thought*라고 불리는 그의 전집에서 찾을 수 있다.[67, pp.278–289]

1954 - George E. Snyder PhD의 *Embryology and physiology of fascia*[68,69]

이 기사는 정골의학 임상의(osteopathic clinicians)에게 근막의 생리학적 특성과 중요성에 대한 포괄적인 리뷰를 제공했다. Snyder는 정골의사가 아니었지만, 근막의 중배엽으로부터의 발생학적 기원과, 대식세포와 비만세포와 같은 면역계의 세포를 포함한 다양한 형태의 결합 조직으로의 분화를 서술한다. 이 기사는 오늘날 가치 있는 내용으로 남아 있다. Snyder의 전기적(biographical) 정보는 제공되지 않는다.

1956 - George E. Snyder PhD의 *Fasciae - applied anatomy and physiology*[70]

이 기사는 Snyder의 '건강과 질병상태에서 신체 경제(body economy)의 모든 단계'에서 결합 조직의 생리학적 역할과 중요성에 관해 다룬 두 번째 중요한 기사이다.[70,p.75]

1959 - Ralph F. Erlingheuser DO의 *The circulation of the cerebrospinal fluid through the connective tissue system*[71]

이 작품은 Harold Magoun Sr의 책 *Osteopathy in Cranial Field*를 통해 유명해졌다.[72, p.36,p.350] 이것은 뇌척수액이 림프계와 콜라겐 섬유관(fiber tubules)을 통해 신체의 모든 세포와 연속된다는 Sutherland의 이론을 위한 참고 자료로 이용되었다. 결합 조직계의 전문가로 여겨지는 Erlingheuser는 1940년대 Los Angeles의 College of Osteopathic Physicians and Surgeons의 졸업생이었다.

1969 - Philadelphia College of Osteopathic Medicine (PCOM)의 1969년 졸업생에 의해 쓰여진 *The clinical importance of fascia*[74]

해부학 부서의 Angus G. Cathie DO와 Robert W. England DO가 편집한 15페이지 분량의 이 기사는 근막의 임상적 중요성에 대한 간행물을 제공하기 위한 PCOM 해부학 학생들의 종합적인 노력을 보여주었다. 그들은 이 기사를 1) 지지 및 보호에서의 근막의 역할, 2) 근골격계에서 근막의 역할, 3) 신진대사와의 관계, 4) 근막의 화학적 및 병리학적 측면에 대한 고려 등 4개의 섹션으로 나누었다. 이 기사는 아마도 숙련된 DO보다 정골의학(osteopathic) 학생에게 더 유용할 것이다.

1975 - Philip Greenman DO의 *Fascial considerations in treatment of the head and neck*[75]

이 기사는 이전과 매우 유사하게 순환과 림프 배출과 관련된 근막의 중요성에 대해 다루고 있다. 그러나 이전의 기사들과 다르게 얼굴, 머리, 목을 검사하는 단계별 접근법을 제공한다. Angus G. Cathie가 교수직을 맡고 있을 때 Philip E. Greenman은 1952년 PCOM을 졸업했다. 20년간의 개인적 수련 후, 미시간 주립 대학의 College of Osteopathic Medicine의 교수이자 부학장으로 재직하면서 2004년 퇴직 할 때까지 머물렀다.[76]

1975 - R. Frederick Becker PhD의 *The meaning of fascia and fascial continuity*[77]

이 기사는 근막으로 분류되어서는 안되는 결합 조직 유형에 대한 유용한 개요(synopsis)를 제공한다. 또한 근막의 이름이 어떻게 근막을 연속성을 보지 않고 별개의 조각으로 개념화될 수 있었는지에 대한 역사적인 개요를 제공한다. 이 기사는 잘 설명되어 있다. 1940년 Robert Frederick Becker는 Northwestern University에서 해부학 박사 학위를 받았으며, Duke University에서 일찍부터 경력을 쌓았다. 1969년에서 1975년 사이에는 Michigan State University[78]의 생체역학 부서에서 근무했다.[77]

1979 - Gerald J. Cooper DO의 *Some clinical considerations on fascia in diagnosis and treatment*[79]
이 기사에서는 생리적 및 화학적 환경 스트레스 요인에 반응하는 근막과, 그 결과로 신체 기능에 영향을 미치는 근막의 영향에 대해 설명한다. 치료 옵션 목록 또한 제공하는데, 그것은 또한 Cooper가 Angus Cathie에게 개인적인 커뮤니케이션에서 설명해준 것들이다. Cranial Academy의 전회장이었던 Cooper는 1956년 Des Moines College of Osteopathic Medicine을 졸업했는데 그곳에서 나중에 교수진으로 일하게 된다.[80]

1994 - Stephen P. Typaldos DO의 *Introducing the fascial distortion model*[81]
이 기사는 섬유성 근막의 직물(fabric)에서 보이는 뚜렷하고 분류 가능한 왜곡을 다룬다. 이러한 유형의 왜곡에는 '신체 언어(body language)'와 '식별정보(signature presentation)'가 수반되고 있다.[82] 실제로 15년 동안 Typaldos는 기존(conventional) 치료법에 대한 반응이 좋지 않음을 확인했다. 현재 Fascial Distortion Model(FDM)의 웹사이트 연수 세미나에서는 왜곡의 유형을 6가지로 분류하고 있지만 그 기사의 서두에서 그는 왜곡의 유형을 4가지로 서술했다.[83] 그의 가족에 따르면, Typaldos는 그의 FDM이 언젠가는 '심장학, 내과학, 신경학에 대한 새로운 통찰력을 제공하여 의학을 활성화시키길' 희망했다. 2006년 49세 Typaldos의 갑작스런 죽음 후에는 그의 학생들이 그의 방법(method)대로 계속 가르치게 되었다. Typaldos는 1986년 Missouri, Kansas City에 있는 University of Health Sciences College of Osteopathic Medicine을 졸업했다.

1995 - Dallas D. Hessler DO의 *The nature of fascia and the role of lower extremity fascia in low back pain*[85]
이 기사는 허리 통증 환자의 하지 근막 검사 및 치료의 중요성을 강조한다. A. T. Still University of Health Sciences[86]의 1975년 졸업생인 Hessler는 이 기사를 썼을 때 20년 동안 가정의학의로서 활동할 수 있는 혜택을 누렸다.

2006 - William T. Crow DO의 *The effects of manipulation on ligaments and fascia from a fluid model perspective*[87]
이 21세기 기사는 A. T. Still과 Cathie와 Magoun Sr.를 포함한 몇몇 다른 유명한 미국의 정골의학 의사(osteopathic physicians)를 결부시켰다. 이 글은 궁극적으로 신체의 유체 역학에서 근막의 역할을 강조한다. Crow는 1987년 Texas College of Osteopathic Medicine 졸업생이면서 정골 수기 의학과(osteopathic manipulative medicine department)에서 교수로 근무했다.[88]

근막을 다룬 두 권의 책이 있는데, 한 권은 정골의사(osteopathic physician)가 쓴 책이고 다른 한권은 의사가 아닌 정골요법사(nonphysician osteopath)가 쓴 책이다. 첫 번째 책인 *Bioelectric Fascial Activation and Release: The Physician's Guide to Hunting with Dr. Still*은 저자 Judith A. O'Connell DO이 말한 생체 전기 활성화 모델에 기초한 치료 매뉴얼이다.[89] 이 책은 원래 1998년에 출간되었다. 두 번째 책인 *Les fascias: rôle des tissus dans la mécanique humaine*은 영국의 Maidstone에 있는 European School of Osteopathy의 졸업생인 Serge Paoletti DO에 의해 쓰

여졌다. 이 책은 원래 1998년에 프랑스어로 출판되었다.[90] 영어는 2001년에 독일어로 번역되었다.[91] 영어 번역은 2006년 The *Fascia: Anatomy, Dysfunction and Treatment*로 처음 출판되었다.[92] 이 책은 근막에 대한 좋은 개요를 제공한다.

근막이라는 용어가 건축의 구조적 특징에서 비롯되었지만, 첫 밀레니엄의 후반기에 의학 전문가로서 활동했던 예술가들은 근막을 육체적, 영적 특성을 지닌 것으로 묘사했다. A. T. Still은 사냥물을 정리(dressing), 박피(skinning), 절개하여 신선한 근막을 관찰하는 방식으로 연구하여, 정골의학(osteopathy)과 근막의 개념을 발전시켰다. 따라서 그는 *살아있는* 근막에서 발견되는 삶의 속성을 경험한 것 같다. 동물이 죽은 직후, 신선한 근막을 노출하는 것은 '순수한 생명수의 흐름을 가진 인간의 영혼은 그의 몸의 근막에 머물러 있는 것처럼 보인다.'[21, p.165]는 진술을 한다거나 근막은 '인간의 영적 존재의 처소'[21, p.163]라는 믿음을 갖게 하는 데 기여하였다. 그러나 미국 논문에 쓰여진 정골의학(osteopaths)에 관한 글 중에서 A. T. Still만이 물리적인 것 외의 다른 면에서 근막을 논의할 수 있었다. 근막의 물리적 특성은 확실히 중요하지만, 근막이 '인간의 영적 거처'로 기술되는 것과 같은 진술은 필수적으로 고려해야할 것으로 보인다.[21, p.163]

정골의학(osteopathic medicine)에 관한 American Osteopathic Association의 네 가지 교의 중 첫 번째는[93] –또는 '정골의학 철학(osteopathic philosophy)의 4가지 주요 원리'[94]– 몸이라는 것은 결합체이며, 인간은 신체, 정신과 영혼의 결합체이다. 사람의 영혼이 인간을 구성하는 중요하고 필수적인 요소라는 것은 당연한 귀결이다. Still이 틀렸을 수도 있지만, 적어도 그는 사람이 신체, 정신, 영혼의 삼위일체적 결합이고 근막에 나타나고 있다고 생각했다. 아마도 이 직업(정골의학)에서는 근막의 비물리적 특성에 관하여 열린 대화를 함으로써 만이 얻어질 수 있을 것이다.

마지막으로 우리가 얻을 수 있는 메시지는 비록 정골의학(osteopathic) 문헌이 근막에 관한 적절한 문헌(germane articles)을 보유하고 있지만, 100년 전으로 거슬러 올라가면 근막, 근막의 특성 또는 치료에 대한 나열된 기준 또는 임상 시험 연구에 관하여 출판된 자료는 거의 없다는 것이다. 그 정보는 이제 과학적 문헌을 통해 알려지기 시작했다. 만약 정골의학(osteopathic medicine)이 근막을, 평가와 치료에 주의를 기울여야 하는 중요한 조직으로 다루기를 원한다면 근막의 평가와 치료에 대한 연구는 검증된(peer-reviewed) 정골의학(osteopathic) 문헌이 '필수적'이다.

참고문헌

1. Still A. T. Preparatory studies essential. Journal of Osteopathy. 1897;August:4(4):182–184.
2. Oxford English Dictionary. Oxford University Press; 2013.
3. Underdowne T. W. C. An Æthiopian History written in Greek … Englished by Thomas Underdowne Anno 1587. With an introduction by Charles Whibley; 1895.
4. Columbia University Libraries. Treasures of Columbia University Libraries Special Collections: Art & Architecture, #58: John Shute (d. 1563). Available at: http://www.columbia.edu/cu/lweb/ eresources/exhibitions/treasures/html/58.html [accessed January 11, 2016].
5. Shute J. The first and chief groundes of architecture vsed in all the auncient and famous monymentes. In Fletestrete nere to Sainct Dunstans churche by Thomas Marshe. Was available at: http://gateway.proquest.com/openurl?ctx_ver=Z39.88–2003&res_id=xri:eebo&rft_val_ fmt=&rft_id=xri:eebo:image:1835 [accessed December 20, 2013].
6. Small J. The Five Orders of Classical Architecture: The Architecture of Robert Adam (1728–1792) 2002. Available at: http://sites.scran.ac.uk/ada/ documents/general/orders/classical_orders.htm [accessed July 14, 2014].
7. Gray, Ford. Preface. Medical Communications. Vol. 1. London: Joseph Johnson, St. Paul's Church- Yard; 1784.
8. Watson H. History of a contracture of forearm and fingers,

with some remarks and reflections on bleeding of the arm. Read February 19, 1788. Medical Communications. Vol. 2. London: Joseph Johnson, St. Paul's Church-Yard; 1790:251–276.

9. Rifkin B. A., Ackerman M. J. Human anatomy: from the Renaissance to the Digital Age. New York: Abrams; 2006.
10. Valverde de Amusco J. Historia de la composición del cuerpo humano. Roma: Per Ant. Salamanca, et Antonio Lafreri; 1559 or 1560.
11. U.S. National Library of Medicine. History of Medicine: Anatomica del corpo humano. Available at: http://www.nlm.nih.gov/dreamanatomy/da_g_I-B-2-01.html [accessed January 11, 2016].
12. Bidloo G., de Lairesse G. Anatomia Humani Corporis/ Centum & Quinque Tabulis, per Artificiosiss. G. de Lairesse ad Vivum Delineatis, Demonstrata: Henrici & Viduae Theodori Boom; 1685.
13. Cowper W. The Anatomy of Humane Bodies, with Figures Drawn After the Life. Walford, London: Oxford: Printed at the Theater, for Sam. Smith and Benj.; 1698.
14. Bourgery J-B. M. Traité Complet de l'anatomie de l'homme comprenant la médecine opératoire avec planches lithographiées. Paris: C. A. Delaunay; 1831–1854.
15. Gray H. Anatomy, Descriptive and Surgical. London: J. W. Parker; 1858.
16. Onsager L. W. The Personal Library of A. T. Still. Revised. 2001. Unpublished paper. Still National Osteopathic Museum. Kirksville, Missouri; 1992.
17. Stark J. E. Still's Fascia: A Qualitative Investigation to Enrich the Meaning Behind Andrew Taylor Still's Concepts of Fascia. Toronto, Canada, Canadian College of Osteopathy; 2003.
18. Stark J. Stills Faszienkonzepte: Eine Biografie üder den Entdecker der Osteopathie. Pähl, Germany: Jolandos; 2006.
19. Stark J. Still's Fascia: A Qualitative Investigation to Enrich the Meaning Behind Andrew Taylor Still's Concepts of Fascia. Pähl, Germany: Jolandos; 2007.
20. Still A. T. The Philosophy and Mechanical Principles of Osteopathy. Kansas City, Missouri: Hudson- Kimberly Publishing Company; 1902.
21. Still A. T. Philosophy of Osteopathy. Kirksville, Missouri: A. T. Still; 1899.
22. Harrison R. The Dublin Dissector, or System of Practical Anatomy. London: Hodges and Smith; 1859.
23. Fergusson W., Sir. A System of Practical Surgery. Philadelphia: Lea and Blanchard; 1843.
24. Stark J. E. Still's Fascia. Pahl Germany: Jolandos; 2007.
25. Arbuckle B. E. Reflexes. Journal of the American Osteopathic Association. 1947;46(7):405–407.
26. Arbuckle B. E. The craniocervical area. Journal of the American Osteopathic Association. 1953(52):415–422.
27. Hoover M. A. Importance of fascia. AAO Yearbook. 1951:55–72.
28. Magoun HI. Fascia in the writings of A. T. Still. Journal of the Osteopathic Cranial Association. 1954;1954:16–25.
29. Magoun H. I. Fascia in the writings of A. T. Still. AOA Yearbook. 1970:159–168.
30. McConnell CP. Fundamental fragments. IV Fascia. Journal of the American Osteopathic Association. 1939;December, 39(4):204.
31 Ostmed® – Osteopathic Literature Database. University of North Texas Health Science Center at Fort Worth, Gibson D. Lewis Health Science Library. Sponsored by the American Osteopathic Association and American Academy of Osteopathic Medicine. Was available at: http://library.hsc.unt.edu/ostmed/[accessed June, 2002].
32. Seffinger M. A. Osteopathic fascial manipulation reduces low back pain and increases kidney mobility [Abstract]. Journal of the American Osteopathic Association. 2013;113(1):102–102.
33. Vagedes J., Gordon C. M., Beutinger D. et al. Myofascial release in combination with trigger point therapy and deep breathing training improves low back pain. Fascia Research II, Basic Science and Implications for Conventional and Complementary Health Care, Elsevier. 2009;249.
34. Tozzi P., Bongiorno D., Vitturini C. Low back pain and kidney mobility: local osteopathic fascial manipulation decreases pain perception and improves renal mobility. Journal of Bodywork and Movement Therapies. 2012;16(3):381–391.

35. Roman M., Chaudhry H., Bukiet B., Stecco A., Findley T. W. Mathematical analysis of the flow of hyaluronic acid around fascia during manual therapy motions. Journal of the American Osteopathic Association. 2013;113(8): 600–610.
36. Pollack G. The Fourth Phase of Water: A role in fascia? Journal of Bodywork and Movement Therapies. 2013;17(4):510–511.
37. Antonio S., Wolfgang G., Robert H., Fullerton B., Carla S. The anatomical and functional relation between gluteus maximus and fascia lata. Journal of Bodywork and Movement Therapies. 2013;17(4):512–517.
38. Tozzi P. Does fascia hold memories? Journal of Bodywork and Movement Therapies. 2014;18(2):259–265.
39. Luomala T., Pihlman M., Heiskanen J., Stecco C. Case study: Could ultrasound and elastography visualized [sic] densified areas inside the deep fascia? Journal of Bodywork and Movement Therapies. 2014;18(3):462–468.
40. Millard F. P., DO Fascia–Tension–Light. Journal of the American Osteopathic Association. 1923;March.
41. Gracey C., Loguda-Summers D. American School of Osteopathy Alumni. 1894–1924, revised 2003. Kirksville, Missouri: Kirksville College of Osteopathic Medicine; 1999.
42. American School of Osteopathy. American School of Osteopathy. Session of 1899–1900. Kirksville, Missouri; 1899.
43. McConnell C. P. Studies in Osteopathic Pathology. The Journal of the American Osteopathic Association. 1928;28(3):167–170.
44. Graduates of the American School of Osteopathy. Journal of Osteopathy. 1900;October VII(5):244–248.
45. American School of Osteopathy. Journal of Osteopathy. 1897;IV(5):217–224, 254–258.
46. American School of Osteopathy. Catalogue of the American School of Osteopathy. Session of 1897–1898. Kirksville, Missouri: Journal Printing Co.; 1897.
47. American School of Osteopathy. Catalogue of the American School of Osteopathy. Session of 1898–1899.
48. Berchtold T. A. To Teach, To Heal, To Serve! The Story of the Chicago College of Osteopathic Medicine. The First 75 Years (1900–1975). Chicago: The University of Chicago Printing Department; 1975.
49. O'Neill A. Fascial reflexes: a new aid in diagnosis. Osteopathic Profession. 1936;3(11):16–17.
50. Kerr H. E. The role of fascia in osteopathic problems. Journal of the American Osteopathic Association. 1936;May:418–419.
51. Editorial Staff. In Memoriam: Harold E. Kerr DO. The DO. Vol. August; 2007:58.
52. Kauffman C. H. Old age and connective tissue. The Osteopathic Profession. 1942;5(2):77–84.
53. Becker A. R. Connective Tissue and Osteopathy: Resumé of Lectures given by Charles H. Kauffman, DO MSC. AAO Yearbook; 1945:57–62.
54. Denslow J. S. Soft tissues in areas of osteopathic lesion. Journal of the American Osteopathic Association. 1947;February:46(6):334–337.
55. Kuchera W. A., Kuchera M. L. Osteopathic Principles in Practice. Kirksville, Missouri: Kirksville College of Osteopathic Medicine; 1993.
56. Becker A. R. The fascias. Osteopathic Profession. 1947;February:XIV(5):13–17, 36,38.
57. American School of Osteopathy. Nineteenth Annual Catalogue of the American School of Osteopathy and Sixth Annual Announcement of the Nurses Training School: Kirksville, Missouri; 1911.
58. American School of Osteopathy. Eighteenth Annual Catalogue of the American School of Osteopathy and Fifth Annual Announcement of the Nurses Training School. Session of 1910–1911. Kirksville, Missouri; 1910.
59. American School of Osteopathy. Fifteenth Annual Catalogue of the American School of Osteopathy: Kirksville, Missouri; 1907.
60. Cathie A. Fascia of the head and neck as it applies to dental lesions: a preliminary consideration. Journal of the American Osteopathic Association. 1952;Jan 51:260–261.
61. Philadelphia College of Osteopathic Medicine. Cathie, Angus G., D.O. - 1902–1970, Professor and Chairman, Department of Anatomy 1944–1970. Available at: http://digitalcommons. pcom.edu/portraits/26/ [accessed January 11, 2016].

62. Cathie A. Fascia of the body in relation to function and manipulative therapy. Originally recorded in 1960 – in Dr Cathie's PCOM Notebook – #C-17. AAO Yearbook. 1974;81–84.
63. Cathie A. Consideration of fascia and its relation to disease of the musculoskeletal system. Originally published in 1962. AAO Yearbook. 1974:85–88.
64. Page L. E. The role of the fasciae in the maintenance of structural integrity. AAO Yearbook. 1952;1952:70–73.
65. Association O. C. Program for A Clinical Conference on Osteopathy, January, 5–9, 1953, Offered by the Kirksville College of Osteopathy and Surgery and sponsored by the Osteopathic Cranial Association. 1953.
66. First clinical conference sponsored by the osteopathic cranial association a success. Journal of Osteopathy. 1953;February:11–13.
67. Sutherland A. S., Wales A. L, Sutherland Cranial Teaching Foundation Inc., eds. Contributions of Thought: The Collected Writings of William Garner Sutherland, D.O., Pertaining to the Art and Science of Osteopathy Including the Cranial Concept in Osteopathy Covering the Years 1914–1954. Fort Worth, Texas: Sutherland Cranial Teaching Foundation, Inc.; 1998.
68. Snyder G. E. Embryology and physiology of fascia. Journal of the Canadian Chiropractic Association. 1954;1954:4–15.
69. Snyder G. E. Embryology and physiology of fascia [reprint from 1954]. AAO yearbook. 1970:147–158.
70. Snyder G. E. Fasciae – Applied anatomy and physiology. AAO Yearbook. 1956:65–75.
71. Erlingheuser R. F. The circulation of the cerebrospinal fluid through the connective tissue system. AAO Yearbook. 1959:77–87.
72. Magoun H. I. Osteopathy in the Cranial Field. 3rd ed. Kirksville Missouri: The Journal Printing Co. 1976.
73. Golden Nugget's Los Angeles Biographies. Los Angeles County biographies: Ralph F. Erlingheuser D.O. Available at: http://freepages. genealogy.rootsweb.ancestry. com/~npmelton/ laerli.htm [accessed January 12, 2016].
74. PCOM Class of 1969. The Clinical Importance of Fascia; 1968.
75. Greenman P. E. Fascial considerations in treatment of the head and neck. Osteopathic Annals. 1975;February, 3(2):34–42.
76. Legacy.com. Obituary: Philip E. Greenman Available at: http://www.legacy.com/obituaries/tucson/obituary. aspx?n=philip-egreenman& pid=162974024#sthash. DCO3pZVx. dpuf [accessed January 12, 2016].
77. Becker F. The meaning of fascial and fascial continuity. Osteopathic Annals. 1975;February:8–32.
78. Duke University Medical Center Archives. Becker, R. Frederick, Papers, 1942–1969. Available at: https:// archives.mc.duke.edu/mcabeckerr.html [accessed January 12, 2016].
79. Cooper G. J. Some clinical considerations on fascia in diagnosis and treatment. Journal of the American Osteopathic Association. 1979; 78:363–347.
80. Register TDM. Dr Gerald J. Cooper Sr. Obituary Available at: http://www.legacy.com/obituaries/desmoinesregister/ obituary.aspx?pid=171714789 [accessed January 12, 2016].
81. Typaldos S. Introducing the fascial distortion model. AAO Journal. 1994;4:14–18, 30–36.
82. American Fascial Distortion Model Association. The Fascial Distortion Model (FDM). Available at: http://www. afdma.com/ [accessed January 12, 2016].
83. Select Seminar Services, LLC. The Fascial Distortion Model TM, find it and fix it fast. Available at: http://www. fascialdistortion.com/ [accessed January 12, 2016].
84. Typaldos Family. Stephen P. Typaldos tribute. Available at: www.typaldos.org [accessed January 12, 2016].
85. Hessler D. D. The nature of fascia and the role of lower extremity fascia in low back pain. Journal of the AAO. 1995;5:15–19.
86. Vitals. Dallas D. Hessler, DO Available at: http:// www.vitals.com/doctors/Dr_Dallas_Hessler/ credentials#education [accessed January 12, 2016].
87. Crow T. The effects of manipulation on ligaments and fascia from a fluids model perspective. The American Academy of Osteopathy. 2006;September:13–19.
88. University of Texas Health Sciences Center. William Crow: Professor – Osteopathic Manipulative Med. Available

at: https://profile.hsc.unt.edu/profilesystem/viewprofile.php?pid=100783&onlyview=1 [accessed January 12, 2016].

89. O'Connell J. A. Bioelectric Fascial Activation and Release: The Physician's Guide to Hunting with Dr. Still. Indianapolis: American Academy of Osteopathy; 1998.
90. Paoletti S. Les fascias: rôle des tissus dans la mécanique humaine. Vannes: Éditions Sully; 2009.
91. Paoletti S. Faszien: Anatomie, Strukturen, Techniken, spezielle Osteopathie. München; Jena: Urban und Fischer; 2001.
92. Paoletti S. The Fasciae: Anatomy, Dysfunction and Treatment. Seattle: Eastland Press; 2006.
93. American Osteopathic Association. Tenets of Osteopathic Medicine Available at: http://www. osteopathic.org/inside-aoa/about/leadership/Pages/tenets-of-osteopathic-medicine.aspx [accessed January 12, 2016].
94. Seffinger M. A., King H. H., Ward R. C., Jones III J. M., Rogers F. J., Patterson M. M. Osteopathic Philosophy. In: Chila A. G., American Osteopathic Association, eds. Foundations of Osteopathic Medicine. Philadelphia: Wolters Kluwer Health/Lippincott Williams & Wilkins. 2011;3–22.

3

근막의 명명법

Werner Klingler, Julia Bierbaum, Robert Schleip

서론

Andrew Taylor Still은 19세기 말 다년간의 임상 경험을 바탕으로 근막에 대한 지식을 전하였지만 근대 과학에서 이를 받아들이는 데까지 100여년 이상의 시간이 소요되었다. 이러한 추세는 근막 기능 개선을 목적으로한 운동 요법(movement therapies), 수기 요법(manual therapies), 마사지 기술 및 훈련 장비(training equipment)의 증가로 나타났다. 조직의 매우 높은 가소성(plasticity)에 근거하여, 자극(loading)이 규칙적으로 가해질 때 장기간 및 단기간의 기능적 변화가 생길 것이라고 추정할 수 있다.[1-3]

지난 20년 동안 중요한 경험과 실증적 데이터가 실험실 연구와 고해상도 초음파와 같은 영상기술(imaging techniques)을 사용하여 과학적으로 분석되었다. 해부 및 조직학적인 관점에서 조직의 형태, 기능, 개입(intervention)과 환자의 증상 사이의 연결 가능성을 보여주었다.[4,5]

지금까지(2007년, 2009년, 2012년, 2015년) 4개의 근막 연구 회의에서 과학 연구 및 치료사와 과학자의 학제 간 교환 발표에서 근막의 조직뿐만 아니라 근막을 정의하는 통일된 언어가 부족하다는 점이 강조되었다. 근막의 이전 정의는 다양하며 저자의 관점에 따라 다르다. 가장 일반적으로 인용되는 두 가지 용어는 1998년에 Federative Committee on Anatomical Terminology와 2008년 Gray's Anatomy에서 제안된 명명법이다. 전자에서 근막을 '외피(sheaths), 시트(sheets) 또는 기타 해부가능한 결합 조직 응집체'로 정의하고 조직에 따라 구조를 구별한다. 따라서 이 용어는 느슨한 조직층을 제외한 고밀도의 결합 조직을 포함한다. 후자에서는 섬유 배열에 따라 근막을 지정한다. 그것은 섞어 짠(interwoven) 결합 조직에 우선권을 부여하므로 인대, 힘줄, 건막과 같은 단방향 조직은 제외한다. 후자의 정의가 널리 받아들여지고 의료 전문가와 의사소통하는 데 주로 사용된다.

Boston 용어

Boston 용어는 Fascia Research Society에서 제안한 기능과 관련된 정의를 제시한다. 근막에 대한 과학적 연구 결과를 종합해 볼 때, 여러 학문 분야에 걸친 전문가들은 표준화된 명명법에 관하여 다음과 같은 결론을 내렸다.[9]

근막은 결합 조직 중에서 연부조직 구성 요소이다. 그것은 근육, 뼈, 기관, 신경 및 혈관을 침투하고 둘러싼다. 근막은 몸 전체에 걸쳐 물결모양의 잘 구분지어지는 막으로, 끊기지 않은 3차원의 그물이다.[6] 이 조직은 장력에 의해 섬유의 방향과 밀도가 다양하게 나타난다(그림 3.1).

근막 조직의 기본 층은 1) 표층 근막, 2) 깊은 근막, 3) 장기-특이 층으로 나눌 수 있다.[9]

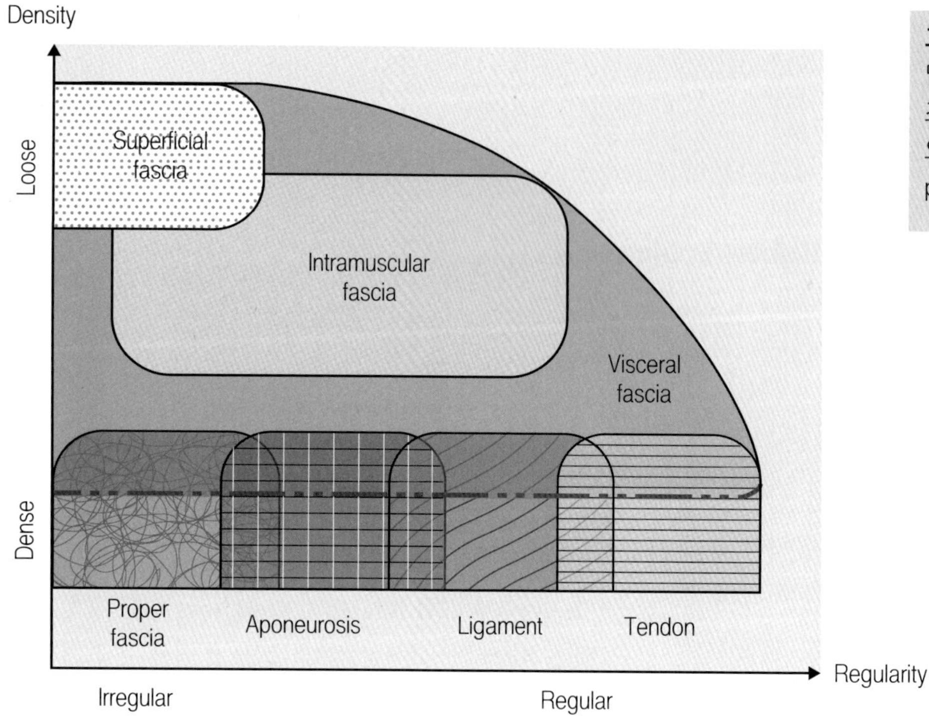

그림 3.1
밀도와 섬유 배열에 따른 근막 조직의 분화. 구조는 국소 장력의 요구에 맞춰진다. Reproduced with permission from Schleip 외.[3]

1. 표층 근막은 성기지만 잘 조직된 콜라겐과 엘라스틴 섬유의 피하층으로, 몸을 감싼다. 기계적 자극 수용기, 통각 수용기 및 고유감각 수용기 뿐만 아니라 자유 신경 종말의 네트워크, 칼시토닌 관련 펩타이드와 substance P에 양성인 신경섬유, 교감신경은 고유수용체와 통증에 관한 근막조직의 강력한 영향을 나타내고, 근막과 교감신경 사이의 연결을 입증한다. 수분 함량이 높으면 인접한 층들이 서로 자유롭게 움직인다.

2. 심층 근막은 대부분 밀도가 높고 불규칙한 결합 조직이, 연속된 시트(sheet) 형태로 몸 전체에 퍼져있다. 근막의 강도로 근육질의 몸의 형태를 유지하고 구조적으로 지지할 수 있다. 심층 근막에 위치한 근섬유아세포는 조직 주름(crimp)의 정도와 신장 후 탄력 반동에 중요한 역할을 한다.

3. 장기-특이 근막은 깊은 근막과 합쳐지고 일부 지역에서는 그 둘이 명확하게 나눠지지 않는다. 여기에는 내부 장기와 관절 캡슐, 인대와 힘줄, 신경혈관 외피(sheath), 근육 관련 근막이 포함된다. 후자는 근육을 위해 섬유 구획을 형성하고 근육 섬유와 결합 조직, 근육과 힘줄을 내부적으로 연결시키는 근외막(epimysium), 근주막(perimysium)과 근내막(endomysium)으로 구성된다. 따라서 장기-특이 근막은 힘을 증가시키고, 근육 긴장을 전달하고 구조적 완전성(integrity)을 제공한다.

Boston 용어는 긴장통합체(tensegrity) 구조에 근거하여 몸 전체에 걸친 힘 전달 시스템으로의 근막 네트워크를 강조한다. 긴장통합체(Tensegrity)는 원래 건축에서 구조적 원칙을 설명하기 위해 사용하였고, 내부적으로 연결된 견고하고 탄성이 있는 요소들이 장력과 압축의 평형을 유지함으로써 그들의 안정성을 유지하는 것을 뜻한다. 이 용어는 몸 전체에 세로로 혹은 가로로, 아래에서 위로, 외부에서 내부로 또 그 반대로 전달되는 사람의 생체 긴장통합체(biotensegrity)에 응용될 수 있다. 근막의 장력(tension) 조절 기능과 관련된 직립자세와 효율적인 신체 운동에 중요한 생체 긴장통합체는 증상과 원인의 위치가 다를 수 있다는 것을 설명하여준다. 근막상흔이나 파열, 고정에 의한 유착으로 인해 생긴 근막 유동성 저하나, 근막 연속성의 기능을 방해하는 힘 전달에서의 간극을 찾아보는 것도 임상적 의미가 있을 것이다.[10, 11]

그림 3.2A와 B는 근막의 다른 명명법이 해부에 어떻게 영향을 미치는지에 대한 예를 보여주고, 그들의 기능적 결과를 입증한다.

Boston 명명법 – 수기 치료의 중요성

정골의학 도수 치료(OMT), 수기치료, 물리치료, 결합조직 도수 치료, 유발점 요법(trigger point therapy), 롤핑, 근막 도수 치료와 같은 손으로 이뤄지는 치료는

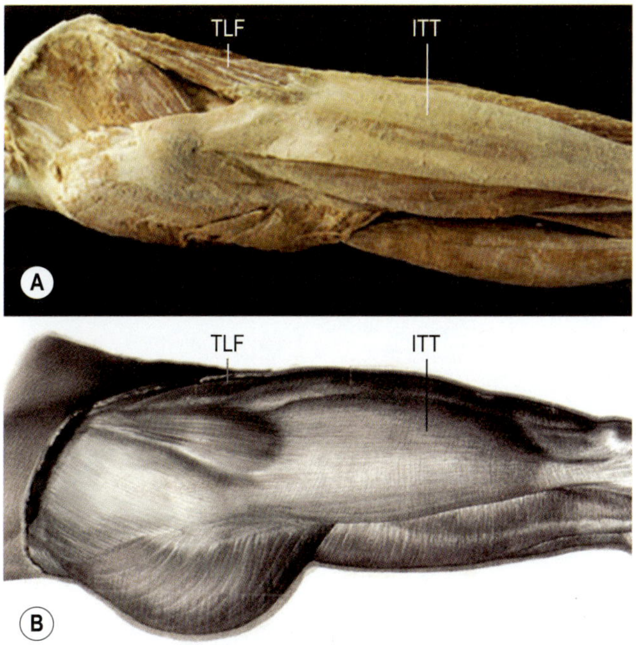

그림 3.2
(A) 근막과 건막이라는 용어가 사용되는 Gray's Anatomy의 분류에 따른 ITT의 근막 박리 예. 장골능 외측과 ITT를 연결하는 조직이 제거되었는데 이는 ITT의 나머지 부분에 적합하지 않기 때문이다. (B) 근막을 주로 장력 전달 시스템으로 분류하는 Boston 용어에 따르면 ITT는 근막 구조로 표현되며 따라서 건막 구조도 포함한다. 골반과
무릎 사이의 측면 기능 사슬의 중요한 부분인 ITT가 중둔근과 소둔근 위 장골능에 직접 부착한 것이 나타나있다.
TLF = 흉요추근막; ITT = 장경인대

근막 기능의 개선을 목표로 하는데 이는 근막의 구조와 기능에 기초하여 이뤄진다.

연부조직의 수기 치료에서 위치, 기능, 운동성을 이해하고 다른 구조와 기능적 네트워크를 연결하고 통합하는 것에 익숙해지기 위해서 연부조직의 구조, 긴장, 섬유 배열에 대해 아는 것이 중요하다. 이 장에 나타난 명명법은 근막의 생리 및 병리학적 상태를 평가하고 치료사가 적절한 치료방법을 선택할 수 있게 도와줄 것이다.[12,13,1]

적용된 기술의 유형을 언급하는데 사용되는 용어는 저자들과 그들의 치료 개념에 따라 달라진다. 최근의 조직학적, 생체역학 연구에서 기본적이고 실용적인 적용방법들을 밝혀냈다.

최근의 근막에 대한 이해를 보여주는 예시들은 우리가 제안한 용어의 장점들을 뒷받침하는데, 힘줄 조직뿐만 아니라 근육내 결합 조직이 신체 전체 근막에 기여하는 요소인 것으로 보인다. 스트레칭이나 국소 압박을 통해 기계적 하중을 적용하게 되면 상당한 양의 체액이 밀려 나가고, 근막은 새로운 액으로 채워진다. 증가한 세포 간질액이 인접한 조직층을 따라 흐르고, 그곳의 유동성(mobility)을 개선시킬 수 있다. 또한 근섬유아세포의 분화와 탄력성 증가에 기여하는 콜라겐의 정렬을 유도할 수 있다. 염증 과정, 부종 또는 자유 라디칼의 축적이 증가하는 상태와 같이 조직의 병리적 수분 함량이 문제가 되는 상태에서 조직을 쥐어짜는 것은 적절한 수분공급을 유도할 수 있다.

길이, 강도, 그리고 전단(shear)력의 형태에서 장기적인 근막의 적응은 느린 속도로 일어나지만, 이것은 특정한 훈련뿐만 아니라 섬유아세포의 일상적 변형(strain)에 대한 지속적인 반응이다. 콜라겐 섬유의 가소성 때문에, 근막은 섬유질이 풍부한 네트워크 배열을 꾸준히 개조한다. 예상되는 치료 효과의 경우, 결합 조직의 회전이 18개월 이상 지속되어야 하며, 따라서 하중 자극은 전체 기간 동안 지속적으로 주어져야한다.

근막층과 주요 내용	주요 기능	수기 자극과 훈련으로 인한근막의 적응
표층 근막 • 피하층 • 느슨한 결합 조직의 연속된 외피 • 기계적자극 수용기, 통각수용기, 고유감각 수용기 • 통증 관련 신경 • 교감신경	'소통' 자세와 움직임 인식 통증 유발 자율신경계와 상호작용 근육질 몸 형성	적절한 수화작용(hydration)↑ 통증↓ 장력의 완화와 증가 고유수용성감각 ↑ 길이 ↑ 탄력 ↑
깊은 근막 • 대부분 치밀하고 불규칙한 결합 조직의 연속된 외피 • 콜라겐과 엘라스틴 섬유 • 근섬유아세포	근육질 몸 형성 구조적지지 장력 전달 탄성 반동 상처 치유	
장기 특이 근막 • 근육, 신경, 혈관, 뼈의 외막(sheaths) • 내부 장기와 관절의 캡슐	장기 보호 근육 강도 근육의 장력 전달 구조적 완전성(integrity)	
근육사이 격막 • 치밀하게 뭉쳐있는 콜라겐 섬유 다발	근육군의 분리	
근육내, 근육외 건막 • 다양한 방향으로 분포하는 콜라겐 다발의 여러층 • 근육섬유 부착	근육군 사이의 힘 전달	
골간막 • 얇은 콜라겐 막	두 뼈의 연결	
신경혈관 • 혈관과 신경의 빽빽하고 불규칙한 결합 조직 외막(sheath)	보호	
골막 • 뼈의 이중층으로 된 콜라겐 막	혈액 공급	

표 3.1
근막 명명법: 요점

흉요추근막의 근섬유아세포의 밀도 증가는 휴식중인 근긴장 뿐 아니라 콜라겐 섬유의 주름(crimp)의 진폭(amplitude)과 관련된다. 힘줄 조직과 건막조직은 달리는 영양, 말, 사람을 비롯하여 점프하는 캥거루에서 '투석기 효과(catapult effect)'를 위한 기초를 보여준다. 근육 관련 결합 조직은 신장되기 전(prestretched)에 에너지를 저장하고 긴장을 완화하여 움직임의 가속도를 높인다. 움직임이 가능한 범위의 마지막에서 부드럽고 신축성 있는 탄력은 일상적인 활동을 할 때 탄력성과 효율성에 기여하는 탄성 반동을 증가시킨다.

과도하게 활성되면 근섬유아세포는 섬유근통, 경피증 및 오십견(frozen shoulder)과 같은 병리학적 근막 구축에 관여하며, 요통(LBP)의 일부 경우는 'frozen lumbars'라고 기술되는 흉요추근막(TLF)의 유사한 경화와 연관될 수 있다. 더욱이 이러한 구조적 변화는 층을 통과하는 신경 및 혈관 통로를 수축시킬 수 있다. 혈액 공급 또는 정맥 환류의 감소가 구획 증후군과 같은 다양한 증상들의 하나의 원인으로 작용하여 신경 압박이 부적절한 근육 신경지배를 유도하여 원위 및 근위부에서의 근인장력을 증가시킬 수 있다.

흉요추근막에 대한 최근의 연구는 통증 유발 자극이 있을 때 조직 특유의 통증 패턴이 나타나는 것을 보여준다. 등 근육의 감각 반응과 비교하여, 근막통은 강도가 더 높고, 지속 기간이 길고, 더 넓은 분포를 보이고, 정서적인 통증(고뇌, 무거움...)을 유발한다. 고밀도의 교감신경이 근막에서 발견되었는데 이는 근막이 적어도 몇몇의 요통에서 통증의 원인이라는 것과 요통을 호소하는 일부 환자가 정신적 스트레스 상황에서 그들이 느끼는 고통의 강도가 왜 증가하는지에 대한 잠재적 설명도 제시한다. 고통의 근원이 되는 구조를 차별화하기 위해 이러한 발견을 임상적 추론 과정에 통합하는 것이 유용할 것으로 보인다. 서서히 신장되는 힘은 기계적인 민감성과 기능 제한을 감소시키고, 신체 인식 향상으로 이어진다.[5,16,17,4]

근막의 강화는 기본적인 관절의 안정성에 중요하다. Willard 등은 여러 근육의 부착으로 인해 유발된 흉요근막의 생체역학적 특성에 관한 현재의 증거를 요약했다. 예를 들어 광배근, 대둔근, 복횡근의 수축은 흉요근막을 통해 장력을 전달하여 요추를 강화시키고 천장관절의 힘 폐쇄(force-closure)를 증가시킨다. 기능적 움직임에서의 근막 경선의 장력형성과 체간 안정성의 증가는 상체와 하체 사이의 힘 전달에 필수적인 역할을 한다.[5]

결론

이 장에서 제시된 명명법은 과학적 연구에 따른 근막의 해부학 및 생리학적 사실을 설명한다고 결론 내릴 수 있다. 이것은 근막의 형태, 구조, 기능을 이해할 수 있게 하고 환자의 이전 평가와 치료를 보완할 수 있기 때문에 근막을 치료하는 치료사에게 유용하다. 왜냐하면 근막의 형태, 구조 및 기능을 이해할 수 있고 근막을 보완할 수 있기 때문이다. 이 용어는 실제 치료와 과학 분야에서 수기 치료사와 기타 전문가에게 공통의 언어를 제공한다.

참고문헌

1. **Schleip, R. & Muller, D. G. 2013.** Training principles for fascial connective tissues: scientific foundation and suggested practical applications. J Bodyw Mov Ther, 17, 103–115.
2. **Still, A. T. 1899.** Philosophy of Osteopathy, Kirksville, Missouri, A. T.Still.
3. **Schleip, R., Jager, H. & Klingler, W. 2012.** What is 'fascia'? A review of different nomenclatures. J Bodyw Mov Ther, 16, 496–502.
4. **Findley, T., Chaudhry, H., Stecco, A. & Roman, M. 2012.** Fascia research—a narrative review. J Bodyw Mov Ther, 16, 67–75.
5. **Willard, F. H., Vleeming, A., Schuenke, M. D., Danneels, L. & Schleip, R. 2012.** The thoracolumbar

fascia: anatomy, function and clinical considerations. J Anat, 221, 507–536.

6. **Fascia Research Congress. Recordings and Proceedings Books.** http://www.fasciacongress. org/2015/conference/dvd-recordings-andbooks/[accessed January 18, 2016].
7. **Federative Committee on Anatomical Terminology (FCAT). 1998.** Terminologia Anatomica: International Anatomical Terminology. Stuttgart: Georg Thieme Verlag.
8. **Standring, S. (ed) 2008.** Gray's Anatomy: The Anatomical Basis of Clinical Practice, 40th edn. Churchill Livingstone Elsevier.
9. **Langevin, H. M. & Huijing, P. A. 2009.** Communicating about fascia: history, pitfalls, and recommendations. Int J Ther Massage Bodywork, 2, 3–8.
10. **Bordoni, B. & Zanier, E. 2013.** Skin, fascias, and scars: symptoms and systemic connections. J Multidiscip Healthc, 7, 11–24.
11. **Swanson, R. L., 2nd. 2013.** Biotensegrity: a unifying theory of biological architecture with applications to osteopathic practice, education, and research—a review and analysis. J Am Osteopath Assoc, 113, 34–52.
12. **Findley, T. W. & Shalwala, M. 2013.** Fascia Research Congress evidence from the 100 year perspective of Andrew Taylor Still. J Bodyw Mov Ther, 17, 356–364.
13. **Schleip, R. F., Findley, T.W.; Chaitow, L.; Huijing, P. A. 2012.** Fascia The Tensional Network of the Human Body, Churchill Livingstone Elsevier.
14. **Schleip, R., Duerselen, L., Vleeming, A., Naylor, I. L., Lehmann-Horn, F., Zorn, A., Jaeger, H. & Klingler, W. 2012.** Strain hardening of fascia: static stretching of dense fibrous connective tissues can induce a temporary stiffness increase accompanied by enhanced matrix hydration. J Bodyw Mov Ther, 16, 94–100.
15. **Ng, C. P., Hinz, B. & Swartz, M. A. 2005.** Interstitial fluid flow induces myofibroblast differentiation and collagen alignment in vitro. J Cell Sci, 118, 4731–4739.
16. **Schilder, A., Hoheisel, U., Magerl, W., Benrath, J., Klein, T. & Treede, R. D. 2014.** Sensory findings after stimulation of the thoracolumbar fascia with hypertonic saline suggest its contribution to low back pain. Pain, 155, 222–231.
17. **Corey, S. M., Vizzard, M. A., Bouffard, N. A., Badger, G. J. & Langevin, H. M. 2012.** Stretching of the back improves gait, mechanical sensitivity and connective tissue inflammation in a rodent model. PLOS One, 7, e29831.

4

근막의 발생학: 움직임을 위한 능력과 구조적 완전성 (integrity)의 제공.

Darrell J. R. Evans

서론

인간 배아의 발달 과정은 폭발적인 세포 분열과 성장, 세포와 주변 환경 사이의 복잡한 상호 작용, 움직임과 위치선정의 연속적 과정 그리고 구조적으로 복잡한 사항들의 증가로 가득한 매혹적인 일련의 과정이다. 배아 발달의 마스터플랜은 구조적, 유전적, 화학적 그리고 형태학적 요소들간의 정밀한 상호관련의 결과이며, 그것은 적시적소에서 반응을 준비하고 있는 일련의 필수 세포군들에 의해 이루어진다. 이러한 발달 과정은 배아기(임신 8주 끝날 때까지)에 국한되지 않고 사춘기가 될 때까지 지속되면서도 끊임없이 변화하는 과정이다. 출생은 다만 조직 발달, 성장 및 성숙의 중단 없이 발달 과정 중인 인간을 위한 환경의 변화일 뿐이다. 발달 과정 동안 연속적으로 변화하는 성질은 정교한 구조를 형성하기 위해서 정확한 접힘과 순차적인 단계에 의존하는 종이접기 기술에 비유되어 왔으며, 만약 주름 하나가 만들어지지 않았거나 잘못 접힌다면 결과적으로 최종 구조에 영향을 미칠 수 있다.[1]

발생학은 (배아) 주변 조직들과 그 움직임, 그들이 미치는 힘에 대한 고려 없이 정적인 특정 event나 특수한 구조에 대해서만 연구되어져 왔다. 발달과정 동안 생체동역학(biokinetics)의 중요성과 생체역학(biodynamics)은 Erich Blechschmidt와 최근 Raymond Gasser의 연구를 통해 입증되었다.[2,3] 연구에 따르면 발달 과정이라고 하는 것은 세포군의 분화와 상호관계 및 발달 단계로써 일어나는 모양과 크기의 배치의 변화가 '동역학적으로(kinetically) 관련'된 물리적 힘에 의해 유발된다고 보고된다. 이러한 상호관계 덕분에 우리는 성인 해부학의 기능 및 역학 구조의 기초를 더 잘 이해할 수 있는 것이다.

발달과정 동안 생체역학(biodynamics)의 중요성은 종종 과소평가 되고, 발달과정 동안 근막의 형성과 기능적 역할은 주로 간과된다. 해부학적 구조에서, 근막은 종종 특정 구조물의 실제 구성 조직을 보기 위해 제거해야 하는 방해 조직으로 간주되곤 한다. 그러나 우리가 알고 있듯이 신체의 조직과 구조의 균형있는 기능을 실제로 제공하는 것은 다름 아닌 근막이다. 근골격계의 경우 근막은 근골격계 내에서 수축력 또는 장력을 전달하여 운동을 유발한다. 발생과정 동안 근육이 발달하는 과정에서 알 수 있듯이, 다른 요소들과의 근육 결합 조직의 필수적인 친밀감 및 통합된 결합 조직의 형성에서의 정확한 공간의 위치선정과 일시적인 배열의 결과로 근육의 발생이 진행된다.[4] 구성요소의 전구체가 서로 발생학적 기원이 다르고, 독립적으로 분화하더라도 종국에는 서로 섬세하게 통합(integration)된다. 인체의 다른 조직과는 달리, 연속적이고 단일한 근막 네트워크: 근막 망(web) 또는 그물(net)[5]가 있다. 이 네트워크는 몸 안의 모든 근막을 연결시켜 주며 발생 초기부터 분명해진다. 그러나 이런 역할에서 근막이 핵심적인 역할을 할 것으로 추정하지만, 근막의 어떤 역할이 움직임과 위치선정 및 다른 배아세포 군집과의 통합을 결정하는지는 아직 정확하게 알지 못한다.

이번 장은 근원 형성 및 근막을 포함한 조직의 조기 형성과 확립에 중점을 두고 배아 발생의 주요 단계를 개괄하고, 발생과정의 근간을 이루고 있는 역학의 중요성을 강조하기 위한 부분이다. 발생 중인 사지(limb)는 어떻게 결합 조직이 배열과 형성, 통합된 구조의 기능성을 결정하는지, 그리고 특이적이고 동적인 역할을 하는지에 대한 설명에 해당된다. 이번 챕터에 서술된 이 과정은 다수의 신호 상호작용(동역학적 요인들에 반응하고 표현하는)에 의해 영향을 받는다. 그러나 상세하게 다루어지지는 않았다. 발생학적 분화와 해부학을 통한 기초를 제공하는 정도로 소개하여, 의사(ostepathic practitioner)가 환자를 진단하고 그들의 치료법을 적용하는 능력의 향상시키는데는 충분하다고 본다.

초기 발생학 – 수정된 난자에서부터 세겹배아(trilaminar embryo)

수정 후 수정 된 접합체는 분열(cleavage)이라는 분열 과정을 거치며, 뽕나무 모양과 흡사한 상실배라고 불리는 덩어리에 세포 군집이 만들어진다. 다음날 또는 그 이후에 세포는 늘어나고 영양세포(trophoblast, 태반의 배아 부분의 형성)라고 불리는 세포 외층이 될 것인지 또는 영양세포 벽에 대항하는 내부세포괴(inner cell mass, 배아 자체를 형성)로 될 운명의 세포가 될 것인지 결정되면서 상실배 안에 강(cavity)이 형성된다. 이것은 배세포(blastocyst)로 알려져 있다.

자궁체(uterine body)에 있는 배세포는 자궁내벽에 달라붙어 자궁 내막 벽에 뿌리를 내린다. 영양세포는 세포의 안쪽 층과, 내부세포괴를 감싸고 지속적으로 자궁내막 바깥쪽으로 밀면서 새로운 영양막세포를 형성하는 영양막세포층(cytotrophoblast)으로 분화한다. 이러한 융합으로 합포체영양세포(syncytiotrophoblast) 층이 형성되는데, 이는 다핵 덩어리로 팽창하여 자궁 내막을 계속 침범하고 점차적으로 태반을 형성하는 것에 기여한다. 그 동안에 내부세포괴 내의 세포는 그 주위의 변화에 반응하여 모양을 바꾸기 시작하고 궁극적으로 두 개의 세포층으로 배열되는 원반 모양의 구조를 형성한다. 즉, 원주 세포의 두껍고 위에 있는(overlying) 원주형의 외피층(epiblast layer)과 얇고 아래에 있는(underlying) 입방형의 내배엽세포층이 된다. 이것은 두겹배아원반(bilaminar embryonic disc)으로 알려져 있다(그림 4.1).

배아원반 주위에 두 개의 강(cavity)이 형성된다. 양막강은 영양막세포층의 바깥으로 확장되고 배아원반에서 멀어지면서 외피층에까지 공간을 만들면서 발달한다. 외피(epiblast)로부터 분리된 세포는 양막모세포(amnioblast)라 불리는 강(cavity)의 지붕을 형성한다. 양막모세포는 양막과 성장하는 배아를 둘러싸는 양막으로 변형된다. 다른 강(cavity)은 일차 제소포(umbilical vesicle, 이전에는 난황낭이라 불렀지만 인간에서는 난황이 들어있지 않다.)라 불리는 내배판(hypoblast) 아래에 형성된다. 따라서 배아원반은 양막강과 일차 제소포 사이에 위치하게 된다.

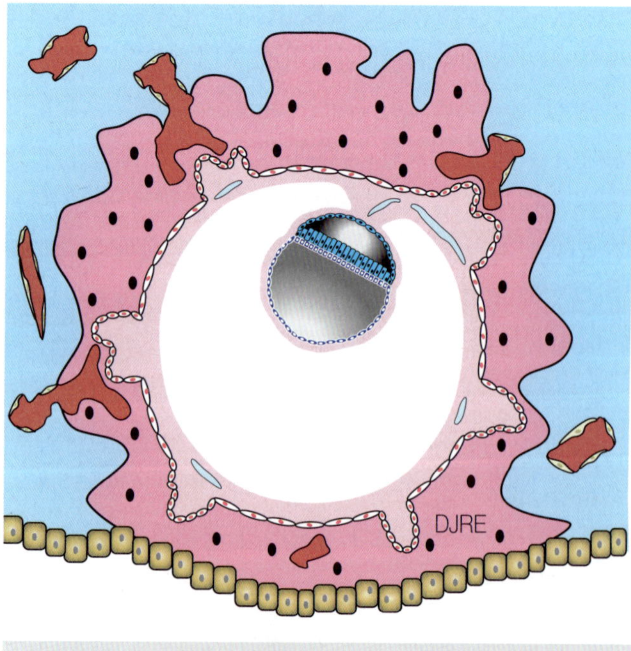

그림 4.1
두겹 배아 원반의 형성을 포함하는 이식 배반포와 관련 구조

영양세포가 배아를 위한 지지 조직의 네트워크를 제공하는 반면, 배아 원반은 배아 형성에 초점을 맞춘다. 이 기간 동안 가장 중요한 과정은 세겹배아원반(trilaminar embryonic disc)으로 배열된 3개의 배엽을 생산하는 장배형성(gastrulation)이다. 매우 역동적인 장배형성 과정은 배아의 외피 표면에서 초기의 줄무늬가 나타나면서 시작되고, 정중선으로 이동하여 좁은 홈과 작은 구덩이를 만드는 외피 세포가 급속히 분열한다. 이로 인해 배아는 주요한 두개-천골(cranio-caudal)축이 만들어져 머리와 꼬리, 왼쪽과 오른쪽, 배측과 복측으로 나누어진다. 구덩이와 줄무늬 근처의 외피세포는 그들의 위치 때문에 변화하고 점점 분리되며 외피층과 중간엽(혼합 세포의 느슨한 집합)을 형성하는 내배판층 사이로 이동한다. 내배판에 대한 그들의 긴밀한 유대 때문에 첫번째 세포들은 내배판 세포를 침입하고 분산시켜서 최종적으로 배아의 내배엽 층을 형성한다. 외피(epiblast)와 새롭게 형성된 내배엽 사이의 공간은 점차적으로 더 많은 세포가 외피 아래로 이동하면서 점차적으로 확장되며, 이 세포들은 수평으로, 두개골 쪽으로 밀면서 배아내 중배엽의 내부 층을 형성한다. 최종적인 내배엽과 중배엽성 층이 형성됨에 따라,

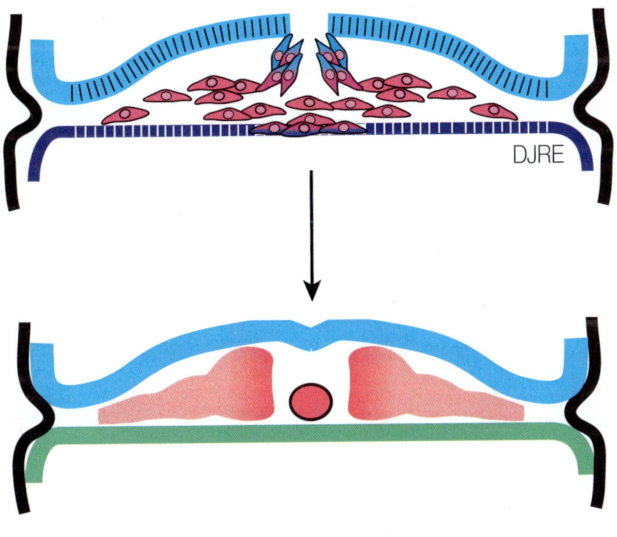

그림 4.2
낭배형성 과정: 삼겹 배아 원반의 형성
(외배엽=파란색; 중배엽=빨간색; 내배엽=초록색)

외피는 외배엽이 된다. 세겹원반은 이제 외피(epiblast)에서 기원한 명백한 3개의 배아 층을 가지고 있다. 배아가 신장되고, 임신 4주까지 새로운 중배엽이 형성됨에 따라 장배형성은 계속되며 그 후에 원시적인 줄무늬는 퇴보한다(그림 4.2).

중배엽의 발달 – 다수의 다양한 역할

배아의 중배엽 층은 처음에는 균질하고 중간엽의 세포 집단이지만 위치, 세포 간 상호 작용 및 운동, 그리고 운동 및 유전 패턴 신호에 대한 반응에 따라 다양한 세포 유형을 발생시킨다. 중배엽의 중간엽세포는 결합 조직을 포함하여 신체의 모든 지지 조직을 형성한다. 이들 중배엽 유래 결합 조직 세포는 결합 조직이 주로 신경 말단 세포라고 하는 다른 배아 세포 집단으로부터 유래한 두부 영역을 제외하고, 발생하는 배아의 대부분을 이동시키고 거주한다. 그들의 기원이 다름에도 불구하고, 모든 결합 조직세포는 이음새 없이 상호 작용하여 배아 전체에 뻗어있는 연속적인 결합 조직 구조를 형성한다. 이 뼈대는 본질적으로 근막 그물의 서곡(prelude)이며, 개발이 진행됨에 따라 적절하게 위치되고 통합되도록 이동하고 소통할 수 있는 유연성과 일관성을 제공한다.

원시와(primitive pit)를 통해 외피(epiblast) 아래 공간으로 들어가는 세포로부터 파생된 중배엽 세포는 척삭이라고 알려져 있는 매우 중요한 신호 구조가 되는 막대 모양의 세포를 형성하기 위해 정중선 앞으로 이동한다. 척삭은 다른 주변 구조의 개발을 개시하고 배아의 발달 초기에 구조적 완전성(integrity)을 제공한다. 인간에서 척삭의 잔유물은 추간판의 수핵을 형성한다. 신호 전달의 중심으로서의 척삭의 중요성을 보여주는 예로 뇌와 척수가 될 신경관이 형성되는 것을 들 수 있다. 그러나 신경관을 형성할 수 있게 하는 것은 유전적 및 운동적 신호 전달의 조합이다. 척삭으로부터의 신호에 반응하여 외배엽 세포는 신경 피질이 되도록 유도되어 신경판을 형성한다. 판 내에서 세포의 모양은 변하

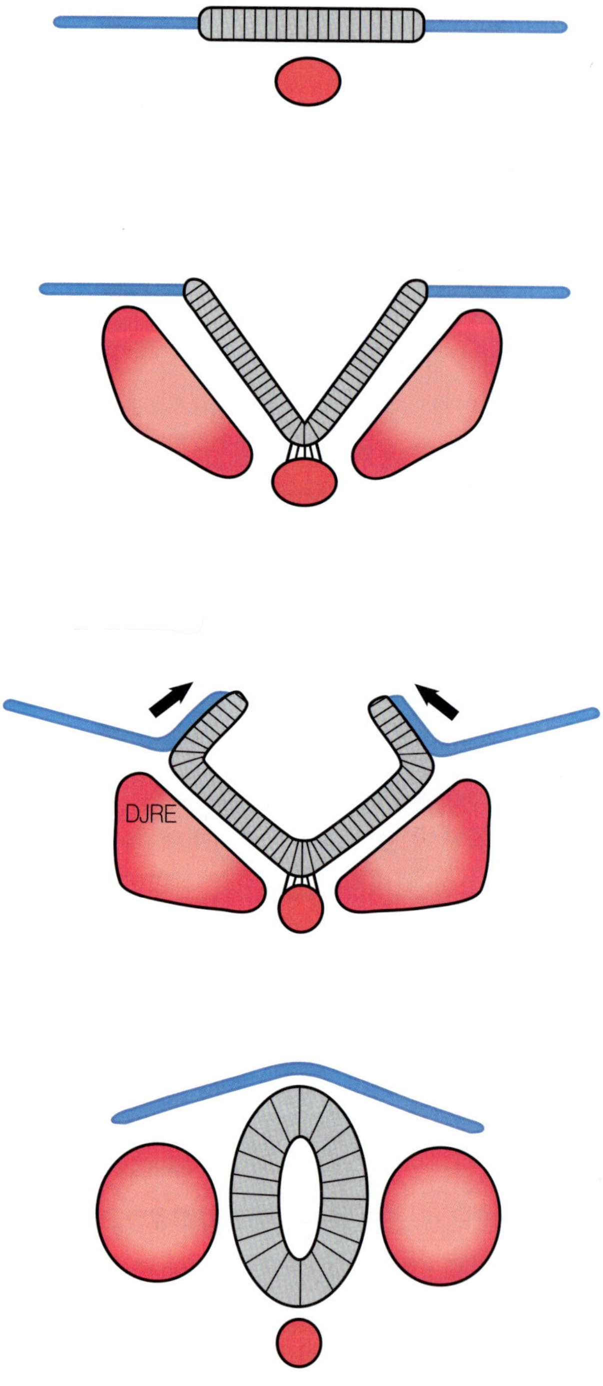

그림 4.3
신경관 형성 과정: 신경관의 형성

고, 정중선에 위치해 있다 부가되어 배열된 척삭의 세포들은 세포함입을 유도하여 측면 신경주름에 의해 둘러싸인 신경홈을 생성한다. 인접한 외배엽에서 계속되는 세포 증식은 신경 주름이 서로를 향해 밀려나도록 하여 결국 정중선에서 융합하고 신경관을 형성한다. 이 지퍼링(zippering) 과정은 배아의 길이를 따라 계속된다. 신경관은 외배엽 세포가 다시 형성되고 나중에 표피 형성에 기여하는 연속적인 층이 되면서 외배엽으로부터 분리된다. 신경관은 서서히 중배엽 중간엽조직(mesenchyme)으로 옮겨진다. 신경관의 배측(dorsal) 측면은 신경능선이 유래하는 곳이고 배아 내에서 이동하는 곳이다(그림 4.3).

원시선을 통해서 배반엽 상층(epiblast) 아래 공간으로 들어간 세포는 측면으로 들어가고, 중배엽으로 분할되고 분리되면서 분화된다. 정중선에 가장 가깝고 발달 중인 신경관에 바로 인접한 세포는 축주위 중배엽으로 알려져 있으며, 반면에 세겹원반의 측면 가장자리로 밀린 세포는 시트(sheet)와 같은 층을 형성하며 측판 중배엽이라고 알려져 있다. 그 사이에 있는 세포들은 중간 중배엽이라고 불린다. 축주위 중배엽은 세포의 길이 방향의 띠로 나타나는데, 근골격계의 발달에 중요한 역할을 하며 결합 조직의 일부를 포함하는 조직 배열을 형성한다. 처음에는 중간엽, 축주위 중배엽은 체절이라고 불리는 개별적인 조직 덩어리로 나뉘어진다. 머리 영역의 축주위 중배엽은 분절되지 않은 채로 있지만, 체절은 두개골(cranial)에서 미골(caudal) 순서로 형성된다. 체절은 축방향 골격; 축상(epaxial), 축하(hypaxial) 그리고 사지 골격근; 축 방향의 힘줄; 목과 체간의 진피를 생성한다.[6] 이와 같이 체절은 척추동물의 분절된 신체 계획을 수립하는 데 중요한 일시적인 구조이며, 그 조직은 우리가 통합 운동을 할 수 있게 한다(그림 4.4).

각 체절은 처음에는 중간엽 세포의 중심(core)을 둘러싼 세포가 상피화된 로젯(epithelialized rosette)이다. 주변 구조물의 신호는 체절의 복측(ventral) 세포가 상피 조직을 잃어서 뼈분절(sclerotome)로 발달하도

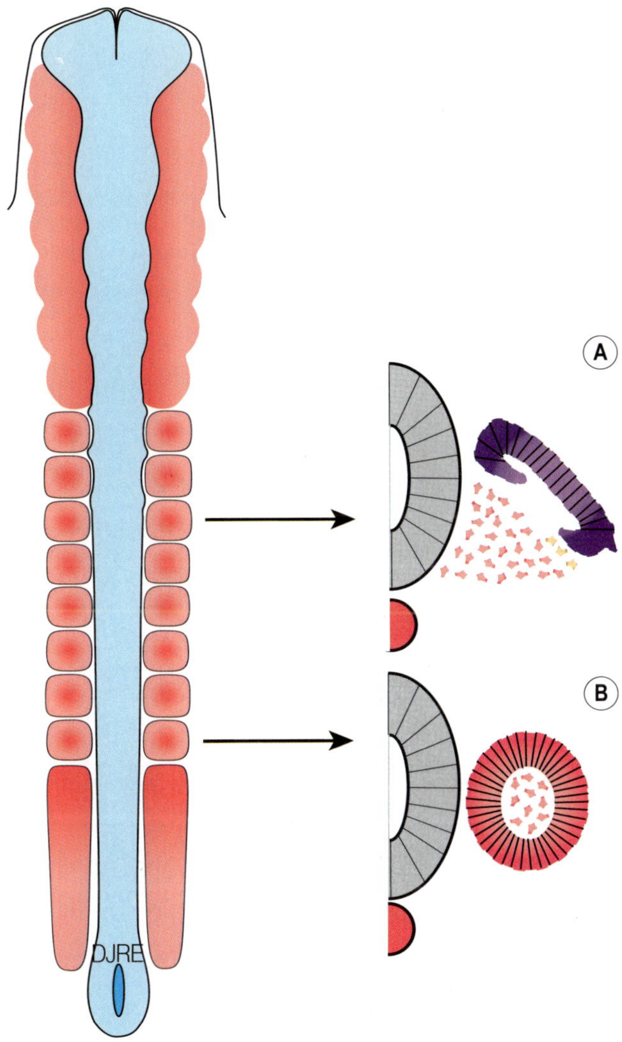

그림 4.4
체절의 형성과 초기 분화.
(A) 뼈분절과 피부근육분절을 가진 분화하는 체절
(B) 새롭게 형성된 체절: 중배엽의 상피화된 공

록 유도하고, 나머지 배측(dorsal) 상피세포(epithelial cap)는 피부근육분절이 된다.[6] 증식이 계속됨에 따라 각 뼈분절의 복측 세포는 척추체의 기본을 형성하는 척삭을 둘러싸고, 배측(dorsal) 뼈분절세포는 신경관을 둘러싸고 척추궁의 기초를 형성한다. 각 체절의 피부근육분절은 골격근과 진피를 만든다. 피부근절의 가장자리(lip)에서의 증식과 신장은 근육분절을 만드는데 이것은 차례로 축상(epaxial), 축하(hypaxial) 골격근을 만든다. 피부근절의 측면 가장자리에 있는 세포는 사지(limbs)가 형성되는 부위에서 사지근육 전구체를 발생시킨다. 이웃하는 외배엽이 바깥쪽으로 확장됨에 따라 피부분절(dermatome)이 근육분절로부터 분리되어 목과 등의 진피가 되는 데 기여한다. 근육분절과 복측 뼈분절간의 상호 작용은 건절(syndetome)을 만드는데 이것은 척추부위에서 힘줄의 기원이다(그림 4.5).

이 정교한 일련의 연속되는 과정은 근골격계의 많은 부분에 대한 기초를 제공한다. 그러나 인체의 주요 결합 조직 생산 중심이 되는 것으로 인해 구조의 배치와 통합을 형성하는 데 중요한 역할을 하는 것은 다름 아닌 측판 중배엽이다. 배아의 두 측면 모서리에서 세포의 두 시트가 생기기 시작하고, 배아가 성장하고 확장하면서 세포층을 서로 떼어놓기 때문에 중배엽 내에 작은 공간이 나타나기 시작한다. 이러한 공간은 점차 병합되어 배아내 체강(intraembryonic coelom)으로 알려진 커다란 공간을 만든다. 이것은 외부의 외배엽과 관련된 체세포 중배엽 층을 남기고, 그 결과 체벽과

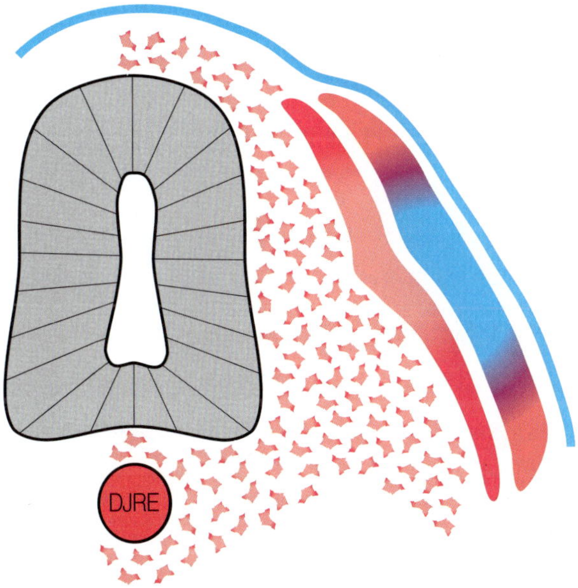

그림 4.5
후기 체절 분화: 뼈분절은 신경관을 감싼다.
그리고 피부분절과 근육분절이 구분된다.

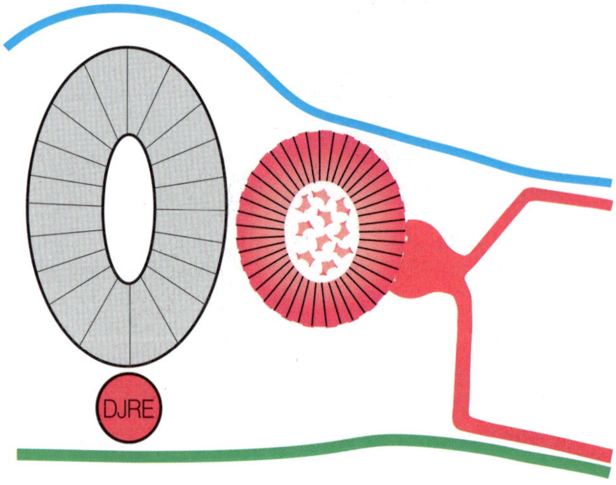

그림 4.6
측판 중배엽의 체세포 중배엽과 내장 중배엽의 분리

발생 중인 사지의 중간엽 및 내배엽과 관련된 내장 중배엽, 내장을 덮는 막이 발생한다. 배아 접힘(folding)의 정교한 과정은 이러한 모든 층과 흉부와 복부의 체강을 형성하는 데 도움이 되도록 형태를 확장하고 변화시키는 배아내 체강(intraembryonic coelom)을 사용한다(그림 4.6).

배아의 접힘 – 차별적 성장의 결과

배아 접힘은 장배형성 중에 만들어진 평평한 세겹원반을 인식 가능한 인간 배아로 변형시키기 때문에 필수적 과정이다. 접힘은 주로 다양한 배아 구조의 차별적인 성장의 결과로 이루어지며 중배엽을 비롯해서 간엽 세포군을 포함한다. 발달중인 척삭, 신경관 및 체절은 배아의 배측 축을 강화시켜 주로 원반의 유연한 바깥 쪽 테두리가 접히는 것을 제한한다. 이때 가장 독특한 기간은 배쪽의 축상 구조 아래에 있는 두개골, 꼬리, 원반의 외측 가장자리를 포함하여 배아의 복측 표면이 생기는 시기이다. 초기에 배아의 심막 조직은 배아의 두개골 가장 끝부분에 놓여 있지만, 신체 축이 상대적으로 고정된 부착물 사이에서 길어지면 원반이 잠기고 심막이 180도 회전한다. 두부 접힘은 신경관의 굴곡에 의해 더욱 강화된다. 1차 제소포의 작은 부분이 갇히고 배아에 앞창자(원시 인두)로 통합된다. 내장 중배엽이 이를 감싸고 장차 입이 될 부분을 덮는 막으로 무작정(blindly) 끝난다. 꼬리 접힘은 머리 접힘보다 늦게 일어나고, 신경관의 성장으로부터 기인한다. 이러한 신경관의 성장은 또 다른 잠김을 야기하는데 꼬리 부분이 복부로 회전하고 1차 제소포의 작은 부분이 배아의 뒷창자(원시 대장)로 통합되어 미래의 항문을 덮는 막으로 끝난다. 그리고 다시 내장 중배엽으로 둘러싸인다. 처음에는 복측으로 그 다음은 정중선을 향하여 접히는 것은 옆으로 확장할 수 없기 때문이고 그 결과 원통형 배아가 만들어진다. 복벽이 형성됨에 따라 1차 제소포의 일부가 갇히고 중장(소장의 기원) 및 복막강의 시작으로 배아에 통합된다. 배아 접힘의 결과로, 체세포 중배엽에 의해 줄지어진 외배엽은 몸줄기(body stalk)의 영역을 제외하고 전체 배아를 덮는다. 배아의 측면 모서리는 장관(gut tube)을 만들기 위해 복측으로 융합되고, 내장 중배엽에 의해 둘러싸이는데 이것이 평활근과 내장의 결합 조직이 된다. 심장은 미래의 흉부 부위에서 중앙에 위치한 구조물이 된다. 추가 접힘 및 재형성은 배아 내에서 발생하고, 이것은 필수적으로 발생과정을 통틀어 연속되는 과정으로 결합 조직의 상호연결망과 세포와 조직을 혼합하는 차별적인 성장을 이용한다(그림 4.7).

사지의 발달 – 근골격계 발달을 위한 통합 패턴

팔다리가 형성될 때 첫 번째로 상부(경부)와 하부(요부/천부) 체벽에서 작은 팽출(out-pocketing)이 일어나고 이것이 점차 사지싹(limb bud)으로 발달한다. 이 싹은 옆 판 중배엽 세포의 급속한 증식으로 형성되어 외배엽으로 덮인 사지 중간엽을 만든다. 사지 중간엽은 연골과 뼈 뿐아니라 힘줄, 인대, 근막을 포함한 모든 결합 조직을 생성한다.[7,8,9] 사지싹의 말단부에는 정단외배엽융기(apical ectodermal ridge: AER)라고 불리는 바깥쪽 외배엽이 두꺼워진 부분이 있다. 정단외배엽융기는 세포가 증식 상태에 있는 원위부에서 세포를 유지하고

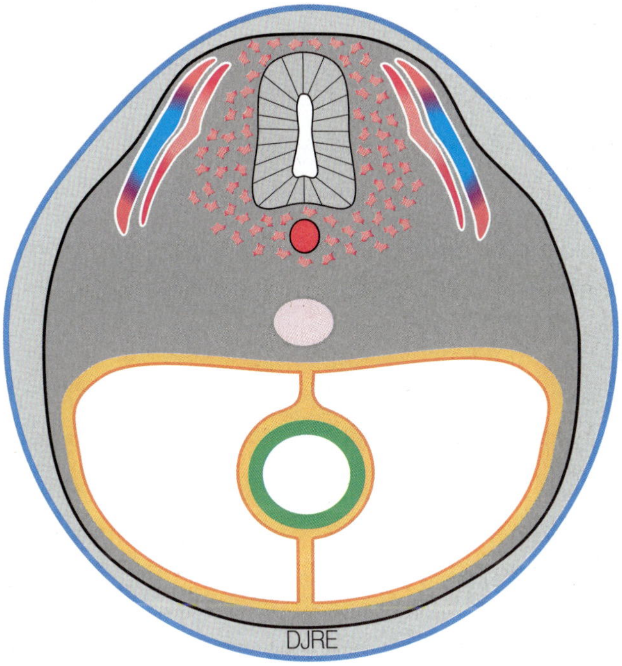

그림 4.7
측판 중배엽의 체세포 중배엽과 내장 중배엽의 분리

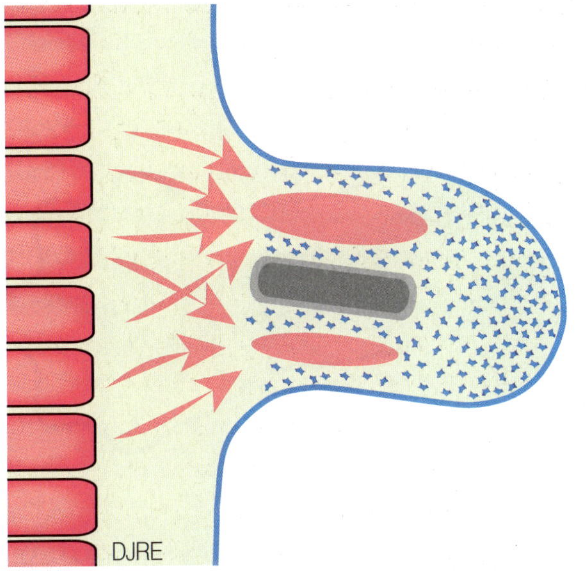

그림 4.8
근골격 구성요소의 초기 형성을 보여주는 발생중인 사지싹(limb bud)

분화를 멈추게 하는 요인을 생산하기 때문에 중요하다. 세포의 급속한 분화로 인해 사지가 체벽에서 성장함에 따라 근위부 세포는 이러한 인자의 영향을 받지 않아서 분열을 멈추고 분화를 시작할 수 있다(그림 4.8).

사지 골격의 발달

일부 세포는 사지싹의 핵심 영역 내에서 응축되어 팔다리의 후속 골격 구성 요소를 위한 주형으로 작용하는 연골성 요소를 형성한다. 사지의 공간적 정형화(patterning)는 다양한 특정 서열에서 골격 요소로 규정하는 역할을 하는 유전자의 제어를 받는다. 패턴을 변형하면 각 동물에게 요구되는 기능적 적응을 가능하게 하지만 이러한 패턴은 거의 모든 포유류에서 매혹적으로 반복된다. 사지가 더 늘어나면 손이나 발판이 형성되며, 처음에는 평평한 패들(paddle) 모양이 나타난다. 판내의 일부 세포는 연골로 된 손가락 줄기를 순차적으로 형성하기 위해 응축되어 5번째 손가락부터 1번째 손가락까지 만든다. 각 손가락 줄기 사이의 조직은 점차 예정된 세포 사멸을 겪어 손가락과 발가락을 드러낸다. 일단 형성되면, 사지 연골은 뼈를 형성하기 위해 연골 내 골화를 겪는다. 이 과정은 성인이 될 때까지 장골(long bone)에서 멈추지 않는다(그림 4.9).

관절 형성은 사지 골격의 분화 과정에서 특징적이다. 일단 중간엽이 응축해 형태가 갖추어지면 활액 관절이 형성되기 시작한다.[11] 관절 형성은 먼저 연골성 중간엽 막대(rods)내에서 세포 밀도가 높은 영역으로 나타나는데, 이곳은 각 구역간의 사이(interzone)에 존재하는 것으로 알려져 있다. 이 영역은 점차적으로 두 개의 분리된 요소를 만들어내는 공동화(cavitation)를 겪는다. 관절의 형태 형성은 점차적으로 관절 연골을 형성하고, 뼈 끝을 덮는 조밀하고 섬유성 조직이 되는 골격 원시발생 중 마지막 단계에서 중간엽과 함께 일어난다. 연골은 성인이 되었을 때 반대편 골격 요소 사이의 원활한 연결을 가능하게 한다. 관절의 캡슐은 각 구역간의 사이(interzone)를 둘러싸고 서서히 보호 섬유 조직층을 형성하는 결합 조직 세포로부터 형성된다. 특히 배

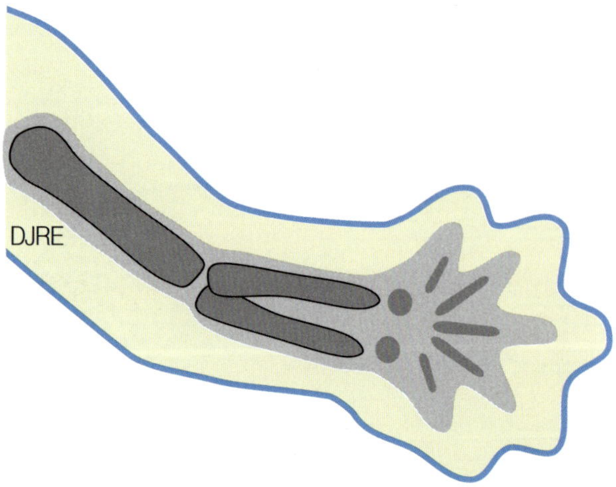

그림 4.9
근골격 요소에서 손판(hand plate)의 형성을 보여주는 사지의 발생

아의 움직임과 근육 수축력은 적절한 관절 형성에 필수적인 것으로 보인다.

근육, 힘줄, 결합 조직의 발달 – 친밀한 관계

사지의 근육 구성 요소는 체절에서 유래한다. 사지 근육 전구체에 해당하는 세포는 사지에 인접한 체절의 피부에 해당하는 피부근절의 가장자리에서 얇은 층으로 갈라진다.[13] 이 세포들은 주변 조직의 특정 신호에 반응하여 활발하게 사지로 이동하며, 사지의 원위부 성장 보조를 맞춘다.[14] 근육 전구체에 해당하는 세포들은 응집되어 첫 번째 형성 골격 요소에 가까운 큰 근육 덩어리를 형성한다. 성장과 결합 조직 침범에 반응하여 덩어리가 분리되고 분화하면서 계속해서 배측(신근)과 복측(굴곡근) 덩어리를 형성한다. 이러한 덩어리의 전구체에 해당하는 세포는 근아세포(myoblast)로 분화하고, 이것은 결합 조직과 세포외 기질분자에 의한 뼈대(scaffold)가 형성되기 시작하면 융합하여 다핵성 근관(myotube)을 형성한다. 근관은 점차 골격근의 특징적인 소기관인 근원섬유로 분화하고 성숙되어 근섬유가 되는데 이 과정은 태아기에서 출생하기 전까지 계속된다. 출생 후에 새로운 섬유가 형성되지 않고, 대신 더 많은 근미세섬유가 형성되고 더 많은 근아세포가 더해져 섬유가 비대해지면서 성장이 일어난다. 이렇게 형성된 초기 결합 뼈대(scaffold)는 근육 섬유가 발달하게 한다. 결합 조직이 확장되면서 그들은 근육의 근외막(epimysium), 근주막(perimysium) 및 근내막(endomysium)이 된다. 사지 근육의 초기 기능은 발달 중인 척수가 사지로 들어가고 배측과 복측 근육 덩어리에 각각 신경분포 하기 위해 배측과 복측부분으로 나누어지는 것으로부터 운동 축색돌기(복측 일차 가지)로서 태아기 동안 발생한다. 사지 중간엽 내에서 전달되는 신호는 성장하는 축색돌기의 초기 방향을 사지 안과 사지 내로 유도하는 역할을 한다(그림 4.10). 발달 중인 근주막은 근섬유 다발을 감싸 근다발(fascicle)(섬유를 묶음으로 결합하는 근막은 근다발을 형성한다)을 형성하고, 성장하는 혈관 네트워크 뿐만 아니라 신경섬유를 위한 도관을 제공한다. 신경 세포와 근육 세포 사이의

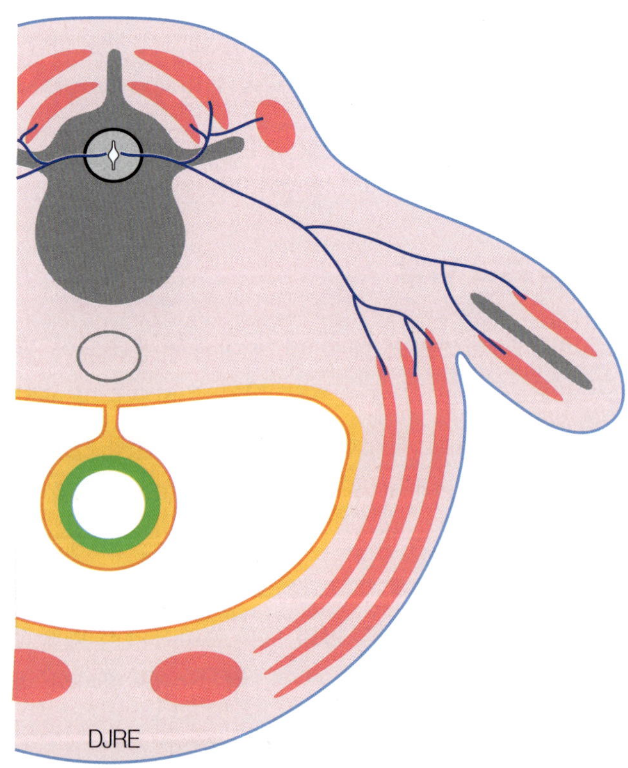

그림 4.10
근육 성분을 침범하는 축삭을 보여주는 발생중인 배아

초기 접촉은 기능적 차별화가 완료되기 위한 전제 조건이다. 근육 덩어리 자체는 점차적으로 난할(cleavage)을 겪는다. 이 패턴은 중간에 있는 결합 조직에 의해 결정되며 사지의 개별적인 근육이 형성되는데 골격의 팽창과 신장에 반응하여 길이가 성장한다. 근육은 출생 후까지 근육 구조의 성숙이 계속됨에도 불구하고 초기 태아기까지 수축할 수 있다(그림 4.11).

사지의 힘줄은 아체(blastemas)를 형성하기 위해 모이는 사지 중간엽 내의 결합 조직 세포에서 유래하는데, 이것은 나중에 조밀한 섬유성 결합 조직의 힘줄 밴드로 발달한다. 발달중인 힘줄은 근육, 힘줄, 근육 결합 조직 세포의 복잡한 결합을 통해 형성된 구조적 인터페이스인 근건접합부(myotendinous junction)에서 각각의 근육과 연관된다. 이들은 함께 작용하여 적절한 힘 전달을 허용하는 기능 영역을 생성한다. 아체는 근육 발달없이 사지의 건을 형성하지만 근육 연결 설정을 실패하면 초기의 건이 점차 해체된 결합 조직으로 파괴된다.[15] 초기 결합 조직 패턴이 확립되면, 근육과 힘줄 및 결합 조직 세포 사이의 상호 작용의 정확한 성질은 알려져 있지 않다. 힘줄의 체부(tendon body), 근건접합부, 근건골부착부위(enthesis)의 완전 분화 및 성숙은 근육 수축이 가능할 때만 발생할 수 있다.

사지 결합 조직 발달의 영향

위에서 강조한 바와 같이, 골격과 근육 형성 과정은 사지 근막 발달에 기여하고 콜라겐 섬유가 풍부한 기질에 끼어있는 세포가 지배하는 역동적인 중간엽 환경에서 일어난다는 것을 기억해야한다. 이러한 세포군은 근골격 단위의 적절한 기능성과 다른 하중(loading)에서 완전성(integrity)을 유지하는 능력을 보장하기 위해 통제되고 정렬된 방법으로 골격 및 근육 조직과 밀접하게 관련되어 있어야 한다. 근육 형태 형성에서의 전구체 세포들은 기원이 다르지만 적어도 초기에는 독립적인 분화 단계를 거치기 때문에 연결성을 갖는다.[4] 이러한 조직은 발생단계가 아닌 성체에서 해부학적으로 밀접한 관계가 있지만, 결합 조직의 움직임이 근육 원시세포의 특수성을 결정하는 역할을 한다는 것은 명확하지 않다. 우리는 결합 조직 내에서 처음에 생긴 공간 조직과 특정 분화를 제공함으로써 나중에 형성되어 근육에 부과되는 것으로 보이는 배열과 함께 결합 조직이 근육

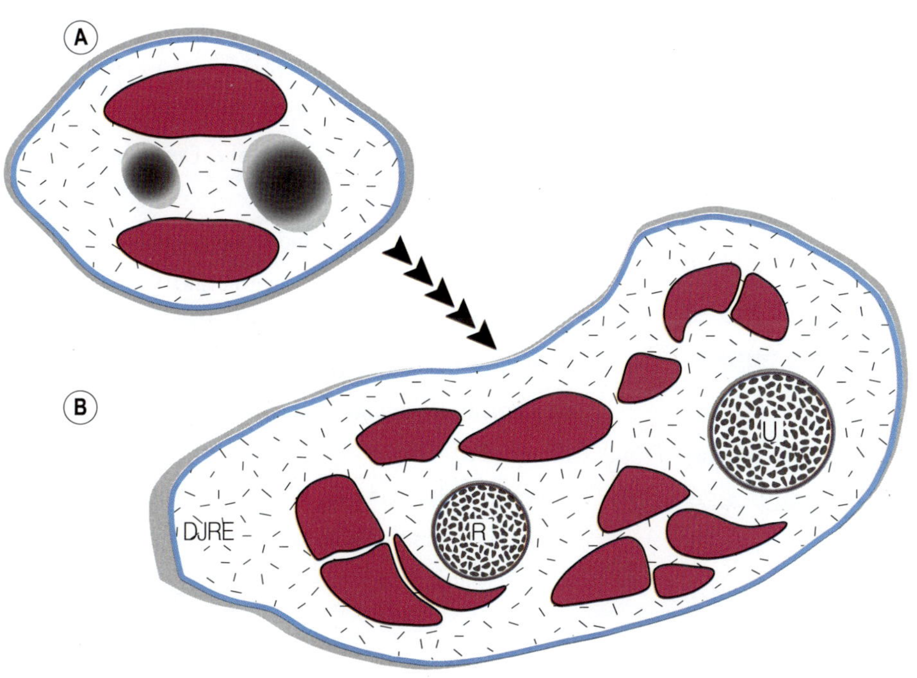

그림 4.11
발생중인 배아
(A) 배측과 복측 근육의 형성
(B) 발생중인 척골 (U)과 요골(R) 주위의 개별근육

조직 형성의 공간 패턴에 심대한 영향을 미친다는 것을 알고 있다. 사지의 연구는 근원성 원시세포가 도착하기 전에 결합 조직이 위치적으로 특정되어 있다는 것과[9, 16] 근원성 세포가 결국 이 위치에 국소화되는지 아닌지를 결정하는 패턴을 입증한다.[17] 사지의 중간엽 내에서 특정 세포군은 사지 환경에서 미리 패턴을 형성하는 책임이 있는 것으로 보인다. 이것은 이어서 개별 근육의 기본 패턴을 지시하고 근육과 근막조직과 연관된 조직이 발달할 수 있게 한다. 이 사전 패턴이 근육 전구세포의 공간화를 안내하는 순수한 구조 패턴 신호인지 또는 침입하는 혈관의 작용을 포함한 추가 메커니즘이 작용하는지 여부는 분명하지 않다.[4]

신경능선세포(neural crest)가 근육의 힘줄과 다른 결합 조직들을 만드는 머리에서, 상호작용의 순서는 다르게 나타나는데, 신경능선세포는 근육 전구체와 형태 형성의 각기 다른 단계에서 상호 작용한다.[18] 개별적인 근육과 결합 조직 전구체는 그들의 위치로 이동하는 동안 가까이 위치하지만 전구체의 통합은 그들의 위치에 도착할 때까지 일어나지 않는다. 그 시점에서 형성된 관계는 유지되고 성숙된다. 신경능선세포가 그 부착지점을 결정하는지 여부는 불분명하지만 결합 조직과 근육의 원위부 부착 영역은 나중 단계에서 정해진다.[19,20,18]

결론

인간의 발생 과정은 세포 집단의 상호 작용, 세포 움직임의 공간적 시간적 흐름, 조직의 차별적인 확장과 성장, 구조적 완전성(integrity) 성숙의 발달을 특징으로 한다. 이 모든 것은 역동적인 기계적, 유전적, 화학적, 형태학적 요소의 정교한 상호 통신에 의존한다. 이러한 요인은 또한 성인 해부학의 기능과 생체역학을 지배하며, 배아시기의 과거와의 깊은 관계를 입증한다. 발생 과정 중 구성 요소의 동적 협력에 대한 이해와 공간 구조를 제공하는 데 근막이 담당하는 주요 역할은 정골의사(osteopathic tractitioners)에게 전체론적인 시각을 갖게 하고 진단하고 적절한 치료법을 적용하는 능력을 향상시킬 것이다.

참고문헌

1. **Avison J. S. (2015).** Yoga: Fascia Anatomy and Movement. Handspring Publishing: Edinburgh.
2. **Blechschmidt E. (2004).** The Ontogenetic Basis of Human Anatomy: A Biodynamic Approach to Development from Conception to Birth, trans. B. Freeman. North Atlantic Books, Berkeley: CA.
3. **Blechschmidt E., Gasser R. F. (2012)** Biokinetics and Biodynamics of Human Differentiation: Principles and Applications. North Atlantic Books, Berkeley: CA.
4. **Evans D. J. R., Valasek P., Schmidt C., Patel K. (2006)** Skeletal muscle translocation in vertebrates. Anat Embryol (Berl) 211:43–50.
5. **Myers T. W. (2014)** Anatomy Trains: Myofascial Meridians for Manual and Movement Therapists. Churchill Livingstone Elsevier.
6. **Christ B., Huang R., Scaal M. (2007)** Amniote somite derivatives. Develop Dyn 236:2382–2396.
7. **Christ B., Jacob H. J., Jacob M. (1977)** Experimental analysis of the origin of the wing musculature in avian embryos. Anat Embryol (Berl) 150:171–186.
8. **Ordahl C. P., Le Douarin N. M. (1992)** Two myogenic lineages within the developing somite. Development 114:339–353.
9. **Kardon G. (1998)** Muscle and tendon morphogenesis in the avian hind limb. Development 125:4019–4032.
10. **Egawa S., Miura S., Yokoyama H., Endo T., Tamura K. (2014)** Growth and differentiation of a long bone in limb development, repair and regeneration. Develop Growth Differ 56:410–424.
11. **Decker R. S., Koyama E., Pacifici M. (2014)** Genesis and morphogenesis of limb synovial joints and articular cartilage. Matrix Biol 39:5–10.

12. **Yasuda H., de Crombrugghe B. (2009)** Joint formation requires muscle formation and contraction. Developmental Cell 16:625–626.
13. **Christ B., Ordahl C. (1995)** Early stages of chick somite development. Anat Embryol (Berl) 191:381–396.
14. **Musumeci G., Castrogiovanni P., Coleman R, Szychlinska MA, Salvatorelli L, Parenti R, Magro G., Imbesi R. (2015)** Somitogenesis: from somite to skeletal muscle. Acta Histochem 117:313–328.
15. **Schweitzer R., Zelzer E., Volk T. (2010)** Connecting muscles to tendons: tendons and musculoskeletal development in flies and vertebrates. Development 137:2807–2817.
16. **Kardon G., Campbell J. K., Tabin C. J. (2002)** Local extrinsic signals determine muscle and endothelial cell fate and patterning in the vertebrate limb. Dev Cell 3:533–545.
17. **Kardon G., Harfe B. D., Tabin C. J. (2003)** A Tcf4-positive mesodermal population provides a prepattern for vertebrate limb muscle patterning. Dev Cell 5:937–944.
18. **Evans D. J., Noden D. M. (2006)** Spatial relations between avian craniofacial neural crest and paraxial mesoderm cells. Dev Dyn 235:1310–1325.
19. **Trainor P. A., Tam P. P. (1995)** Cranial paraxial mesoderm and neural crest cells of the mouse embryo: co-distribution in the craniofacial mesenchyme but distinct segregation in branchial arches. Development 121:2569–2582.
20. **Matsuoka T., Ahlberg P. E., Kessaris N., Iannarelli P., Dennehy U., Richardson W. D., McMahon A. P., Koentges G. (2005)** Neural crest origins of the neck and shoulder. Nature 436:347–355.

5

근막 조직학

Frans van den Berg

서론

근막의 조직학을 더 자세히 기술하기 전에 우리는 먼저 결합 조직의 기본 원리를 이해해야한다. 가장 기본적인 질문은 우리는 왜 결합 조직을 가지고 있으며, 인체에서 그 기능은 무엇인가? 이다.

우리가 결합 조직을 가지고 있는 한 가지 이유는 그것이 신체의 세포, 조직 및 기관계를 보호하기 때문이다. 또 다른 이유는 서로 다른 조직이 서로 마찰 없이 움직일 수 있게 해주기 때문이다. 지속적인 마찰은 건강에 악영향을 미칠 수 있기 때문에 마찰 없는 움직임은 매우 중요하다. 계속되는 마찰은 몸이 약 37℃의 일정한 수준에서 그 핵심 온도를 안정화시킬 수 없다는 것을 의미한다.

또한, 세포 외 기질의 특정 구조로 인해 결합 조직은 확산 과정이 일어나게 되고 세포는 영양분을 받아들인다. 또한, 결합 조직은 중요한 정보 및 조정 시스템이다. 그것은 중추 신경계 및 자율 신경계와 소통하고, 조화를 이루도록 통제한다(6장 참조).

보호

결합 조직의 주 목적은 세포 보호이다. 이 행성에서의 생명의 기원을 연구할 때, 우리는 그것이 물속에 사는 단세포 생물로부터 시작했다고 추정한다. 세포 내부와 외부 물 사이의 경계는 인지질의 이중층으로 만들어진 세포막에 의해 형성되었다(그림 5.1).

단세포 미생물은 본질적으로 우리의 다세포 생물이 가지고 있는 모든 주요 기능을 가지고 있다. 그들은 화학물질을 흡수하고 제거할 수 있다. 그것들은 흡수, 전환, 환원 및 영양소를 에너지로 활용할 수 있는 장기 또는 기관을 갖는다. 그들은 세포 내외로 물질을 운반하는 통합된 막 단백질(채널 단백질)–감각 및 조절 시스템을 가지고 있다. 또 세포 외부에서 내부로 정보를 전달하여 세포핵의 활성을 조절하고 유전 물질을 조절하는 수용체 단백질도 갖고 있다.[1,2,3] 단세포는 수축력을 가지고 있으며, 이런 식으로 형태를 바꾸고 이동할 수 있다.

단일 세포가 가지고 있지 않은 유일하고 주요한 다세포형(multicellular–type) 기능적 특성은 기계적 부하에 대한 보호작용이다. 인지질 성분을 지닌 얇은 세포막은 세포에 상당한 양의 기계적 보호를 제공하지 못한다. 초기 미생물은 물로 가득 차있었고 물에서 살았기 때문에, 수십억년 전 세포가 처음 진화했을 때는 세포막은 더 큰 기계적 하중에 노출되지 않았고 따라서 큰 문제가 되지 않았다

진화의 다음 단계는 다세포 생명체의 발달이었다. 이 진화론적인 이정표는 밀착연접(tight junction)과 같은 세포 간 연결의 발전에 의해 가능했다. 이 구조는 후생동물(예를 들어, 어류, 양서류, 파충류, 새, 포유류)의 발달을 위한 기초를 형성했으며, 그러한 신체 (진화)계획은 대략 5억 7천만년과 5억 3천만년 전의 '캄브리아기 폭발(Cambrian explosion)'때 까지로 거슬러 올라갈 수 있다.

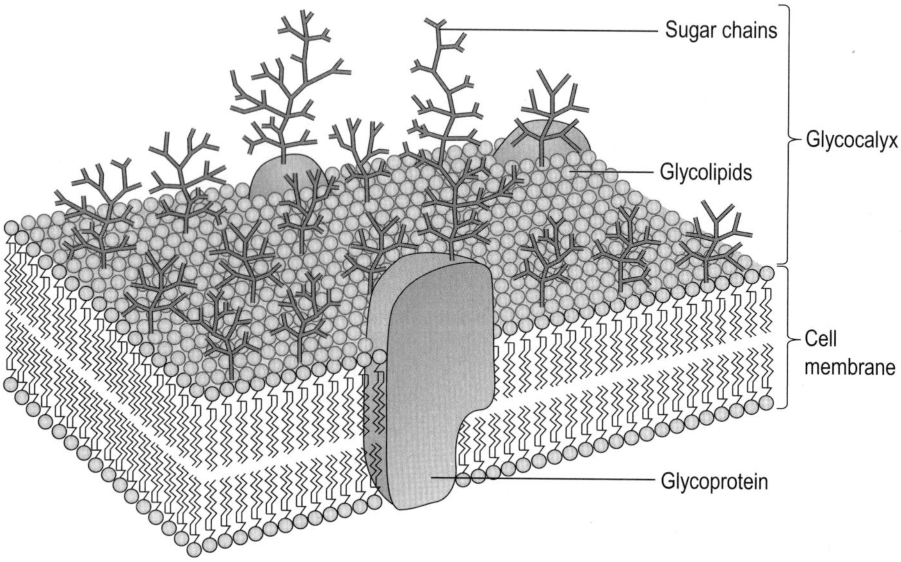

그림 5.1
세포막.
Reproduced with permission from van den Berg *Angewandte Physiologie Band* 1, Georg Thieme Verlag. 3. Auflage, Stuttgart. [*Applied Physiology Volume* 1, George Thieme publishers, 3rd edition, Stuttgart]. 2011. 그림 1.36, 49쪽

이러한 발달로 인해 다세포 유기체는 기계적 부하로부터 보호되어야 할 필요성이 생겼다. 보호를 위해 세포는 세포외 기질을 생산한다. 이 세포외 기질은 인터그린(intergrin)에 의해 세포막에 연결되어진다.[1,2] 세포가 인장력을 받는다면 주로 콜라겐 섬유–대부분 I형 콜라겐을 생성한다. I형 콜라겐은 인체의 주요 콜라겐이다(인체 콜라겐의 95%를 구성한다). 그것은 또한 모든 콜라겐 중에서 가장 두껍고 가장 강하다.

하중에는 역동적인 요소도 있기 때문에 일정량의 탄성 섬유(elastic fiber)를 생산하는 것이 중요하다. 탄성 섬유는 조직 및 콜라겐 섬유에 부하가 가해질때 그 속도를 줄이는 역할을 한다. 물리적 공식 F = M × a (하중 = 질량 × 가속도)를 상기해보자.

하중을 받는 동안 콜라겐 섬유가 서로 마찰 없이 움직이기 위해 세포는 물과 결합할 수 있는 소량의 기저물질(ground substance)을 분비하여 윤활막을 형성한다. 원래의 단세포 미생물이 그랬던 것처럼, 세포는 확산 과정을 통해 그들 스스로를 '먹여야' 하기 때문에, 기저물질과 결합되는 수분(bound water)은 세포에 필수적이다. 확산에는 수분이 필요하다.

섬유를 주로 생산하는 세포는 섬유아세포나 섬유 세포라고 이해하기 쉽게 불리운다. 대조적으로, 압축력에 의해 주로 부하를 받는 세포는 조직에서 물과 결합할 수 있게 하는 다량의 기저물질(ground substance)을 생성한다. 기저물질은 소량의 II형 콜라겐에 의해 함께 유지되고 안정화된다. 이러한 세포는 연골모세포 또는 연골 세포라고 한다. 그림 5.2는 결합 조직의 구성 요소를 나타낸 도표이다.

관절 연골은 물로 가득 찬 플라스틱 병으로 비유될 수 있다. 병 속에 물이 많을수록 변형이 적고 안정성이 높아진다. 같은 현상이 자동차의 타이어에서도 나타나는데, 이는 단지 물의 저장만이 아니라 공기의 저장에 의해서도 안정성이 달성된다는 것이다.

후생동물의 발달에 중요한 것은 조직학적으로 서로 다른 조직을 서로 분리할 수 있는 기저막을 생성하는 것이었다. 이런 식으로 다른 조직과 장기의 발달이 가능해졌다. 표피와 진피 사이에 위치한 기저막은 매우 중요한 것으로, 체액(body fluid)이 몸 밖으로 새어 나와 몸이 건조해지는 것을 막아준다.

용어 '아세포(blasts)'와 '세포(cytes)'는 세포의 합성 활동량을 나타낸다. 세포가 매우 활동적일 때 미토콘드

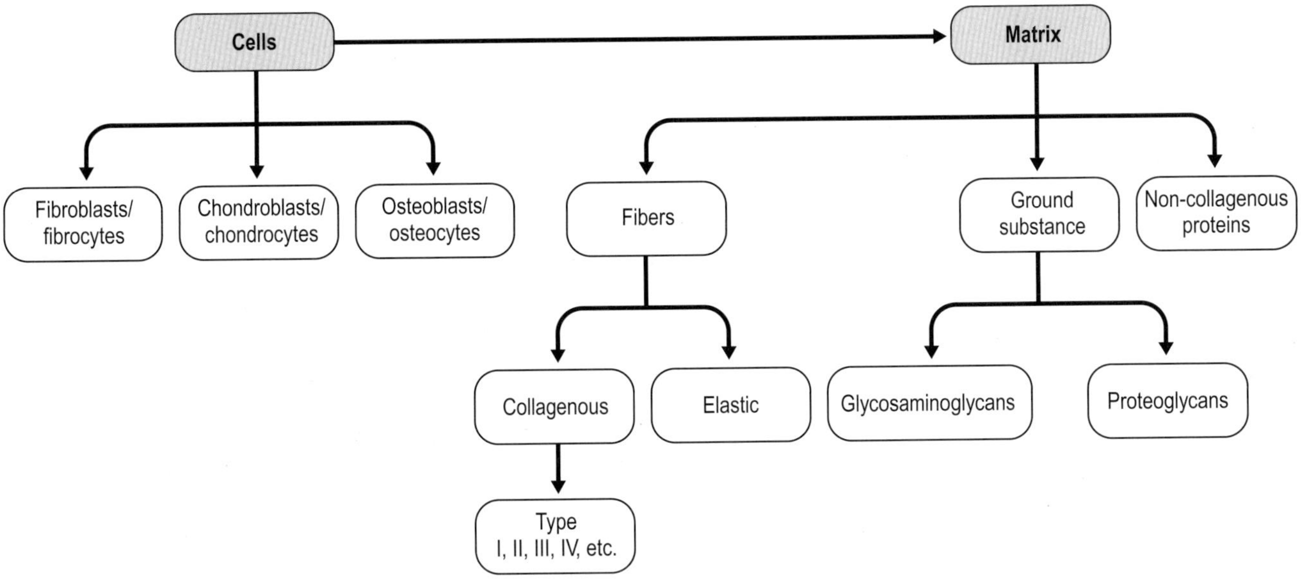

그림 5.2
결합 조직의 구성요소

리아에 의해 생성되는 많은 에너지가 필요하다. 또한, 합성은 소포체에서 일어난다. 따라서 이러한 세포에는 세포 소기관이 풍부하다. 이러한 세포를 언급할 때, 우리는 '아세포'라고 말한다. 대조적으로, '세포'는 단지 몇 개의 미토콘드리아와 소포체가 있는 세포를 의미한다.

세포외 기질은 연결단백질에 의하여 세포막에 부착된 섬유 및 기저물질의 뼈대를 제공한다. 기계적 하중이 기질(matrix)에 작용하면, 연결 단백질을 통해 세포 내부로 전달된다. 이러한 방식으로, 세포는 하중의 종류 및 강도에 대한 정보를 받는다. 세포핵에서 이 정보는 복제되고 전사되어 DNA에서 mRNA로 전해지게 된다. 이것은 필요한 기질 성분을 합성하는 데에 중요하다. 따라서 세포 외부의 자극이 DNA의 활동을 조종하는 것이 분명하다. 이 현상이 후성 유전학의 주요 측면이다.[4,7,2,1]

신체의 결합 조직은 지속적으로 순간 하중에 적응한다. 이 적재 능력은 결합 조직이 끊임없이 계속되는 재건 과정에 관여한다는 사실에 근거한다. 세포 외 기질의 다양한 성분들은 특정한 수명을 가지기 때문에 기질은 지속적으로 분해되고 대체된다. 기저물질의 완전한 회전은 2~10일마다 발생한다. 대조적으로, 콜라겐 섬유의 회전율은 대략 300~500일이지만 일부 조직의 콜라겐 회전율은 훨씬 오래 걸릴 수 있다.[4]

세포가 새로운 기질 구성 요소를 생성하려면 하중의 양과 강도에 대해 알려주는 자극이 필요하다. 앞에서 언급했듯이, 이 정보는 DNA의 어느 부분이 복제되어야 하는지, 어떤 물질이 세포에 의해 생성되어야 하는지를 세포에 알려준다.[2,8]

우리 사회에서는 대부분의 사람들이 실생활에서 운동 시스템(locomotor system)에 거의 부하를 가하지 않는다. 기질 구성 요소는 제거되지만 새 구성 요소로 대체되지 않는다는 의미이다. 이런 식으로 결합 조직은 안정성, 탄성 및 이동성을 잃는다. 이러한 손실은 근육에서 육안으로 볼 수 있는 조직 위축을 일으킨다. 또한 시야에서는 보이지 않지만 위축은 뼈(골다공증으로), 추간판(sintering으로; 뭉쳐서 덩어리가 됨), 힘줄, 인대, 반월판 및 기타 조직에서도 나타난다.

결합 조직에 하중이 점점 더해지면 세포의 합성 활동이 상승하고 더 많은 기질 성분이 생성된다. 근육 및 결합 조직에서 이러한 현상은 비대(hypertrophy)를 유발할 수 있다. 예를 들어, 출생 시 발목 관절에서 경골과 비골 관절 캡슐이 똑같이 두꺼워진다. 아이가 서고 걷기 시작하면, 발의 지속적인 외반 운동이 경골 캡슐 내의 세포를 점점 더 자극한다. 이런 방식으로 캡슐의 일부가 두껍고 안정적으로 자란다. 유사한 조직 발달이 요추에서 발생하여 수년 동안 전방 인대가 두꺼워지고 넓어지고 더 안정화된다.

조직에 작용하는 하중의 유형에 따라 결합 조직이 다르게 조직되고 구성된다. 하중이 동일한 방향으로 반복적으로 작용하는 곳의 콜라겐 섬유는 하중력의 방향에 좀 더 평행하게 배열될 수 있다. 이러한 방식으로, 힘줄이나 인대처럼 단단하게 형성된 섬유질 결합 조직이 발달한다. 이 구조는 주로 안정성을 위해 만들어지며 엄청난 하중(500~1,000 kg/cm^2)을 견딜 수 있다.[4] 이러한 이유로 대퇴 사두근이 더 많이 그리고 자주 수축(혹은 훈련) 하더라도 슬개건은 길어지지는 않고 두껍게 변하여 증가하는 하중을 안정적으로 흡수하는 것이다.

하중 방향이 항상 바뀌고 있는 곳에서는 십자형(criss-crossing)의 콜라겐 섬유 골격이 생긴다. 이러한 경우 관절 캡슐 및 근육 내 결합 조직과 같이 미형성 상태의, 단단한 섬유 결합 조직이 발달한다. 이 구조는 움직임의 마지막에서 안정성을 보장하면서 또한 유연성을 가져야 한다.[4]

관절 캡슐, 근막 및 근육 내 결합 조직을 포함하는 콜라겐 네트워크의 유동성이나 신축성은 고정과 같은 병리적 상황하에서 형성되는 교차 콜라겐 섬유의(잘못된) 생화학적 결합으로 인해 문제가 생길수 있다. 이 병리학적 교차 결합은 유동성의 감소로 나타난다.[4]

임상에서 감소된 유동성에 대한 치료 효과는 캡슐의 기계적 '신장(stretching)'으로 설명되곤 한다. 근본적으로, 결합 조직은 거대한 적재 능력으로 인하여 신장될 수 없다. 우리가 캡슐을 신장시킬 때는 실제로 병리학적 교차 결합을 제거하는 것이다. 결합 조직에 리드미컬하고 가벼운 신장을 가하면, 세포는 생화학적으로 병리학적 교차 결합을 파괴할 수 있는 콜라겐분해효소의 방출을 증가시킨다.[9] 그러나 우리가 높은 강도로 신장 자극을 주면 세포는 콜라겐 형성을 증가시킴으로써 이 자극에 의해 생긴 위협을 없애려 할지 모른다. 이 경우, 유동성의 증가는 생기지 않는다. 더욱이 고강도 신장으로 인해 결합 조직에 손상을 입힐 위험이 있다. 이 경우 환자는 치료 후 몇 시간 정도 통증을 경험할 수 있다.

우리는 종종 관절 캡슐의 특정 부분이 점점 더 같은 방향으로 하중을 받는 현상을 보게 된다. 이 현상은 캡슐의 비후(thickening)와 콜라겐 섬유의 평행 배향을 포함한다. 비후된 캡슐(즉, 섬유성막)을 해부학자는 인대라고 부른다. 조직학적으로 우리는 관절 내 인대(intracapsular ligaments)라는 용어를 사용한다.[4]

기계적 하중 외에, 조직의 발달에 중요한 또 다른 것은 조직의 산소 공급이다. 산소 공급은 세포가 에너지를 생산하는 방법을 결정한다. 산소가 혈관에 잘 공급되지 않고 산소 수준이 낮은 조직에서는 세포가 주로 혐기성 방식으로 에너지를 생성한다. 결과적으로, 많은 젖산이 조직에서 생성되어 조직의 pH 값을 낮추게 된다. 관절 연골 및 수핵(nucleus pulposus)을 예로 들 수 있다. 대조적으로, 혈관에 산소가 잘 공급되는 조직에서 세포는 호기성 방식으로 에너지를 생산한다. 이러한 조직에서 pH 값은 일반적으로 중성이다.

pH가 6.5보다 낮아지면(산성조건) 세포가 합성을 할 수 없어 정상적인 리모델링 과정이 일어나지 않는다. 이 상태는 대개 조직의 퇴행을 초래한다. 또한 상처 치유가 불가능하고 훈련 자극이 기능의 증가로 이어지지 않을 것이다.[4]

산증의 원인은 일반적으로 영양과 관련이 있다. 강력한 산성 식품 물질로는 동물성 단백질, 정제된 설탕, 커피, 홍차, 술, 우유 제품 및 많은 시리얼 제품이 있다. 산-염기 형성 식품에는 과일과 채소가 많이 포함되어 있다. 환자들의 영양 섭취는 대부분 산을 함유한 음식으로 이루어져 있다.

Vormann과 동료 연구에 따르면 Basica 미네랄 보충제를 복용했을 때 만성 요통 환자 82명 중 76명의 증상이 통계적으로 유의하게 감소했다. Birklein과 동료 연구자들은 복합 국소 통증 증후군 환자에서 국소 산증과 통증 사이의 직접적인 상관관계를 보여 주었다.

마찰에 대항하는 윤활과 보호

세포외 기질에 있는 기저물질과 거기에 결합된 물 때문에 조직의 움직임이 마찰 없이 일어날 수 있다. 움직이는 동안, 기질의 변형은 기저물질이 물을 방출하도록 하고, 조직이 다시 이완 될 때 다시 흡수하게 한다. 이 수분은 조직을 통해서 이동할 뿐만 아니라 이웃 조직으로 새어나오기도 한다. 한 예가 추간판인데, 새어나온 수분은 종판(endplate)을 통과하여 척추로 전달된다. 같은 현상이 관절 연골, 점액낭(bursae)과 힘줄의 막(sheet)에서 발생한다. 건주위조직(paratenon)에서, 힘줄의 외부막은 끊임없이 활액(synovial fluid)과 유사한 체액을 생성한다. 사실, 모든 조직은 움직임 중 윤활 작용을 위해 영구적으로 체액막을 형성한다.

근막 또한 이 윤활 효과를 나타낸다. 근막은 서로 다른 근막이 마찰 없이 움직일 수 있게 하는 수분이 풍부한 혈관 시스템을 포함한다. 근막에서 체액의 생성은, 증가된 교감신경 반사로 인한 순환 감소와 같은 병리학적 상황 하에서 방해 받을 수 있다. 예를 들자면 피하의 결합 조직 영역에서의 발생하는 것인데, 이 영역에서 우리는 유동성이 줄어들 뿐만 아니라 바닥층에서 피부를 들어 올리기가 힘들어지는 것을 발견했다. 정골의학적 청취 검사(osteopathic listening test)에서 발견되는 긴장도와 유동성의 변화는 이러한 변화의 추가적인 예이다.

조직에서 다른 형태의 하중과 순환으로 인해, 다양한 종류의 결합 조직이 발달하였다. 이러한 조직의 이름은 위치, 기능, 형태 및 두께 등 여러 요소에 따라 다르다(그림 5.3).

해부학적으로 근막은 피부 안의 몸 전체와, 내부의 모든 신체 구조를 둘러싼 결합 조직 막(sheet)으로 묘사된다. 또한 근막은 신체 구조를 분리하고 때로는 서로 연결한다. 일부 근막은 얇고 깨지기 쉽고 투명하지만 일부는 두껍고 강하며 불투명하다. 더 강한 근막은 전형적으로 더 큰 일상의 기계적 하중을 받으며, 이는 그들의 건축(architecture) 및 구조(structure)에 영향을 미친다.

Paoletti는 신체의 모든 결합 조직이 근막이라고 불려야한다고 주장한다.[15] 나는 우리가 일반적으로 결합 조직에 대해 이야기할 때, 해부학자들이 말하는 관절 캡슐, 인대, 힘줄, 건막, 지지대(retinaculum), 골막, 골내막과 같은 묘사적 명칭뿐만 아니라 근막에 대해 이야기해야한다고 생각한다.

근막 조직학

그래서 근막은 정확히 무엇인가? 이전 단락에서 언급했듯이, 우리가 근막이라고 부르거나 불러야 하는 것에 관한 의견이 다르다. 2007년 첫 국제 근막 연구 회의(First International Fascia Research Congress)에서 제안된 한 정의에 따르면, 근막은 결합 조직계의 연부조직 구성 요소이다. 이 정의에서는 근막의 중단되지 않은 3차원 그물모양의 확장과 기능적 특성을 중시한다. 이 정의에 따르면, 관절과 장기의 캡슐, 근육 중격, 힘줄, 인대, 건막, 지지대(retinacula), 골격근막(myofascia) 및 신경근막은 모두 특수화된 근막이다.

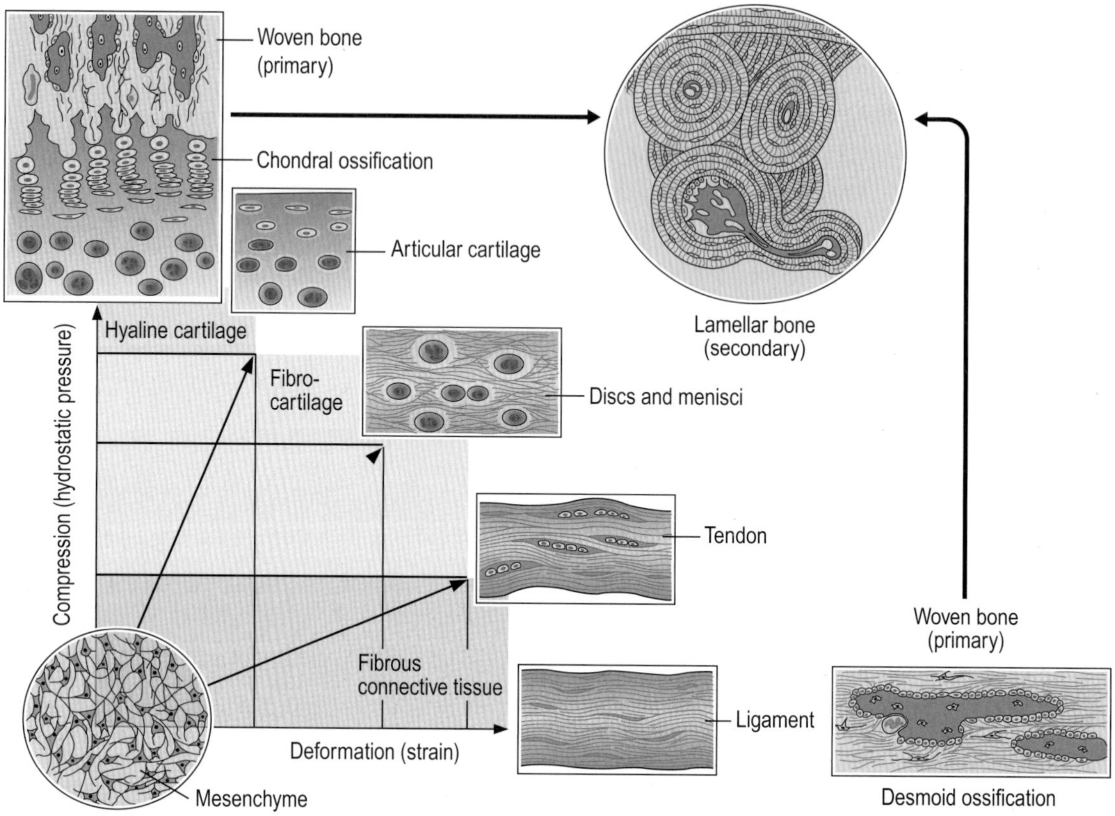

그림 5.3
Pauwel의 이론: 스트레스와 긴장을 받는 세포는 섬유아세포와 연골아세포로 분화된다.
Reproduced with permission from van den Berg *Angewandte Physiologie Band* 1, Georg Thieme Verlag. 3. Auflage, Stuttgart. [*Applied Physiology Volume* 1, George Thieme publishers, 3rd edition, Stuttgart]. 2011. 그림 1.56, 5쪽

FICAT (Federal International Anatomical Terminology Committee)는 *Terminologia Anatomica* (1998)에서 근막이 외막(sheaths), 막(sheets) 또는 기타 해부할 수 있는 결합 조직의 집합체라고 기술한다. FICAT는 다음과 같은 특성에 따라 근막을 설명한다.

1. 위치: 머리와 목의 근막, 체간의 근막, 사지 근막.
2. 주변 구조물과의 관계: 피하 근막, 내장 근막, 체벽 근막, 근육 근막 및 장막바깥근막(fascia extra-serosalis).[16]

FICAT는 '천층 근막'과 '심층 근막'이라는 용어가 부정확하다고 간주한다.[17]

Kumka와 Bonar는 다음과 같은 네 가지 범주의 근막을 제안한다.

1. 연결 근막(Linking fascia, connecting)
2. 섬유속으로 이루어진 근막(Fascicular fascia)
3. 압축 근막(Compression fascia)
4. 분리 근막(Separating fascia, disconnecting)[17]
   a. 연결 근막은 주로 제 I 형 콜라겐이 평행하게 배열된 결합 조직으로 만들어져 있다. 연결 근막은 동적인 것과 수동적인 것으로 분류할 수 있다. 동적 부분은 체간과 사지의 근막이다. 거기에는 근섬유아세포가 풍부하여 활발하게 조직을 수축

시키는 능력을 부여한다. 신경 분포는 주로 자유 신경 종말과 파치니 소체에 의한다. 수동적 부분은 근육, 머리, 목, 사지의 근막이다. 그들은 근육의 부착점을 만들고 기계적 신장과 하중을 흡수하는 일을 한다. 그들은 자유 신경 말단, 루피니 수용체 및 골지 수용체에 의해 신경 분포된다.

b. 섬유속으로 이루어진(Fascicular) 근막은 뼈, 근육, 신경 및 힘줄에 있는 혈관을 위하여 터널을 형성한다. 이 근막은 불규칙하고 치밀한 결합 조직뿐만 아니라 느슨한 결합 조직으로 구성된다. 주로 I형과 III형 콜라겐 섬유이지만 V형, VI형, XII형, XIV형 콜라겐 섬유도 존재한다. 섬유속(Fascicular) 근막은 주로 골지 수용체에 의해 신경 분포된다.

c. 압축 근막은 규칙적이고 불규칙한, 조밀한 결합 조직 및 느슨한 결합 조직으로 이루어져있다. 전체 사지를 둘러쌈(ensheathment)으로써 근막은 사지로부터 정맥환류를 가능하게 하거나 향상시킨다. 사지(limbs)에서 우리는 하퇴근막(924 μm 두께)이나 대퇴근막(944 μm 두께)과 같은 가장 두꺼운 근막을 볼 수 있다.[18] 이 조직은 2~3개의 층으로 구성되어 있으며, 콜라겐 섬유는 서로 평행을 이루고 있다. 그러나 서로 다른 층 사이에서 섬유는 약 70~80의 각도로 교차한다.[19,18] 층 사이에는 층이 서로 미끄러질 수 있게 하는 느슨한 결합 조직이 있다. 상지의 근막은 하지의 근막보다 얇다(예: 상완 근막 = 700 μm). 몸의 앞쪽에 있는 근막은 후부에 있는 근막보다 얇다. 남성의 근막은 여성의 근막보다 얇다.

d. 분리 근막은 불규칙한, 치밀 결합 조직과 느슨한 결합 조직으로 구성된다. 주된 콜라겐 유형은 III형이며, V형과 VII형 콜라겐 섬유의 양은 적다. 이 근막에는 탄성 섬유가 많이 들어 있다. 분리 근막은 신체를 막(sheets)과 층(layer)으로 나누어 이 층 사이에서 마찰 없는 움직임을 가능하게 한다. 파치니와 루피니 수용체가 이 근막에 신경 분지 한다.

세포

근막의 주요 세포는 섬유아세포와 근섬유아세포이다. 이 세포 외에 우리는 지방 세포와 많은 이동하는 백혈구를 볼 수 있다.

근막의 세포는 수축할 수 있다고 오랫동안 관찰되어 왔다. Paoletti는 세포와 근막이 8~12초 Hz 주기의 리듬을 가지고 수축한다고 설명한다.[15] Randoll과 동료들은 독일 Erlangen에서 비디오 현미경을 이용하여 일관성 있는 진동 또는 리듬이라 불리는 이 연구 결과를 발표했다. 그들은 또한 인간의 세포가 8 Hz에서 12Hz의 리듬으로 움직이고 있음을 발견했다.

또 Randoll과 동료들은 8~12 Hz의 리듬이 인체에 있어 매우 중요하다는 것을 보여 주었다. 왜냐하면 이 주파수는 뇌의 α파의 빈도와 관련이 있기 때문이다.

우주 의학에서 발견된 사실은 이 빈도가 인체의 중력 의존(gravitation-dependent) 휴식기를 생성하는데 중요하다는 사실을 밝혀냈다. 2009년 Randoll은 뇌파 동조화(entrainment) 또는 동기화(synchrnization)가 생명의 기본 메커니즘이라고 보고했다.[22] 2005년 Randoll 등 연구팀은 암세포가 정상 세포보다 명확히 혼란한 리듬과 세포 활동성을 보여준다고 설명했다.

의학에서 가장 자주 제기되는 리듬, 즉 동맥과 심장 리듬은 심장과 혈관벽에 있는 세포의 리드미컬한 수축으로 인해 발생한다. 창자의 연동파는 동일한 메커니즘을 기반으로 한다. 뇌척수액의 운반은 뇌막 세포의 리드미컬한 수축에 의해 유발될 수 있다. 이 동일한 수축은 종종 정골의학(osteopathy)에서 언급되는 소위 두개천골(craniosacral) 리듬에 대한 설명의 기초를 형성할 수 있다. Strogatz와 동료들은 심장의 동방결절 영역에서 볼 수 있듯이 서로 가깝게 놓여있는 세포가 자신의 리듬을 동기화한다는 것을 보여 주었다. 동기화는 또한 뇌의 세포 리듬에서 나타날 수 있다. Nakagaki와 동료들은 세포 리듬이 광자극(light impulse)과 같은 외부 자극에 의해 영향을 받을 수 있다는 것을 증명했다.[25]

명심해야 할 중요한 원칙은 모든 결합 조직 세포는 수축할 수 있는 능력을 가지고 있다는 것이다. Spector는 연골 세포와 골아세포 뿐만 아니라 섬유아세포에서도 이러한 수축성을 입증했다.[26] 이러한 결합 조직 세포의 수축 특성은 상처 치유 과정과 섬유화 과정에서 유의하게 증가할 수 있다. 이런 경우는 근섬유아세포에 대해 말하는 것이다.

결합 조직이 손상되면 전형적으로 혈관도 손상된다. 이로 인해 혈관계에서 백혈구가 결합 조직으로 방출되어 세포외 기질의 활성이 변한다. 이 활성화는 다음 순서로 백혈구를 자극하여 사이토카인, 케모카인 및 분해효소를 방출한다. 기억 T림프구는 β-1 인테그린을 통해 세포-세포 연결과 세포-기질 연결에 주요한 영향을 미친다. 그 결과 세포 외 기질은 종양 괴사 인자 알파(TNF-α), 인터루킨 7 및 2(IL-7, IL-2), 대식세포 염증 단백질-1β(MIP-1β), 형질 전환 성장 인자 β(TGF-β) 및 염기성 섬유아세포 성장인자 β(BFGF-β)와 같은 성장 인자들과 결합할 수 있다.[3]

세포 내에서 TGF-β1은 액틴 사슬의 발달을 증가시켜 수축성을 2배로 만든다.[27] 나중에 세포 외부의 액틴 사슬-세포 외 기질과 세포 사이-의 발달도 촉진한다. 이러한 사슬은 조직의 수축성을 위한 기초를 제공한다.[28,29,30,31,32,27] TGF-β1은 세포괴사(apoptosis)에서 근섬유아세포를 보호한다.[33] 이 작용은 손상받은 조직에서 근섬유아세포가 상처 치유 과정의 첫 번째 단계에서 상처 수축을 일으키는 이유를 설명한다.

근섬유아세포가 조직으로 이동하기 위해서는 세포-세포 연결을 풀어야(unfastened) 한다. 세포 외 자극에 의해 촉진되는 작은 GTPase(Rac, Rho 및 Cdc-42)가 세포 내에 만들어진다. Rac은 위족의 발달뿐만 아니라 세포의 가장자리를 따라 액틴 사슬이 생성되는 것을 자극하고 세포-세포 연결을 느슨하게 한다. Rho는 액토미오신(actomyosin) 사슬의 발달을 자극하지만 세포-세포 연결의 양을 증가시킨다. Cdc-42는 세포에 의한 사상위족(filopodia, small membranous protrusion) 발달을 가능하게 한다.[34]

병리학적 상황(예를 들어 듀피트렌 구축)에서 조직의 근섬유아세포와 섬유화의 진행을 이끄는 원인 및 요인은 9장에서 자세히 논의한다.

조직의 부하에 반응하여 세포는 섬유아세포에서 연골모세포로 바뀐다. 예를 들어 힘줄이나 인대에 가해지는 압축력이 증가하면 섬유아세포가 연골모세포로 변하면서 섬유연골 조직을 생성하기 시작한다.[35,36,37]

섬유 – 콜라겐과 탄성: 근막의 콜라겐 섬유는 예상대로 인장 하중을 받는 조직에 있다. 이들은 주로 I, III, IV, V, VI, XII, XIV 및 XXI 유형의 콜라겐이다. 이 콜라겐 섬유 이외에도 우리는 비교적 짧고 콜라겐 섬유 사이에 있는 많은 탄성 섬유를 발견한다.

기저물질: 주로 dermatan sulfate과 chondroitin sulfate, 일부 heparan sulfate과 히알루론산, 그리고 소량의 keratan sulfate으로 구성되어 있다.

근막에 있는 물의 양은 인장 하중 하에 있는 조직에서 상대적으로 높다. 이 상대적으로 많은 양의 물은 아마 다른 해부학 구조 및 서로 다른 근막판(fascial sheets)에 대한 근막의 부드러운 이동성을 담당할 것이다.

비콜라겐성 단백질: 비콜라겐성 단백질은 주로 연결 단백질인 피브로넥틴, 테나신 및 라미닌으로 구성된다. 또 기저 물질 내에서 다른 프로테오글리칸과 히알루론산 사슬을 결합시키는 소위 연결 단백질(link-proteins)이 있다.

순환 및 신경 분포: 근막은 주변 조직의 혈관과 강하게 연결되는 풍부한 혈관계를 가지고 있다. 신경은 혈관과 비슷하게 근막을 관통한다. 근막은 풍부하게 신경분지 된다. Schleip에 따르면, 근육보다 근막에 10배 이상의 수용체가 있다.[38]

근막 내에는 많은 루피니 소체, 파치니 소체, 침해수용체 및 간질성 골격근막(interstitial myofascial) 수용체 (주로 자유 신경 종말로 구성됨)가 있다.[39,40,41] 간질성 골격근막계는 온도, 기계적 압력 및 진동에 반응한다.

Stecco와 그의 동료들과 Schleip은 무릎의 천층근막과 심층근막 사이에 수많은 고유 감각(proprioceptive) 신경 종말이 있다는 것을 발견했다. 이 조직의 풍부한 혈관 공급 때문에, 혈관의 내강을 조절하고 근섬유아세포와 밀접하게 연결된 많은 교감신경 말단을 또한 보유하고 있다.[42,38]

많은 루피니와 파치니 수용체의 존재는 근막이 아마도 고유수용성 업무를 수행할 것임을 시사한다. 근막에서 우리는 종종 콜라겐 섬유가 신경과 밀접하게 접촉하는 것을 본다. 루피니와 파치니 수용체의 캡슐은 종종 콜라겐 섬유에 연결된다. 생물체에서의 이러한 사실의 중요성은 여전히 불분명하다.[43] 근막의 강력한 신경 공급과 세포, 수용체 및 혈관계 간 상호 작용의 중요성은 6장에서 보다 폭넓게 논의될 것이다.

참고문헌

1. Hynes R. O. Extracellular matrix: not just pretty fibrils. Science. 2009;326(5957):1216–1219.
2. Ramage L. Integrins and extracelluair matrix in mechanotransduction. Cell Health and Cytoskeleton. 2012;4:1–9.
3. Vaday G. G., Lider O. Extracellular matrix moieties, cytokines, and enzymes: dynamic effects on immune cell behavior and inflammation. J Leuk Biol. 2000;67:149–159.
4. van den Berg F. Angewandte Physiologie: Das Bindegewebe des Bewegungsapparates verstehen und beeinflussen (Band 1). 3. Auflage. [Applied Physiology Volume 1, 3rd edition] Thieme Verlag: Stuttgart, 2011.
5. Geiger B., Yamada K. M. Molecular architecture and function of matrix adhesions. Cold Spring Harbor Perspectives in Biology. 2011;3:a005033.
6. Abedin M., King N. Diverse evolutionary paths to cell adhesion. Trends Cell. Biol. 2010;20(12): 734–742.
7. Özbek S., Balasubramanian P. G, Chiquet-Ehrismann R. et al. The evolution of extracellular matrix. Mol Biol Cell. 2010;21:4300–4305.
8. Kim S.-H., Turnbull J., Guilmond S. Extracellular matrix and cell signalling: the dynamic cooperation of integrin, proteoglycan and growth factor receptor. Journal of Endocrinology. 2011;209:139–151.
9. Carano A., Siciliani G. Effect of continuous and intermittent forces on human fibroblasts in vitro. Journal of Orthodontics. 1996;18:19–26.
10. Vormann J., Worlitschek M., Goedecke T., Silver B. Supplementation with alkaline minerals reduces symptoms in patients with chronic low back pain. J Trace Elem Med Biol. 2001;15:179–183.
11. Birklein F., Weber M., Ernst M. et al. Experimental tissue acidosis leads to increase pain in complex regional pain syndrome (CRPS). Pain. 2000;87(2):227–234.
12. Guimberteau J., Delage J., McGrouther D., Wong J. The microvascular system: how connective tissue sliding works. J Hand Surg Eur. 2010;35(8):614–622.

13. Guimberteau J., Sentucq-Rigall J., Panconi B.. Introduction to the knowledge of subcutaneous sliding system in humans. Ann Chir Plast Esth. 2005;50(1):19–34.
14. Langevin H., Stevens-Tuttle D., Fox J. et al. Ultrasound evidence of altered lumbar connective tissue structure in human subjects with chronic low back pain. BMC Musculoskelet Disord. 2009;10(1):151–161.
15. Paoletti S., Faszien. München-Jena. Urban & Fischer Verlag. 2001.
16. Federative Committee of Anatomical Terminology (FCAT). Terminologia Anatomica: International Anatomical Terminology. Thieme: Stuttgart. 1998: pp. 1–292.
17. Kumka M., Bonar J. Fascia: a morphological description and classification system based on a literature review. J Can Chiropr Assoc. 2012;56(3):179–191.
18. Stecco C., Pavan P., Porzionato A. et al. Mechanics of crural fascia: from anatomy to constitutive modelling. Surg Radiol Anat. 2009;31(7):523–529.
19. Benetazzo L., Bizzego A., De Caro R. et al. 3D reconstruction of the crural and thoracolumbar fasciae. Surg Radiol Anat. Published online January 4, 2011. Doi: 10.1007/s00276-010-0757-7.
20. Stecco C., Macchi V., Porzionato A. et al. The fascia: the forgotten structure. It J Anat Embryol. 2011;116(3):127–138.
21. Randoll U. G., McCutcheon R., Hennig F. F. Matrix-Rhythmus-Therapie und der osteopatische Ansatz. Osteopatische Medizin. 2006;7J(1)28–34.
22. Randoll U. G., Hennig F. F. Matrix-Rhythmus-Therapie, Zellbiologische Grundlagen, Theorie und Praxis. Zeitschrift für Physiotherapeuten. 2009;61(6):545–549.
23. Randoll U. G., Hennig F. F. Matrix-Rhythmus-Therapie für Zeitstrukturen und Prozesse. GZM Netzwerkjournal – Praxis und Wissenschaft. 2005;10J(1):20–25.
24. Strogatz S. H., Stewart I. Coupled oscillators and biological synchronization. Scientific American. December 1993;68–74.
25. Nakagaki T, Yamada H, Ueda T. Modulation of cellular rhythm and photoavoidance by oscillatory irradiation in the Physarum plasmodium. Biophysl Chem. 1999;82(1):23–28.
26. Spector M. Musculoskeletal connective tissue cells with muscle: expression of muscle actin in and contraction of fibroblasts, chondrocytes, and osteoblasts. Wound Repair Regen. 2001; 9:11–18.
27. Hinz B., Phan S. H., Thannickal V. J., Galli A., Bochaton-Piallat M.-L., Gabbiani G. The Myofibroblast; One function, Multiple Origins. Am J Pathol. 2007;170 (6):1807–1816.
28. Gabbiani G. The evolution of the myofibroblast concept: a key cell for wound healing and fibrotic diseases. G Gerontol. 2004;52:280–282.
29. Meek R. M. D., McLellan S., Crossan J. F. Dupuytren's disease: a model for the mechanism of fibrosis and its modulation by steroids. J Bone Joint Surg. 1999;81–B(4):732–738.
30. Kozma E. M., Glowacki A., Olcyk K., Ciecierska M. Dermatan sulfate remodelling associated with advanced Dupuytren´s contracture. Acta Biochemica Polonica. 2007;54 (4):821–830.
31. Singer I. I., Kawka D. W., Kazakis D. M., Clark R. A. F. In vivo co-distribution of fibronectin and actin fibers in granulation tissue: immunofluorescence and electron microscope study of the fibronexus at the myofibroblast surface. J Cell Biol. 1984;98:2091–2106.
32. Wipff P.-J., Rifkin D. B., Meister J.-J., Hinz B. Myofibroblast contraction activates latent TGFbeta1 from the extracellular matrix. J Cell Biol. 2007;179 (6):1311–1323.
33. Lee S., Baytion M., Reinke D. L. et al. Dupuytren contracture. E-Medicine Orthopaedics. 2010. http://emedicine.medscape.com/article/1238712-overview [accessed January 31, 2016].
34. Alexandrova A. Y. Evolution of cell interactions with extracellular matrix during carcinogenesis. Biochemistry (Moscow). 2008;73(7):733–741.
35. Benjamin M., Ralphs J. R. Fibrocartilage in tendons and ligaments – an adaptation to compressive load. J Anat.

1998;193(4):481–494.

36. Milz S., Benjamin M., Putz R. Molecular parameters indicating adaptation to mechanical stress in fibrous connective tissue. Adv Anat Embryol Cell Biol. 2005;178:1–71.
37. Bank R., TeKoppele J., Oostingh G., Hazleman B., Riley G. Lysylhydroxylation and non-reducible crosslinking of human supraspinatus tendon collagen: changes with age and in chronic rotator cuff tendinitis. Ann Rheum Dis. 1999; 58:35–41.
38. Schleip R., Findley T. W., Chaitow L., Huijing P. A. (eds).Fascia: The Tensional Network of the Human Body. 2012. Churchill Livingstone Elsevier.
39. Yahia L. H., Rhalmi S., Newman N., Isler M. Sensory innervation of human thoracolumbar fascia. Acta Orthop Scand. 1992;63(2):195–197.
40. Schleip R. Fascial plasticity – a new neurobiological explanation: Part 1. J Bodyw Mov Ther. 2003;7 (1):11–19.
41. Schleip R. Fascial plasticity – a new neurobiological explanation: Part 2. J Bodyw Mov Ther. 2003;7 (2):104–110.
42. Stecco C., Porzionato A., Lancerotto L. et al. Histological study of the deep fasciae of the limbs. J Bodyw Mov Ther. 2008;12(3):225–230.
43. Stecco C., Porzionato A., Macchi V. et al. A histological study of the deep fascia of the upper limb. It J Anat Embryol. 2006;111(2):105–110.

근막의 생리와 기능 | 2부

(Physiology and functions of fascia)

2

서론

Torsten Liem

이 섹션에서는 예를 들어 인장력과 조직 수리에 반대하여 작용하는 결합 조직의 역할, 도수 치료 적용 후 조직 반응의 생리학적 메커니즘과 같이 도수 치료 접근에서 중요한 근막의 다양한 임상적 측면을 탐구한다. 염증 과정에서 근막의 역할과 함께 림프계와 근막의 상호 작용 또한 탐구될 것이다. 이 섹션에는 직접적인 임상적 함의(implication)를 내포한 몇 가지 주목할 만한 개념이 포함되어 있다. 현존하는 생체 역학 모델은 기존의 교수법 및/또는 지금까지 도수 치료 현장에서 고려되지 않았던 구성요소로써 근막을 통합하기 위해서 이용 가능한 근거를 바탕으로 도전 받고 제시되었다. 이 섹션에서는 다양한 도수 치료법이 인체의 회복 과정을 어떻게 도울 수 있는지에 대한 기본적인 지식을 독자에게 제공한다.

6

근막 생리학

Frans van den Berg

서론

5장 조직학에서 언급했듯이, 근막과 모든 결합 조직은 세포, 조직 및 신체 전체를 기계적 부하(인장 하중, 압축, 마찰)로부터 보호하는 것뿐만 아니라 손상 후 회복 과정을 가능하게 한다.

근막은 어떻게 이러한 작업을 지속적으로 수행할 수 있을까? 근막의 결합 조직 세포가 정상적인 생리적 재형성 과정이 일어날 수 있도록 합성 활동을 갖는 것이 중요하다. 그러나 세포가 어떻게 조직에 영구적 손상을 입히지 않게 하고, 합성 작용을 하기에 충분한 양분을 지속적으로 가지고 있으며, 반복적인 손상 후에 조직을 치료할 수 있다는 것을 어떻게 보장할까?

이러한 작업이 일어나기 위해서 근막과 근육과 같은 다른 보호 구조 사이뿐만 아니라 세포와 세포, 세포와 세포 외 기질 사이의 강력한 상호 작용과 교환이 있어야 할 것이다. 근육은 근막의 수용기와 이를 통한 반사 작용을 통해 활성화되어 조직을 보호할 수 있다. 세포가 충분한 양분(예를 들어 비타민, 효소)을 지속적으로 얻으려면 조직에 지속적으로 충분한 순환이 이루어져야 한다. 이러한 이유로 근막의 수용기와 자율 신경계 사이의 긴밀한 접촉과 교환이 존재한다.

소통

세포 간 소통과 세포와 세포 외 기질 사이의 소통

5장에서 기술한 바와 같이, 세포 활동은 기질에서 세포로 전달되는 기계적 자극에 의해 이뤄진다. 하중의 강도, 방향 및 기타 특성에 따라서 세포에 언제든지 필요한 특정 기질 구성 요소에 대한 정보가 제공된다. 기계적 하중은 기질이 형성되는 방식, 즉 기질의 구조에도 영향을 미친다.

세포 간 연결(tight junction)을 통해, 단일 세포뿐만 아니라 완전한 세포 그룹이 기질의 기계적 변형에 의해 활성화된다.

근막과 중추신경계 사이의 소통

인간의 진화 과정 동안 신경계가 발달하여 점점 최적화되었다. 수용기와 반사 작용의 발달은 세포, 조직 및 전신(whole body)에 부하 및 과부하의 급격한 변화에 대항하여 더욱 최적화된 보호를 제공했다. 신경계에 의해 시작된 조직의 변화는 세포 활성에 의해 시작된 조직 자체에서 일어나는 변화보다 훨씬 빠르다.

관절 캡슐, 인대, 힘줄, 근육, 추간판 및 반월판 그리고 근막의 수용기는 척수와 뇌에 구심성 자극(즉, 정보)을 보낸다. 이러한 구심성 자극은 전각(anterior horn)의 운동 신경을 포함하여 척수에서 자극을 유발한다.

근방추의 자극이 근육의 활성화와 수축을 초래한다는 것이 일반적인 지식이다. 그러나 정확히 어떻게 근방추가 활성화될까? 근육의 빠른 신장(stretch)은 발의 갑작스런 내번(inversion) 운동과 같은 활성화에 책임이 있을 수 있다. 동시에, 관절 캡슐의 수용기가 자극된다. 이 방식으로 관절 운동 반사가 유발된다.[1-6] 이는 빠른 움직임으로 인해 관절 캡슐, 근육, 피부와 근막의 수용기가 활성화되어 근육의 수축을 유도한다는 것을 의미한다. 이 방식으로 관절은 안정화되고 부상으로부터 보호된다.

관절 캡슐이 손상되면 염증 및 통증 매개체의 방출이 일어나고, 이로 인해 관절 수용기는 자극 역치의 감소로 촉진(facilitated)된다.[7] 이는 과도한 신장에 대항하여 관절 운동 반사 작용의 증가, 안정화 근육의 조기 활성화를 통해 관절을 보호한다. 이 현상은 정형의학에서 캡슐 패턴으로 언급된다.

Stecco와 동료[8,9]는 무릎의 표면과 깊은 근막 사이에 많은 고유감각 신경 종말이 있다는 것을 발견했다. 이 수용기는 근육의 활성화를 담당할 수 있고 손상이나 손상의 위협 후에 근육의 활동을 저해할 수 있는 가능성이 있다.

Yerys와 동료 연구자들은 무릎 관절의 염증과 부종이 대퇴 사두근을 억제한다는 사실을 발견 하였다.[4] I형 수용기는 직립 자세와 중력에 대항하는 더 많은 긴장 지향(tonic-oriented) 근육에서 근 긴장에 대한 조절 기능을 가지고 있다. II형 수용기는 주로 운동 중에 활동하는 근육 사이의 운동 순서와 조정을 제어한다. 아마 이들 수용기 또한 더 많은 섬유속 지향(fascicle-oriented) 근육에 미치는 더 큰 영향과 함께 균형과 균형 반응에 중요할 것이다.

Yerys와 동료 연구팀이 수행한 연구와 마찬가지로[4] Makofsky와 동료 연구자는 고관절 관절막에서 신장 치료를 한 결과, 둔근의 힘이 증가한다는 것을 보여 주었다. 그들은 이 치료법으로 고관절 근육의 억제가 감소되었다고 제안했다.[6]

또 다른 보호 반사는 소위 골지건 수용기의 활성화에 의해 유도된다. 골지 수용기는 빠른 전도 속도를 갖는 신장 수용기로, 이 수용기로부터의 자극이 매우 빠른 속도로 척수로 진행한다는 것을 의미한다. 골지 수용기의 구심성 활성은 척수에서 알파 운동 신경 세포의 억제를 유도하고, 이런 식으로 근육의 억제(또는 이완)를 유도한다.

이 수용기는 그와 같이 높은 자극 역치를 갖기 때문에, 매우 높은 부하만이 그것을 활성화시킬 수 있다. 분명히, 이 수용기의 주요 기능은 근육을 이완하고 부상이 위협적이 될 정도로 커지는 지점에서 구조의 하중을 줄이는 것이다. 임상에서 우리는 이것을 환자가 근육을 제어할 수 없는, 'Giving way'이라 한다.

근막의 신경분포는 풍부하다. Schleip에 따르면, 근육보다 근막에 10배 더 많은 수용기가 있다.[9] 여기에는 루피니 수용기, 파치니 수용기 및 골지 수용기와 같은 기계적 감각 수용기가 있다. 특히 많은 양의 자유 신경 종말이 있다. Schleip에 따르면, 이 시스템은 신체에서 가장 큰 감각 기관을 구성한다. 대부분의 감각 신경은 근막시스템과 연결되어 있다.[9] 이 수용기는 주로 체온 조절과 화학 조절 목적을 담당하지만 기계적으로 자극을 받을 수도 있다. 높은 자극 역치(HTP)를 갖는 수용기와 낮은 자극 역치(LTP)를 갖는 수용기는 구별이 가능하다. 예를 들어, 아킬레스건은 약 50%의 LTP 수용기로 구성된다. 이러한 수용기의 자극은 감마 운동 신경 세포의 활동을 감소시킨다.[10,11] 통증이 있는 상태에서 모든 수용기의 자극 역치를 감소시키는 신경 펩티드가 많이 방출된다.

근막과 자율신경계 사이의 소통

근막에서 수용기를 기계적으로 자극하면 자율 신경계에 영향을 줄 수 있다. IV형 수용기(자유 신경 종말)의 자극은 동맥 혈압을 상승시킬 수 있다. 대조적으로, III형 수용기의 자극은 동맥 혈압을 높이거나 낮출 수 있다. 근육에 일정한 압력이 가해지면 혈압, 근긴장 및 EMG 활성이 감소한다.[10,11]

루피니 수용기의 자극은 교감신경 반사 활동의 감소로 이어진다. 복부와 골반 부위에 압력을 가하면 부교감 활성에 영향을 주어 EMG 활성의 감소, EEG 활성의 동기화 및 미주 신경 활성의 증가를 유발할 수 있다는 것도 보여주었다. 이 효과를 시상하부조율이라고 한다. 시상하부 조율 효과는 특히 하지에서의 근긴장의 감소와 피질 활성의 동기화, 감정활성의 감소를 포함한다.[10,11]

간질 근막 시스템(interstitial myofascial system)에서 III형 및 IV형 수용기의 자극은 근긴장을 감소뿐만 아니라 국소 혈관을 확장시킨다. 혈관 확장은 아마도 교감신경 반사 작용의 감소와 히스타민의 방출 증가에 의해 유도된다. 혈관 확장 외에도 혈관 벽의 침투성이 국소적으로 증가하여 혈관계에서 체액의 누출이 증가한다. 누출은 결합 조직의 점도를 더 변화시켜 젤라틴(젤) 상태에서 보다 가용성(졸) 상태로 변형시킵니다. 이 요 변성(thixotropic) 변화에서 조직 변형이 쉬워진다.

완전한 장관계에는 근막과 수용기가 풍부하다. 1억개 이상의 수용기를 포함하는 이 장 신경계는 대뇌 피질 신경계와 독립적으로 작용하는 소위 장의 뇌(brain of the gut)이다. 극도의 기계민감성 장 신경계의 활성화는 세로토닌과 히스타민의 생성과 방출 증가와 같은 많은 신경 내분비 변화를 일으킨다(그림 6.1).[10,11]

역동적인 소통 (근막과 침치료)

중국 전통 의학(TCM)의 주요 원리는 신체를 통해 에너지를 전달한다는 것이다. 그들은 경혈점을 정맥, 동맥 및 신경(비수초성)의 삼중체(triad)가 표층의 신체 근막을 통과하는 곳이라고 주장한다. Heine은 TCM에 기술된 361개의 경혈의 82% 이상에서 이것이 사실임을 확인하였다.[12] 인체 근막의 경로를 검사해보면 우리는 경혈점이 국한되어 있는 경락의 경로와 매우 유사하다는 것을 알 수 있다.

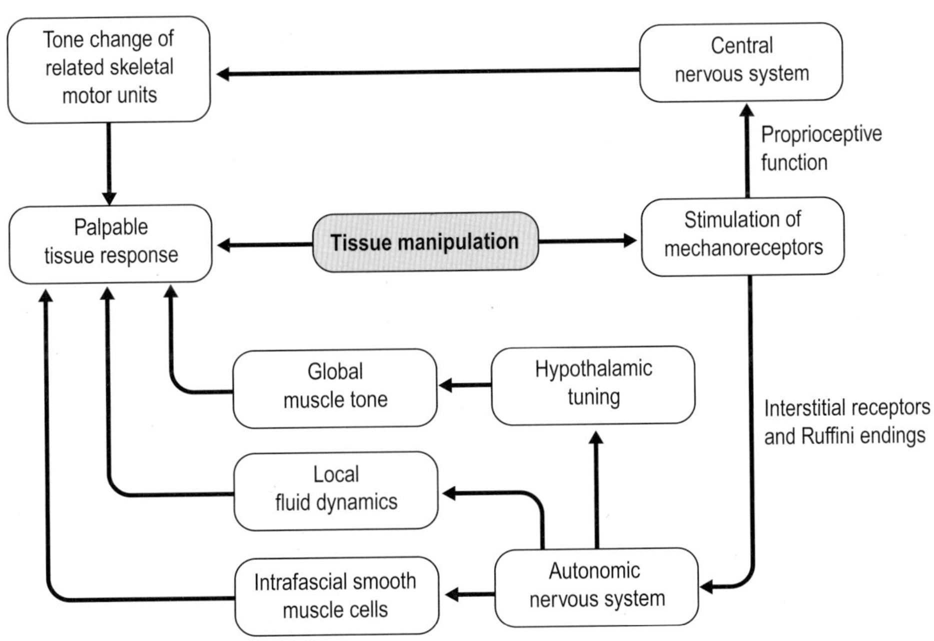

그림 6.1
근막과 자율신경계. Schleip (2003a, 2003b)

Langevin 등은 대다수의 섬유아세포가 코넥신 43에 의해 서로 연결되어 있고, 이런 방식으로 신체 전반에 걸쳐 근막내에 커다란 네트워크를 형성한다고 설명하였다.[13] 정보는 이러한 세포-세포 연결을 통해 교환되고,[14] 콜라겐 네트워크를 통해 기저 물질을 통해 전신에 분포된다. Langevin은 침의 제삽과 염전(침을 삽입하여 회전하는 술기)이 조직에서 세포에 전달되는 기계적 스트레스를 유발한다는 것을 발견했다.[15,16]

상처 치유

손상된 후 신체는 손상된 조직을 복구하려고 시도한다. 이 상처 치유 과정은 염증기(0~5일), 증식기(5~21일), 강화기(consolidation) (21~60일), 재형성기(60~360일)의 단계를 거친다. 이 단계의 기간은 평균 근사치이다. 어떤 특별한 경우에서 실제 기간은 손상의 크기, 손상된 조직 및 조직으로의 순환에 따라 달라진다.[7]

염증 단계

염증 단계는 혈관성(vascular) 하위 단계(0~2일)와 세포성(cellular) 하위 단계(3~5일)로 구분된다. 혈관 단계에서는 혈관의 응고 및 안정화가 주요 우선 순위이다. 세포 단계에서, 근섬유아세포는 주위 조직에서 상처의 경계로 이동한다.

결합 조직의 손상 외에도 혈관계가 손상되면 혈관계에서 결합 조직으로 백혈구가 누출된다. 차례로 세포 외 기질과 백혈구가 활성화되어 백혈구가 사이토카인, 케모카인 및 분해효소를 방출한다. 기억 T 림프구는 인테그린 β-1을 통해 세포-세포와 세포-기질 연결에 큰 영향을 미친다. 세포 외 기질은 종양 괴사 인자 α (TNF-α), 인터루킨7 및 2 (IL-7 및 -2), 대식세포 염증 단백질-1β (MIP-1β), 형질전환 성장인자 β (TGF-β), 염기성 섬유 모세포 성장인자 β(BFGF-β) 등과 같은 성장인자와 결합한다.[17]

TGF-β1은 수축성을 두 배로 하는 세포 내 액틴 사슬의 생성을 증가시킨다.[18] 나중에 세포 외 기질 액틴 사슬은 세포 사이 및 세포와 기질 사이를 포함하여 세포 외부에도 만들어진다. 이것은 조직의 수축을 위한 기초를 형성한다.[19-21,18]

이 방법으로 근섬유아세포가 상처 치유 과정의 첫 단계에 상처를 수축시키고 손상된 조직에 출현한다.[19] 세포 단계 동안 조직을 통해 움직일 수 있는 근섬유아세포의 경우 세포-세포 연결이 느슨해져야 한다. 이를 위해 세포는 작은 GTPase (Rac, Rho, Cdc 42)를 생성한다. Rac은 위족의 발달과 세포-세포 연결의 느슨함뿐만 아니라 세포의 가장자리를 따라 액틴 사슬의 생성을 촉진한다. Rho는 액토미오신 다발의 생성과 세포-세포 연결의 양을 증가시킨다. Cdc 42는 세포에서 사상위족의 발달을 가능하게 한다.[22]

근섬유아세포는 상처 경계선 방향으로 움직인다. 일단 거기에서, 그들은 III형 콜라겐으로 구성된 얇은 콜라겐 섬유를 생성한다. 상처 주위에 III형 콜라겐을 생성하는 것 외에도, 근섬유아세포는 상처 주위에 조직을 함께 끌어당기는 기능도 한다. 이런 식으로 상처가 작아지고 (상처 수축을 통해), 완전히 닫히고 더 빨리 치유될 수 있다. 또한, 상처는 이러한 방식으로 안정화된다.

증식 단계

증식 단계에서는 III형 콜라겐 생성이 증가하여 약 21일경 상처가 봉합된다. 이 단계에서는 기저 물질의 생성이 낮다. 상처는 근섬유아세포의 활성을 통해 안정화된다. III형 콜라겐의 잠정적인 네트워크가 형성됨에 따라 근섬유아세포는 손상 부위의 경계에서부터 상처로 이 네트워크를 통해 이동한다.

강화 단계

약 21일 후에 III형 콜라겐으로 상처가 닫히면 III형 콜라겐에서 보다 안정한 I형 콜라겐으로 전환된다. 동시에, 기저 물질의 생성이 증가한다. 이러한 방식으로, 조직은 보다 안정해지고, 근섬유아세포에 의한 상처 수축의 필요성은 줄어든다.

재형성 단계

강화단계에서 필수적으로 진행하는 재형성 또는 성숙단계에서는 조직은 점점 안정해진다. 세포의 합성 활동은 120일까지 여전히 높게 유지되고 그 후 점차적으로 감소한다. 150일이 되었을 때, III형 콜라겐의 85%가 I형 콜라겐으로 변형되었다. 그 시점 이후, III형 콜라겐 세포의 양은 세포의 약 3~5%가 남을 때까지 천천히 감소한다.

상처 치유 동안의 기계적 하중 (그림 6.2)

염증기 동안, 조직은 여전히 매우 불안정하고 쉽게 다시 손상을 입을 수 있기 때문에 조직에 기계적 하중을 가하는 것을 피해야 한다. 하중은 통증이 없고 저항이 없는 운동 영역에서 수행되어야 한다. 또한 이 단계에서 조직을 고정시키는 것은 생리학적으로 유리하다.

세포가 기능적 콜라겐 네트워크를 구축하기 위해 자극과 정보를 받아야하기 때문에 증식 단계에서 기계적 하중이 절대적으로 필요하다. 그러나 이 단계에서 하중의 강도에 주의해야 한다.

강화 및 재형성 단계에서, 조직에 가해지는 하중은 Ⅲ형 콜라겐의 I형 콜라겐으로의 형질 전환을 적절히 촉진하기 위해 서서히 증가되어야 한다. 세포는 점점 더 무거운 하중과 마주하여 I형 콜라겐이 계속 생성된다. 개별 환자에서 하중을 얼마나 많이 증가시켜야 하는지는 일상생활에서 직면하는 부하의 종류에 달려 있다. 어떤 사람이 하루 종일 사무실에서 일하고 운동을 하지 않는 경우, 치료 중 하중을 대단히 많이 올릴 필요가 없다. 대조적으로, 하루 중 열심히 노동을 하고 또한 격렬한 운동 활동에 정기적으로 참여하는 경우 그에 따라 부하를 늘려야한다.[7]

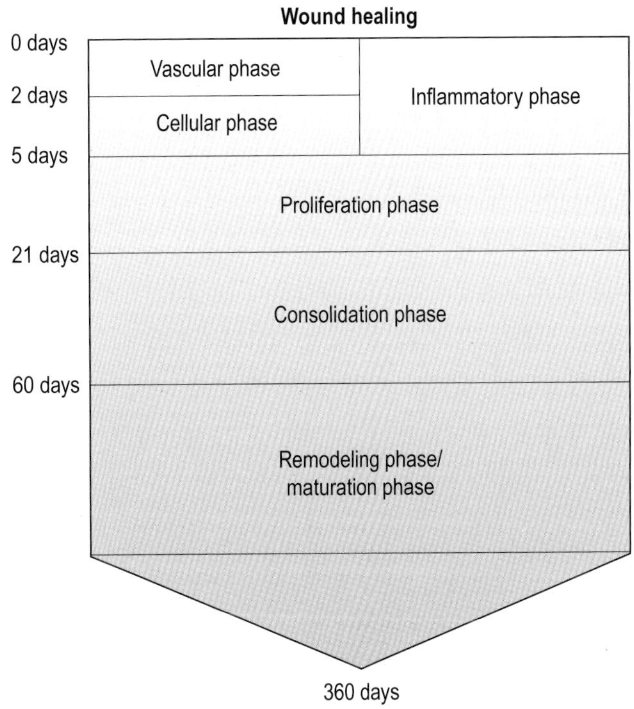

그림 6.2
상처 치유

가동 치료(mobilization treatments) 중의 치료적 효과

치료사가 정기적으로 마주치게 되는 한 가지 문제는 이동성 감소(hypomobility)이다. 이 문제를 다룰 때 모든 형태의 가동술 기술이 다양한 강도로 사용된다. 흥미롭게도 이러한 다른 기술과 관련된 여러 설명 모델이 있다. 치료사들은 많은 다른 치료법을 사용함에도 불구하고 치료 중 환자의 이동성 증가와 같은 동일한 결과를 얻을 수 있다.

또 다른 문제는 대부분의 경우 치료사는 움직임의 한계를 일으키는 원인에 대해 전혀 모른다는 것이다. 가능한 원인으로는 콜라겐 네트워크 내의 병리학적 교차 결합의 발달, 보호를 위한 근육, 결합 조직 세포 및 기질의 변화 등이 있다.

이러한 이유 때문에 움직임의 제한을 반응적 및 구조적 저이동성(hypomobility)으로 나누었다. 반응적 저이동성은 과도한 하중에 대항하여 손상된 조직을 보호하려는 메커니즘으로 인해 발생한다. 이러한 저이동성은 움직임의 경계와 관련 있는 통증에 의해서 인지된다. 구조적 저이동성은 통증이 없고 병리학적 교차 결합과 유착의 형성으로 인해 발생한다.[7]

다음 섹션에서는 가동 요법의 효과에 대해 일반적으로 사용되는 설명 모델을 다룬다.

기질과 세포 활성의 변화

일정한 하중(Creep)과 긴장성 이완

포복과 긴장성 이완은 가동 효과에 대한 가능한 설명으로 자주 사용되는 현상이다. 이것은 도수 요법에서 가장 오래된 설명 모델 중 하나이다. 그러나 종종 간과되는 사실은 이러한 효과를 얻기 위해서는 수 시간 동안 일정한 하중(creep) 또는 일정한 길이(긴장성 이완)로 조직을 유지해야 한다는 것이다.[23]

응력-변형 곡선의 선형 영역에 하중을 가하면 조직에 외상이나 미세 외상이 생길 수 있다.[24] 예를 들어 장경인대에 1시간 동안 60 kg의 인장 하중을 가하면, 1%에서 1.5%의 신장(elongation)을 유발하는 미세 외상이 발생한다. 3%에서 8%의 신장에서 박리(tear)가 발생하고 염증(상처 치유로 제시되는) 반응이 뒤따른다.[10,11] 이것은 무거운 하중이 조직의 단순한 신장보다는 손상을 일으킬 가능성이 높다는 것을 의미한다. 우리가 물리 공식 F=M a를 염두에 둔다면, 신장(stretch)이 극단적인 속도로 조직에 가해질 때 조작적인 추력(thrust)의 위험이 명확해진다.

따라서 일정한 하중과 긴장성 이완은 치료 중 관찰된 가동 효과에 대한 설명이 될 수 없다고 결론을 내려야 한다. 그 설명이 그럴듯해지려면 우리는 몇 시간에 걸쳐 조직을 늘려야 할 것이고, 그것은 부상과 통증을 유발할 가능성이 높다(그림 6.3).

요변성

앞서 언급했듯이, 치료로 유발되는 조직의 온기(warmth)와 기계적 변형은 기저 물질이 젤라틴(겔) 상태에서 보다 가용성(졸) 상태로 변형되게 한다. 이것은 점도가 감소함에 따라 조직이 더 많은 물을 얻는다는 것을 의미한다. Schleip은 이 변화를 버터가 젤(또는 젤리) 형태로 변형되는 것과 비교한다.[10,11] 이 변형 과정에서 조직이 더 쉽게 변형될 수 있다. 요변성이라 불리는 이 효과는 온기 및/또는 기계적 하중이 적용되는 한 발생한다. 또한, 자극은 2분 이상 주어져야 한다.

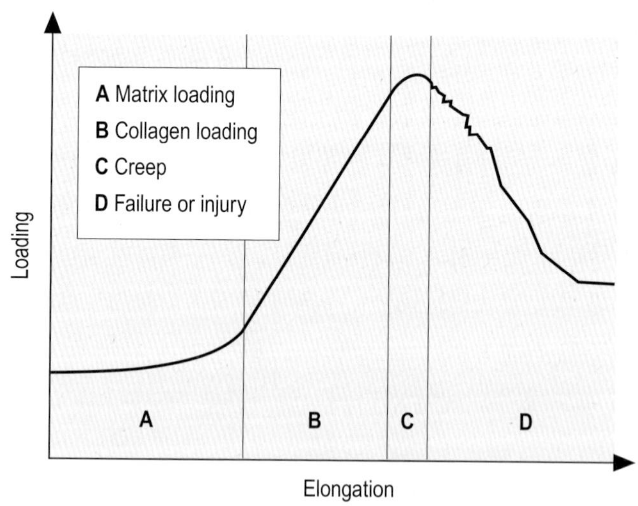

그림 6.3
콜라겐 스트레스-긴장 곡선.
Reproduced with permission from van den Berg Angewandte Physiologie Band 1, Georg Thieme Verlag. 3. Auflage, Stuttgart. [Applied Physiology Volume 1, George Thieme publishers, 3rd edition, Stuttgart]. 2011. 그림 1.59, 53쪽

압전기 활성

조직의 반복적인 하중과 하중제거를 통해 조직을 통한 체액의 수송이 증가한다. 이러한 방식으로 조직의 전기적 부하는 압전 효과로 알려진 현상에서 세포 합성 및 조직 내 재형성 과정을 자극하면서 변화한다.[7] 그러나 기저 물질의 재구성에는 2~10일이 소요되기 때문에, 문제는 치료 중에 관찰되는 가동성(mobility)의 빠른 변화가 이 효과로 설명될 수 있는지 여부이다.

콜라겐 분해효소 생성

저이동성에 대한 이유 중 하나로 추정되는 것이 콜라겐 네트워크 내 병리학적 교차 결합의 발달이다. 그렇기 때문에, 치료 목표 중 하나는 이러한 가교 결합을 제거하는 것이다. Carano & Siciliani는 간헐적인 신장으로 인해 세포가 콜라겐 분해효소의 방출을 200% 이상 증가시킬 수 있음을 발견했다. 이 효소는 병리학적 교차 결합을 제거할 수 있다(그림 9.1 참조).[25]

유착

제한된 움직임의 또 다른 원인은 관절사이의 유착과 같은 유착의 형성이다. 이러한 유착은 처음에는 관절막사이의 지방 침전물에 의해 유발된다. 치료 과정에서 이러한 유착을 기계적으로 느슨하게 하는 것이 우리의 목표이다. 이는 치료 중에 더 많은 힘이 필요하게 되는 희귀한 상황 중 하나이다. 우리의 가동력은 유착력보다 커야 한다. 이런 경우에 도수적 추력(manipulative thrusts)이 매우 유용할 수 있는 이유는 이 때문이다.[7]

신경학적 해석 모델

가동 효과에 대한 추가적 설명 모델은 신경 생리학 내에서 찾을 수 있다. 활성화된 상황에서 골지 건 수용기가 알파 운동 신경을 억제하고 근육을 이완시키는 것으로 알려져 있다. 이것은 우리가 조직을 신장시킬 때 골지 수용기를 활성화시키고 근육을 이완시키는 것을 의미한다. 골지 건 수용기는 근육이 동시에 수축 할 때만 활성화되어 수축 요소를 안정화시키고 힘줄에 기계적 하중을 가한다. 근육의 수동적 신장은 골지 건 수용기를 자극할 수 없는데, 이는 힘줄의 하중이 없기 때문이다.

골지 수용기의 약 10% 만이 힘줄에 위치하며, 90%는 근육-힘줄 접합부, 근복(muscle belly)의 결합 조직, 인대, 근막, 관절 캡슐, 다른 장소에 있다.[10,11] 따라서 이러한 비수축 조직의 수동적 신장이 골지 수용기를 활성화시킬 수 있다. 그러나 골지 수용기는 자극 역치가 매우 높다. 즉, 조직에 비교적 강한 신장을 가해야 한다. 무릎 인대의 기계적 수용기의 자극은 알파 운동 활성에 작은 변화만을 일으키지만 감마 운동 활동과 근긴장에는 큰 변화를 일으킨다.

근막에는 수많은 파치니 수용기와 루피니 수용기가 있다. 이들은 조직의 신장 과정에 반응하는 기계적 수용기이다. 이 두 수용기의 주요 차이점은 적응 속도이다. 파치니 수용기는 매우 신속하게 적응하므로 간헐적인 신장(진동)에 의해서만 활성화될 수 있다. 대조적으로, 루피니 수용기는 매우 천천히 적응하고 정적 신장에 의해서 활성화될 수 있다.[10,11,26]

또한, 많은 소위 간질 근막 수용기라 불리는 것이 있다. 이들은 기계적으로 활성화될 수도 있지만 주로 온도수용기 역할을 하는 자유 신경 종말이다. 이전에 언급했듯이, 높은 자극 역치 값을 가진 수용기와 낮은 자극 역치 값을 갖는 수용기 사이에는 구별이 있다.[10,11]

자율신경계의 변화

이 수용기의 기계적 자극이 자율 신경계에 영향을 줄 수 있다고 일찍이 언급하였는데, 이것이 시상하부 조율이라는 현상이다. 예를 들어, 시상하부 조율은 조직 내에서 근긴장과 순환에 영향을 줄 수 있다.[10,11] 또 조직에 가해지는 기계적 자극으로 인해 비만 세포가 자극되면 히스타민 분비가 증가하여 조직 내 순환이 증가한다.

근섬유아세포에 미치는 영향

근섬유아세포의 수축은 제한된 움직임의 원인 중 하나로 오랫동안 논의되어 왔다(5장 참조). 이전에 근섬유아세포는 난소, 자궁, 고환, 심장, 비장, 혈관, 치주 인대, 폐 근막 및 다른 근막 부위에서만 발견되었다. 우리는 이제 근섬유아세포가 모든 결합 조직에서 발견 된다는 것을 알고 있다.[27] 이산화탄소, 간질 pH 값, 교감신경 반사 활성 및 혈관 활성 물질은 모두 근섬유아세포의 긴장도에 영향을 미친다. 아마 세로토닌도 근섬유아세포의 활동에 영향을 미친다. 세로토닌은 특히 통각수용 활성인 IV형 수용기(즉, 자유 신경 종말)의 자극 역치를 감소시킨다. 예를 들어, 섬유근통 환자는 세로토닌 수치가 매우 높다.[7]

가능한 가동 효과의 요약과 설명

이 장에서는 가동 효과가 다음과 같은 여러 요소에 기인할 수 있고, 반드시 그래야 한다는 것을 분명히 한다.

- 근육의 이완
- 시상하부 조율 → 조직의 순환 증가
  - 증가한 세포 활성 및 조직의 재형성 증가
  - 요변성('겔'에서 '졸'로 변형)
  - 근섬유아세포의 이완
- 압전 활성 증가 → 세포 활성과 재형성 증가
- 콜라겐 분해효소의 방출 증가
- 유착의 이완

통증, 섬유아세포 활성의 증가, 조직 순환의 감소와 같은 문제를 야기하는 조직 손상의 위험이 증가할 수 있기 때문에 자극이 고강도로 가해지면 안된다는 것이 중요하다. 대부분의 경우에서 가동술은 세포 및 수용기에 부드러운 동작–유일한 예외는 관절사이 유착 및 기타 유착 형태–을 가해야 한다.

참고문헌

1. Cohen L. A., Cohen M. L. Arthrokinetic reflex of the knee. Am J Physiol. 1956;184:433–437.
2. Clark R. K., Wyke B. D. Temporomandibular arthrokinetic reflex control of the mandibular musculature. Br J Oral Surg. 1975;13(2):196–202.
3. Serola R. A theory on the role of counternutation in self-bracing of the sacroiliac joint after injury. Poster Presentation. At: 3rd Interdisciplinary World Congress On Low Back Pain and Pelvic Pain. Vienna, Austria. November 19–21, 1998.
4. Yerys S., Makofsky H., Byrd C., Pennachio J., Cinkay J. Effect of mobilization of the anterior hip capsule on gluteus maximus strength. J Man Manip Ther. 2002;10(4):218–224.
5. Gordon R. C. Manipulation Under Anesthesia: Concepts in Theory and Application. Taylor & Francis Group (CRC). 2005.
6. Makofsky H., Panicker S., Abbruzzese J., Aridas C., Camp M., Derakes J., Franco C., Sileo R. Immediate effect of grade IV inferior hip joint mobilization on hip abductor torque: a pilot study. J Man Manip Ther. 2007;15(2):103–110.
7. van den Berg F. Angewandte Physiologie: Das Bindegewebe des Bewegungsapparates verstehen und beeinflussen Band 1. 3. Auflage, Georg Thieme Verlag, Stuttgart. [Applied Physiology Volume 1. 3rd Edition. Stuttgart: Georg Thieme publishers. Stuttgart]. 2011.
8. Stecco C., Porzionato A., Lancerotto L. et al. Histological study of the deep fasciae of the limbs. J Bodyw Mov Ther. 2008;12(3):225–230.
9. Schleip R. Chapter 2.2 Fascia as an organ of communication. In: Fascia: the Tensional Network of the Human Body. Schleip R., Findley T. W, Chaitow L., Huijing P. A. (eds). 2012. Churchill Livingstone Elsevier.
10. Schleip R. Fascial plasticity – a new neurobiological explanation: Part 1. J Bodyw Mov Ther. 2003a;7(1):11–19.

11. Schleip R. Fascial plasticity – a new neurobiological explanation: Part 2. J Bodyw Mov Ther. 2003b;7(2):104–110.
12. Heine H. Functional anatomy of traditional Chinese acupuncture points. Acta Anatomica. 1995;152:293–296.
13. Langevin H. M., Cornbrook C. J., Taatjes D. J. Fibroblasts form a body-wide cellular network. Histochem Cell Biol. 2004;122(1):7–15.
14. Langevin HM, Bouffard NA, Badger GJ, Iatridis JC, Howe AK. Dynamic fibroblast cytoskeletal response to subcutaneous tissue stretch ex vivo and in vivo. Am J Physiol Cell Physiol. 2005;288:747–756.
15. Langevin H. M. Connective tissue: a bodywide signalling network? Med Hypotheses. 2006;66(6):1074–1077.
16. Langevin H. M., Bouffard N. A., Badger G. J., Churchill D. L., Howe A. K.. Subcutaneous tissue fibroblast cytoskeletal remodelling induced by acupuncture: evidence for a mechanotransduction-based mechanism. J Cell Physiol. 2006;207:767–774.
17. Vaday G. G, Lider O. Extracellular matrix moieties, cytokines, and enzymes: dynamic effects on immune cell behaviour and inflammation. J Leukoc Biol. 2000;67:149–159.
18. Hinz B., Phan S. H., Thannickal V. J., Galli A., Bochaton-Piallat M.-L., Gabbiani G. The myofibroblast: one function, multiple origins. Am J Pathol. 2007;170(6):1807–1816.
19. Gabbiani G. The evolution of the myofibroblast concept: a key cell for wound healing and fibrotic diseases. G Gerontol. 2004;52:280–282.
20. Kozma E. M., Glowacki A., Olcyk K., Ciecierska M. Dermatan sulfate remodeling associated with advanced Dupuytren´s contracture. Acta Biochemica Polonica. 2007;54(4):821–830.
21. Wipff P.-J., Rifkin D. B., Meister J.-J., Hinz B. Myofibroblast contraction activates latent TGFbeta1 from the extrecellular matrix. J Cell Biol. 2007;179(6):1311–1323.
22. Alexandrova A. Y. Evolution of cell interactions with extracellular matrix during carcinogenesis. Biochemistry (Moscow). 2008;73(7):733–741.
23. Currier D., Nelson R. Dynamics of Human Biologic Tissues. 1st ed. Philadelphia:F. A. Davis Company. 1992.
24. Threlkeld A. J. The effects of manual therapy on connective tissue. Phys Ther. 1992;72 (12):893–902.
25. Carano A, Siciliani G. Effect of continuous and intermittent forces on human fibroblasts in vitro. Journal of Orthodontics. 1996;18:19–26.
26. van der Wal J. C. Chapter 2.2 Proprioception. In: Fascia: the Tensional Network of the Human Body: the Science and Clinical Applications in Manual and Movement Therapy. Schleip R., Findley T. W, Chaitow L., Huijing P. A. (eds). 2012. Churchill Livingstone Elsevier.
27. Spector M. Musculoskeletal connective tissue cells with muscle: expression of muscle actin in and contraction of fibroblasts, chondrocytes, and osteoblasts. Wound Repair Regen. 2001; 9:11–18.

7

감각 기관으로서 근막

Robert Schleip

살아있는 근육 조각(인체 등 다른 생명체)을 치료하는 방법에서 무엇이 빠졌을까?

시체는 생명을 뺀 몸이다. 그 말에 동의하는 것은 쉽지만, 이것과 관련된 흥미로운 질문들은 다음과 같다.

- 도수 치료 동안 '생명'은 조직 반응에 정확히 어떻게 영향을 미치는가?
- 어떤 생리학적 또는 다른 알려진 메커니즘이 이것과 관련되어 있는가?
- 이 물음에 대한 답으로, 겉으로 보기에 '살아있는' 신체 부위와 덜 '살아있는' 느낌의 신체 부위를 손으로 만졌을 때 조직의 질 차이를 이해하는 데 도움이 될 수 있는가?

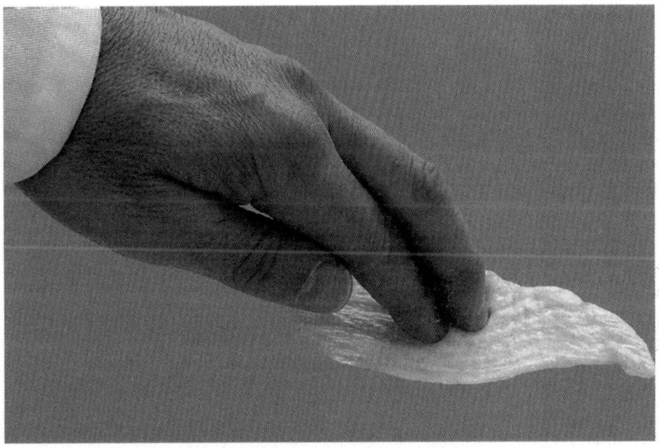

그림 7.1
신선한 동물 근막 조각에 다른 근육 근막 기법을 적용하는 실험. 고유한 섬유아세포의 대부분은 아직 살아있고(공여자의 희생 후 몇 시간 동안), 정상적인 조건에서 근막을 연구할 때 근막 치료사에게 익숙한 여러 조직 반응을 설명할 수 없었다. 이런 반응의 부재가 중추신경계와 함께 신경 연결 장애와 관련이 있을 수 있을까?(© fascialnet.com)

이 질문에 따라 저자와 동료 그룹은 신선하게 추출된 동물 근막(돼지, 소, 쥐 및 쥐를 희생시키고 몇 분 후 허리 근막을 획득하였다(그림 7.1 참조). 에 도수 가동술(manual mobilization)을 가하는 몇 가지 실험을 실시하였다. 더 작은 콜라겐 결합과 유착을 느슨하게 하는 것이 가능했지만, 의사들은 '살아있는 근막'으로 작업할 때 흔히 만질 수 있는 많은 중요한 조직 반응 양상이 이러한 인공 치료에서는 빠져 있다는 명백한 인상을 남겼다. 유사한 일련의 실험에서, 저자는 병원에서 마취하에 환자에게 근막 가동술을 적용했다. 여기에도 정상 조직 반응성이 부족했다. 예전에 단단했던 근육 조직(상부 승모근 또는 슬괵근과 같은)은 마취 전 상태와 비교했을 때 더 부드러워 보였으며, 근막 치료사에게 친숙한 치료시의 이완 반응은 심부 조직 가동술을 적용하는 동안 발견할 수 없었다(Schleip, 2012).

이러한 실험은 충분한 방법론적 엄격함을 포함하지 않았으므로 과학적으로 신뢰할 수는 없지만, Chaudhry 등이 수행한 광범위한 연구 결과와 일치하는 것으로 보인다(2008). 여기에서 근육 근막 가동술(myofacial mobilization)에 사용된 기계적 힘이 비단 근막과 같은 매우 느슨한 결합 조직에서도 즉각적이고 지속적인 조직 변형을 유도할 수 있음이 나타났다. 그러나 이러한 힘은 조밀한 근막 조직(요추 근막, 대퇴근막 또는 족저근막과 같은)에 지속적인 효과를 유도하기에는 충분하지 않다. 그러므로 이 연구의 연구자들은 물리적으로 확인 가능한 결과를 낳는 근막 치료법이 중추 신경계와의 연결을 통해 간접적으로 조직의 반응성에 영향을 주는 생리학적 또는 신경근성 반응을 이끌어낼 수 있는 근막의 감각 신경 종말의 자극을 포함할 수 있다고 제안했다(종래의 생체역학적 조직 변형의 효과 또한 이 연구에 포함되어 있다).

근막 조직에는 매우 많은 신경이 분포되어 있다.

근막의 감각 신경 분포에 대해 실제로 알려진 정보는 어떤 것들이 있을까? 사실, 대부분의 의료 전문가들에게 근막은 오랫동안 근육, 기관과 같은 다른 중요한 구조에 기계적 지지를 제공하는 비활성(inert)의 포장 기관 정도로 간주되어왔다. 근막 감각 신경의 존재에 대한 초기 조직학적 보고가 있었지만(Stillwell, 1957; Sakada, 1974), 이들은 거의 주목받지 못했으며 근골격계 역학의 전반적인 이해에 영향을 미치지도 못했다. 도수 치료의 개척자–Moshe Feldenkrais와 Ida Rolf와 같은 신체 치료법(somatic therapies)의 창시자–들은 감각 기관으로써 근막의 중요성을 명백하게 인식하지 못했다. '근막에 신경이 존재한다는 것은 의심의 여지가 없다 ...'라고 선언한 정골 의학(osteopathy)의 창시자 A. T. Still은 모든 근막 조직은 '뇌의 분점(branch offices)' (Still, 1902)을 다루듯이 같은 정도의 존중을 갖고 치료해야 한다고 제안했다. 그러나 그의 글에는 어떻게 그 결론에 도달했는지, 그가 의미한 특정 신경 유형이 무엇인지, 그리고 이들이 여러 종류의 기계적 자극에 어떻게 반응하는지에 대한 세부 사항은 거의 포함되어 있지 않았다.

20세기 말에 와서야 van der Wal이 이 분야를 연구하며 커다란 공헌을 했다. 그는 쥐의 근막에 있는 감각 신경 종말의 풍부한 존재를 다른 세부사항들과 함께 문서로 남겼다(van der Wal, 1988; van der Wal, 2009). 하지만 불행히도, 이 중요한 발견은 수십 년 동안 의학 및 의료진들의 세계에서 거의 주목받지 못했다. 매우 전문화된 근막 조직인 인대에 관한 그들의 고유감각 수용기 신경 분포는 1990년대에 인식되어 이후에 관절 손상 수술을 위한 지침서에 영향을 미쳤다(Johansson 외, 1991). 유사하게, 전문화된 조직으로써의 족저근막은 서 있을 때 자세를 제어하는 감각 운동 조절에 기여하는 것으로 밝혀졌다(Erdemir & Piazza, 2004). 그러나 2007년 Boston의 Harvard Medical School에서 열린 최초의 국제 근막 연구회는 보다 포괄적이고 강력한 방식으로 전반적인 시각을 변화시켰다. 이 연구회에서 각각 다른 국가의 세 연구팀이 독립적으로 근막 조직에 감각 신경이 풍부하게 존재한다는 것을 보고했다(Findley & Schleip, 2007).

그림 7.2는 인간 근막의 일부에서 신경 공급의 풍부함을 보여주는 예이다. 3장에서 제시한 용어 정의에 따라 인대, 기관 캡슐 또는 근육 내 결합 조직과 같은 모든 지배적인 섬유 결합 조직을 '근막'이라고 불리는 신체 전반의 긴장성 네트워크의 일부로 인식한다면 근막에는 적어도 수십만 개의 신경 종말이 있으며, 이들 모두는 말초 근막 조직을 중추 체성 신경 또는 자율 신경계와 연결시킨다고 볼 수 있다(Mitchell & Schmidt, 1977). 이와 함께 근막에는 국소 혈관 운동 활성에 영향을 미치고 다른(아직 이해되지 않은) 기능 또한 가지는 것으로 보이는 원심성 교감신경 종말도 분포하는 것으로 보인다(Tesarz 외, 2011).

이것만을 근거로 몸 전체의 근막망을 감각 기관으로 보는 것은 당연한 것처럼 보이지 않는다. 하지만 근막에 내재된 엄청난 양의 신경 종말과 근거하여, 근막망은 청각이나 우리의 감각 기관으로 여겨지는 다른 기관 등은 물론이고 시각적 감각 정도에 상응한다고 할 수 있다. 근막으로 이뤄진 근육 내 낭의 복잡한 시스템과

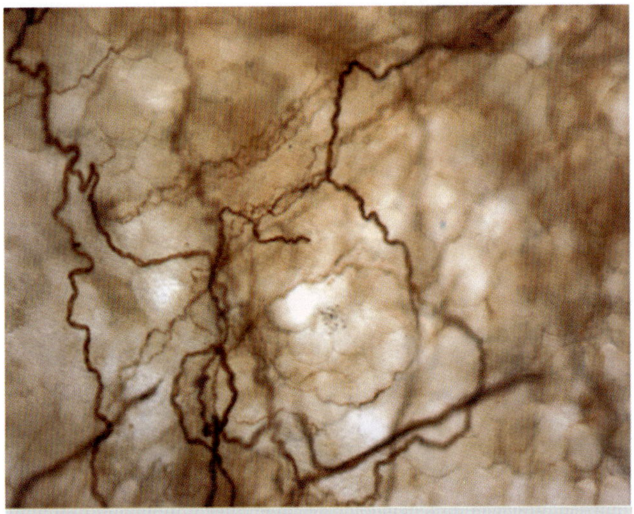

그림 7.2
인간 요추 근막 조각에 존재하는 풍부한 신경. 영상의 길이는 약 0.5mm이다. 범 신경 항체를 사용하면 모든 신경조직을 시각적으로 표시할 수 있다(암갈색). Reproduced from Tesarz J., Hoheisel U., Wiedenhöfer B., Mense S. (2011) Sensory innervation of the thoracolumbar fascia in rats and humans. Neuroscience. 194:302-308, with permission from Elsevier

콜라겐성 결합 조직의 중격(septi) 등은 이 긴장성 네트워크 요소를 제공하는 것에 포함되며, 근막은 또한 전체 표면 영역에서 가장 큰 감각 기관으로도 볼 수 있다.

Tesarz 등 (2011)에 따르면 근막의 신경 분포-설치류와 인간의 배측 요부(lumbodorsal) 근막에서의 검사 결과-는 분절 유형을 따르는데 이것은 근육분절과 피부분절 신경분포 지도와 일치한다. '근막분절(fasciatome)'이라는 용어는 척수의 각 레벨에서 신경 분지된 근막 부위를 위해 제안되었다.

특별히 신경분포가 많이 되어 있는 영역

새로운 고유감각 수용기의 입력을 척수에 공급하기 위해 도수 치료에서 근막 네트워크의 위치를 자극하는 것이 효과가 있을가? 근막의 감각 수용기 밀도에 관한 두 가지 새로운 통찰은 이 질문에 대한 가치 있는 통찰력을 제공한다. 첫째, Heidelberg 대학 Mense 연구팀의 최근 발표한 조직학 연구는 인간 및 설치류 요추 근막의 경우 감각 뉴런의 밀도가 가장 표면 조직층, 즉 진피와 심부 근막 사이에서 현저히 높다는 것을 밝혔다(Tesarz 외, 2011). Ulm 대학의 자체 실험에서 우리는 심부 근막과 얕은 층 사이의 전단(shearing) 부분에서 눈으로 볼 수 있는 신경의 밀도가 증가하는 것을 관찰했다. 건강한 신체에서 이 구역은 기본 조직과 관련하여 인체의 외측면에 움직임 많은 곳으로 쉽게 추정된다. 또 이곳은 이 구조가 피부 접힘을 신체로부터 떼어낼 수 있는지 여부를 결정하는 영역이기도 하다. 이는 매번 해당 부위를 움직일 때 마다 제공되는 정보가 근막 고유 감각의 중요한 원천을 제공한다는 그럴듯한 가정을 뒷받침하는 근거가 될 수도 있다. 이와 관련하여, 스포츠 의학에서의 다양한 스킨-테이핑(skin-taping) 기술의 심오하고, 입증되지 않은(anecdotal) 영향이 정상적인 관절 기능에서의 각 피부 움직임의 국소 증폭에 의해 부분적으로 설명될 수 있다고 추측하는 것 또한 가능하다. 이러한 가정들은 추가 연구를 통해 확인되고 정립될 필요가 있다.

이러한 근막과 신경분포와 관련한 두 번째 최신 지견은 이탈리아의 Padua 대학의 Stecco 연구팀에서 비롯된 것이다(Stecco 외, 2007). 인간 시체를 이용하여 상지와 하지의 조직학적 검사 결과 골지(Golgi), 파치니(Pacini), 루피니(Ruffini) 소체와 같은 고유감각수용기 신경 종말의 밀도가 큰 차이가 있는 것으로 나타났다. 그들의 연구 결과에 따르면 중요한 힘 전달 기능(상완 이두근의 연장으로써 팔뚝에 있는 이두근 건막(Bicipital aponeurosis)과 같은)을 담당하는 근막 조직이 고유감각수용기 종말을 거의 포함하지 않는 것으로 나타났다. 이 연구팀의 연구에 의하면 발목과 손목 주위의 지지띠(retinacula)와 같은 근막으로 이뤄진 구조물을 잘랐을 때 잘린 지지대는 다른 근막 구조들의 힘 전달에 거의 기여하지 않는다는 사실 또한 알 수 있었다. 흥미롭게도, 보다 비스듬한 근막 밴드는 주요 관절로부터 더욱 가까이에 위치하고 매우 높은 밀도의 고유감각 신경 종말들을 포함하는 것으로 보인다. 이러한 근막 밴드의 주요 기능은 생체 역학적인 것이 아니라 중추 신경계에 상세한 고유수용 감각을 제공하는 감각 기능일 수 있다고 제안되었다. 만약 이것이 검증되면, 이것은 도수 치료에서 증가된 고유감각 신경 분지를 갖는 부위의 근막 조직을 자극함으로써 해당 부위의 고유감각 수용기를 강화하여 각각의 치료 효과를 증가시킬 수 있음을 시사한다.

서로 다른 기계감각 (mechanosensory) 수용기의 종류와 작용

그림 7.3은 다리의 좌골 신경 또는 팔의 요골 신경과 같은 근골격계 신경 다발의 전형적인 구성을 보여준다. 이 구성에 관한 흥미로운 점 중 하나는 교감신경계에 의해 조절되는 혈관 공급을 통해 영양분 전달의 미세 조정에 막대한 수의 신경이 투입된다는 것이다. 감각 운동 조절을 다루는 나머지 부분은 운동과 감각 경로에

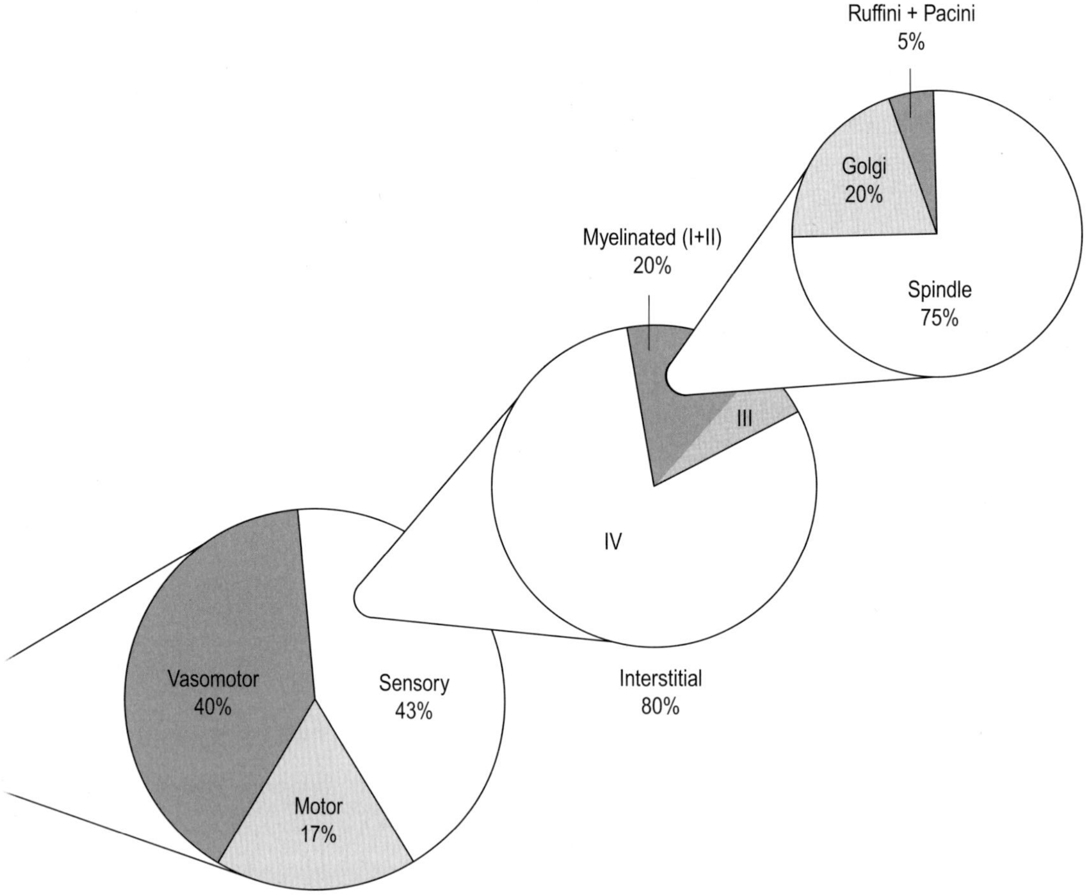

그림 7.3
말초신경의 신경 단위 요소. 비율은 주변 영역에 공급하는 더 큰 신경 다발을 구성하는 개별 축삭의 정량적 분석에서 유도되었다 (이 경우 고양이의 비복근 측면과 가자미근에 공급되는 결합된 신경; 1977년 Mitchell & Schmidt의 데이터). 간질 뉴런의 작은 부분이 뼈 안에서 끝나는 반면, 나머지 뉴런들은 근막 조직에서 끝나는 것으로 간주될 수 있다. 심지어 근방추라 불리는 감각 기관들도 근주막 또는 근내막 근막 조직 내에 둥지를 틀고 있다. 간질세포 뉴런은 자유 신경 말단으로 끝난다. 이들 중 몇몇은 명확하게 고유감각 수용적, 내부감각 수용적 또는 통각적 기능을 가지고 있다. 그러나 최근의 조사에 따르면 근막에 있는 간질 뉴런의 대다수가 다분야 기능을 제공하는 것으로 나타나고 있는데, 이는 이 뉴런들이 통각적 자극뿐만 아니라 비통각적 자극에도 개방적이라는 것을 의미한다(©fascialnet.com).

똑같이 기여하지 않는다. 대조적으로, 우리의 인체 구조는 상대방을 가르치는 것과 같은 느낌의 '말하기'보다 소통과 관련된 '듣기'의 측면에서 두 배나 많은 뉴런을 사용한다. 이 지혜로운 인체의 구조적 원칙에 의해 선천적 지성이 상대방의 말에 귀 기울이기보다는 여러 가지 요구사항만 내세우는 구식 사장님 스타일의 능력을 훨씬 능가할 수 있는 이유 중 하나이다.

감각 축삭의 4분의 1은 고유감각수용 경로로 간주할 수 있는 상대적으로 빠른 전도성 수초성 뉴런으로 이루어진다. 그들의 종말에는 파치니, 골지, 루피니 소체가 포함된다. 대개 근막 조직에서, 근외막 또는 힘줄 부분에서 또는 근육 내 결합 조직에서 종결된다.

진화론적 관점에서 볼 때, 육상 동물의 움직임을 미세하게 조정하기 위한 최근의 발명품(invention)인 근방추들은 근육 내 근막 네트워크의 근내막성 콜라겐 조직 또는 근주막 내에 위치하는 감각 장치로 생각할 수 있다. 주변의 콜라겐성 조직이 탄성을 잃어버리면 이러한 방추의 기능이 손상될 수 있다. 아마도 이것은 만성 근육 강직이나 섬유근통과 같은 조건에 기여하는 요인일 수 있고, 증가하는 근내막의 두께가 섬유근통 환자의 특징이 되는 것으로 보여진다. 또한 근육을 연구하는 과학자가 같은 동물 내에서 부드러운 근육과 거친 근육 사이의 강직 차이를 설명하기 위해 증가된 근주막(perimysium) 두께를 발견했다는 것도 흥미롭다(Schleip 외, 2006).

이러한 다른 기계적수용기 신경 세포의 기능에 대해 많이 알려져 있지만, 근막 조직에 있는 감각 신경의 대부분은 조직의 간질(interstitial)에 종결되는 자유 신경종말(그림 7.3 참조)로 알려져 있고, 이는 흥미롭게도 아직 연구가 많이 진행되지 못했고 이를 연구하는 연구자들에게도 여전히 신비한 것으로 간주된다. 고전 신경학에서는 이들을 축삭에 매우 얇은 수초성 막이 있는 III형 뉴런과 무수초성 축삭돌기가 있는 IV형 뉴런으로 다시 나눈다. 비록(다른 유형의 범주에서 C-섬유라고도 불리는) IV형 뉴런의 속도가 이미 느린(소위 A-δ 섬유라 불리는) Ⅲ형 축삭보다 더 느리지만, 임상적으로 바라볼 때는 두 가지 신경 섬유 모두 비슷한 방식으로 행동하는 것으로 간주할 수 있다.

규칙적으로 수초를 가진 뉴런-근방추, 골지, 파치니 및 루피니 소체의 말단을 제공하는-이 고유감각 수용장치로서 기능한다는 것이 분명하다. 파치니 소체의 말단이 급격한 변화에만 반응하고 변화가 없는 자극을 수용할 능력이 없는 반면, 루피니 소체의 말단은 전단 하중(즉, 하나의 조직층과 인접한 조직층 사이에서 장력 하중의 방향 차이)에 매우 민감한 것으로 보고되었다.

골지 수용기가 이전에는 힘줄 조직에만 존재하는 것으로 여겨졌지만, 다른 연구 결과들(Yahia 외, 1992; Stecco 외, 2007; Stecco 외, 2008)을 통해 다른 근막 조직에서 이들의 존재가 독립적으로 확인되었다. 골지 수용기의 자극은 자극된 콜라겐 섬유 다발과 연속적으로 연결된 근육 섬유에서 이완 반응을 일으키는 경향이 있다. 그러나 이완된 상태에서 힘줄 조직(tendinous tissue)이 연속적으로 연결된 근섬유(myofiber)와 함께 신장된다면, 각 신장(elongation)의 대부분은 보다 순응하는(compliant) 근섬유에 의해 해당 힘줄 조직 또한 신장될 것이다. 부드러운 끈(근섬유)과 조밀한 끈(힘줄)으로 이루어진 줄을 상상해보면 이해가 쉬울 것이다. 양쪽을 잡아당길 때, 처음에는 부드러운 부분에서 길어지기 시작하고, 연접된 조밀한 부분에서는 길어지는 일이 거의 없다. 이것은 동시에 이완된 근육에 가해지는 신장 자극이 근육 톤의 변화를 유발하는 충분한 자극을 제공하지 못할 수 있다고 설명하는 Jami의 연구 논문의 내용과 일치한다(Jami, 1992).

루피니 소체 신경종말의 자극은 교감신경 활성의 감소를 유발하는 것으로 보고된다. 루피니 신경종말은 특히 전단 하중에 반응한다. 천천히 이완시키며 치료하

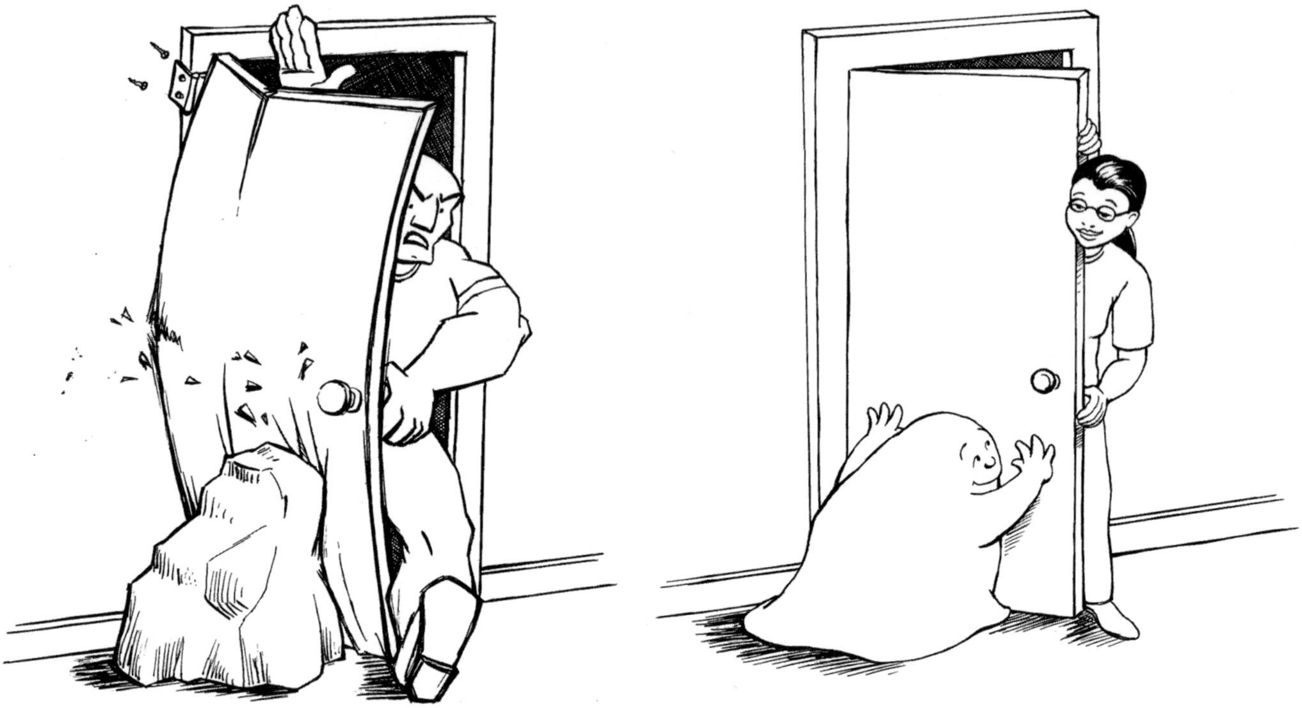

그림 7.4
막힌 문이나 관절을 여는 두 가지 방법. 기계적 물체에 의해 차단된 문은 장애물에 의해 차단된 문과 다른 접근 방식이 필요하다. 유사하게, 막힌 관절이나 움직이지 않는 조직은 죽은 조직을 다루듯이 기계적인 용어로 접근할 수 있다. 대신 능동적 자기 조절 메커니즘으로 접근할 수 있다. 접근법의 선택은 주로 의사가 환자의 특정한 상황과 관련된 신경 역학을 인식하고 있는지 여부에 따라 달라진다(©fascialnet.com, with kind permission of Twyle Weixl).

는 근육 근막 기법–조직이 선호하는 이완 방향을 이용한 '국소 부위 진단(local listening)'을 통한 치료방법–이 이러한 수용기를 자극하는 데 특히 효과적일 수 있다는 것이 흥미롭게 보인다. 이러한 치료 기술은 깊은 조직을 대상으로 하는 도수 접근법에 더하여 롤핑 요법(Jones, 2004)에서 자주 사용된다.

반면 파치니 소체는 빠르게 적응하는 수용기이기 때문에 빠른 변화를 선호한다. 그들은 특히 고속 도수 치료에 관여할 뿐 만 아니라 Trager 방식이나 Lederman의 조화 기법(harmonic technique) (Trager, 1987; Schleip, 2003, Lederman, 2005)에서 사용되는 보다 완만한 요동 운동(rocking motion)에도 관여할 수 있다.

간질에 존재하는 기계적수용기 자유 신경종말의 자극은, 특히 기계적 역치가 높은 신경에 대한 자극은 국소 혈관 확장과 혈장 분출을 통해 국소 부위의 변화된 체액 공급을 유도하는 것으로 나타났다(Mitchell & Schmidt, 1977).

도수 치료 접근법을 목표로 할 수 있는 근막의 다른 감각 수용기에 대한 개요는 표 7.1을 참조하고, 이 개요에 대해 임상적으로 확장된 내용은 25장, 표 25.1을 참조하면 도움이 될 것이다.

수용기	선호 위치	특정 반응
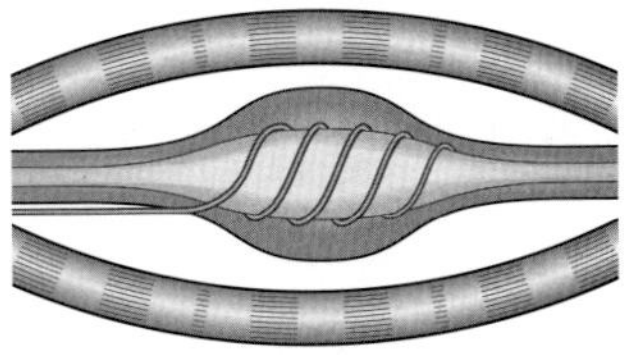 근방추	• 근주막(perimysium) • 근내막(endomysium) • 근육 격막 기원 근외막(epimysium) 주변	• 빠르고 예상치 못한 신장
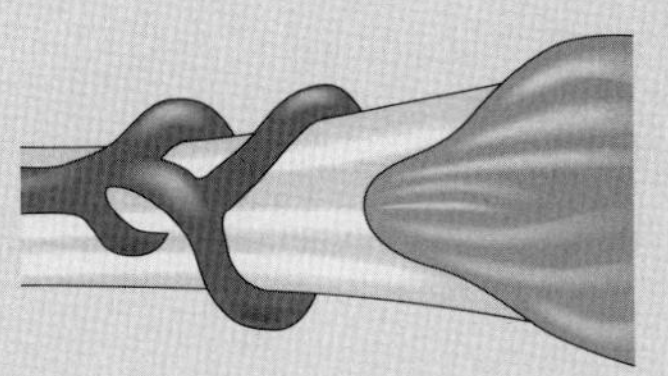 골지 수용기	• 근건 접합부 • 근외막 • 관절 캡슐	• 특정 긴장 역치를 넘어선 콜라겐 섬유와 관련된 느린 신장 (근육 저항을 요구할 수 있다)
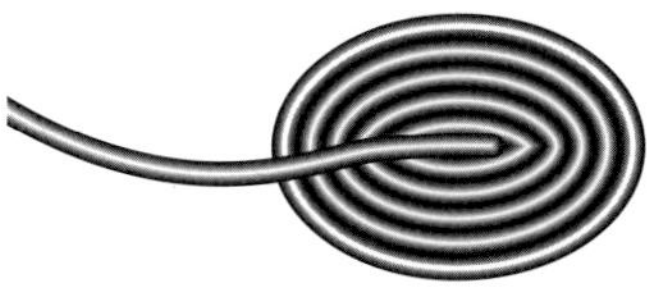 파치니 소체	• 척추 인대 • 관절 캡슐의 내층	• 국소 긴장 및/또는 압축에서 빠른 변화
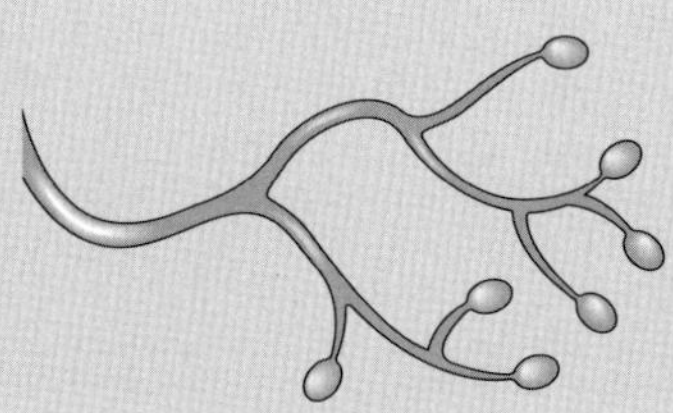 루피니 종말	• 관절 캡슐의 외층 • 경막 • 빈번하게 신장되는 영역의 깊은 근막	• 접선 벡터를 따라 느린 변형 (전단 하중)
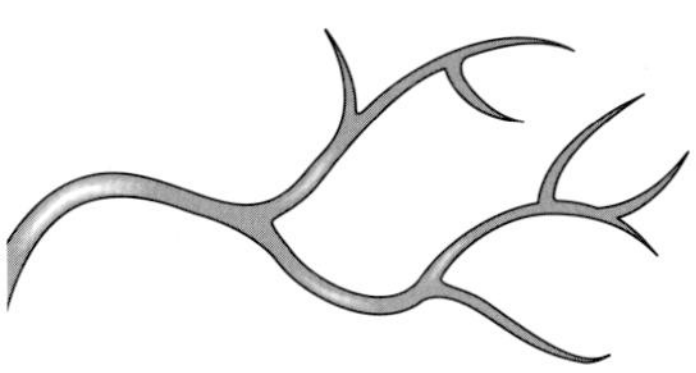 간질 자유 신경 종말	• 골막 • 피하의 결합 조직 (C-섬유) • 요추 근막의 표층 • 내장과 근육내 결합 조직	• 통증감각수용 • 기계적 수용기의 높은 역치 • 기계적 수용기의 낮은 역치 • 다형 수용성

표 7.1
도수 치료 접근법을 목적으로 삼을 수 있는 근막의 다양한 감각 수용체

잠재적 통증 유발자로써의 근막

연부조직 통증의 원천이 될 수 있는 근막 신경 종말은 Tesarz 등에 의해 알려졌다(2011). 이 연구는 설치류와 사람의 요추 근막 모두에서 명확한 통증감각수용 기능을 가진 자유 신경 종말의 풍부한 존재를 입증했다. 이것은 또한 인간의 요추 근막에 저장성 생리 식염수를 주사한 후 다른 유발 검사를 시행하여 확인할 수 있었다(hypilder 외, 2014). 흥미롭게도, 근막과 관련된 간질(intersititial) 뉴런은 반복적인 기계적 또는 생화학적 자극에 민감하게 반응하여 장기간 지속되는 것으로 나타났다.

저장성 식염수를 이용한 유사한 유발 검사에서 다음의 결과를 확인하였다. 격렬한 운동 후 발생하는 지연 발병 근육 통증(DOMS: delayed onset muscle soreness) 감각의 대부분 또한 근외막(muscular epimysium)의 근막층에서 통증자극에 반응하는 간질 뉴런에 기인한 것으로 밝혀졌다(Gibson 외, 2009).

> **요약** (간단명료하게 요약하면 다음과 같다)
>
> - 살아 있는 사람의 근막을 만지는 것은 죽은 고기 덩이 한 조각을 치료하기 위한 방법과는 다른 접근법을 필요로 한다. 사실, 근막은 인체의 최대 감각 기관으로 작용하는 신체 전반의 외형 틀을 구성한다. 그것은 우리의 신체적 자아를 감지하기 위한 가장 중요한 방향성을 제공한다.
> - 관련된 감각 신경에는 고유감각수용성 정보를 전달하는 수용기가 포함된다. 여러 도수 기술들은 이 수용기에 새로운 고유감각수용성 자극을 제공하여 수용기 고유의 신경근 효과와 생리적 효과를 유발할 수 있다.
> - 근막은 또한 통각수용성 신경 말단을 통해 전달되는 요통을 포함한 경우에서 통증의 원인이 될 수 있다.
> - 근막의 다른 신경 말단(통각을 전달하는 신경 말단 이외)은 내부수용성 기능을 제공하며, 이에 따라 섬 피질(insular cortex)과 체성감정(somatoemotional)을 스스로 감지하는데 영향을 미치는 경향이 있다.
> - 근막에 존재하는 다형 수용기의 광범위한 존재는 몇 개의 근막 관련 치료법의 이로운 진통효과를 이해하는 데 유용한 근거를 제공한다.

잠재적인 통증 발생기인 근막에 관한 새로운 관점은 요통의 이해와 치료에 중요한 함의를 제공할 수 있다. 일부 허리 통증이 추간판 변형에 의해 유발되지만, 몇몇 대규모 MRI 연구는 대부분의 요통 환자에서 추간판의 변형이 부수적으로 발생하기 때문에 통증의 원인을 신체의 다른 곳에서 찾아야 할 수도 있다고 밝혔다(Jensen 외, 1994; Sheehan, 2010). 이러한 배경을 토대로, Panjabi(2006)는 요통에 대한 새로운 가설 모델을 제안하였고, 이후에 다른 사람들에 의해 정교화 되었다(Langevin & Sherman, 2007; Schleip 외, 2007). 이 저자들에 따르면, 요추 결합 조직의 미세 손상은 통증감각수용 신호전달 및 요통과 연관된 하류 효과(downstream effects)를 유발할 수 있다고 한다. 요통을 호소하는 환자의 요추 근막 미세 손상은 오래 전부터 보고되어 왔다(검토를 위해 Willard 외, 2012 참조). 그러나 비교 가능한 건강한 사람들에서 그것의 존재는 정량화되지 않았으므로 인과 관계는 여전히 의문스럽다. 최근 Langevin과 Sherman에 의한 광범위한 초음파 연구에서 만성 요통 환자의 요추 근막을 건강한 사람의 것과 비교했다. 근막 층은 건강한 대조군과 비교했을 때 환자의 기본 근육계가 보다 조밀하게(또는 더욱 밀접하게) 연관되어 있는 것으로 나타났다. 이 결과는 이전에 보고된 조사와 함께 요추 근막이 적어도 몇몇 경우의 요통을 이해하고 치료하는 데 있어 중요한 요소로 인식되어야 한다는 것을 제안했다(Langevin & Sherman, 2007).

근막의 다형(Polymodal) 수용기

모든 자유 신경 종말이 통증수용기로 분류될 수 있는 것이 아니라는 점을 인식하는 것은 중요하다. 그들 중 일부는 열 감지를 위한 감각 장치이다. 그 이외의 다른 신경 종말들은 에르고감각(ergoreception)이라고 알려진 감각을 감지하는데, 이는 근육 활동의 변화를 확인하고 교감신경계에 보고하여 해당 근육에서의 혈류를 국소적으로 미세조정하는 역할을 한다.

흥미롭게도, 근막 조직에서 간질 뉴런 대부분은 소위 '광역 역학(wide dynamic range)' 수용기 또는 다형 수용기로, 한 종류 이상의 자극에 반응한다(Sandk hler, 2009). 척수의 후각(posterior horn)에서 그들 각각의 시냅스가 매우 민감하게 작동하여 '모든' 종류의 자극에 쉽게 반응할 뿐만 아니라, 다형 수용기이기 때문에 특정 감각만이 아니라 여러 고유감각수용 정보들을 충분히 받아들일 수 있다. 그러나 고유감각 수용기 자극 (예를 들어, 각각의 신경 종말을 둘러싼 결합 조직 기질의 변화로 인해)이 부족한 경우, 이들 뉴런은 통각 자극에 대한 역치를 능동적으로 낮추는 경향이 있다. 또한, 그들은 이웃해 있는 다형 뉴런을 민감하게 하는 사이토카인을 적극적으로 방출시키고, 이들을 통각수용 기능을 하게 만든다. 겉보기에 아주 작은, 예를 들어 단 1mm의 다리 길이 차이와 같은 기계적 자극은 이로 인해 전달되는 여러 감각들을 근막내(intracascial) 다형 수용기의 복잡한 네트워크를 통하여 통각수용 반응을 일으킬 수 있다.

근막내 고유감각수용기와 통각수용기 사이의 상호 억제 역학을 기반으로, 근막내 다형 수용기에 고유수용성 정보를 입력하기 위한 치료방법으로서의 운동과 도수치료 방법들의 연구가 진행되고 있다. 이것은 단지 몇 밀리미터의 진폭에서만 활성화되는 환자의 미세운동이나 피부의 두 점 사이 거리가 감소하는 상황에서 두 점 구별 능력 향상을 위한 캘리퍼의 사용 등 새로운 움직임 패턴(Feldenkrais 방법에서와 같이)과 같은 여러 가지 방법으로 수행될 수 있다(Buchanan & Ulrich, 2001).

동일 근막분절(fasciatome) 내에서 약간 다른 위치에 명백하게 새로운 통증을 주는 것은 다형 수용기의 기존 과민 반응을 낮출 수 있다. 고도로 신경 분지된 골막 (또는 힘줄-골막의 전환부위)에서의 위와 같은 시도는 통각의 과민을 줄이는 관점에서 특별히 효과적인 것으로 보이고, 이러한 방법은 특히 Chua K'a 마사지와 Typaldos의 근막 왜곡 모델 등의 보다 격렬한 치료법을 설명하는 메커니즘 중 하나 일 수 있다(Typaldos, 1999).

내부감각수용기의 신경분지

근막의 몇몇 자유 신경 종말은 체성감각, 통증수용감각 신호 그 어느 것과도 연관되어 있지 않다. 다만 전두엽의 섬(insular) 피질에서 인지하는 온도, pH 변화, 내장감각과 같은 생리학적 조직 상태에 관한 정보를 전달한다(Craig, 2002). 이러한 내부감각수용기 종말의 특별한 풍부함은 내장 결합 조직에 위치하고 소위 장뇌(enteric brain)라 부르는 것을 구성한다. 흥미롭게도, 정골요법(osteopaths)에 공통적인 몇 가지 기능부전은 고유감각 수용기보다는 교란된 내부수용성 감각(interoception)과 더 관련이 있는 것처럼 보인다. 이러한 상태는 과민성 대장 증후군, 섭식 장애, 불안, 우울증, 감정표현 불능증(alexithymia), 섬유근통 등을 포함한다. 이러한 기능부전들을 치료하는 것은 치료 과정 중 환자의 고유감각 수용기를 통한 집중보다는 오히려 내부감각수용기를 통한 집중이 치료효과에 더 큰 이익을 얻을 수 있다고 추측된다. 반면, 고유감각수용 장애로 알려진 상태를 치료하는 것은 요통, 척추 측만증, 환상 통증(phantom pain), 편타성 손상, 복합 부위 통증 증후군 (CRPS)의 등을 포함하는 증가한 고유감각수용 자극과 가장 잘 부합한다(Schleip 외, 2012).

최근, 인간의 피하 결합 조직에서의 'C-섬유' 발견으로 영장류에서 행동을 정리하는 강력하고 복잡한 역학을 밝혀냈다. 이러한 신경 종말의 자극은 정신내분비(psychoendocrine) 기능, 면역계 및 식물 조절에 관한 하류 조절 효과와 함께 뇌의 섬(insular) 피질에 중요한 내부수용감각 신호를 제공할 수 있다(Schleip 등, 2012).

참고문헌

Buchanan P. A., Ulrich B. D. (2001) The Feldenkrais Method: a dynamic approach to changing motor behavior. Res Q Exerc Sport 72(4):315–323.

Chaudhry H. Schleip R., Ji Z. et al., (2008) Threedimensional mathematical model for deformation of fascia in manual therapy. J Am Osteop Assoc 108:379–390.

Craig A. D. (2002) How do you feel? Interoception: the sense of the physiological condition of the body. Nat Rev Neurosci 3(8):655–666.

Erdemir A., Piazza S. J. (2004) Changes in foot loading following plantar fasciotomy: a computer modeling study. J Biomech Eng 126(2):237–43.

Findley W. T. & Schleip R. (eds) (2007) Fascia Research: Basic Science and Implications for Conventional and Complementary Health Care. Munich: Elsevier Urban & Fischer.

Gibson W., Arendt-Nielsen L., Taguchi T. et al., (2009) Increased pain from muscle fascia following eccentric exercise: animal and human findings. Exp Brain Res 194(2):299–308.

Jami A. (1992) Golgi tendon organs in mammalian skeletal muscles: functional properties and central actions. Physiol Rev 72(3):623–666.

Jensen M. C., Brant-Zawadzki M. N., Obuchowski N. et al., (1994) Magnetic resonance imaging of the lumbar spine in people without back pain. NEJM 331(2):69–73.

Johansson H., Sjölander P., Sojka P. (1991) A sensory role for the cruciate ligaments. Clin Orthop Relat Res 268:161–178.

Jones T. A. (2004) Rolfing. Phys Med Rehabil Clin N Am 15(4):799–809.

Langevin H. M., Sherman K. J. (2007) Pathophysiological model for chronic low back pain integrating connective tissue and nervous system mechanisms. Med Hypotheses 68(1):74–80.

Lederman E. (2005) Harmonic Technique. Churchill Livingstone, Edinburgh. 68 Chapter 7

Liptan G. L. (2010) Fascia: a missing link in our understanding of the pathology of fibromyalgia. J Bodyw Mov Ther 14(1):3–12.

Mitchell J. H., Schmidt R. F. (1977) Cardiovascular reflex control by afferent fibers from skeletal muscle receptors. In: Shepherd J. T. Abboud F. M. (eds) Handbook of Physiology, Section 2, Vol. III, Part 2, pp. 623–658.

Panjabi M. M. (2006) A hypothesis of chronic back pain: ligament subfailure injuries lead to muscle control dysfunction. Eur Spine J 15(5):668–767.

Sakada S (1974) Mechanoreceptors in fascia, periosteum and periodontal ligament. Bull Tokyo Med Dent Univ 21 Suppl:11–13.

Sandkühler J. (2009) Models and mechanisms of hyperalgesia and allodynia. Physiol Rev 89(2):707–758.

Schilder A., Hoheisel U., Magerl W., et al., (2014) Sensory findings after stimulation of the thoracolumbar fascia with hypertonic saline suggest its contribution to low back pain. Pain 155(2):222–231.

Schleip R. (2003) Fascial plasticity—a new neurobiological explanation. Part 1. J Bodyw Mov Ther 7(1):11–19.

Schleip R. (2012) Chapter 2.1 Fascia as an organ of communication. In:Schleip R., Findley T. W., Chaitow L., Huijing P. A. (eds.) Fascia: the Tensional Network of the Human Body. Churchill Livingstone Elsevier, pp.77–79.

Schleip R., Naylor I. L., Ursu D., et al., (2006) Passive muscle stiffness may be influenced by active contractility of intramuscular connective tissue. Med Hypotheses 66(1):66–71.

Schleip R., Vleeming A., Lehmann-Horn F., Klingler W. (2007) Letter to the Editor concerning “A hypothesis of chronic back pain: ligament subfailure injuries lead to muscle control dysfunction” (M. Panjabi). Eur Spine J 16(10):1733–1735.

Stecco C., Gagey O., Belloni A. et al., (2007) Anatomy of the deep fascia of the upper limb. Second part:study of innervation. Morphologie 91(292):38–43.

Stecco C., Porzionato A., Lancerotto L. et al., (2008) Histological study of the deep fasciae of the limbs. J Bodyw Mov Ther 12(3):225–230.

Still A. T. (1902) The Philosophy and Mechanical Principles of Osteopathy. Hudson-Kimberly Publishing Company, Kansas City, p. 62.

Stillwell D. L. (1957) Regional variations in the innervation of deep fasciae and aponeuroses. Anat Rec 127:635–648.

Tesarz J., Hoheisel U., Wiedenhöfer B., Mense S. (2011) Sensory innervation of the thoracolumbar fascia in rats and humans. Neuroscience 194:302–308.

Trager M., Guadagno-Hammond C., Turnley Walker T. (1987) Trager Mentastics: Movement as a Way to Agelessness. Station Hill Press, Barrytown.

Typaldos S. (1999) Orthopathic Medicine: The Unification of Orthopedics with Osteopathy through the Fascial Distortion Model. Orthopathic Global Health Publications.

van der Wal J. C. (1988) The organization of the substrate of proprioception in the elbow region of the rat [PhD thesis]. Maastricht, Netherlands: Maastricht University, Faculty of Medicine.

van der Wal J. (2009) The architecture of the connective tissue in the musculoskeletal system: an often overlooked functional parameter as to proprioception in the locomotor apparatus. In: Huijing P. A. Hollander P., Findley T. W., Schleip R. (eds), Fascia Research II: Basic Science and Implications for Conventional and Complementary Health Care. Munich: Elsevier GmbH.

Willard F. H. , Vleeming A., Schuenke M. D. et al., (2012) The thoracolumbar fascia:anatomy, function and clinical considerations. J Anat 221(6):507–36.

Yahia L., Rhalmi S., Newman N., Isler M. (1992) Sensory innervation of human thoracolumbar fascia: an immunohistochemical study. Acta Orthop Scand 63(2):195–197.

8

면역과 염증에서 근막의 역할

Lisa M. Hodge

서론

림프계는 과도한 간질액을 혈액 순환으로 되돌려 보냄으로써 조직액의 항상성을 유지한다.[1,2] 연부조직에서의 림프액의 형성은 림프관을 통한 림프의 움직임을 유도하는 압력차를 만든다.[3] 그러나 다른 요소 즉 림프관 수축, 골격계의 움직임, 호흡, 장의 연동 운동 및 동맥 맥박은 이러한 격차를 변화시킬 것이다.[4,2] 외부의 힘, 운동, 마사지 및 신체 기반 도수 치료 기술에 의한 조직 압축 또한 림프액 흐름의 증가를 유도한다.[5–10,11,12,13, 14,15,16]

근막은 근육, 신경, 뼈 및 기관을 감싸는 결합 조직의 한 형태이다.[17,18] 연속적인 구조이며 근육 활동에 의해 생성된 기계적 힘을 신체 전체로 전달한다고 생각된다.[17,19] 염증은 근막의 두께를 두껍게 하여 유연성과 운동 범위를 감소시켜 조직에 통증과 더 많은 손상을 줄 수 있다.[17,19,18] 그러므로 신체 기반 도수 기술은 긴장감을 풀고 압력을 완화하고 혈액과 림프 순환을 회복시켜 근육과 근막의 치유를 촉진할 수 있다.

림프계

림프계는 간질 공간(interstitial space)과 혈액 순환 사이의 단방향 수송 시스템을 제공하여 혈관 외 조직의 항상성을 유지하는 데 도움이 된다. 혈액이 분지 동맥에서 모세혈관으로 이동함에 따라 과도한 혈장이 간질 공간으로 누출된다. 이 간질액은 림프 모세혈관으로 확산된다. 이 운반된 조직액을 '림프' 라고 하며, 간질 공간에 존재하는 백혈구, 종양 세포, 사멸 세포(apopttic cells), 단백질, 병원균 및 항원을 포함할 수 있다.[1,2]

간질액의 흐름은 조직 기능에 중요한 역할을 한다. 예를 들어, 간질액의 흐름은 근육의 긴장을 조절하는 전단 스트레스(shear stress)를 생성하고,[20,21] 내피 세포의 상처 봉합을 향상시키고,[22] 혈액 및 림프 내피 세포의 형태형성을 자극한다.[23] 림프 모세혈관은 고정 필라멘트를 통해 세포 외 기질에 고정되고 이것은 간질액의 영향에 민감하게 반응한다.[24,2]

처음에는 림프 모세혈관이 림프액을 간질 공간에서 더 큰 림프 집합관(collecting lymph vessel)으로 배출시킨다. 다음, 림프 집합관이 절(node)와 관(duct)에 림프액을 전달한다. 임파선(lymphangion)이라고 불리는 밸브 사이의 림프관 부분은 주기적으로 수축하여 림프액을 밀어준다. 림프관을 통한 림프의 움직임은 또한 림프관 벽 내부의 평활근 세포의 단계적 수축에 의해 도움을 받는다.[3] 혈관을 따라 배열된 일련의 밸브가 혈액 순환에 대한 림프의 단방향 흐름을 보장한다.[2]

림프를 운반하는 것 외에도 림프계는 백혈구, 단백질 및 지질도 전달한다. 감염과 염증 과정에서 림프관이 항원과 면역 세포를 감염된 조직에서 특정 림프절로 옮기면 그곳에서 면역 반응이 시작된다.[1,2] 이곳에서 림프구가 활성화되면 정맥 순환으로 되돌아온다. 이 감작된 림프구는 영향을 받은 조직으로 이동하여 면역 기능을 수행한다. 마사지와 정골의학적 도수 치료(OMT)와 같이 림프 흐름을 증가시키는 치료법은 병이 있는 조직에서 염증 매개체를 배출시켜 림프절로 재분배하여 면역력을 높일 수 있다.

정골의학적 도수 치료 테크닉

정골의학적 치료(osthepatic practice)의 중심은 림프 흐름을 개선하면 근막과 주변 조직이 질병에 걸리기 쉬운 혈액 세포, 파편 물질, 삼출물, 독소 및 박테리아가 있는 간질 공간을 정화시킬 것이라는 믿음이다.[25,18,26] 조직의 항상성과 면역력을 유지시키는 림프계의 중요성을 고려할 때, 림프액의 배출을 향상시키는 도수 치료 기술은 염증성, 전염성 질환을 치료하기에 가장 좋은 방법 일 수 있다. 더하여 OMT는 백신에 특이적인 항체를 증가시키고,[27,28] 정맥 내 항생제 사용을 줄이고,[29] 호흡기 질환을 예방하고,[30,31] 노인 폐렴 환자의 입원 기간을 단축시키는 것으로 보고되었다.[32,33]

림프 흐름을 향상시키기 위한 수많은 도수 치료법이 있지만 림프 펌프 기술(lymphatic pump technique, LPT)은 실험적으로 림프 흐름을 향상시키는 것으로 나타났다.[5-9,11,14] LPT는 임상적으로 울혈성 심부전, 상부 및 하부 위장관 기능부전, 호흡기 감염 및 부종에 사용된다. LPT를 발과 다리(pedal pump), 흉곽(thoracic pump), 복부(abdominal pump), 비장과 간 부위에 적용할 수 있다.[26] 복부 체간의 림프의 양을 고려하면,[34,35,36,37] 장간막의 반복적인 압박이나 자극은 다량의 림프를 순환계로 방출시키는 전반적인 접근법이 될 수 있다. 그러나 말초 조직의 국부적인 부종, 예를 들어 암에 의한 또는 수술 후 이차적인 림프 부종을 치료할 때는 페달 펌프 및 도수 림프 배출법과 같은 기술이 부종성 체액의 조직 및 근막을 완화하는데 더 효과적 일 수 있다.

림프 펌프 기술과 면역

LPT가 면역학적 기능을 향상시키기 위해 90년 이상 임상적으로 적용되어 왔지만, 그 작용 메커니즘이 최근에야 연구된 것은 놀랍다. LPT는 백혈구를 림프 순환에 동원하여 감염성 및 염증성 질환을 예방할 수 있다. 이 가설을 검증하고자 마취한 잡종견 여덟 마리의 흉관에 카테터를 삽입하고 시간에 따라 수집한 림프액에서 백혈구 농도를 분석 하였다.[5] 특히 림프절은 1) 휴식(기준선) 상태에서, 2) LPT를 적용하는 동안 채집되었다. LPT를 적용하기 위해, 마취된 동물을 옆으로 기댄 자세로 두고, 실험자는 동물의 늑골-횡격막 교차점에 나란히 양손을 대어서 접촉했다. 하부 늑골을 압박하기 위해 내측으로 압력을 가한 다음 유의한 정도의 저항이 발생하면 압력을 해제했다. 늑골 압박은 총 8분 동안 약 1초에 1회의 속도로 시행되었다. 실험 설계와 관련된 세부 사항은 Hodge 외 (2007)를 참조하기 바란다.[5]

LPT는 흉부 림프관의 흐름과 대식세포, 호중구, T세포 및 B세포의 수를 유의하게 ($P<0.05$) 증가시켰다. 면역 세포의 이동성이 증가한 것은 LPT 치료를 받는 환자가 감염에서 회복하고 면역을 증진시키는 중요한 기전일 가능성이 있다.

초기 림프관 연구로 장 림프관으로부터의 림프구의 출력이 흉부 림프관의 출력과 거의 같았다는 것을 알 수 있었고,[34,35,36,37] 흉관 림프구가 장관에 의해 배수된 풀(pool)에서 모아졌음을 암시한다. LPT 동안 복부에 가한 주기적인 압박은 위장관 림프 조직을 비롯한 복부 부분을 압박하고 이들 조직에서 백혈구가 림프 순환으로 방출되는 것을 촉진한다. 이 가설을 검증하기 위해, 카테터를 개의 흉부 또는 장 림프관에 삽입하였다. 또한, LPT가 장간막 림프절(mesenteric lymph node, MLN)에서 흉관 내 림프로 백혈구의 방출을 촉진시키는지를 알아보고자, MLN을 실험(in situ) 조건에서 형광으로 표지하였다. 림프 샘플은 기준 시점에서 4분간,

	Baseline	LPT	Recovery
Neutrophils	0.27 ± 0.12	3.67 ± 0.96[d]	0.75 ± 0.23
Monocytes	0.34 ± 0.14	4.24 ± 1.18[d]	0.91 ± 0.25
Lymphocytes	10.32 ± 4.53	81.1 ± 22.2[b]	18.3 ± 6.62
CD4+ T cells	3.25 ± 0.62	43.7 ± 5.57[b]	12.4 ± 4.74
CD8+ T cells	1.24 ± 0.37	16.3 ± 4.12[b]	5.31 ± 2.00
IgA+ B cells	0.65 ± 0.18	9.02 ± 0.86[c]	1.48 ± 0.53
IgG+ B cells	1.06 ± 0.21	13.4 ± 4.81[c]	1.95 ± 0.45

[a] Data are means × 10[6] leukocytes/min ± SE from 6 experiments. [b] Greater than baseline and recovery (P< 0.01). [c] Greater than baseline (P<0.001) and recovery (P<0.01). [d] Greater than baseline (P<0.01) and recovery (P<0.05). From Hodge et al.[6] Reprinted with permission from Lymphatic Research & Biology, 2010, Vol. 8, Issue 2, pp. 103–110, published by Mary Ann Liebert, Inc., New Rochelle, NY

표 8.1
복부 LPT는 흉관 림프a에 있는 백혈구의 흐름을 증가시킨다.

LPT 동안의 4분간, LPT 중단 후(회복기) 10분간 수집되었다. LPT는 장 및 흉부 림프관에서 림프 흐름과 백혈구를 유의하게 (P<0.05) 증가시켰다. 호중구, 단핵구, T세포 및 B세포 수가 비슷하게 증가했기 때문에 LPT는 특정 백혈구 집단에 대한 우월 효과는 없었다 (표 8.1). 따라서, LPT가 위장 조직으로부터 림프순환으로의 백혈구 이동을 용이하게 한다는 가설이 뒷받침된다.

역사적으로 림프의 기능을 연구하는 데 몸집이 큰 동물 모델이 사용되었다. 그러나 이 연구는 복잡하고 비용이 많이 들고, 이러한 종에서는 종종 분자 도구(분자 level의 물질을 측정하기 위한 검사방법)가 제한적이다. 설치류 동물은 림프계를 연구하는데 사용되어지며,[38,37] 실험에 큰 동물을 사용하는 것에 대한 합리적인 대안이 되었다. LPT가 (개와) 마찬가지로 쥐의 림프 흐름을 향상시키는지를 알아보기 위해, 10마리 쥐의 흉곽 림프관 팽대부에 도관을 삽입하고 1) LPT 전 4분간, 2) 4분간의 LPT 및 3) 10분간 LPT 후 회복 동안 림프액을 채집하였다.[9] LPT가 인간의 복부에 어떻게 적용되는지 모

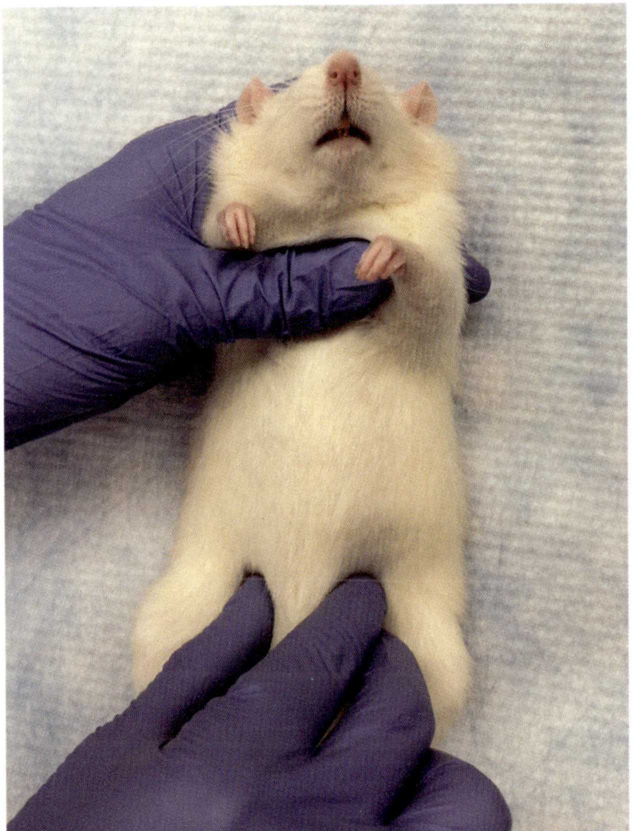

그림 8.1
가볍게 마취한 상태의 쥐에 적용하는 림프액 펌프 기법

의시험하기 위해 쥐에게 가능한 많이 LPT를 적용하였다. 그림 8.1은 가볍게 마취를 한 쥐에게 LPT를 적용하는 모습을 보여준다. LPT를 수행하기 위해 실험자는 쥐의 복부의 한쪽은 엄지손가락으로, 다른 쪽은 검지와 가운데 손가락으로 접촉 하였다. 손가락을 늑골의 꼬리쪽에 양쪽으로 대고(그림 8.1 참조), 압력을 내측 및 두부 방향으로 가하여 횡격막에 유의한 저항이 전해질 때까지 복부를 압박하였고 압력이 생기면 압박을 풀었다. 약 4분의 치료 기간 동안 초당 약 한 번의 압력이 가해졌다.

LPT는 24±5 μl/분 기준에서 89±30 μl/분으로 림프액 흐름을 증가시켰다(P〈0.05). 기준 림프선 흐름은 $0.65 \pm 0.21 \times 10^6$ 림프구/분이었고, LPT는 림프선 흐름을 $6.10 \pm 0.99 \times 10^6$ 림프구/분 (P〈0.01)으로 증가시켰다. 개를 대상으로 한 연구와 유사하게,[5,6] LPT는 T세포와 B세포 수를 비슷하게 증가시켰기 때문에 특정 림프구 개체군에 대한 우월 효과가 없었다. LPT가 림프절로 장 관련 림프구를 동원하는지 확인하기 위해 장 관련 림프구 수용체 인테그린 α4β7을 염색하여 장 관련 림프구를 확인 하였다. LPT는 α4β7 양성 림프구의 흐름을 LPT 동안 $0.70 \pm 0.03 \times 10^5$ 림프구/분에서 $6.50 \pm 0.10 \times 10^5$ 림프구/분으로 유의하게 증가시켰다(P〈0.01). 종합적으로, 이러한 결과는 LPT가 림프 순환으로 방출되는 림프구의 수를 증가시킴으로써 면역 감시 능력을 향상시킬 수 있음을 시사하고, 이것은 특히 장 관련 림프 조직에서 그러했다.

염증

감염 및 부종이 있을 때 염증성 사이토카인, 케모카인, 반응성 산소종(ROS) 및 반응성 질소종(RNS)이 조직에서 생성되어 혈액과 림프로 방출된다.[1,2] 따라서, 근막 및 주변 조직에서 염증 매개체를 배수시키는 요법은 통증을 감소시키고 조직 회복을 촉진할 수 있다. OMT는 건강한 사람[39]과 병이 있는 사람[33] 모두에서 혈청 사이토카인을 변화시키는 것으로 나타났다.

LPT가 림프 순환에 염증 매개물질을 동원시킬 수 있는지 여부를 알아보기 위해 4분간의 LPT, LPT 후 10분(LPT 후)간 개의 흉부 또는 장내 림프를 휴식 상태에서(LPT 이전) 수집하였다. 인터루킨-2 (IL-2), IL-4, IL-6, IL-10, 인터페론-γ (IFN-γ), 조직 괴사 인자 α (TNFα), 단핵구 화학 주성 단백질-1 (MCP-1), 케라티노사이트 화학 유인 물질, 과산화물 제거효소(SOD), 니트로티로신(NT)의 농도를 측정하였다. LPT는 흉부 및 장관 사이토카인과 케모카인 각각을 LPT 이전 흐름과 비교했을 때 유의하게 증가시켰다(P〈0.05).[15] 특히 LPT는 LPT 이전과 비교했을 때 IL-6(615%), IL-8(944%), IL-10(917%), MCP-1(1,505%), KC(788%), SOD(367%) 및 NT(373%)의 흉관 림프 흐름을 증가시켰다. 그리고 LPT는 SOD와 NT의 림프 흐름을 증가시켰다. 또 LPT는 IL-6(394%), IL-8(741%), IL-10(556%), MCP-1(651%), KC(496%)의 장간막 림프액 유입을 유의하게 증가시켰다. 사이토카인 IL-2, IL-4, IFN-γ 및 TNFα는 임의의 시점에서 흉부 또는 장간막 림프에서 검출되지 않았다. LPT 중단 후 10분, 사이토카인, 케모카인, NT 및 SOD의 흉부 및 장으로의 림프액 유입은 LPT 이전과 유사하였고, 그들의 유입은 일시적이었고 LPT에 대한 반응이었다. LPT 동안 염증 매개체의 이러한 재분배는 면역 증진 및 감염 치료를 목적으로 한 LPT의 임상적 사용에 대한 과학적 근거를 제공할 수 있다.

림프 부종

염증, 암, 수술, 방사선 조사 및 다른 요인은 림프관을 손상시키고 조직에서 체액의 이동을 느리게 할 수 있다. 단백질이 풍부한 체액이 조직에 축적됨에 따라 진피, 피하 조직, 근육 근막 그리고 근육에 부종을 유발한다.[2,40] 림프 부종 치료는 부종성 체액의 부피를 줄이고 통증을 완화하기 위해 고안된 도수 의학 기술로 제한된다. 완전 울혈제거 요법(complete decongestive therapy, CDT)는 림프 부종을 줄이기 위해 사용되는 치료법이다. CDT는 전형적으로 도수 림프 배출, 압박

붕대, 운동, 압박 복장 및 피부 관리로 구성된다. 연구에 따르면 CDT가 사지부종을 완화시키고 삶의 질을 향상 시키지만,[12] 이러한 기술의 작용 메커니즘에 대해서는 거의 알려지지 않았다.

마사지, 림프 펌프/배출과 같은 도수 요법 및 간헐적인 압박은 부종성 조직 및 근막의 과도한 체액을 순환시켜 배출시킬 수 있다. 따라서 림프 및 조직액 흐름의 경로를 이해하면 부종을 치료하는 동안 도수 치료사를 도울 수 있다. 최근 연구는 림프섬광계수법(lymphoscintigraphy)를 이용하여 사지의 공압 마사지(pneumatic massage) 동안 림프 및 조직액 흐름의 경로를 조사했다.[40] 이 연구는 2~15년간 하지의 림프부종(II기-IV기)을 가진 15명의 피험자를 대상으로 수행되었다. 하체 림프섬광계수법 측정은 치료 전과 7일 후, 45분간의 사지 공기 압축 마사지 후에 수행되었다. 압축 마사지는 생체 압축 장치(biocompressive device)를 사용하여 이루어졌으며,[40] 변형계(strain gauge) 혈량 측정법(plethysmography)을 사용하여 사지 둘레의 변화를 측정했다. 림프섬광계수법 측정으로 공압 압축으로 간질 공간에 있던 림프액에서 림프관, 조직액 및 서혜부 및 대퇴부로 동위 원소가 이동했다는 것을 입증했다. 서혜부 주름을 가로지르거나 둔부로 이동하는 동위 원소는 없었다. 하복부에 피내 주사된 동위 원소는 수기 마사지 동안 상측 및 반대쪽 복부 사분면으로 퍼지지 않았다. 이러한 데이터는 림프 부종의 경우에서 공압 압축이 정체된 조직액을 서혜부 쪽으로 움직일 수 있음을 시사한다.

동물 실험은 림프 배출/펌핑 기술의 메커니즘에 대한 통찰력을 제공한다. Takeno 등은 쥐의 부종성 사지에 축적된 림프액을 시각화하기 위해 인도시아닌그린(indocyanine green, ICG) 림프 조영술을 적용하였다. 림프 부종을 유발하기 위해 동측 슬와, 주변의 림프절과 부속 지방조직을 서혜부에서부터 절제하였다. 림프절 절제술 5주 후, 쥐를 무작위로 두 그룹으로 나누었다. 다른 중재술(intervention)이나 CDT는 없었다. 첫날에는 ICG를 부종성 사지에 주입하였고, 2주간 중재술 또는 CDT는 없었다. CDT는 15분간의 마사지로 이루어졌으며, 그 동안 압박 붕대와 운동을 병행하였다. ICG 림프 조영술과 원주 측정은 2주 동안 이틀에 한 번씩 시행하였다. 비부종성 사지는 음성 대조군으로 사용되었다. 부종이 발생하는 동안 고밀도 형광 신호가 ICG 주사 부위 주위에 집중되었고 이것은 림프 정체를 의미한다. 부종에서 보여지듯이, 부종성 사지의 원주 길이는 비부종성 사지보다 길다. 2주간의 CDT는 주사 부위에 고강도 영역과 부종성 사지의 원주 길이를 감소시켰고, 이것이 CDT가 림프액을 부종성 사지의 주변에서 이동시키는 것임을 제안했다.

부종 상태에서 림프 흐름에 대한 LPT(lymphatic pump technique)의 영향도 연구되었다.[14] 개의 하대정맥(IVC)을 수축시켜 부종을 유발하였다. 초음파 유량 변환기는 흉부 림프관에 위치시키고 카테터는 하행 흉부 대동맥과 IVC에 위치시켰다. 림프 흐름과 혈역학 변수는 LPT 이전, 4분간의 LPT 및 LPT 이후 부종의 유무에 따라 측정되었다. 부종은 흉부관 림프액을 유의하게 (P〈0.01) 증가시켰다. 부종이 있는 경우와 없는 경우 모두에서 LPT는 흉부관 림프 흐름을 증가시켰다. 그러나, 부종 후 LPT를 실시했을 때 관찰된 증분(incremental) 흐름은 부종 전 LPT를 실시했을 때 관찰된 증분 흐름보다 현저하게 더 크지 않았다.

종합적으로, 이 연구들은 림프 배출/펌핑 요법이 림프 흐름을 향상시키고, 많은 양의 정체된 (말초)조직액을 중추 순환으로 이동시킬 수 있음을 보여주었다. 이와 같은 연구는 림프 부종을 치료하기 위한 도수 요법 적용의 당위성을 뒷받침한다.

감염성 질환

OMT를 감염병의 치료에 사용할 수 있다는 몇 가지 보고가 있지만,[30,42,31,43,32,29] OMT가 감염병으로부터 신체를 보호하는 메커니즘에 대해서는 거의 알려져 있지 않다. LPT는 염증 매개체가 풍부한 림프액을 이동시킴으로써, 림프에서 조직으로 보호 인자를 재분배하여 감염의 제거에 도움을 줄 수 있다. 또한, 림프 흐름을 강화함으로써, LPT는 조직에 항생제를 더 많이 전달할 수 있다.

LPT는 급성 폐렴을 앓고 있는 쥐의 폐에서 세균 부하를 감소시키는 것으로 나타났다.[8] 이 연구에서, 쥐는 1×10^8 *Streptococcus pneumoniae* 콜로니 형성 단위(CFU)로 비강 감염되었으며, 정맥 내 마취에 이어 4분간 가볍게 접촉하거나, 마취 상태에서 매일 4분간 LPT를 하는 거짓(sham) 치료를 받았다. 또는 치료를 받지 않거나 마취하지 않는 군도 있었다(대조군). 쥐에게 LPT를 적용하는 것은 앞서 기술 한대로 수행되었다. 감염 8일 후에 폐를 수집하고 *S. pneumoniae* 박테리아의 수를 측정 하였다. 대조군에 비해 거짓 치료와 LPT 모두 폐에서 박테리아를 유의하게 감소시켰다($P<0.05$). 그러나 LPT는 거짓 치료에 비해 약 1.5×10^6 더 많은 *S. pneumoniae* CFU를 제거했다. 이러한 결과는 LPT가 폐의 박테리아 성장을 억제함으로써 폐렴을 예방할 수 있음을 시사한다. 그러나 보호 메커니즘은 분명하지 않다.

결론

OMT의 적용은 림프 및 면역계를 강화하고, 근막에 대한 제한을 완화하고, 간질액 공간에서 염증 매개체를 제거함으로써 치유 과정을 촉진한다. 그러나 우리는 최근에 들어서야 질병으로부터 신체를 보호하는 이 요법의 메커니즘을 연구하기 시작했다. 일단 이러한 기전이 완전히 밝혀지면, OMT는 환자에게 최적으로 적용될 수 있으며 이환율, 사망률 및 입원율을 크게 감소시킬 수 있을 것이다.

참고문헌

1. Olszewski W. L. The lymphatic system in body homeostasis: physiological conditions. Lymphat Res Biol. 2003, 1:11–21.
2. Swartz M. A. The physiology of the lymphatic system. Adv Drug Deliv Rev. 2001, 50:3–20.
3. Muthuchamy M., Zaweija D. Molecular regulation of lymphatic contractility. Ann N Y Acad Sci. 2008, 1131:89–99.
4. Bridenbaugh E. S., Gashev A. A., and Zaweija D. C. Lymphatic muscle: a review of contractile function. Lymphat Res Biol. 2003, 1:147–158.
5. Hodge L. M., King H. H., Williams A. G., Reder S. J., Belavadi T. J., Simecka J. W., Stoll S. T., and Downey H. F. Abdominal lymphatic pump treatment increases leukocyte count and flux in thoracic duct lymph. Lymphat Res Biol. 2007, 5:127–132.
6. Hodge L. M., Bearden M. K., Schander A., Huff J. B., Williams A. Jr, King H. H., and Downey H. F. Abdominal lymphatic pump treatment mobilizes leukocytes from the gastrointestinal associated lymphoid tissue into lymph. Lymphat Res Biol. 2010, 8:103–110.
7. Hodge L. M., and Downey H. F. Lymphatic pump treatment enhances the lymphatic and immune systems. Exp Biol Med. 2011, 236:1109–1115.
8. Hodge L. M. Osteopathic lymphatic pump techniques to enhance immunity and treat pneumonia. Int J Osteopath Med. 2012, 15:13–21.
9. Huff J. B., Schander A., Downey H. F., and Hodge L. M. Lymphatic pump treatment augments lymphatic flux of lymphocytes in rats. Lymphat Res Biol. 2010, 8:183–187.
10. Ikomi F., and Ohhashi T. Effects of leg rotation on lymph flow and pressure in rabbit lumbar lymph circulation: in vivo experiments and graphical analysis. Clin Hemorheol Microcirc. 2000, 23:329–333.
11. Knott E. M., Tune J. D., Stoll S. T., and Downey H. F. Increased lymphatic flow in the thoracic duct during manipulative intervention. J Am Osteopath Assoc. 2005, 105:447–456.
12. Lasinski B. B., McKillip Thrift K., Squire D., Austin M.

K., Smith K. M., Wanchai A., Green J. M., Stewart B. R., Cormier J. N., and Armer J. M. A systematic review of the evidence for complete decongestive therapy in the treatment of lymphedema from 2004 to 2011. PMR. 2012, 4:580–601.

13. McGeown J. G., McHale N. G. and Thornbury K. D. Effects of varying patterns of external compression on lymph flow in the hindlimb of the anaesthetized sheep. J Physiol. 1988, 397:449–457.
14. Prajapti P., Shah P., King H. H., Williams A. G. Jr, Desai, P., and Downey H. F. Lymphatic pump treatment increases thoracic duct lymph flow in conscious dogs with edema due to constriction of the inferior vena cava. Lymphat Res Biol. 2010, 8:149–154.
15. Schander A., Downey H. F., and Hodge L. M. Lymphatic pump manipulation mobilizes inflammatory mediators into lymphatic circulation. Exp Biol Med. 2012, 237:58–63.
16. Schander A., Padro D., Downey H. F., and Hodge L. M. Lymphatic pump treatment repeatedly enhances the lymphatic and immune systems. Lymphat Res Biol. 2013, 11:219–226.
17. Findley T., Chaudhry H., Stecco A., and Roman M. Fascia research—a narrative review. J Bodyw Mov Ther. 2012, 16:67–75.
18. Seffinger M. A., King H. H., Ward R. C., Jones J. M. III, and Rogers F. J. Osteopathic philosophy. In: R. C. Ward ed. Foundations for Osteopathic Medicine, 2nd ed. Philadelphia, PA: Lippincott Williams & Wilkins; 2003:3–12.
19. Langevin H. M., and Huijing P. A. Communicating about fascia: history, pitfalls, and recommendations. Int J Ther Massage Bodywork 2009, 2:3–8.
20. Kim, M. H. Harris N. R., Korzick D. H., and Tarbell J. M. Control of the arteriolar myogenic response by transvascular fluid filtration. Microvasc Res. 2004, 68:30–37.
21. Tada S., and Tarbell J. M. Interstitial flow through the internal elastic lamina affects shear stress on arterial smooth muscle cells. Am J Physiol Heart Circ Physiol. 2000, 278:H1589–H1597.
22. Albuquerque M. L., Waters C. M., Savla U., Schnaper H. W., and Flozak A. S. Shear stress enhances human endothelial cell wound closure in vitro. Am J Physiol Heart Circ Physiol. 2000, 279:H293–H302.
23. Ng C. P. Helm C. L., and Swartz M. A. Interstitial flow differentially stimulates blood and lymphatic endothelial cell morphogenesis in vitro. Microvasc Res. 2004, 68, 258–264.
24. Swartz M. A., Kaipainen A., Nett P. A., Brekken C., Boucher Y., Grodzinsky A. J. and Jain R. Mechanics of interstitial-lymphatic fluid transport:theoretical foundation and experimental validation. J Biomech. 1999, 32:1297–1307.
25. Degenhardt B. F., and Kuchera M. L. Update on osteopathic medical concepts and the lymphatic system. J Am Osteopath Assoc. 1996, 96:97–100.
26. Wallace E., McPartland J. M., Jones J. M. III, Kuchera W. A., Buser B. R. Lymphatic system: lymphatic manipulative techniques. In: R. Ward ed. Foundations for Osteopathic Medicine, 2nd ed. Philadelphia, PA: Lippincott Williams & Wilkins, 2003:1056–1077.
27. Jackson K. M., Steele T. F., Dugan E. P., Kukulka G., Blue W., and Roberts A. Effect of lymphatic and splenic pump techniques on the antibody response to Hepatitis B vaccine: a pilot study. J Am Osteopath Assoc. 1998, 98:155–160.
28. Measel J. W. Jr. The effect of lymphatic pump on the immune response: preliminary studies on the antibody response to pneumococcal polysaccharide assayed by bacterial agglutination and passive hemagglutination. J Am Osteopath Assoc. 1982, 82:28–31.
29. Noll D. R., Degenhardt B. F., Morely T. F., Blais F. X., Hortos K. A., Hensel K., Johnson J. C., Pasta D. J., Stoll T. Efficacy of osteopathic manipulation as an adjunctive therapy for hospitalized patients with pneumonia: a randomized controlled trial. Osteopath Med Prim Care. 2010;4:2.
30. Allen T. W., and Pence T. K. The use of the thoracic pump in treatment of lower respiratory tract disease. J Am Osteopath Assoc. 1967, 67:408–411.
31. Kline, C. A. Osteopathic manipulative therapy, antibiotics, and supportive therapy in respiratory infections in children:

comparative study. J Am Osteopath Assoc. 1965, 65:278–281.

32. Noll D. R., Shores J. H., Gamber R. G., Herron K. M., and Swift J. Jr. Benefits of osteopathic manipulative treatment for hospitalized elderly patients with pneumonia. J Am Osteopath Assoc. 2000, 100:776–782.
33. Licciardone J. C., Kearns C. M., Hodge L. M., and Bergamini M. V. Associations of cytokine concentrations with key osteopathic lesions and clinical outcomes in patients with nonspecific chronic low back pain: results from the OSTEOPATHIC Trial. J Am Osteopath Assoc. 2012, 112:596–605.
34. Mann J. D., and Higgins G. M. Lymphocytes in thoracic duct intestinal and hepatic lymph. Blood. 1950, 5:177–190.
35. Morris B. The hepatic and intestinal contributions to the thoracic duct lymph. Q J Exp Physiol Cogn Med Sci. 1956, 41:318–325.
36. Pabst R., and Binns R. M. In vivo labeling of the spleen and mesenteric lymph nodes with fluorescein isothiocyanate for lymphocyte migration studies. Immunology 1981, 44:321–329.
37. Smith M. E., and Ford W. L. The recirculating lymphocytes pool of the rat: a systematic description of the migratory behaviour of recirculating lymphocytes. Immunology. 1983, 49:83–94.
38. Gowans J. L. The recirculation of lymphocytes from blood to lymph in the rat. J Physiol. 1959, 146:54–69.
39. Walkowski S., Singh M., Puertas J., Pate M., Goodrum K., and Benencia F. Osteopathic manipulative therapy induces early plasma cytokine release and mobilization of a population of blood dendritic cells. PLoS One. 2014, 9:e90132.
40. Olszewski W. L., Cwikla J., Zaleska M., Domaszewska-Szostek A., Gradalski T., and Szopinska S. Pathways of lymph and tissue fluid flow during intermittent pneumatic massage of lower limbs with obstructive lymphedema. Lymphology. 2011, 44:54–64.
41. Takeno Y., Arita H., and Fujimoto E. Efficacy of complete decongestive therapy (CDT) on edematous rat limb after lymphadenectomy demonstrated by real time lymphatic fluid tracing. Springerplus. 2013, 2:225.
42. Degenhardt B. F., and Kuchera M. L. Osteopathic evaluation and manipulative treatment in reducing the morbidity of otitis media: a pilot study. J Am Osteopath Assoc. 2006, 106:327–334.
43. Mills M. V., Henley C. E., Barnes L. L. B., Carreiro J. E., and Degenhardt B. F. The use of osteopathic manipulative treatment as adjuvant therapy in children with recurrent acute otitis media. J Am Osteopath Assoc. 2003, 157:861–866.

9

근막의 병태생리학

Frans van den Berg

서론

6장에서는 근막이 수행해야 하는 기능과 이러한 기능을 수행하는 방법에 대해 설명한다. 근막의 임무는 다음과 같다.

- 인장 하중(tension load)으로부터 세포와 조직을 보호
- 손상 후 조직 수리
- 저항과 마찰이 없는 운동 허용

병리적 근막은 위에서 언급한 과제를 수행할 수 없다. 지금부터는 근막이 기계적 보호 기능을 수행할 수 없는 방법 및 이유에 대해 설명한다. 이러한 이유는 근막 세포가 정상적인 상처 치유 과정을 수행할 수 없게 만드는 변화와 관련이 있다. 그 다음으로는 마찰이 없는 움직임이 어떻게, 어떤 방법으로 방해받을 수 있는지에 대해 더 분명하게 설명하여 준다. 마지막으로 일부 전형적인 근막병증에 대해 논의한다.

안정성의 소실

5장과 6장에서 기술했듯이, 결합 조직은 세포가 영구적인 생리학적 재형성 과정을 수행할 수 있을 때 정상적인 안정성(stability)과 이동성(mobility)을 유지할 수 있다. 즉, 어떤 기질 구성 요소가 제거되면 새로운 기질 구성 요소로 교체되어야 한다는 의미이다. 이 과정이 일어나기 위해, 세포는 기계적 하중을 흡수할 수 있는 기질 성분을 생성하기 위한 기계적 하중 자극(impulse)을 필요로 한다. 또한, 조직은 기질 구성 요소를 정상 조직 구조에 통합하기 위해 이러한 기계적 하중을 필요로 한다.

이 과정은 일상생활에서의 가동성과 하중의 부족이 일어나게 되면 장애가 생긴다. 특히 손상 후 고정(immobilization)된 경우에는 더욱 그렇다. 하중이 부족하면 자동적으로 하중 수용 용량이 줄어들 뿐만 아니라 이동성도 소실된다.

세포의 합성능력의 감소로 인해 우리는 콜라겐의 손실뿐만 아니라 기저 물질의 양이 크게 감소하는 것을 볼 수 있다. 이것은 콜라겐 네트워크 내에서 교차하는 콜라겐 섬유 사이의 거리 감소로 연결 되고 마지막으로 이러한 교차 콜라겐 섬유 사이에 병리학적 교차 결합이라 불리는 병리적 생화학 결합이 형성된다. 교차 결합은 콜라겐 섬유의 정상 활공(gliding) 능력을 방해하고, 이런 식으로 콜라겐 네트워크의 가동성에 악영향을 미친다(그림 9.1).

콜라겐 소실과 함께, 우리는 결합 조직 구조에서 안정성의 소실을 볼 수 있다. 고정 12주 후에 콜라겐의 약 16%가 감소한다(Currier & Nelson, 1992). 힘줄과 인대에 관한 연구에 따르면 4주간의 고정 기간이 지나면 안정성이 약 80% 감소한다(Tabary 외, 1972).

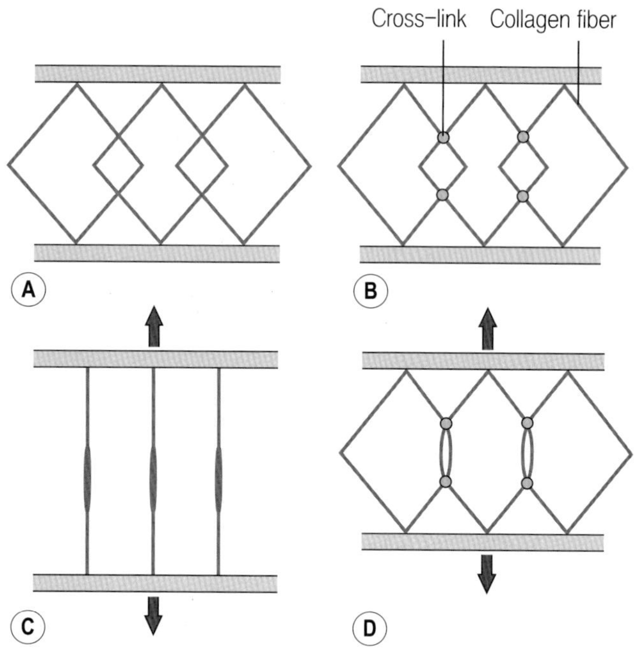

그림 9.1
병리적 가교결합.
Reproduced with permission from van den Berg *Angewandte Physiologie Band1*, Georg Thieme Verlag. 3. Auflage, Stuttgart. [*Applied Physiology Volume 1*, Georg Thieme publishers, 3rd edition, Stuttgart], 그림 2.131, 245쪽

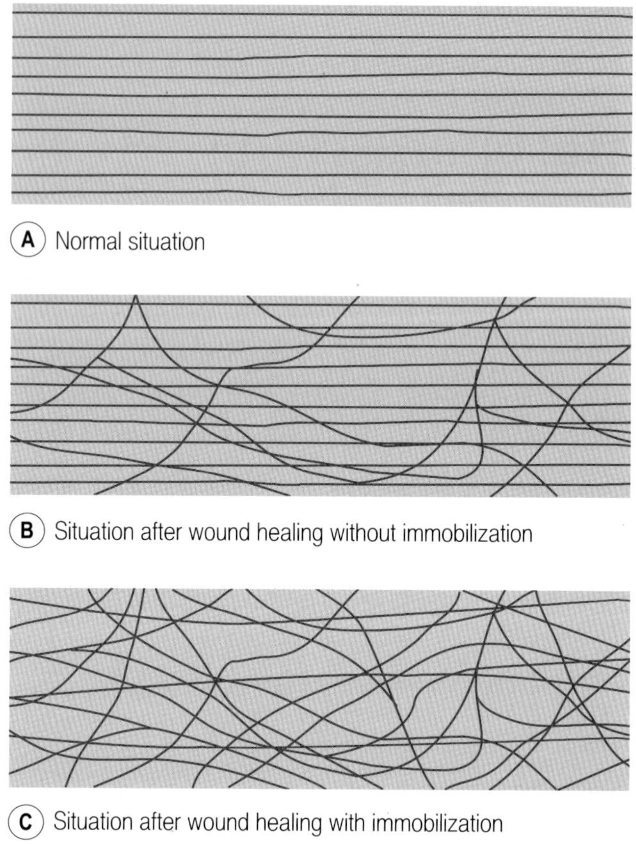

그림 9.2
정상 조직 및 고정화를 동반하거나 동반하지 않은 상처 치유 후의 조직.
Reproduced with permission from van den Berg *Angewandte Physiologie Band1*, Georg Thieme Verlag. 3. Auflage, Stuttgart. [*Applied Physiology Volume 1*, Georg Thieme publishers, 3rd edition, Stuttgart], 2011, 그림 2.131, 245쪽

상처 치유의 장애

부상 후 상처 치유 과정을 수행하기 위해, 세포는 앞서 언급한 바와 같이 기계적 하중을 필요로 한다. 손상 후에 조직이 고정되면, 적어도 증식기에서는 정상적인 상처 치유 과정이 교란된다(그림 9.2).

세포가 기질 성분을 만드는데 필요한 양분을 충분히 얻지 못하면 상처 치유가 더욱 어려워 질 수 있다. 조직의 순환이 충분하지 않을 때 이런 일이 발생할 수 있다. 이러한 이유로, 제 6장 상처 치유에 대한 섹션에서 언급했듯이 손상된 조직에서 프로스타글란딘-2와 같은 염증 매개체가 생성된다. 물론 염증 매개체의 방출이 억제되거나 상처 치유에 방해를 받을 때, 상처 치유가 지연된다. 이러한 지연은 이미 많은 과학 연구에 의해 입증되었다(Bergenstock 외, 2005; Kaftan & Hosemann, 2005; Marsolais 외, 2003; Murnaghan 외, 2006; Muscará 외, 2000; Sikiric 외, 2003; Tortland, 2007; Yugoshi 외, 2002).

조직 내의 순환은 또한 흡연에 의해(Battié 외, 1991; Zimmermann-Stenzel 외, 2008; Holm & Nachemson, 1988; Iwahashi 외, 2002; Oda

외, 2004). Pezeshki 외, 2007; Silcox 외, 1995; Hadley & Reddy, 1997); (Kurunlahti 외, 1999; Turgut 외, 2008; Tokuda 외, 2006; Kauppila 외, 2009; Dwivedi 외, 2003), 죽상동맥경화증에 의해 (Kurunlahti 외, 1999; Turgut 외, 2008; Tokuda 외, 2006; Kauppila 외, 2009; Dwivedi 외, 2003) 그리고 증가된 교감 반사 활동에 의해서도 영향을 받을 수 있다(van den Berg, 2011).

고통, 두려움, 분노, 걱정 그리고 다른 강한(정서적) 느낌과 감정은 교감신경 반사 활성의 증가를 유발할 수 있다(Soloweij, 2009, 2010a, 2010b; Soon & Acton, 2006; Gouin 외, 2008). 이것은 이러한 과정에서 고통의 의미와 목적을 포함하여 정상적인 상처 치유 과정에서 일어나는 과정을 환자에게 알리는 것이 매우 중요한 이유가 되고 있다.

이완 기법은 교감신경 반사 활성을 감소시키고 상처 치유는 증가시키기 때문에 이러한 상처 치유 과정의 단계에서 매우 큰 도움이 될 수 있다(Holden-Lund, 1988).

통증을 예방하거나 또는 감소시키고 교감신경 반사 활성의 증가를 막기 위해 보통 외상이나 수술 후 환자에게 통증 치료 약물을 투여한다. 약물 치료의 가장 큰 위험은, 그러한 약물이 환자의 뇌가 치유되고 있는 조직의 순간 하중 능력에 대한 감각 정보를 받지 못하게 한다는 것이다. 결과적으로, 조직은 반복적으로 상처를 입을 수 있고 상처 치유가 상당히 지연될 수 있다(Brower & Johnson, 2003; Dormus 외, 2003; Northcliffe & Buggy, 2003; Bislo & Tanelian, 1992; Scherb 외, 2009). 이러한 현상이 일어나지 않도록 신체는 통증 매개체를 방출한다.

상처 치유 과정 동안 세포가 그들의 합성 활동을 수행하기 위해 세포가 존재하는 내부 환경이 최적의 세포 활성을 가능하게 하는 것은 매우 중요하다. 최적의 활성을 조절하는 근본적인 요인은 조직 내의 pH이다. 섬유아세포는 간질(intersititial)의 pH 수준이 6.5이거나 그 보다 높은 경우에만 기질 성분을 생성할 수 있다. 즉, pH가 6.5 미만이면 세포가 기질 성분을 생성할 수 없으므로 회복될 수 없다.

pH가 6.5 아래로 떨어지게 하는 조건을 조사해보면, 산업화된 세계에서 사람들의 영양 습관과 관련이 있음을 알 수 있다. 산-생산 화합물은 동물성 단백질, 설탕(설탕 함유액 및 통조림 식품 포함), 알코올, 커피, 홍차 등이 있다. 스트레스와 흡연 또한 pH 수준을 산성 상태로 만든다. 반대로 알칼리성 pH를 가진 영양소는 과일과 채소에서 발견할 수 있다. 산업화된 세계에서 환자의 평균 영양 습관을 조사하면 산성 영양소가 알칼리성 영양소보다 훨씬 더 많이 섭취된다는 것이 분명하다(van den Berg, 2011; Vormann 외, 2001; Birklein 외, 2000; Woo 외, 2004; Finlayson 외, 1964; Bibby 외, 2005; Bibby & Urban, 2004; Murphy & McPhee, 1965; Kellum 외, 2004).

부종이 있을 때, 혈관에서 세포로의 운반 거리가 증가하여 적절한 영양공급을 받는데 문제가 발생한다(van den Berg, 2011;). 따라서 림프 배출 마사지는 상처 치유 단계에서 매우 도움이 될 수 있다.

스트레스는 교감신경 반사 작용을 증가시키는 것뿐만 아니라 코르티솔과 같은 스트레스 호르몬의 방출을 증가시킨다. 코티솔은 인터루킨-6의 방출과 mRNA의 생성을 감소시키기 때문에 이런 방식으로 세포의 합성 활동을 감소시킨다(Cole-King & Harding, 2001; Ebrecht 외, 2004; Marucha 외, 1998 Kiecolt-Glaser 외, 1995; Broadbent 외, 2003). 또 코티솔은 면역계를 약화시킨다(Vileikyte, 2007; Weinman 외, 2008). 약화된 면역계는 류마티스성 관절염과 같은 자가 면역 질환의 발생 위험을 증가시킨다(van den Berg, 2011).

진성 당뇨병 환자에서 성장 호르몬(예를 들어, PDGF, FGF, TNFα)이 적게 생성되기 때문에 상처 치유의 염증 단계가 방해 받거나 감소된다. 이러한 교란은 기질 성분의 생산을 감소시킨다(Ritzwoller 외, 2006; Ladhani 외, 2002; Greenhalgh 외, 1990; Seifter 외, 1981; Black 외, 2003; Darby 외, 1997; Peterson-Kim 외, 2001; Hoff 외, 2008; Mäntyselkä 외, 2008a, 2008b; Ekmektzoglou & Zografos, 2006).

비타민, 미네랄 및 미량 원소는 콜라겐 구조 내에서 생화학적 연결을 안정화시킬 수 있기 때문에 기질 합성과 안정성에 필수적이다(van den Berg, 2011; Geiersperger, 2009).

염증이 조직에서(염증 단계에서) 최소화되도록 신체가 프로스타글란딘-2의 방출을 조절하는 것은 중요하다. 이러한 이유로 인체는 프로스타글란딘-1과 프로스타글란딘-3을 생성한다. 프로스타글란딘-2는 아라키돈산(오메가-6 지방산)에서 만들어지며 육류(특히 돼지 고기)와 육류 제품에서 발견된다. 프로스타글란딘-1과 프로스타글란딘-3은 물고기 및 다른 해산물과 일부 냉간 압착 오일(cold-pressed oils)에서 발견되는 오메가-3 지방산에서 만들어진다(van den Berg, 2011).

위에서 언급한 요인들이 상처 치유뿐만 아니라 재형성 및 재생 과정에도 부정적인 영향을 미친다는 것은 분명하다.

가동성의 소실

5장과 6장에서 설명한 것처럼, 근막은 끊임없이 근막과 다른 해부학적 구조 사이에 마찰이 없는 운동을 가능하게 하는 체액을 생산한다(Guimberteau 외, 2010; Guimberteau 외, 2005; Langevin 외, 2009; van den Berg, 2011).

조직 내 순환이 감소될 때 – 교감신경 반사 작용 증가, 죽상 경화증 또는 흡연의 결과 – 근막은 충분한 체액을 생성할 수 없으며 마찰이 없는 운동은 불가능하다. 도수 요법의 효과 중 하나는 교감신경 반사 활동을 감소시켜 가동성을 증가시키는 것이다(van den Berg, 2011).

근막이 오랜 시간 동안 충분히 움직이지 않을 때 섬유증과 같은 조직의 형태학적 변화가 발생할 수 있다. 이러한 상황은 뒤퓌트랑(Dupuytren) 구축의 후기 단계와 비교될 수 있다. 첫 번째 변화는 기질, 특히 기저 물질에서 발생한다. Kozma와 동료들이 보여 주었듯이, 이 과정에서 글리코사미노글리칸(GAG)은 데르마탄 황산염으로 변한다(Kozma 외, 2000, 2007). 그들은 짧은 사슬과 긴 사슬의 양이 증가하는 것을 보여주었다. 이러한 방식으로 기질 내의 네트워킹(즉, 교차 결합)이 증가되고, 콜라겐의 섬유 형성도 영향을 받는다. 또한 성장 호르몬의 활성이 증가한다. 이것은 피부에 흉터가 생기는 경우에서처럼 결합 조직의 비대를 유발한다.

뒤퓌트랑 구축

뒤퓌트랑 구축 또는 질병, 뒤퓌트랑 병변 또는 손바닥 근막염은 손가락의 굴곡 구축(주로 네 번째 및 다섯 번째 손가락) 증가로 나타나는 손바닥 근막의 질병이다. 동일한 질병이 발(morbus Ledderhose)과 음경(Peyronie's disease)에서 발견될 수 있다. 간조직의 변화(간경변증)도 이 질환군으로 분류할 수 있다. 최근, 동결견의 원인도 이러한 변화와 관련되어 있는 것으로 알려졌다(Kumka & Bonar, 2012).

우리는 뒤퓌트랑 구축을 두 단계, 즉 수축 단계와 구축 단계로 구분할 수 있다.

수축 단계

이 단계는 근섬유아세포의 활성 증가로 인해 발생한다. 문제는 왜 근섬유아세포의 활성과 수축이 증가했는가 하는 것이다.

섬유아세포의 근섬유아세포로의 변형은 형질 전환 성장 인자 β-1 (TGF-β1)에 의해 촉진된다. 초기에 주로 세포 내에서 - 나중에는 외부에서도 - 액틴 사슬이 생성된다. 후자의 사슬은 세포막을 세포 외 기질과 연결시켜 조직의 수축을 위한 기초를 형성한다(Gabbiani, 2004; Meek 외, 1999; Kozma 외, 2007; Singer 외, 1984; Wipff 외, 2007; Hinz 외., 2007). 또한 TGF-β1은 세포 사멸(apotosis)로부터 근섬유아세포를 보호한다(Lee 외, 2010). 이것은 왜 근섬유아세포가 손바닥 근막에 출현하는지를 설명하지만 더 많은 TGF-β1이 갑자기 생성되는 이유는 설명하지 않는다.

예를 들어, 염증 반응시 손상 후에서처럼 TGF-β1이 방출된다. 이것이 소위 상처 수축을 유발하는 상처 치유의 첫 번째 단계에서 근섬유아세포가 관찰되는 이유이다(Gabbiani, 2004). 류마티스 관절염과 같은 다른 염증 상황에서 생성되는 근섬유아세포 또한 조직의 수축을 일으킨다. 그러나 뒤퓌트랑 구축에서는 일반적으로 선행하는 손상은 없다.

TGF-β1의 증가에 대한 한 가지 설명은 조직의 기계적 스트레스와 함께 나타나는 국소 허혈이라 할 수 있다(Wipff 외, 2007). 국소 허혈과 뒤이은 조직의 수축으로 인해 혈관에 가해지는 압력은 더욱 증가하여 허혈이 심해진다(Lee 외, 2010).

많은 저자들에 따르면, 이 과정에서 가장 중요한 요소는 자유 라디칼의 증가이다(Bayat 외, 2005; Murrell 외, 1987; Lee 외, 2010; Wipff 외, 2007; Perlemuter 외, 2005; Karabulut 외, 2002). 자유 라디칼 또는 산소 라디칼 (O_2^-)은 에너지 생성 과정 중 미토콘드리아에서 만들어진다. 이러한 화합물은 정상적으로 세포 내 또는 간질 내 항산화 물질에 의해 중화된다. 미토콘드리아에서 효소 Cu/Zn-SOD와 Mn-SOD (SOD=superoxide dismutase)가 이 과정을 담당한다. 다음의 생화학적 변형이 미토콘드리아, 미토콘드리아 외부의 세포 및 세포 외부에서 발생한다(Karabulut 외, 2002).

$2O_2^-. + 2H^+ \rightarrow H_2O_2 + O_2$ (Cu/Zn-SOD 또는 Mn-SOD의 영향 하에서).

다음, 과산화수소분해효소(catalase)의해

$2H_2O_2 \rightarrow 2H_2O + O_2$.

(Cu=구리, Zn=아연, Mn=망간, H_2O_2=과산화수소)

이 반응을 통해 자유 라디칼은 중화된다. 자유 라디칼이 미토콘드리아 또는 세포핵의 DNA를 공격하고 교란할 수 있기 때문에 중요하다. 미토콘드리아의 DNA가 공격 받으면 미토콘드리아가 파괴된다. 파괴된 미토콘드리아가 많을수록 세포에서 에너지가 적게 생산된다. 이것은 조기(early) 세포 죽음으로 이어질 수 있다. 이것이 자유 라디칼이 노화 과정에서 중요한 역할을 하는 이유이다. 세포핵의 DNA가 공격 받으면 종양의 형태로 조직 퇴행이 발생할 수 있다.

Inagaki와 동료들 (Inagaki 외, 1992)은 뒤퓌트랑 구축 또는 섬유화 질환 환자를 건강한 사람과 비교하여 조직의 SOD 농도가 감소함을 입증했다.

왜 자유 라디칼이 증가 하는가? 이 질문에 대한 답으로 당뇨병, 흡연, 알코올 남용, 진정제의 사용, 외상 및 HIV 감염과 같은 뒤퓌트랑 구축의 다른 선행요인 뿐만 아니라 국소 허혈이 포함될 수 있다(Lee 외, 2010; Burge 외, 1997). 흥미롭게도, 연구 결과에 의하면 알코올 남용도 과도한 흡연과 함께 뒤퓌트랑 구축에서 많은 문제의 원인이 되고 있다고 한다(Lee 외, 2010; Burge 외, 1997).

역학적 요인들에 의하면 뒤퓌트랑 구축에 의해 영향을 받는 가장 큰 인구 집단은 50세 이상의 남성으로 구성되어 있다. 남성 대 여성의 비율은 7~15:1이다. 또한 북유럽(예를 들어 스칸디나비아, 스코틀랜드) 사람들은 이 구성에 불균형적으로 높은 영향을 받는데 그 예로 노령 인구의 40%가 이 조건에 있다(Kozma 외, 2007).

질병은 전형적으로 손바닥 근막의 변화와 함께 네 번째와 다섯 번째 손가락에서 시작한다. 질병이 진행됨에 따라 피부의 변화가 일어날 수도 있다(Wipff 외, 2007).

뒤퓌트랑 구축의 첫 번째 단계에서, 치료의 목표는 고용량의 항산화제(예를 들어, 비타민 C 및 E, β-카로틴, 셀레늄, 아연)를 투여하여 자유 라디칼의 양을 줄이는 것이다. 코르티코스테로이드와 같은 항염증 약물도 이 단계에서 도움이 될 수 있다(Meek 외, 1999, 2002). 또는 오메가-3 지방산의 보충으로 염증을 줄여볼 수 있다.

손바닥 근막의 기계적 신장은 종종 의사가 권하고 치료사가 수행하기도 하지만 역효과를 낳는다. 이것이 역효과를 낳는 이유는 근막을 신장시키면 조직 및 세포의 기계적 스트레스를 증가시켜 허혈을 악화시키기 때문이다. 이것은 아마도 결국 자유 라디칼 생성을 증가시켜 문제를 점점 심각하게 만들 것이다.

구축 단계

이제 우리는 뒤퓌트랑 구축의 후기 단계의 변화를 살펴볼 것이다. 손바닥 근막의 수축으로 인해 결절의 형태를 띠는 국소 비후가 발생한다. 결절은 초기에는 부드럽지만 점차적으로 더 단단해진다(Kozma 외, 2007).

아마도 자유 라디칼의 영향으로 섬유아세포와 근섬유아세포에서 유전적 변화가 일어나는 것으로 보인다. 이러한 변화는 결국 손바닥 근막 내에서 형태학적 및 구조적 변화를 일으킨다.

뒤퓌트랑 구축 후반기에 다음과 같은 변화가 발견되었다(Ulrich 외, 2009; Satish 외, 2008; Murrell 외, 1991; Lee 외, 2010; Meek 외, 1999; Kozma 외, 2007; Brickley-Parsons 외, 1981; Hinz 외, 2007; Wipff 외, 2007).

- TGF-β1 (변형 성장 인자 β-1) 분비 증가
- BFGF (기본 섬유아세포 성장 인자) 분비 증가
- PDGF (혈소판 유래 성장 인자) 분비 증가
- MMP (기질 금속단백분해효소, matrix metalloproteinase) 생산 감소
- TIMP (기질 금속단백분해효소의 조직 억제제) 생산 증가
- 섬유아세포 증식 증가
- I형 콜라겐의 분비 감소
- III형 콜라겐의 분비 증가
- XIV형 콜라겐과 XV형 콜라겐 증가
- 데르마탄 황산염의 변화
- 콘드로이틴 황산염의 증가
- 피브로넥틴의 변화
- 피브로넥틴, 테나신 및 라미닌의 증가

이러한 변화에서 기질의 분해(이 경우 특히 콜라겐)는 감소한 MMP 양 만큼 감소한다. 콜라겐의 분해는 TIMP의 증가에 의한 억제를 통해 더 감소한다. 대조적으로, 콜라겐의 생산은 증가한다. 이것은 모두 손바닥 근막이 두꺼워지는 원인이 된다. 이러한 변화는 근섬유

아세포 활성에 의한 손바닥 근막의 동시 수축 상황에서 발생한다.

변형된 피브로넥틴 및 데르마탄 황산염과 함께 XV형 콜라겐의 존재는 이러한 섬유화 과정에 선행되어야 한다. 이러한 화합물은 염증 세포 (주로 림프구와 대식세포)와 혈관 내피 벽 (Meek 외, 1999) 사이의 부착력을 증가시킨다.

데르마탄 황산염의 변화로 인해, 원섬유형성은 방해받고, 세포는 기질에 더 적게 결합하고 특정 성장 인자에 더 결합한다(Kozma 외, 2007).

결절에는 수많은 염증 세포뿐만 아니라 많은 라미닌과 테나신이 있다(Meek 외, 1999; Satish 외, 2008). 콜라겐은 해결가능한 교차 결합의 증가를 보여준다 (Brickley-Parsons 외, 1981).

Laukkanen과 동료들은 더 많은 양의 파라세타몰이 간의 손상을 일으킨다고 보고했다. 이는 아마도 간에서 자유 라디칼의 생성이 증가한 결과 일 것이다 (Laukkanen 외, 2001). 저자들은 이것이 간 섬유화(간경변증)의 원인이기도 하다는 결론을 내렸다. 간 질환은 종종 알코올, 흡연, 산화 스트레스 및 항산화제의 부족과 같은 요인들과 관련된다.

뒤퓌트랑 구축 후반기의 치료는, 많은 구조적 변화가 이미 발생했기 때문에 초기 단계보다 어렵다. 이러한 이유로 신장(stretching)은 많은 영향을 주지 않는다. 이런 상황에서 유일한 효과적인 치료법은 아마도 수술일 것이지만 손바닥 근막에 콜라겐 분해효소를 주사하는 것도 유용할 수 있다.

손바닥 근막을 치료하는 것 외에도 손가락 관절(중수지, 원위 지절간 및 근위 지절간)의 움직임을 최적화하는 것이 중요하다. 신전제한의 대부분은 이 관절들에서 일어난다. 뒤퓌트랑 구축을 가진 환자에서 주요 문제점은 수술이 대부분 늦은 단계에서 행해진다는 것이다. 그 단계에서, 손가락 관절은 전형적으로 큰 구조적 변화를 가지며, 따라서 관절 가동술은 어떠한 효과도 가져 오지 않는다. 이것은 수술 후에도 여전히 손가락을 움직이거나 손을 정상적으로 사용할 수 없음을 의미한다. 그러나 수술로 인한 염증이 근섬유아세포를 더욱 자극할 수 있기 때문에 수술을 너무 일찍 하지 않는 것이 중요하다.

뒤퓌트랑 구축과 같은 질병은 종종 간(조직)의 변화와 관련이 있다. 적절한 치료법을 결정하기 위해 간의 변화와 뒤퓌드링 구축의 관계를 이해하는 것이 중요하다.

간의 변화는 종종 알코올 남용과 관련이 있다. 알코올 남용은 명확하게 위, 심장, 신경계, 그리고 몸 전체 뿐만 아니라 간에서 자유 라디칼의 증가를 일으키는 것으로 나타났다(MANZO-Avalos & Saavedra-Molina, 2010). 알코올 남용은 또한 Cu/Zn-SOD와 간의 미토콘드리아 Mn-SOD 생산을 감소시킨다. 이로 인해 미토콘드리아 DNA가 손상되고 결국 미토콘드리아가 파괴된다. 최종적으로 간세포의 세포 사멸과 비기능 지방 조직으로의 변화가 초래된다(Manzo-Avalos & Saavedra-Molina, 2010; Deshpande 외, 2013; Thome 외, 1997).

간에서 이러한 변화로 인해, 적혈구와 혈청에서의 Cu/Zn-SOD 농도가 감소한다(Karabulut 외, 2002; Thome 외, 1997; Deshpande 외, 2013). 순환 혈액에서 Cu/Zn-SOD가 감소하는 것은 알코올, 간 질환 및 뒤퓌트랑 구축 간의 가장 중요한 연결점이 될 수 있다. Shanmugan과 동료들(Shanmugam 외, 2011)은 당뇨병 환자에서 위에서 언급한 변화가 훨씬 더 심각하다는 것을 보여주었다.

참고문헌

Battié M. C., Videman T., Gill K. et al. Volvo Award in clinical sciences: smoking and lumbar intervertebral disc degeneration: an MRI study of identical twins. Spine. 1991;16:1015–1021.

Bayat A.,Walter J., Lambe H. et al. Identification of a novel mitochondrial mutation in Dupuytren's disease using multiplex DHPLC. Plastic & Reconstructive Surgery. 2005;115:134–141

Bergenstock M., Min W., Simon A. M., Sabatino C., O'Connor J. P. A comparison between the effects of acetaminophen and celecoxib on bone fracture in rats. Journal of Orthopaedic Trauma. 2005;Nov– Dec;19(19);717–723.

Bibby S. R., Jones D. A., Ripley R. M., Urban J. P. Metabolism of the intervertebral disc: effect of low levels of oxygen, glucose, and pH on rates of energy metabolism of bovine nucleus pulposus cells. Spine. 2005 Mar 1;30 (5):487–496.

Bibby S. R., Urban J. P. Effect of nutrient deprivation on the viability of intervertebral disc cells. European Spine Journal. 2004 Dec;13(8):695–701.

Birklein F., Weber M., Ernst M., Riedl B., Neundörfer B., Handwerker H. O. Experimental tissue acidosis leads to increased pain in complex regional pain syndrome (CRPS). Pain. 2000;87(2):227–234.

Bislo K., Tanelian D. L. Concentration-dependant effects of lidocaine on corneal epithelian wound healing. Investigative Ophthalmology & Visual Science. October 1992;33(11):3029–3033.

Black E., Vibe-Petersen J., Jörgensen L. N., Madsen S.M., Ägren M.S., Holstein P.E., Perrild H., Gottrup F. Decrease of collagen deposition in wound repair in type 1 diabetes independent of glycemic control. Archives of Surgery. 2003;138:34–40.

Brickley-Parsons D., Glimcher M. J., Smith R. J. et al. Biochemical changes in the collagen of the palmar fascia in patients with Dupuytren's disease. Journal of Bone and Joint Surgery (Am). 1981;63:787–797.

Broadbent E., Petric K. J., Alley P. G., Booth R. Psychological stress impairs wound repair following surgery. Psychosomatic Medicine. 2003;65:865–869.

Brower M., Johnson M. Adverse effects of local anesthetic infiltration on wound healing. Regional Anesthesia and Pain Medicine. May/June 2003;28(3):233–240.

Burge P., Hoy G., Regan P. et al. Smoking, alcohol and the risk of Dupuytren's contracture. Journal of Bone and Joint Surgery (Br). 1997;79–B:206–210.

Cole-King A., Harding K. G. Psychological factors and delayed healing in chronic wounds. Psychosomatic Medicine. 2001;63:216–220.

Currier D., Nelson R. Dynamics of Human Biologic Tissues. 1st ed. Philadelphia: F. A. Davis Company. 1992.

Darby I. A., Bisucci T., Hewitson T. D., MacLellan D. G. Apoptosis is increased in a model of diabetesimpaired wound healing in genetically diabetic mice. International Journal of Biochemistry & Cell Biology. 1997;29(1):191–200.

Deshpande N., Kandi S., Kumar P. V. B, Raman K. V, Muddeshwar M. Effect of alcohol consumption on oxidative stress markers and its role in the pathogenesis and progression of liver cirrhosis. American Journal of Medical and Biological Research. 2013;1(4):99–102.

Dormus M., Karaaslan E., Ozturk E., Gulec M., Iraz M., Edali N., Ozcan Ersoy M. The effects of singledose dexamethasone on wound healing in rats. Anesthesia & Analgesia. 2003;97:1377–1380.

Dwivedi S., Kotwal P. P., Dwivedi G. Aortic atherosclerosis, hypertension, and spondylotic degenerative disease: a life-style phenomenon, coincidence, or continuum? Journal, Indian Academy of Clinical Medicine. 2003;4(2):134–138.

Ebrecht M., Hextall J., Kirtley L. G. et al. Perceived stress and cortisol levels predict speed of wound healing in healthy male adults. Psychoneuroendocrinology. 2004;29:798–809.

Ekmektzoglou K. A., Zografos G. C. A concomitant review of the effects of diabetes mellitus and hypothyroidism in wound healing. World Journal of Gastroenterology. 2006;12(17):2721–2729.

Finlayson G. R., Smith G. Jr., Moore M. J. Effects of chronic acidosis on connective tissue. JAMA. 1964;187:659–662.

Gabbiani G. The Evolution of the myofibroblast concept: a key cell for wound healing and fibrotic diseases. Giornale di Gerontologia. 2004;52:280–282.

Geiersperger K. Wundheilung und Ernährung. Master Thesis für der Universitätslehrgang für Sports Physiotherapy. Paris Lodron Universität Salzburg – Abteilung Sportwissenschaften. 2009.

Gouin J. P., Kiecolt-Glaser J. K., Malarkey W. B., Glaser R. Influence of anger on wound healing. Brain, Behavior & Immunity. 2008;22(5):699–708.

Greenhalgh D. G., Sprugel K. H., Murray M. J., Ross R. PDGF and FGF stimulate wound healing in the genetically diabetic mouse. American Journal of Pathology. 1990;136(6):1235–1246.

Guimberteau J., Delage J., McGrouther D., Wong J. The microvascular system: how connective tissue sliding works. Journal of Hand Surgery (Eur). 2010;35(8):614–622.

Guimberteau J., Sentucq-Rigall J., Panconi B. Introduction to the knowledge of subcutaneous sliding system in humans. Annales de Chirurgie Plastique Esthétique. 2005;50(1):19–34.

Hadley M. N., Reddy S. V. Smoking and the human vertebral column: a review of the impact of cigarette use on vertebral bone metabolism and spinal fusion. Neurosurgery. 1997;41(1):116–124.

Hinz B., Phan S. H., Thannickal V. J. et al. The myofibroblast: one function, multiple origins. American Journal of Pathology. 2007;170:1807–1816.

Hoff O. M., Midthjell K., Zwart J. A., Hagen K. The association between diabetes mellitus, glucose, and chronic musculoskeletal complaints. Results from the Nord-Trondelag Health Study. Musculoskeletal Disorders. 2008;2(9):160–167.

Holden-Lund C. Effects of relaxation with guided imagery on surgical stress and wound healing. Researching in Nursing & Health. 1988;11(4):235–244.

Holm S., Nachemson A. Nutrition of the intervertebral disc: acute effects of cigarette smoking. an experimental animal study. Upsala Journal of Medical Science. 1988;93(1):91–99.

Inagaki T., Katoh K., Takiya S. et al. Relationship between superoxide dismutase (SOD) and viral liver diseases. Journal of Gastroenterology. 1992;27:382–389.

Iwahashi M., Matsuzaki H., Tokuhashi Y., Wakabayashi K., Uematsu Y. Mechanism of intervertebral disc degeneration caused by nicotine in rabbits to explicate intervertebral disc disorders caused by smoking. Spine. 2002 Jul 1;27(13):1396–1401.

Kaftan H., Hosemann W. Systemic cortocoid application in combination with topical mitomycin or dexamenthasone. Inhibition of wound healing after tympanic membrane perforation. HNO. 2005;Sep;53(9);779–783.

Kauppila L. I. Atherosclerosis and disc degeneration/low-back pain – a systemic review. European Journal of Vascular and Endovascular Surgery. 2009 June;37(6):661–670.

Karabulut A. B., Sömmez E., Bayindir Y. et al. A comparison of erythrocyte superoxide dismutase and catalase activity in patients with hepatitis C infection. Turkish Journal of Medical Sciences. 2002;32:313–316.

Kellum J. A., Song M., Li J. Science review: extracellular acidosis and the immune response: clinical and physiological implications. Critical Care. 2004;8:331–336.

Kiecolt-Glaser J. K., Marucha P. T., Malarkey W. B. et al. Slowing of wound healing by psychological stress. The Lancet. 1995;364:1194–1196.

Kozma E. M., Glowacki A., Olcyk K. et al. Dermatan sulfate remodeling associated with advanced Dupuytren's contracture. Acta Biochemica Polonica. 2007;54:821–830.

Kozma E. M., Glowacki A., Olcyk K., Glowacki A., Bobinski R. An accumulation of proteoglycans in scarred fascia. Molecular and Cellular Biochemistry. 2000;203:103–112.

Kumka M., Bonar J. Fascia: a morphological description and classification system based on a literature review. Journal of the Canadian Chiropractic Association. 2012;56(3):179–191.

Kurunlahti M., Tervonen Q., Vanharanta H., Ilkko E., Suramo I. Association of atherosclerosis with low back pain and the degree of disc degeneration. Spine. 1999 Oct;24 (20):2080–2084.

Ladhani S., Phillips S. D., Allgrove J. Low back pain at presentation in a newly diagnosed diabetic. Archives of Disease in Childhood. 2002;87:543–545.

Langevin H., Stevens-Tuttle D., Fox J. et al. Ultrasound evidence of altered lumbar connective tissue structure in human subjects with chronic low back pain. BMC Musculoskeletal Disorders. 2009;10(1):151–161.

Laukkanen M. O., Leppanen P., Turunen P. et al. ECSOD gene therapy reduces paracetamol-induced liver damage in mice. Journal of Gene Medicine. 2001;3:321–325.

Lee S., Baytion M., Reinke D. L. et al. Surgery for Dupuytren contracture. 2015. http://emedicine. medscape.com/article/1238712-overview [accessed February 12, 2016].

Mäntyselkä P., Miettola J., Niskanen L., Kumpusalo E. Glucose regulation and chronic pain at multiple sites. Rheumatology. 2008a;47(8):1235–1238.

Mäntyselkä P., Miettola J., Niskanen L., Kumpusalo E. Chronic pain, impaired glucose tolerance and diabetes: a community-based study. Pain. 2008b;137(1):34–40.

Manzo-Avalos S., Saavedra-Molina A. Cellular and mitochondrial effects of alcohol consumption. International Journal of Environmental Research and Public Health. 2010;7:4281–4304.

Marsolais D., Cote C. H., Frenette J. Nonsteroidal anti-inflammatory drug reduces neutrophil and macrophage accumulation but does not improve tendon regeneration. Laboratory Investigation. 2003;83;991–999.

Marucha P. T., Kiecolt-Glaser J. K., Favagehi M. Mucosal wound healing is impaired by examination stress. Psychosomatic Medicine. 1998;60(3):362–365.

Meek R. M. D., McLellan S., Crossan J. F. Dupuytren's disease: a model for the mechanism of fibrosis and its modulation by steroids. Journal of Bone and Joint Surgery (Br). 1999;81-B:732–738.

Meek R. M., McLellan S., Reilly J. et al. The effect of steroids on Dupuytren's disease: role of programmed cell death. Journal of Bone and Joint Surgery (Br). 2002;27:270–273.

Murnaghan M., Li G., Marsh D. R. Nonsteroidal antiinflammatory drug-induced fracture onunion: an inhibition of angiogenesis? Journal of Bone and Joint Surgery (Am). 2006;88;140–147.

Murphy K. J., McPhee I., Tears of major tendons in chronic acidosis with elastosis. Journal of Bone and Joint Surgery (Am). 1965;47-A(6):1253–1258.

Murrell G. A., Francis M. J., Bromley L. Free radicals and Dupuytren's contracture. British Medical Journal (Clinical Research Ed.). 1987;295:1373–1375.

Murrell G. A., Francis M. J., Bromley L. The collagen changes of Dupuytren's contracture. Journal of Hand Surgery (Br). 1991;16:263–266.

Muscará M. N., McKnight W, Asfaha S., Wallace J. L. Wound collagen deposition in rats: effect of an NONSAID and a selective COX-2 inhibitor. British Journal of Pharmacology. 2000;129;681–686.

Northcliffe S.-A., Buggy D. J. Implications of anesthesia for infection and wound healing. International Anesthesiology Clinics. Winter 2003;41(1):31–64.

Oda H., Matsuzaki H., Tokuhashi Y., Wakabayashi K., Uematsu Y., Iwahashi M. Degeneration of intervertebral discs due to smoking: experimental assessment in a rat-smoking model. Journal of Orthopaedic Science. 2004;9(2):135–141.

Perlemuter G., Davit-Spraul A., Cosson C. et al. Increase in liver antioxidantenzyme activity in nonalcoholic fatty liver disease. Liver International. 2005;25:946–953.

Peterson-Kim R., Edelman S. V., Kim D. D. Musculoskeletal complications of diabetes mellitus. Clinical Diabetes. 2001;19(3):132–135.

Pezeshki M. Z, Pezeshki S. Smoking and lumbar disc degeneration: a case-control study among Iranian men referring to lumbar MRI. Research Journal of Biological Sciences. 2007;2(7):787–789.

Ritzwoller D. P., Crounse L., Shetterly S., Rublee D. The association of comorbidities, utilization and costs for patients identified with low back pain. Musculoskeletal Disorders. 2006;7(72). http://bmcmusculoskeletdisord. biomedcentral. com/articles/10.1186/1471-2474-7-72 [accessed February 12, 2016].

Satish L., LaFramboise W. A., O'Gorman D. B. et al. Identification of differentially expressed genes in fibroblasts derived from patients with Dupuytren's contracture. BMC Medical Genomics. 2008;1(10). www.biomedcentral. com/1755-8794/1/10 [accessed February 12, 2016].

Scherb M. B., Courneya J.-P., Guyton G. P., Schon L. C. Effect of bupivacaine on cultured tenocytes. Orthopedics. 2009;32:26.

Seifter E., Rettura G., Padawer J., Stratford F., Kambosos D., Levenson S. M. Impaired wound healing in streptozotocin diabetes: prevention by supplemental vitamin A. Annals of Surgery. 1981;194(1):42–50.

Shanmugam K. R, Mallikarjuna K., Reddy K. S. Effect of alcohol on blood glucose and antioxidant enzymes in the liver and kidney of diabetic rats. Indian Journal of Pharmacology. 2011;43(3):330–335.

Sikiric P., Seiwerth S., Mise S., Staresinic M., Bedekovic V., Zarkovic N., Borovic S., Giurasin M., Boban-Blagiaic A., Batelia L., Rucman R., Anic T. Corticosteroid-impairment of healing and gastric pentadecapeptide BPC-157 creams in burned mice. Burns. 2003;Jun;29(4);323–334.

Silcox D. H., Daftari T., Boden S. D., Schimandle J. H., Hutton W. C., Whiteside T. E. The effect of nicotine on spinal fusion. Spine. 1995;20(14):1549–1553.

Singer I. I., Kawka D. W., Kazakis D. M. et al. In vivo co-distribution of fibronectin and actin fibers in granulation tissue: immunofluorescence and electron microscope study of the fibronexus at the myofibroblast surface. Journal of Cell Biology. 1984;98:2091–2106.

Solowiej K., Mason V., Upton D. Review of the relationship between psychological stress and wound healing, part 1. Journal of Wound Care. 2009;18(9):357–366.

Solowiej K., Mason V., Upton D. Psychological stress and pain in wound care, part 2: a review of pain and stress assessment tools. Journal of Wound Care. 2010a;19(3)110–5.

Solowiej K., Mason V., Upton D. Psychological stress and pain in wound care, part 3: management. Journal of Wound Care. 2010b;19(4) 153–155.

Soon K., Acton C. Pain-induced stress: a barrier to wound healing. Wounds UK. 2006;2(4):92–101.

Tabary J., Tabary C., Tadieu C. Physiological and structural changes in the cat's soleus muscle due to immobilization at different lengths by plaster casts. Journal of Physiology. 1972;149:231–244.

Thome J., Foley P., Gsell W., Davids E., Wodarz N., Wiesbeck G. A, Böning J., Riederer P. Increased concentration of manganese superoxide dismutase in serum of alcohol-dependent patients. Alcohol & Alcoholism. 1997;32(1):65–69.

Tokuda O., Okada M., Fujita T., Matsunaga N. Correlation between diffusion in lumbar intervertebral discs and lumbar artery status: evaluation with fresh blood imaging technique. Journal of Magnetic Resonance Imaging. 2006 Dec;25(1):185–191.

Tortland P. D. Sports injuries and nonsteroidal anti-inflammatory drug (NSAID) use. Connecticut Sportsmed. 2007;Winter;1–4

Turgut A., Sönmez I., Çakit B., Kosar P., Kosar U. Pineal gland calcification, lumbar intervertebral disc degeneration and abdominal aorta calcifying atherosclerosis correlate in low back pain subjects: a cross-sectional observational CT study. Pathophysiology. 2008 June;15(1):31–39.

Ulrich D., Ulrich F., Piatkowski A. et al. Expression of matrix metalloproteinases and their inhibitors in cords and nodules of patients with Dupuytren's disease. Archives of Orthopaedic and Trauma Surgery. 2009;129:1453–1459.

van den Berg F. Angewandte Physiologie. Band 1: Das Bindegewebe des Bewegungsapparates verstehen und beeinflussen. 3. Auflage. Stuttgart: Georg Thieme Verlag [Applied Physiology Volume 1. 3rd edition. Stuttgart: Georg Thieme Publishers]. 2011.

Vileikyte L. Stress and wound healing. Clinics in Dermatology. 2007;25(1):49–55.

Vormann J., Worlitschek M., Goedecke T., Silver B. Supplementation with alkaline minerals reduces symptoms in patients with chronic low back pain. Journal of Trace Elements in Medicine and Biology. 2001;15:179–183.

Weinman J., Ebrecht M., Scott S. et al. Enhanced wound healing after emotional disclosure intervention. British Journal of Health Psychology. 2008;13:95–102.

Wipff P. J., Rifkin D. B., Meister J. J. et al. Myofibroblast contraction activates latent TGF-beta1 from the extracellular matrix. Journal of Cell Biology. 2007;179:1311–1323.

Woo Y. C., Park S. S., Subieta A. R., Brennan T. J. Changes in tissue pH and temperature after incision indicate acidosis may contribute to postoperative pain. Anesthesiology. 2004;101:468–475.

Yugoshi L. I., Sala M. A., Brentegani L. G., Lamano Carvalho T. L. Histometric study of socket healing after tooth extraction in rats treated with diclofenac. Brazilian Dental Journal. 2002;13(21);92–96.

Zimmermann-Stenzel M., Mannuß J., Schneider S., Schiltenwolf M. Tabakkonsum und chronische Rückenschmerzen. Deutsche Ärzteblatt. 2008;105(24):441–448.

10

내면 기관으로서의 근막: 현상학적 발생학 및 형태학*에 기초한 전체론적 접근

Jaap C. van der Wal

서론: 근막은 어떠한가?

"근막"이란 무엇인가? Robert Schleip 등은 여러 명명법의 개괄'이라는 글에서 근막에 관한 현재의 용어를 재검토하였다.[1] 이것은 2009년 Second International Fascia Research Congress의 핵심 주제였다.[2,3] 용어와 명명법의 광범위한 다양성과 불일치에 근거하여 신체의 근막 및 결합 조직의 명칭을 검토해야 할 필요가 있었다. 사실, 인체 해부학은 암시적으로 신체에서 별개의('식별 가능하고', '해부할 수 있는'을 의미) 국소 해부학적 구조와 단위로 명명된다는 원칙에 근거한다. 예를 들어 결합 조직의 구조는 다른 구조와 구별(해부)할 수 있는 경우에만 해부학적 구조로 인식된다. 영국판 *Gray's Anatomy* (매우 존경받는 해부학 교과서)가 근막을 '육안으로 보기에 충분한 결합 조직 덩어리'라고 정의한 이유이다.[4] 이 저자들은 어떤 기능적인 기준도 '근막'이라는 용어와 연결되어 있지 않다고 한다. 원칙적으로 근막은 근육과 뼈와 같이 분리되는 해부학 구조를 덮고, 감싸고, 분리하는 결합 조직의 층으로 여겨졌다. 그리고 이것이 오늘날 대부분 근막층을 설명하는 방식이다. 예를 들어 하퇴근막 골격을 기술하고 구별한다면, 국소 해부학적으로 이 근막이 다리의 다양한 해부학 요소를 감싸고 있다고 명확히 정의할 수 있다. 심부 경부 근막(내측 경부)은 이른바 설골하근이라 부르는 근육 주위의 외피(sheath)로 구성되어 있다. 따라서 해부학적 명칭은 근육이 위치하고 조직된 곳을 기반으로 한 근막층과 구조에 부여된다. 용어 또는 이름은 그들이 근본적으로 또는 이웃한 조직, 구조와 기능적 및 기계적으로 *어떻게* 관련되어 있는지에 대해서는 말하지 않는다.

그러나 하퇴근막(또는 전완근막)을 절개하면, 이 근막이 아래의 근육과 원위부에서 연결되어(또는 '분리될 수 있는') 있는 것을 관찰할 수 있다. 따라서 별도의 층 또는 구조로 쉽게 해부할 수 있다. 그러나 하지 근위부 영역의 근육에서 근막을 분리하는 것은 말 그대로 불가능하다. 근막으로부터 아래있는 근육 섬유를 분리하기 위해 예리한 해부 방법으로 해야한다. 근막은 덮개층이 아니라 건막(aponeurosis)과 같이 강한 힘을 전달하는 층으로 기능한다는 것이 명백하다. 그러나 공식적으로 건막은 식별이 가능한 해부학적 구조이고, 근육과 같은 해부학적 단위와 관련이 있다고 할 수 있으므로 해당 근육의 보조 구성 요소로 인식된다. *Gray's Anatomy*에서는 일종의 기능적 기준을 적용하여 근막과 건막을 구별하는데, '근막은 건막과 달리 섬유를 섞어 짠듯한 배열을 한 결합 조직 구조로 기술된다'. 하퇴근막, 대퇴근막, 전완근막 등의 섬유 구조를 간단하게 살펴보면, 힘 전달을 목적으로 한 근막에 대해서는 이러한 섬유 배열의 기준이 유효하지 않음이 명백하다.[5]

이 구조는 해부학 및 지형학 이외의 것으로 간주되어야 한다. 2009년 Second International Fascia Research Congress에서 연구 공동체는 근막을 '섬유성

---

*실제로 이 장에서, '내면(innerness) 기관'은 모순된 용어이다. 이 장에서는 우리의 '내부(inner)' 또는 '내면(innerness)'이 신체의 특정 기관이나 부위에 실제로 나타나지 않거나 그 '안(in)'에 위치하지 않는다고 주장할 것이다. 뇌에서는 확실히 그렇지 않다.

콜라겐 조직의 넓은 장력 전달 시스템의 일부'로 정의하고 새로운 기준을 개발했다. 이 '새로운' 견해는 최근의 긴장통합체(tensegrity) 구조에 관한 근막망(fascial net)에서 영감을 받았다.[6,7] 그러나 이러한 정의는 반대 방향으로 벗어나는 경향이 있어 다음과 같은 질문을 떠올리게 한다. 경부 근막과 같은 enveloping coverings를 분류해야 하는가? 또는 정골의학 영역에서 내장 근막은 내장과 신체 내부의 벽을 덮는 중피 세포막으로써 사용되는가? 그 구조물들은 이제 더 이상 근막으로 간주하지 않는가? 그러한 논평을 단순한 의미론적 문제가 아닌 다른 것으로 밀어 넣을 수 있는가? 아니면 '근막' 용어의 질에 관해서 근본적인 개념 또는 오해와 연관되는가? 특히, 정골의학에서, 근막의 개념은 광범위하고 필수적이지만 다른 한편으로는 기능적 기준('방법')에 따른다. 그 뿐 아니라 적어도 해부학 및 지형학적('위치') 기준에서는 적절하게 정의되지 않았다. 게다가 A. T. Still의 '순수하고 살아있는 물을 가진 인간의 영혼은 그의 몸의 근막에 머물러 있는 것처럼 보인다.'[8] 에서처럼 정골의학에서 근막의 개념은 다소 혼란스러웠다. 근막이 정골 치료와 수기 치료의 신체적 기질이라고 여겨지는 반면, 긴장통합체 시스템의 기능적 기질을 대표하는 기관은 어떤 종류인가? 영혼이 머무는 '곳'으로 간주되는 일종의 비해부학적 또는 해부학을 넘어서는 장기 또는 시스템인가? 그러한 다기능 조직이나 기관의 기능적 구조를 이해하기 위해서는 어떤 종류의 해부학적 구조와 형태가 필요한가?

저자는 이 장에서 결합 조직의 구조에 대한 현상학적 발생과 전체론적, 형태론적 접근만이 근막의 다기능성을 명료하게 할 것이라는 강한 확신에 대해 상세히 설명할 것이다. 근막 기질을 바꾸어 말할지도 모른다. 먼저 우리는 결합 조직과 근막의 기능 발생학을 살펴볼 것이다. 근막 조직은 어디에서 유래하였으며, 형태학적으로 어떤 용어와 기능적 양식을 이해해야 하는가? (섹션 A 참조) 그런 다음 우리는 적절한 해부학 용어로 근막과 그 구성 요소의 기능적 공간 관계를 설명하는 것이 불가능하다는 점에 집중할 것이다. 이 장에서는 건축 개념과 용어를 기반으로 근막을 묘사하고 이 건축물이 힘 전달, 이동 및 감지 기관인 근막의 기능에 도움이 된다는 연구 결과를 제시한다(섹션 B). 다음으로, 현상학적 발생에 기초하여, 결합 조직 및 근육 조직의 구조를 넓은 의미에서 인체의 하나의 통합된 차원으로, 좁은 의미에서 자세와 운동† 시스템(긴장통합체 시스템)으로 간주할 때 장기로서의 근막('중배엽' 층으로 불리는)을 가장 잘 이해할 수 있는 모델을 소개할 것이다(섹션 C). 마지막으로 중(배엽)은 우리의 '내면' 또는 '영혼'으로 간주할 수 있는 근막 및 혈액과 함께 신체 '내면'의 차원을 나타낸다는 현상론적 견해를 제시할 것이다(섹션 D).

A. 발생학적 기원과 근막의 동적 형태학: 현상학적 접근

먼저 우리는 결합 조직 및 근막의 기능 발생학을 알아볼 것이다. 근막 조직은 어디에서 유래하였으며, 어떤 용어와 기능적 양식으로 근막의 형태학을 이해해야 하는가?

근막이 어디에서 유래하는지 이해하려면 배아에 주의를 기울여야 한다. 그러나 첫 번째 문제로, 신체 즉 유기체의 형성을 유도하는 과정을 어떻게 해석할까? 현상학자의 관점에서 우리가 전체적으로 세포나 장기와 같은 구성요소나 부분이 모여서 또는 부분으로부터 형성되었다고 하는 것은 넌센스다. 발생 첫날부터 우리는 유기체이고 전체이며, 부분, 조직, 기관이 그 전체에서 발생한다(반대가 아니다). 우리는 배세포에서 유래하였지, 부분, 요소, 기관 또는 조직으로부터 유래한 것이 아니다.

---

† 여기서 우리는 자발적인 (골격) 근육 활동이 운동보다 훨씬 더 중요하기 때문에 '자세와 운동 시스템' (장치)이 '운동 시스템' 보다 선호된다. 우리의 자발적인 이동은 실제로 평형과 자세를 유지하는 것과 관련이 있다. '시스템'이라는 용어는 '장치' 보다 선호된다. '장치'라는 용어는 뼈, 관절, 인대 및 근육의 해부학적 기질을 나타내는 반면, '시스템'이라는 용어는 (중추) 신경계 요소가 포함된 기능 장치에 사용한다.

그래서 분화는 배아의 발생을 이끄는 원칙이다. 이러한 측면에서 유전자는 유효성분이 아니기 때문에 조직과 장기가 발생하는 데 있어 필수적인 질문은 다음과 같다. 그것들은 어디에서 생기는가? 세포, 조직 및 기관이 분화되는 영역 및 그 영역의 대사적, 형태 형성의 특성은 무엇인가? 형태발생에서의 원칙은 발달 생물학으로부터 유래한다. 이 원칙에서는 환경 조건(신진 대사, 세포와 조직에 가해지는 힘)이 분화 다음으로 지형학적 또는 해부학적 기준의 과정에서 매우 중요하다.

독일의 학자 Erich Blechschmidt (1914–1992)는 인체의 1차 분화가 2~3개의 배엽층에서 발생한다는 개념에 대해 논평하면서 이것을 완전히 인지하였다. 그는 분화가 유전자 효과의 결과 일뿐 아니라(유전자 외부에서 일어나는) '유전자 외' 정보에 의해 일어난다는 것을 보여 주었다. 이 '유전자 외'(요즘은 대부분 '후생적'이라고 부른다) 정보가 없으면 분화가 시작되지 않는다. 처음에 그는 배아의 특정한 형태발생 영역을 정의하는 주요 기준이 세포 집단과 조직 내 또는 그곳에 가해지는 힘과 관련이 있는 대사 과정과 연관된다는 것을 알아냈다. 그가 구별한 많은 형태발생 영역 또는 단위는 *밀도(densation)*, *팽창(dilation)* 및 *유지(retention)*와 같은 운동 또는 생물역학적('기계적') 원리에 기반한다. Blechschmidt는 세 배엽층을 기본적으로 유사한 세 가지 원리로 간주하는 것을 그만두자고 제안한 최초의 발생학자이자 최초의(그리고 유일하게) 출판학자였다. 그는 대신에 *제한 조직*(외배엽과 내배엽)과 성장과 발달에 대해 다른 의미를 갖는 *내부 조직*으로 구별하였다.[9] 그래서 인간 발생 3주째에 세 층으로 된 배반(germinal disc)은 실제로 세 층 구조가 아니고 조직을 제한하는 두 개의 서로 다른 층과 그 *사이에* 위치하여 기능하는 내부 조직 영역으로 구성된다고 보았다. 내부 조직의 특징은 그것이 두 개의 제한 조직 사이에 있다는 것이다. 따라서 내부 조직은 결합 조직으로 식별될 수 있으며 미분화 결합 조직(간엽 조직)으로 가장 잘 묘사될 수 있다. 외배엽과 내배엽 두 미끄럼층 사이에서 형성되는 내포 원반(endocyst disc)의 중배엽은 배아 발생에서 보이는 초기 사건의 반복이며, 외배엽이 자라나오는 곳과 그보다는 천천히 자라나오는 내배엽 사이의 공간에서 형성된다.[7]

제한 조직과 내부 조직의 근본적인 차이는 세포 간 기질과 공간의 존재이다. 원칙적으로 조직을 제한하는 것은 상피이다. 상피에서는 인접한 세포와 이웃한 세포 사이에 아무런(또는 사실상) 세포 사이 공간이 없다. 따라서 원칙적으로 이러한 상피 원시세포에서 유래한 장기는 구성 세포 사이에 세포 사이 공간을 갖지 않는다. 이것의 가장 좋은 예는 오늘날의 소위 신경아교세포로서 실제 신경세포의 사이에 펼쳐져 있는 세포성 결합 조직(글림프 시스템)의 한 종류로 간주되는 신경 조직이다.[10] 내부 조직 유도체(중배엽)의 3가지(4가지) 구성 요소는 1) 세포, 2a) (프로테오글리칸의 글리코사미노글리칸[GAGs]) 기저 물질과 같은 세포 간 기질로 채워진 세포내 공간, 2b) 간질액, 3) 프로토콜라겐과 같은 세포간 물질을 강화하는 섬유이다. 간엽 세포는(상피처럼) 극성이 없으며 상피 세포와 달리 쉽게 이동한다.

그러므로 여기서 현상론적으로 *'중배엽(mesoderm)'*이라는 용어의 사용을 중단하여 실질적으로 조직과 기관이라는 제한된 특성인 '배엽'이라는 개념을 사용하는 것을 보류하고, 간엽(mesenchyme, 중배엽 뿐만 아니라 중배엽 모세포를 포함하는 개념)을 'meso'의 특성을 나타내는 표현으로 고려해야 한다. '중간에 있다'는 특성과 '중재'가 이 개념에 결합되었다. 후자는 meso를 기계적으로 그리고 대사적으로 '공간 형성과 연결' 배엽으로 인식할 수 있다. 이것은 우리 몸의 조직을 더 깊이 이해할 수 있도록 한다. 우리는 구성 요소가 아니며, 부분과 기관의 합이 아니고, 우리는 또한 3개의 배엽과 그 파생물의 합으로 구성되지 않는다. 배엽은 기능을 나타낸다. 우리의 몸 전체는 정신신체적(psychosomatic) 질료이므로, 단순한 신체적 기능뿐만 아니라, 정신적(즉 정신신체적) 차원의 기능을 말한다.

중간 영역(meso-domain)의 기능에 대해 이러한 고려 사항이 의미하는 것은 무엇인가? 실제로 세 층으로 된 배아 원반으로서, 두개의 신체 벽인 두개의 제한과 경계 그리고 그 사이에 있는 '내부의(interior)' 또는 '내면(innerness)'인 meso 차원으로서, 우리 몸이 정신신체적인 기능적 조직체임을 나타낸다. 해부학자가 우리의 '내부(inside) 차원'을 나타내기 위해 흔히 고려하는 것이 내배엽(나중에 내장)이기 때문에 'inside'라는 개념은 의도적으로 피한다. 여기서 제시된 개념에서 해부학적 '내부(inside)'는 '내면(innerness)'과 같지 않다. 대부분의 해부학자들은 본질적으로 해부 행위가 신체의 개방으로 시작하고 해부 절차에 의해 신체 내부가 밝혀진다고 확신한다. 요즘에는 외과 수술을('내부를 바라보는') '내시경'으로 부르고 간주한다. 거기에 반해서 주로(외배엽) 피부로 대표되는 바깥 체벽의 뒤에 '내면(innerness)'이 있다. 여기에 제시된 몸의 현상학적 개념에는 두 개의 신체 벽, 두 개의 '외부(outsides)'와 '사이(in-between)'가 있다. 첫 번째 것(외배엽)은 의식, 인식 및 환경과 의사소통의 기능적 차원에 의해 지배되며, 정신신체의 차원에서 경계 역할을 하거나 공간과 물질 측면에서 우리를 그 환경으로부터 분리시킨다. 다른 하나(endoderm)는 소화, 배설, 가스 교환 및 환경과의 물질 교환, 신진 대사, 상호 작용 차원으로 표현된다. 여기서의 활동이 나타내는 것은 '경계(bordering from)' 이거나 정신신체의 차원에서 우리를 물질적 환경과 연결시키는 것이다. 이 개념에서 meso 차원은 우리 몸의 '실제' 내면으로 개념화된다. 말하자면, 해부학자들은 바깥 쪽(벽측 체벽 외부)에서 안쪽(내장 체벽 내부)으로 이동하여 내면을 통과한다. 우리가 경험한 것처럼 우리의 내면은 다른 사람이 볼 수 없다. 이것은 어떤 방식으로든 외부 관찰자가 볼 수 없거나 보이지 않는 사적인 영역이다. 우리의 고유감각적 경험으로서만 우리는 우리 몸과 그 내면을 '은폐된 것' 및 보이지 않는 '내부(inside)'로 인식한다. 우리 자신이나 관찰자가 내면의 무엇인가를 의식적으로 인식할 때 그것은 항상 '위험'하고 '불안'하다.

현상학적으로 meso는 고유감각의 내면으로 묘사할 수 있는 대표적인 기질이다. 이러한 맥락에서 세 구성요소(세포, 기질, 섬유)와 중간 상태를 나타내는 meso는 3차원 meso의 기능적 개념과 함께 쉽게 설명될 수 있다. 2개의 내장 및 체벽의 바깥은 제한된 2차원성을 나타내지만 'meso'의 3차원성은 연결 공간과 형성 공간, 구심력 및 원심성 두 가지의 기능적 특징을 나타낸다. 이 두 가지 특징은 극성이다. 그들은 극성으로 통합되고, 호기와 흡기처럼 수축기와 이완기는 하나이며 항상 함께한다. 따라서 meso는 분리와 연결이라는 두 가지 기능적 동작에서 호흡하는 중간의 것으로 이해되어야 한다.

이것은 '결합 조직'이라는 개념에 새로운 빛이 될 수 있다. 심리학에서 결합/부착이 하나라는 사실은 잘 알려져 있으며 분리/해제의 차원 없이는 생각할 수 없다. 비슷한 방법으로 우리는 간엽과 결합 조직의 주요 기능이 연결과 분리(연결만이 아니라)임을 깨달아야 한다. meso (배엽) 조직과 관련된 모든 기계적 개념에서 동일한 패턴을 인지할 수 있다. 마찬가지로 근육도 골격 요소를 서로 접근하게 하는 수축성 장기가 아니다. 근육이 이완되어 골격 요소가 서로 멀어지게 할 수 있어야 한다. 결합 조직과 골격계에서 역할을 하는 두 가지 힘은 견인력과 압축력이다. 조직학적으로, meso에서 거대한 장기와 조직을 만드는 압축(compaction)과 체강을 만드는 느슨함의 경향성을 구별할 수 있다. 이 이중성은 모든 단계에서 구별할 수 있다. 예를 들어, 연골은 기질(결합)의 대량화와 압축에 의해 (뼈의) 연결을 하지만, 관절에서는 능동적으로 틈을 만든다. 또한, 복막강과 같은 중요한 체강은 운동성을 위한 미끄럼 공간을 활발히 만드는 관절강으로 간주할 수 있다. 근골격계의 결합 조직은 근육 조직의 인접한 두 영역을 연결할 수 있으며, 근육 내 중격 또는 건막의 기능적 차원으로 나타나 견인력을 전달한다. 그러나 성긴 결합 조직층은 두 개의 인접한 근육 사이에 존재할 수 있으며, 이동을 가능하게 하기 위해 활액낭 또는 힘줄 외피와 같은 미끄럼 공간으로 사용된다.

요약하면, 배아의 중간 조직은 기능적인 중간 차원(in-between-dimension)이 필요한 부위(영역)에 항상 나타난다. 인간 발생 셋째 주에 *외피-상피(오래된 발생학 책에서는 ectoderm 또는 ectoblast로 불림)*가 이미 존재하는 제한 조직층 사이에 퍼져 있게 되거나 제한층 밑에 위치하게 되는 순간 meso로 분화한다. 예를 들어, 신경능선 세포(신경모세포로 이미 분화된 세포)가 머리 영역에 도달하면 세포는 간엽조직, 즉 머리-간엽조직으로 분화 될(되어야 할) 것이다. 안면 구조, 두개골 요소 및 기타 구조는 일부 교세포 뿐만 아니라 이것에서 파생된다. 이 유도체는 종종 신경간엽조직으로 묘사되며, 형태발생학적 개념에서 무의미한 용어이다.

B. 근막의 건축 (Architecture): '어디?'와 '어떻게?'

다음으로 우리는 적절한 해부학 용어로 근막과 그 구성 요소의 기능적 공간 관계를 설명하는 것이 본질적으로 불가능하다는 사실에 주의를 돌릴 것이다. 다음 섹션에서는 근막을 기술하는 적절한 방법이 건축물의 개념과 용어를 따르고, 이 건축물이 힘 전달, 움직임 및 감각 기관으로써 근막 기능에 중요하다는 연구 결과를 제시한다(고유감각수용).

해부학을 대신한 건축

전통적인 해부학적 관점에서 근육과 인대는 *병행하여* 작용한다(그림 10.1). 이 모델에서 인대는 관절을 지나 한 뼈에서 다른 뼈로 이어지는 질기고 수동적인 콜라겐 구조이다. 관절이 인대 쪽으로 구부러지면 인대는 관절 캡슐 근처에서 수동적으로 느슨해진다. 근육은 관절에서 더 멀리 나오고 신경계가 동적으로 제어하여 운동의 전체 범위를 통해 관절을 안정시킨다. 추가적인 신장 또는 손상을 방지하기 위해 관절이 최대한도로 움직일 때만 인대가 작동하여 움직임의 끝 범위에서 갑자기 팽팽해진다.

팔꿈치가 간단한 예이다. 우리는 프리쳐 컬(preacher curl- 이두박근 단두에 집중하는 아령운동)을 할때 관절의 안정성을 조절하기 위해 이두박근과 삼두박근을 염두에 둔다. 우리가 아령을 되돌려서 최대 신전의 위치에 올때가 되어야만 인대가 팽팽해져서 더 이상의 신전을 막아준다. 인대가 팽팽해지면 인대의 신경종말이 (때로는 매우 크게) 척수에 전달되어 근육을 움직이지 않거나 움직여서 관절의 손상을 방지한다.

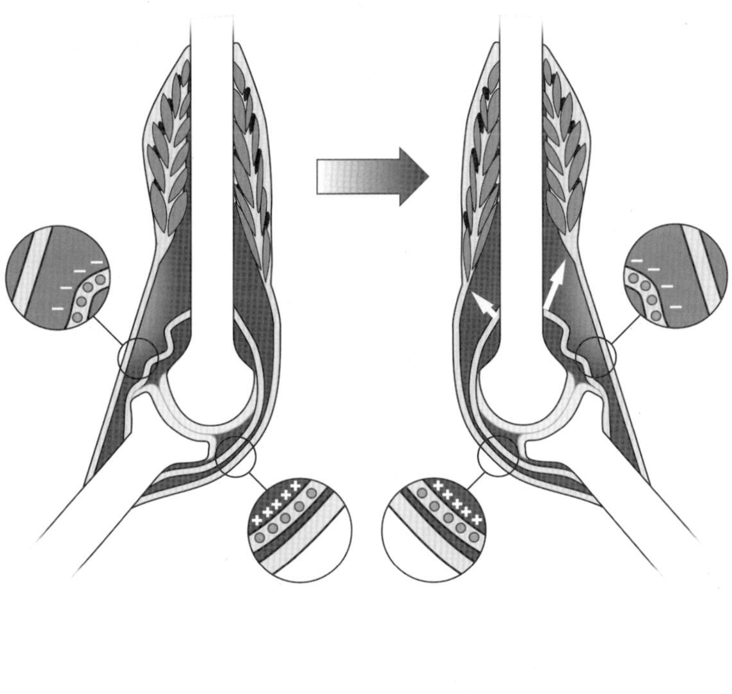

그림 10.1
전통적으로 인대가 근육에 평행하게 배열되는 것을 보여준다. 인대는 관절 범위의 끝에서 충분히 신장되었을 때만 작용한다.

인간의 몸이 보여주는 혼란을 구조적으로 이해하기 위한 시도로 우리는 근육 주위를 벗겨내어 제거하고, 이두근과 상완근과 같은 이름을 붙였다. 이 성가신 결합 조직은 모든 것것들이 서로 엮여있다. 우리가 찾고 있던 것은 그 안에 있는 장기의 일관된 그림이었고, 이러한 장기 사이에 산재해 있는 근육들을 헤아리는 것이었다. 그림 10.1(팔꿈치의 회외근)의 예에서, 회외근은 힘을 전달하는 근육이며, 환상인대와 외측 측부인대는 근육에 평행하고 수동적으로 힘을 전달하는 인대성 구조이다. 지금까지 이것이 관절의 안정성을 유지하는 전통적인 개념이었다.

그러나 구조 (즉, 근육과 인대)를 해부하지 않고 결합 조직을 보존하는 방법으로 해부하거나[13,14] 또는 (현대적인 방법으로) 조직학적인 조각이나 MRI 스캔에서 나타나는 일련의 관절 영역에서 결합 조직 장치를 재구성하려 한다면 다른 조직체가 드러난다. 그 영역에서 결합 조직층의 연속성을 평가할 수 있을 것이며(1) 더 나아가서는 결합 조직층과 근육 조직의 영역을 직렬로 펼쳐놓을 수 있을 것이다(2). 현재 상황에서 회외근이 그런 것처럼 전완의 배외측 신근중에 외측 상과에 삽입되는 근육 섬유는 *없다*. 그 대신 근육 섬유를 외측 상과에 전달하는 (따라서 인장력) 결합 조직 장치가 밝혀졌다. 이 장치는 보통의 '정확한' 해부학적 접근 방법에서 전완근막, 외측부인대 및 환상 인대와 그 영역에서 근육 간 중격으로 여겨지는 것으로 보인다. 그림 10.2에 팔꿈치의 예가 나타나 있다.

이것때문에 관절 주위 결합 조직이 근육 조직 섬유와 *직렬로* 조직되어 있어서 견인력을 전달하는 기계적 역할과 모든 관절에서 기계적 수용기(고유감각 수용기)의 기질로 역할 하는 것으로 보는 것이 훨씬 '논리적'이다. 다른 말로 하면 근육은 수축하는 근막의 일부이기 때문에 근육과 근육 근막(근외막, 근주막, 근내막, 힘줄 뿐만 아니라 근육 간 중격과 전완근막)을 긴장시키는 근육의 수축은 '인대'와 관련된 긴장이다.

인대가 능동적으로 동심수축과 편심수축을 하는 동안 움직임을 통해서 관절을 안정화시키는 데 이것은 프리쳐 컬 운동에서 팔꿈치가 최대로 신장할 때에만 활성화되는 것과는 거리가 멀다. 이러한 '근육-인대-조합'은 ('동적 인대'의 수축에 의한) 'dynament'로 표현할 수 있다. 그러나 또 다른 개념상의 오류는 해부학자가 '근육맨'이라 부르는 것을 이제는 'dynament-man으로 대체해야 하는 것이다. 요즘에는 근육이 어떤 기능적 단계에서도 기능적 독립체로 간주할 수 없음을 뒷받침하는 많은 증거가 있다. 예를 들어, 현대의 신경 과학은 '뇌는 근육에 대해 아무것도 모른다'고 평가했으며, 이것은 대뇌 피질 수준에서의 업무 수행 및 고유감각수용과 관련한 우리의 운동 조직체는 근육과 같은 해부학적 단위가 아닌 운동, 움직임의 패턴, 업무 및 동작으로 구성되어 있다는 것을 알려준다. 예를 들어, 호기 근육은 흉벽에 존재 할뿐만 아니라, 호기 과정 중 주어진 상황에서 완료되어야 하는 신체 위치와 힘에 따라 모든 종류의 근육(심지어 등 근육)이 동원될 수 있다. 척수의 전각 운동세포는 실제로 중추 신경계(CNS)에서 근육이 나타나는 유일하면서도 '마지막'인 단계이다. 또한 움직이는 인간에서 뇌가 근육을 '활성화' 시키거나 조절한다는 것은 사실이 아니고 운동 단위를 간접적으로 제어한다. 운동 단위는 근육 단위를 넘어서는 기능적 계층 구조인 근육간(transmuscular) 조직이다. 또한 그것은 근육의 기능적 하위 조직을 나타낸다. 실제로, 운동 단위는 근육 조직의 생리학적 독립 단위이다.

따라서 자세와 운동 장치의 기본 단위를 대표하는 것 중 하나가 dynament라고 생각한다면, 이 독립체를 해부학적인 것이 아니라 *건축학적* 단위로 간주해야 한다. 건축술은 근막의 해부학적, 기능적 원리이다. 원칙적으로, 관절을 통해 견인력을 전달할 수 있는 단위는 골격 요소와 연결되는 두 개의 결합 조직층과 *나란한* 근육 조직 단위이다. 그래서 우리는 해부학적 요소들로 구성된 조직이 아닌 훨씬 더 기능적인 건축 조직을 다룬다. 그림 10.3은 dynament 모델을 사용하여 원칙적으로

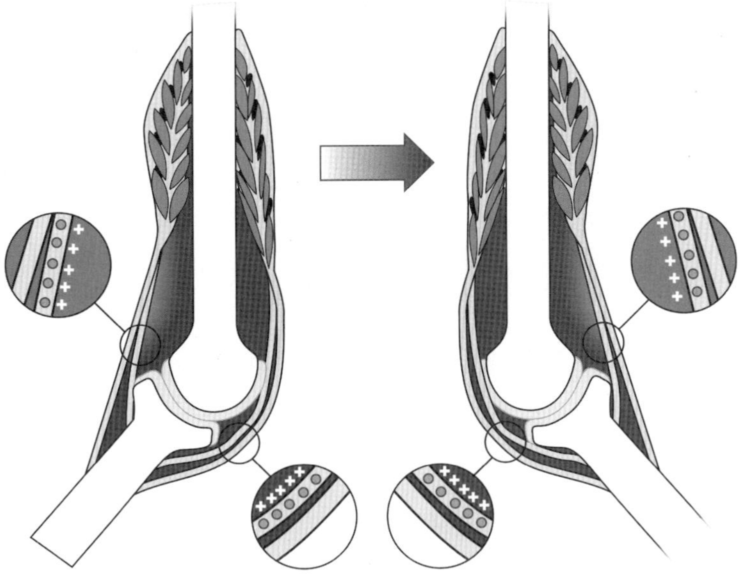

그림 10.2
다른 관절 주위 결합 조직 (근막 층) 뿐만 아니라 '근육'과 '인대'는 실제로 일렬로 배열되어 있고 서로를 보강한다. 이것이 dynament 배열이라고 할 수 있다.

자세와 운동 장치의 모든 '해부학적' 단위를 '전형적인' 살로서의 근육에서 인대('근육 조직이 없는 dynament')로 개념화할 수 있음을 보여준다. 모든 관절에서 조밀한 콜라겐성 결합 조직 구조의 두 반대 삽입 지점이 동일한 거리에 있는 곳에만 인대가 있다. 이것은 일반적인 인대를 다소 예외적인 것으로 만든다.

반대로 서술하는 것 같은 이 사항들은 자세와 운동 시스템(PLS) 내에서 기능 단위에 대한 우리의 전체 개념을 재정의 한다. 이 개념이 이미 적용되는 것으로 알려진 부위, 즉 어깨의 회전근개를 생각해보자. 회전근개의 4개 근육은 어깨 주위의 인대성 캡슐과 섞여있는 힘줄의 원위부에서 끝난다. 해부학적으로 조직이 힘줄이 되는 곳과 인대의 소매가 되는 곳을 말하는 것은 매우 어렵다. 움직이는 어깨 관절의 성긴 인대성 캡슐을 안정화시키는 데 근육이 필요하다면, 그 아이디어를 신체의 다른 부분까지 확장해보자. 근육에 연결되어 있지 않은 인대가 있지만 – 무릎의 십자 인대가 대표적인 예이다 – 대부분의 인대는 연속적인 dynament 구조물의 일부이다.

근막의 이중 기능성(연결성 및 연속성)에 대해 여기서 설명한 바를 참조하면, 전완의 두 개의 기능적 건축 단위가 차별화될 수 있다고 기술할 수 있다. 원위부에 중앙힘줄(central tendon)이 있는 근육 조직이 실제로 있다. 근막은 미끄러지는 공간과 성긴 결합 조직이 있는 활액낭을 분리하는 역할을 한다. 근막의 힘–전달 결합 조직 구성 요소는 중앙힘줄(central tendon)을 가진 근육 단위로 표현된다. 이것은 중앙에 조직화된 힘줄을 가진 dynament 배열이라고 할 수 있다. 전완의 근위부에서 굴곡근과 신근군은 상완골 상과에서 발생하는 것이 아니라 상과에서 기인하는 근막의 근막 '층'에서 발생한다. 이 층(근육 간 격막, 근육 구획 벽, 전완근막)은 팔 아래로 손목을 지나고 다른 특정 부위에 붙어있는 개별적인 힘줄로 좁아져 근육 슬립(slip)의 기원을 이룬다. 힘 전달의 단위는 근육 간 격막과 근막에 구조적으로 연결된 근육 조직의 근육간(transmuscular) 단위이고 근막은 연결하는 역할을 한다. 격리된 '근육'의 개념은 근육조직이 끝나는 곳에서 작용하는 것보다 힘줄 끝에서 더 의미가 있다.

척추 기립근 또는 상완과 하지의 근육을 생각해보자. 이 모든 복합체는 근육을 서로 결합시키고 그 아래에 있는 인대와 함께 무거운 근막(조밀한 콜라겐성 결합 조직)의 복잡한 층에서 생긴다. dynament는 신체가 운동을 조직하는 방법에 대한 훨씬 더 기능적인 사고방식

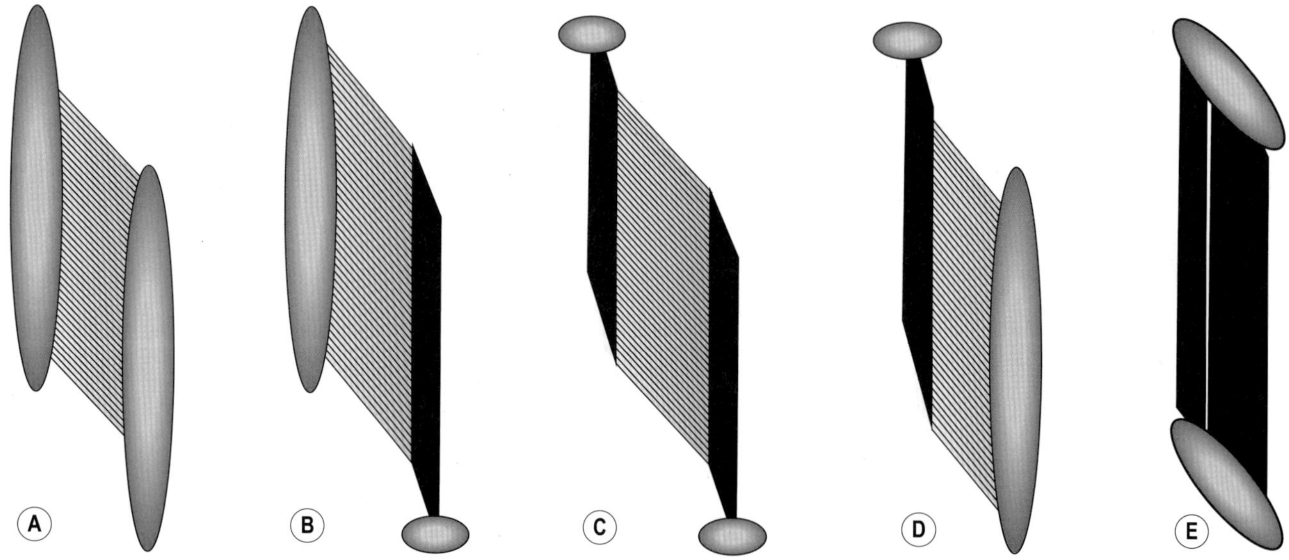

그림 10.3
Dynament 건축.
(A–D) 대부분의 '인대'는 슬괵근이나 회전근개와 같이 뼈-근막-근육-근막-뼈의 다양한 구성으로 일렬로 연결되어 있다. (C)는 가장 '이상적인' dynament 를 나타낸다. 모든 형태의 근육 모양은 그 원칙에서 파생되어 개념화할 수 있다. (E) 십자인대와 같은 순수하고 (드문) 인대는 우측에서 뼈-근막-뼈로 표시된다.

이다. 단일 근육의 아이콘인 슬괵근 조차도 지금은 천골결절 인대와 연속적이고, 그 안에 있는 끈과 세포막과 함께 복잡한 dynaments가 되는 것으로 이해된다.

요약하면, 우리는 단순히 근육과 인대를 분리시킬 수 없다. 그것들은 연속적으로 연결되어 있고 시스템을 안정화하며 움직이는 *하나*의 관절의 일부이다. 근막/근육의 건축은 근육이 아니라 dynament이다.

위에 대한 방법론적으로 고려해 볼때 가장 중요한 결과는 이중(twofoldness)의 원리가 근막과 관련된다는 것이다. 이 장의 첫 번째 부분의 결론은 (meso의 현상학을 고려할 때) 간엽조직과 근막에는 두가지 원칙이 있다는 것이다: 공간을 형성하고 연결하는 것, 즉 연속성과 연결성이 그것이다. 이것이 근막이다. 자세와 운동에 있어서는 두가지 힘 즉 견인과 압축을 고려해야 한다. 이 방법으로 뼈, 관절(캡슐과 인대 포함), 근육(또는 골격 조직, 결합 조직 및 근육 조직의 삼중체)은 *두 가지* 요소 또는 이중성의 훨씬 더 논리적이고 기능적인 원리로 '축소'된다. 해부학을 대신하는 구조로서의 dynament는 ('어떻게' 뿐 아니라 '어디서') 고전적인 해부학과 근막, meso의 기능성을 다시 연결한다. 이 맥락에서 '근골격계'와 같은 개념은 이상하고 부적절한 용어이다.

건축은 중요하다: 고유수용기의 조직자로서의 근막

Van der Wal[15]은 고유수용기의 조직에 있어서 도움이 되는 것은 근육 대 인대와 관절낭이라는 해부학이 아님을 명확히 밝혔다. 또한 고유수용기의 기질 조직은 건축과 힘의 전달이라는 관점에서 기능적으로 이해해야 한다고 말했다.[16] 고유수용기는 감각 기관이 아니라 감각이다. 넓은 의미에서 고유수용감각은 심리학이 다루는 신체 감각, 신체의 지각과 인식이다. 다양한 유형의 감각 기관 및 수용체가 이 감각 뿐 아니라 근막의 수용체 또는 자세 및 운동 장치의 요소와 조직에 기여한다.

그러나 협의의 고유수용감각은 자세와 동작에 대한 의식이자 지각, 즉 의식적이고 무의식적인 감각에서 관절 위치 또는 움직임을 감지하는 과정이다(statesthesia과 kinesthesia). 수초가 있거나, 없는 기계감각 신경 말단(소위 기계적 수용기)은 구심성 뉴런과 함께 자세 유지 및 이동 제어에 필요한 구심성 정보를 제공한다. 고유수용감각에 대한 형태학적 기질로서 '건축 대 해부학(지형학)'과 같은 논점들을 필요한 부분만 약간 수정하여 기계적 수용체의 공간적 구성에 적용할 수 있다. 고유감각을 수용하는 과정에서 기계적수용기의 역할과 기능을 연구하기 위해, 그러한 영역의 *어디에* 위치하고 있는지, 또한 관련된 조직 요소와 *어떻게* 연결되어 있는지 또는 연결되지 않았는지를 아는 것이 중요하다. 수용기의 실제 공간 조직은 지형이 결합 조직과 근육 조직의 구조와 어떻게 관련되어 있는지 알 때 기능적으로 더 잘 해석될 수 있다. 이것은 근막에 대한 준용(mutatis mutandis)을 의미한다.

기능을 고려할 때 관절 수용체와 근육 수용체 사이의 구분은 인공적이다. 근육 수용체(근방추와 건방추)라고 불리는 기계적수용기는 근육, 캡슐 및 인대와 같은 고전 해부학에서의 독립체가 아닌 근육과 결합 조직의 구조와 같은 힘의 맥락으로 배열된다. 인대. 고유 수용기에 대한 수용체는 인장 스트레스가 해당 관절에 전달되거나 미끄러짐 및 전단력이 기계적 수용기에 압축 또는 신장을 가하는 영역에 집중되는 것처럼 보인다. 관절의 온전함과 안정성을 연속적으로 유지하기 위해 근육 및 콜라겐성 결합 조직 구조가 기능한다면 이러한 수용체는 관절 수용체 또는 근육 수용체로 분류되어서는 안되며, 분류될 수도 없다. 생체 내에서 이러한 결합 조직 구조는 골격이 움직이는 동안 변형되고, 차례로 근육 조직의 긴장이 그 운동을 유도한다. 원칙적으로, 수용체는 그 구조 때문에 골격 운동이 없는 근육 긴장의 변화 또는 근육 긴장의 변화 없는 골격 운동에 의해 자극받을 수 있다. 기계적 수용기의 구조(및 기능)와 근육 및 규칙적이고 조밀한 결합 조직의 구조의 상호 관계가 존재한다. 둘 모두 CNS에 고유감각 정보를 코딩하는데 중요하다. 이와 같은 연구로 고유수용기(협의의) 또한 해부학의 문제가 아니라 건축의 문제일 수 있다는 것을 알 수 있다.

C. Meso, 근막 그리고 긴장통합체

다음으로, 현상학적 발생학적 관점을 기초로 결합 조직과 근육 조직의 구조를 인체의 통합 차원으로 간주할 수 있다면, 자세와 운동 시스템(긴장통합체 시스템)의 좁은 의미뿐만 아니라 넓은 의미('중배엽성' 배엽이라 부르는)로 기관으로써의 근막을 이해할 수 있다는 것을 소개한다. 자세와 운동 시스템의 구조적 단위인 dynament를 고려하는 것은 긴장통합체의 현대적인 개념과 일치하며 (1) 인간 배아에서 구조의 발달에 대한 관찰과 부합한다(2).

'긴장통합체(긴장성 완전함 또는 유동적 압축)'는 연속적인 긴장체 안에 개별적으로 분리된 압축요소들을 사용하는 구조적 원리이다. 이것은 압축된 구성요소(대개 막대나 지주)가 서로 접촉하지 않고, 전스트레스(prestressed) 장력을 받는 구성요소(대개 케이블이나 힘줄)가 공간적으로 구조를 나타내는 방식이다. '긴장통합체'라는 용어는 1960년대에 Buckminster Fuller가 'tensional integrity'의 혼성어로 처음 사용했다. 긴장통합체는 유동적 압축 또는 2014년 Berlin의 International Congress on Osteopathy에서 Tom Myers가 인용한 '안정된 장력의 바다에 떠 있는 압축의 섬으로써의 골격'이라고 표현하기도 한다.

두 가지 요소가 긴장통합체 모델에 작용하고 있다. 이 장의 초반부에서 우리는 뼈, 관절(캡슐, 인대와 함께), 근육의 전형적인 3요소를 dynament 대(versus) 골격 요소(뼈)의 기능적 이중성으로 대신하는 것을 제안했다. 긴장통합체 시스템의 관점에서 이것이 자세(그리고 운동) 개념과 훨씬 더 밀접하게 들어맞는다는 것이 명백해졌다. 공장에서 '일하는' 로봇들은 기계를 움직이고 위치를 결정하는 동안 오직 두개의 힘만을 갖는다. 인장력과 압축력(그리고 접선운동 또는 활공력과 같은 모든 변형)이다. 근육으로서의 사람 구조를 골격과 관련된 해부학을 넘어선 건축학으로서의 dynaments로 대체한다면, 자세와 움직임에 있어서의 tensegrity 모델과 일치시킬수 있을 것이다. 다른 말로 표현하자면, 구식 해부학자의 근육맨은 근막과 결합 조직의 구조를 무시하는 마음가짐으로 만들어진 불확실한 발명품이라고 할 수 있다. 우리가 그 시스템의 유연한 구조적 단위를 모든 강성 요소(골격 요소) 사이에 적응할 수 있는 dynament로 간주한다면 긴장통합체 모델로써 자세와 운동 시스템을 기능적으로 이해할 수 있다. 자세의 통합은 공간적이고 유연한 적응형 구조와 별반 다르지 않은 운동을 위한 핵심이다. 자세와 운동 시스템을 tensegrity 구조로 이해하는 것은 가치가 있으며, 연속성과 연결성을 가진 긴장을 연결하는 몸전체에 퍼져있는 근막이라는 개념과도 조화를 이룬다.

Blechschmidt의 개념에 따르면 배아에서 사지와 자세나 운동 장치의 다른 부분이 어떻게 발달하는지에 대한 놀라운 일치성이 존재한다. 다시, 자세와 운동 장치의 공간적 발달에서 집중과 팽창, 신장과 압축의 작용이 두 가지 원리가 작용한다. 그림 10.4는 5개월 된 태아의 발생 중인 다리를 보여준다. 한편으로는 상대적으로 뻣뻣한 요소들이 있는데, 이것은 Blechschmidt가 연골성 골격 요소인 *densation* 영역이라고 부르는 산물이다. 그들은 주변 간엽 조직의 종방향으로 피스톤과 같은 효과를 나타낸다. 반면에 Blechschmidt에 따르면 신장된 간엽 조직 환경에서 2가지 유형의 영역이 나타날 수 있다. 여기에서 근육과(스트레스 전달) 결합 조직 구조의 질이 발생된다.

Blechschmidt에 따르면, 배아의 골격은 세포 간 액체의 손실에 의해 형성된다. 액체는 분산되고 세포의 관계와 연결이 응축된다. 이 영역은 *densation* 영역이다. 그들은 대부분 내부 조직 깊이 놓여있다. 여기에서 어린 세포는 어떤 방향에서도 압력이나 긴장감에 의한 압박을 받지 않는다. 그러므로 그들은 구형이며 원추형 연골을 형성한다. 성장하는 연골 세포는 소위 팽창 성장을 나타낸다. 팽창 성장에 의해 각각의 연골은 (피스톤과 같은) *densation* 기능을 발휘하여 인접한 조직의 신장을 유도한다. 여기서 *확장* 영역이 나타날 수 있다. 세포는 긴장과 팽창으로 스트레스를 받는다. 이 확장된 세포는 근육 세포로 발달한다. 그러므로 개별적인 연골성 골격 부분의 *densation* 성장으로부터 생물 역학적인 근육의 위치를 도식적으로 추론하는 것이 가능하다. 이것은 근육의 발달이 항상 역학적으로 수동적이라는 것을 의미한다. 이 과정에서 능동적인 파트너는 연골성 골격 부분(또는, 예를 들어, 주변을 둘러싸고 있는 근육 섬유를 획득하여 확장하는 상피성 장관)의 팽창 및 *densation* 성장을 한다.

어린 배아에 관한 연구에서 발생 중인 근육계의 기능은 능동적인 것이 아니라 수동적인 것으로 밝혀졌다. 발생 중인 근육계의 근본적인 움직임은 수축이 아니라 성장 확장이라고 할 수 있다. 초기의 모든 근육에서 하나의 주요 방향으로 종방향 성장하기 위한 공간이 존재하는 곳, 연장할 공간이 있는 곳, 근육 팽창의 형성에 적합한 곳에만 필요한 신체력이 형성된다는 것을 입증할 수 있다. 실용적인 이유로 우리가 나중에 그것을 사용할 수 있는 곳에서 근육이 형성되는 것이 아니라 초기에 정돈된 기본 구조인 *팽창* 영역에서 근육이 형성된다. 팽창에서 수축으로의 전환은 규칙적이다. 첫 번째 팽창이 있은 직후, 초기 팽창에 대한 살아있는 반응으로서 수축이 번갈아 시작한다. Blechschmidt는 "근육이 처음에 뻗어 있지 않았다면 생장 주기의 후기 단계에서 근육 자체가 짧아지는 것 (수축)이 불가능하다"고 말했다. 교차 압축에 의해 수축하고 그것에 수직인 장력에 의해 신장되는 내부 조직은 생물학적으로 유사한 징후를 보여준다. 인장 저항력을 발휘하여 억제하는 구조로 기능한다. 신장된 조직이 억제 장치로 발달하는 신진 대사 영역은 *재긴장* 영역을 나타낸다. 인체의 모

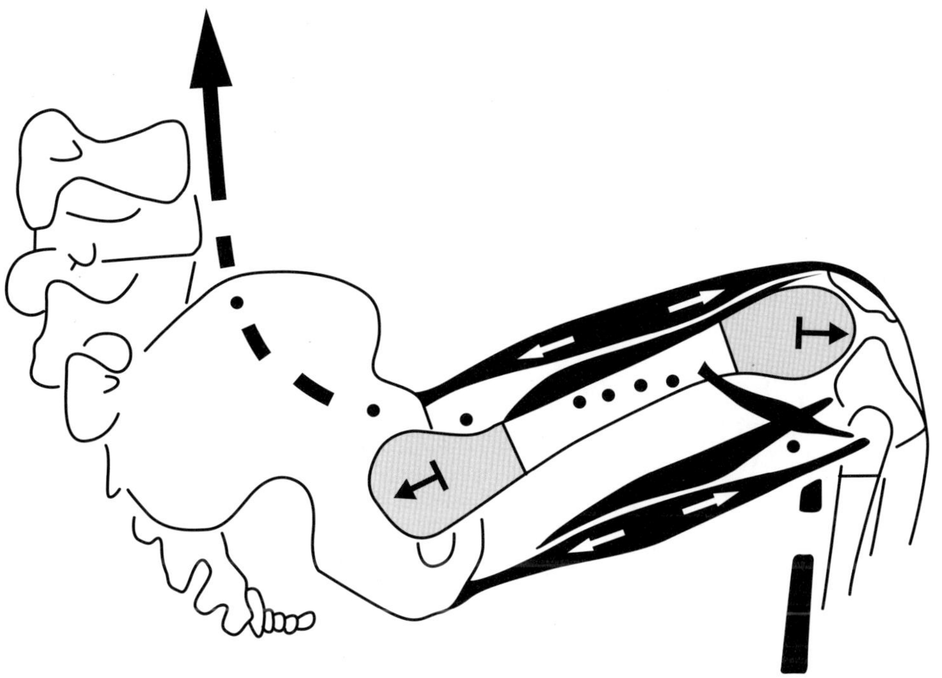

그림 10.4
5개월 된 태아 대퇴골의 확장 영역. 검은 화살표=연골로 된 대퇴골의 피스톤 유사 distusion 성장. 흰색 화살표=확장 영역

든 힘줄과 인대뿐만 아니라 혈관의 결합 조직-안내 구조는 이러한 억제 구조이다.

이것을 요약하면 간엽 조직에서 두 가지 원칙이 작용하고 있음을 알 수 있다. 한편으로는 집중과 구심력(연골 골격 요소, *치밀화*), 다른 한편으로는 동일한 골격 요소의 *densation*에 의해 유도된 신장과 원심 운동이 팽창과 재긴장 과정에 의하여 근육, 힘줄 및 건막을 유도한다. Blechschmidt에 의하면 힘줄의 재긴장 영역을 포함하는 근육의 팽창 영역의 구조를 비교하면, dynament의 구조와 매우 유사하다(그림 10.5 참조). 그러나 압축된 구성원(보통 막대기 또는 지주)은 서로 접촉하지 않고 압축 응력을 받은 긴장된 구성원(보통 케이블 또는 힘줄)이 긴장통합체(tensegrity) 구조의 원칙과 일치한다는 것은 분명하다. 우리의 자세와 운동 시스템이 긴장통합체 시스템으로 구성되어 있다면 적어도 뻣뻣한 구성 요소는 결합 조직만이 아닌 유연한 결합 요소(dynaments)로 연결된 장치와 관련된다. 그것은 또한 근육(및 신경) 조직이 없으면 기능적인 근막을 상상할 수 없다는 것을 의미한다!

D. '중간'의 대표자로서, 내면의 기관으로서의 근막

마지막으로 현상학적인 관점은 meso (배엽)가 신체에서 우리의 '내면' 또는 '영혼'으로 간주할 수 있는 혈액, 근막과 함께 '내면'의 차원을 나타낼 것이다.

근막과 '중간' 차원

인간 태아 발생의 2주차에는 나중에 실제 신체(또는 '적절한' 신체)의 기질이 될 배아 중앙의 두겹 원반에 meso 또는 간엽 조직의 흔적이 없다. 물론 2주차 인간 배아에 활성 간엽 조직이 존재하지만, 그것은 외포(배아의 영양막 세포에서 유래한 외벽)와 난황낭과 함께 중심 두겹 원반의 독립체 그리고 양막낭(소위 말해 내포) 사이에 존재한다. 위에서 설명한 바와 같이, meso와 간엽 조직은 공간을 연결하고 형성하는 중개 기능을 하는 것으로 생각할 수 있다. meso의 두 가지 주요 유도체(근막과 혈액)는 그들이 조직되는 방식으로 이 특징을 명확하게 나타낸다. 근막 조직은 일반적으로 기질과 같다. 근막은 원칙적으로 '어디에나' 있고 연결하거

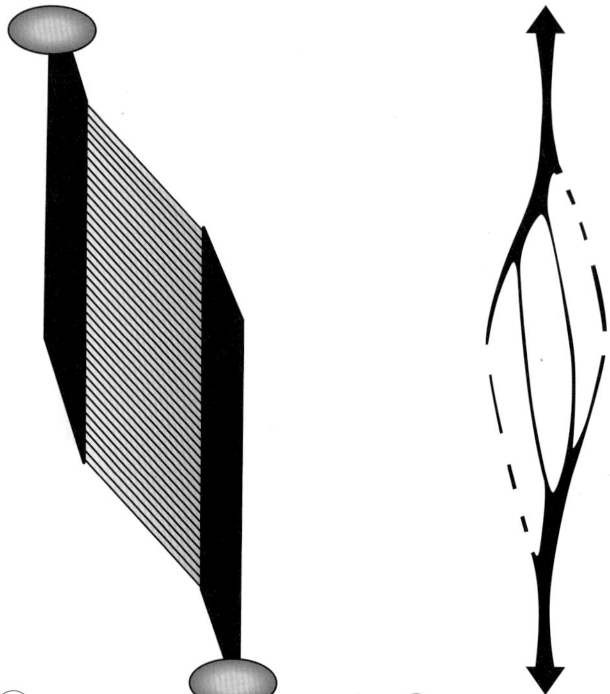

그림 10.5
(A) dynament의 도식적 그림. (B) Blechschidt의 근육 확장 영역의 종방향 절단.9 갈라지는 화살표는 팽창 응력의 주요 방향을 나타낸다.

나 단절한다. 그것은 외배엽, 내배엽, 또는... 중배엽에서 섬처럼 생겨나는 장기들을 둘러싸는 기질을 형성한다. 이것은 엄격한 의미로 신체의 결합 조직 기질을 나타내는 근막에 관한 것이다. 앞부분에서 설명한 것처럼 근막은 건축의 원리를 따른다. 이것은 또한 '조직자'인 근막의 차원에서 식별할 수 있다. 형성에 중요한 성장-저항성 또는 기저 물질이나 간질액을 통한 신호 단백질과 같은 유도성 조직 물질을 위한 경로로 볼 수 있다. 조직 및 기관의 분화 및 유도 과정에서 기저 물질과 간질액이 유도 물질 활성의 농도 구배 및 공간 생성에 중요한 역할을 한다는 증거가 있다. 외배엽 및 내배엽이 겹쳐지고 감싸는 것을 유도하는 간엽 조직의 유도성 능력은 잘 알려져 있다.

이 구조는 앞에서 설명한 것처럼 고유수용감각 과정에서 뿐만 아니라 힘 전달에서도 중요한 역할을 한다. 근막의 두 요소 또는 이중성은 자세 및 운동 장치가 긴장통합체(tensegrity) 시스템의 두 요소, 즉 강성 요소(여기서는 연골성 또는 골성 골격 요소)와 유연한 조절 요소(여기서는 dynaments)로 구성된다는 개념으로 인식할 수 있다. 근막은 좁은 의미로는 신체의 결합 조직 기질로 또는 넓은 의미로는 골격과 dynament 요소의 전체 무리, 자세 및 운동 시스템 또는 기구 전체로, 그리고 긴장통합체 시스템으로 간주할 수 있다.

그러나 meso와 근막의 주요 기능으로 중재의 개념과 구성을 확장한다면, 혈액을 meso (즉, 근막)의 대표로 간주할 수 있다. 전통적인 조직학적 분류에서 혈액은 결합 조직 유도체로 간주된다. 최소한 혈액은 meso(중배엽)에서 유래했으며 혈액의 주요 형태학적 기능은 공간을 연결하고 형성하는 것이다. 혈액은 유체가 아니다. 혈액은 유체처럼 기능할 수 있는 장기 또는 조직이다. 따라서 혈액 유체 세포의 형성과 '유체 조직'을 포함하는 혈관 형성이 항상 밀접하게 연계된다. 혈액의 주요하고 기본적인 외관(즉, 모세 혈관)이 그 자체의('이기적인') 해부학을 갖지 않지만 구조적 원리를 갖는다는 사실로 비추어 혈액의 기질-측면은 식별 가능하다. 혈액은 도처에 있으며 신체 구조와 기관에 자신의 구조를 적응한다. 기관과 신체 요소 사이의 공간을 기계적으로 연결하고 형성시키는 근막과는 달리, 혈액은 '혈액은 어디에나 있고 어디에도 없다. 항상 이동하고 있다'와 같은 전형적이고 현상학적인 개념을 유도하는 역동적이고 생리적인 방식으로 작용한다.

혈액이 연결되어 공간을 형성한다. 유기체에서 혈액은 중개 기관이나 원리로 작용하기 때문에 기관 사이의 거리가 더 멀어질 수 있다. 예를 들어, 식물과 동물의 근본적인 차이점은 반응할 수 있는 '그곳에 있는 무언가'가 분명히 존재하며, 옛날부터 우리가 '영혼' 또는 '내면(innerness)'으로 인식한다는 것이다. 우리는 이미 신체에서 내면(innerness)의 차원이 내부(insdie) (내장, 원칙적으로 신체 벽)와 동의어가 아니라 그 사이에 있음을 보았다. 동물은 심리학적인 내면에 의해 특징지어지고, 기관의 생리학적 내면에 의해 나타나며 배아에서 내부(inner) 조직(즉, meso)에 의해 특징지어진다. 배아 발생 3주가 지나면 두 개의 제한 조직 또는 신체 벽 사이에 조직화된 meso에 의한 형태학적 내면을 차별화할 수 있다. meso의 '배엽'을 사용하면 내면이 활성화된다.

내면의 장기로서의 근막?†

A. T. Still의 모토는 인간은 마음, 물질 및 움직임 – '정골 의학은... 정신, 물질 및 움직임의 법칙이다.'[17]– 이라는 것이다. 그의 책 *Interface*에서 R. Paul Lee는 Still이 이 주제와 관련하여 Swedenborg, Steiner, Sheldrake와 같이 사람의 이미지를 '삼위 일체' 또는 '삼중' 관점으로 보는 많은 다른 철학자들과 여전히 조우하고 있다고 밝혔다.[18] 그러한 철학에서 인간은 (단지) 물질 신체 그 이상이고, 그 자체를 깨닫고 나타내기 위해 노력하는 영적 차원('마음')을 가지고 있다. 또 다른 특징은 형태(물질)와 기능(마음)은 불가분의 관계로 얽혀 있다는 것이다. '나는 영혼과 육체를, 정신과 물질을, 삶과 움직임을 통합할 때 신의 지혜가 그의 정점을 증명한다고 말할 수 있다'.[19] 그러므로 이 견해에 있어서 인간에 관한 Still의 관점은('동작') 사이에 필요한 경계 영역을 가진 극성('마음'과 '물질')을 다루는 것처럼 해석될 수 있다. 철학에서 인류(인지학과 같은), 마음(정신), 물질의 세 가지 유사한 이미지는 극성을 가지며 영혼은 두 요소가 불가분의 관계로 얽혀있는 경계면을 표현한다. 그러나 A. T. Still의 모토에서 핵심 단어는 '동작'이다. 우리는 여기에서 실제로 meso의 중요한 동기는 동작(내인성일 뿐만 아니라 외인성)이며 전체 meso 차원이 연결 및 단절의 원칙 사이에서 동적인 호흡으로 특징지어 질 수 있다는 것을 알게 되었다. 이것이 어쨌든 삶의 주제가 아닌가? 인생이 죽음의 이중성(극성)이 아니라 죽음의 두 극 사이의 호흡을 나타내는 생명으로, 고대 그리스 철학에서 혼돈과 우주로, 유기체에서 다른 생물들 사이의 생물체에서는 형태 대 과정, 공간 대 시간으로 특징지어졌는가? 호흡은 흡기와 호기로 이루어져 있지만 다른 한편으로는 생명의 한가운데로써 흡기나 호기(죽음의 극) 둘 중 어느 것도 아니다.

심장 근육과 그 기능(수축만이 *아니다!*)은 여기서 의미하는 바를 분명히 한다. 극도의 수축기(수축)와 이완기(이완)는 회귀와 리듬의 행동에 나타나는 삶 사이의 죽음의 극이다. 또 다른 삼합체가 이런 방식으로 등장한다. 즉, 마음과 물질의 경계는 기능적 발현으로써의 동작, 조직적 원리로써의 중간(Middle), 형태론적 표현으로써의 Meso와 함께 삶 그 자체이다. 중간(Middle)에, 사이(in-between)에, 삶이 존재할 수 있다! 그런 맥락에서 앞서 언급된 A.T. Still의 진술('살아있는 물을 가진 인간의 영혼은 신체의 근막에 머물러 있는 것처럼 보인다.')은 완전히 논리적이다. 영혼을 위한 장소는 Middle과 Meso 말고는 없다! 그러나 이를 위해서는 결합 조직의 기질로서 근막의 개념을 확장하는 것이 좋을 것이다. 그 다음에는 모든 단계에서 혈액뿐만 아니라 공간의 연결과 형성과 함께 자세와 운동 시스템이 포함된다. 이 경우 근막은 결합 조직(근육, 연골 및 뼈 포함)의 구조에서 형태학적으로 나타나는 meso의 '장기'가 된다. 이것은 생리학적으로 모든 종류의 수준에서 공간을 연결하고 형성하며, 운동의 원리, 리듬과 호흡에서 나타난다. 마지막으로 '영혼'의 영역과 기능에서 심리적, 정신적으로 나타난다. 일반적으로 Meso, 특히 근막은 내면을 가능하게 한다. 따라서 내면의 장기로써 근막은 '순수하고 살아있는 물을 가진 인간의 영혼은 그의 몸의 근막에 머물러 있는 것처럼 보인다.'고 Still이 말했을 때 그가 나타낸 영역이 된다.

† See footnote * on page 95.

참고문헌

1. **Schleip R., Jäger H., Klingler W.. 2012.** What is 'fascia'? A review of different nomenclatures. Journal of Bodywork and Movement Therapies. 16(4):496–502. Available at: http://dx.doi. org/10.1016/j.jbmt.2012.08.001 [accessed February 15, 2016].
2. **Langevin H.M., Huijing P. A. 2009.** Communicating about fascia: history, pitfalls and recommendations. International Journal of Therapeutic Massage and Bodywork. 2(4):3–8.
3. **Findley T. W. 2009.** Fascia Research II: Second International Fascia Research Congress. International Journal of Therapeutic Massage and Bodywork. 2(3):4–9.
4. **Standring S. (ed.), 2008.** Gray's Anatomy: The Anatomical Basis of Clinical Practice, 40th ed., Elsevier, Edinburgh.
5. **van der Wal J. 2009.** The architecture of the connective tissue in the musculoskeletal system – an often overlooked functional parameter as to proprioception in the locomotor apparatus. International Journal of Therapeutic Massage and Bodywork. 2(4):9–23.
6. **Levin S. M., Martin D. C. 2012.** Biotensegrity: the mechanics of fascia. In: Schleip R., Chaitow L., Findley T. W., Huijing P. A. (eds), Fascia – the Tensional Network of the Human Body. The Science and Clinical Applications in Manual and Movement Therapy. Churchill Livingstone Elsevier, Edinburgh.
7. **van der Wal J. C. 2012.** Chapter 2.2 Proprioception. In: Schleip R., Chaitow L., Findley T. W., Huijing P. A. (eds), Fascia – the Tensional Network of the Human Body. The Science and Clinical Applications in Manual and Movement Therapy. Churchill Livingston Elsevier, Edinburgh, pp. 81–87.
8. **Lee R. P. 2005.** Interface: Mechanisms of Spirit in Osteopathy, Stillness Press, Portland, OR.
9. **Blechschmidt E., Freeman B. 2004.** The Ontogenetic Basis of Human Anatomy: a Biodynamic Approach to Development from Conception to Birth. North Atlantic Books, Berkeley, CA. pp. 62–63 & 85.
10. **Nedergaard M. 2013.** Sleep drives metabolite clearance from the adult brain. Science. 342 (6156): 373–377.
11. **van der Wal J. C. 2010.** Kontinuität und Konnektivität – die Architektur des Bindegewebes als Ergänzung der Anatomie der Faszien. In: Liem T., Dobler, T. K. (eds). Leitfaden Osteopathie, Parietale Techniken, 3. Auflage. Urban & Fischer. pp. 726–737.
12. **van der Wal J. 2003.** Dynamic morphology and embryology. In: Bie, G. van der, Machteld H. (eds). Foundations of Anthroposophical Medicine. Floris Books, Edinburgh. pp. 87–161.
13. **Mameren H. van, Drukker J. 1984.** A functional anatomical basis of injuries to the ligaments and other soft tissues around the elbow joint: transmission of tensile and compressive loads. International Journal of Sports Medicine. 5:88–92.
14. **van der Wal J. C. 1988.** The organization of the morphological substrate of proprioception in the elbow region of the rat. Thesis, University of Limburg, The Netherlands.
15. **van der Wal J. C. 2009.** The architecture of the connective tissue in the musculoskeletal system— an often overlooked functional parameter as to proprioception in the locomotor apparatus. International Journal of Therapeutic Massage and Bodywork. 2(4):9–23.
16. **van der Wal J. C. 2012.** Chapter 2.2 Proprioception. In: Schleip R., Chaitow L., Findley T. W., Huijing P. A. (eds), Fascia – the Tensional Network of the Human Body. The Science and Clinical Applications in Manual and Movement Therapy. Churchill Livingston Elsevier, Edinburgh, pp. 81–87.
17. **Still A. T. Autobiography of Andrew T. Still. Rev. ed. Kirksville, MO: Published by the author; 1908.** Distributed, Indianapolis: American Academy of Osteopathy, p. 229.
18. **Lee R. P. 2005.** Interface: Mechanisms of Spirit in Osteopathy. Stillness Press, pp. 97–98.
19. **Still A. T. [n. d.]** Body and Soul of Man. Personal collection of Elizabeth Laughlin, Kirksville, page 7.
20. **Still A. T. 1899.** Philosophy of Osteopathy. Kirksville, Missouri: A. T. Still, p. 165.

11

근막 메커니즘: 해부학과 기능의 물리학

Serge Gracovetsky

서론

1940년대에 Bartelink는 독일 공군으로부터 위탁 받아 새로운 군용 제트기에서 탈출하는 조종사가 받는 내부 조직의 힘이 때로는 매우 치명적인 결과를 초래한다는 사실에 대해 연구하였다. 연구 과정에서, Bartelink는 등 근육이 무게를 들어 올리는 것과 같은 간단한 작업 중에 체간을 제어할 수 있는 주된 구조라고 제안했다. 이 생각은 (사람들에게) 열광적으로 받아 들여졌고, 심지어 오늘날까지도 많은 사람들이 이것이 생체역학의 진리라고 믿을 정도이다. 이 개념이 그 동안의 반박에 대항하여 오래도록 살아남은 것은 그 무자비한 실험이 수포로 돌아갔음에도 불구하고 매력적인 생각을 지속하게 하는 의학의 독특한 능력에 대한 증거이다.

1860년대에 *Gray's Anatomy*는 매우 강한 콜라겐성 구조(요배근막)의 존재를 설명했다. 1970년대 Harry Farfan이 고관절 신전근과 척추기립근 사이의 힘의 차이를 알게 되었을 때까지 수십 년 동안 그 중요한 구조에 특별한 기능이 할당되지 않았고 그 역할도 이해되지 않았다.[1] 실제적으로, Bartelink는 힘의 불일치를 깨닫고, (고관절에 의해 형성된 힘이) 무게를 들어 올리는 동안 내부 복부 압력(internal abdominal pressure: IAP)이 상승시켜 횡격막을 밀어 올린다는 사실을 제안했다.[2] 소수의 사람들이 200 kg을 들어 올리는 데 필요한 IAP를 계산하였고, 더 소수의 사람들이 계산된 높은 압력이 훈련 중에 불운한 역도 선수의 감당할 수 없는 압력의 증가가 초래할 것이라는 사실을 걱정하였다. 무거운 짐을 들어 올리는 동안 사람들은 일상적으로 유발되지 않기 때문에 더 나은 설명이 필요하다고 생각한다.

다른 사람들은 다음과 같이 지적했다.

'오래 전의 원숭이와 현대 인간 사이의 근육 비교해부학에서는, 인간에서는 요추 신근이 비교적 작고 잠재적으로 약하며 이로 인해 요추 신근의 불용성 위축(disuse atrophy)이 생길수 있다고 한다. 이것으로써 LBP[요통]과 (등근육) 탈조건화(deconditioning ; lack of fitness)와의 일관된 연관성을 설명할 수 있다. 그리고 또한 현대 인류의 높은 요통 유병율도 설명될 수 있다.'

즉, 가설적인 인간 척추의 병리학적 약점을 설명하기 위해서, 종 사이의 해부학적 차이를 버리는 것이 나은 상황이 되는 것이다.

척추 기립근이 작업을 수행하기에 충분히 크지 않기 때문에, 고관절 신근의 힘은 척추 기립근을 통해(전부 다) 상지에 전달될 수 없다. 더군다나, 전달될 수 있다 하더라도 그들의 해부학적 위치상 추간관절을 짓누르는 압박 하중을 초래할 것이다. 그리고 이러한 역설을 설명하려고 시도하는 대신, 그 시기에 있어서의 방편적인 생각은 우리의 (척주의) 해부학적인 모양이 임의적으로 그렇게 결함이 있고, (그로 인한) 무서운 요통을 일어나게 되는 기능적 제한에 책임이 있다는 것이었다. 많은 사람들이 우리의 척추는 앞으로 수백만 년 동안 결함이 있는 전만증이 없어지고 곧게 되는 방향으로 진화 할 것이라고 주장하기에 이르렀다. 그런 고로 '척주(spinal column)'라고 하는 것이다 — 역주; 기둥(column)은 곧아야 하니까... 그 대중적인 논쟁에서의 작은 어려움은 원숭이가 이미 곧은 척추를 가지고 있고, 특히 정치 분야의 몇몇 운 좋은 사람들을 제외하고는, 우리가 원숭이 입장으로 진화하고 있음이 분명하지 않다는 것이었다. 다시 한 번 더 나은 설명이 필요했다.

Farfan은 극돌기의 끝 부분에 근막이 부착되어 있기 때문에 척추 기립근을 보완하여 하중을 효율적으로 전달될 수 있을 것이라 생각했으며, '누락된 순간(missing moment)'이라고 명명된, 즉, 고관절 신근이 제공할 수 있는 힘과 척추 기립근이 이용할 수 있는 힘의 차이(missing moment)를 근막이 제공할 것이라고 추측했다.[3] 그 차이는 척추 기립근이 할 수 있는 것의 3~4배에 달할 수 있기 때문에 사소하지 않다.

Farfan의 단순한 생각은 우아한 충격으로서 인간 해부학의 최적성에 정당성을 부여했다. 불행하게도, 그의 제안은 자신들의 지론이 갑자기 인정사정없이 창문 밖으로 던져지는 것을 본 고착된 연구자들의 맹렬한 반대에 부딪혔다. Farfan과 나는 (호주 해부학자 Nicolai Bogduk의 해부학적 연구[4]에 근거하여) 우리가 관찰한 것을 개념적으로 그리고 수치적으로 설명하는 모델을 개발했다.[5] 수학적 뼈대는 최근 달을 향한 첫 비행에 사용하기 위해 개선된 최적 제어 이론이었다. 이 이론에서는 척추 전체에 걸친 힘 전달이 모든 추간 관절에서 스트레스를 최소화하고 힘을 균등하게 전하기 위해 척추 전만 자세가 필요할 것이라고 하였다.[6–9] 그러나 이런 접근법의 타당성을 입증하기 위해서는 직접적인 측정이 필요했다. 그래서 나는 1980년대에 척추 전만증, 체간 굴곡 각도와 척추 기립근의 활동 관계를 연구하기로 결정했다. 프로토콜은 다음과 같다. 지원자의 척추를 따라 선을 그어서 피부 표식을 하고 척추 L5 레벨에 일련의 EMG 표면 전극을 붙인다. 통합된 (IEMG)인 L5의 다열근에서의 EMG 활성이 나타나는 동안(그림 11.1) 지원자의 전만(또는 요추 극돌기의 끝을 덮고 있는 피부에 그려지는 선의 곡률과 동등하게)이 동시에 측정된다. 피부 표식을 사용하여 척추 곡률을 평가하는 기술은 *The Spinoscope User's Manual*에 설명되어 있다.[8] 피부 마커의 운동학을 추적하면, 요천골 각도 Ψ의 추정치가 실제 전만도 Ψ*와 선형적으로 관련되어 있다는 것을 추정할 수 있다(그림 11.2).

지원자는 동일한 자세(즉, 전방 굴곡 각도와 동일한 각도)를 유지하도록 했다가, 골반을 회전시켜 처음에는 전만을 증가시키고 그 다음에는 감소시킨다(nutation and counternutation). 이에 대응하는 IEMG와 요천골 각도 Ψ는 척추 전만의 기능으로 기록된다(그림 11.1, 11.2).

세 가지 기본적인 척추 전만 위치(정상, 전만 감소 및 전만 증가)에 해당하는 EMG 신호의 평균은 (a), (b) 및 (c)로 표시된다. 이 데이터는 그림 11.2A의 곡선과 그림 11.3과 11.4에 보여지는 표면을 구성하기 위한 기초가 된다.

이는 피험자가 선택한 가장 편안한 척추 전만이 L5에서 다열근 IEMG의 최소값과 일치함을 보여준다. 이 실험은 여러 다른 각도의 전방 굽힘을 추정하여 반복될 수 있다. 각각의 전방 굴곡 각도에서 얻어진 결과는 그림 11.2A과 유사하다. 모든 IEMG 대 요천골 각도 Ψ 곡선이 결합되면 그림 11.3에 묘사된 3차원적 표면이 얻어진다.

분명히, 시상면에서의 굴곡-신전은 임의로 실행되지 않는다. 지원자는 전방 굴곡 각도에 따라 전만 굴곡을 조정하여 다열근의 활동을 최소화함으로써 항상 에너지가 적게 소모되도록 한다. 실제로 장늑근과 최장근은 정확히 같은 행동을 보인다. 피험자는 최소의 근육

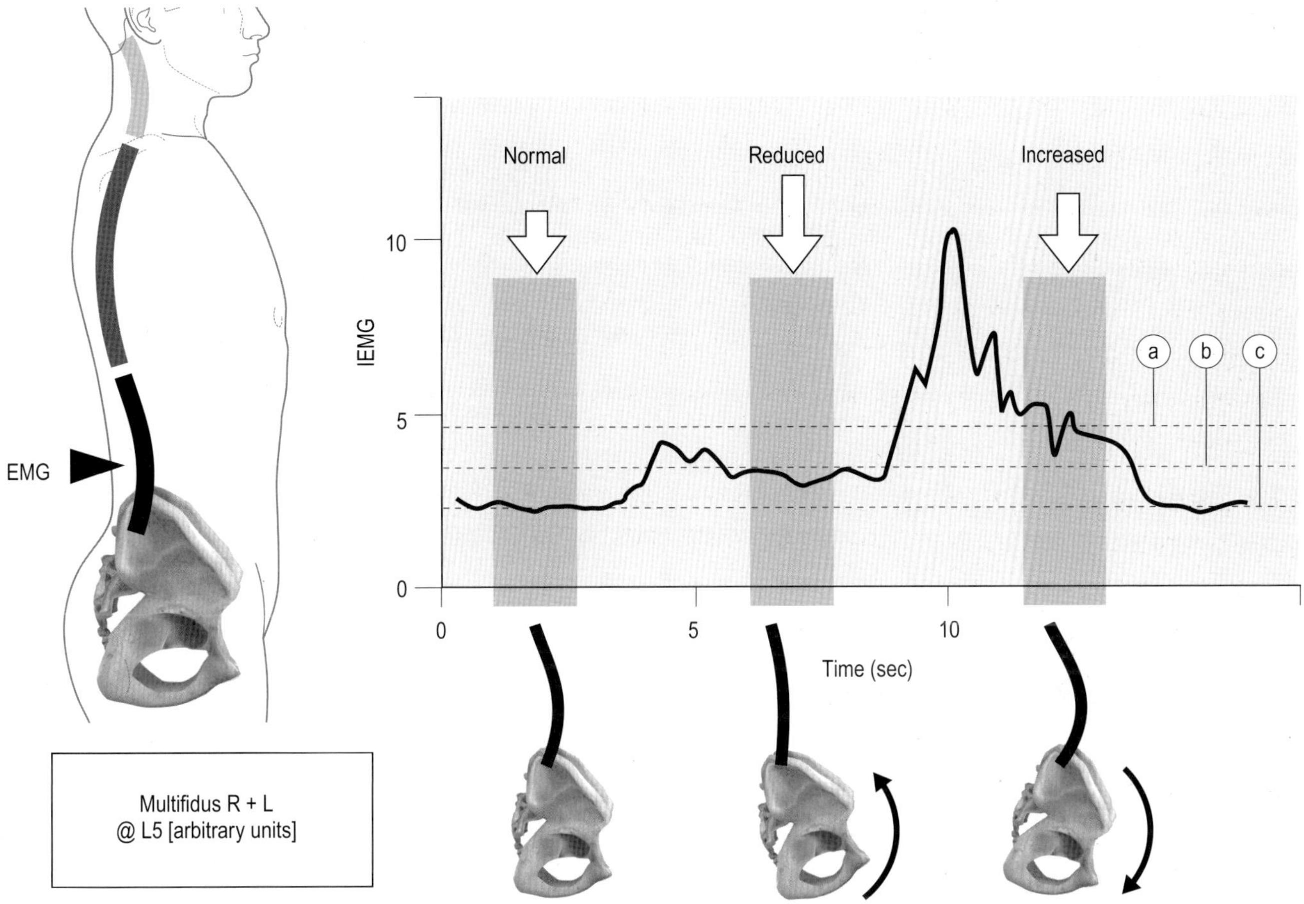

그림 11.1
통합된 EMG의 활성은 L4 극돌기에서 2cm 우측, 좌측에 배치한 표면 전극에 의해 양방향으로 기록된다. 원시 EMG 신호는 대역-필터 방식(5Hz~300Hz)으로, 1kHz로 디지털화되고, 교정되며 평균화되고 표시된다. 이 그래프에는 다열근 위의 좌우 전극에서 발생하는 신호가 추가되었다. 가장 편안한 자세-정상 (c), 감소(b) 및 증가한(a) 요추전만에 해당하는 평균 레벨이 화살표로 표시된다.

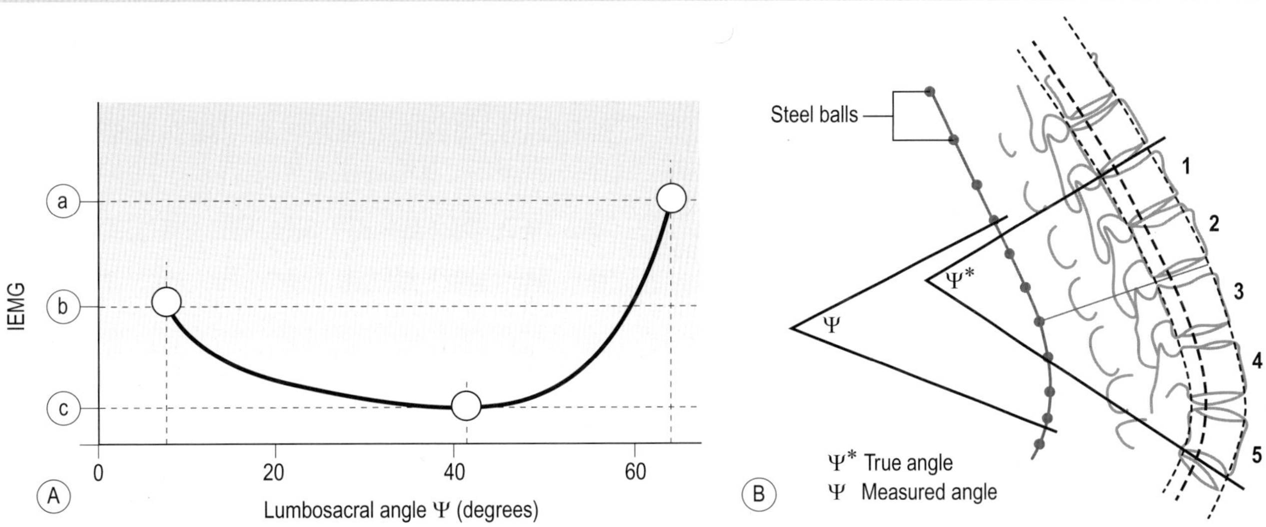

그림 11.2
(A) 다열근의 통합 EMG는 해당 부위의 활성도와 요천각 (요추전만)의 관계를 보여준다. (a) 증가한 요추전만, (b) 감소한 요추전만, (c) 바로 선 자세의 요추전만. (B) 실제 요천각 Ψ*과 추정 Ψ의 정의

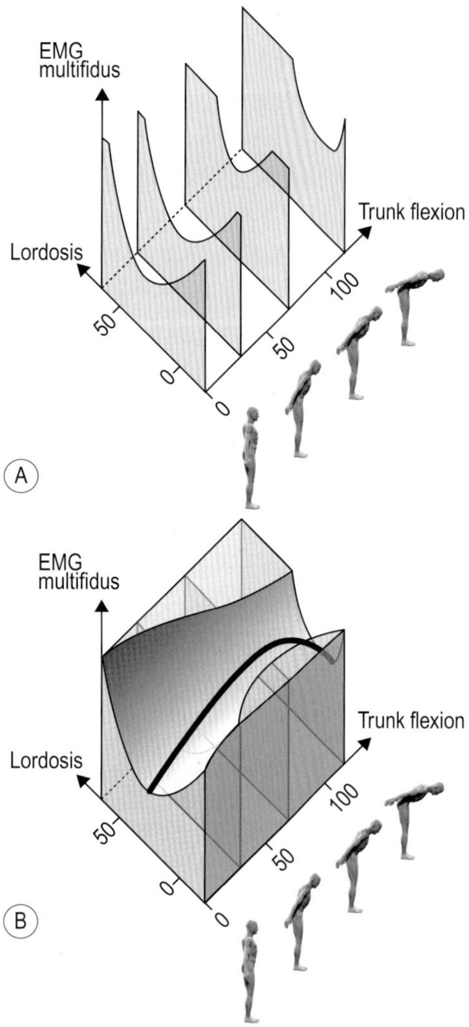

그림 11.3
(A) 그림 11.2(A)의 4개 다른 각도로 체간 굴곡하여 수집한 데이터의 조합. '요추전만'이라는 라벨이 붙은 축은 그림 11.2와 같이 피부 마커의 위치에서 측정한 요천골 각도이다. IEMG는 임의 단위이다. 이 3D영상의 의미는 IEMG valley가 그림 11.3(B)처럼 강조 표시되었을 때 분명하다. (B) 모든 개별 곡선이 함께 쌓이면 3차원 표면을 얻을 수 있다. 대상이 선호하는 굴곡-신전을 위해 요추전만을 조절하는 방법은 곡선의 바닥에 있다. 이것은 대상이 에너지 소비를 최소화하는 전략을 선택하는 최적성의 원리를 보여 주는 실례이다. 피험자가 앞으로 숙이는 동안 요추전만이 감소하는 것을 주목한다.

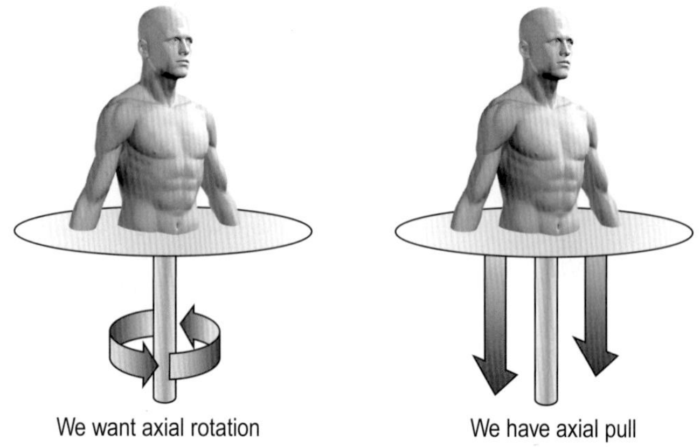

그림 11.4
인간 움직임의 근본적인 문제는 고관절 신전근의 축 당김을 골반을 구동하는 축 방향의 토크로 변환하는 것이다. 골반의 직접적인 축 방향 회전을 가능하게 하는 근육은 없다. 간접적인 메커니즘을 찾아야 한다. 이곳은 지구의 중력장이 신전근으로부터 골반으로 에너지를 전달하는 일시적인 저장 요소로서 매우 중요한 곳이다.

에너지를 사용하여 움직이는 것을 선호한다. 즉, 피험자는 요배 근막이 고관절 신근에서 상지로 대부분의 힘을 전달하게 하는 것을 선호한다.

근육 에너지가 최소화 될 때 추간 관절에서의 스트레스 또한 최소화되어 부상의 가능성을 줄일 수 있다. 이것이 1977년에 제안된 수학적 모델이 예측한 척추 요소의 최적화가 의미하는 것이었다. 그 시점에서 에너지 최소화는 동물의 설계에 있어서 진화 과정에 따르는 하나의 바람직한 목표라고 생각하는 것이 합리적이다. 그러나 1969년에 Farfan이 처음으로 지적했던, 계속되고 미해결된 문제가 있었다.[10]

인간의 보행

Farfan은 6,000개 이상의 척추 표본을 연구 한후, 현존하는 병리학적 데이터가 두 계열의 퇴행성 패턴과 일치한다고 제안했다. 각 계열은 그 자체의 임상적 방식으로 작동하고 각기 다른 유형의 치료법에 반응한다. 특히, 추간 관절은 주로 과도한 압박(compression injury) 및/또는 과도한 축 회전(torsional injury)으로 손상을 입었다.[10]

이것은 또 다른 논문을 저널에 게재하기 위한 의미론적인 철학적 주장이 아니다. 압박 손상은 척추 종판의 해면골 골절로써 비교적 빨리 치유된다.

비틀림 부상은 섬유륜의 콜라겐 구조의 완전성(integrity)과 연루되고, 치유되기 어렵다. 두 가지 유형의 손상 모두 유사한 증상을 나타내므로, 임상의는 어떤 환자는 신속히 치료되는 반면 다른 환자는 증상이 만성적으로 되는 상황을 만나게 된다. 그러므로 LBP 환자에서 비틀림 변형의 존재를 일찍 인식하는 것이 중요하다. 이것은 증상을 치료하는 것이 임상적 오류에 이를 수 있다는 것을 설명하는 완벽한 예이다.

그 제안은 압박 손상이 섬유륜에 손상을 입히고 LBP로 이어지는 일련의 사건을 시작한다는 믿음을 가진 그 당시 사람들에 의해 즉시 공격을 당했다. 공격은 1960년대에 척추 질환의 원인은 과도한 디스크 압박이라고 결론을 내린 훌륭한 사람(Alf Nachemson)이 있었던 스웨덴에서 시작되었다. 사람들은 그보다 몇 년 전인 1951년 Virgin이 추간관절에 드릴로 큰 구멍을 내었으나 디스크가 온전하게 압박을 견디어냈다는 사실에는 관심도 없었다. Farfan의 자료는 많은 사람들을 당혹스러운 사실로 혼란스럽게 했기 때문에 잘못되었다고 여겨졌고, 버려졌다.

그러나 논쟁의 결과가 근본적인 딜레마를 숨길 수 없었다. 한편, 나에게 있어서 만성 LBP 환자에서는 비틀림 기형이 우세하다는 것을 알려주었던 Farfan이 옳다는 것이 분명했다. 자연이 우리에게 직선의 척추를 주었다면, 성가신 비틀림 약점이 없었을 것이고 Nachemson의 이론이 우세했을 것이다. 그리고 수년간, 모든 회의에서 Farfan과 Nachemson은 그들 각자의 코너에서 결판이 날 때까지 싸웠다. 그러나 굴곡과 굴곡에서 회복하는 동안의 척추 전만 변형을 설명하는 최적화된 과정의 성공은, 자연이 이유 없이 그러한 위험하고 잠재적으로 심하게 손상당할 수 있는 설계대로 진화하는 것을 허용하지 않았을 것이라고 나를 확신시켰다.

달리 말하면, 비틀림 기형의 가능성으로 제시되는 위험은 우리 종(species)을 위해 중요한 이익으로 보상받아야 한다. 이제 문제는 우리의 종족이, 다소 의지가 강한 사람들이지만 늦은 밤 Cambidge 술집에서 맥주 한 잔 하는 유쾌한 동반자인 Farfan과 Nachemson의 중요한 연구를 병합하는 방식으로, 비틀림 부상의 위험을 감수하는 것을 정당화하는 의미있는 진화론적 이점이 무엇인지 알아내는 것이었다.

인간의 보행은 짧은 대답이었다. 2족 보행(즉, 공룡 등)과 인간 보행의 차이가 있음을 주목하라. 인간의 보행은 척추가 압축력 및 비틀림 힘 모두를 지지할 것을 요구한다. 우리처럼 두 발로 걷는 종의 해부학을 형성하고 호모 사피엔스가 그의 겸손한 아프리카 기원으로부터 행성 전체를 식민지화하도록 허용한 지구상의 중력, 행성 전체의 지속적인 자원을 활용할 필요가 있다. 두 발 보행은 종 전체에 널리 퍼져 있지만, 우리가 선택한 운동 메커니즘의 독특한 특징과 탁월한 효율성에서는 척추가 큰 압박 진동을 받는 동안 축 회전이 필요하다는 것이 사실이다. 그리고 이것으로 차례로 관찰된 척추 병리를 깔끔하게 설명할 수 있다.

간단히 말하면, 인간의 보행은 골반이 수평면에서 회전하는 것을 요구한다. 문제는 수평면에서 그것을 할 수 있는 근육이 없다는 것이다(그림 11.4).

에너지의 유일한 원천은 강력한 고관절 신근에 의해 생성되는데, 이는 근본적으로 수평면에 수직이다. 그러므로 직접적인 동작은 매우 비효율적일 것이다. 고관절 신근의 축 방향 당김(pull)이 어떻게 효율적으로 골반

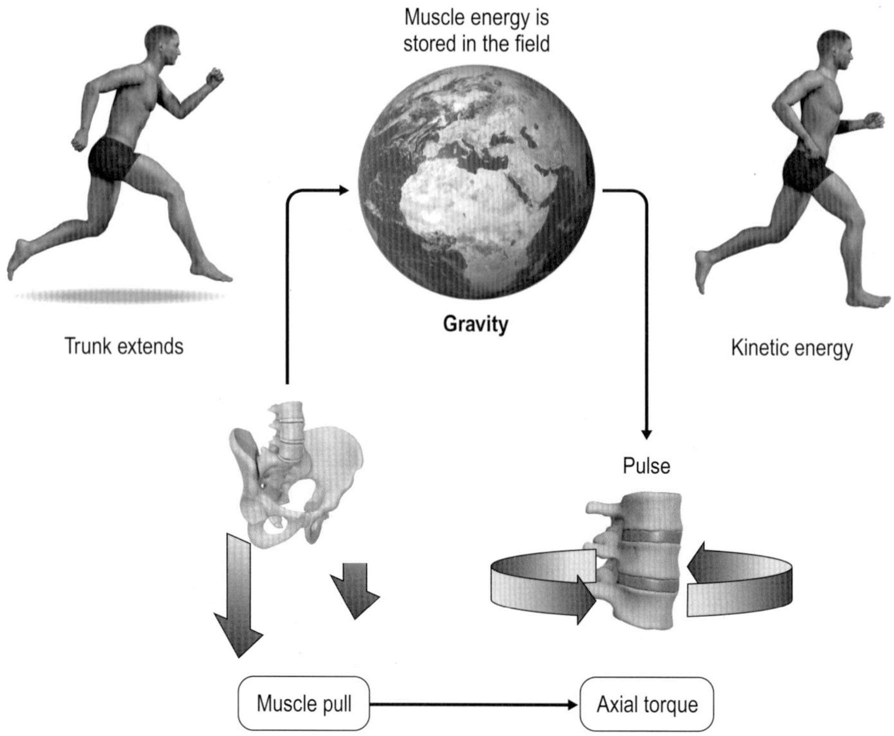

그림 11.5
척추 엔진 이론은 고관절 신전근이 중력장에서 몸을 들어 올려 발뒤꿈치가 땅에 닿을 때 에너지가 회복될 수 있도록 근육에 의해 분리되는 화학적 에너지를 변환한다고 제안한다. 이것은 특히 두 발이 땅에서 떨어졌을 때 분명하고 걷는 동안 무게중심이 위 아래로 진동한다는 것을 오랫동안 주목해 왔다. 떠 있는 동안 척추는 착지를 준비하기 위해 기하학적 구조를 재조정한다. 체간이 하강하면서, 위치 에너지는 운동 에너지로 변환된다. 그런 다음 이 운동 에너지는 발뒤꿈치가 땅에 닿을 때 상당히 높을 수 있는 펄스 형태로 회복된다(100 m 질주에서 주자의 체중의 최대 19배). 그런 다음, 발꿈치 딛기 펄스(heel-strike pulse)는 다리 위로 이동하며, 불규칙한 지면을 보상하기 위해 기계적으로 여과된다. L5/L1 경계에서 나타나는 최종 펄스는 척추가 골반을 조절하는데 사용할 수 있는 정확한 모양과 타이밍을 가지고 있다.

을 움직이는 축 방향 회전력(torque)으로 변환될 수 있는가? 여기에는 척추 엔진 이론이 답이다(그림 11.5).[12] 간단히 말해, 중력장에서 고관절 신근의 근육 에너지를 일시적으로 저장하고 heel strike 동안 그 에너지를 회복해야 할 필요가 있다.

독자는 배꼽을 수평면에 두려고 하면서 걷기 위해 노력할 때 중력의 역할을 확신할 수 있다. 놀라운 것은 이런 방식으로는 몸과 중력장이 상호 작용하지 않기 때문에 걷거나 달리는 것이 불가능하다. 이 에너지 교환은 달리기 주자가 실제로 각 단계에서 공중으로 날아가고 중력의 중심이 위, 아래로 움직일 때 명확해진다. 그렇게 함으로써 운동 에너지와 잠재적 에너지가 서로 교환되는 것이 드러난다. 이것은 Gracovetsky에 의해 상세하게 설명되었다.[9]

그리고 수년에 걸쳐 일반화된 척추 기능의 개념은 우리의 행성에 적용할 수 있는 물리 법칙에 기초하여 나타났다. 우리가 정상적인 기능에 대한 접근법을 공식화하면 다른 사람들이 비정상적인 기능을 가진 대상의 재활에 대한 유사한 접근법을 공식화할 수 있기를 희망한다.

요컨대, 이 장의 궁극적인 목적은 기초 과학의 시각에서 담당할 수 있는 일반화되고 통합된 관점 내에서 도수 의학의 구조화를 장려하는 데 있다. 실제로 점점 임상의의 훈련과 환자의 병리학이 무관해지고 있다는 것을 알아야하며, 그래서 현재의 너무 많은 치료법(카이로프랙틱, 정골의학, 물리 치료, 요가 등)들은 모두 공통적인 기본을 가져야한다.

특히, 다양한 치료 철학은 독립적이지 못하며, 제기된 차이점 중 일부는 단순히 의미와 의사 소통의 문제일 수 있다고 예상할 수 있다. 이것은 모든 사람이 받아들일 수 있는 공통 언어를 개발함으로써 해결될 수 있다. 역사가 안내서(guide)라면, 이 단계는 아마도 일부 저항에 부딪힐 것이다. 왜냐하면 자신의 신념을 계속해서 고수할 과학적 근거가 없을때 모든 사람들이 다 자의적으로 고치려고는 하지 않기 때문이다.

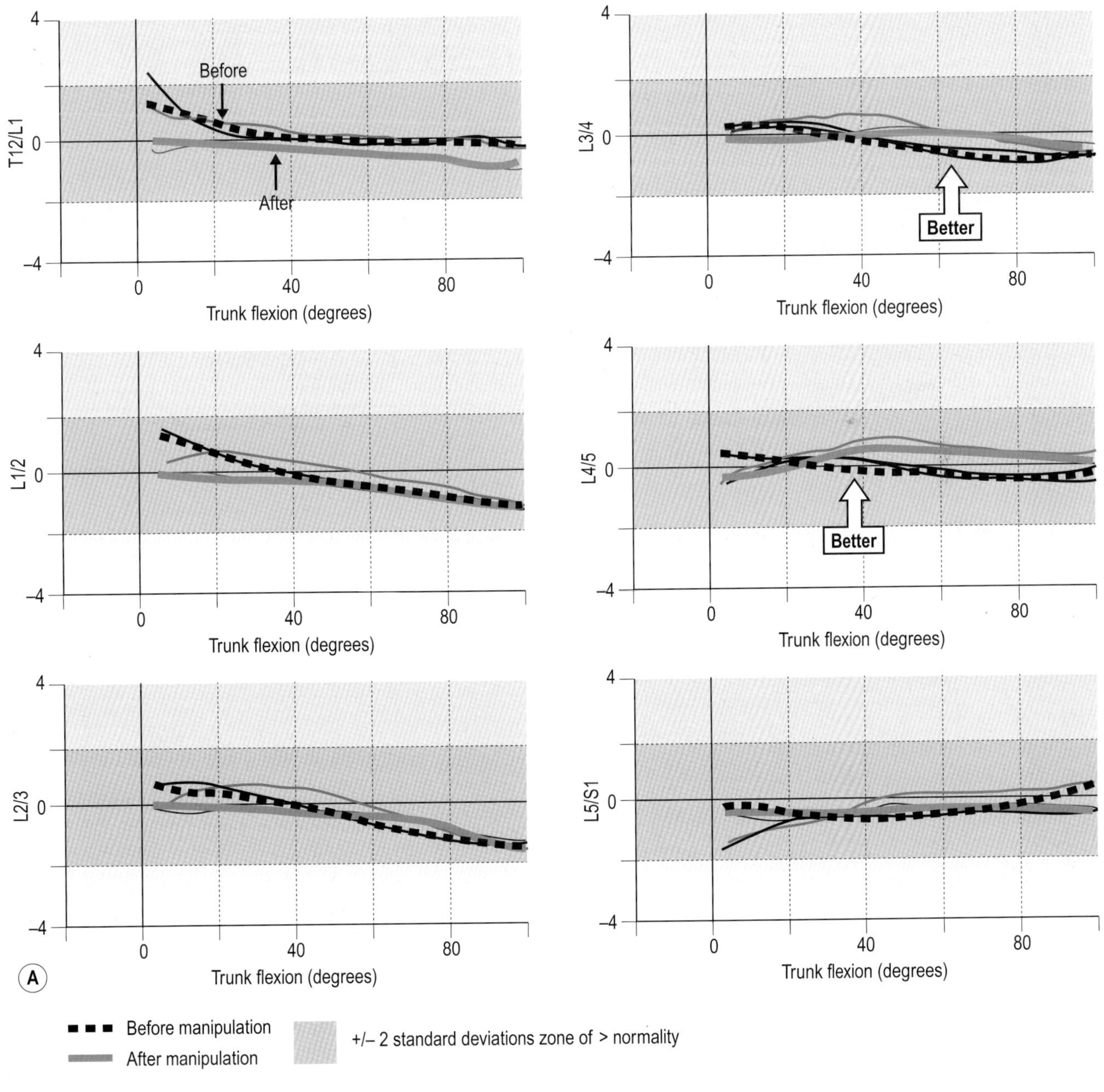

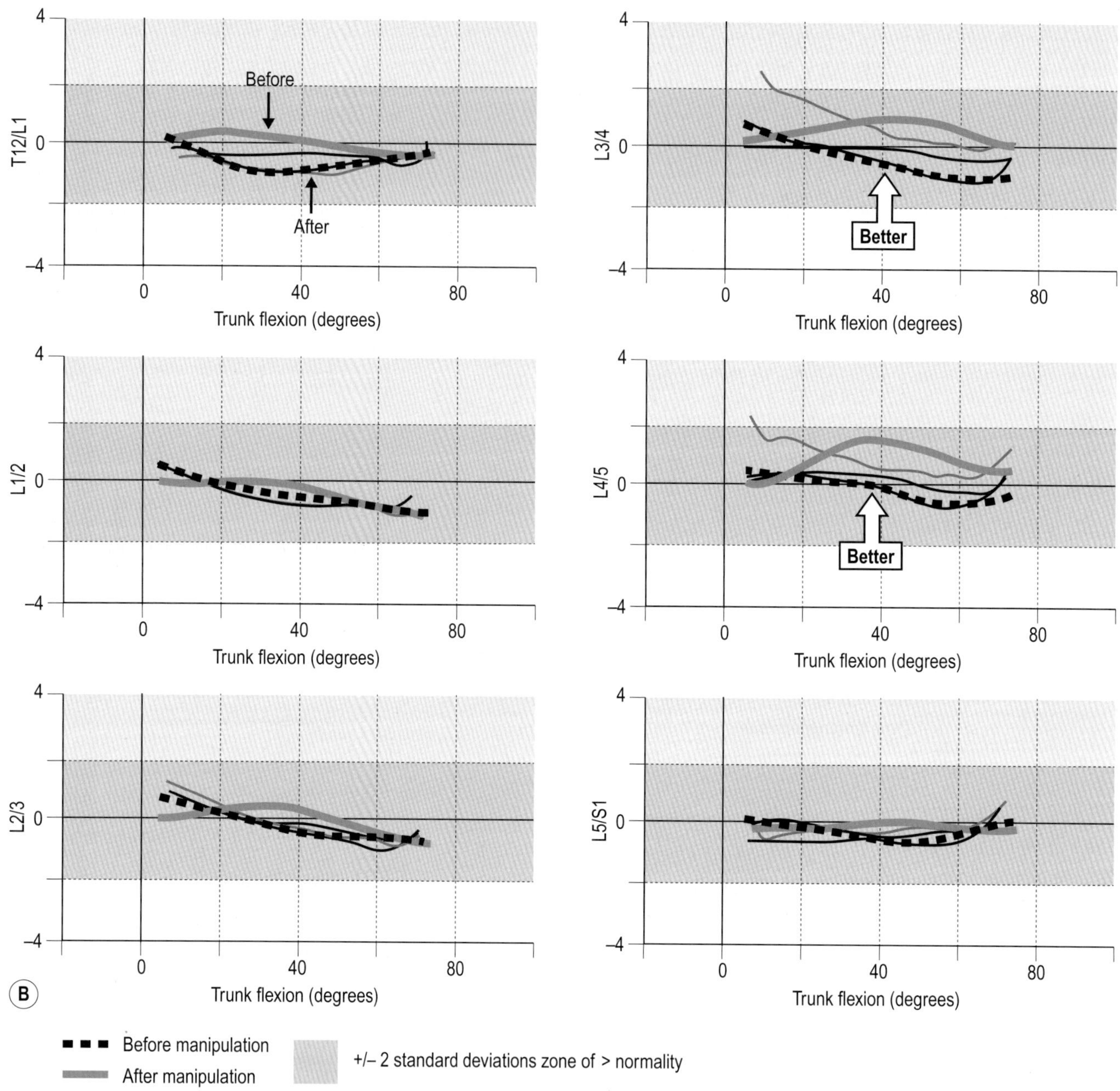

그림 11.6
T12/L1에서 L5/S1까지의 추간관절 추정 동작 Z 점수는 체간 굴곡 각도와 비교하여 도표로 작성된다. 음영 구역은 정규성의 (+/−2) 표준 편차 구간이다. 환자는 통증을 호소하지만 조작 전 모든 관절은 정상적으로 작용한다. 점선은 무게가 0파운드와 9파운드일 경우의 사전 조작 반응이다. 물리 치료사가 0파운드와 9파운드를 들어 올리는 조작(실선)을 한 후 20분 이내에 다시 측정하였다. 환자는 호전된 것을 느꼈고 L3/4 관절 수준에서 경미한 개선을 보였다. (A) 0파운드를 들어올리기 전과 후 데이터 중첩 (B) 9파운드를 들어올리기 전과 후 데이터 중첩

그러나 불안한 조짐도 있다. 정부 기관이나 민간 보험 회사의 의료비 지불을 제공하는 사람들은 그들에게 청구되고 지불되는 것이 실제로 효과가 있다는 증거를 요구하고 있다. 따라서 제3자의 눈을 의식하지 않는 많은 의료 제공자들(의료인)의 격렬한 반대에도 불구하고, 재활 치료의 효능을 평가할 기술을 고안해야 할 필

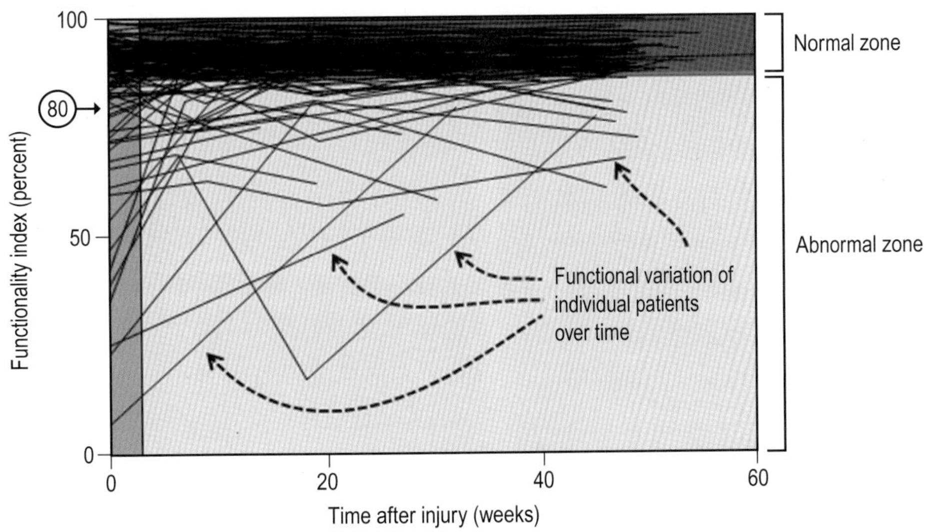

그림 11.7
LBP 재활 프로그램에 참여한 후 100명의 참가자의 기능적 변화가 1년 이상 이어졌다. 참가자의 약 80%는 처음에는 기능적으로 정상이며 치료 동안 본질적으로 정상 상태(변경되지 않음)로 유지된다는 점에 유의하다. 나머지 20%의 참가자는 기능 장애로 프로그램에 참여해 시간 경과에 따라 다양한 수준의 개선을 경험한다.

요가 있다. 사실, 많은 사람들은 환자와 의료 공급자 간의 관계는 매우 독특하여, 맹검 연구라는 통계로써 예술의 마법(의료)을 평가할 수는 없다고 주장했다. 그러나 이것은 앞으로 나아가기 위해 필요한 연구를 막음으로써 혁신을 억압하기 때문에 건설적인 입장이 아니다.

도수 요법을 평가하는 방법

의학의 목적은 손상된 대상에서 정상 기능을 회복시키는 것이다. 그러나 회복되어야 하는 정상 척추 기능은 무엇인가? 예를 들어, 처음에 심전도를 측정하지 않고 환자의 심장을 치료하려고 시도하는 심장전문의는 없을 것이다. 기관의 기능을 측정하는 것은 모든 개입의 첫 번째 단계이다. 이상하게도 이 전략은 척추 장애의 기계적 병인학에 거의 적용되지 않으며, LBP 환자의 재활이 주로 시행 착오의 문제라는 것은 놀랍지 않다.

사실, LBP 환자를 평가하는 것은 매우 어렵다. 1992년 McGill University와 University of Montreal의 지도하에 퀘벡 노동자 보상위원회 (The Quebec Workers 'Compensation Board)가 실시한 획기적인 연구에 따르면, 양성 LBP(benign LBP)에서 임상의는 환자가 말하고자 하는 바를 넘어서서 바라보는 능력을 갖지 못했다. 즉, 신체 검사는 효과가 없었다. 냉철한 결과는 Gracovetsky의 *Non-Invasive Assessment of Spinal Function*에서 찾을 수 있다.[9] 예상대로, 격렬하고 자발적인 수많은 비판이 그 결과에 반응을 보였다.

그러나 임상의의 감각 장비가 평가에 허용되지 않는다면, 기술은 임상가 자신의 자연적 한계를 보상하는데 어느 정도 도움이 될 수 있는가?

마법의 해결책은 없다. 모든 데이터(방사선, 통증, 임상 검사 등)가 한 기계에 통합될 날은 아직 멀었지만, 특정 경우에 도움이 될 수 있는 부분 데이터가 생성될 수는 있다.

그것이 어떻게 수행될 수 있는지 알아보기 전에, 척추 기능에 적용되는 정상의 개념을 다시 논의해보자.

근골격계가 모든 구조에 대한 부하가 가능한 한 낮도록 하면서 최소의 에너지를 소비하는 방식으로 기능하는 것이 정상이라고 제안한다. 이것은 1세기 전에 다윈에 의해 훌륭하게 드러난 종의 생존이라는 근본적인 생각을 표현하는 또 다른 방법이다. 이것은 또한 다른 많은 생물학적 시스템에 적용할 수 있는 매우 일반적인 개념이기도 하다. 요컨대, 사람이 자신의 자원을 최적으로 사용할 수 있다면 정상이라고 말할 수 있다.

수학적 접근은 한 걸음 더 나아갈 수 있게 한다. 근육과 근막이 전체 근골격계의 이익을 위해 서로 보완할 수 있도록 최소한의 에너지 소비로 기능하기 위해서는 골반과 척추 사이의 매우 특별한 조정이 필요하다. 적합한 운동 분석 시스템은 그 조정을 집어 낼 수 있을 것이고, 적절한 전문가 시스템은 환자의 재활을 담당하는 임상의가 소화할 수 있는 병리 소견으로 객관적인 운동학적인 데이터를 해석 할 것이다.

이것은 Gracovetsky에 의해 수행되고 기술된 것이다.[8,9] 이 기술을 설명하기 위해 물리 치료사가 조작한 피험자의 척추 기능의 변화를 고려하라. 이 실험은 도수 치료 전과 한 번의 도수 치료 후 20분 되는 시점에 요추 추간 관절의 추정된 움직임을 측정하는 것으로 구성되었다. 그 결과는 그림 11.6에 나타나 있다.

시스템이 한 번의 도수 치료로 인한 변화를 감지할 수 있기 때문에, 반복적인 긴 조작 후 변화도 측정할 수 있어야 한다. 이 실험은 재활 프로그램에 등록되어 있는 LBP 환자들의 불만 사항에 따라 60주가 넘는 기간 동안 100명의 연속적인 환자의 기능적 변화를 추적함으로써 수행되었다. 그 결과는 그림 11.7과 같다.

이 제한된 실험은 재활 프로그램의 성공을 위한 도구가 물리적 행위의 단순한 문제가 아니라는 것을 보여준다. 또한 이른바 위약 효과라 불리는 영향을 포함하여 어떤 요소가 환자에게 유익할 것인지를 결정하는 이슈가 될 것이다.

결론

이 짧은 장은 인간의 척추 기능 연구에서 이 저자를 인도한 사고 과정을 설명하기 위한 시도이다. 나는 전체 근골격계에 적용할 수 있는 통합된 이론을 제안했다. 그렇게 하면서 나는 그 기능을 평가하는 기술을 이끌어 내고 따라서 재활의 혜택을 평가할 수 있는 몇 가지 장비를 개발했다.

참고문헌

1. **Farfan H. F (1975)** Muscular mechanism of the lumbar spine and the position of power and efficiency. Orthop Clin North Am. 6:135–144.
2. **Bartelink D. L. (1957)** The role of abdominal pressure in relieving the pressure on the lumbar intervertebral discs. J Bone Joint Surg. 39-B(4): 718–725.
3. **Farfan H. F. (1978)** The biomechanical advantage of lordosis and hip extension for upright activity: man as compared with other anthropoids. Spine. 3:336–342.
4. **Bogduk N., Twomey L. (1987)** Clinical Anatomy of the Lumbar Spine. Churchill Livingstone.
5. **Gracovetsky S., Farfan H. F. (1986)** The optimum spine. Spine. 11:543–573.
6. **Gracovetsky S., Farfan H. F., Lamy C. (1977)** A mathematical model of the lumbar spine using an optimization system to control muscles and ligaments. Orthop Clin North Am. 8(1):135–154.
7. **Gracovetsky S., Farfan H. F., Lamy C. (1981)** The mechanism of the lumbar spine. Spine. 6:249–262.
8. **Gracovetsky S. (2010a)** The Spinoscope User's Manual, Lulu Press.
9. **Gracovetsky S. (2010b)** Non-Invasive Assessment of Spinal Function. Lulu Press.
10. **Farfan H. F. (1969)** Effects of torsion on the intervertebral joints. Can J Surg. 12:336–341.
11. **Virgin W. (1951)** Experimental investigations into the physical properties of the intervertebral disc. J Bone Joint Surg. 33B(4):607–611.
12. **Gracovetsky S. (2008)** The Spinal Engine, Lulu Press. pp.103–239.

12

근육 근막 네트워크 맥락에서의 긴장통합체: 정골요법과의 관련성

David J. Hohenschurz-Schmidt

서론: 생체 긴장통합체 (biotensegrity) 원칙

긴장통합체(tensegrity) 구조는 가볍고, 에너지 효율성을 유지하며 안정성과 가동성의 요구를 통합하는 매혹적인 방법으로 이뤄진다. 막대 또는 뼈와 같은 압박 요소는 인장 구조의 연속성에서 균형을 이루기 때문에 종합적인 배치가 모든 부분을 통일된 전체로 통합한다. 비슷한 방식으로, 결합 요소가 있는 신체는 근막과 거의 동의어이다. 임상의들에게 긴장통합체는 만져지고 느낄 수 있는 모델과 함께 포괄적인 생체 역학 이론을 제공한다(그림 12.1).

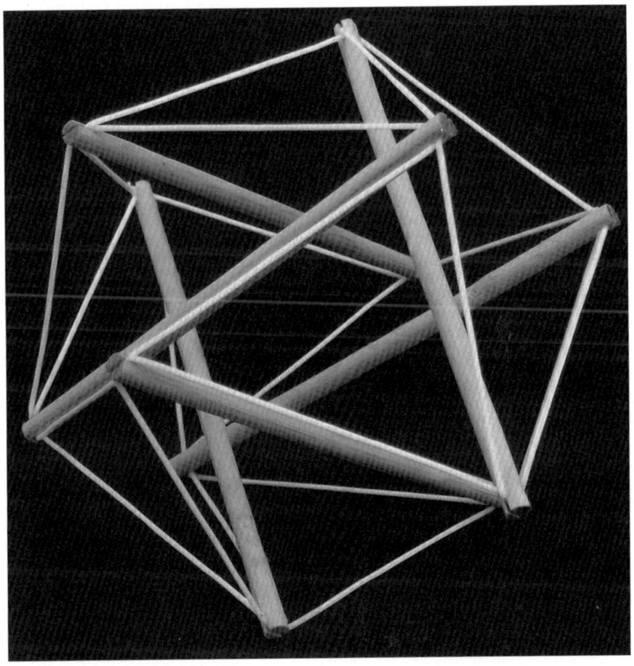

그림 12.1
긴장통합체(tensegrity) 구조에서, 특수한 ('단단한') 구조의 구성은 장력을 받은 줄이나 막의 모든 배열에 의해서 연결된다(Skelton & de Oliveira, 2009). 이 모델은 6개의 압축 막대기와 30개의 장력줄로 구성되어 있으며, 20면체로 구성된다. 20개의 정삼각형 표면과 16개의 꼭짓점을 가진 플라톤 입체이다. Tensegrity icosahedron reproduced with permission from Mr Graham Scarr

S. Levin에 의한 생체 긴장통합체 개념의 발달은 인간의 형태에 긴장통합체 원리를 적용한 것으로 생체 긴장통합체는 종종 '전통적인 지렛대-기반 역학'과 대조된다. 긴장통합체를 찬성하는 의견은 두 가지이다. 첫째로, 전체 구조가 가동 관절을 가져야하고 동시에 안정적일 경우 기하학적으로 삼각형 구조가 필요하다. 삼각형의 각도는 전체 구조의 안정성과 타협하지 않고 변할 수 있는 유일한 기하학적 구조이다. 정육면체는 중력 중심이 정육면체의 중심에서 벗어나면 안정성을 잃는 것이 사실이다.

두 번째로, 실제로 수학적 계산과 실험적 증거에서 골격 구성 요소가 압박 지렛대-기반 역학만으로 계산된 힘을 견딜 수 없음을 보여준다. 예를 들어, 요추는 가벼운 무게에도 불구하고 힘이 옆으로 분산되지 않으면 부서지기 쉽다(Gracovetsky, 1988; Levin, 2002). 따라서 생체 역학 현실을 모델링하는 새로운 방식이 필요했고 긴장통합체는 양측 방향으로의 힘 분산과 삼각 측량을 제공한다. 최근의 연구에서 근육 근막 네트워크가 힘의 소실에 결정적인 역할을 한다는 개념이 언급되고 있다(Han 외, 2012; Rohlmann 외, 2009). 긴장통합체 체계를 사용한 기본 컴퓨터 모델은 생체 내에서 측정된 것과 동일한 크기의 값을 생성한다(Siemsen & Dittrich, 2009).

긴장통합체 구조는 생체 역학적 모델링에 유리하다. 생물학적 구조는 에너지 효율성과 탄력성 면에서 놀라운 수준으로 진화했으며, 이러한 속성의 대부분을 긴장통합체로 설명할 수 있다. 본질적으로 삼각형을 이루고 있는 긴장통합체 구조는 전체적으로 안정성과 가벼움을 유지하면서 관절에서의 움직임을 허용한다. 사면체, 팔면체, 그리고 20면체는 완전한 삼각형 모양을 한 삼차원 구조이며 인장 및 압축 요소로 만들어질 수 있다. 20개의 삼각형 표면으로 이루어진 20면체는 전방향(omnidirectional)이고, 안정적이며 가장 큰 부피비와 가장 밀접하고 조밀한 특성을 가지므로 생물학적 모델링에 가장 적합하다(Levin & Martin, 2012). 또한, 20면체는 계층적 방식으로 배열될 수 있으며, 유사한 형태가 서로 다른 수준에서 반복된다. 자기-유사(self-similar) 계층 구조의 이러한 특징은 많은 생물학적 구조에 필수적이다(Ingber, 2003; Weibel, 2009)(그림 12.2).

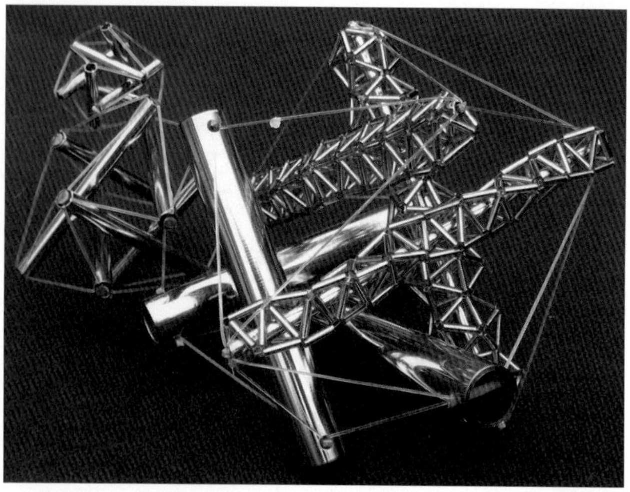

그림 12.2
이 큰 긴장통합체(tensegrity) 구조의 내부 골격 내에서, 압축 막대기는 계층적 배열의 작은 긴장통합체 구조로 구성된다.
Brass tensegrity model reproduced with permission from Mr Graham Scarr

이러한 기하학적 고려 사항을 어떻게 인체의 tensegrity 모델과 연결하는가? Turvey와 Fonseca (2014)에 따르면 인체와 긴장통합체 모델은 형태학(생김새)과 생리학(작동 방식)적 특성을 공유한다(Turvey & Fonseca, 2014). Donald Ingber는 현미경적 수준에서 이것을 보여주었다. 세포 골격은 미세섬유의 인장 네트워크에 의해 연결된 개별적 압축 요소로 구성된다. 이 미세섬유는 막 단백질을 통해 여러 개의 세포를 서로 연결하고 동시에 핵 수준까지 기계적 힘(또는 '정보')을 전달하여 세포를 체액으로 채워진 풍선이 아닌 내부에 긴장통합체 시스템을 가진 20면체와 같이 만든다. 기계적 에너지 변환이라고 불리는 이 메커니즘에 의해 세포는 생리학적으로 기계적 스트레스에 반응할 수 있다 (Ingber, 2008; Stamenovi & Ingber, 2009). 따라서 세포 수준에서 증명될 수 있는 힘 전달의 원리는 관찰하기 훨씬 복잡하고 어려운 더 큰 규모에서도 동일하게 적용된다.

정골 의사들에게 긴장통합체의 존재에 관한 질문은 어떻게 내 치료가 이뤄지는가? 이다. 앞서 언급한 고려 사항의 본질적인 특성을 감안할 때, 긴장통합체는 확실히 도수 요법의 과학적 토대의 일부를 구성하는 것으로 볼 수 있다. 힘이 몸 전체에 어떻게 분산되는지를 설명하고, 이로써 전반적인 근막 네트워크를 고려한다. 세포 수준에서, 그것은 기계적 힘에 반응하여 세포 생리학 및 유전자 발현의 변형을 설명한다. 그러한 모든 수준에서 긴장통합체의 타당성은 힘의 피상적인 적용에 의해 어떻게 정골 요법이 생리학적 과정에 영향을 미칠 수 있는지에 대한 설명의 일부일 수 있다(Hohenschurz-Schmidt 외, 2016). 그렇다. 이론적으로 관련성이 있다. 하지만 실제로? 직접 해보고 있는가?

긴장통합체 (tensegrity)와 근막

근막은 어디에나 있다. 몸이 정말 긴장통합체와 같은 구조라면, 근막의 역할은 무엇인가?

근육 근막는 신체의 인장 네트워크를 구성한다. 근육에 의해 생성된 장력은 단지 힘줄에 선형으로 전달되는 것이 아니라 결합 조직 기질을 통해 측면으로도 전달된다(Huijing 외, 2011). 구조적, 기계적 연속성을 가진 근육 근막 망은 긴장통합체 구조의 인장 구성 요소와 비교되었다(Hohenschurz-Schmidt, 2014). 신체의 모든 수준에서 모든 구조에 퍼져있는 근막은 긴장통합체 모델의 줄(string)과 비교할 수 있다(물론 인체는 무한히 복잡하고 긴장통합체 모델과의 비교는 오직 단순화 된 것일 수 있다). 모델은 실제의 근사치 이상일 수는 없지만 이러한 방식으로 모델을 사용하면 임상 적용에 유용할 수 있다. 결합 조직이 전신 긴장통합체 구조의 '연속적인 인장 네트워크'인 반면 뼈는 압축 요소를 제공한다는 개념은 임상 실습에 유용할 수 있는 단순화 중 하나이다. 이 생각은 신체가 프랙탈과 같은 방식으로 만들어졌으며 유사한 모양이 다른 수준의 척도에서 반복된다는 사실로 보완된다. 이 생각은 어떤 구조의 개별 부분에 내부 긴장통합체 배열을 가질 수 있다는 긴장통합체의 본질적인 생각과 일치한다(Scarr, 2014; Scarr 2015). 예를 들어 뼈는 거시적 수준에서 압축 요소로 주로 기능하여도 당연히 내부적으로 균형 장력과 압축, 그리고 긴장통합체 구조로 볼 수 있다(Huang & Ogawa, 2010; Kardas 외, 2013).

긴장통합체 구조의 또 다른 주요 특징은 '형상 기억'이다. 어느 정도까지는, 전-긴장(pre-tensed) 네트워크의 줄에 저장된 에너지가 형태가 변형된 후에 원래 모양으로 구조를 되돌릴 것이다(Ingber, 1998). 근막은 유사한 탄성 특성을 가지고 있어 에너지 효율적인 방식으로 부드러운 움직임을 지지할 수 있다(Schleip & Müller, 2013).

몸 전체가 문자 그대로의 의미에서 긴장통합체 구조인지는 논쟁의 여지가 있지만, 인간의 생체 역학이 장력에 의존적이라는 사실은 그렇지 않다. 몸을 긴장통합체 구조로 인식하는 것은 임상적으로 이점이 있다. 근육 근막이 전신의 인장 구성 요소라고 생각한다면 긴장통합체는 네트워크와 같은 장력의 유사한 특징과 그 몸에서 통일되고 통합되는 역할 때문에 특히 합리적인 것처럼 보인다. 장력의 초점 집중이 전체 모양을 변화시키고 가동성을 억제하는 긴장통합체 toy 모델과 유사하게 근육 근막 네트워크의 국소 유착은 먼 부분의 건강 기능에 영향을 줄 수 있다.

Myers의 근육 근막 경락 개념은 임상의에게 긴장통합체의 인장 케이블(Myers, 2012)과 연결될 수 있는 전형적인 힘 전달선에 대한 광범위한 지도를 제공하기 때문에 이러한 맥락에서 유용하다. 기능적인 면에서, 경락은 효율적인 움직임을 위한 전-긴장 구조로 움직이는 것으로 이해되어야 한다. 따라서 신체 긴장통합체의 인장 선은 근육 근막계의 점탄성 특성으로 인해 용수철과 같은 기계적 에너지의 '저장고' 이다(Stecco 외, 2014). 에너지를 과도하게 저장하거나 누적된 에너지의 방출이 실패하면 전체 패턴의 변화를 통해 국부적으로 또는 다른 곳에서 기능 장애를 일으킬 수 있다(Willard 외, 2012; Klingler 외, 2014). 이러한 기능 장애는 간단한 조직 손상과 통증으로 나타나거나 기능적 특성으로 나타날 수 있으며 개개인의 필요나 기대를 충족시키지 못하게 한다.

긴장통합체 모델과 인체의 유사점을 고려할 때, 도수치료의 의미가분명해진다.

도수 치료 맥락에서의 긴장통합체 (tensegrity): 정골의학적 관련성

긴장통합체는 자연스럽게 정골의학에 호소하는 것처럼 보인다. 어떻게든 그것은 단지 옳은 느낌이다. 지난 몇 년 간 발표된 정골 요법과 도수 요법 분야의 많은 연구

(예를 들어 Stone, 1999; Parsons & Marcer, 2006; Swanson, 2013)에서 긴장통합체는 주목받고 있다. 근육 근막 및 두개골 기술에 관한 모델은 강의 및 과정에서 종종 언급된다.

최근에 질적 연구에서 임상의들이 이 모델을 보유하고 있는 것에 대한 애정을 확인해보았다. 그것은 여러 가지 이유로 근거가 있을 수 있다. 긴장통합체는 긴장통합체에 대해 배우기 전에 일부 임상의가 신체를 인지한 방식과 일치하는 것으로 보인다. 이제 그들은 과학적으로 건전한 모델에 의해 그들의 지각이 뒷받침된다고 느끼며 정골 의사에게 그들의 촉진, 심지어 원위부 촉진에 대한 가시적이고 이해할 수 있는 모델을 제공한다. 다른 사람들은 긴장통합체가 전체론(holism)과 부분의 밀접한 관련성(interrelatedness)과 같은 정골 의학의 원리를 상기시킨다는 것을 발견했다. 생체역학적인 차원에서, 긴장통합체는 균형을 이룰 수 있다. 일부 정골 요법에서 균형 잡힌 인간의 긴장통합체는 신체의 자가-재편성을 허용하고, 따라서 신체에 내재한 자가 치유 능력이 있다는 정골 의학 원칙에 따른다(Hohenschurz-Schmidt, 2014; Hohenschurz-Schmidt, 2016).

개념적 역할: 신체를 보는 다른 방법

요즘, 생체 역학을 연구하는 과학자들은 더 이상 척추가 압축 기둥 블록이라고 생각하지 않는다. 인장력은 모든 현대 생체 역학 분석에 통합된다. 이러한 맥락에서 긴장통합체의 이점은 이 긴장과 압축의 개념을 과학적으로 온전한 모델에 연결함과 동시에 우리에게 장력 케이블로 균형을 잡은 막대 또는 블록, 심지어 긴장된 구조의 sheath에 관한 그림을 제공한다. 따라서 긴장통합체는 도수 치료사에게 생체 역학의 작동 방식에 대한 지식과 그것이 어떻게 느껴지는지에 대한 경험을 제공한다. 이를 위해, 긴장통합체 장난감 모델이 유용하다. 긴장통합체 모델은 몸을 바라보는 포괄적인 방법으로 압축 구조와 인장 구조 및 다양한 수준의 규모를 동시에 인식하려고 한다. 엄밀한 의미에서 긴장통합체는 전체적인 생체 역학적 모델이라고 할 수 있는데, 이는 전통적인 정골 의학 원리와 잘 부합되는 설명이다. 세포생리학에 대한 기계적 특성의 영향을 증명한 Ingber의 연구에 따르면, 긴장통합체는 구조와 기능 사이의 정골의학적 연관성 – 해부학 또는 생체 역학 및 생리학 – 을 부분적으로 설명할 수 있었다.

긴장통합체 (tensegrity) 기능 장애

긴장통합체 모델은 최적의 장력 분산 상태에서 항상 균형을 유지할 것이다. 이것은 긴장통합체 모델을 다룰 때 명확해진다. 긴장통합체만 본다면 모든 줄에는 같은 양의 인장력이 작용한다. 어떤 부분에 외부의 힘이 작용해서 압축되거나 늘어나는 경우, 다른 모든 부분은 적응해야 할 것이다. 항상성이란 인체가 생체 역학적, 생화학적 또는 영적(spiritual) 수준에서 평형을 이루는 비슷한 경향을 가진다는 것을 의미한다. 그러한 역동적인 평형 상태로부터의 과도한 또는 장기간의 이탈은 기능 장애 및 좋지 못한 건강을 초래할 수 있다. 이 모델에서 과도한 스트레스의 양이나 지속 기간에 대처할 수 있는지의 여부가 문제이다. 신체의 상황은 비슷하다. 시스템은 얼마나 많은 압력을 감당할 수 있으며, 필요한 적응이 전반적인 기능을 손상시키는가? 따라서 정골 의사는 장력과 압력의 균형 상태로의 복귀를 막는 기능 장애의 의미에서 제한을 찾는다.

시스템 상태가 영향을 받는 것으로 생각될 때 이것은 종종 더 복잡하다. 심리적, 신경학적 및 생화학적 고려사항에 더 주의를 기울여야 한다. 그러나 실용적인 수준에서 종종 의사가 균형 잡기 위해 시도하는 것이 기계적 패턴인데, 이것은 긴장통합체 장난감 모델과 유사하다.

임상적 적용

논쟁의 여지가 있지만, 긴장통합체 모델을 (정골 의학) 적용하려면 여러 가지 전제 조건이 필요하다. 첫째, 임

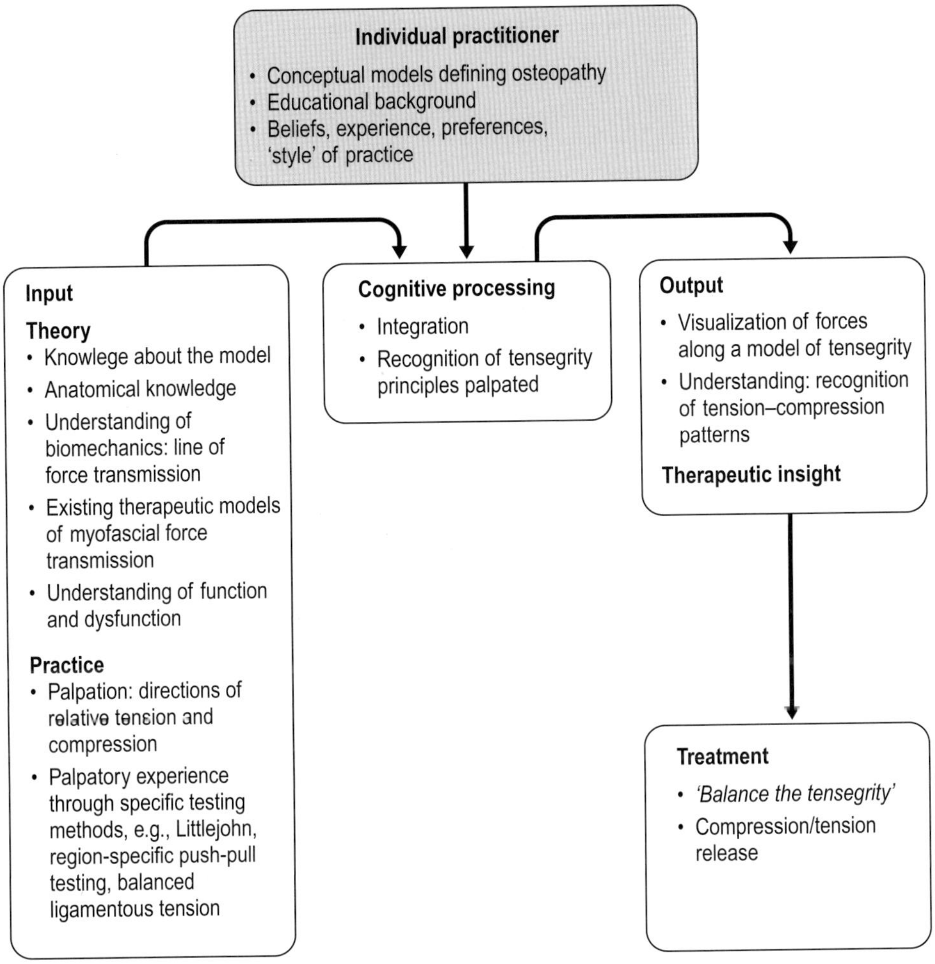

그림 12.3
긴장통합체 모델은 실제로 실행되고 있다. 정골의사는 긴장통합체 모델을 사용하여, 정골요법 실습에 대한 그들의 개인적인 생각과 적극적으로 연계시킬 수 있다. 이들의 목표가 유체 흐름에 대한 장벽을 제거하는 것이든, 균형 잡힌 움직임을 가능하게 하는 것이든, 또는 병변을 반전시키는 것이든 상관없이 긴장통합체 모델을 전체적이고 통합적인 방법을 통해 촉진 소견을 시각화하고 지도화하기 위한 인지 도구로 사용할 수 있다.

상의는 인간의 형태와 기능에 대한 상세한 지식이 필요하다. 비슷하게, 긴장통합체의 이론적 근거와 생물학적 맥락을 꽤 상세히 이해할 필요가 있다(Scarr, 2014; Scarr 2015). 헌신적인 연구를 통해 생체 역학 원리를 습득해야하는 것처럼 인체 및 조직의 정상 및 비정상 변이에 대한 정보가 있는 촉진이 필요하다.

이 장의 앞 부분에서 언급한 질적 연구에 따르면 일부 도수 치료자는 손 아래에서 인장 패턴을 시각화하기 위해 이미 치료 중 긴장통합체 모델을 사용하였다. 그렇게 하는 것은 촉진 경험의 인지적 처리를 돕는 것처럼 보인다. 촉진된 인장 패턴은 기억된 이미지를 불러 일으키며, 이는 긴장통합체에 대한 지식과 연결될 수 있다(Hohenschurz-Schmidt, 2014; Hohenschurz-Schmidt, 2016).

각 임상의는 정골 의사로서 모델에 대한 이론적 지식과 촉진으로 얻은 정보를 개인적인 경험과 신념에 통합할 것이다. 정골 의학의 많은 부분에서 이론에 기반을 한 것처럼 긴장통합체 모델은 적용하는 임상의에게 달려 있다. 관심 있는 임상의에게 신체 관찰 및 이해를 위한 개별 도구를 제공할 수 있다(그림 12.3).

실제로, 긴장통합체 모델에 대해 많이 아는 임상의는 인체를 다른 방식으로 인식할 수 있다. 예를 들어, 환자의 고관절 문제는 고관절을 구성하고 연관된 인장 및 압축 구조의 맥락에서 이해할 수 있으며, 관절을 전체 유기체로 통합하는 구조의 광범위한 네트워크가 될 수 있다. 실제적인 목적을 위해, 신체 구조는 사실상 인장 또는 압축성으로 간주된다. 그럼에도 불구하고 계층적 특성과 복잡성 문제는 이미 논의 된 바와 같이 인정된다. 해부학의 구조적 및 기능적 인식은 임상의의 촉진 경험에 더해지고 잠재적으로 진단 및 치료의 기본 틀을 제공 할 것이다. 예를 들어, '정상적인' 해부학적 정렬로 인해 그러한 전달이 정상적으로 가능해야 하는 영역에서 인장력 전달의 장벽이 발견되면 이는 긴장통합체 시스템의 광범위한 기능 장애 요소를 나타낼 수 있다. 마찬가지로, 과도하게 축적된 압축력 – 골 내 또는 다수의 척추 분절에 있는 – 은 에너지 효율성과 힘 전달기능을 위한 긴장통합체를 약화시킬 수 있다 이런 식으로, 겉보기에 추상적인 생체 역학 모델은 도수 진단 및 치료의 실제적인 맥락에서 적절하다.

결국 모델은 실제에 영향을 미칠 수 없는 경우에는 제한된 가치가 있다. 우리의 생각에 영향을 미침으로써, 긴장통합체 모델은 결국 우리가 하는 것에 영향을 줄 수 있다. 긴장통합체 장난감 모델이 우리 손에서 어떻게 작동할 것인지 이해하면 도수 치료 촉진의 미묘함은 새로운 의미를 얻는다. 예를 들어, 20면체의 긴장통합체 (그림 12.1 참조)가 반대쪽 끝에서 압축되면 그 사이의 부분이 더 '느슨'해진다. 마찬가지로, 도수 치료사가 흉곽을 측방향으로 압축하면 흉부 횡격막에 더 많은 '공간'이 생긴다. 임상적 목적을 위해 늑골과 횡격막의 중심 힘줄은 횡격막 자체를 포함하여 인장 근막 망에 떠 있는 압축 요소로 간주할 수 있다. 지속적인 촉진 피드백을 사용하면, 구조는 장력과 압축의 전체적인 힘 사이의 최적의 균형을 제공하는 방식으로 움직일 수 있으며, 결국 흉부 횡격막이 이완될 수 있다. 이 예는 소위 '균형 잡힌 인대성 긴장 기술'의 개념화에 도움이 될 수 있다. 치료 차원에서 힘을 주의 깊게 적용하거나 저항을 최소화하는 방향을 따르는 것은 긴장통합체 구조로 인식하는 재균형을 목표로 한다. 신체가 휴식을 취하는 시점에서 균형에 이른다.

치료 효과는 인간의 형태에 긴장통합체 모델을 덜 추상적으로 적용한 것보다 틀림없이 더 강력하다. 즉, 해부학적 구조(과학)의 압축 또는 인장 특성에 대한 통찰력을 위해서 생역학적인 분석이 필요하다. 또한 모델과 실제(지식)에 대한 우리의 이해가 깊어지고 우리의 촉진(실행)이 더 정확할수록, 긴장통합체의 적용이 더 가능해진다. 궁극적으로, 긴장통합체 아이디어에 대한 인식은 기능과 기능 장애의 개념화를 용이하게 하고, 임상의가 신체 평가에서 촉진 경험을 과학적 모델 및 정골 의학적 개념과 연결시킬 수 있게하여보다 효과적인 치료를 위한 기술을 선택할 수 있게 해준다.

기존 이론

긴장통합체 모델은 틀림없이 정골 의학 및 다른 도수 의학 양식의 여러 기존 이론과 통합될 수 있다.

연구 결과, Sutherland의 장력 의존적 상호 인장막과 심지어 Littlejohn의 척추 삼각 관계와 같은 전통적인 정골 의학 개념은 긴장통합체와 연결할 수 있는 측면을 포함한다. 그것들은 힘의 외부 또는 내부 동요에 반응하는 통일된 기계적 반응을 특징으로 하는 압축-인장계에 대한 설명이다. 이에 대한 자세한 분석은 이 장의 범위를 벗어난다.

긴장통합체 모델이 제공할 수 있는 유일한 예측은 부분이 아닌 *전체*가 기능 장애에 적응할 것이라는 것이다. 긴장통합체의 관점에서 기존의 치료 이론을 이해함으로써 과학적 신뢰를 얻는다. 반대로 전체론적 접근법은 신체 긴장통합체에 대한 해부학적 배경을 제공하므로 임상적 맥락에서 긴장통합체는 더욱 의미가 있다.

최근 근막 연구의 급증으로 치료 모델(예: Myers의 myofascial trains) 및 치료 접근법(예: Schleip'의 myofascial training)이 토론에 추가된다. '동적인 긴장통합체', *운동의 긴장통합체*에 대한 고려는 함축적이다. 전신 긴장통합체의 인장 구성 요소로써 근육 근막의 고려 사항은 네트워크와 같은 긴장과 신체를 통합하는 역할의 유사 기능으로 인해 특히 합리적인 것으로 보인다. 신체 긴장통합체를 움직이기 위해서는 근육과 근막

에너지를 저장해야하기 때문에 근육 근막계에 대한 자세한 연구는 긴장통합체가 일상 생활이나 고성능 생체역학에 어떻게 적용되는지를 이해하는 데 중요하다.

총체적으로, 긴장통합체의 아이디어 그 자체가 신체에 유용한 개념이다. 긴장통합체는 기존의 임상 모델에 물질을 추가하고 특정 임상적 예측 가능성을 얻기 위해 기존 모델과 함께 사용해야 한다.

결론

처음에는 긴장통합체가 단순히 흥미로운 아이디어인 것처럼 보일 수 있지만 자세히 살펴보면, 우리는 긴장통합체가 두개골 또는 근육 근막 기법에 대한 강의에서 몇 슬라이드 가치 이상의 흥미로운 측면이라는 것을 알 수 있다. 그것은 정골 의학의 집이 지어지는 과학적 토대의 일부로 임상의에게 촉진을 위한 개념적 기초를 제공할 수 있으며 촉진을 가르치는 것에서 역할을 할 수 있다. 또한, 그것의 실용적이고 임상적인 응용은 개별 실험에 개방적이다. 몸의 긴장통합체는 각각의 모든 정골 요법과 다른 무언가를 의미할 수 있다. 그것은 다르게 느껴질 것이고 여러 가지 면에서 효과가 있을 수 있지만, 치료적 맥락에서 긴장통합체 모델을 이용하기 위해서는 의사가 모델에 대한 지식과 자신의 생각에 영향을 미치도록 하는 준비가 필요하다.

참고문헌

Gracovetsky, S., 1988. The Spinal Engine. Springer-Verlag, New York.

Han, K.-S., Zander, T., Taylor, W. R., Rohlmann, A., 2012. An enhanced and validated generic thoracolumbar spine model for prediction of muscle forces. Med Eng Phys. 34, 709–716

Hohenschurz-Schmidt, D., 2014. Tensegrity and manual therapy practice: a qualitative study. [Unpublished Master in Osteopathy]. British School of Osteopathy, London, UK.

Hohenschurz-Schmidt, D. J., Esteves, J. E., Thomson, O. P., 2016. Tensegrity and manual therapy practice: a qualitative study. Int J Osteopath Med. 21, 5–18.

Huang, C., Ogawa, R., 2010. Mechanotransduction in bone repair and regeneration. FASEB J. 24, 3625–3632.

Huijing, P. A., Yaman, A., Ozturk, C., Yucesoy, C. A., 2011. Effects of knee joint angle on global and local strains within human triceps surae muscle: MRI analysis indicating in vivo myofascial force transmission between synergistic muscles. Surg Radiol Anat. 33, 869–879.

Ingber, D. E., 1998. The architecture of life. Sci Am. 278, 48–57.

Ingber, D. E., 2003. Tensegrity I. Cell structure and hierarchical systems biology. J Cell Sci. 116, 1157–1173.

Ingber, D. E., 2008. Tensegrity and mechanotransduction. J Bodyw Mov Ther. 12, 198–200.

Kardas, D., Nackenhorst, U., Balzani, D., 2013. Computational model for the cell-mechanical response of the osteocyte cytoskeleton based on self-stabilizing tensegrity structures. Biomech Model Mechanobiol. 12, 167–183.

Klingler, W., Velders, M., Hoppe, K., Pedro, M., Schleip, R., 2014. Clinical relevance of fascial tissue and dysfunctions. Curr Pain Headache Rep. 18, 1–7.

Levin, S. M., 2002. The tensegrity-truss as a model for spine mechanics: biotensegrity. J Mech Med Biol. 02, 375–388.

Levin, S., Martin, D. C., 2012. Biotensegrity: the mechanics of fascia. In: Schleip, R., Findley, T. W., Chaitow, L., Huijing, P. A. (Eds), Fascia: The Tensional Network of the Human Body. Churchill Livingstone Elsevier, London, pp. 137–142.

Myers, T., 2012. Anatomy trains and force transmission. In: Schleip, R., Findley, T. W., Chaitow, L., Huijing, P. A. (Eds), Fascia: The Tensional Network of the Human Body. Churchill Livingstone Elsevier, London, pp. 131–136.

Parsons, J., Marcer, N., 2006. Osteopathy: Models for Diagnosis, Treatment and Practice. Churchill Livingstone, Edinburgh; New York.

Rohlmann, A., Zander, T., Rao, M., Bergmann, G., 2009. Applying a follower load delivers realistic results for simulating standing. J Biomech. 42, 1520–1526.

Scarr, G. M., 2014. Biotensegrity: The Structural Basis of Life. Handspring Publishing.

Scarr, G., 2015. Biotensegrity: the Architecture of Life. Handspring Publishing.

Schleip, R., Müller, D. G., 2013. Training principles for fascial connective tissues: scientific foundation and suggested practical applications. J Bodyw Mov Ther. 17, 103–115.

Siemsen, C.-H., Dittrich, H., 2009. Kräfteverteilungen im Körper des Menschen am Beispiel von Gewichthebern – Tensegrity als Erklärungsmodell. Osteopat Med Z Für Ganzheitliche Heilverfahr. 10, 14–18.

Skelton, R. E., de Oliveira, M., 2009. Tensegrity Systems. Springer, London.

Stamenović, D., Ingber, D. E., 2009. Tensegrity-guided self assembly: from molecules to living cells. Soft Matter. 5, 1137–1145.

Stecco, C., Pavan, P., Pachera, P., De Caro, R., Natali, A., 2014. Investigation of the mechanical properties of the human crural fascia and their possible clinical implications. Surg Radiol Anat. 36, 25–32.

Stone, C., 1999. Science in the Art of Osteopathy: Osteopathic Principles and Practice. Stanley Thornes, Cheltenham.

Swanson, R. L., 2013. Biotensegrity: a unifying theory of biological architecture with applications to osteopathic practice, education, and research—a review and analysis. JAOA J Am. 113, 34–52.

Turvey, M. T., Fonseca, S. T., 2014. The medium of haptic perception: a tensegrity hypothesis. J Mot Behav. 46, 143–187.

Weibel, E. R., 2009. What makes a good lung? Swiss Med Wkly. 139, 375–386.

Willard, F. H., Vleeming, A., Schuenke, M. D., Danneels, L., Schleip, R., 2012. The thoracolumbar fascia: anatomy, function and clinical considerations. J Anat 221, 507–536.

13

근육 근막계와 근막에서의 힘 전달

Peter A. Huijing

서론

17세기 런던 외과 의사 William Molins는 동료 외과의와 학생들을 대상으로 근육의 해부학적 절개에 관한 책을 출간했다. 제목 페이지는 그림 13.1에 재현되어 있다. 특히 '해부로 발생하는 근육...'이라는 부제에 주목하라. 이 글을 글자 그대로 사용하면 근육이 잘 구별될 뿐만 아니라 해부 과정에서 해부자에 의해 '구성' 된다는 것을 나타낸다.

현대의 많은 해부학자들과 심지어는 현대의 과학적, 임상적인 해부학 정보를 이용하는 사람들은 해부학적 정보에 대한 명쾌한 견해를 잃어 버렸다. 실제로 상황은 악화된다. 건강과 질병 상태에서 근육이 완전히 해부된 것처럼 작동한다는, 즉 서로 간에 그리고 주변 조직과는 완전히 독립적인 개념을 기반으로 근육의 기능을 추론 한다.

이 장은 인간의 형태, 움직임 및 근육 기능을 고려할 때 근육과 주변 조직 사이에 존재하는 자연적 관계를 고려해야 한다는 것을 나타내는 실험적 증거가 증가하고 있음을 보여주는 것이 목적이다(독일의 독자를 위해 이 장의 아이디어 중 일부는 해당 언어로도 제공된다).[1]

근육내 근육 근막의 힘 전달: 두 개의 병렬 경로

근육의 힘은 각 근육 세포(근섬유) 내에서 세포 안으로 생성된다. 고전적 견해에서 그러한 힘은 근섬유의 각 말단에 위치한 근건 접합부에 가해지고 건막이나 힘줄에 가해진다. 힘줄이 뼈와 연결되어 있고 반대가 아니

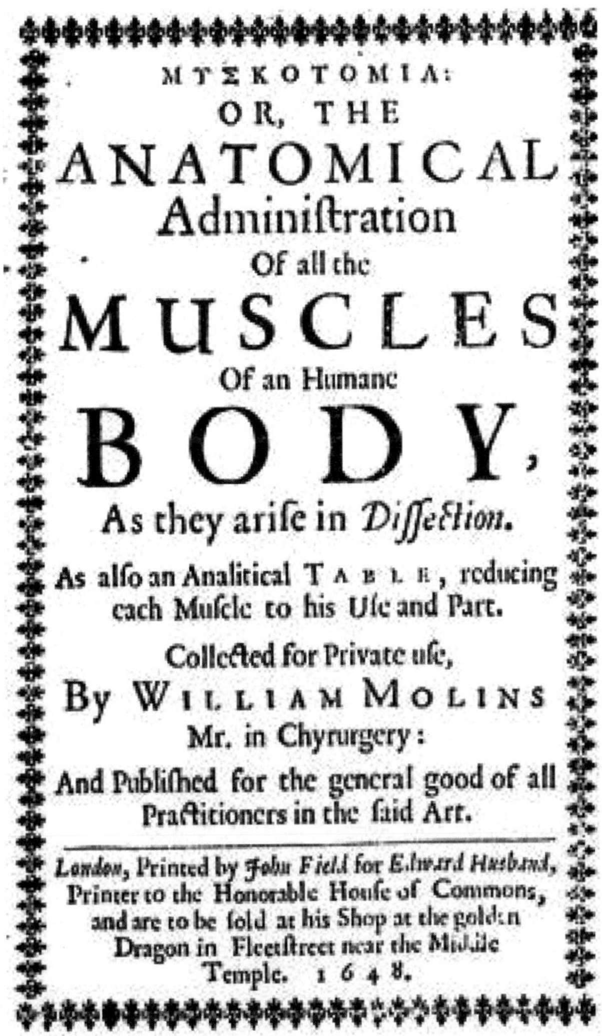

ΜΥΣΚΟΤΟΜΙΑ:
OR, THE
ANATOMICAL
Adminiſtration
Of all the
MUSCLES
Of an Humane
BODY,
As they ariſe in Diſſection.
As alſo an Analitical TABLE, reducing each Muſcle to his Uſe and Part.
Collected for Private uſe,
By WILLIAM MOLINS
Mr. in Chyrurgery:
And Publiſhed for the general good of all Practitioners in the ſaid Art.
London, Printed by John Field for Edward Husband, Printer to the Honorable Houſe of Commons, and are to be ſold at his Shop at the golden Dragon in Fleetſtreet near the Middle Temple. 1648.

그림 13.1
William Molins의 *The Anatomical Administration of all the Muscles*의 제목 페이지

라면 가해진 힘이 뼈를 움직이게 하여 신체의 움직임이 뒤따를 것이기 때문에 움직임은 상당히 단순한 방법으로 발생한다.

그러나 각 근섬유는 실제로 근내막으로 구성된 결합조직관 내에서 활성화되어 관 벽에 탄성적으로 연결된다. 일련의 관은 큰 관(근주막)으로 둘러싸인 근막을 구성한다. 차례로, 상호 연결된 근주막 관의 집합은 근육성 근막(근외막)에 의해 둘러싸인다. 근육 내 상호 연결관 모두를 근육 간질이라고 부른다. 이 간질 자체는 힘줄이나 건막과 연결되거나 골막을 통해 기시점이나 종지점이 있는 근육에서 뼈로 직접 연결된다. 이것은 각 근육 내에서 근절을 뼈에 연결하는 두 개의 평행한 경로가 있음을 의미한다.

1. 근절에서 연속된 근절로, 근건접합부를 통해 힘줄에서 뼈로 연결된다.

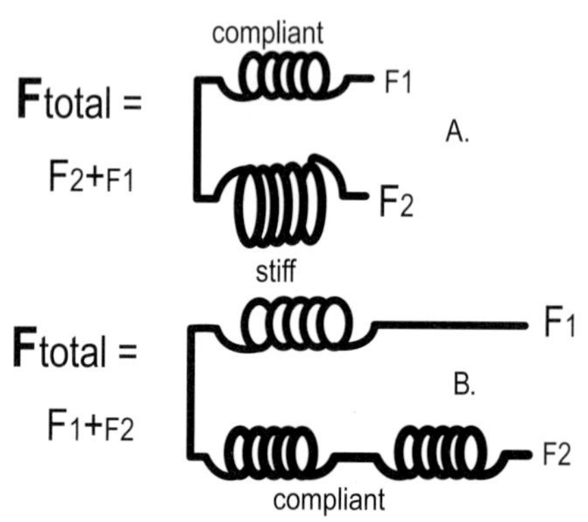

그림 13.2
강성의 특성이 서로 다른 두개의 병렬 경로를 통해 힘을 전달하는 주요 원리를 보여준다. 가장 큰 힘은 가장 견고한 경로를 통해 전달된다. 스프링의 크기는 고강성 또는 저강성을 나타낸다. 마찬가지로, 각 병렬 경로를 통해 전달되는 힘의 비율은 'F1'과 'F2'의 크기로 표시된다. 병렬 경로가 2개뿐이기 때문에 총 힘은 항상 F1+F2와 동일하다. (A) 길이가 동일한 스프링에 의해 상대적으로 더 튼튼한 경로가 생성되지만, 물질이 더 견고해진다. (B) 모든 스프링은 동일한 물질로 만들어지지만, 보다 적합한 경로(즉, 덜 딱딱함)가 생성된다.

2. 근절에서 근육 간질에 평행한 근절까지 연결된다. 따라서 근육 간질은 간질에 가해지는 근육의 힘과 다른 힘의 통합자(추가를 위한 장소)로 작용할 수 있다.

힘 전달을 위한 평행 경로의 경우, 물리학은 우리에게 힘이 그 강성에 기초하여 가능한 경로로 나누어져 있음을 알려준다. 가장 단단한 경로가 대부분의 힘을 전달할 것이다. 이것은 중요한 규칙이지만 대부분의 사람들에게는 직관적이지 않다. 이 원리는 하나의 단단한(예를 들어, 두껍거나 짧은) 탄성 밴드와 하나의 유연한(예를 들어, 얇거나 긴) 탄성 밴드를 병렬로 연결해 봄으로써 매우 간단하게 확인할 수 있다. 여분의 손을 몇 개 사용하면 이 규칙의 타당성을 쉽게 입증할 수 있다(그림 13.2). 신장 후에 가해지는 힘을 감지하면 가장 단단한 부분이 대부분의 힘을 전달한다는 것이 분명해질 것이다.

하나의 경로만 있고 그 경로가 손상된 경우 힘 전달이 중단되므로 이러한 병렬 경로를 갖는 것이 큰 이점이다.

동물 실험에서 발견한 중요한 원리

근내막 내에서 작용하는 단일(즉, 완전히 분리된) 근섬유는 근건 말단에서도 여전히 상당한 힘을 가할 수 있기 때문에 모든 평행한 근절이 두 종점 사이의 어떤 위치에서 파괴되더라도[2] 근내막 관을 통해 그러한 힘이 전달된다는 것은 명백하다.

분리된 다발에 관해서 유사한 결론을 도출한 연구도 참고할 수 있다.[3] 쥐의 지신근을 완전히 절개한 실험에서(그림 13.3) 근건 접합부를 뼈에서 절제했을 때(건절제술에 의해), 45%의 근섬유는 여전히 최대 힘의 약 85%를 발휘할 수 있다는 것을 보았다.[4]

위에서 설명한 것과 같은 실험에서, 힘 전달은 실험을 위한 형태학적 단위로 (다른 정도로 해부하여) 제한

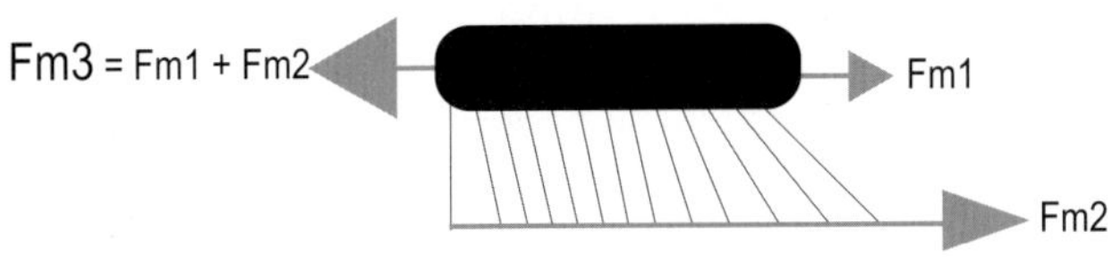

그림 13.3
근육과 근막 구조물에 전달되는 근육 근막 힘의 도식. 근육은 음영으로 표시되어 있다. 이 예에서는 근육 근막 연결 부위가 오른쪽으로 향하게 되며 그 방향으로 힘을 전달한다. 결과적으로 그러한 힘은 오른쪽 근육의 건에는 작용하지 않는다. 근육 내에서, 왼쪽 건에 Fm1과 Fm2를 함께 가한다. 근육을 오른쪽으로만 움직여서 (끌지 않고) 근육 근막 연결이 반대 방향이 된다면 그 효과가 반대가 될 수 있으며 건에 가해지는 그 힘의 차이도 반대가 될 수 있다.

하였다. 그럼에도 불구하고 세 가지 유형의 결과를 비교해 보면, 선택된 단위를 상위 조직(예를 들어, 근육 내의 근막)에 배치했을 때 연구 중인 단위와 결합 조직 주변 사이의 기계적 상호 작용을 고려해야 한다는 결론이 도출된다. 이러한 상호 작용은 기능적 특성에 중요한 변화를 일으킬 수 있다.

수동적이거나 능동적인 근육이 생리학적인 결합 조직 또는 근막 내에서 이와 유사하게 영향을 받을 것인가? 라는 의문이 생긴다.

근육 내 및 근육 외 근육 근막의 힘 전달

이웃 근육의 근육 간질은 직접적으로 연결되어 있으며, 이러한 연결은 사지의 근육과 비근육성 구조 사이에도 존재한다. 이 경로를 통해 힘이 전달되면 우리는 그것을 근외 근육 근막 힘 전달이라고 부른다(힘이 근외막을 통과해야 하기 때문이다). 근육 내 및 근육 외 연결(근육에서 비근육성 조직까지)이 있다는 사실은 이 연결이 실제로 얼마나 단단한지 보다 덜 중요하다. 직관적으로 연결의 강도(즉, 어떤 수준의 힘에서 깨지는지)가 중요하다고 생각할 수 있다. 그리고 결합이 강하지 않으면 곧 기능을 잃을 수 있다는 것도 사실이다. 그러나 다시 한 번, 그 기능을 결정하는 것은 특정 연결의 강성이다. 이것은 간단하게 들리지만 어떤 연결의 강성은 주어진 값이 아니고 실제 조건의 작용에 의해 결정되며 중요한 기능적 영향을 미친다(아래 참조).

다른 구조와 연결된 근육에서 무슨 일이 일어나는지 생각해보자. 근육 내에서 생성된 힘의 일부가 근육 밖 옆길로 전달되기 때문에 근육 힘이 힘줄 중 하나에서 완전히 발휘되지 않으며 결과적으로 근위-원위의 힘 차이가 나타난다. 이 차이가 근외 근육 근막 힘 전달의 절대적인 증거이다.

고전적인 관점에서 결합 조직의 한 가지 기능은 서로 다른 조직들의 미끄러짐을 허용하는 것이다. 예를 들어, 만약 한 근육은 짧아질 때 근처의 근육이 짧아지지 않거나 같은 정도로 짧아지지 않는다면, 근육이 서로에 대해 미끄러져야 한다. 만약 두 근육의 근섬유가 직접적이고 단단히 연결되었다면, 움직임이 불가능할 것이다. 하지만, 근육이 상대적인 움직임을 보이는 것, 연결부가 늘어나고 강성이 증가하는 것, 힘 전달 경로로서 점점 더 중요해 진다는 점이 종종 간과된다. 따라서 근육이 서로에 대해 또는 비근육성 조직에 대해 미끄러지면, 힘 전달 경로는 서로에 대한 강성이 변하기 때문에 어떤 경로는 더 중요하고 다른 경로는 덜 중요하게 된다. 몇몇 실험들은 손상되지 않은 결합 조직을 통하여 근육의 길이를 변경하지 않고 움직이게 하는 것을 목표로 하였다.[5–7] 쥐의 이관절(biarticular) 근육인 장지신근(EDL)의 근위부 말단을 신장시키고 장지신근의 원위부 말단을 같은 거리만큼 짧게 하였더니 근육-힘줄 복합체가 일정한 길이를 유지하였다. 그림 13.4는 최대로 활성 중인 근육에 대한 실험을 보여 준다. 근육 근막 힘 전달이 없는 경우, 양쪽 힘줄에 가해지는 힘은 상대적 위치에 관계없이 동일하고 일정해야 한다는 것에 주목하라. 그러나 근위부와 원위부 힘줄에 가해지는 힘은 위치의 함수로 지속적으로 달라진다. 또한 힘 전달 방향이 변경된다는 것에 주목하라. 근위부에서는 근위력이 우세한 반면, 원위부에서는 원위력이 더 높다. 여기

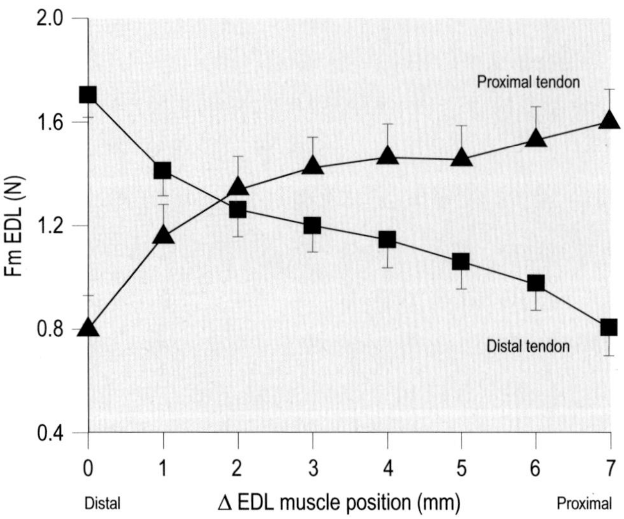

그림 13.4
최대로 활성화된 쥐의 장지신근(EDL)이 발휘한 근위부 및 원위부 등장력의 중첩 구성은 일정한 길이로 유지되지만, 연결 조직의 맥락에 따라 다른 위치로 이동되었다(실제 실험 결과). 길이가 일정하게 유지될 때, 모든 힘의 변화는 주변에 대한 EDL 근육의 상대적 위치에 기인해야 한다.

서 생성된 조건들은 그 현상을 가장 명확한 형태로 보여주는 것을 목표로 하고 있다. 그러한 조건은 체내에서 흔히 발생할 가능성이 높지 않다. 실제 상황에서는 길이와 위치의 영향이 동시에 존재한다는 것을 깨닫는 것이 중요하지만, 상대적 위치의 법칙은 도수 치료법과 정골 요법에 매우 중요할 수 있다. 이는 조직을 다룸으로써 근육(부위)의 상대적 위치가 변하고 힘 전달 경로에 강렬한 영향을 미치기 때문이다. 어떤 조직은 연결부의 강성, 여러 관절과 근육의 상태에 따라 좌우되므로(아래 참조), 잠재적으로 매우 가변적이다.

길항근 사이의 힘 전달

이 시점에서 우리는 상대적으로 가까운 구조물 (예를 들어 한 구획 내에서 협동작용을 하는 근육)에 전달되는 힘에 초점을 맞추고 있다. 그런데 실험의 전체 과정에서 더 멀리 위치한 구조에 유사한 원칙이 적용된다는 것이 입증된다.[8,9] 이는 길항근조차 서로 기계적으로 독립적일 수 없다는 것을 의미한다. 왜냐하면 그들의 연결이 충분히 단단하면 매우 중요한 상호 작용을 할 것이기 때문이다. 굴근(군)이 신장되면 동시에 신근은 짧아지기 때문에 체내의 움직임에서 길항근의 상대적 위치 변화가 크다는 점 또한 주목하라.

상호 작용의 중요한 결과는 한 근육의 근섬유 내에서 발생하는 힘이 상대적인 근육의 위치와 그들과 연결되어 있는 결합 조직의 특성에 따라 길항근 힘줄 중 하나에 가해질 수 있다는 것이다. 이것은 또한 첫 번째 근육의 일부 근절이 두 번째 근육에 있는 근절의 일부로 배열되어 있다는 것을 의미한다. 이것이 바로 길항근의 개념에 이의를 제기하는 결론이다. 이것은 도수 치료법을 위한 광범위한 결과를 가지고 있다. 근육의 상태는 멀리서도 국소적인 영향을 결정할 것이다.

우리는 우리의 사지에 대한 개념을 바꾸어야 하고 그것을 분리된 근육과 결합 조직이 아닌 전체와 연속체로 보아야 할 것이다.

인간 실험에서 원리 확인

인간을 포함한 대부분의 실험에서 실험 조건을 통제하는 것이 동물 관련 실험보다 훨씬 어렵기 때문에 이전 단락에서 설명한 원리를 발견하고 증명하는 것은 어렵다. 그러나 일단 근육 근막의 힘 전달 원리를 이해하면 앞서 설명한 효과를 인식하기 위한 목적으로 환자와 인간에게 실험을 수행할 수 있다.

침습적 조건

예외적으로 근육 근막 힘 전달의 원리는 수술을 통해 침습적으로 입증할 수 있는데 예를 들어 경련성 운동장애를 가진 환자에서 손의 비기능적 위치를 완화하기 위한 노력으로 힘줄 이식이 수행된다.[10–13] 척측수근굴근 (FCU)을 신전근 부위로 옮기는 유형의 수술을 받은 환자에서 우리는 앞서 언급한 근외 근육 근막 힘 전달 원리를 포함하지 않고는 설명할 수 없는 현상을 발견했다. FCU 건 절제술 후 근건 복합체는 근위 방향으로 후퇴하여 근육 근막계의 예비 신장이 정상 상태가 될 수 있다. 간단한 예로 외과 의사가 마취된 환자의 손을 반복적으로 손바닥 굴곡과 손등 굴곡하면 FCU가 반복적으로 길어지고 짧아지는 경우를 들 수 있다. 건 절제술로 인한 것이더라도 그 근육은 더 이상 손목을 교차하지 않는다. 사실, 이러한 길이 변화는 동일한 손목에 건 절제술을 수행하기 전 발생하는 움직임의 89%이다. 새로운 신근 부착점으로 FCU가 부드럽게 이동하는 데 필요한 길이의 33~50% 정도를 근위 방향으로 완전히 절제하면 대부분은 제거되지만 길이 변화의 7.2%가 유지되어 이 효과가 모두 제거되지 않았다. 이 현상은 손목을 횡단하는 근육 및 비근육성 구조가 손등 굴곡시 여전히 신장된다는 것이다. 근외 근육 근막의 힘 전달 때문에 FCU가 당겨진다. 힘 전달 효과와 결합하여 손의 반대 움직임으로 탄성 반동이 생기면 FCU가 건 절제술 이후 초기 위치로 다시 단축되는 것이 가능할 것이다.

비침습적: 생체 내 조건

두 번째 실험은 비침습적 방법으로 건강한 지원자를 대상으로 하였다. 피험자는 발목을 고정하는(발을 경골에 90도로 고정) 보조기를 하고 자기 공명 영상 장치(MRI)로 다리의 영상을 기록하였다. 그 다음, 상자를 피험자의 가슴 아래에 두는데 이것은 고관절 및 무릎 관절 각도에는 영향을 주지만 발목에는 영향을 미치지 않는다(무릎 각도는 평균 173°±3°에서 150°±6°로 변경됨). 새로운 영상이 기록되었다.

이 조건에서 무릎 각도의 변화로 인해 비복근의 길이가 바뀔 것으로 예상된다. 인간 시체를 이용한 실험 연구를 토대로 비복근 힘줄의 길이가 약 1.5% (개별 경골 길이의 분율로 표시)로 변할 것이라고 판단하였다.

대조적으로, 나의 기술 동료들이 수행한 고급 이미지 분석을 통해 이 근육 조직 내에서 매우 국소적인 길이 변화를 계산할 수 있었다(그림 13.5). 평균적인 길이 변화는 약 10% (해당 구조의 처음 길이의 분율로 표시)이었다. 이것은 근육에 정상화된 길이의 변화가 광범위한 것보다 국소적인 것이 훨씬 더 클 수 있음을 분명히 한다. 이것은 연결 구조의 강성에 중요하다. 그러나 길이의 변화는 광범위하게 부과된 것과 동일한 특성(신장 또는 단축)으로 나타났을 뿐 아니라 반대 특성(인근 위치에서 −10% 단축과 함께 +10% 길어짐)으로도 나타났다. 또한, 그림 13.5에서 단관절 가자미근은 조건 간 근건 복합체 길이를 변화시키지 않았다. 비슷한 규모의 신장과 단축이 발생했는데 이는 시너지 효과가 있는 건강한 인간의 근육 간 기계적 상호 작용을 나타낸다. 또한 유사한 변화가 비복근(심부 굴근, 비골근, 그리고 전방 대퇴근 그룹, 즉 아래 다리의 다른 모든 근육 그룹 내)의 길항근 내에서 멀리 떨어져서 발생하며 그 국소적인 연장과 단축은 비복근의 연장과 단축보다 다소 작다(절대 값은 ≈±7−9%).

경련성 마비에서 특정 관절 위치에 대한 고려

개인적으로 나는 경련 환자의 손과 발이 그러한 특징적인 자세를 취하는 이유를 많은 사람들에게 물었지만, 설득력 있고 만족스러운 대답을 들은 적이 한 번도 없었다.

경련 수축 그 자체는 경련 근육의 급격한 신장에 대한 근방추 매개 반사 반응이다. 그렇다면 환자들이 손 위치를 천천히 바꿀 수 없는 이유는 무엇인가? 부분 절제 후에 측정한 경련성 FCU의 길이-힘 특성은 손목의 독특한 관절 위치를 전혀 설명할 수 없다. 우리는 인간의 FCU 조절의 작은 샘플과 경련을 기계적, 조직학적 및 조직 화학적으로 분석한 연구에서(섬유 치수의 변화 또는 근육 내 결합 조직의 증가와 같은) 일반적인 변화를 찾을 수 없었다. 이러한 결과를 종합하면 특정한 손목 위치는 FCU와 함께 결합 조직 주변과 상호 작용함을 나타낸다.

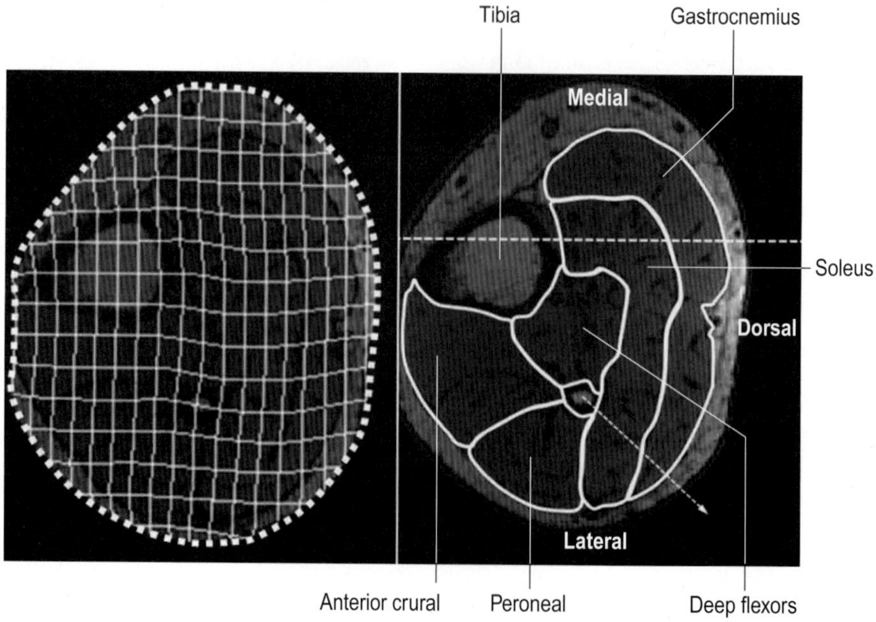

그림 13.5
자기 공명 영상 및 하지 조직의 변형을 계산한 예 (왼쪽 패널). 다른 모든 근육군과 함께, 가자미근과 비복근 윤곽이 오른쪽 패널에 겹쳐 있다. 원래는 격자가 정사각형으로 구성되어 있었기 때문에, 해당 형태(왼쪽 패널)에서의 편차가 변경된 엉덩이와 무릎관절 각도에 적용 가능한 변형을 나타낸다. 변형은 전체적인 단면에서 관찰된다는 점에 유의하라. 방법 및 결과에 대한 자세한 내용은 Yaman 외. 를 참조하라.[15]

길항근이 힘을 행사할 때 유리한 길이에서 활성화 되는 반면에 경련 근육이 약간 과민한 경우에도 길이 효과로 인해 짧은 길이에서 활성화 될 것이고 낮은 힘이 가해질 것이다. 손이나 발의 위치를 바꾸기 위해 길항근을 좀 더 흥분시키는 것이 왜 불가능한가? 실제로, 우리는 그것이 불가능하다는 것을 안다. 그러나 우리는 이유를 이해하지 못한다.

그 효과를 설명하는 데 사용된 명명법은 우리가 그 메커니즘을 이해할 것을 제안하지만 사실 그것은 환자가 손을 굴곡, 내전한 채로 또는 발을 족저 굴곡한 채로 움직이는 것이 어렵다는 것을 알아내는 것 그 이상을 의미하지 않는다. 그러나 근육 내 근육 근막 힘 전달의 몇몇 형태가 관련되어 있는 것으로 보인다.

설명을 이끌어낼 수 있는 잠재적인 기전으로서 근육 근막 힘 전달: 길항근 상호 작용

앞에서 기술한 힘 전달의 원리는 놀라운 새 아이디어를 제시한다.[16] 그 생각을 제시하기 전에 그것이 단지 가설(즉, 실험적으로 검증되어야 한다) 일 뿐이라는 점을 지적할 필요가 있다. 경련성 마비로 고통 받는 사람의 상대적인 근육의 위치는 건강한 사람의 생리학적 위치에서 벗어나는 것이 분명하다. 여기에 기여하는 한 가지 요인은 해당 관절의 변형(예를 들어 편평한 발, 아탈구 등)이다. 우리는 최근에[17] 발바닥의 각도가 거골과 하퇴골 관절각의 잘못된 평가 요소임을 입증했다. 뇌성 마비가 있는 어린이의 종아리 근육의 경우, 발목이 상대적으로 low moment로 발등 굴곡 되기 때문에 발바닥 움직임의 절반까지는 발목 관절에서의 움직임(종아리 근육에 영향을 미치는)보다는 발의 변형에 기인한다. 이 발견이 발목에서의 움직임과 그 결과를 기술하려는 과학자뿐만 아니라 진단에 발바닥의 각도를 이용하는 임상의에게 중대한 영향을 끼친다는 점에 유의하라. higher moments에도 불구하고 건강한 피험자들에서 유사한 효과가 Iwanuma에 의해 기술되었다.[18]

따라서 근육 위치는 내반족에서 첨족과 같이 관절의 위치적 특성을 유지하는 방식으로 바뀌고, 하퇴 삼두근에만 기인하지 않고 적어도 부분적으로는 길항근에서 기인했을 가능성이 크다. 이것은 환자가 발목을 더 많이 발등 굴곡하기 위해 비경련성 길항근에 힘을 가하려고 할 때, 그 힘이(일부가) 하퇴 삼두근에 전달되어 족저 굴곡에 기여한다는 것을 의미한다. 환자가 발등 굴곡하려고 노력할수록 족저 굴곡 모멘트가 더 높아질 것이라는 것을 뜻한다. 그 대신에 뼈와 근육 사이의 연결이 강한 국소 근절의 신장과 근육 강직을 유발할 수 있다.

결론

이 장에서는 주요 원리를 소개하고 명확하게 하기 위해 가장 단순한 예만 선택하였다. 실제로, 근외 근육 근막 힘 전달의 조건은 훨씬 더 복잡하다. 예를 들어, 각 근육에 가해지는 다양한 근육 근막 하중은 유사하거나 다른 방향을 갖는다. 이러한 경우, 이 장에서 언급한 단순한 예는 그러한 여러 방향의 힘 전달의 최종 결과만을 나타내는 지표일 뿐이다.

인체 내에서 힘을 전달하는 데 적합한 통합적인 근막 네트워크를 갖추는 것은 정골의학에서 사용되는 기계적 임상 개입을 위한 거대한 잠재력을 만들어낸다. 그러나 그 시스템은 국소 조직을 적절히 진단하고 치료하기 위해 여러 관절 및 근육(주동근, 협력근 그리고 길항근)과 관련된 실제 조건에 대한 훨씬 더 자세한 설명을 필요로 한다는 것을 깨달아야 한다.

참고문헌

1. Huijing, P. A., Prinzipien der myofaszialen Kraftübertragung bei spastischer Parese in der Physiotherapie sowie in manuellen Therapien. Physiotherapia Paediatrica, Bulletin, 2013. [s.v.](Nr. 30 (juni)):18–24.
2. Street, S. F. and R. W. Ramsey, Sarcolemma transmitter of active tension in frog skeletal muscle. Science, 1965. 149:1379–1380.
3. Street, S. F., Lateral transmission of tension in frog myofibres: a myofibrillar network and transverse cytoskeletal connections are possible transmitters. Journal of Cellular Physiology, 1983. 114:346–364.
4. Huijing, P. A., G. C. Baan, and G. Rebel, Non myo-tendinous force transmission in rat extensor digitorum longus muscle. Journal of Experimental Biology, 1998. 201:682–691.
5. Huijing, P. A. and G. C. Baan, Myofascial force transmission: muscle relative position and length determine agonist and synergist muscle force. Journal of Applied Physiology, 2003. 94:1092–1107.
6. Maas, H., G. C. Baan, and P. A. Huijing, Muscle force is determined also by muscle relative position: isolated effects. Journal of Biomechanics, 2004. 37(1):99–110.
7. Maas, H., G. C. Baan, P. A. Huijing,et al., The relative position of EDL muscle affects the length of sarcomeres within muscle fibers: experimental results and finite-element modeling. Journal of Biomechanical Engineering, 2003. 125(5):745–753.
8. Huijing, P. A., ISB Muybridge Award lecture 2007: Epimuscular myofascial force transmission, its ubiquitous presence across species and some of its history, effects and functional consequences. Journal of Biomechanics, 2007. 40(supplement 2):S22–S22.
9. Huijing, P. A., ed. Special Section: Myofascial force transmission and spastic paresis. Journal of Electromyography and Kinesiology, 2007. 17(6) (December):643–724.
10. Kreulen, M., M. J. Smeulders, J. J. Hage, and P. A. Huijing, Biomechanical aspects of surgical muscle dissection in a

tendon transfer procedure. Journal of Hand Surgery, 2002. 27B-Suppl.1:55.

11. Smeulders, M. J., M. Kreulen, J. J. Hage, et al., Progressive surgical dissection for tendon transposition affects length-force characteristics of rat flexor carpi ulnaris muscle. Journal of Orthopedic Research, 2002. 20(4):863–868.
12. Smeulders, M. J., M. Kreulen, J. J. Hage, et al., Overstretching of sarcomeres may not cause cerebral palsy muscle contracture. Journal of Orthopaedic Research, 2004. 22(6):1331–1335.
13. Smeulders, M.J., M. Kreulen, J. J. Hage, et al., Intraoperative measurement of force-length relationship of human forearm muscle. Clinical Orthopaedics and Related Research, 2004(418):237–241.
14. Kreulen, M., M. J. C. Smeulders, J. J. Hage, and P. A. Huijing, Biomechanical effects of dissecting flexor carpi ulnaris. Journal of Bone and Joint Surgery Br., 2003. 85(6):856–859.
15. Yaman, A., C. Ozturk, P. A. Huijing, and C. A. Yucesoy, Magnetic resonance imaging assessment of mechanical interactions between human lower leg muscles in vivo. Journal of Biomechanical Engineering, 2013. 135(9).
16. Huijing, P.A., Epimuscular myofascial force transmission between antagonistic and synergistic muscles can explain movement limitation in spastic paresis. Journal of Electromyography and Kinesiology, 2007. 17(6 December):708–724.
17. Huijing, P. A., M. R Bénard, J. Harlaar, et al., Movement within foot and ankle joint in children with spastic cerebral palsy: a 3-dimensional ultrasound analysis of medial gastrocnemius length with correction for effects of foot deformation. BMC Musculoskeletal Disorders, 2013. 14:365.
18. Iwanuma, S., R. Akagi, S. Hashizume, et al., Triceps surae muscle–tendon unit length changes as a function of ankle joint angles and contraction levels: the effect of foot arch deformation. Journal of Biomechanics, 2011. 44:2579–2583.

14

인대성-근육 근막계

Michael J. Decker, Bradley S. Davidson

서론

천장(SI) 관절을 통해 상체와 하체 사이에 상당량의 하중이 전달된다. 평평한 천장 관절 표면과 거의 수직에 가까운 관절 방향은 기계적 하중을 전달하는 동안 전단력에 취약하다. 이러한 큰 전단력은 천장 관절의 위치 및 움직임 이상을 유발하여 관절 표면 및 인접한 연부조직에 고통스러운 자극을 유발한다(Rupert 외, 2009). 인대, 흉요추 근막(TLF) 및 근육의 협조적 인장 작용(tensing action)은 전단력의 영향을 상쇄하고, 요추골반 부위를 통해 적절한 하중을 전달될 때의 안정성을 위해 천장 관절에 압축력을 준다(그림 14.1).

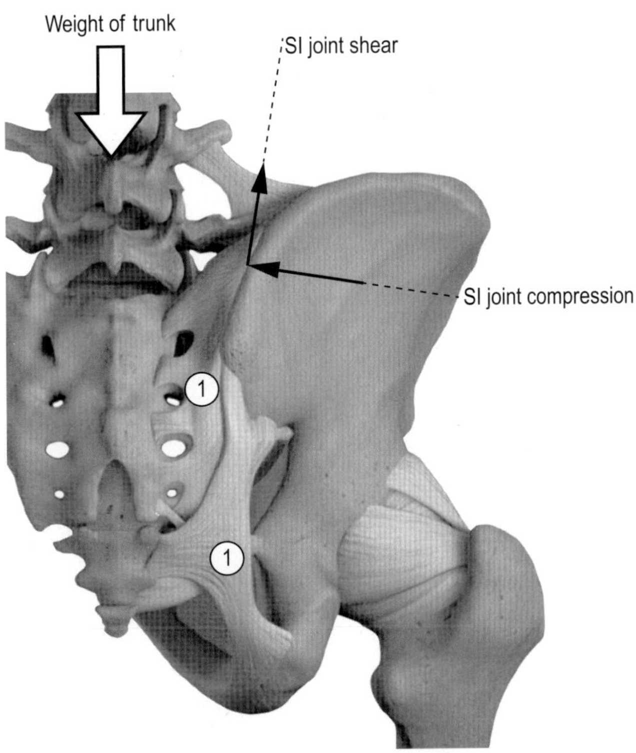

그림 14.1
체간의 무게에 대한 반응으로서 SI 관절을 통해 오른쪽 장골이 발휘하는 힘의 방향의 단순화된 모델과 골반의 후면. 천장 관절 (1)과 천결절 (2)인대는 SI 관절에 걸쳐있으며 이는 힘을 차단하고 관절을 안정시키는데 도움을 준다.

근육은 천장 관절의 힘 폐쇄에 가장 큰 기여를 하다(Wingerden 외, 2004). 천장 관절 통증을 호소하는 환자는 근육 활성화 특성의 변화를 보여 주지만 어떤 구조가 힘 폐쇄 제어를 위해 고유 감각 피드백에 가장 큰 기여를 하는지에 대한 정보는 제한적이다. 천장 관절과 관련하여 근육, 인대 및 근막의 감각 수용체로부터의 고유 감각 피드백은 중추 신경계(CNS)에 관절의 기계적 상태에 대한 정보를 제공하며, 이 정보는 근육 활성화 패턴을 형성하는 데 사용된다. 운동 제어 손상으로 종종 천장 관절의 통증 환자를 설명할 수 있음을 감안할 때, 체중 부하 활동 중에 하지와 척추 사이의 효과적인 하중 전달을 위한 천장 관절 안정성의 제어를 미세하게 조정하는 것이 중요하다.

천장 관절 인대

천장 관절의 배측과 복측을 가로지르는 강력한 인대는 장골에 대한 천골의 전방(nutation)과 후방(counternutation) 시상면 회전과 이동을 제한함으로써 천장 관절 안정성에 중요한 역할을 한다. 배측 긴 천장관절, 천골결절, 그리고 장요인대는 흔히 천장 관절 통증에서 가장 흔하게 손상받는 인대로 알려져 있다(Sims 외, 1996; Vleeming 외, 1996). 역방향 회전

(counternutation)은 배측의 긴 천장관절 인대에서 장력을 유발하는 반면, 회전(nutation)은 천골결절 인대의 장력을 유발한다(Vleeming 외, 1996). 요추 굴곡과 함께 역방향 회전(즉, 구부정한 자세)은 장요인대에서 장력을 유발한다(Pool-Goudzwaard 외, 2004). 이러한 관절 운동은 천장 관절에 걸쳐 있는 인대를 길어지게 하며, (길어진 인대의 장력으로 인해) 천장 관절에 장력의 전달 즉 압축을 유발한다. 이 압축은 천장 관절 전단력의 불안정한 영향을 방지하여 체간, 골반 및 다리 사이에서 효과적인 하중 전달을 촉진한다(Snijders 외, 1993; Vleeming 외, 2012).

인대-근막계

TLF는 3개의 조밀한 결합 조직층으로 구성되며, 요추골반의 하중 전달 시스템의 필수 구성 요소이다. 각 층은 서로 다른 방향의 당김을 가지고 있으며 인접한 결합 조직층에 대한 독립적인 미끄러짐의 상실은 요통(LBP)과 관련된다(Langevin 외, 2011). TLF는 천골 및 장골 모두에 부착하며, 배측 긴 천장관절, 천골결절 및 장요인대와 함께 해부학적으로 연결되어 있다. 그래서 TLF에서 생성된 장력은 이 인대로 전달된다(Vleeming 외, 1995; Vleeming 외, 1996; Benjamin, 2009). 천장 관절 인대와 함께 TLF는 천장 관절에 대한 압축력을 강화하지만, 큰 부하가 전달될 때는 천장 관절을 안정화하기 위한 압축력이 그만큼 많이 커지지는 못할 것이라 예상된다. 이러한 구조물은 다량의 기계적수용기를 포함하고 있기 때문에, 천장 관절의 움직임을 모니터링하고, CNS에 근육 반응 패턴을 만들어 내기 위한 구심성 정보를 전달하는 데 적합하다(Panjabi, 2006; Schleip 외, 2006; Willard 외, 2012).

요추골반 영역에서 인대성-근막계의 해부학적 연속성은, 중추신경계가 천장 관절의 안정성을 미세하게 조율할 수 있도록 해주는 풍부한 감각 정보의 원천이 된다. (관절)변형, 기계적 스트레스, 유착 또는 인대-근막계의 손상 그리고 내장된 기계적수용기는 특정 근육의 감각 및 운동 반응을 바꾸어 버리거나 방해할 수 있다(Solomonow, 1998). 천장 관절 통증을 겪는 환자들은 다열근, 대둔근, 척추 기립근, 대퇴 이두근을 포함한 천장 관절의 안정성을 제공하는 일차 근육의 반응 시작 속도가 늦어진다(Hungerford 외, 2003; Shadmehr 외, 2012). 이러한 근육들은 그 부착점이 천골과 장골에 있어서 천장관절의 움직임에 영향을 미치고, 또한 해부학적으로 TLF나 천골결절 인대, 후천장관절 인대와 연결되어 있기 때문에, 근육들과 인대성-근막계는 서로 상호작용한다.

따라서 인대성-근막계와 요추골반 근육 사이에 감각신경의 연결이 존재한다고 보는 것이 타당하다. 인대성-근막계의 어떤 구성요소가 손상되면 예상대로 요추골반 영역의 근육 활성화 특성에 영향을 미치며, 천장 관절 안정성의 미세한 조정을 방해한다.

인대성-근육 근막계

근골격계의 고유수용체 기능의 주요 특징은 인대성-근육 근막계가 근육과 함께 생성하고 서로 결합된 구조라는 점이다. Van der Wal (2009)는 사실상 모든 해부학 교과서가 가르치고 있는 전통적으로 평행한 배열 대신에 인대와 직렬로 근육을 위치시키는 인식을 전환(paradigm-shifting)할 수 있는 모델을 소개했다. 근막의 존재와 연속적인 속성에 근거한 두 가지 중요한 관찰은 연속적인 배열을 지지한다. 1) 인대는 단순히 힘을 생성하는 구조와 함께 작용하는 수동적 힘-유도 구조가 아니며, 2) 해부학적으로 구조는 관절 수용체 및 근육 수용체로 나누어질 수 없다. 결과적으로 근막, 인대 및 근육은 단일 시스템, 즉 인대성-근육 근막계로 간주될 수 있다.

천장 관절 안정성의 감각 운동 제어

감각 운동 제어의 틀은 천장 힘 폐쇄를 달성하기 위해 인대성-근육 근막 구조의 상호 작용의 중요성을 해석

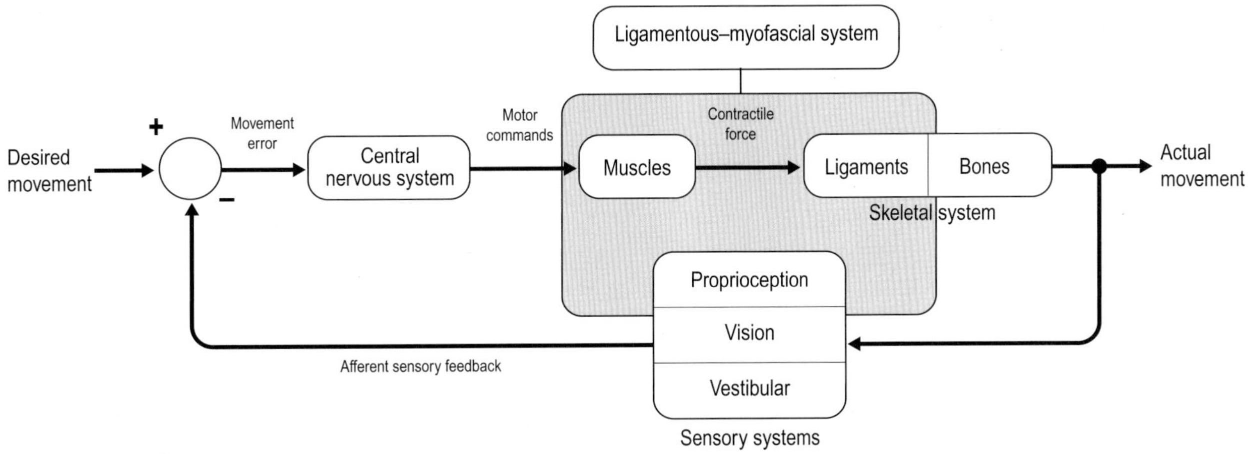

그림 14.2
CNS가 여러 감각계의 피드백에 기초하여 운동 명령을 내림으로써 움직임을 조절하는 감각 폐쇄–루프 제어 장치의 도식. 인대–근막 시스템 (회색 영역)은 구조로 인해 전체 경로에 걸쳐 있으며 감각 운동 조절계에서 큰 역할을 한다. SI 관절 기능에서는 고유수용성 감각의 형식으로 전체 구심성 감각 피드백을 구성한다.

할 수 있는 잘 정의된 견본이다. 신체의 위치에 관계없이 감각 운동의 제어는 중추 신경계 내의 여러 원천로부터 받은 구심적인 감각 정보와 원하는 해부학적 움직임을 달성하기 위한 원심성 운동 명령을 통합한다(그림 14.2). 잘 연구된 예는 시각적, 전정 및 체성 감각 구조로부터의 감각 피드백의 융합으로 서 있는 자세의 균형을 유지하는 경우이다(Horak, 2006). 체성 감각 피드백은 고유감각 및 촉각 신호를 모두 포함한다(Berryman 외, 2006). 그러나 천장관절 힘 폐쇄를 위한 구심 신호는 주로 고유 감각으로써, 외부 환경과 상호작용하는 촉각 감각이 없고, 눈(시각)이나 내이(전정감각)와는 거리가 멀기 때문이다.

천장 관절을 가로지르는 인대성–근육 근막계의 구조는, 천장 관절의 힘 폐쇄 및 안정성을 지키는 감각 운동 제어의 구심성 피드백을 위한 고유 감각 정보의 제공을 가능케 한다. 인대성–근육 근막계의 연속적인 배열은 천장 관절의 후방 및 전방에 온전하게 남아 있기 때문에 능동 및 수동 조직의 기계적 수용기에서 발생하는 고유수용 구심감각은 천장 관절 위치, 운동 및 하중에 대한 풍부한 정보를 제공한다. 천장 관절을 가로지르는 후방 인대성–근육 근막계의 상부에서 하부 배열의 구조는 다열근, 흉요추 근막의 심부층, 후방 인대(골간 천골, 후방 천장관절, 천골결절), 대둔근, 대퇴 이두근 장두가 있다. 천장 관절을 가로 지르는 전방 인대성–근육 근막계에는 장요 인대, 복횡근 근막, 요천골 인대, 전방 천장관절 인대, 장골 근막, 이상근과 이상근 근막, 천골극 인대 및 내폐쇄근과 내폐쇄근 근막이 있다. 천장 관절과 먼 거리에 있는 일련의 해부학적 요소(즉, 광배근, 전거근)의 고유감각수용체의 영향력은 현재 불분명하지만 감각 운동 조절의 틀 내에 포함되어 있다.

이 감각 운동 제어의 틀 내에서 적절한 힘 폐쇄는 구심성 구조와 원심성 구조를 완전히 포함하고 있기 때문에 인대성–근육 근막계의 완전성(integrity)에 크게 의존한다. 이 관찰은 천장 관절에 적용된 독립적인 수동, 능동 및 CNS(중추신경) 제어(Panjabi, 2006)의 3개 하위 체계 모델에 의문을 제기한다. 인대 준고장(subfailure) 이론에서는 인대성–근육 근막계의 연속 배열에 해당하지 않는 수동 및 능동 하위 체계의 평행구조를 가정한다. 따라서 천장 관절의 기능 이상은 이완(laxity)이든 고정화(immobilization)든 관계없이 인대성–근육 근막계 어딘가에서 발생하는 고유 감각 장애와 직접적으로 연관될 수 있다.

인대성–근육 근막계의 역할은 국소적 상호 의존성의 치료 모델을 지지한다. 현재 치료 모델은 '생체 의학 모델(biomedical model)'이다. 이 모델은 기저의 기능 장애를 먼저 파악해 내고 거기에 부합하는 치료를 처방한다. 대조적으로, 국소적 상호 의존성 모델은 환자의 주요 문제가 신체의 다른 곳에서의 손상과 관련이 있다는 것에 대한 기초를 제공한다(Wainner 외, 2007; Wainner 외, 2001). 인대성–근육 근막계 내 소위 수동 및 능동 조직의 풍부한 상호 작용은 근본적인 기능 장애의 메커니즘을 확인하는 능력을 거의 완전히 제거한다. 결과적으로 천장 관절 기능 장애와 LBP에 대한 '적절한' 치료는 종종 시행 착오에 의해 결정된다. 또한 인대성–근육 근막계는 근막, 인대 및 근육의 연속체를 통해 겉으로 보기에 이질적인 해부학적 영역을 연결하는 빠진 고리(missing link)를 제공한다.

인대성–근육 근막계를 포함하는 감각 운동 틀은 국소적 상호 의존 모델의 기본 메커니즘에 대한 제한된 이해를 도울 수 있다. 몇몇 임상 시험에서 엉덩이, 골반 및 허리의 국소적 상호 의존성에 대한 지지가 입증되었다(Childs 외, 2004; Whitman 외, 2006). 또한 골반 통증에 대한 하지직거상 검사와 국소 근육 동원(recruiment)의 변경(Hungerford 외, 2003) 및 LBP 예측을 위한 능동 side–lying hip abduction 검사와 같은 국부 상호 의존성을 뒷받침하는 임상 테스트가 출현했다(Nelson–Wong & Callaghan, 2010; Nelson–Wong 외, 2009). 인대성–근육 근막계의 패러다임(여러 관절에 걸쳐 연속하는) 내에서 이러한 임상 검사 및 결과를 분석하면 검사, 치료 및 메커니즘 간의 연결에 대한 추가 통찰력을 얻을 수 있다.

척추 안정성에 대한 실험 및 컴퓨터를 사용한 생체 역학 연구가 인대성–근육 근막계 패러다임과 국부 상호 의존성 모델에 의해 크게 영향을 받을 것이다. LBP에 초점을 맞춘 생체 역학 테스트의 대부분은 별개의 요추에 대한 검사와 해석에 집중했다(Moorhouse & Granata, 2007; van Dieën 외., 2003). 이들이 요추

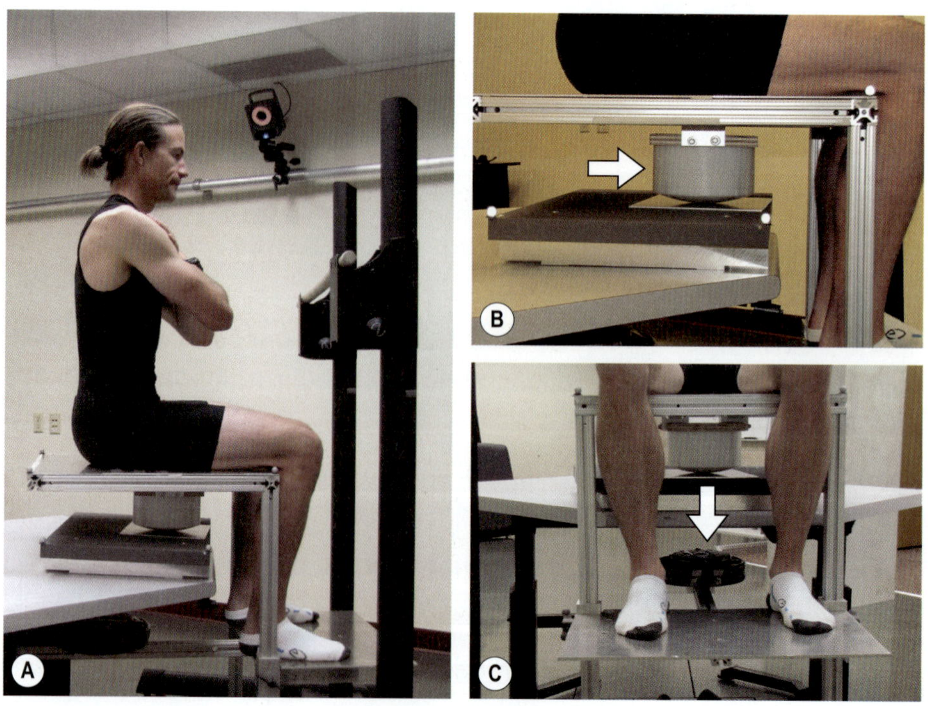

그림 14.3
참가자가 unstable sitting task을 수행하는 경우 (A), 반구 위에 의자를 놓고 (B) 조절 가능한 12kg 평형추를 의자의 발판 (C)에 부착하여 발과 다리 무게를 상쇄한다.

의 완전성(integrity)에 창을 제공하지만, 골반의 상호 작용을 고려하지 않는다면 core의 고유감각에 대한 완전한 그림은 얻어질 수 없다.

불안정 착석 검사(그림 14.3)는 국소적 상호 의존성과 인대성-근육 근막계를 고려에 넣는다면 core 안정성 기전을 조사할 수 있는 기회를 제공한다. Cholewicki 외 (2000)의 연구에서 불안정한 착석 동안 환자의 흔들림은 LBP 환자군(Radebold 외, 2001; van Dieën, 2010)과 시각적 입력의 영향을 받는 군을 구별하는 성능 변수로 주로 사용되어 왔다(Silfies 외, 2003). 최근 연구자들은 불안정 착석 검사를 이용하여 LBP 환자의 운동 적응을 특징지었다(Freddolini 외, 2014). 그러나 해석은 요추에만 초점을 맞추고 있으며 측정된 차이의 근원적인 원인은 밝히지 않았다.

우리는 최근 엉덩이와 요추의 국소적 상호 의존성에 대한 초기 가설을 검정하기 위해 불안정 착석 검사를 사용했다. 그 결과는 불안정한 착석 상태와 고관절 외전근력의 비대칭성이 서로 연관됨을 보여주었고(Myers 외, 2013)과 불안정한 착석 때 외전근의 지지의 효과를 알수 있었다(Myers 외, [in review]). 또한, 인대성-근육 근막계의 연속된 정렬의 패러다임을 도입하면 LBP 환자의 불안정한 착석에서의 변화를 조사할 수 있는 해석 렌즈가 제공된다. 골반을 가로지르는 인대성-근막계의 중요한 역할과 고유감각수용 피드백을 제공하는 요추가 감각 운동 제어에 기반 한다는 사실을 감안할 때, 이러한 측정은 골반의 고유 감각 피드백의 질과 직접적으로 연결될 수 있다. 인대 부상 및 준고장(subfailure) 상태가 LBP와 골반 기능 장애의 이유로 여전히 가장 많이 언급되지만 인대성-근육 근막계 패러다임은 이러한 표준적인 해석에 의문을 제기한다. 왜냐하면 힘은 인대성-근육 근막계 내의 각각의 모든 요소를 통해 전달되기 때문이다. 체간 근육 동원에 대한 조사는 LBP의 기원에 관한 비슷한 질문에 대해 항상 인대 준고장(subfailure)과 연관되어 있다고 결론지었다(Silfies 외, 2005). 인대성-근육 근막계를 기반으로 한 향후 연구는 이 시스템 전체와 개별 요소가 어떻게 감각 운동 제어에 기반한 안정화에 기여하는지에 대한 자세한 내용을 제공할 것이다.

결론

요약하면, 인대성-근육 근막계의 연속적인 특성은 천장 관절 안정성에서 중요한 역할을 한다. 인대성-근육 근막계 내에 일련의 기계적수용기가 고농도로 존재하기 때문에 천장관절 힘 폐쇄와 효과적인 감각 운동 제어를 위한 풍부한 고유감각수용 신호의 환경이 만들어진다. 인대성-근육 근막계의 연속적인 구조는 엉덩이, 골반 및 척추의 국소적 상호 의존성을 검사할 수 있는 기본 틀을 제공한다. 이러한 원칙은 궁극적으로 보다 효과적인 LBP의 치료로 이어질 임상 및 기초 과학 조사의 토대를 형성한다.

참고문헌

Benjamin, M., 2009. The fascia of the limbs and back: a review. J Anat. 214, 1–18.

Berryman, L. J., Yau, J. M., Hsiao, S. S., 2006. Representation of object size in the somatosensory system. J Neurophysiol. 96, 27–39.

Childs, J. D., Fritz, J. M., Flynn, T. W., Irrgang, J. J., Johnson, K. K., Majkowski, G. R., Delitto, A., Childs, M. J. D., Johnson, M. K. K., 2004. A clinical prediction rule to identify patients with low back pain most likely to benefit from spinal manipulation: a validation study. Ann Intern Med. 141, 920–8.

Cholewicki, J., Polzhofer, G., Radebold, A., 2000. Postural control of trunk during unstable sitting. J Biomech. 33, 1733–1737.

Freddolini, M., Strike, S., Lee, R., 2014. Dynamic stability of the trunk during unstable sitting in people with low back pain. Spine. 39, 785–90.

Horak, F. B., 2006. Postural orientation and equilibrium: what do we need to know about neural control of balance to prevent falls? Age Ageing. 35, Suppl 2, ii7–ii11.

Hungerford, B., Gilleard, W., Hodges, P., 2003. Evidence of altered lumbopelvic muscle recruitment in the presence of sacroiliac joint pain. Spine. 28, 1593–1600.

Langevin, H. M., Fox, J. R., Kopituch, C., Badger, G. J., Greenan-Naumann, A. C., Bouffard, N. A., Konofagou, E. E., Wie-Ning, L., Triano, J. J., Henry, S. M., 2011. Reduced thoracolumbar fascia shear strain in human chronic low back pain. BMC Musculo Dis. 12, 203. http://www.biomedcentral.com/1471-2474/12/203 [accessed February 21, 2016].

Moorhouse, K. M., Granata, K. P., 2007. Role of reflex dynamics in spinal stability: intrinsic muscle stiffness alone is insufficient for stability. J Biomech. 40, 1058–65.

Myers, C. A., Decker, M. L., Shelburne, K. B., Davidson, B. S, 2013. The relationship between hip function and core proprioception. American College of Sports Medicine Annual Meeting, Indianapolis, IN, May 28–June 1, 2013.

Myers, C. A., Decker, M. J., Shelburne, K. B., Davidson, B. S., [in review] Effects of external core support on proprioception and dynamic stability J Sports Sci.

Nelson-Wong, E., Callaghan, J. P., 2010. Is muscle co-activation a predisposing factor for low back pain development during standing? A multifactorial approach for early identification of at-risk individuals. J Electromyogr Kinesiol 20, 256–63.

Nelson-Wong, E., Flynn, T., Callaghan, J., 2009. Development of active hip abduction as a screening test for identifying occupational low back pain. J Orthop Sports Phys Ther. 9, 649–657.

Panjabi, M. M., 2006. A hypothesis of chronic back pain: Ligament subfailure injuries lead to muscle control dysfunction. Eur Spine J. 15, 668–76.

Pool-Goudzwaard, A., Kleinrensink, G. J., Snijders, C. J, Entius, C., Stoeckart, R., 2001. The sacroiliac part of the iliolumbar ligament. J Anat. 199, 457–463.

Radebold, A., Cholewicki, J., Polzhofer, G., Greene, H., 2001. Impaired postural control of the lumbar spine is associated with delayed muscle response times in patients with chronic idiopathic low back pain. Spine. 26, 724–730.

Rupert, M., Lee, M., Manchikantio, L., Datta, S., Cohen, S., 2009. Evaluation of sacroiliac joint interventions: a systematic appraisal of the literature. Pain Physician. 12, 399–418.

Schleip, R., Klingler, W., Lehmann-Horn, F., 2006. Fascia is able to contract in a smooth muscle-like manner and thereby influence musculo-skeletal mechanics. In: Liepsch, D. Proceedings of the 5th World Congress of Biomechanics, Munich. pp. 51–54.

Shadmehr, A., Jafarian, Z., Talebian, S., 2012. Changes in recruitment of pelvic stabilizer muscles in people with and without sacroiliac joint pain during the active straight-leg-raise test. J Back Musculoskelet Rehabil. 25, 27–32.

Silfies, S.P., Cholewicki, J., Radebold, A., 2003. The effects of visual input on postural control of the lumbar spine in unstable sitting. Hum Mov Sci. 22, 237–252.

Silfies, S. P., Squillante, D., Maurer, P., Westcott, S., Karduna, A. R., 2005. Trunk muscle recruitment patterns in specific chronic low back pain populations. Clin Biomech 20, 465–473.

Snijders, C., Vleeming, A., Stoeckart, R., 1993. Transfer of lumbosacral load to iliac bones and legs. Part 1: Biomechanics of self-bracing of the sacroiliac joints and its significance for treatment and exercise. Clin Biomech. 8, 285–294.

Sims J. A., Moorman S. J. 1996. The role of the iliolumbar ligament in low back pain. Med Hypotheses. 46(6):511–515.

Solomonow, M., Zhou, B. H., Harris, M., Lu, Y., Baratta, R. V., 1998. The ligamento-muscular stabilizing system of the spine. Spine. 23, 2552–2562.

van der Wal, J., 2009. The architecture of the connective tissue in the musculoskeletal system: an often overlooked functional parameter as to proprioception in the locomotor apparatus. Int J Ther Massage Bodywork. 2, 9–23.

van Dieën, J. H., Cholewicki, J., Radebold, A., 2003. Trunk muscle recruitment patterns in patients with low back pain enhance the stability of the lumbar spine. Spine. 28, 834–841.

van Dieën, J. H., Koppes, L., Twisk, J., 2010. Low back pain history and postural sway in unstable sitting. Spine. 35, 812–817.

Vleeming, A., Pool-Goudzwaard, A. L., Hammudoghlu, D., Stoeckart, R., Snijders, C. J., Mens, J. M., 1996. The function of the long dorsal sacroiliac ligament: its implication for understanding low back pain. Spine. 21, 556–562.

Vleeming, A., Pool-Goudzwaard, A. L., Stoeckart, R., van Wingerden, J.P., Snijders, C.J., 1995. The posterior layer of the thoracolumbar fascia. Its function in load transfer from spine to legs. Spine. 20, 753–758.

Vleeming, A., Schuenke, M. D., Masi, A. T., Carreiro, J. E., Danneels, L., Willard, F. H., 2012. The sacroiliac joint: An overview of its anatomy, function and potential clinical implications. J Anat. 221, 537–567.

Wainner, R., Flynn, T., Whitman, J., 2001. Spinal and Extremity Manipulation: The Basic Skill Set for Physical Therapists. Manipulations, Inc., San Antonio, TX.

Wainner, R. S., Whitman, J. M., Cleland, J. A., Flynn, T. W., 2007. Regional Interdependence: a musculoskeletal examination model whose time has come. J Orthop Sports Phys Ther. 37, 658–660.

Whitman, J. M., Flynn, T. W., Childs, J. D., Wainner, R. S., Gill, H. E., Ryder, M. G., Garber, M. B., Bennett, A. C., Fritz, J. M., 2006. A comparison between two physical therapy treatment programs for patients with lumbar spinal stenosis: a randomized clinical trial. Spine. 31, 2541–2549.

Willard, F. H., Vleeming, A., Schuenke, M. D., Danneels, L., Schleip, R., 2012. The thoracolumbar fascia: anatomy, function and clinical considerations. J Anat. 221, 507–536.

Wingerden, J. P., Vleeming, A., Buyruk, H. M., Raissadat, K., 2004. Stabilization of the sacroiliac joint in vivo: verification of muscular contribution to force closure of the pelvis. Eur Spine J. 13, 199–205.

3부

근막의 해부학적 구조

(Anatomy and structure of fascia)

3

서론

Paolo Tozzi

이 장에서는 신체의 표면에서 깊은 층에 걸친 근막의 광범위한 개요와 구조를 제공한다. 여러 신체 부위에 대한 정보를 제공하는 근막 구조의 해부학적 연속성과 어디에나 분포한다는 점에 중점을 두어 상세히 살펴본다. 독자는 '근막'이라는 단어의 의미에 대한 현재의 국제 협약이 없다는 점에 유의해야 한다. 왜냐하면 몇 년에 걸쳐 각기 다른 정의에 따라 여러 정의가 서로 다른 구조로 제안되었기 때문이다. 그러나 저자는 표층의 피하 근막, 뇌척수막, 신경 주위와 내장 주위의 결합 조직 및 횡격막 요소를 소위 '근막계'에 포함시키는 것을 선택했다. 왜냐하면 그것들은 모두 몸 전체의 구조적 '망'과 근막의 차이를 나타내기 때문이다. '망'은 거시적인 것에서부터 세포의 깊이까지 확장되고 공통의 발생학적 기원을 공유한다. 따라서 섬유 배열, 방향 및 밀도를 비롯한 구조 및 형태의 국소적인 차이에도 불구하고 근막은 신체 시스템 사이 및 신체 시스템 내에서 진정한 시스템을 만드는 다양한 수준의 복잡성과 함께 계층적 연속성을 보여준다.

15

근막의 일반적인 해부학

Jean-Claude Guimberteau

조직내 내시경으로 생체 물질을 관찰한 결과 우리가 피부 아래의 세계를 놀랍고 현실적인 시각으로 이해할 수 있게 되었으며 지금까지 잘 설명되지 못했던 조직의 유연성과 탄력성에 대한 새로운 설명을 제시할 수 있었다.

과학의 생체 역학적인 설명은 제한적이었다. 탄력성의 개념은 막연했으며, 대략적인 가상 공간과 계층화되고 체계적인 겹쳐있는 평면으로써의 성긴 결합 조직에 대한 증거는 부족했다. 그러나 지난 세기의 이러한 개념들은 결코 논쟁의 여지가 없고, 이미 받아들여진 사실이다. 고전적 개념은 다음과 같다. 결합 조직은 연결자이고, 중요한 장기들 사이의 연결 고리이다. 이 조직은 이동성이 있는 것처럼 보이므로 이동성과 탄력성을 보장한다는 것은 자명한 사실이다.

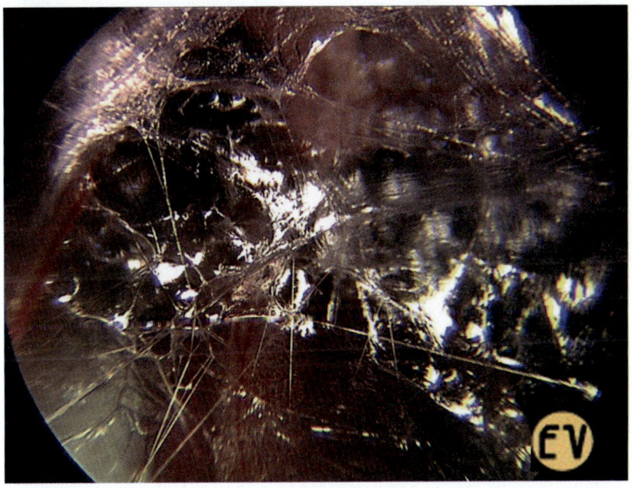

그림 15.1
주의 깊게 관찰하면 연결부가 명확한 분리 없이 실제 결합 조직의 조직학적 연속성을 갖는 것을 알 수 있다. 조직의 연속성이 전부이다.

아마도 문제는 50년이 넘는 세월 동안 중시적(mesoscopic) 수준에서 일반적인 해부학을 보는 한편 과학적 연구는 미시적 수준에 초점을 맞추고 있었다는 것일 것이다. 또한, 결합 조직은 해부 과정에서의 취약성과 대수롭지 않은 섬유성 구조로 이루어진 외관 때문에 외과의사와 해부학자에 의해 무시되고 중요하지 않은 것으로 간주되어 왔다.

이 분야에서 사용되는 분리 또는 undermining (해부학적 조직의 위와 아래를 분리하는 시술)과 같은 외과적 해부는 쉬운 술기이다. 수술 도중 외과 의사는 종종 아래의 뼈 또는 기관 구조물에 접근하기 위해 섬유성 망(webbing)을 파괴한다. 결과적으로 우리가 외과 수술접근법이라고 부르는 것은 외과의의 가위에 의해서만 만들어질 수 있다. 중시적 관찰에서 살아있는 조직이 증명한 것처럼 이러한 단면은 물리적으로 존재하지 않는다. 사실, 중시적 관찰을 주의 깊게 하면 전체 조직의 연속성을 볼 수 있다(그림 15.1). 체내 조직의 연속성의 개념은 서로 부착된 부분 사이의 남는 부분이라는 개념에 반하여 근막 해부의 이해를 위한 핵심을 구성한다.

나는 결합 조직 구조에 대한 깊은 이해를 위해 재현 가능한 과학을 기반으로 15년간 연구했다. 접촉 내시경 검사법과 고해상도 비디오 시퀀스를 사용하여 결합 조

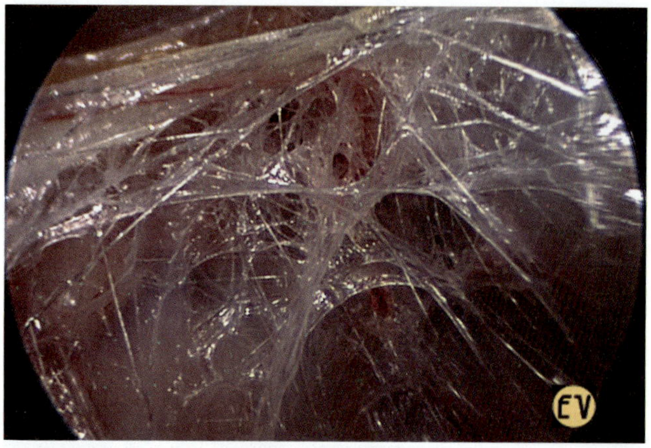

그림 15.2
결합 조직은 단지 이차 조직이 아니다. 이것은 필수적인 기능이 없는 장기들 사이의 채움이 아니며, 전통적인 생각으로는 단순한 포장 조직일 뿐이다.

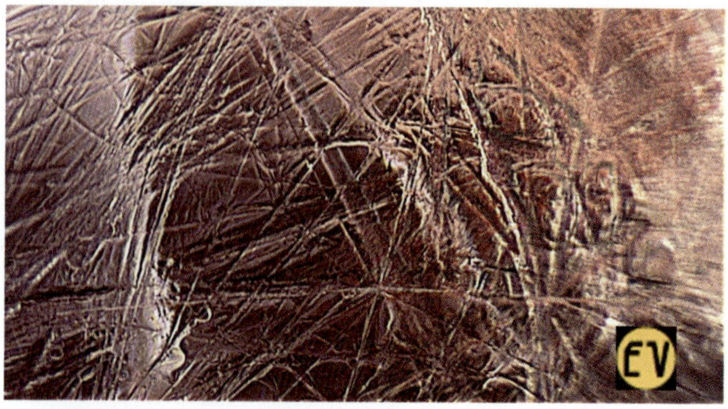

그림 15.3
내부 구조는 우리가 찾을 수 있을 거라고 기대하는 종류의 규칙적인 질서를 보여 주지 않는다. 불규칙적이고 프랙탈 방식의 콜라겐 미세섬유로 이루어진 무수한 조각들로 이루어져 있으며, 3차원으로 짜여진다.

직과 슬라이딩 시스템을 오랜 시간 외과적으로 관찰한 결과, 지나치게 무시된 결합 조직이 구조적으로도 필수적이라는 사실을 깨닫게 되었다. 전통적인 생각에서처럼 2차 조직–본질적인 기능이 없는 장기 사이의 충전물 또는 '봉투'로 묘사될 때 암시되는 단순한 포장 조직(그림 15.2)이 아니다.

대신 나는 줄, 장막, 케이블, 돛 모양을 가진 다른 직경과 형태의 섬유와 원섬유의 세계를 발견했다. 나는 이 원섬유 뼈대를 multimicrovacuolar collagenic absorption system (MVCAS)이라고 부르며, 이는 적용된 힘을 확산시키면서 미끄러지는 것을 허용하고, 부서지는 일이 없기 때문에 가능하다.

조직 내 내시경 기술을 통해, 이 MVCAS의 작동은 전통적인 기계 분석과 거리가 멀다는 것을 알 수 있다. 피부 밑의 세계는 우리가 찾을 수 있는 규칙적인 배열을 나타내지 않는다(그림 15.3). 대신, 우리의 내부 구조는 세포성이며 기능화된 3차원적 미세 공간으로 짜여진 무수한 콜라겐 원섬유로 구성되어 있다. 다면체이고 불규칙하면서 프랙탈 형태의 중추적인 '미세 액포'는 내부에서 발견된 물 및 기타 생물학적 체액의 움직임에 대한 설명을 제공한다(그림 15.4).

생체 역학적 관점에서 본 이 네트워크는 비선형적 행동을 하고 기계적 스트레스에 최적으로 적응할 수 있는 상호 연결을 가지고 있다. 무질서해 보이지만 우연히 배치되지는 않는다. 왜냐하면 이 구조물은 최적의 공간 점유를 허용하기 때문이다. 미세 액포의 개념은 체내 공간을 채울 수 있는 능력을 설명하는 데 도움이 되는 매력적인 개념이다. 실제로, 원섬유 뼈대는 예측할 수 없는 이동성을 지니지만, 역동적인 의미에서 무의미

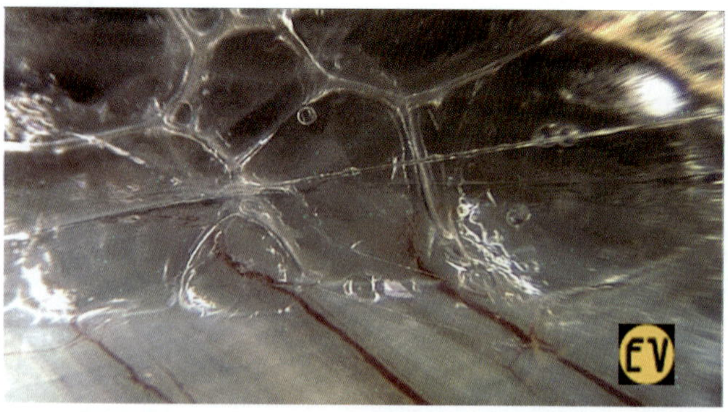

그림 15.4
이 시스템의 각 결합 사이에 작은 볼륨이 발생하며, 이 기능적 단위는 프랙탈적이고 불규칙한 모양의 다면체를 가진 미세 진공이다.

하지 않은 불규칙한 프랙탈이다. 불규칙성, 무질서 및 예측 불가능성이 생존에 영향을 준다는 것을 아는 것은 매우 중요하다. 우리는 무질서와 효율성을 조화시켜야 한다.

글리코사미노글리칸으로 채워진 미세 액포는 다양한 압력을 가지지만 용적이 안정되어 있고 신체 어디든 발견되며 스트레스를 흡수하는 역할을 한다(그림 15.5). 이 시스템에는 고유한 동적 동작이 있다. 미세 액포는 확장과 이동이 가능한 내부 구조물을 만들고 유지하기 위해 신장하고 나누어지고, 미끄러지는 것과 같은 원섬유 사이의 매우 특정한 움직임을 사용한다(그림 15.6).

우리는 어떻게 모든 수준에서 신체 전체에 존재하는 이 불규칙한 구조를 이해할 수 있는가?

이 multi-microvacuolar 구조의 동적 행동은 분자 시스템의 사전 제약과 융합-분열-분할 정도에 따라 가동성, 속도, 상호 의존성 및 적응력을 결합하여 신체 내 운동의 모든 가능성을 허용한다.

우리 몸은 섬유, 원섬유, 미세섬유, 미세 액포 공간, 프랙탈과 약간의 세포화된 완벽한 서로 맞물린 패턴과 같으며 구조적 일관성을 제공한다(그림 15.7). 미끄러

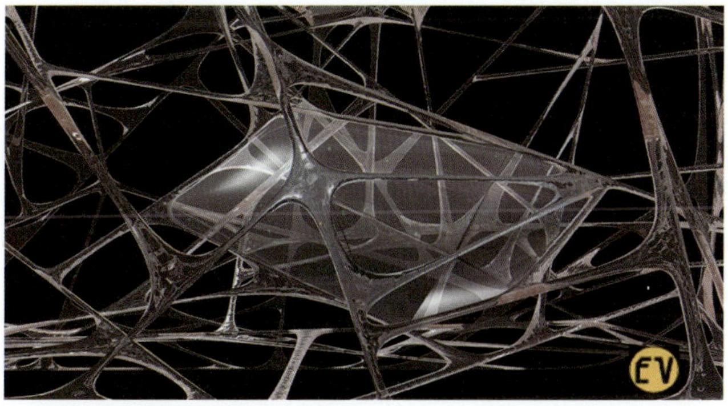

그림 15.5
미세진공은 글리코사미노글리칸으로 채워져 있으며, 다양한 압력으로 그러나 안정적인 부피로 인간의 몸 전체에서 발견되는 흡수 시스템으로 사용된다.

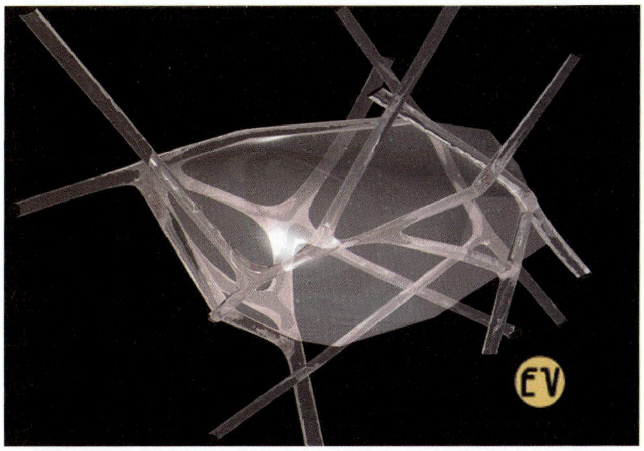

그림 15.6
미세진공은 3차원 미세공간으로 섬유들이 결합한 결과이다.

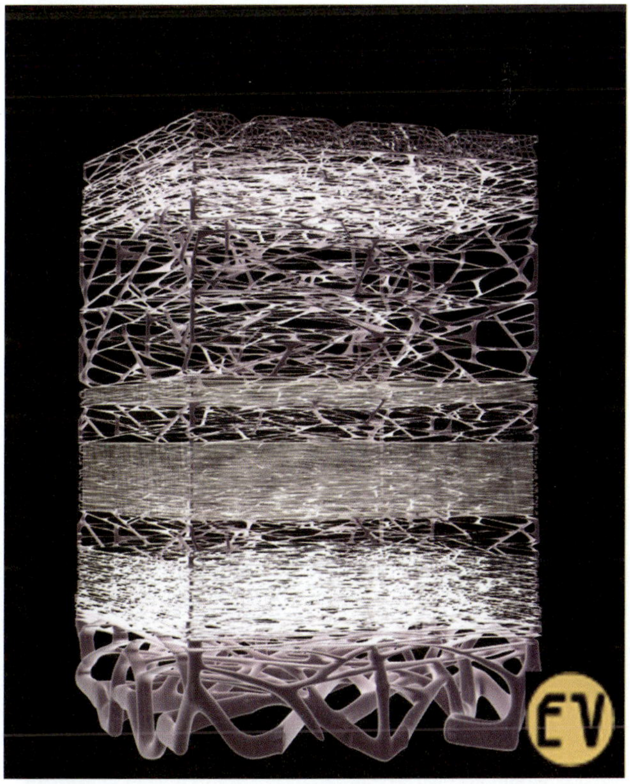

그림 15.7
섬유 연속체-기능적으로 조정된 조밀화에 따라-는 신체의 표면에서 세포까지 머리에서 발끝까지 연결하는 광범위한 근막 네트워크로 정의할 수 있다.

지는 조직과 결합 조직은 구조화되어 전체적인 구조로 보인다. 그것은 단지 결합 조직일 뿐만 아니라 *구성* 조직처럼 보인다. 이러한 생각은 역동적인 행동과 모양을 담당하는 내부 원섬유의 미세체인 미세 액포의 기능적 단위를 기반으로 한 새로운 구조적 존재론을 창출한다. 이 기본 단위 체인 미세 액포는 고정된 실체가 아니며 엄격하게 정의된 것도 아니다. 그것은 과도기적이고 변하고 사라질 수 있으며 또는 원섬유에 기초하여 회복될 수 있고 전체적으로는 비선형이지만 일관성 있는 구조로, 완전히 이해하기 위해서 전체적으로 볼 필요가 있다.

미세 액포 개념의 수용은 부종, 염증, 비만, 성장 및 노화와 같은 병리적 상황에서 물질의 상태를 정의하는 데 도움이 된다. 또한 치유 반응을 이해하는 데 도움이 되며 유착 및 흉터를 제한하면서 조직 유연성을 최적화하는 기술을 개선할 수 있는 새로운 길을 열어준다.

배아 발생에 대한 재고

이제 우리의 관찰에 비추어 새로운 연구를 위한 새로운 아이디어를 고려해 보자. 이 연구는 구조 조직, 물리화학적 영향, 특히 배아 발생을 통한 세포 외 기질의 역할의 중요성을 보여준다.

전통적으로, 우리는 피부의 두 구성 요소가 두 개의 다른 배아 층에서 형성된다는 것을 배운다. 그들의 발생은 시간과 공간 모두에서 뚜렷한 것으로 간주된다. 이 개념은 진피와 표피가 분리되어 있다는 가정에 근거한다. 그러나 피부의 광범위한 역학에 대한 상세한 연구는 진피와 표피의 매우 밀접한 관계를 보여 주며, 이는 두 개의 분리된 별개 층의 개념과 완전히 상반된다. 외배엽, 내배엽 및 중배엽의 각각의 세 개의 배아 층에 대한 가설이 이러한 새로운 관찰의 관점에서 여전히 유효한가? 이 층이 실제로 존재하는가? 이 조직에 계층 구조가 존재한다면 형태의 성장과 발달 동안 지속되는가? 우리는 항상 신체를 층, 박막층, 외피(sheaths), 주름으로 분리해야 하는가?

이 비-분리(no-separation) 아이디어는 점진적으로 진화되었지만, 생체 내에서 가벼운 압력을 받았을 때 지방 소엽 내부의 지방 세포의 이동성을 관찰함으로써 강화되었다(그림 15.8). 나는 즉시 물고기 떼를 조화롭게, 안무로, 매끄럽게 움직이게 하는 것과 전체 물고기 떼의 자발성을 하나로 생각했다. 이러한 동시 통합화된 운동은 전반적인 움직임 내에서 각각의 지방 세포의 독특한 움직임과 관련된다. 지방 세포는 신장되고 압축된다. 그들은 비틀리거나 회전하거나 평평하게 하거나 둥글게 만든다.

세포와 세포 외 시스템 사이의 관계는 잘 설명되어 있다. 그들은 물리화학적 친화성에 의해 얽혀 있고 기본적인 물리적 힘에 반응하는 분자로 구성된 복합 구조이다.

내 의견으로는, 3개의 배아 층은 그들 사이의 밀접한 연결 없이는 존재할 수 없다. 분화가 일어나기 전에, 층들이 존재하고 밀접하게 연결된다. 독일 산부인과 전문

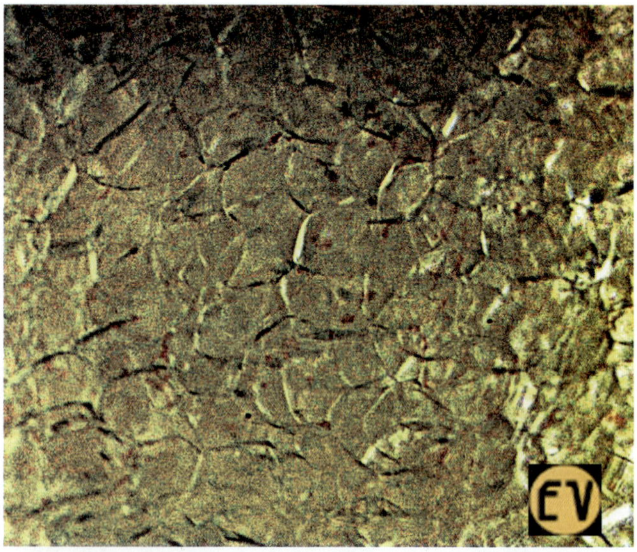

그림 15.8
가벼운 압력을 받을 때 지방엽 안에 있는 지방세포의 이동성은 한 떼의 물고기가 자발성을 공유하여 매끄럽게 움직이는 것처럼 보인다.

의인 Eric Blechschmidt는 인간 배아 연구 분야의 선도적인 권위자였다. 그는 인간 배아 발생의 각 단계를 연구했으며 뛰어난 질의 조직 샘플을 보존하여 예외적인 조건 하에서 연구를 수행했다. 그는 3개 배아 줄기세포의 분화가 생물 역학 관계를 수반하는 특징적인 세포 변형으로 시작한다는 것을 관찰했다. 이것들은 생화학 물질이 아니라 힘이다. 그는 배반포가 대사 운동이 일어나고 국소화 되는 연결을 형성하는 세포 내 물질에 의해 운동 역학적으로 연관되어 있다고 강조했다. 이 연결은 개별 배반포를 구분하는 단순한 칸막이가 아니다. 개체 발생의 진화 과정에서 핵의 구조는 변하지 않지만 세포막과 세포질은 크게 변형된다. 물리 자극은 아마도 대사의 물리화학적 교란의 결과로써 유기체의 분화에 결정적인 역할을 하는 것으로 보인다. 유전자는 다양한 단백질의 형성에 역할을 하는 것처럼 보이지만 분화 과정에 관여하지 않는 것으로 보인다. 처음부터 자극은 주로 외부적이다. 그들은 핵이 아닌 세포 외부에서 온다. 세포막은 세포질의 침범으로 지속적인 파괴와 재건을 경험한다. 세포막에서 전달되는 생물 동역학 정보는 분화 과정의 조절 요인으로 작용하는 것으로 보이며 세포질의 대사계에서 반응을 일으키는 내부 및 외부 영향의 차이다.

진지한 연구를 수행한 많은 의사와 과학자들은 대사계, 형태 자기장 및 유체 역학 이론의 개념에 대해 이야기한다. 이러한 아이디어는 공통 목적지를 향해 동시에 움직이는 세포의 관찰에서 나타났다(그림 15.9). '세력범위'라는 용어는 이해하기 어려우며 그 해석은 오해의 소지가 있지만, 세포의 극성이 존재하고 이온 인력 또는 반발은 논란의 여지가 없는 사실이다. 또한 이러한 극성은 세포 외 환경에 존재할 수 있으며, 힘을 발생시킬 수 있다.

감수 분열은 상보적 극성 분열을 하면서 연속적인 유사 분열로 진화한다. 핵의 각 염색체는 두 개의 딸 염색체로 나뉜다. 불규칙성은 배아 발달의 포배기에 이미 존재하다 생식 세포는 다르다. 이러한 관찰은 우리가 각각의 신체 부위를 생산하는 다른 '작업장'에서 발생이 이루어지는 전통적 관점과는 다른 관점에서 이 문제를 해결하기를 요구한다.

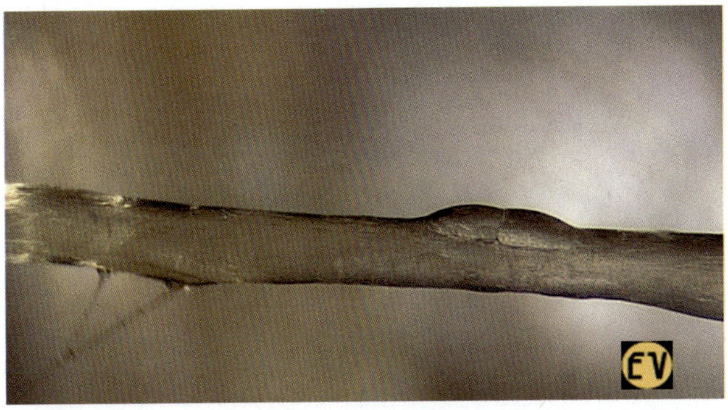

그림 15.9
대사 영역, 형태 자기장, 그리고 유체 역학 이론의 개념은 세포들이 동시에 공통의 목적지를 향해 함께 움직이는 것을 관찰함으로써 생겨났다.

3일째에 소낭이 나타난다. 난할에 의해 생성된 세포를 할구(미분화세포)라고 한다. 딸 세포는 초기 분열에서 생성된 것보다 작다. 세포내 물질은 분열 과정의 시작 부분에서보다 더 많은 공간을 차지한다. 또한, 할구의 연구는 같은 방식으로 염색되지 않는다는 것을 보여주었는데 이는 다른 대사 활동의 증거이다. 할구는 그들 주변부에 배열되고 미분화세포의 벽과 동일한 관계를 갖지 않으며, 이것은 다르게 또는 불규칙하게 두꺼워진다.

난자는 가장 두꺼운 곳의 자궁 내벽 점막에 붙는다. 두 가지 대사계가 접촉하는 상태가 된다. 이것은 난자 전체에 극성 효과가 있다. 다시 말하지만, 우리는 연결, 움직임, 분리, 완전한 분화, 기술된 구조 사이의 연관을 본다. 연결은 처음부터 존재하며 발생 과정 중에 유지된다.

우리는 왜 낭배기에서 서로 다른 생식 세포 사이의 강력한 연결을 가정하지 않아야 하는가?

그 이후, 성장에는 세포 증식과 세포 외 네트워크의 확장이 필요하다. 기존의 극성화가 진행될 것이지만 연결은 유지될 것이다. 따라서 우리가 관찰한 바에 비추어 볼 때, 처음에 극소수의 극성화된 배아 세포가 이웃 세포와의 연결을 유지하면서 낭배기에서 점차 그들의 자리를 찾는다는 것이 가능하다. 표피와 진피, 외배엽과 중배엽의 식별은 혈관과 신경 연결을 포함한 이 다양한 연결의 영속성을 끊을 수 없다. 우리가 진피와 표피 사이에서 관찰한 연결이 너무 촘촘하고, 그들의 기원이 다르고 연결되지 않았으며 지리적으로 멀리 떨어져 있기 때문에 그들의 관계는 매우 친밀하다(그림 15.10).

배아의 주름 및 함입으로 세포가 이동하는 과정에서, 일부 세포군은 덜 움직이고 서로 붙어있는 다른 집단보다 빠르게 성장해야 한다.

이 조직 이동성은 놀랍지만, 해부학적 이동은 개별적인 연결과 전체적인 응집력을 깨뜨릴 수 없다. 그러나 우리는 사실을 받아들여야 한다. 우리는 단순히 지난 세기 동안 수행된 모든 연구를 무시할 수 없다. 3개의 배엽이 존재할 수 있지만 상호 연관되어 있어야 하며, 그들의 발달은 독립적으로 일어날 수 없다.

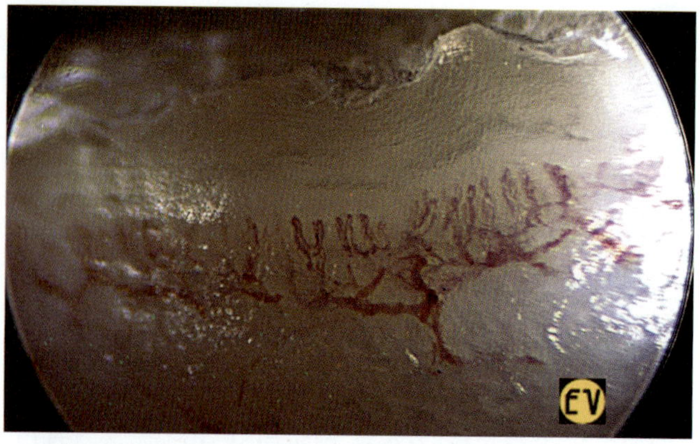

그림 15.10
진피와 표피 사이에서 관찰되는 연결은 매우 조밀하고, 그들의 관계가 너무 친밀하지만 그들의 기원은 서로 다르고, 연결되어 있지 않으며, 지리적으로 떨어져 있다.

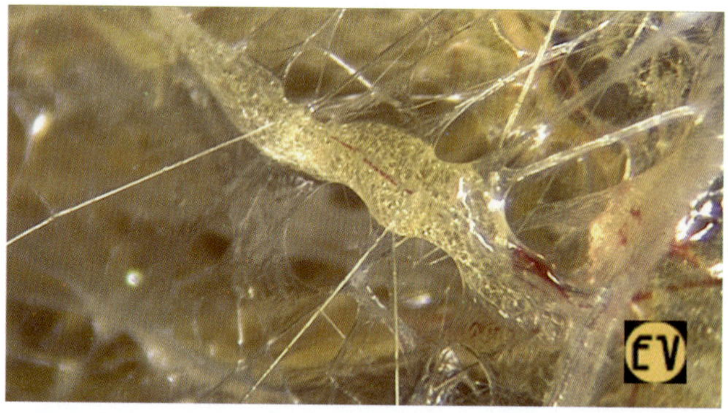

그림 15.11
세포 외 기질은 기계적 자극을 전달하며, 공간과 시간 모두에서 그리고 주요 구조의 물리적 수요에 따라 세포 반응을 지시한다.

세포 외 기질의 역할

세포 이동 과정에서 세포 외 기질은 어떤 역할을 하는가? 세포 외 기질에는 청사진이 포함되어 있는가?

내시경 연구는 세포가 어디에나 존재하지는 않는다는 것을 보여주었다. 그들은 구조와 무리를 형성하는 경향이 있어 거의 흩어져 있지 않고 세포 외 기질의 원섬유와 미세섬유로 둘러싸여 있다. 힘줄, 신경, 동맥, 근육 사이에는 세포가 거의 없지만, 이전에는 결합 조직으로 알려진 활주 시스템으로 가득 차 있다. 또한, 어떤 유형의 세포가 기능을 수행하는지 확인하는 것이 어려운 영역이 있다. 좋은 예는 골막에 힘줄이 부착된 영역이다.

미세섬유의 뼈대와 함께 세포골격은 미세원섬유 및 원섬유 제조를 위한 전교원질을 전달한다. 이것들은 힘줄, 근막 및 건막을 형성하기 위해 스스로를 구성한다. 이 원섬유는 모두 세포막을 떠나는 것과 같은 방향으로 스스로를 향하지는 않는다. 그들은 다른 방향으로 이동한다. 세포 외 공간은 이들 원섬유의 방향 및 조립뿐만 아니라 이동과 관련이 있는가? 세포 외 기질은 기계적 자극을 전달하고 주요한 구조의 물리적 요구에 따라 시공간적으로 세포 반응을 지시한다(그림 15.11).

결론

마지막으로, 나는 '형태'의 완성은 세포가 이동하는 동안 세포에 동반되는 세포 외 기질이 없으면 일어날 수 없다는 사실을 다시 한 번 강조하고 싶다. 세포 외 기질의 가소성은 영구적인 세포 간 근접성 및 세포 분화뿐만 아니라 성장하는 동안 공간의 효율적인 사용을 가능하게 한다. 우리는 최종 형식이 청사진을 준수하고 움직임, 적응력, 공급 및 형태학적 안정성과 같은 살아있는 유기체의 기본 원칙을 준수해야 한다는 사실을 명심해야 한다. 살아있는 조직의 연구는 시작 단계에 있다. 내시경 기술의 향상은 새로운 발견을 가져오고 기존의 가설에 도전할 것이다. 그러나 우리는 먼저 데카르트의 질서, 합리주의, 실증주의만이 유일한 효과적인 견해는 아니라는 것을 받아 들여야 한다.

16

표면 근막

Antonio Stecco, Carla Stecco, Luigi Stecco

서론

표면 근막은 여전히 논쟁의 대상이다. 일부 저자는 피하 조직을 두 개의 하위 층으로 분리하는 막의 존재를 인정하지만 일부는 이를 인정하지 않고, 다른 사람은 다중층을 기술한다(Wendell-Smith, 1997).

Vesalius (1543)의 가르침을 따른 고대의 해부학자(Fabrici, Casseri, Spiegel, Bartholin, Vesling)는 표면 근막을 지방과 근육층을 가진 피하조직이라고 설명했다. 그들은 동물에서 피부 근육계가 체내에 존재한다는 것을 알았지만 인간에서는 목, 이마, 후두부 및 다른 일부 영역에만 존재한다. 그들은 이 층 아래에서 근육과 무관한 'membrana musculorum communis'를 인식했다. '표면 근막' 이라는 용어는 19세기 말 서혜부 탈장의 발생을 연구한 Camper (1801), Colles (1811), Scarpa (1809, 1819)가 복부 및 골반 영역의 피하 조직 내부 섬유질 층을 묘사했을 때만 사용하였다. 이 층은 '심부 근막'이라는 용어와 구별하기 위해 표면 근막으로 지정되었다. 1825년 Velpau는 '표면 근막은 복부와 골반뿐만 아니라 신체 전반에 존재하는 섬유질 층이다.' 라고 단언했다. 불행히도, 다른 연구는 수행되지 않았으므로, 피하 조직과 용어에 대한 혼란이 남아있었다. 프랑스의 Testut (1899)에 의하면, 피하 조직은 두 개의 섬유층으로 구성된다. 첫 번째는 진피 바로 아래에 있고 두 번째는 심부 근막 근처에 있다. 둘 다 성긴 결합 조직의 얇은 층으로 분리된다. 그러나 이탈리아와 독일 정골의사들의 의견에 따르면, 피하 조직을 성기게 조직된 표면과 심부 지방층으로 나누는 섬유층이 표면 근막이라고 하였다. Velpau는 피하 조직에 대한 후자의 설명에 동의하고 표면 층(*couche areolaire*)과 심부 층(*couche lamellare*)을 묘사했으나 그의 묘사는 Testut의 해석을 위해 버려졌다(Testut, 1899).

피부 밑 지방층과 표면 근막이라는 용어의 의미는 영어, 불어 및 독일어권 국가마다 다르다. 예를 들어, 피하 조직을 나누는 섬유성 얇은 판은 해부학 용어에 관한 연방위원회(FCAT)에서 'textus connectivus compactus'으로, 이탈리아와 프랑스 해부학자에 의해서 '근막 표층'으로, 영어 해부학자에 의해서 'membranous layer'으로, 독일 저자에 의해서 '*straffen Bindegewebe*'으로, Wendell-Smith (1997)에 의해 'subcutaneous fascia' 또는 'tela subcutanea'으로 불린다. 우리는 지방 조직이 해부학적 및 임상적 이유로 결합 조직과 분명히 구별된다고 제안한다. 요즘 많은 저자들은 고심하지 않고 단순히 '진피' 또는 '피하 조직' 이라는 용어를 사용하도록 제안하고, 1998년의 *Nomina Anatomica* 조차 표면 근막 대신 일반적인 용어인 '진피'를 사용했다. 그러나 이 전문 용어는 방사선 전문의가 명백하고 강렬한 선이 피하 지방 안에 존재함을 나타내거나, 임상의가 피하 결합 조직의 탄력에 영향을 미치기 원할 때 혼란을 야기할 수 있다.

개요

지난 15년 동안 우리는 국소적인 차이를 고려하여 거시 및 미세 형태학을 도식화하고 요약하기 위해 인체 전체를 해부했다. 신선한 시체를 층별로 해부하여 피하 조직이 섬유성 얇은 판에 의해 두 개의 하위 층으로 나뉘어 졌음을 보았고, 각각은 독특한 특징을 지니고 있었다(그림 16.1). 연구 결과에 비추어 볼 때, 우리는 표재성 하부층을 '표면 지방 세포'(superficial adipose tissue: SAT)로 심부층을 '심부 지방 조직'(Deep adipose tissue:DAT)이라 부르기로 결정했다. 가운데에 있는 섬유성 얇은 판인 '표면 근막'에 의해 두 층으로 나누어진다. 우리는 Sterzi 교수 (1910)의 설명을 따라 표면 근막이라는 용어를 사용한다. *Terminologia Anatomica*는 근막을 외피 또는 결합 조직의 다른 여러 해부 응집체로 정의한다. 표면 근막은 섬유성 중격에 의해 피부(표면 피부 지지띠)와 심부 근막(심부 피부 지지띠)에 연결되며, 이는 피하 조직에 특정한 기계적 성질을 부여한다(Nash 외, 2004). 피하 조직의 작은 부분을 분석해보면 일부 격막이 매우 비스듬하기 때문에 여러 개의 섬유질 판으로 보이는 것을 알 수 있다. 그러나 우리가 더 넓은 영역을 해부하면, 이 얇은 판은 마침내 같은 구조-한 방향의 표면 근막과 다른 방향의 심부 근막 또는 피부-로 병합된다. 이러한 결론은 영상 검사(CT 스캔, 초음파 검사) 및 조직 검사를 통해 확인하였다. 피하 조직이 신체 부위에 따라 다른 특징을 가지고 균일하게 구조화되어 있음이 분명하다. 신체 일부 영역에서는 섬유 성분이 풍부하고 다른 영역에서는 지방 성분이 풍부하다. 이것은 피하 조직의 기계적 및 생물학적 특성을 정의하고, 부종의 국소화와 같은 임상적 함의를 설명하고, 도수 치료의 적용에 가장 효과적인 신체 부위를 식별하게 한다.

피하 조직의 특징은 신체 전체에서 다양하다. 특히 SAT와 DAT는 지방엽과 섬유성 중격의 두께, 형태 및 배열이 다르다. 표면 피부 지지띠(영어 교과서에서 피부 인대라고 알려진)는 일반적으로 거의 수직이다(그림 16.2). 심부 피부 지지띠는 일반적으로 표면 중격보다 더 기울어져 있고 얇으며 탄력적이다. 그들은 심부 근막과 표면 근막을 명확하게 분리한다. 예를 들어, 전형적인 'pinch and roll' 검사 동안 심부 피부 지지띠는 표면 근막보다 더 탄력적이다. 표면과 심부 피부 지지띠가 표면 근막에 삽입되는 곳에서는 전형적으로 부채꼴이나 원추형과 같은 큰 부착 영역이 나타난다. 표면 근막은 이 영역에서 더 두꺼운 것처럼 보인다. 이 중격의 배치가 문헌에 보고된 근막 두께 값의 큰 변동성에 기여했을 가능성이 있다.

표면 근막과 피부 지지띠는 진피 피하 지방의 작은 소엽 사이에 벌집과 같은 3차원 네트워크를 형성한다. 이러한 배열은 여러 방향의 힘으로부터 기계적 하중을 전

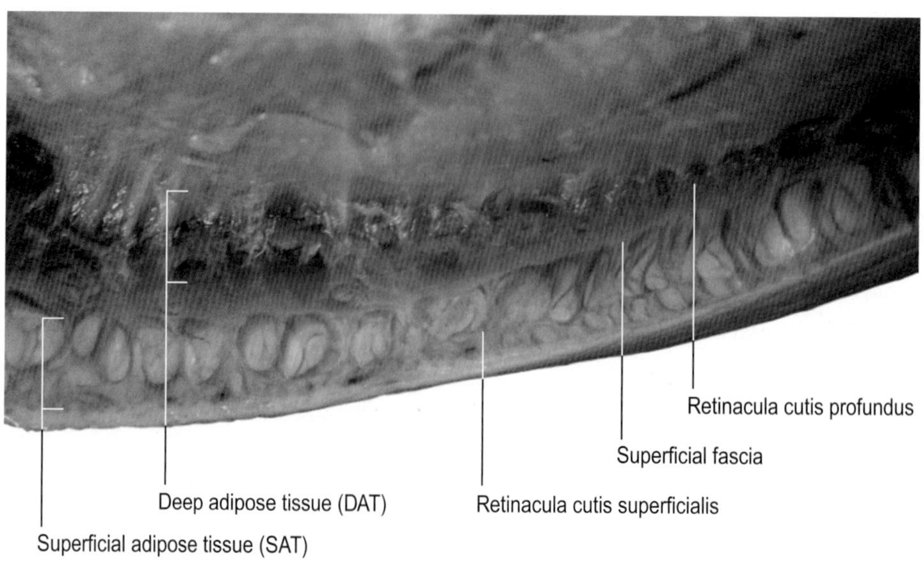

그림 16.1
방부 처리된 시체 복벽의 측면 해부

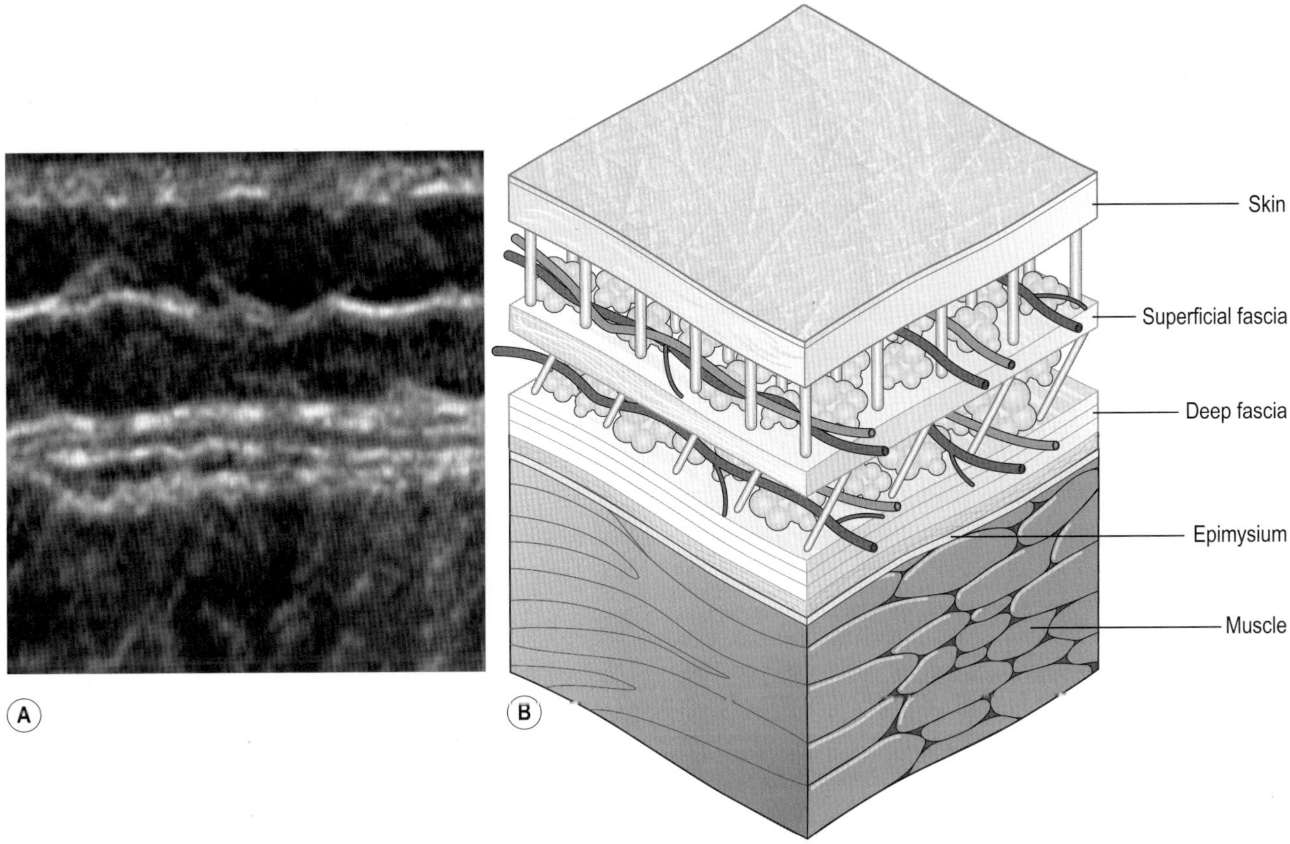

그림 16.2
(A) 초음파 영상. (B) 피하조직 영역

달하는 유연하고도 저항력 있는 메커니즘을 허용한다. Li & Ahn (2011)에 따르면 표면과 심부 피부 지지띠와 표면 근막(모두 합쳐서 피하의 근막띠라고 부른다)은 기계적으로 피부, 피하층, 심부 근육층을 연결하는 구조적 다리로 간주할 수 있다. 그것의 양과 형태학적 특성은 몸의 영역에 따라 다양하다. 예를 들어, 허벅지와 종아리에서 피하 조직의 피부 지지띠가 차지하는 영역은 팔보다 두껍다. 평균 피부 지지띠의 수는 허벅지에서 가장 많지만, 종아리의 피부 지지띠의 두께가 가장 두껍다. 영역별 변이는 하부 조직과 관련하여 피부의 이동성을 결정하고 신체가 겪는 복합적인 기계적 힘을 반영할 수 있다. 예를 들어, 눈꺼풀, 음경, 음낭에서는 지방 조직과 피부 지지띠가 없기 때문에 피부는 기저면에 비해 이동성이 크다. 다른 예로 DAT가 없는 손바닥과 발바닥 표면이 있다. 이 영역에서 표면 근막은 심부 근막에 밀착되며, SAT에서는 피부 인대가 매우 두껍고 밀도가 높으며 피부와 기저면을 강하게 연결한다. 뼈의 돌출부와 일부 인대의 주름 부위에서 표면 근막이 심부 근막에 달라붙는다.

표면 근막 (근막 표층)

표면 근막은 풍부한 탄성 섬유와 콜라겐 섬유로 이루어진 성긴 결합 조직 섬유층이다. 다른 포유류에서 발견되는 피부 근육층(피부밑근육층)과 동일하다. 이 근육층은 인간에게는 희귀하다. 그것은 근육 섬유가 남아 있는 많은 하위 포유동물에서 피부의 국소 운동을 위해 표면 근막 내 또는 그 바로 아래에 있는 줄무늬 근육의 얇은 시트에 잘 발달되어 있다. 이것은 인간에서는 드물고, 발견되면 주로 목(광경근), 얼굴(표면 근육성 건막계 또는 SMAS), 항문 영역(외부 항문 괄약근), 및 음낭(육양막)에서 정확한 근육 구조의 배열을 가정할 수 있다. 근섬유가 모든 표면 근막에서 발견될 수 있지만, 인체의 대부분에서 포유동물의 피부 밑 근육층에 해당하는 것은 모두 피하 중간의 섬유층이다.

Abu-Hijleh 등 (2006)에 따르면 표면 근막은 몸 전체에 존재하며 신체 부위, 신체 표면 및 성별에 따라 그 배열과 두께가 다르다. 상지보다 하지에서 더 두껍고, 몸의 앞부분보다 뒷부분에서, 그리고 수컷보다 암컷에서 더 두껍다. Sterzi (1910)는 근육이 잘 발달된 튼튼한 사람의 표면 근막을 더 두껍고 더 강하게 묘사한다. 인간의 표면 근막은 사지의 말단부에서 매우 얇아져 뚜렷한 섬유질 층을 분리하는 것이 불가능하다. 그러나 SAT와 DAT를 구별하는 것은 항상 가능하다. 예를 들어, 토끼와 같은 포유동물에서 사지의 원위부에는 근육층(피하 근육층)이 없으며, 얇은 섬유층만이 손목과 족근골까지 이어진다. 이것은 발, 꼬리, 귀, 코와 주둥이 부분을 제외하고 동물들의 피부를 벗기기 쉬운 이유를 설명한다.

복부 표면 근막의 평균 두께는 847.4±295 μm로 근위부 꼬리 방향으로 갈수록 증가하며 상복부의 평균 두께는 551 μm, 하복부의 평균 두께는 1045 μm이다. 표면 근막의 두께는 환자에 따라, 신체 부위에 따라 상당히 다르다. Abu-Hijleh 등 (2006)은 발, 허벅지 및 등의 배측 표면 근막의 평균 두께가 남성보다 여성에서 유의하게 두껍다는 것을 발견했다. 손과 팔의 배측면에서 이 층의 평균 두께는 여성보다 남성에서 유의하게 두껍다. 반면에, 허벅지와 유방 주위의 표면 근막의 평균 두께는 남성에서보다 여성에서 유의하게 높다. 다리의 앞면에서는 이 층의 평균 두께가 여성보다 남성에서 높다. 비만 환자에서 표면 근막은 보통 지방 세포로 채워지고 두께가 50% 증가한다.

조직학적으로 표면 근막은 불규칙하게 배열된 콜라겐과 탄성 섬유의 망으로 형성된다. 거시적으로, 표면 근막은 잘 정의된 막으로 나타나고 분리될 수 있지만, 현미경으로 그 구조는 다층(multilamellar) 또는 단단히 압축된 벌집처럼 묘사된다. 하위층의 평균 두께는 66.6±18.6 μm이다. 하위층 사이의 많은 상호 연결 지점을 구별할 수 있다. 지방 세포의 불규칙한 섬(평균 두께 83.87±72.3 μm)이 콜라겐 섬유의 하위층 사이에 침착될 수 있다.

표면 근막 내부에는 많은 신경 섬유가 있다. 일부 지역에서는 표면 근막이 나뉘어져 특정 구획을 형성한다. 이것은 특히 주요 피하 정맥 주위(Caggiati, 1999), 혈관 벽에 부착하기 위해 연장된 섬유성 중벽이 있는 림프관에서 발생한다.

기능적으로, 표면 근막은 피부의 완전성에 기여하며 피하 구조, 특히 정맥을 지지한다. 피부 지지띠와 함께 표면 근막은 지방 조직의 위치를 정하는 것을 돕고 지지한다. 마지막으로 표면 근막은 근골격계와 피부를 분리하여 근육과 피부가 서로 정상적으로 미끄러지도록 한다.

정상적인 피부 지지띠는 심부 근막과 관련하여 피부의 자율성을 허용하는 것이 특징이다. 이것은 심부 근막을 가로지르는 신경 및 혈관 보호에 중요하다. 특히, 그들은 피부가 정상적으로 신장하는 중에 심부 근막 내부의 수용체가 활성화되지 않도록 한다.

기계적 행동

표면 근막은 탄성 섬유가 풍부해서 다양한 방향으로 쉽게 늘어나고 초기 상태로 되돌아 갈 수 있는 섬유 탄성층이다.

심부 피부 지지띠가 표면 근막과 강하게 연결되어 3차원 네트워크를 형성하기 때문에 표면 근막의 기계적 행동은 표면 및 심부 피부 지지띠를 고려하지 않고는 이해할 수 없다. 피하 조직의 이 구조는 지방 조직을 지지하고 피부를 심부 평면에 고정시킨다. 동시에, 피부와 근육의 독립적인 운동을 허용한다. 피부가 움직이는 동안 피하 조직도 움직이지만 SAT는 DAT보다 더 미끄러진다. 짧고 강하며 수직인 지지띠는 피부를 기저면에 강하게 연결시켜 피부에 가해지는 스트레스를 보다 심부로 직접 전달할 수 있게 한다. 그러나 그들은 피부가 하는 방법으로 심부 근막에 적용되는 기계적 스트레스를 없애는 훌륭한 능력을 가지고 있다. 심부 근막은 피부 지지띠 및 표면 근막의 적응 때문에 경미하게 신전하는 피부의 이동에도 관련이 있다. 피부 지지띠와 표면 근막은 모두 신축성이 있으며 점차적으로 이동을 완화한다.

피하 조직에 피부 스트레스를 없애는 것 외에도, 표면 근막과 지지띠는 근육 수축이 피부에 미치는 해로운 영향을 예방하는데 도움을 준다. 일반적으로 근육이 수축하면 피하 조직 아래에서 쉽게 미끄러지고 피부는 관여하지 않는다. 이것은 근육의 움직임이 항상 심부 근막의 특정 부분을 신장시키지만, 피부로의 움직임은 피부 지지띠 및 심부 근막과 표면 근막의 상호 움직임에 의해 완화되기 때문에 발생한다. Nakajima 등 (2004)에 따르면 피하 조직의 두 지방층은 기계적 측면과 기능적 측면이 다르다. SAT는 견고한 구조를 형성하며 외부의 힘으로부터 보호하는 역할을 하는 것으로 이해된다. DAT는 이동층을 형성하며 근골격계 운동에서 윤활작용을 하는 것으로 이해된다.

흉터는 전체 피하 조직이 피부와 심부 근막 사이에 단단한 연결을 만드는 섬유 조직으로 변형되어 생기는 것이기 때문에 흉터 조직을 분석하여 흉터가 스트레스를 제거하는 능력을 잃어버렸음을 알 수 있다. 흉터 조직에 기계적 스트레스가 가해질 때마다 심부 근막 역시 스트레스를 받아 수용체가 활성화된다. 근육이 활성화될 때마다 이 부위의 심부 근막 수용체가 국소적으로 신장된 피부 내 수용체와 함께 활성화될 것이다. 이것으로 스트레스 흉터가 왜 구심성의 혼란을 야기하고 과민적이고 고통스러운 흉터 조직을 만드는 특정 수용체의 과자극을 유도하는지 설명할 수 있을 것이다.

피부 지지띠 및 표면 근막의 기계적 행동은 피부와 피하 지방을 지지한다. Tsukahara 등 (2012)은 안면 주름의 깊이와 피하 조직의 피부 지지띠 밀도 사이의 관계를 보여주었다. 특히, 저자들은 피부 지지띠의 밀도가 감소한 곳 위에 안면 주름이 나타나는 것을 보여주었다. 주름이 증가함에 따라 피부 지지띠의 밀도는 더욱 감소한다.

젊은 사람의 표면 근막은 매우 탄력적이어서 피하 조직을 모든 방향의 스트레스에 적응시킨 다음 다시 원래 상태로 되돌린다. 나이가 들면 표면 근막과 지지띠는 탄력을 잃는다. 이것은 최종적으로 피부의 쳐짐, 주름 형성 및 피하 조직의 긴장저하에 대해 설명할 수 있다.

Ahn & Kaptchuk (2011)는 초음파 영상을 이용하여 피하 조직의 공간적 이방성을 증명했다. 특히 종아리는 대퇴부와 팔에 비해 이방성이 크다. 이방성은 횡방향의 영상과 비교하여 종방향의 탐침 영상에서 유의하게 증가하였다. 종방향 초음파 탐침으로 사지를 가로지르면 공간 이방성의 최고점이 자주 관찰되는데, 이것으로 장력이 큰 종방향 채널이 피하 층에 존재함을 알 수 있다. 이러한 결과는 생체 역학적인 피하 장력이 대퇴부와 팔보다 종아리에서 더 큰 콜라겐성/반향적 밴드에 의해 매개된다는 것을 시사한다. 장력은 더 얇은 개체에서 증가하고 기본 근육에 평행한 종방향 궤도를 따라 최대값을 나타낸다. 초음파 영상의 공간적 이방성의 분석은 의미 있는 패턴을 만들어 내고 사지의 피하 조직 내 생체 역학적 압력 패턴을 이해하는 효과적인 수단이 될 수 있다. 분리된 표면 근막은 영역에 따라 강한 이방성 및 기계적 특성의 큰 변화를 보여준다. 피하 조직이 경험하는 총 인장력에 대한 효과적인 대용으로서 공간 이방성을 사용할 수 있다.

결론

환자를 평가할 때마다 표면 근막의 해부학적 변이를 고려해야 한다. 덜 미끄러지는 부위의 국소화에 대한 지식은 의사가 환자의 임상 상황을 더 잘 이해할 수 있게 해준다.

피하 조직의 구조 조직과 신체의 여러 부위에 있는 표면 근막 및 피부 지지띠의 기계적 행동은 표면 및 심부 근막의 도수 치료 방식에도 영향을 줄 수 있다. 피부 지지띠가 성기고 얇은 부위에서는 피부에 대한 표면 마사지가(가능한 간접적인 영향을 제외하고) 심부 근막에 영향을 미치지 않을 것임이 분명하다. 심부 근막에 기계적으로 영향을 주려면 피하 지방 조직이 옮겨져야 하기 때문에 작은 표면의 국소 접촉을 이용하고 더 깊은 곳을 직접 가리킬 필요가 있다.

참고문헌

Abu-Hijleh M. F., Roshier A. L., Al-Shboul Q., Dharap A. S. Harris P. F. (2006) The membranous layer of superficial fascia: evidence for its widespread distribution in the body. Surg Radiol Anat. 6:606–619.

Ahn A. C., Kaptchuk T. J. (2011) Spatial anisotropy analyses of subcutaneous tissue layer: potential insights into its biomechanical characteristics. J Anat. 219:515–24.

Caggiati A. (1999) The saphenous venous compartments. Surg Radiol Anat. 21:29–34.

Camper P. (1801) Iconesherniarumeditae a S. T. Soemmering. VarrentrappetWenner, Frankfurt am Main.

Colles A. (1811) A Treatise on Surgical Anatomy. Gilbert & Hodges, Dublin.

Federative Committee on Anatomical Terminology (FCAT) (1998) Terminologia Anatomica: International Anatomical Terminology. Thieme, Stuttgart.

Li W., Ahn A. C. (2011) Subcutaneous fascial bands—a qualitative and morphometric analysis. PLoS One. 6:e23987.

Nakajima H., Imanishi N., Minabe T., Kishi K., Aiso S. (2004) Anatomical study of subcutaneous adipofascial tissue: a concept of the protective adipofascial system (PAFS) and lubricant adipofascial system (LAFS). Scand J PlastReconstr Surg Hand Surg. 5:261–266.

Nash L. G., Phillips M. N., Nicholson H., Barnett R., Zhang M. (2004) Skin ligaments: regional distribution and variation in morphology. Clin Anat. 4:287–293.

Scarpa A. (1809) Sull'erniememorieanatomochirurgiche (1st ed.). RealeStamperia, Milano.

Scarpa A. (1819) Sull'erniememorieanatomochirurgiche (2nd ed.). StamperiaFusi e Compagno, Pavia.

Sterzi G. (1910) Iltessutosottocutaneo (telasubcutanea). Luigi Niccolai, Firenze. Caggiati, 2000.

Testut L. (1899) Traité d'anatomie humaine. Gaston Doin and Cie, Paris.

Tsukahara K., Tamatsu Y., Sugawara Y., Shimada K. (2012) Relationship between the depth of facial wrinkles and the density of the retinacula cutis. Arch Dermatol. 148:39–46.

Vesalius A. (1543) De humani corporis fabrica (On the Structure of the Human Body). Ex officina Joannis Oporini.

Wendell-Smith C. P. (1997) Fascia: an illustrative problem in international terminology. Surg Radiol Anat. 5:273–277.

17

체간의 근막 해부학

Peter J. Brechtenbreiter

체간의 심부 근막은 치밀하고 실을 꼬아 만든 뼈대(scaffold) 모양의 연결된 조직으로 이루어져 있다. 그것은 배아의 간엽 조직에서 기원하며, 머리에서 골반까지 이어진다. 체간의 심부 근막은 표면 근막 바로 아래에 위치하고 둘은 자주 합쳐진다. 심부 근막은 신체 깊숙이 확장하여 척주의 전, 후 근육을 둘러싼다. 그것은 종종 두 층을 이루어서 체간의 심부 근막으로부터 기원하는 광배근, 대흉근, 대둔근과 같은 근육을 둘러싸게 된다. 골격근뿐만 아니라 인대, 건막(aponeuorses), 관절도 심부근막에서 기원한다. 따라서 체간의 심부 근막은 특정 근육에 해당하는 근외막과 구별하기가 어렵다(Skandalis 외, 2006).

체간의 심부 근막은 천층 또는 피복층, 중앙 또는 중간층 및 심부층의 세 가지 층으로 분리할 수 있다. 각 층은 근육을 둘러싸기 위해 이중으로 나뉘어져 있다.

심부 체간 근막의 세 층

천층 또는 피복층

표면층은 흉쇄유돌근 및 승모근을 덮기 위해 목에서 분리된다. 아래로는 흉근 근막을 통하여, 광배근 근막 및 대둔근 근막까지 확장된다.

중앙 또는 중간층

목 부분에서 중간층은 설골하근을 감싸고 아래로 쇄골흉근근막(clavipectoral fascia), 전거근 근막 및 복사근 근막까지 길게 확장된다.

심부층

척추 앞과 옆 근육은 심부층에 의해 감싸지고, 심부층이 아래로 척추 기립근과 장요근을 둘러싼다.

심부 경부 근막 (Deep cervical fascia: DCF)

목 부분에서 심부 근막은 표면 또는 피복판(표면층에서), 기관앞판(중간층에서) 및 척추 앞판(깊은층에서)으로 알려진 여러 판(lamina)으로 세분화된다.

DCF의 표면 또는 얕은 판 (lamina)

표면 판은 그것의 꼭대기에 놓여 있는 광경근과는 완전히 분리되어 목을 감싼다. 흉쇄유돌근과 상부 승모근을 둘러싸기 위해 나뉘어져 있다.

이러한 근육의 근외막은 목 근막의 표면 판에 완전히 결합되어 있다. 얕은 판의 두개골 부착 지점은 상항선과 외후두융기, 두 개의 유양돌기, 하악각과 하악골과 수평인 곳이다. 표면 판은 흉골병, 쇄골, 견봉, 견갑극에 부착되어 있다. 아래쪽으로 복측의 대흉근 표면 판, 하부 승모근의 뒤쪽, 삼각근의 측면까지 확장된다.

광경근을 덮는 앞쪽 표면 판은 얇고 설골에 부착된다. 설골 아래 흉골병과 중간층(예를 들어, 기관 앞 판)에 붙어 있다. 표면 판은 앞쪽보다 측면과 뒷쪽에서 밀도가 높다.

뒤쪽으로 승모근을 감싼 후에, 그것은 다시 합쳐지고 경추 1번의 후결절과 경추의 극돌기에 종지한다.

DCF의 중간 또는 기관 앞판 (pretracheal lamina)

기관 앞 판은 목 앞쪽 부분에 위치해 있다. 그것은 삼각형 모양이고 설골에서부터 흉골병의 윗부분과 뒤쪽 가장자리, 쇄골의 2/3, 견갑설골근의 위쪽 근복과 함께 견갑설골근의 아래쪽 근복을 따라 주행하고 기관 앞판의 측면 경계를 형성한다. 여기서 이것은 표면 판과 측면으로 공존한다. 기관 앞 판은 설골하 근육(흉골설골근, 흉골갑상근, 갑상설골근, 견갑설골근)을 감싸고 각 면에서 그들과 인접해 있다. 미측의 기관 앞 판은 쇄골하정맥과 흉내근막으로 이어진다.

DCF의 심부 또는 척추 앞판 (prevertebral lamina)

척추 앞 판은 원통형으로 척추 앞과 척추 옆의 근육을 싸고 있다. 그것은 목덜미 인대의 양쪽에 부착하고, 심부 척추 기립근, 모든 사각근 뿐만 아니라 척추 앞 근육(두장근, 경장근, 외측두직근, 전두직근) 등을 둘러싸고 있다. 척추 앞 판은 앞쪽으로 횡돌기의 복측면과 C1에서 C7까지의 척추체에 부착한다. 두측으로는 후두골의 기저 부분에서 시작하여 유양돌기를 지나 외후두융기가 있는 상부 목덜미까지 원형으로 머리뼈의 기저에 부착된다. 양측 횡돌기와 척추 앞 근육의 앞쪽에서 척추 앞 판은 표면 및 심부 판으로 분리되어 첫 번째 흉추까지 이르게 되며, 이 사이는 느슨한 결합 조직으로 채워져 있다. 표면 판은 또한 날개(alar) 근막이라고 불린다. 척추 앞 근막은 첫 번째 흉추체에서부터 내려가기 시작하여 흉내근막으로 합쳐진다. 미측 경추부에서 척추 앞 판은 완신경총과 쇄골하동맥과 정맥의 외피(sheath)를 형성하여 액와근막과 결합한다. 척추 앞 판 외측으로 심부 경부 근막의 모든 판에 의해 형성된 경동맥초가 위치한다. 경동맥초 내부에는 경동맥, 내경정맥, 미주 신경, 심부 경부 림프절 등이 있다(그림 17.1).

심부 경부 층은 흉골, 쇄골 및 견갑극에서 시작하여 상지 근막뿐만 아니라 체간 근막의 흉부 연장으로 계속된다. 체간 근막은 내측 및 외측으로 내려간다. 내측으로 그것은 내흉근막이라고 불리우며, 그것이 연장되어 복횡근 근막, 장골 근막 및 대요근 근막이 된다. 외측으로는 흉근, 승모근, 광배근, 요천골근을 감쌀 뿐만 아니라, 더 깊이 위치한 외늑간근, 전거근, 요방형근, 자기유래(autochthonous)의 등근육을 둘러싼다.

그림 17.1
척추앞 층판

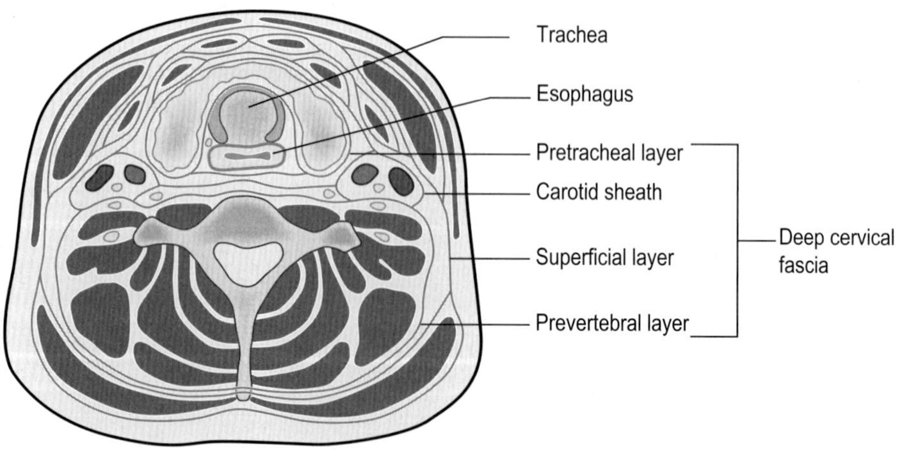

흉내근막 (endothoracic fascia: ETF)

이전에 지적한 바와 같이, 기관 앞 판은 ETF의 앞쪽으로 그리고 척추 앞 판은 ETF의 후방으로 계속된다. ETF는 흉곽과 내부 늑간근을 연결하며, 후자는 섬유 구조와 합쳐진다. 내측 흉벽을 형성할 뿐만 아니라 또한 상흉막 또는 Sibson's Fascia이라고 부르는 늑막 지붕을 덮고, 또한 횡격흉막근막이라고도 불리는 횡격막을 덮고 있다. ETF는 느슨한 장막하 결합 조직으로 구성되어 있으며, 드물게는 단층이며 아래에 위치한 벽측흉막(parietal pleura)과 경계를 형성한다. 후방에서 좀더 치밀하고 인대성 구조이며, 늑골에 부착한다. 첫 번째 늑골에서 ETF는 쇄골하동맥의 전방 혈관 외피(sheath)에 붙어있으며 여기에는 경흉횡격막이 위치한다. 섬유성 격벽이며 경흉근막 또는 Bourgery's diaphragm이라고도 한다. ETF와 흉막(pleura)의 구조적 완전성을 유지하는 데 도움이 되는 결합 조직인 Cooper's ligament 또는 현수(suspensory)인대 (costopleural, transversopleural 및 vertebropleural ligaments)도 있다. 전방 및 후방으로 ETF는 종격동 연결 조직에 부착된다. 그것은 하강하여 복횡근 근막으로 계속된다. 이 근막은 이 장의 뒷부분에서 설명한다.

흉근막 (Pectoral fascia: PF)

주요 흉근은 표면, 심부 판으로 둘러싸여 있다. 표면의 판은 심부의 목 근막이 연장된 것이다. 심부 판은 쇄골의 골막과 안쪽으로(medially) 흉골의 골막에 단단히 붙어 있다. 표면 층은 흉골을 지나서 반대측의 PF와 융합된다. PF는 평균 직경이 151 μm이고 두측에서 미측까지 동그랗게 말린 콜라겐 섬유로 구성되고 수가 점점 증가한다. PF는 근복에 거의 직각으로 주행한다. 유방 부위에서 콜라겐 섬유 직경은 평균 578 μm까지 증가한다. 근막으로부터 발생하여 근육 안쪽(interiorly)으로 이어진 근육 내 중격은 근육을 섬유속으로 분리하며 그래서 근막이 더 강화된다. 말단으로는 PF는 복직근 외피(sheath)의 섬유성 분지와 반대편 외복사근의 근막으로 인해 강화된다. 이 보강으로 인해 검상돌기의 섬유에서 특정한 직물형태 패턴이 관찰된다. 외측으로 PF는 액와근막인 하부층 쇄골흉근근막(CPF)과 함께 이어진다.

쇄골흉근근막 (clavipectoral fascia: CPF)

CPF는 쇄골 뼈에서 유래하여 쇄골하근육과 소흉근을 감싸는 강한 섬유질 외피(sheet)이다. 머리쪽으로 쇄골하근의 외피는 오훼쇄골인대로 강화된다. 대흉근까지의 CPF 복측은 성긴 결합 조직으로 채워진 두꺼운 틈을 생기게 하여 흉근과 CPF 사이의 움직임을 가능하게 한다. 옆으로 CPF는 흉근과 액와근막과 융합된다. 오훼돌기에 부착하는 소흉근을 통해 CPF는 오훼완근막에 이어진다. 오훼돌기에서 첫 번째 늑골로, 소흉근의 외측 외피가 늑오훼인대로 강화되어 복측 흉벽의 경계가 겨드랑이에 형성된다.

복벽의 심부 근막

흉부 근막은 복사근 및 복횡근과 복직근의 외피를 통해 복부에서 척추체의 횡돌기로 복측 및 측부 방향으로 내려간다. PF는 외복사근의 근막으로 이어지며, 이는 (3개의 복사근 중 가장 표면에 있는) 표면 복벽근막과 Scarpa's fascia 아래에 위치한다. 그 근육 섬유는 두측-외측에서 미측-내측 방향으로 아래로 흐른다. 근육 근막은 외측 및 내측 복사근 뿐만 아니라 복횡근과 복직근을 분리한다. 이 근막은 복횡근을 감싸는 복횡근막을 제외하고는 매우 얇다. 근육의 앞쪽으로 건막(aponeursis)이라고 불리는 평평하고 넓은 힘줄과 연결되는데 신체 정중선을 지나 반대편의 건막과 융합하여 서로 얽히게 된다. 이 방식으로 백선이 만들어 지는데, 이는 검상돌기에서 치골결합에 이른다. 배꼽 주위에 교차 콜라겐 섬유가 원형으로 배열되고 원형으로 강화된다. 외복사근은 전상장골극과 치골결절 사이에 부착하는 서혜인대를 만든다.

백선에서 측면으로 3개 복근의 건막이 복직근의 직근 외피(rectus sheath)를 구성한다. 외복사근 건막과 내복사근 건막의 복측판은 직근 외피의 앞면을 구성한다. 직근 외피의 아래쪽 부분인 궁상선(arcualte line)에서 복횡근 건막이 앞쪽으로 오는데, 이것은 3개의 건막이 모두(복직근) 앞쪽에 있게 된다는 것을 의미한다. 따라서 복횡근 근막(TF)은 직근 외피의 배측 경계를 구성한다. 궁상선의 위쪽부분 직근 외피의 배측 판은 내복사근 건막과 복횡근 건막의 배측 판 그리고 TF로 구성된다.

복벽의 측면은 척추기립근의 외측 경계를 따라 장골능에서부터 올라가고 치밀한 봉합(raphe)인 측부 봉합에 매여있다(Bogduk & Mackintosh, 1984). 그것은 내복사근과 복횡근의 근원이며 이 방법으로 나중에 설명할 흉요추 근막(TLF)과 간접적으로 합쳐진다.

복횡근근막 (transversalis fascia: TF)

TF는 복횡근과 밀접하게 합쳐져서 그것의 근외막과 구별되지 않는다. 궁상선 아래쪽에서 TF는 복횡근에서 분리되어 직근 sheath의 배측 벽을 형성한다. TF는 복벽과 복횡근을 내부적으로 완전히 덮는다. 상부에는 횡격막 근막을 형성하여 횡격막을 덮고 있다. TLF로부터 측부 봉합을 통해 복횡근과 내복사근이 기원하는 후방에서는 TF가 요방형근과 요근을 덮고 있다. 측면에서 TF는 장골능에서 장골 근막(IF)으로 병합된다.

장골근막 (iliac fascia: IF)

IF는 장골근육, 전체 장골와를 감싸고, 그 기시부에서부터 소전자의 종지부까지 요근을 감싼다. IF는 또한 요추 신경총을 감싸고 있다. 안쪽으로 그것은 요추의 척추체와 천추의 기저(basis)에 부착하고, 장골능의 내순(internal labium)과 서혜인대의 미측에 부착한다. IF는 서혜인대 섬유로부터 시작하여 배내측으로 장치융기(iliopubic eminence)까지 연결되며 장골치골궁(iliopectineal arch)을 형성하는데, 서혜인대 아래 부분을 내측 혈관열공(vascular lacuna)과 외측 근육열공(mucular lacuna)으로 나누게 된다. 상단에서 IF는 얇고 하강하는 과정에서 강도가 증가한다.

흉요추근막 (thoracolumbar fascia: TLF)

TLF는 건막과 근막 부위를 포함하는 구조물로, 척추 주위 근육을 둘러싸고 요추부를 안정화시키기 위해 결합되어 있다. TLF의 견고한 구조는 체간의 하중을 다리로 전달하는 것을 도와준다.

TLF는 천골에서부터 시작하여 흉곽을 따라 항근(nuchal fascia)까지 확장되어 체간의 등근육을 감싸고, 근육의 기시부 및 종지부로도 작용한다.

뒤 층은 수많은 근육에서 기원한 건막과 근막의 방대한 층으로 구성되어 있다. TLF는 이런 방식으로 요추 및 천골 부위의 척추 주위 근육을 둘러싸고 있는 지지대 역할을 하며, 척추 주위 근막을 형성하여 흉부와 경부까지 이어진다. 여기에는 몇몇의 체간과 사지 근육이 부착되기도 한다. 이 방법으로 근육 근막 벨트가 만들어 지는데, 이것은 대체로 체간을 아우르고 자세, 힘 전달 및 외호흡 과정에 영향을 미치는 다중 근막층과 건막의 정교한 단위이다.

하체에서 이 건막 조직층은 견고한 버팀대(brace)로 형성되어 후상장골극 사이에 퍼져있고 좌골 결절까지 연장된다. 여러 모델의 TLF가 언급되고 다양한 명명법이 등장한다. 2층 모델(Willard 외, 2012)을 제안한 1923년의 Gray & Spalteholz와 1985년의 Clemente과 같은 초창기의 여러 저자들과는 다르게, Bogduk & Macintosh (1984), Vleeming 외 (1995) 및 Barker 등 (2007)은 TLF를 3층 모델로 가정했다.

두 모델 모두에서 뒤쪽 층이 동일하다. 3층 모델의 중간층은 2층 모델의 전방층과 일치한다. 3층 모델의 전방 층은 2층 모델의 TF이다(표 17.1).

3층 모델	2층 모델
후방층	후방층
중간층	전방층
전방층	횡근막

표 17.1
흉요추 근막 모델

이 두 가지 다른 모델은 종종 혼란을 야기하므로 이 장에서는 연구에 가장 보편적으로 적용되는 모델인 3층 모델을 참조할 것이다.

뒤쪽 층은 표면과 심부의 2개의 판으로 구성된다. 표면 판은 광배근의 건막으로 이루어져 있다. 심부 판은 척추 주위 근육을 뒤에서부터 덮는다. L4 높이에서 하후거근의 건막은 이 두 판 사이에 있으며 표면 판과 섞이게 된다.

내(medial)층은 척추 주위 근육과 요방형근을 분리한다.

앞 층은 요방형근과 요근을 분리하며 또한 TF가 신장된 것으로 간주된다. 그러나 앞 층은 얇은 TF보다 훨씬 더 크다. 그렇지 않으면 복근에서 TLF까지의 장력을 견딜 수 없을 것이다.

이 방법으로 척추 주위 근육은 척추 판과 TLF의 후부 층의 심부 판에 의해 형성된 골섬유성 구획을 관통하는데, TLF 그 자체는 극돌기의 중간에 붙어 있으며 횡돌기의 전외측에 위치한다.

후부 층의 표면 판

표면 판은 0.68mm의 두께를 가지고 있으며 3개의 콜라겐 섬유로 묶인 하위 층–얇은 광배근의 근외막, 그 건막, 후하거근의 건막–으로 구성되어 있다(Willard 외, 2012). 흉부를 따라 가면서 두께가 상당히 감소한다. 표면 판은 승모근과 능형근 밑(underneath)을 따라서 올라가고(근육이 여기에 붙음) 머리쪽으로 항근막까지 계속된다. 아래에서 후상장골극에 부착되어 대둔근의 기시부와 함께 후하거근의 건막과 합쳐진다. 표면 판의 외측 경계는 광배근의 연속성에 의해 만들어진다. 그 섬유는 대퇴근과 광배근으로 퍼지고, 작은 부분은 외복사근과 승모근의 건막으로 퍼진다. 이 섬유들은 대부분 광배근의 건막에서 유래하여 상부 영역에서 수평으로 퍼져있다. 그리고 이 섬유는 아래로 내측 부착부인 L4의 극상인대와 극돌기까지 두측–외측에서 시작하여 미측–내측 방향으로 약 20~40°정도 대각선 방향이 된다.

L4/L5 아래는 표면 판이 극상인대, 극돌기, 내측 천골능선에 느슨하게 부착되어 있다. 여기에서 섬유는 천골의 정중선을 가로 지르며 천추, 후하장골극, 대측의 장골능선에 부착한다. 천골부 영역에서 후부 층의 표면 근막은 대둔근의 근막으로 연결되고, 섬유는 십자형 방향으로, 두측–내측에서 미측–외측으로 배향되고 내측 천골능선에서 끝난다. 그러나 L4 / L5에서 일부 섬유는 정중선을 가로지르고 대측의 후상장골극과 장골능선에 부착된다. 장골능부분에서 일부 섬유는 측방 봉합(lateral raphe)에 단단히 묶여 있다. 특히 L4/L5의 높이에서 그리고 때로는 더 아래쪽까지, 표면 판 섬유와 대둔근 근막이 십자 방향으로 배열한다(그림 17.2).

뒤쪽 층의 심부 판

심부 판은 요추의 극돌기, 천추, 극상인대에 부착되고 옆으로 확장되어 척추 주위 근육을 덮어 척추 주위 지지대 소매를 형성한다(Schuenke 외, 2012). 심부 판은 (척추 주위 근육) 측면 가장자리까지 앞쪽으로 감싸며 중간층에 합류하는데 이 중간층은 척추 주위 근육과 요방형근을 분리한다. 심부 판의 다른 부착점은 후상장골극, 장골능선, 후 천장관절인대이다. 외측으로 심부 판은 장골능선에서 중둔근 건막과 융합한다. 그것은 표

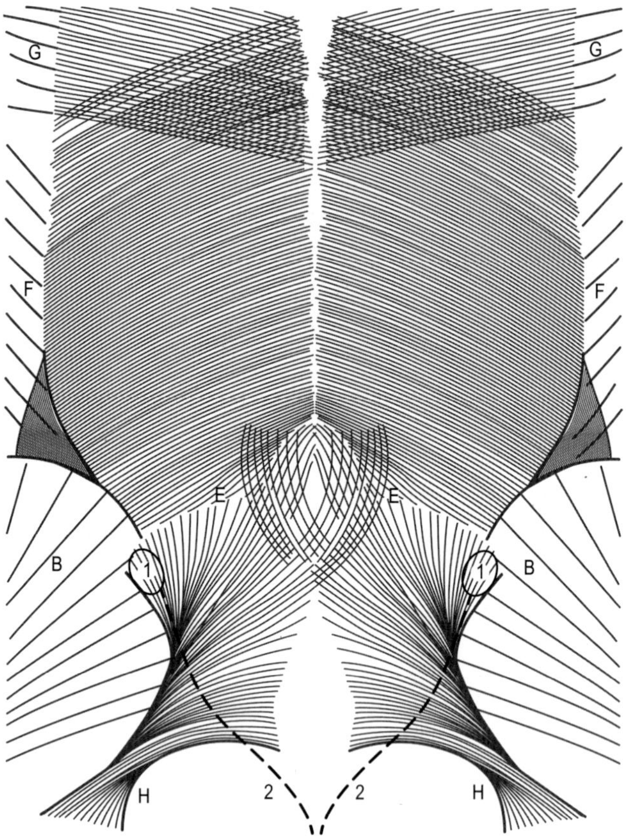

그림 17.2
TLF의 심부층과 그 부착점. TLF의 심부층은 근육 근막계의 장력 연속성을 보여주는 좋은 예이다. 이 근막은 다음과 같은 부위에 부착한다. B 중둔근, E 심부층과 척추기립근 사이의 부착점, F 내사근, G 하후거근, H 천결절인대, 1 PSIS, 2 천골. Reproduced from Chaitow L., 2014, *Fascial Dysfunction: Manual Therapy Approaches*, by kind permission of Handspring Publishing

면의 얇은 판 바로 밑이며 안쪽으로 후상장골극까지이다. 둘은 융합되어 근육 간 중격을 형성하는데, 대둔근이 양측으로 깃털처럼 부착되는 곳까지 이어진다. 일부 섬유는 L5/S1 수준에서 정중선을 넘어 천결절인대로 계속된다(Vleeming 외, 1995). 천골·영역에서 섬유의 두께가 증가한다. 두측으로 심부 판은 얇아지고 하부 흉부 높이에서 후하거근 건막으로 합쳐진다. 전반적으로 심부 판 섬유는 두개골–내측에서 미골–측면까지 20~30° 수평 방향으로 배향되어있다.

TLF의 중간층

중간층은 요방형근과 척추 주위 근육 사이에 위치한다. 그것은 횡돌기의 끝에서부터 더 정확하게, 외측 테두리에서부터 시작된 두껍고 강한 건막 조직이다. 횡돌기 근처에서 중간층은 약 0.63 mm 두께이고, 다른 위치에서는 0.11 mm에서 1.34 mm까지 (평균 0.56 mm) 된다. 두측으로는, 중간층은 12번째 늑골에 붙어 있다. 12번째 척추와 L1과 L2의 횡돌기 사이에서 그것은 요늑인대(lumbcostal ligament)에 의해 강화된다. 미측으로는 중간층은 장요인대와 장골능선에 붙어 있다. 측면으로 장골능선에서 12번째 갈비까지 올라가면 복횡근 건막과 합쳐지고 거기서부터 미측에서는 내복사근과 연결된다. 중간층에 있는 대부분의 콜라겐 섬유는 수평위치와 비교하여 20~30°에서 미측–외측 방향으로 진행한다(Barker 외, 2007). 횡돌기 사이에서 콜라겐 다발은 섬유가 없는 영역으로 이루어져 있으며, 이를 통해 척수 신경의 뒷가지가 지나간다.

TLF의 앞 층

전방 층은 측방 봉합에서 내측으로 이어지고, 요방형근을 정면에서 덮고, 요추체 횡돌기의 말단부로 나아가고, 요근과 요방형근의 사이를 따라 내려간다. 앞 층은 평균 두께가 0.10 mm로 얇고 거의 막성 구조로 이루어져 있다(Barker & Briggs, 1999; Barker 외, 2007). 미측에서는 장골능선에 붙어 있다. 두측 말단에서 앞 층은 궁상 외측 인대(arcuate lateral ligament)를 형성하며, 이 인대에 횡격막이 부착한다.

TLF의 결론

TLF는 척추와 다리 사이의 부하 전달을 위한 요추 영역과 천장관절의 핵심(keystone)이다. TLF의 뒷층에 있는 광배근과 대둔근의 부착을 통해 힘이 반대쪽으로 전달될 수 있다.

중간층은 복횡근 뿐만 아니라 내복사근의 부착으로 인해 중요한 힘 전달 기능을 갖는다. 앞서 언급한 근육이나 다른 구조들과 함께 TLF는 두개골쪽, 미골쪽, 횡단 및 대각선 방향의 힘 전달을 전담하는 데 두각을 나타낸다.

참고문헌과 추가 읽기

Anderhuber, F., Fanghänel, J., Nitsch, R., Pera, F., Waldeyer, A. (2012) Waldeyer – Anatomie des Menschen. 19., Aufl. Berlin: de Gruyter (de Gruyter: Studium).

Barker, P. J., Hapuarachchi, K. S., Ross, J. A., Sambaiew, E., Ranger, T. A., Briggs, C. A. (2014): Anatomy and biomechanics of gluteus maximus and the thoracolumbar fascia at the sacroiliac joint. Clinical anatomy. 27(2):234–240.

Barker, P. J., Briggs, C. A. (1999) Attachments of the posterior layer of the lumbar fascia. Spine. 24(17):1757–1764.

Barker, P. J., Urquhart, D. M., Story, I. H., Fahrer, M., Briggs, C. A. (2007): The middle layer of lumbar fascia and attachments to lumbar transverse processes: implications for segmental control and fracture. Eur Spine J. 16(12):2232–2237.

Bogduk, N., Macintosh, J. E. (1984): The applied anatomy of the thoracolumbar fascia. In: Spine. 9(2):164–170.

Kumka, M., Bonar, J. (2012) Fascia: a morphological description and classification system based on a literature review. J Can Chiropr Assoc. 56(3): 179–191.

Leuffen, Sascha (2014) Intrathorakale faszien und das sympathische nervensystem. [S.l.]: Av Akademikerverlag.

Schleip, R., Findley, T. W., Chaitow, L., Huijing P. A. (2012) Fascia: The Tensional Network of the Human Body: The Science and Clinical Applications in Manual and Movement Therapy, Churchill Livingstone.

Schuenke, M. D., Vleeming, A., Van Hoof, T., Willard, F. H. (2012) A description of the lumbar interfascial triangle and its relation with the lateral raphe: anatomical constituents of load transfer through the lateral margin of the thoracolumbar fascia. Journal of Anatomy. 221(6):568–576.

Skandalakis, P. N., Zoras, O., Skandalakis J. E., Mirilas, P. (2006) Transversalis, endoabdominal, endothoracic fascia: who's who? Am Surg. 72(1):16–18.

Stecco, L., Stecco, C., Day, J. A., Schleip, R. (2009) Fascial Manipulation. Practical Part. Padova: Piccin.

Vleeming A. et al. 1995. The posterior layer of the thoracolumbar fascia: its function in load transfer from spine to legs. Spine. 20:753–758.

Willard, F. H., Vleeming, A., Schuenke, M. D., Danneels, L., Schleip, R. (2012) The thoracolumbar fascia: anatomy, function and clinical considerations. Journal of Anatomy. 221(6):507–536.

18

사지의 근막 해부학

Andrzej Pilat

서론

고전적인 해부학 교과서에 근막의 국소 해부적 묘사가 널리 퍼지면서 근막은 국소 해부적으로 연관된 다른 구조(주로 근육, 예를 들어 광배근 근막, 삼각근 근막, 이두근 근막)와 관련하여 구체적으로 명명된다. 이 분석은 국소 해부적으로는 정확하지만 동시에 추상적이고, 고립적이며 해부학적 요소들 사이의 기능적 상관관계가 제한적이다. 방부 처리된 시체의 해부학 연구를 통해 근막의 상태, 연결성 및 연속성과 생체 역학 관계를 완전히 이해하는 것은 힘들다. 이 장에서는 사지에서 근막계의 연속성에 초점을 맞추어 가장 관련이 있는 해부학적 측면을 논의한다. 완전한 국소 해부학적 분석을 위해 고전적인 해부학 교재를 참고하는 것이 좋다. 이 장에서 제시한 해부학적인 샘플의 모든 사진은 방부 처리를 하지 않은 시신을 대상으로 한 해부 과정을 통해 촬영되었다.

근막 분류학

임상적 접근에서 근막은 해부학적 및 기능적 연속성, 상호 연결 및 통합의 시스템으로 설명해야한다. 따라서 근막은 방해받지 않는 통신 네트워크로 작용하는 근막계와 혈관 및 신경 구조를 비롯한 근육 내 및 근육 사이의 운동과 관련될 수 있다. 기본적인 기능을 분석할 때, 우리는 표면 및 심부 근막의 존재를 인식한다. 심부 근막은 근육 근막, 내장근막 및 뇌척수막으로 세분할 수 있다. 이 장의 해부학적 설명은 근육 근막의 기능적 측면에 초점을 맞춘다.

표면 근막: 구조 및 역학

표면 근막은 피하 근막(Rouviere & Delmas, 2005), 세포 피부 조직(Testut & Latarjet, 2007) 또는 피하 지방 근막 조직(Avelar, 1989)으로 알려져 있다. 표면 근막의 특성은 주로 성형 수술 및 피부 치유 과정과 관련지어 분석되어 왔다(Congdon 외, 1946; Markmann 외, 1987; Avelar, 1989). 표면 근막은 해부학적 구조의 주요한 부분이지만 아직까지 철저한 해부학적, 생체역학적 분석이 부족하여 신체 움직임에서 정확한 역할을 명확히 하는 것이 어렵다. 표면 근막에는 다음과 같은 주요 기능이 있다.

- 피부에 단단히 부착한다.
- 보호, 윤활 및 동작 제어의 기능적 전체를 형성한다.
- 표면 지방을 조절 및 고정
- 지방 결절에 영양분을 저장 한다.
- 피하(주름, 봉와직염)에서 불규칙성을 채운다 (Kapandji, 2012).
- 성별, 체지방 및 신체 부위에 따라 다른 해부학적 구조를 가진다.
- 피하 지방 수준에서 심부(근육) 근막까지 연장되는 연속적인 네트워크를 나타낸다.
- 구조물은 표면과 심부 두 개의 연속적인 층으로 구성되어 있다(그림 18.1). (Fernández-de-las-Peñas & Pilat, 2012; Nakajima 외, 2004).

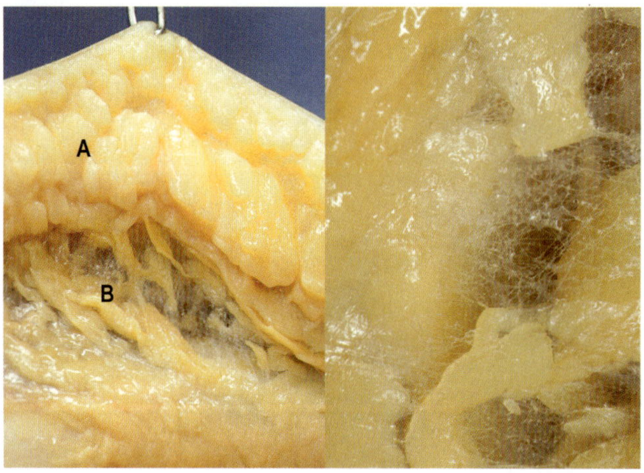

그림 18.1
대퇴 앞부분에 있는 얕은 근막의 근접 영상.
좌측: A 지방 결절이 많은 얕은 근막 (벌집근막)의 얕은 층, B 편평한 지방 결절을 포함한 얕은 근막의 심부층. 우측: 심부층 내부 근막 연결의 근접 영상. 지방 결절을 포함하는 근막 조직의 미세한 네트워크의 연속성에 주목한다.

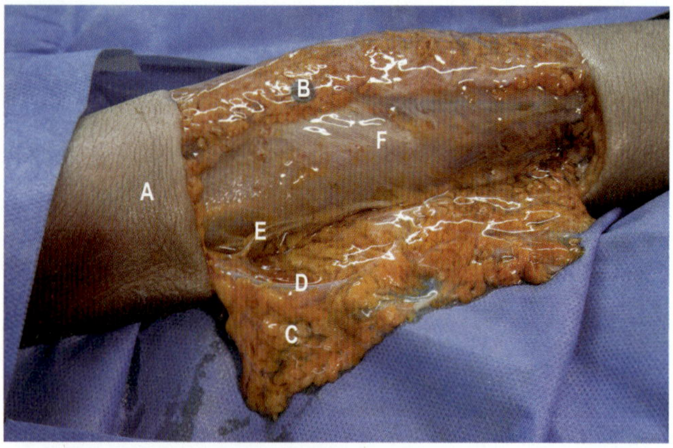

그림 18.2
주관절와. A 피부, B 표면 근막과 지방결절, C 표면 근막과 지방결절 (내면). 지방결절 사이의 근막 연결을 주목한다. D 피부정맥, E 피부신경, F 심부근막. 표층근막과 심부근막의 형태학적 차이점에 주목한다.

심부 근막: 구조 및 역학

심부 근막은 다음과 같은 주요 기능을 가지고 있다.

- 물결 모양의 다발 형태로 조직된 콜라겐 섬유를 포함한다.
- 탄성 섬유를 포함한다.
- 여러 층으로 구성된다.
- 섬유의 밀도와 방향은 층마다 다르며 같은 층의 다른 부분에서도 다르다.
- 지방 결절이 포함된 얇은 성긴 결합 조직에 의해 층이 분리된다. 이 구조는 모든 층이 미끄러질 수 있게 한다.

형태학적 및 생체 역학적 특성

그림 18.2는 상지의 표면 근막과 심부 근막 사이의 형태학적 차이를 보여준다. 표면 근막은 다량의 지방 결절과 함께 고도로 수화된 구조로 특징지어 진다. 심부 근막에서는 섬유질 구조가 두드러진다. 근막, 혈관 및 신경 사이 관계 또한 관찰할 수 있다.

상지 근막계의 연속성과 관련된 해부학적 고려 사항

서론

경부에서 시작되는 상지 근막계의 해부학적 연속성은 표면 및 심부에서 관찰할 수 있다.

표면 근막

표면층은 피부 바로 아래에 위치한다(그림 18.3). 전방에서는 목을 포함하여 어떠한 방해도 없이 손까지 계속된다. 특히 여성에서 어깨와 팔로 이어지는 부위에 지방이 많다. 전완부에서 지방은 개인의 체격에 따라 다르며 원위부로 가면서 감소한다. 손등에서는 근막이 성기고 얇아서 손가락 조작에 상당한 유연성을 부여한다. 손바닥 부위의 근막은 피부에 단단히 붙어 있지만, 모지구와 소지구를 통과할 때, 표면 근막은 더 성기고 얇아진다. 그 분포는 두 두덩의 조작과 움켜쥐는 행동을 용이하게 한다. 피부와 표층 사이에는 움직임이 없다(Pilat, 2015).

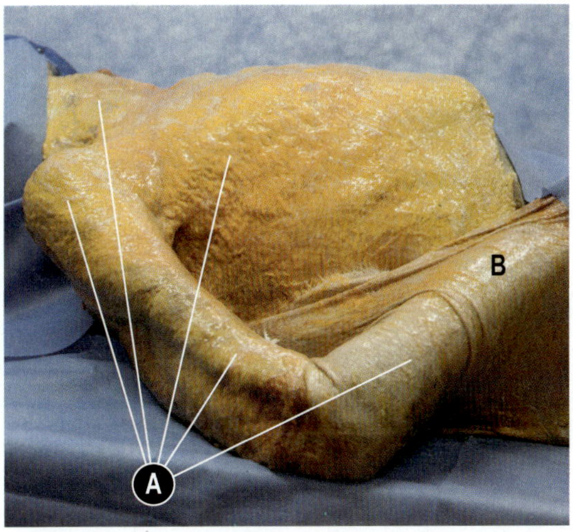

그림 18.3
경부, 흉부, 삼각근, 상완, 전완 부위에 걸친 표면 근막의 연속성. **A** 표면 근막과 지방결절, **B** 피부 (내면)

심부 근막

경부 부위와 상지를 연결하는 주요한 역동성 근막은 경부심부근막의 하부에서 상지의 장축을 따라서 형성된다(그림 18.4) (Pilat, 2015).

견갑대 근막계

해부학적 부착

경부의 전방에서 심부 근막은 쇄골을 가로 질러 연속적으로 이어지고, 대흉근으로 갈수록 얇아지며 대흉근을 둘러싼다. 중간 부분에서는 흉골에 단단히 부착되고 계속해서 대흉근의 앞면을 덮고 아래 가장자리를 감싸며 내면을 지지한다(그림 18.4 참조). 아래쪽에서 대흉근 근막은 전 복벽의 근막과 연속적이며, 겨드랑이를 향하고 광배근의 근막과 합쳐진다. 쇄골 아래 중간면의 근막은 쇄골하근을 감싸고 쇄골흉근근막으로 계속되는데(그림 18.5) 이것은 쇄골의 앞쪽 모서리, 오훼돌기 및 오훼쇄골인대에 부착되어 있다. 그것은 흉골의 앞쪽 부분으로 계속되고 측면으로 삼각근 근막과 합쳐진다. 아래쪽에서, 근막은 소흉근을 감싸기 위해 아래 가장자리에서 확장하고, 심부에서 늑간근과 늑골에 단단히 부착된다(그림 18.5 참조). 근막의 최하부는 흉근 근막의 심부에 합류하여 액와로 이어진다. 대흉근의 아래쪽 가장자리 아래에 있는 근막은 전거근의 앞쪽 근막이 되어 전체 근육 표면을 균등하게 덮는 매우 얇은 구소가 된다(그림 18.5 참조). 측면으로, 그것은 액와 근막과 연속되는데, 결과적으로 광배근의 근막이 된다.

형태학적 및 생체 역학적 특성

흉부(pectoralis) 근막은 얇은 막을 형성하여 근복에 단단히 부착하고 흉부 전면에 위치한다. 막의 정면 에서 근육 내 중격이 나오고 근복을 관통하여 근육 다발을 위한 공간을 만든다. 쇄골흉부근막(clavicpectoral fascia)은 아래쪽 흉근 신경, 요측 피부 정맥, 그리고 흉견봉 동맥(액와 동맥의 가지)에 의해 관통된다.

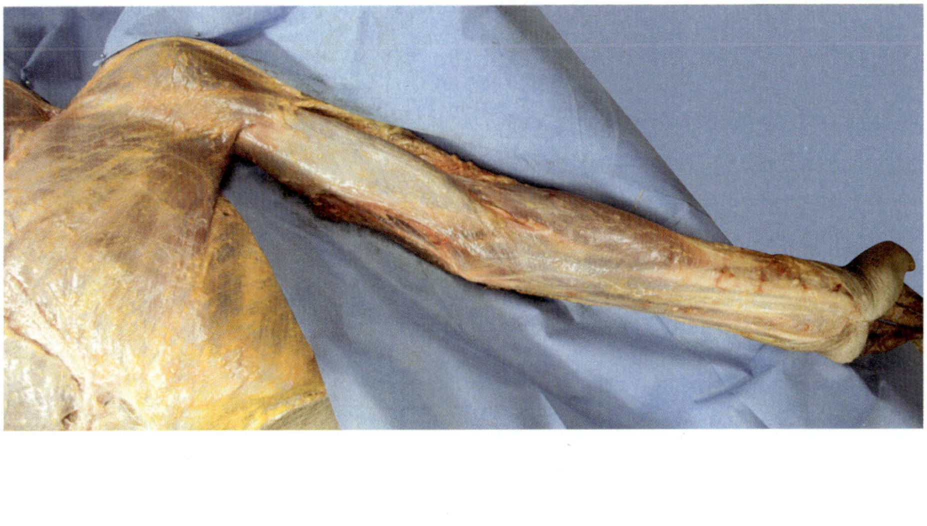

그림 18.4
경부, 흉부, 삼각근, 상완, 전완 부위에 걸친 심부 근막의 연속성

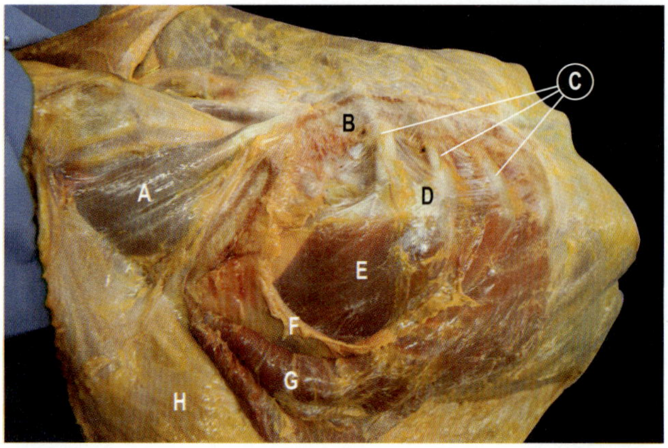

그림 18.5
경부와 흉부에 걸친 심부 근막의 연속성.
A 경부근막, B 흉골, C 늑골, D 늑간강, E 소흉근,
F 쇄골흉근근막, G 대흉근 (내면), H 표면 근막 (내면)

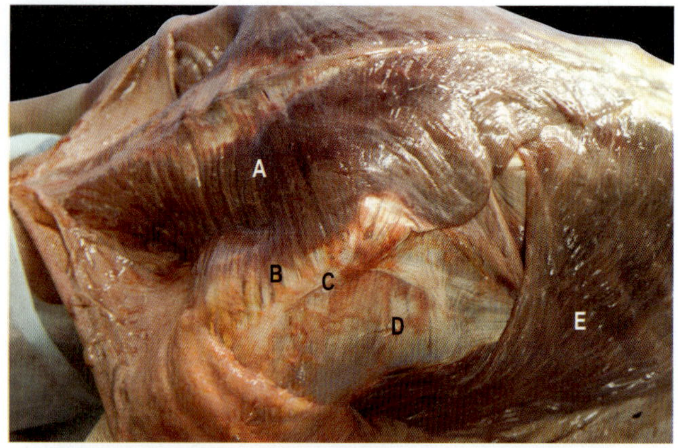

그림 18.6
배측 견갑대의 심부 근막.
A 승모근, B 극상근 근막, C 견갑극, D 극하근 근막, E 광배근

액와 근막

해부학적 부착

액와 근막은 겨드랑이의 기저를 형성한다. 액와 근막의 표면 도처에서 대원근과 광배근의 하단부 말단을 향하고 흉부 근막의 아래쪽 경계를 형성한다. 그것은 일종의 정사각형의 형태로, 소흉근의 아래쪽 경계에 매달려 있고, 견갑골의 겨드랑이의 가장자리로 주행하고, 견갑하근, 대원근, 소원근에 종지하여 마지막으로 관절와에 접근한다. 액와근막은 중간에서 전거근에 가까이 위치한다(Testut & Latarjet, 2007; Bochenek & Reicher, 1997; Rouviere & Delmas, 2005).

액와 근막 구획

뒤쪽 면에서, 표면 근막은 견갑대를 감싸고 체간 위로 이어진다. 심부층에서 경부 근막은 견갑극과 견봉돌기를 향하여 계속되고, 그 다음에 삼각근, 승모근, 극하근, 소원근, 대원근, 광배근으로 연결된다(그림 18.6). 승모근을 지나, 근막은 경부의 심부 근막의 표면층과 이어진다. 견갑극에서 승모근 근막이 되고 중간과 하부 섬유를 포함한다. 가장 심부층은 극상근, 견갑거근, 능형근 및 견갑하근을 포함한다. 극상근 근막은 극상근을 감싸서 골근막 구획의 극상근와 터널을 통과한다(Rouviere & Delmas, 2005).

극하근 근막은 매우 강한 내성 구조를 나타내며, 척추에서 견갑골을 따라 극하근, 소원근, 대원근 및 이들이 서로 접한 부착부를 지지한다(Rouviere & Delmas, 2005). 그것은 견고하고 다방향의 섬유 연결을 가진 견갑골의 내측과 외측 테두리에 통합되어 있다. 광배근 근막은 대원근의 근막에 이어지며 하부로는 액와 근막의 심부층에 의해 강화된다. 견갑거근의 근막은 그 길이 전체에 수반하는 얇은 층이다(Bochenek & Reicher, 1997).

견갑하근의 근막은 견갑하근과 전거근을 분리하는 견갑하근와 부위를 포함한다. 능형근 근막은 하부 말단에서 더욱 견고하다. 이 부위는 승모근과 광배근의 근막과 이어진다.

상완 근막

해부학적 부착

어깨 복합체와 액와에서부터 근막계는 상완, 전완 근

막으로 이행하는 효과적인 통합을 가능하게 하고 마침내 손이 된다. 상완 근막은 장갑처럼 팔의 구조를 감싸는 강한 층을 형성한다(Thiel, 2000). 상부 말단에서 (그림 18.4 참조), 흉근, 삼각근, 액와, 배측 근막과 연속된다. 그 다음에 흉요추 근막과 연속되고 (Testut & Latarjet, 2007; Rouviere & Delmas, 2005), 견갑대의 역학을 상지와 연결한다.

형태학적 및 생체 역학적 특성

Stecco 등 (2008)은 근막 연장의 존재가 상완 근막의 해부학적 설계를 강화하고 선택적 긴장을 만들어 팔 움직임의 효율성을 증가시킬 수 있다고 제안했다.

상완 근막 구획

상완 근막은 안쪽을 두 개의 섬유, 횡방향의 격막으로 확장하여 전/굴곡근과 후/신전 구획을 형성한다 (Rouviere & Delmas, 2005). 전방 구획에는 상완이두근, 상완근 및 오훼상완근이 포함된다. 후방 구획에는 상완삼두근과 주근을 포함한다.

전완 근막

해부학적 부착

전완 근막은 더 낮은 곳에서 상완 근막의 직접적인 연속성으로 발생하고 팔뚝을 둘러싼다. 사지의 배측면에서 삼두근과 전완 근막 사이에 직접적인 연결이 있다. 삼두근 힘줄의 한 부분은 주두에 견고히 부착되어 있고 다른 부분은 전완 근막으로 계속된다. 복측 표면에서 직접적으로 이두근 근막까지 이어진다. 전완 근막이 내부로 확장하여 팔뚝의 개별 근육을 감싼다.

형태학적 및 생체 역학적 특성

전완 근막은 복측 표면에 비해 배측에서 밀도가 높고 원위부로 갈수록 밀도가 감소한다. 복측 표면에는 상완과 전완 근막 사이에 이두근 건막 혹은 건막 섬유 (lacertus fibrosus)라 불리는 구조를 통해 특별한 연결성을 갖는다(그림 18.7). 상완 이두근의 아래쪽 힘줄에서 부채 모양으로 연장되어(Testut & Latarjet, 2007) 관절 선을 가로 지르는 근막의 구조는 전완 근막의 근위 말단으로 연결된다. 그런 다음, 그것은 팔꿈치에 있는상완활차근에 삽입된다(Blemker 외, 2005; Chew & Giuffrè, 2005). 건막 섬유의 연결은 근육 수축이 근막에서 근막으로 직접 전달되어 뼈-힘줄의 연결을 강화하는 동적 연결의 가장 좋은 예 중 하나 일 수 있다.

전완 근막 구획

팔뚝에는 팔꿈치 관절을 가로지르는 17개의 근육이 있다. 그 자체로는 '근육 간' 중격이지만 모든 근육은 자체

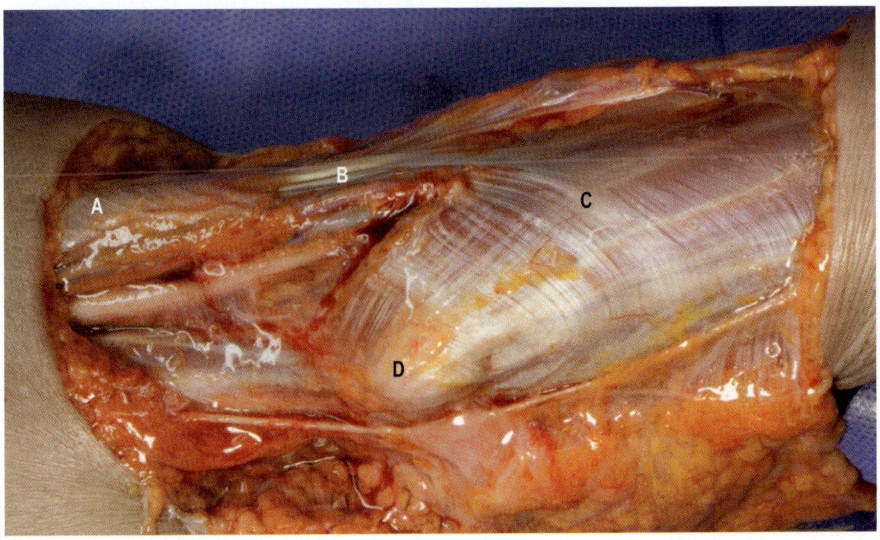

그림 18.7
좌측 상지의 팔꿈치 부분.
A 상완이두근,
B 건막섬유까지 확장한 상완이두근건,
C 전완근막까지 확장한 건막섬유 (두갈래근널힘줄). 콜라겐 섬유의 방향을 주목한다.
D 내측 상과

막에 싸여 있다. 이 막은 근육 근외막 사이의 연결을 통해 기계적으로 상호 연관된다. 굴곡 구획과 신전 구획이라는 두 개의 알기 쉬운 구획이 있다. 굴근 구획은 요측수근굴근, 장장근, 척측수근굴근, 원회내근, 천지굴근, 심지굴근, 장모지굴근, 방형회내근을 포함한다. 신근 구획은 완요골근, 장요측수근신근, 단요측수근신근, 척측수근신근, 주근, 지신근, 소지신근, 장무지외전근, 단모지신근, 시지신근 및 회외근을 포함한다.

손의 근막

손바닥 근막은 부채처럼 펼쳐져 있으며 전완 근막이 직접적으로 연속된다. 그것은 피부에 단단히 붙어 있다. 긴 손바닥 근육으로 강화된 두꺼운 구조이다. 옆으로 모지구와 소지구로 계속되며 얇은 구조로 나타난다(그림 18.8). 수장건막의 심부 섬유는 정중 신경의 말단 분지와 척골 신경의 표면 분지와 관련이 있다. 손의 배측 근막은 팔뚝의 근막과 연속되어 있다. 그것은 신근의 힘줄을 덮고 섬유가 가로로 펼쳐지면서 신근 지지띠의 형태로 두꺼워진다. 지지띠의 주요 기능은 신근의 힘줄을 기능적 위치에 정확하게 놓이도록 도움을 주고 수축했을 때 느슨해지지 않도록 하는 것이다(Testut & Latarjet, 2007).

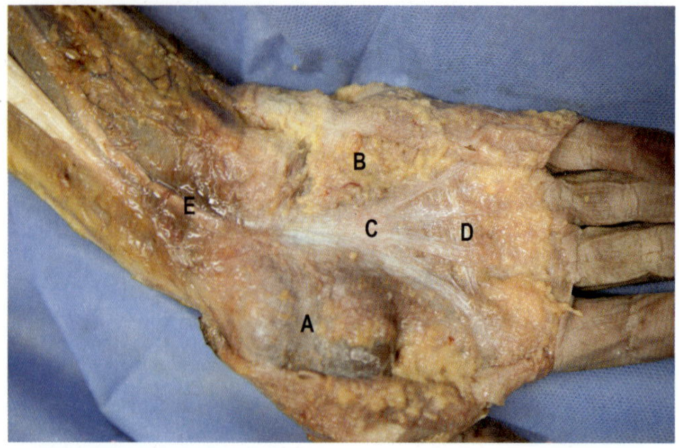

그림 18.8
손바닥 근막. A 무지구 근막, B 소지구 근막, C 손바닥 건막, D 손바닥 건막의 횡근막, E 장장근의 건

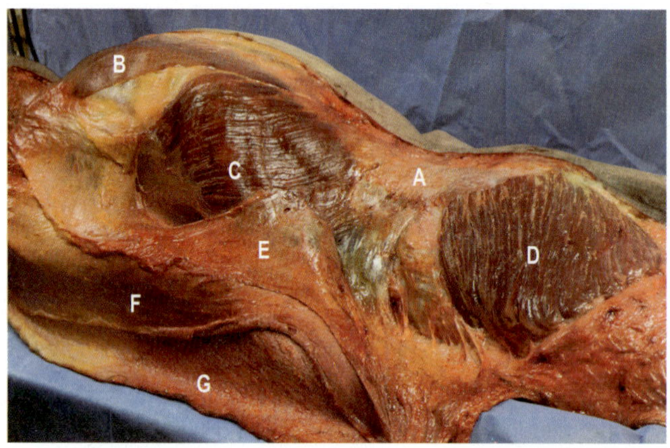

그림 18.9
흉요추 근막. A 흉요추 근막, B 승모근, C 광배근, D 대둔근, E 심부 근막 (내면), F 표면 근막 (내면), G 피부 (내면)

하지 근막계의 연속성과 관련된 해부학적 고려 사항

서론

하지 근막계의 연속성 분석을 통해 우리는 두 발로 걷는 위치, 운동과 관련한 체중 유지, 일상 활동의 최적화와 관련된 해부학적 연관성을 알아볼 수 있다. 이 복합체에서 가장 중요한 구조는 흉요추 근막(TLF)이다(그림 18.9). 해부학적으로, 흉요추 근막은 체간과 사지 사이의 가장 큰 건막 구조이고 동적인 가교 연결이다. 흉요추 근막의 표면에서 광배근과 반대편 대둔근이 연결되어 운동 활동과 체간의 안정화로 기능한다(Carvalhais 외, 2013). Wood Jones (1944)는 하지 근막의 형태와 역학이 인체의 직립 자세와 관련된 외골격 기능과 관련되어 있다고 하였다. 따라서 하지 근막계의 구조적 방향은 체중 부하 기능에 의해 결정된다.

표면 근막

표면 근막은 피부에 단단히 붙어 있다. 풍부한 혈관신생과 신경분지는 높은 지방 함량에 의해 특징지어 진다. 흉부와 요추 부위를 덮고 있는 하지 근막은 장골능선까지 계속된다. 이후 발 끝까지 하지 전체를 주행한다. 전방으로, 흉부와 복부를 통해 서혜부까지 연결되어 허벅지와 다리의 근막이 되고 발등으로 이어진다.

심부 근막

심부 근막은 서혜부와 장골능선에서 발에 이르기까지 끊임없이 이어지는 섬유 구조로 나타난다. 부위에 따라 전체 길이에 걸쳐 둔근 근막, 대퇴근막, 하퇴근막 또는 발의 근막이라고 한다(그림 18.10).

둔근 근막

해부학적 부착

앞에서 언급했듯이, 뒤쪽에서 흉요추 근막의 표면층은 둔근 근막과 연속적이며, 둔근 근막은 중둔근과 대둔근을 덮고 있다. 근위부는 장골능선, 천골, 미골에 붙어 있으며 원위부에서 대퇴근막이 된다(그림 18.11).

형태학적 및 생체 역학적 특성

근위부에서 둔근 근막은 중둔근의 앞부분과 대둔근의 근위부를 덮는 촘촘한 섬유성 구조이다. 두 근육 사이에 성긴 결합 조직이 있어 움직이는 동안 미끄러짐을 쉽게 해준다(그림 18.11 참조).

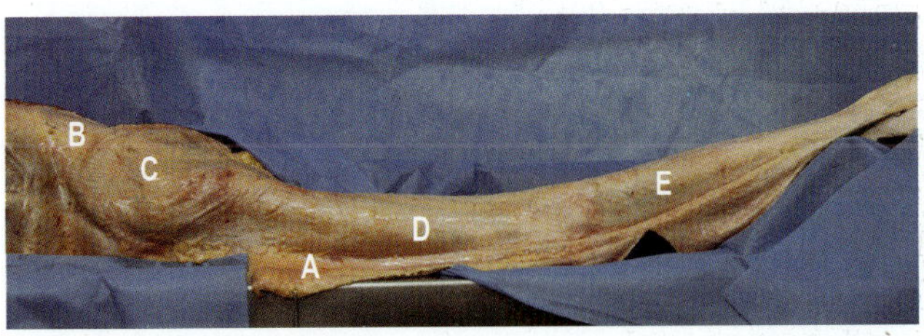

그림 18.10
하지의 심부 근막. A 피부와 표면 근막 (내면). 심부 근막은 뒤에서부터 B, 둔근 근막 C, 대퇴근막 D, 하퇴근막 E 을 거쳐 발까지 이어진다.

둔근 근막 구획

대둔근은 두 층의 둔근 근막으로 둘러싸여 있다. 표면층은 얇고, 근육에 단단히 붙어 있으며, 지방 결절에 의해 박혀있다. 근복을 관통하는 중격을 만들어 근육 다발을 위한 공간을 만든다. 심부 층 또한 근복을 구획하는 섬유성 중격을 만든다. 세 번째 층은 더 깊은 곳에 위치하고 있고 이것은 천결절 인대의 표면과 이상근, 상쌍자근, 내폐쇄근, 하쌍자근 및 대퇴방형근의 표면을 덮고 있다(그림 18.12) (Testut & Latarjet, 2007; Bochenek & Reicher, 1997; Rouviere & Delmas, 2005).

대퇴근막

해부학적 부착

대퇴 근막은 대퇴를 둘러싸고 있다. 전방에서 대퇴근막은 서혜인대에서 시작하고, 대퇴를 따라 계속하여 슬개골과 경골에 삽입된다(그림 18.13). 후방에서 둔근 근막과 연속적이다(그림 18.9 참조). 측방 장경인대에서 대퇴근막은 더 두껍고 저항이 큰 층을 형성한다. 그것은 장골능선의 바깥 쪽 돌출부와 대퇴근막장근과 대둔근, 중둔근 위 사이의 공간 (둔부 근막의 경로를 계속하는 것)에서 계속된다. 그 다음 옆으로, 대전자를 걸쳐 무릎 관절을 지나 슬개골의 측면 경계, 슬개 인대 및 경골의 외측과에 붙는다(Rouviere & Delmas, 2005).

형태학적 및 생체 역학적 특성

대퇴근막은 건막 모양으로 두꺼운 섬유 층을 나타낸다. 대둔근과 대퇴근막장근이 주로 뼈가 아닌 심부 근막에 주로 붙어 기계적 효율성을 극대화 한다(Benjamin, 2009).

대퇴근막 구획

대퇴근막의 심부에서 두 개의 근육 간 격막(외측과 내측)이 생기고, 구획을 형성하면서 대퇴골쪽으로 이어지며 근육을 분리하고 그들의 종방향 경로를 따라 대퇴혈

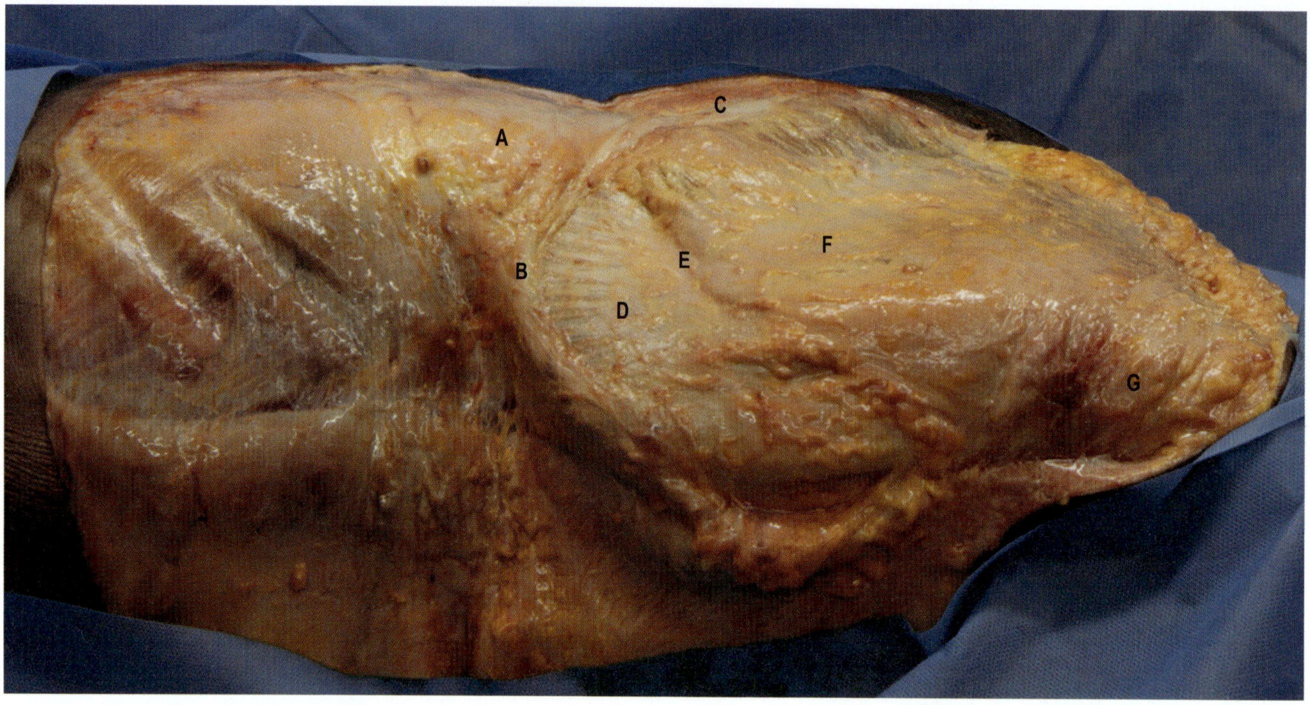

그림 18.11
하지 상부의 심부 근막 연속성 (근접). 심부 근막조직의 섬유성 모습을 주목한다. **A** 흉요추근막, **B** 장골능, **C** 천골, **D** 중둔근의 둔부 근막, **E** 중둔근과 대둔근의 경계, **F** 대둔근의 둔부 근막, **G** 대퇴 영역 (대퇴근막)

관을 그룹으로 나눈다. 외측 격막은 둔근조면과 종익관(linea aspera)의 측방 돌출부에 삽입되어 외측광근과 대퇴이두근 단두 사이에 위치하게 되고 측면 구획을 만든다. 대퇴의 측면/둔부 구획에는 대퇴근막장근, 대둔근, 중둔근, 소둔근, 이상근, 상쌍자근과 하쌍자근, 대퇴요방형근, 내폐쇄근의 힘줄을 포함한다. 뒤쪽으로 좌골신경의 경로뿐만 아니라 좌골결절 인대와 대퇴이두근 장두의 힘줄 사이의 연속성을 포함한다. 내측의 근육 간 격막은 대퇴골 종익관의 내측 돌출부에 삽입되고 내측광근과 내측 대퇴부 근육 사이에 위치하여 전방 구획을 만든다. 대퇴의 전/신전 구획은 대퇴사두근 및 봉공근을 포함한다. 어떤 공간에서는 이 격막이 인대(장요근막과 서혜인대) 또는 힘줄(대퇴근막장근과 그것의 힘줄의 층)과 합쳐진다(Benjamin, 2009).

슬관절 및 슬와 부분

슬관절에서, 슬개골의 섬유질 안정화 구조는 다단계 및 다방향성 복합망을 형성한다. 그것은 주로 대퇴사두근의 힘줄, 슬개하 인대와 대퇴근막 사이에서 슬개골의 위치와 관련이 있다. 이 시스템은 또한 측면 슬개골 움직임의 조절을 돕는다. 근막은 지붕 형태로 슬와를 통과하는 신경과 혈관을 보호하는 시스템을 만든다. 이들 중 가장 중요한 것은 상당한 양의 지방 결절을 포함하는 성긴 결합 조직층에 의해 보호되는 경골 신경이다(Benjamin, 2009).

하퇴 근막

해부학적 부착

하퇴 근막은 다리에서 관 모양을 형성하는데, 이는 다리의 구조를 성기게 둘러싼다. 경골의 앞쪽 모서리에서 치밀한 부착을 통해 시작하여 골막과 합쳐진다. 그런 다음 다리를 감싸고 경골의 뒤쪽 모서리에서 끝난다. 따라서 경골의 전내측면을 감싸지는 않는다. 이 구

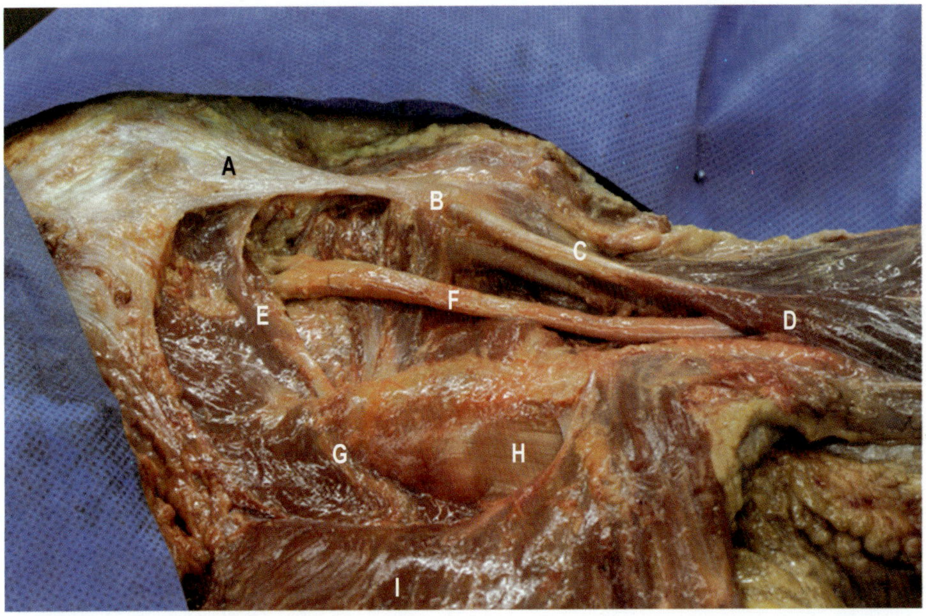

그림 18.12
둔부 근막 (가장 심부 구획).
A 천골결절인대,
B 좌골결절,
C 대퇴이두근 (장두건),
D 대퇴이두근 (장두근복),
E 이상근,
F 좌골신경,
G 대전자,
H 장경인대,
I 대둔근 (내면)

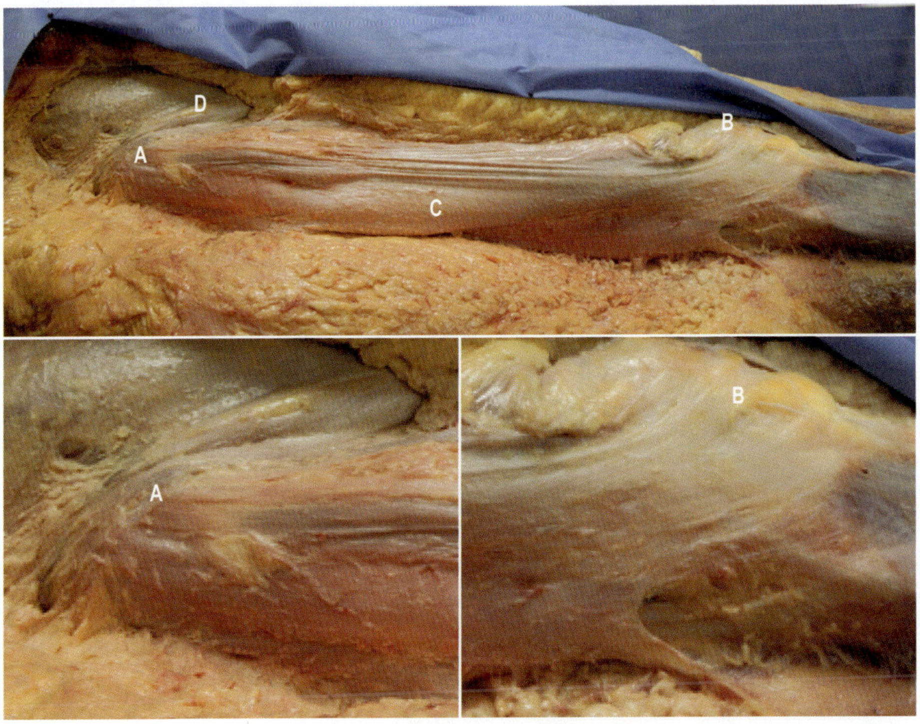

그림 18.13
상부: 대퇴 측면. 장경인대의 장력선을 주목한다(극도로 강하고 거친 무혈관 섬유구조).
A 전상장골극, B 슬개골,
C 장경인대, D 서혜관. 하부 좌측: 근위부의 근접 사진.
A 장경인대: 장골능 외순의 근위 삽입점. 하부 우측: 원위부의 근접 사진. B 장경인대: 원위부 삽입점

역에서는 심부 근막이 없어지고 표면 근막으로만 감싸고 있다. 근위부 말단에서, 하퇴근막은 비골두, 슬개골, 과두 및 경골 결절에서 시작하여 대퇴근막과 함께 이어지며 원위부에서 발의 근막으로 이어진다(Bochenek & Reicher, 1997).

형태학적 및 생체 역학적 특성

하퇴 근막은 다단계 및 다방향 구조의 섬유 모양으로 특징지어진다. 섬유는 대개 종방향의 경로를 갖는데 사선 방향의 섬유와 횡방향의 섬유와 교차한다. 콜라겐 섬유 배열은 하퇴 근막이 이방성 특성을 제공하여 발이

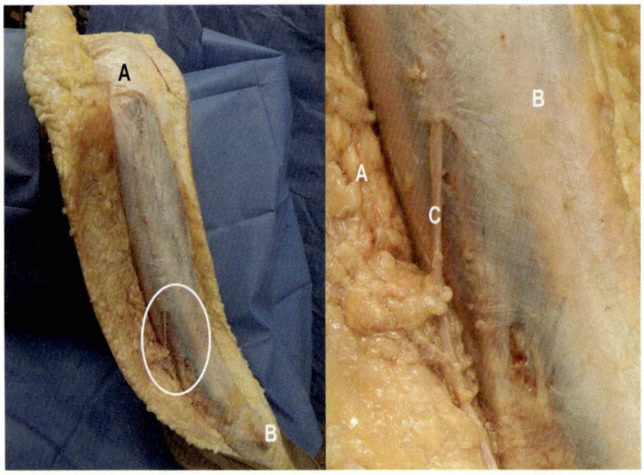

그림 18.14
우측 하퇴근막의 전외측면. 좌측: **A** 슬관절의 전외측, **B** 발의 배측. 우측: 근접 사진. **A** 표면 근막과 지방 (내면), **B** 하퇴, 심부 근막 (섬유성 구조), **C** 천비골신경

위치를 잡는 것을 가능하게 한다. 또한 천비골신경과 같은 신경 구조를 보호한다(그림 18.14).

하퇴 근막 구획

다리의 근막 안쪽에서부터 근육 간 격막(전방과 후방)이 시작되고 최종적으로 비골에 삽입된다. 격막과 골간막은 구획을 형성하여 다리 근육의 위치를 잡고 제어한다. 전방 격막은 비골의 앞쪽 모서리에 고정되고 후방 격막은 비골의 후외측 모서리에 고정된다. 세 번째 구조인 골간막은 경골과 비골을 연결한다. 이 구획을 통해 3개의 구획이 형성되는데, 이것은 전방, 측면 및 후방(심부와 표면으로 나뉜다) 구획이다. 전방 구획에는 전경골근, 장모지신근, 장지신근 및 제3비골근을 포함한다. 옆 구획은 장비골근 및 단비골근을 포함한다. 심부 후방 구획은 후경골근, 장모지굴근, 장지굴근 및 슬와근을 포함한다. 마지막으로, 표재성 후방 구획은 비복근, 가자미근 및 족저근을 포함한다(Bochenek & Reicher, 1997).

발의 근막

말단부에서 하퇴 근막은 발의 근막이 되어 발의 형태

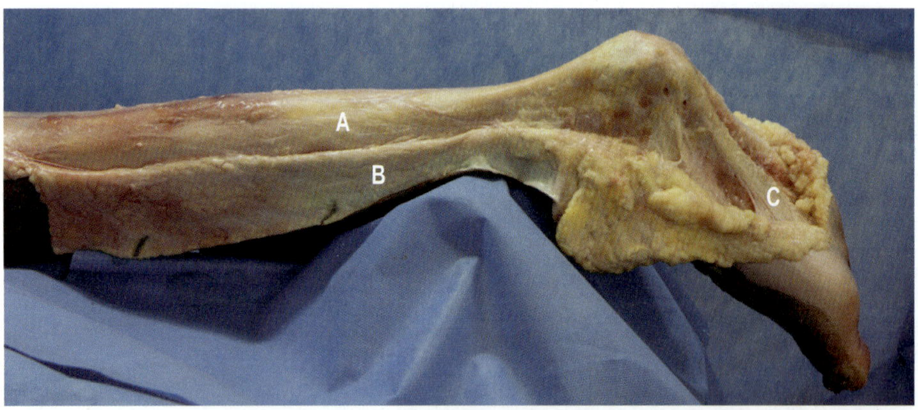

그림 18.15
하퇴와 발의 근막.
A 하퇴근막의 후면, **B** 표면 근막과 피부 (내면), **C** 발바닥 근막

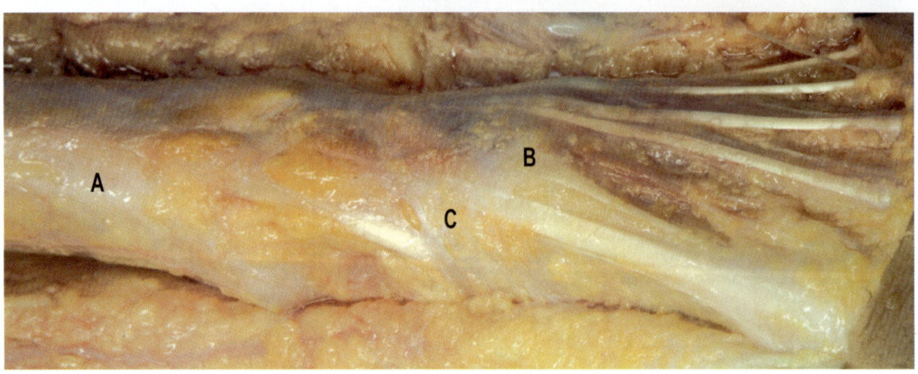

그림 18.16
다리와 발등의 배측.
A 하퇴근막, **B** 발 근막,
C 하부 신전 지지띠

를 만든다(그림 18.15). 다리의 후방에는 섬유의 점진적 치밀화와 함께 비복근과 아킬레스건의 긴 경로에서부터 확장한 섬유성 건막을 관찰할 수 있다. 발바닥 근막의 해부에서 아킬레스건과 족저근막은 두 골격이 병합되는 종골의 골막에 의해서 연결된 연속체를 형성하는 것으로 보인다. 근막 경로는 발바닥에서 끝나고 이것은 족저근막을 형성한다.

하퇴 근막의 말단부에는 근육과 골격과의 관계를 규정하는 세 그룹의 지대(retinaculum)가 나타난다. 신근(상부 및 하부) 지대는 전경골근, 장모지신근 및 장지신근의 위치를 조절한다(그림 18.16). 굴근 지대는 경골 후방, 장지굴근 및 무지굴근의 위치를 제어한다. 비골 지대는 장, 단비골근을 고정한다.

참고문헌

Avelar J. 1989. Regional distribution and behavior of the subcutaneous tissue concerning selection and indication for liposuction. Aesthet Plast Surg. 13:155–162.

Benjamin M. 2009. The fascia of the limbs and back—a review. J Anat. 214(1):1–18.

Blemker S. S., Pinsky P. M., Delp S. L. 2005. A 3D model of muscle reveals the causes of nonuniform strains in the biceps brachii. J Biomech. 38:657–665.

Bochenek A., Reicher M. 1997. Anatomia czlowieka. PZWL: Warszawa.

Carvalhais V. O., Ocarino Jde M., Araújo V. L. et al. 2013. Myofascial force transmission between the latissimus dorsi and gluteus maximus muscles: an in vivo experiment. J Biomech. 46:1003–1007.

Chew M. L., Giuffrè B. 2005. Disorders of the distal biceps brachii tendon. Radiographics. 25:1227–1237.

Congdon E. D., Edson J., Yanitelli S. 1946. Gross structure of subcutaneous layer of anterior and lateral trunk in the male. Am J Anatomy. 79:399–429.

Fernández-de-las-Peñas C., Pilat A. 2012. Chapter 11.1 Soft tissue manipulation approaches to chronic pelvic pain (external). In: Chaitow L. Lovegrove Jones R. (eds) Chronic Pelvic Pain and Dysfunction: Practical Physical Medicine. Edinburgh: Elsevier.

Kapandji A. I. 2012. Le système conjonctif, grand unificateur de l'organisme. Annales de Chirurgie Plastique Esthétique. 57(5):507–514.

Markmann B., Barton F. E. 1987. Anatomy of the subcutaneous tissue of the trunk and lower extremity. Plastic Reconst Surg. 80:248–254.

Nakajima H., Imanishi N., Minabe T. et al. 2004. Anatomical study of subcutaneous adipofascial tissue: a concept of the protective adipofascial system (PAFS) and lubricant adipofascial system (LAFS). Scand J Plast Reconstr Surg Hand Surg. 38(5):261–266.

Pilat A. 2015. Chapter 63 Myofascial induction approaches. In: Fernández-de-las-Peñas C., Cleland J. A., Dommerholt J. (eds) Manual Therapy for Musculoskeletal Pain Syndromes: An Evidenceand Clinical-Informed Approach. London: Elsevier.

Rouviere H., Delmas A. 2005. Anatomía humana. Masson: Barcelona.

Stecco C., Porzionato A., Macchi V. et al. 2008. The expansions of the pectoral girdle muscles onto the brachial fascia: morphological aspects and spatial disposition. Cells Tiss Organs. 188:320–329.

Testut L., Latarjet A. 2007. Compendio de anatomía descriptiva. Masson, Madrid.

Thiel W. 2000. Atlas fotográfico de anatomía práctica. Volumen I, abdomen y extremidad inferior. Springer-Verlag Ibérica, Barcelona.

Wood Jones F. 1944. Structure and Function as Seen in the Foot. London: Baillière, Tindall and Cox.

19

내장의 근막 해부학

Andrea Pasini, Antonio Stecco, Carla Stecco

서론

'해부학'이라는 단어는 '해부학'을 의미하는 그리스어인 ανατομ, anatom에서 유래하였는데 ανά (anà)는 '사이', τέμνω (tèmno)는 '자르다'를 의미한다. 해부학과 해부학 교과서 연구는 인체를 관찰하고 그림과 모델을 사용하여 그것을 표현하며 그가 본 것을 해석할 수 있는 저자의 능력의 결과이다. 문헌에 다양한 해석이 있는 이유가 이것이다. 해부학 교과서는 해부학과 관련하여 근막에 초점을 맞추고, 동일한 구조에 다른 이름을 부여하고, 같은 근막은 부위에 따라 다른 이름을 가지며, 저자에 따라 다양한 방식으로 설명된다. 이는 내장 근막 조직뿐만 아니라 내장 근막의 연속성을 정확하게 확인하는 것이 불가능하다는 의미이다. 근막의 연속성은 이 장의 핵심 개념일 것이다. 두 번째 핵심 개념을 이해하려면 해부의 순수한 표현을 의미하는 '해부학'의 정의로 잠시 돌아가야 한다. 오늘날, 채움(filling) 및 지지를 위한 조직으로써의 근막의 '정적인' 모습이 불충분하다. 이것은 발표된 연구와 논문[1], 운동 협응과 고유수용감각과 관련된 근막 조직의 중요성에 대한 인식이 증가하는 것으로 입증된다.[2,3] 근막을 보다 잘 조직하고 그 연속성을 이해하기 위해서는 실제(해부) 및 이론적(논문, 연구) 지식을 근막의 기능과 연결하는 것이 필요하다. 이런 방식으로, '근막의 기능적 해부학'이라는 새로운 개념이 탄생한다. 이 개념에는 근막의 이미지뿐만 아니라 생리학도 포함된다. 근막 연속성의 개념을 '기능' (곰팡이라는 뜻의 funcio + '수행하다'라는 뜻의 라틴어 –onis 에서 유래)에 결합하는 것만으로 해부학적 연관성이 존재하는 이유와 그 역할이 무엇인지를 이해할 수 있다.

이 장에서 설명한 생체 역학 모델은 내부 근막을 해석하고 무엇보다 그 기능을 이해하기 위한 핵심을 제공하는 것을 목표로 한다.

내부 근막의 기능과 하위 구획

내장, 분비선 또는 혈관의 적절한 기능은 그들의 이동성, 운동성과 밀접하게 관련되어 있다.[4] 운동성이라는 개념은 장관을 생각하면 쉽게 상상할 수 있다. 음식 통로와 벽은 정상적으로 연동운동 하기 위해 수축하는 동안 분비선에서는 호르몬을 분비하고 도관을 짜내는 것과 같은 일이 발생한다. 대조적으로, 장기의 이동성은 신체의 강 내에서 움직이는 능력이며, 전립선과 같은 더 작은 분비선은 자체 이동성을 가지고 있다.[5] 기관이 병리적 상태에 있을 때 또는 기능 장애가 있을 때 그 기관의 이동성이 변하고,[6,7,8] 일부 연구는 기능 장애가 있을 때 기관과 관련된 근막이 변한다는 것을 보여준다.[9,10] 내부 근막은 이 두 가지 기능(운동성과 이동성)을 관리하고 조정하는 임무가 있지만, 이 둘은 완전히 다른 종류의 운동이기 때문에, 근막은 기능에 따라 바뀔 것이다. 이 가설을 해부학적 절개에서 발견된 것과 결합하면, 각 장기는 그것을 둘러싼 더 얇은 근막과 그것을 다른 기관이나 체간의 근육 근막에 연결하는 또 다른 근막을 가진다는 것을 알 수 있다. 따라서 해부학을 단순화하기 위해 내부 근막을 두 가지 유형으로 나눌 수 있다.

- 심부(investing) 근막: 장기의 벽과 밀접한 관계가 있는 내장(또는 혈관이나 분비선)에 부착한다.
- 삽입 근막: 다른 장기 및 체간의 근막과 장기를 연결한다.

예를 들어 장을 감싸는 근막은 복막이며 이것은 내장 복막과 벽측 복막으로 이루어져 있다(그림 19.1). 두 층은 거시적 관점과 미시적 관점에서 완전히 다르다. 내장 복막은 얇고 탄력 있는 결합 조직의 층으로 장기에서 쉽게 분리할 수 없다. 반면에 벽측 복막은 두껍고 내성이 있는 섬유성 얇은 판으로 내부 장기와 쉽게 분리되며 특정 지점에서 근육 근막에 연결된다. 내부 근막을 더 잘 이해하기 위해 근육 근막과 비교할 수 있다. 내장 복막(심부 근막)은 근외막(얇고 탄성이 강하고 근육에 강하게 부착되며 거의 분리할 수 없다)과 유사하지만 벽측 복막(삽입 근막)은 건막성 근막(두껍고 덜 탄력 있고 근육에서 쉽게 분리할 수 있다)과 유사하다. 같은 예가 폐를 둘러싼 근막에 적용된다. 내장 흉막(심부 근막)과 벽측 흉막(삽입 근막)이 있다. 내장 흉막은 장기의 유조직에 단단히 연결되어 있고, 벽측 흉막은 내장에 대해 자유롭게 움직이며 흉내근막(근육성 근막)과 밀접한 관련이 있다. 따라서 흉부에서는 근육 근막과 내부 근막의 결합이지만, 벽측 복막이 성긴 결합 조직에 의해 횡근의 근막으로부터 분리되는 복부는 그렇지 않다.[4] 흉부와 복부에서 내부 근막과 근육성 근막의 서로 다른 관계는 다른 기계적 필요성을 반영한다. 예를 들어 발성동안 장의 이동성/운동성은 근골격계의 움직임과는 독립적이어야 하므로, 호흡을 적극적으로 제어할 필요가 있다. 신장에도 같은 조직이 있다. 신장은 신장 캡슐(심부 근막)에 둘러싸여 있고, 얇고 탄력 있는 근막은 장기를 덮고, 유조직과 분리할 수 있다. 외부에 더 두꺼운, 신장 주위에 구획을 생성하는 희끄무레한 것 즉, 신장 근막(삽입 근막)이 있다. 그것은 척주(척추 앞 근막)로 확장하고 대동맥과 대정맥의 삽입 근막

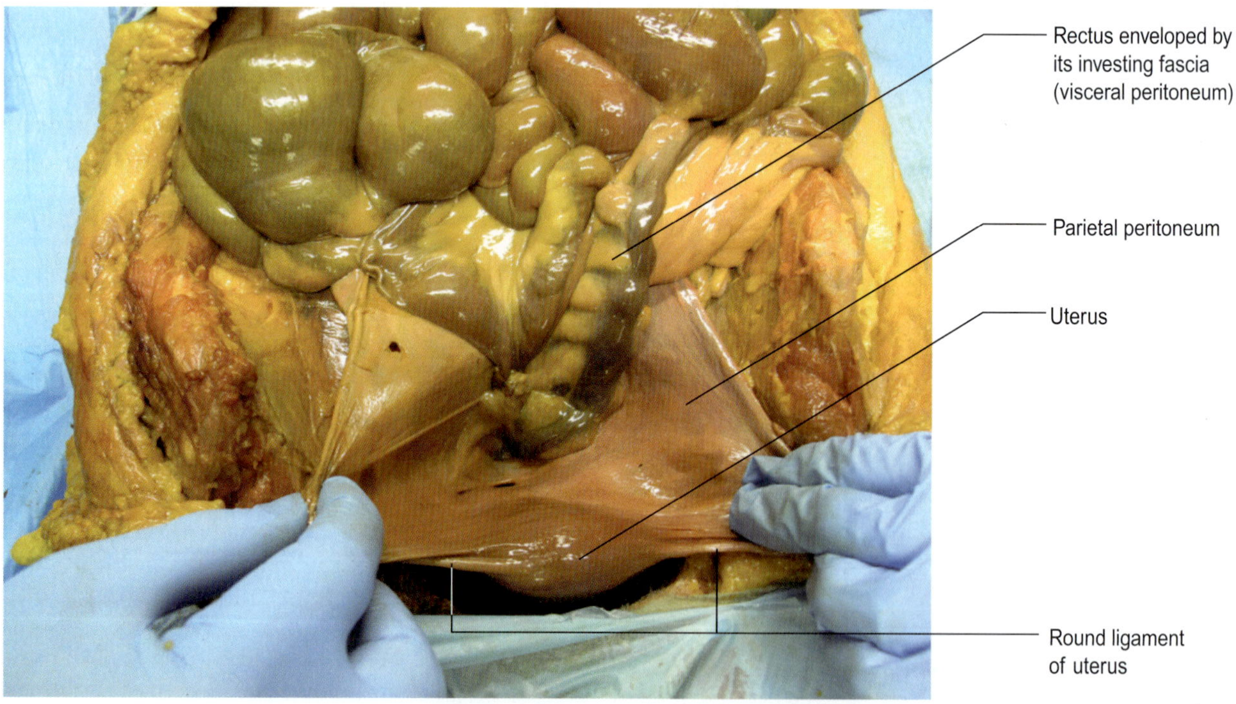

그림 19.1
복부와 골반 전면 해부. 벽측 복막 (근막 삽입점)을 당겨 저항력과 섬유성을 보여준다. 또 벽측 복막은 자궁을 덮고 자궁의 원인대를 형성한다. 내장 복막은 직근을 싸고있다(심부 근막)

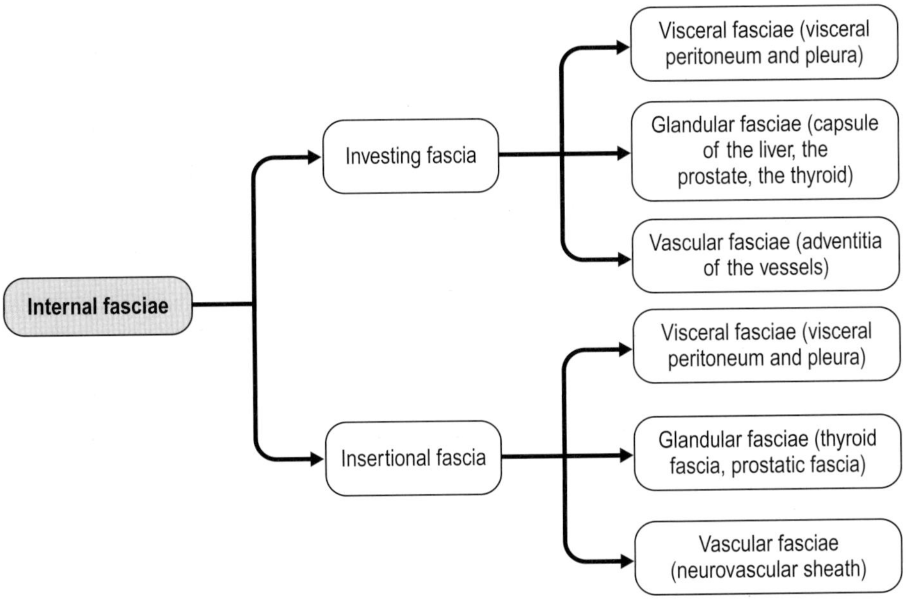

그림 19.2
심부 근막과 삽입 근막.

과 이어져 반대쪽에 있는 다른 신장에 도달한다. 대동맥과 대정맥 및 일반적으로 모든 혈관에 대해서도 어떻게 외막이 심부 근막으로써 동일한 특징을 가지며, 실제로 혈관 외피가 혈관을 장기(예를 들어, 대동맥과 신장 근막 사이의 연속성) 또는 인접한 구조물(예를 들어, 대동맥과 척추 앞 근막)에 연결하는지 주목할 수 있다. 신장 근막은 장골 근막(근육 근막)과 근위부에 횡격막 근막과 연속성을 가진다. 이것은 삽입 근막이 내부 근막과 근육 근막 사이, 그리고 다른 기관 사이의 연결을 제공한다는 증거이다. 분비선을 둘러싸고 있는 근막에도 동일한 패턴을 적용할 수 있다. 예를 들어, 분비선에 붙어있고 유조직으로 들어가는 격벽을 만드는 갑상선 캡슐은 그 자체로 심부 근막이다. 대신, 심부 경부 근막의 중간층과 연속되어 갑상선 로지아(loggia)를 형성하는 갑상선 근막은 그 자체로 삽입 근막이다(그림 19.2).

심부 근막

심부 근막은 장기에 모양을 부여하고, 깊은 곳에 위치하여 긴밀하게 상호 작용한다. 심부 근막은 매우 얇고(약 100 μm) 탄성 섬유가 풍부하여 변화에 스스로 적응할 수 있다. 기관을 덮을 뿐만 아니라 장기(내장 또는 분비선*)에 침투하여 중격이나 엽을 형성하고, 근육의 구조와 모양을 정렬하는 근외막의 근막과 같은 방식으로 자체 기관의 구조를 형성한다. 심부 근막은 민감한 신경을 가지지 않고, 자율신경만 분포하므로 장기의 통증에는 전혀 관여하지 않는다. 자율신경 분포 덕분에 국소 조정에 핵심적인 역할을 한다. 자율신경 분포는 심부 근막의 신장에 매우 민감하다.[11] 심부 근막은 뉴런과 보다 잘 상호 작용하기 위해서 장기 용적의 모든 변화에 적응할 수 있어야 한다. 심부 근막에서 자율 신경계의 가장 중요한 구성 요소는 교내 신경총이며, 그 중 가장 잘 알려진 것이 소장의 장벽내의 auerbach's plexus이다.[8] 심부 근막 내의 자율 신경총은 신장에 민감하고 교외 신경절을 연결하는 신경 네트워크를 형성한다. 해부학 문학에서 종종 신경절과 신경총이라는 단어가 호환되어 사용되지만, 정의한 대로 신경총은 수상돌기와 축삭의 집합이며 국소 신경망을 형성한다. 신경절은 자율신경의 경로에 따라 배치된 연결 캡슐에 의해 둘러싸인 뉴런의 무리이며, 신경 자극을 '중계'하는 기능을 한다. 따라서 신경절에는 정보의 '재작업'이 있

*내장 (폐) 흉막은 폐 표면과 밀착되어 엽 사이의 열구를 따라 분포하고, 결과적으로 각 폐엽을 뒤덮는다.[4,p.953]

'식도 외막은 탄성 섬유가 많은 조밀하고 불규칙한 결합 조직에 의해 형성된다. 섬유는 근육 외막(tunica)의 깊은 층에도 분포하여 그것들을 둘러싼다.'[4, p.1111]

고 신경총은 신경 섬유의 방향을 따르는 기계적 자극에만 반응한다.[12,13] 우리는 심부 근막과 관련하여 장 신경계의 개념과 기능을 더 잘 설명할 수 있는 예로 장 벽을 들 수 있다. 음식 통로가 장벽으로 뻗어나감에 따라, 근육의 외막(tunica) 내에 존재하지만 장의 삽입 근막(내장 복막)과 엄격하게 연결된 신경망(Auerbach's plexus)은 신장과 이완(dischage)을 느낀다. 교내 신경총(즉, '망')은 모든 방향의 신장에 반응할 수 있지만 정확한 방향에서 더 민감하고[13] 다른 리듬으로 discharge 할 수 있다. 신경망이 신장에 더 민감한 방향을 결정하는 것은 기관의 모양 그리고 무엇보다도(교내 신경총이 이식된) 심부 근막의 섬유의 방향일 수 있다. 그들은 탄력성과 구성에 따라 자극을 일으키는 데 얼만큼의 긴장이 필요한지 결정한다. 이것은 심부 근막의 긴장의 변화가 연동운동을 보조한다는 것을 암시한다. '분절적' 관점에서 볼 때, 내부 장기의 운동성은 자동적이며 '자동 유지' 된다. 회로를 시작하는 자극이 있고, 그 다음으로 연동 운동은 자율적인 방식으로 계속된다. 소화기에서는 삼키는 것으로 소화가 시작되며(첫 번째 부분에서는 자발적이며 두 번째 부분에서는 자율적이다) 덩어리/유미즙이 여러 구역을 통과하면서 완전히 자율적인 방식으로 계속된다. 교내 신경총은 그 통로로 뻗어나가 하부를 억제하고, 결과적으로 벽의 이완 및 상부 벽의 수축을 야기한다.[14] 이런 식으로 덩어리/유미즙의 이동을 한 방향으로 유지한다. 이 기사는 장을 잘라내어 180도 돌린 후 봉합하면 내장의 내강을 따라 물질이 이동하는 것이 방해된다고 단언한다. 이것은 근막이 중추의 명령 없이 연동운동을 돕는 완벽한 조직임을 입증한다. 확실히 중추의 명령에 개입하고 어떻게든 내부 장기의 리듬을 변경하여 활동을 증가시키거나 감소시킬 수 있지만, 중추의 명령이 없어도 내장, 분비선 및 혈관의 연동 운동이 적절하게 작동한다.

삽입 근막

삽입 근막은 섬유질 시트처럼 보이며 내부 장기와 쉽게 분리된다(그림 19.3). 그들은 구획과 loggia를 만들고 기관의 중요한 공간을 확보하는 기능을 가지고 있다. 삽입 근막은 매우 두꺼운 근막이며, 콜라겐 섬유가 풍부하고 탄성이 없다. 장기의 유조직에 도달하는 혈관과 신경 통로가 있는 장간막(또는 분비선의 문)을 따라 진행하는 도중 어떤 특정 시점에서 삽입 근막과 심부 근막이 연결된다. 또한 삽입 근막은 간의 원인대, 흉막 돔 인대, 자궁의 광인대와 같이 내부 장기를 고정하는 모든 인대를 형성한다. 전형적인 삽입 근막은 벽측 복막과 흉막, 신장 근막 및 갑상선 근막이다. 혈관 외피(sheath)[†] 조차도 삽입 근막으로 간주할 수 있다. 실제로, 그들은 혈관과 신경의 로지아(loggia)를 만드는 섬유성 얇은 판이다.[15] 삽입 근막이 운동계에서 부분적으로 내부 장기의 자율성과 그들 사이의 연결을 확보하면서 특정 지점에서 어떻게 근육 근막에 연결되어 있는지 확인하는 것이 중요하다. 삽입 근막은 실제로 분할과 연결이라는 두 가지 역할을 한다. 각 장기는 하나 이상의 매우 다른 기능을 가지고 있으며 운동계로부터 자체적인 자율성을 유지해야 한다. 신체의 모든 움직임이 정상적인 장의 연동운동에 영향을 미친다면 얼마나 처참할지를 쉽게 알 수 있다. 따라서 삽입 근막의 기능은 내장(분비선 또는 혈관)을 외부 환경과 다른 기관으로부터 격리하여 특정 구획을 만드는 것이다. '격리'의 정도는 '기관의 기능'에 달려 있다.[16] 예를 들어 흉부에서는 이동성과 운동성이 뛰어난 여러 중요한 기관이 있지만 서로 독립되어 있다. 호흡수와 심박수는 자율적이어야 하며 서로 영향을 미치면 안된다. 장의 연동운동은 주야간으로 계속되지만, 인식되지 않는다. 그렇지 않으면 정상적인 일상 활동을 방해할 수 있기 때문이다. 복막은 이러한 격리 기능을 수행한다. 근골격계에 최소한의 영향을 줄 수 있는 성긴 결합 조직이 복막과 복부의 근육성 근막 사이에 존재한다는 것은 우연이 아니다.[4] 여기에서도 우리는 신체의 구조가 어떻게 '기능적'인지 대한 또 다른 증거를 가지고 있다.

[†]혈관 외피는 경부 혈관 신경계를 감싸고 있으며, 2차로 확장되어 그 다발의 단일 요소를 감싸고 있다. 경정맥 주위에서 밀도가 높고 경동맥 주위에서 밀도가 좀 더 낮다. 혈관 외피는 경부 근막의 중간층에 연결되어 있다.[15]

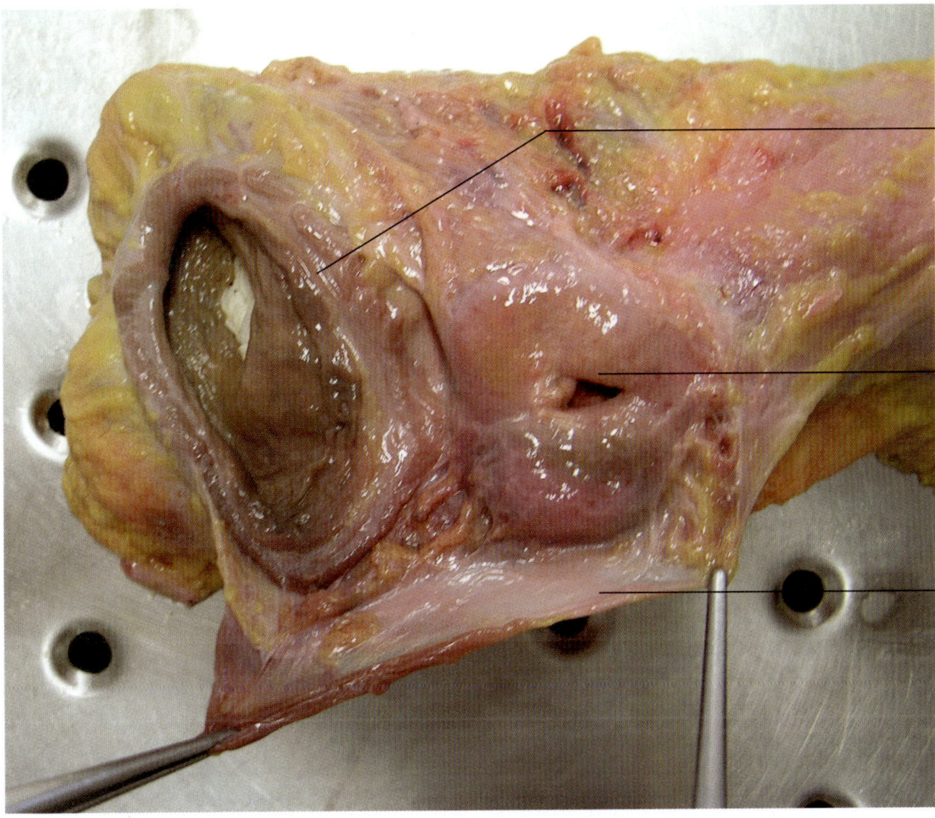

그림 19.3
전립선 근막. 심부 근막 (캡슐에 해당)과 삽입 근막 (전립선 근막에 해당)은 전립선을 싸고 있다. 심부 근막은 얇고 기관에 강하게 부착되는 반면, 삽입 근막은 전립선과 직장 주위에 구획을 형성하는 잘 정의된 섬유층이다.

삽입 근막의 두 번째 기능은 다른 기관과 근육성 근막 사이의 연결이다. 다음 단락에서 내부와 근육성 근막의 연결에 초점을 맞출 것이다. 내부 근막의 연속성은 두 가지 방향, 즉 종방향과 횡방향으로 이루어진다.[16] 동일한 기능을 가진 다른 장기들의 종방향 연속성은 장치(apparatus)를 형성한다. 예를 들어, 소화기는 식도, 위, 소장 등으로 구성된다. 삽입 근막 덕분에 모두 연속성을 유지하며 동일한 기능, 다시 말해 소화 기능을 갖는다. 호흡 장치도 동일하다. 후두와 기관의 삽입 근막은 발성과 같은 호흡 기능을 조정하기 위해 벽측 흉막과 연속되어 있다. 따라서 근막의 기능 장애 또는 내부 근막의 비정상적인 긴장이 장치를 따라 멀리 또는 장치 전체로 전달될 수 있다.[17] 삽입 근막의 횡방향 연결은 다른 장치 안에서 기관을 연결한다. 예를 들어, 소망(lesser omentum)은 위의 소만(lesser curvature)에서 기원하고 췌장, 대정맥 및 대동맥을 덮는 간과 담낭에 도달한다. 그것은 삽입 근막의 모든 특징을 가지고 있으며, 다른 장치의 기관을 연결한다. 이 연결은 이 기관들이 기능을 수행하기 위해 함께 작동하는 곳에서 발견된다. 사실, 소화 과정에서 위가 비워지면 담즙(담낭)을 분비하고 자유 효소(췌장, 간) 등을 생산할 필요가 있다. 해부학적으로 소망은 횡격막 아래 구역의 다른 기관을 조정한다. 우리는 이 기계적 연결이 호르몬 및 화학적 소화 과정을 뒷받침한고 믿는다. 다른 기관 간의 연결/조정이 필요한 체간의 모든 부분에서 소망과 같은 특별한 삽입 근막이 있다는 것은 우연이 아니다. 경부에는 인두 뒤의 근막이 있고 흉부에는 기관 심낭막이 있다(예를 들어, 갑작스럽게 활동이 증가하면 심장과 호흡률을 나누고 조정하는 것이 중요하다). 골반 부위에는 정낭과 방광을 직장에 연결하는 직장방광막이 있다. 이 근막의 비정상적인 긴장은 일부 환자에게 신경절의 활성화를 일으켜 배변 중 배뇨를 조절하기 어렵게 만든다. 삽입 근막은 체성 신경에 의해 지배되며, 따라서 통증의 형태로 변화를 등록할 수 있다. 체성 신경계는 환자가 통증의 영역과 특징을 정확하게 묘사할 수 있게 해준다. 삽입 근막에는 또한 자율 신경이 분포한다. 특히 핵심 요소는 교외 신경절로 표현된다. 교외 신경절은 교내 신경총으로부터 정보를 받고 이를 재작업하여 삽입 근막의 연결을 통해 기관에 분배할 반응을 생성한다.[18] 이 경우에도 근막의 형태에 따라 반응 시기(timing)와 활성화 방식이 결정된다. 교내 신경총은 신장에 즉각적으로 반응하고 자극 강도에 따라 분절적인 운동 반응을 활성화하고 교외 신경절로 자극을 전달한다. 그들은 다른 신경총에서 온 입력을 재작업하고 (작은 말초 뇌로 작용하는) 삽입 근막의 방향으로 새 메시지를 전송한다. 이것은 근막 구조의 중요성을 설명한다. 일련의 교외 신경절(삽입 근막의 종방향 연속성을 따라)과 다른 일부는 평행(횡방향 연결)하다. 교외 신경절은 한 장치 내 한 기관에서 다른 기관으로 연동 운동의 연속성을 관리한다. 위장의 심부 근막이 신장하면서 생성된 자극, 그리고 수축과 위 비우기를 결정하는 교외 신경절을 활성화하는 교내 신경총을 예로 들 수 있다. 요약하면, 우리는 교내 신경총이 분절 기관의 연동 운동(또는 분비선 또는 혈관)을 담당한다는 것을 확인할 수 있다. 교외 신경절은 '전반적인' 연동 운동, 즉 장치의 연속성을 보장한다. 병렬로 놓인 신경절은 '더 전반적인' 연동운동을 보장한다. 이 장의 앞부분에서 언급했듯이, 소망은 십이지장 내 소화에 관여하는 다양한 구성 요소(내장, 혈관, 분비선)를 연결하고 '조정'한다. 이 부위의 근막이 비정상적으로 긴장되면 평행한 교외 신경절의 부적절한 활성(고활성 또는 저활성)을 초래할 수 있다. 따라서 환자는 내장 성분(위, 유문 등), 분비선 성분(췌장) 또는 혈관 성분으로 인한 것인지의 여부에 관계없이 동일한 소화 장애를 경험할 수 있다. 이것은 이 모든 구조물의 올바른 기능이 정확한 생리적 연동을 일으키기 때문이다.

어떤 장기가 기능 장애를 가지고 있는지 이해하는 것이 항상 필수적인 것은 아니지만, 그것을 알아내기 쉽지 않다는 점을 감안할 때 신체의 어느 부위가 영향을 받고 결과적으로 어떤 근막이 영향을 받는지를 아는 것이 중요하다.

내부 근막과 근육성 근막

내부 근막, 좀 더 특별히 삽입 근막은 근육성 근막과 여러 연관이 있다. 이들이 변화하면 정상적인 내부 연동 운동을 방해할 수 있고 그 반대의 경우도 마찬가지이다. 복부 및 골반 부위를 분석하면 복막은 근육성 근막과 직접적인 연관성이 적으며 복막낭의 위치를 유지하는 일부 내엽만 있다(예를 들어 장골능선).[18,19] 신장 근막은 후복막이며, 척추 앞 근막과 요방형근과 요근의 근막과 연결되어 있다.[18] 요관은 장요근의 근막에 의해 지지된다. 연결 유형은 항상 기관이 필요로 하는 '격리' 정도에 따라 다르다. 복막 내 장기는 근골격계와 반대로 가능한 한 자율적으로 움직일 필요가 있다. 그럼에도 불구하고 장기의 위치를 유지하기 위해서는 몇 가지 연결이 필요하다. 복벽은 이러한 구조물을 덮고 복사근과 복횡근의 근막과 함께 중요한 공간을 확보하는 방수포와 같다.[20] 근육의 수축과 위치에 관계없이 이 중요한 공간이 유지되는 것이 중요하다. 이 덮개의 긴장은 내엽을 따라 견인력을 제공할 수 있지만, 무엇보다 '기관의 필수 공간'을 압축하고 수정할 수 있다. 심부 근막 내 교내 신경총은 최소한의 신장에 매우 민감하다.[21] 만약 삽입 근막이 내장 주위의 공간/자율성을 보장할 수 없으면, 교내 신경절의 기능이 손상되어 기관의 기능/운동성이 변할 수 있다. 근막 치료사[22]의 목표는 근육성 근막이 삽입 근막에서 만들 수 있는 긴장을 정상화하여 기관 주위의 중요한 공간을 확보하는 것이다. 따라서 클리닉에서는 그릇이 아닌 내용물에 초점을 두어야 한다. 내부 장기의 치료에만 집중해서는 안되고 근육성 근막에 초점을 맞추어야 하며 치밀화 영역을 조사하고 치료해야 한다.[16,18,19] 근육성 근막의 해부학적 연속성은 근막 말초부의 치밀화가 어떻게 내부 기능 장애를 일으키는지를 설명한다. 이러한 관점에서 근막계(근육과 내부)가 서로 상호 작용하고 둘의 기능 장애가 신체적인 문제 또는 내부의 문제를 유발할 수 있기 때문에 얼마나 많은 장애가 내장 또는 신체에서 기원하는지 결정하는 것은 어렵다.

참고문헌

1. Findley T. W., Shalwala M. Fascia Research Congress evidence from the 100 year perspective of Andrew Taylor Still. J Bodyw Mov Ther. 2013;17(3):356–364.
2. Stecco C., Macchi V., Porzionato A. et al. The ankle retinacula: morphological evidence of the proprioceptive role of the fascial system. Cells Tissues Organs. 2010;192(3):200–210.
3. van der Wal J. The architecture of the connective tissue in the musculoskeletal system – an often overlooked functional parameter as to proprioception in the locomotor apparatus. Int J Ther Massage Bodywork. 2009;2(4):9–23
4. Standring S. (ed). Gray's Anatomy: The Anatomical Basis of Clinical Practice, 41st edn. Elsevier, 2016.
5. Raptopoulos V., Touliopoulos P., Lei Q. F. et al. Medial border of the perirenal space: CT and anatomic correlation. Radiology. 1997;205(3):777–784.
6. Bassotti G., Stanghellini V., Chiarioni G., et al. Upper gastrointestinal motor activity in patients with slow-transit constipation. Further evidence for an enteric neuropathy. Dig Dis Sci. 1996;41:1999–2005.
7. Coyne K. S., Cash B., Kopp Z. et al. The prevalence of chronic constipation and fecal incontinence among men and women with symptoms of overactive bladder. BJU Int. 2011;107:254–261.
8. Furness J. B. The Enteric Nervous System. Oxford: Blackwell Publishing, 2006, pp. 1–160.
9. Barbarić Z., Renal fascia in urinary tract disease. Radiology. 1976;118(3):561–565.
10. Bechtold R. E., Dyer R. B., Zagoria R. J., Chen M. Y. (1996) The perirenal space: relationship of pathologic processes to normal retroperitoneal anatomy. Radiographics. 16(4):841–854.
11. Kandel E. R., Schwartz J. H., Jessell T. M. Principles of Neural Science. McGraw-Hill, 2000.
12. Furness J. B., Clerc N., Lomax A. E. et al. Shapes and projections of tertiary plexus neurons of the guinea-pig small intestine. Cell Tissue Res. 2000;300(3):383–387.
13. Kunze W. A., Clerc N., Furness J. B., Gola M.The soma and neurites of primary afferent neurons in the guinea-pig intestine respond differentially to deformation. J Physiol. 2000;526(Pt 2):375–385.
14. Hall J. E. Guyton and Hall Textbook of Medical Physiology. 13th edition Saunders Elsevier, 2015, pp. 797–816.
15. Testut L. Trattato di anatomia topografica. Firenze: UTET, 1987.
16. Stecco L., Stecco C. Fascial Manipulation for Internal Dysfunctions. Piccin Nuova Libraria, 2013.
17. Jiang Y., Bhargava V., Mittal R. K. Mechanism of stretch-activated excitatory and inhibitory responses in the lower esophageal sphincter. Am J Physiol Gastrointest Liver Physiol. 2009;297(2):G397–405.
18. Stecco L., Stecco C. Manipolazione fasciale per le disfunzioni interne. Parte Pratica. Piccin Nuova Libraria, 2014.
19. Stecco C., Hammer W. Functional Atlas of the Human Fascial System. Churchill Livingstone Elsevier, 2014.
20. Lancerotto L., Stecco C., Macchi V. et al. Layers of the abdominal wall: anatomical investigation of subcutaneous tissue and superficial fascia. Surg Radiol Anat. 2011;33(10):835–842.
21. Wladyka C. L., Diana L. Kunze D. L. KCNQ/Mcurrents contribute to the resting membrane potential in rat visceral sensory neurons. J Physiol. 2006;575(Pt 1):175–189.
22. Stecco C., Day J. A. (2010) The fascial manipulation technique and its biomechanical model: a guide to the human fascial system. Int J Ther Massage Bodywork. 2010;3(1):38–40.

20

횡격막

Michel Puylaert

일반적인 고려 사항

횡격막은 넓고, 짝을 이루지 않은 비대칭의 근건 층(sheet)이다.

횡격막은 돔 모양이며 후배측 방향에서 횡방향이다. 그것은 전후 치수보다 측 방향으로 더 넓다.

호흡의 주요 근육으로써의 주요 역할 외에도, 횡격막은 여러 가지 추가 기능을 수행한다. 예를 들어, 근막 구조에 의해 전달되는 기계적 스트레스에 대한 가장 중요한 흉강 내 완충 지대를 구성한다.

구조적으로 횡격막은 4부분으로 구성된다.

- *중심 힘줄*은 얇고 가장 중요한 힘줄 층이다. 근육 섬유는 그 둘레에 붙어 있으며 강한 근막 구조인 심낭에 고정되어 있다.
- *요추 부분*은 요추의 전종 인대에서부터 중심 힘줄에 이른다. 또한 이 부분은 횡격막의 좌우 다리(crus)로 나눌 수 있으며, 횡격막을 하부 흉곽 출구에 부착시킨다. 이 부분의 근육성 갈래들은 근위부에서 식도의 통로를 구성한다. 원위부에서 그들은 대내장신경과 소내장신경(major and minor splanchnic nerves)에 의해 관통된다. 두 다리는 대동맥 바로 앞쪽에 있는 내측 궁상인대에 의해 중심에서 연결되어 있다.
- *늑골 부분*은 늑골의 안쪽 면에 붙어 있다. 앞쪽과 가쪽으로는 6-12번째 늑골에 붙어 있고, 뒤쪽은 9-12번째 늑골에 붙어 있다. 그것은 또한 중심 힘줄까지 확장된다.
- *흉골 부분*은 검상돌기의 후면에 붙어 있으며, 중심 힘줄에 이르는 두 부분으로 구성된다.

횡격막은 흉강와 복강을 분리하면서 동시에 이러한 강 사이를 연결하는 구조이다. 따라서 횡격막은 흉강의 음압과 복강의 양압 사이의 전이 구역으로 간주될 수 있다. 흉막강은 복막내 구조물, 특히 근위 복부 장기를 마치 자석처럼 끌어당기는 것처럼 보인다. 반대로 복부 장기의 무게는 복부 근막에 의해 전달되는 아래쪽 견인력을 초과한다. 횡격막의 유연성은 두 강 사이의 탄성 관계를 가능하게 한다.

호흡의 주요 근육으로써, 횡격막은 깊은 흡기 동안 생기는 흉부 확장의 3분의 2를 차지한다. 호기의 95%는 횡격막에 의해 원심적(eccentric)으로 제어된다. 호기 동안 횡격막은 전방보다 후방으로 짧아진다. 호기 동안, 횡격막은 전방에서 후방 위치로 이동한다.

발생학

횡격막(그림 20.1)은 중배엽 세포에서 발생한다. 27일 또는 28일에 발달하기 시작한다. 그것은 4개의 원시 구조로부터 유래한다.

- 복측: 위심강(pericardial cavity)과 난황자루(yolk stalk) 사이의 횡단 중격
- 측면: 흉복막 주름에서 두 부분
- 배측: 배측 중앙-식도간막에서

그림 20.1
횡격막.

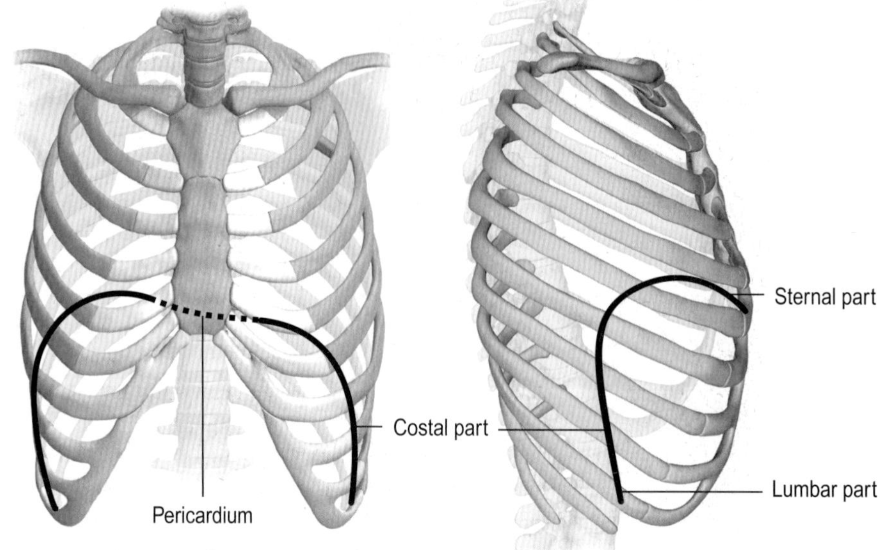

- 두측: 경부 근육분절에서 멀리 이동한 횡문골격근의 근아세포

연결

횡격막은 몸의 다른 많은 구조에 연결된다. 중요한 예는 다음과 같다.

- 요추 부분의 섬유는 척추체 앞부분까지 연장된다. 그들은 L1–L2, L2–L3, 때때로 오른쪽의 L3–L4까지의 추간판에 연결된다.
- L1 높이에서 힘줄성의 아치–내측 및 측면 궁상인대–는 횡격막의 측면을 L1 횡돌기, 12번 늑골 부분, 그리고 요근 및 요방형근에 연결한다.
- 또한, 횡격막은 복횡근 및 복횡근막과 밀접한 관련이 있다. 그것은 복부의 변화에 즉각적으로 반응한다.
- 횡격막의 상측 부분은 횡격심낭인대에 의해 심낭과 연결되어 있다. 흉내근막과 횡격흉막 근막은 흉막과 횡격막을 연결한다.
- 하측 부분은 주로 복막으로 덮여 있으며 간과 겸상인대, 위장과 위횡격막 인대, 비장, 결장의 좌우측 굴곡 및 횡격결장인대(오른쪽에서 왼쪽으로)과 같은 여러 기관과 접촉한다.
- 횡격막은 지속적인 움직임을 제공함으로써 복부 장기 사이의 압력비율이나 장기들에 대한 영양 공급에 크게 기여한다.
- 횡격막의 후방에는 신장 근막이 있으며, 신장 근막은 신장의 위쪽과 부신을 덮고 있다.
- 다른 것들 사이에서, 횡격막은 하대 정맥, 대동맥, 흉관, 식도, 교감신경 체인 및 횡격 신경에 의해 관통된다.

근육 체인

횡격막은 대요근, 요방형근, 복근의 근막에 직접 연결되어 있다. 따라서 그것은 중심 힘줄과 밀접하게 연결된 '대요–(요)방형–횡격–복부 체인(psoatico-(quadratico)–diaphragmatico–abdominal chain)'을 형성한다. 횡격막 기능 장애 (예를 들어, 횡격막하 오목(recesses)의 유착)는 종종 요추부 전만을 증가시키고 더 심한 흉추 후만을 일으킨다. 하루에 약 2만 번의 호흡주기가 있다. 호흡 운동은 신체의 다른 반복적인 움직임보다 우세하므로 신체의 모든 근막 또는 근육 체인에 영향을 줄 수 있다.

신경분포

좌우 횡격 신경(phrenic nerve) (C3–4)이 횡격막에 운동 신경을 제공한다. 또한, 교감신경계가 근긴장(muscle tone)에 유의미한 영향을 미친다. 횡격막에 신경분포 하는 것 외에, 횡격 신경은 또한 심낭, 상대정맥과 하대정맥, 간의 캡슐에 신경분지한다. 횡격막 신경은 또한 쇄골하 신경, 설하 신경, 미주 신경 및 경추부 교감신경과 함께 문합한다. 횡격막 신경에도 감각 섬유가 포함되어 있지만, 횡격막의 주요 감각 신경 분포는 하부 여섯 개의 늑간 신경에 의해 제공된다. 오른쪽 횡격막 신경은 복강 신경절에서 문합에 의해 직접 공급된다.

위식도 접합부

위식도 접합부는 흉부와 복부 사이의 핵심 영역이다. T10 높이에서 식도는 횡격막의 식도 틈새를 통해 복강으로 들어간다. 식도의 원위부 말단은 횡격식도 막에 의해 횡격막의 다리(crurae)에 고정된다. 발생학적으로 (횡격식도)막은 흉부 및 복부 기원을 가진다. 횡격막에 고정되어 있는 식도 근막의 안정성은 개별적으로, 연령에 따라 다르다.

검사

횡격막과의 직접적인 접촉이 불가능하기 때문에, 검사와 치료 모두 간접 기술에 의존한다. 검사와 치료가 종종 서로 병합되어서 순수한 검사 기술은 제한적이다.

흉부 및 횡격막 움직임

자세: 환자는 무릎을 약간 구부리고 반듯이 눕는다. 임상의는 환자 옆에 서서 환자의 흉부에 양 손을 대고, 늑간 공간을 따라 바깥쪽으로 손가락을 향하며 엄지손가락은 늑골연(costal margin)의 뒤쪽으로 움직인다.

방법:

1 단계: 흉곽을 교대로 좌우로 움직인다. 손가락과 엄지손가락을 사용하여 이 수동적인 움직임이 용이한지 판단한다.

2 단계: 조금 더 깊은 심호흡을 하는 동안 횡격막이 내려와 늑간 간격이 넓어져야 한다.

참고: 오른쪽은 간으로 인해 약간 무거울 수 있다. 그렇지 않으면 큰 차이가 없어야 한다. 움직임은 유동적이어야 한다.

흉부 검사

자세: 환자는 무릎을 약간 구부리고 반듯이 눕는다. 임상의는 환자 머리 근처의 주추(plinth) 상단에 서며, 손은 늑골 8, 9 및 10의 전외측에 위치시킨다.

기술: 양 손은 늑골 움직임을 따른다. 흡기와 호기가 끝나는 순간에 손으로 부가적으로 밀어준다(압력을 가한다).

평가: 흉부 또는 횡격막의 탄력(진폭), 통증을 평가한다.

결합 조직 영역

횡격막 기능 장애가 있는 경우, 검상돌기의 양쪽에서 압통이 있는 둥근 피부 영역이 찾아질 수 있다.

치료

횡격막의 돔

자세: 환자는 무릎을 약간 구부리고 반듯이 눕는다. 시술자는 환자의 골반 높이에 서서 손을 하부 늑골의 전외측에 위치시킨다.

기술: 시술자는 흉골을 향해 대각선 방향과 후방으로 압력을 가한다. 압력은 시술자의 체중을 환자쪽으로 옮기는 방식만으로 증가시킨다. 압력은 흉부의 저항에 맞게 조정한다. 손가락 끝의 미끄러짐을 최소화하기 위해

표면 근막과 단단하게 접촉해야 한다. 압력은 1분 동안 유지한 다음 천천히 제거한다. 흉부가 탄성을 느낄 때까지 반복한다.

횡격막 이완

근육 횡격막 기술

자세: 환자는 무릎을 약간 구부리고 반듯이 눕는다. 임상의는 환자 옆에 서서 손을 환자의 흉부 양측에 놓고 손가락은 하부 늑골을 따라 옆을 향하게 한다. 엄지손가락은 늑골 가장자리의 안쪽 면에 위치시키고 가능한 한 두측외측방향으로 많이 움직인다.

기술: 유착 및 고정을 늘리고 미끄러지는 움직임과 억제를 사용하여 풀어준다. 흉부의 양쪽이 치료된다.

횡격막 기술의 조화

자세: 환자는 무릎을 약간 구부리고 반듯이 눕는다. 시술자는 환자의 오른편에 서고, 한 손은 늑골 가장자리 위에, 다른 한 손은 (늑골 가장자리) 아래(underneath)에 두고 두측외측방향으로 약간 움직인다.

기술: 위에 있는 손은 늑골의 가장자리를 미측, 내측으로 움직이는 반면 다른 손은 두측외측으로 움직인다. 이 기술은 근막 긴장도에 따라 움직임 방향이 바뀌면서 이완이 일어나면 끝낸다.

요추 부분과 요늑골궁

자세: 환자는 주추(plinth)의 가장자리에 앉는다. 시술자는 환자 뒤에서 한쪽으로 약간 떨어져서 선다. 한손으로 그는 환자의 체간을 잡고, 다른 손의 손가락 끝은 L1 높이에서 척추 기립근 측면에 직접 댄다.

기술: 환자의 체간을 동측 굴곡과 신전시킨다. 그런 다음 12번 늑골 아래쪽과 L1의 횡돌기 측면위치에서 손가락 끝을 전내측으로 더 깊은 조직을 향하게 한다.

1 단계: 시술자는 환자가 흡기동안 손가락을 약간 밀어내는 것을 허용한다. 호기 동안 손가락을 더 깊숙이 움직여서 궁상 인대, 요방형근과 요근의 근막, 횡격막의 요추부분이 서로 맞닿을 정도로 밀어넣는다.

참고: 신장(renal) 근막과 Toldt의 근막도 이 기술을 사용하여 치료할 수 있다.

2 단계: 시술자가 상당한 변화를 촉지 할 때, 그는 필요하다면 환자를 반대쪽 측면 굽힘과 가능하면 동측 회전시킨다. 필요하다면 조직들이 서로 맞닿을 수 있게 손가락을 계속 움직인다.

3 단계: 굴곡 및 신전 움직임이 시행되고 환자는 호흡을 강화한다.

4 단계: 천천히 놓는다.

환자는 더 편하게 호흡할 수 있다고 느낀다.

횡격막 근막의 균형

척추 앞 근막과 횡격막 돔의 조율

자세: 환자는 무릎을 약간 구부리고 반듯이 눕는다. 임상의는 환자의 견갑대 높이에 서서 하부 늑골의 전외측에 원위부 손을 댄다. 그의 근위부 손은 환자의 흉추 아래에 위치하도록 한다.

기술:

1 단계: 원위의 손은 횡방향 움직임을 유도하고 용이한 방향으로 따라간다.

2 단계: 원위의 손을 머리쪽으로 밀고 아래 흉곽의 움직임을 따라간다.

3 단계: 원위의 손은 하부 흉곽의 움직임을 따라가면서 상부 흉추의 움직임이 느껴질 때까지 계속한다. 두 손은 흉부의 절반 전체가 근막의 조화로운 방식으로 움직일 때까지 상부 흉추와 흉곽의 움직임을 따라간다. 흉부의 다른 쪽도 같은 방식으로 치료한다.

참고: 이 기술은 특히 역류를 도울 수 있다.

식도 열공

특정 근막의 이완

자세: 환자는 무릎을 약간 구부리고 반듯이 눕는다. 임상의는 흉부 높이에서 환자의 왼쪽에 선다. 근위 손의 두상골을 흉골외측 손가락 너비 정도의 간격으로 제 5 늑간공 높이에 위치시킨다. 원위의 손은 근위의 손 위에 놓고 접촉을 안정시킨다.

기술:

1 단계: 시술자는 명확한 저항이 느껴질 때까지 후방으로 압력을 가한다.

2 단계: 역방향 압력을 해제하지 않고, 조직을 시계 방향 또는 반시계 방향으로 회전한다. 이 기술은 직접 또는 간접 기술로 사용할 수 있다.

전반적 근막 이완

자세: 환자는 무릎을 약간 구부리고 반듯이 눕는다. 임상의는 환자의 골반 높이에 선다. 근위의 손은 검상돌기의 바로 말단인 상복부에 편평하게 놓는다. 원위의 손은 근위의 손 위에 위치시켜 접촉을 강화한다.

기술: 의사는 후방으로 가벼운 압력을 가하고, 조직을 다리쪽으로 당긴다. 이완이 효과적일 때까지 자세를 유지시킨다.

횡격막과 관련된 식도 가동성

자세: 환자는 무릎을 약간 구부리고 반듯이 눕는다. 임상의는 오른쪽 엄지손가락을 위의 체부에 있는 분문 괄약근에 둔다. 왼손은 횡격막과 늑골을 머리쪽으로 고정시키기 위해 왼쪽 늑골 가장자리를 감싼다.

기술: 시술자는 늑골과 횡격막을 머리쪽으로 고정하는 동안 위의 체부를 다리 방향으로 움직인다. 조직의 저항이 상당히 완화될 때까지, 위를 리듬감 있게 또는 호흡 움직임에 반대되게 움직인다.

참고문헌

Finet, G., Williame C. (2000) Treating Visceral Dysfunction: An Osteopathic Approach to Understanding and Treating the Abdominal Organs. Stillness Press, Portland, Oregon.

Netter, F. H. (2003) Atlas der Anatomie des Menschen. 3. Aufl., Thieme, Stuttgart/New York.

Rohen, J. W. (2000) Morphologie des menschlichen Organismus. Freies Geistesleben, Stutgart.

Wancura-Kampik, I. (2009) Segment-Anatomie. 1. Aufl., Urban und Fischer, München.

21

경막의 해부학

Torsten Liem

경막은 뇌와 척수를 둘러싸는 뇌척수막 3층 중 가장 바깥 쪽에 위치하며, 뇌척수액(CSF)에 불투과성인 두꺼운 고밀도의 비탄성 막이다. 두개골 경막은 해부학적으로 척추 경막과 많은 면에서 다르므로 별도로 기술할 필요가 있다. 그러나 독자는 두 가지 형태 모두 대후두공에서 연속적인 하나의 완전한 막의 일부임을 주목해야 한다.

경막계는 CSF와 관련하여 뇌 기능의 유지뿐만 아니라 기계적 외상에서 보호 수단으로 사용된다. 두개골에 가해지는 기계적 힘은 뼈의 탄력, 두개골의 기둥 구조, 비강, 그리고 내장두개골의 신경 두개골에 대한 부착으로 충격흡수 구조를 형성한다(Drenkhahn & Zenker, 1994).

두개골의 경막

두개골 경막은 두개골의 내부에 위치한다. 그것은 2개의 층, 바깥의 골내막층과 안쪽의 뇌척수막층으로 구성된다. 정맥혈이 통과하는 부비동을 형성하는 부분을 제외하고 두 층 모두 밀접하게 연결되어 있다. 두개골 경막은 백색 섬유질 조직과 세포 외 공간이 없는 편평한 섬유아세포의 특정 층과 콜라겐으로 구성되어 있으며, 경막과 거미막 사이의 전이 영역에서 발견 된다(Haines 외, 1993). 경막의 바깥 표면은 뼈의 안쪽 표면에 밀착되어 있으며, 이 부착은 두개골 기저부와 봉합부의 반대쪽에서 가장 두드러진다. 경막의 외부 표면은 거칠고 소섬유로 이루어져 있는 반면, 내부 표면은 부드럽고 내피 세포가 줄 지어 있다.

경막은 두개골 기저부에 존재하는 다양한 소공(foramina)을 통해 두개골의 외부 표면에서 계속된다. 섬유질 층은 두개골을 빠져 나간 신경을 위한 신경초(sheath)를 형성하고, 따라서 이들 소공을 통과한다. 경막은 대후두공에서 뼈에 붙어 있고 척추 경막과 연속적이다.

두피의 피부와 경막은 도출정맥으로 연결된다. 경막은 사골세포, 중뇌피개(tegmentum) 및 S상 정맥동에서 특히 편평하다. 경막의 내부 뇌척수막층은 외부 골내막층보다 구조적으로 약하다(Haines 외, 1993). 성인의 경막은 신생아의 경막보다 큰 힘에 견딜 수 있다(Dragoi, 1995). Arbuckle에 따르면, 특정 섬유 구조는 두개골과 척추의 경막이 서로 다른 힘을 전달할 수 있게 한다(Arbuckle, 1994). 이러한 소위 '스트레스 섬유'는 수평, 수직, 횡단 및 원형의 그룹으로 구성된다. 배아 발생 중 콜라겐 섬유가 스트레스에 의해 일렬로 맞춰질 때 기계적 힘의 결과로 두개골 경막의 섬유 방향이 정해질 수 있다(Hamann 외, 1998).

정맥혈동 뿐만 아니라, 경막의 골내막과 뇌수막층 사이의 다른 중요한 구조는 경동맥의 말단 가지인 뇌막동맥, 내림프관의 일부이고 두 개 경막층 사이의 추체골에 위치하는 내림프낭, 제5뇌신경의 신경절에 대한 경질의 낭상돌출을 나타내고 파열공 위 측두골의 추체부의 정면에 위치한 삼차신경절 공간(Meckel's cavity), 두 개내 혈관벽의 경막층 사이에 교감신경 섬유의 통로이다.

수평 및 수직 경막계

두개골의 구멍은 대뇌겸(falx cerebri), 소뇌천막(tentorium cerebelli), 소뇌겸(falx cerebelli), 안격막(diaphragma sellae)의 4개의 구획으로 나뉘어져 있는데, 이 구획은 뇌의 각 부분을 보호하는 역할을 한다. 그들은 해부학적으로, 기능적으로 연결되어 있으므로 서로 영향을 준다.

대뇌겸(falx cerebri)은 경막의 작은 낫 모양의 주름이며 대뇌 반구 사이의 종 방향 열구에 수직으로 내려간다. 정면에서 사골의 볏돌기(crista galli)에 붙어 있으며, 뒷면에서 소뇌천막과 연결되어 있다. 하부 경계는 자유롭고 오목하고, 하부 시상동을 포함하는 반면, 상부 경계는 정중선에서 두개골의 내면에 부착되어 내부 후두 융기로 되돌아나간다(Jinkins, 2000; Herle, 2012, Standring, 2008).

소뇌천막(tentorium cerebelli)은 축 방향 평면에 놓이고 두개골 강을 상부 및 내측 천막 구획으로 나누는 경막 주름이다. 그것은 소뇌의 상부 표면을 덮고, 뇌의 후두엽을 지지한다. 전방으로 상부 천막과 하부 천막 구획 사이에서 소통을 가능하게 하는 심부 천막 패임은 침상돌기에 붙어 있고 해면 정맥동의 측부를 형성한다. 후방으로 볼록한 경계선에 의해 후두골의 안쪽 표면에 붙어 있으며 거기에는 횡정맥동을 둘러싸고 있다. 전방으로 측두골 추체 부위에 붙어 있고, 상추체 정맥동을 둘러싸고 있다. 또한 천막은 대뇌겸에 붙어 있으며, 직정맥동이 그 접합부에 놓인다(Singh, 2011; Standring, 2008).

소뇌겸(falx cerebelli)은 후두 두개와(cranial fossa)의 바닥에 있는 경막의 작은 주름(infolding)이다. 그것은 두 개의 소뇌 반구를 분리한다. 소뇌겸은 상방으로 소뇌천막에 붙어 있으며, 하방으로 대후두공까지 이어진다. 뒤쪽에서 후두 정맥동을 포함하는 후두골의 후두능선에 부착한다(Singh, 2011).

인장가로막(diaphragrama sellae)은 작고 원형의 수평 주름으로, 터키안장(sella turcica)을 덮고 뇌하수체오목의 지붕을 형성한다. 그것은 접형골 위 경막의 2개의 수평한 잎으로 이루어져 있다.

대뇌겸과 소뇌겸은 직각으로 서로 교차하는 전방, 중간 및 후방 영역에서 콜라겐 섬유와 호(arcs)로 구성된다. 섬유는 성장 과정에서 스스로 조직하고 다른 방향으로 움직일 수 있다(Dragoi, 1995). 이 수직 시스템은 두개골 기저의 조임 장치 역할을 할 수 있는 소뇌천막과 안격막으로 구성된 수평 시스템과 비교하여 두개원개를 단단히 할 잠재력이 있다(Newell, 1999).

혈관 신생

경막의 내층은 일반적으로 많은 양의 혈액 공급을 필요로 하지 않기 때문에 혈액 공급은 외층에 관계된다. 경막은 수많은 동맥에 의해 공급된다. 전후방 사골 및 내경동맥의 전방 뇌척수막 가지와 중간 뇌척수막 동맥의 가지는 전두개와에 위치한다. 중두개와는 중간 뇌척수막 동맥의 정면 및 두정엽 분지를 포함하며 이는 극공, 부경막동맥, 인두동맥, 내경동맥의 가지를 통해 중두개와로 들어간다. 후방의 두개골와에는 후두 동맥의 뇌막 가지, 척추 동맥의 후방 뇌막 가지, 가끔 상행 인두 동맥의 뇌막 가지, 중간 뇌막 동맥의 가지가 있다.

두개골 경막의 정맥 환류는 판간정맥과의 문합에 의해 발생하며 다양한 정맥동에서 끝난다. 중간 뇌막 정맥은 익돌근 정맥총, 상악 정맥, 또는 익돌근 정맥총을 통해 하안정맥과 해면정맥동으로 이어진다. 뇌막 정맥은 정맥동을 통해 경정맥으로 직접 또는 간접적으로 비워진다.

신경 분포

경막 상부의 신경은 주로 삼차 신경과 미주 신경의 뇌막 가지에 의해 제공되며, 하부는 상부 경추부 신경에 의해 신경 분포한다. 전방 두개와의 신경 공급은 삼차 신경의 안신경 분지, 비모양체(nasociliary) 가지, 전후 사골신경에 의해 제공된다. 중간 두개와에는 삼차신경의 안신경, 상악신경, 하악신경 분지가 분포한다. 하방 두개와에는 C1, C2와 함께 제 3경추 가지 (C2, C3)의 두 번째, 미주 신경과 설하 신경의 뇌막 가지에 의해 신경 분포한다.

척추의 경막

척추 경막(SDM)은 비교적 비탄력적인 콜라겐 섬유관으로, 척추 수질 주위에 성긴 외피(sheath)를 형성하고 척추관의 곡률을 철저히 따른다. 경막은 CSF에 의해 긴장 상태로 유지되며 정수학적 인자, 호흡기 및 맥동 인자에 의존한다(Lan Lanz, 1929). 경막은 후두골의 대후두공에서 천골관까지 확장되는데 미골의 골막과 섞인 S3 레벨에서 척수의 종말끈이 된다.

척추 경막은 잠재적 공간에 의해 거미막과 경막하 공간으로 분리된다. 그러나 두 막은 미세한 양의 CSF에 의해 분리되는 경우를 제외하고 대부분 서로 가깝게 접촉한다.

경막은 경막 외 공간을 향하여 얇고 길게 확장된 편평한 세포로 이루어진 외부 섬유성 탄성 조직층, 중간 섬유층, 세포 결합이 거의 없고 세포 외 콜라겐이 없는 세포 외 공간으로 나눌 수 있다(Vandenabeele 외, 1996).

경막 내에 수많은 탄성 섬유가 존재하는데, 이것은 움직일 때와 자세를 변화시키는 동안 상당한 유연성과 탄력성을 나타낸다(Vandenabeele 외, 1996). 척수 및 뇌막에 적용되는 변형력은 경막 외 공간 내의 거미막하 공간과 섬유 지방 조직에 의해 분산된다(Vandenabeele 외, 1996).

두 개의 경막 층은 대후두공에서 척추관으로 이행할 때 구별할 수 있다. 즉, 척추관 안쪽에 있는 골막에 의해 점유된 공간과 함께 대후두공에서 끝나는 바깥 쪽의 골막층과 진짜 척추경막인 안쪽 층으로 나누어진다. 이 두 층은 두개골 안에 나타나지 않는 경막 외 공간에 의해 분리되며, 경막과 척추 사이의 미끄럼 운동을 허용한다. 후종 인대는 경막 외 공간에 앞쪽으로 접해있고, 척추뼈 고리의 중간면과 추간공은 측면에 위치한다. 척추판(lamina)의 앞면과 황색 인대는 후방에 가깝게 위치한다(Westbrook, 2012). 상방에서 경막은 대후두공의 골막과 혼합된다.

경막의 크기는 흉부 부위에 비해 경추 및 요추 부위에서 더 크다.

근막 관계와 척추 경막의 부착은 아래에서 더 자세히 설명된다. 이러한 구조는 척추관 내부의 경막관의 움직임을 지지하고 접힘이나 다른 손상-유발 메커니즘이 경막이나 척수에 생기는 것을 방지한다.

척추 경막의 근막 관계

Von Lanz는 원래 경질에서 후두골, 하부 종인대 및 환추의 횡인대(v Lanz, 1929)에 이르는 섬유질 가닥으로 ligamentum craniale durae matris spinalis (CDMS 인대)를 묘사했다. 후방에서 CDMS는 환추와 축추의 아치와 후두린(occipital squama)의 골막에, 측면에서는 환추-후두 관절과 환추 관절에 부착한다(Lan Lanz, 1929). C1-C2와 C2-C3 사이의 황색 인대에서 발생하는 섬유가 더 발견되었고, C2와 C3의 아치 사이에는 경막에 연결된 다른 섬유가 확인되었다(Rutten 외, 1997). Rutten과 동료들은 CDMS 인대의 일부가 움직임 중 상부 경추에 힘을 가할 수 있다는 의견을 제시하였다(Rutten 외, 1997).

척추경막은 또한 결합 조직 가교를 통해 **소후두직근**(RCPmi) (Kahkeshani & Ward, 2012; Zumpano 외, 2006; Nash 외, 2005; Humphreys 외, 2003; Hack 외, 1995; Hugh & Hallgren, 2004), **대후두직근** (RCPma) (Scali 외, 2011; Scali 외, 2013, Kahn 외, 1992) 및 **후두하근**(OCI) (Pontell 외, 2012; Pontell 외, 2013)과 관련된다. RCPmi 근육과 경막 사이의 결합 조직 가교 섬유는 주로 경막과 수직을 이룬다(Hack 외, 1995).

척추경막은 결합 조직 밴드에 의해 환추-후두(PAO) 관절에서 후방 환추-후두막에 연결되어 구성 단위을 이루고 RCPmi도 식별할 수 있다(Kahkeshani & Ward, 2012, Hack 외, 1995). RCPmi는 환추-후두막과의 연결을 통해 척추경막의 생체 역학에 직접적으로 영향을 줄 수 있다. RCPmi와 척추경막사이의 근육경막 연결은 목과 머리를 신전할 때 발생하는 경향이 있는 척수관 쪽으로의 척추경막 접힘을 방지할 수 있다(Hack 외, 1995; Adams & Logue, 1971; Tachibana 외, 1994 Hallgren 외, 1997; Alix & Bates, 1999; von Lüdinghausen, 1967). 후두근은 경막의 후외측 부분에 부착하고 (Pontell 외, 2013), RCPma는 환추-축추 사이공간을 통해 경막의 후방으로 확장한다(Scali 외, 2012).

척추경막과 후두하근 사이의 근육경막 가교는 과도한 긴장이 근육경막 가교를 가로질러 전달되고 경추성 두통으로 나타날 수 있다는 점에서 상당한 임상적 중요성을 가진다(Hack 외, 1995; Scali 외, 2011; Scali 외, 2012; Pontell 외, 2012; Pontell 외, 2013; Alix & Bates, 1999; Scali 외, 2012; Fernández-de-las-Peñas 외, 2007; Tagil 외, 2005).

제1및 제2척추 레벨에서 후방 척추경막과 **경인대** 사이의 부착이 확인되었고, 이는 머리의 회전 움직임에서 중요하다(Humphreys 외, 2003; Mitchell 외, 1998, Dean & Mitchell, 2002) (그림 21.2).

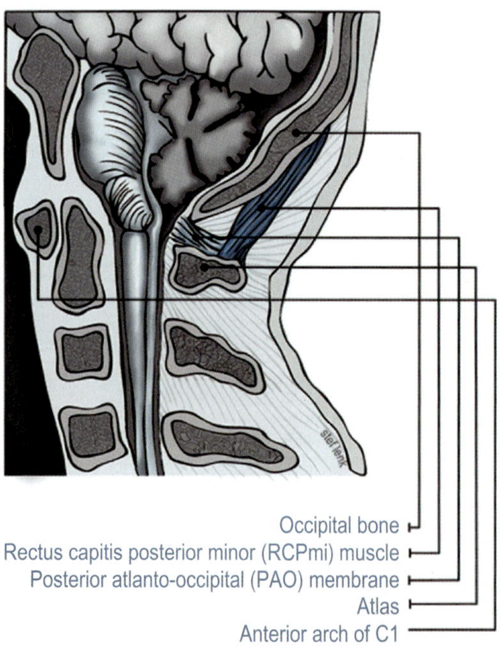

그림 21.1
후두하근과 근육경막 연결.
© Stefanie Lenk (www.medicalartandgraphics.com)

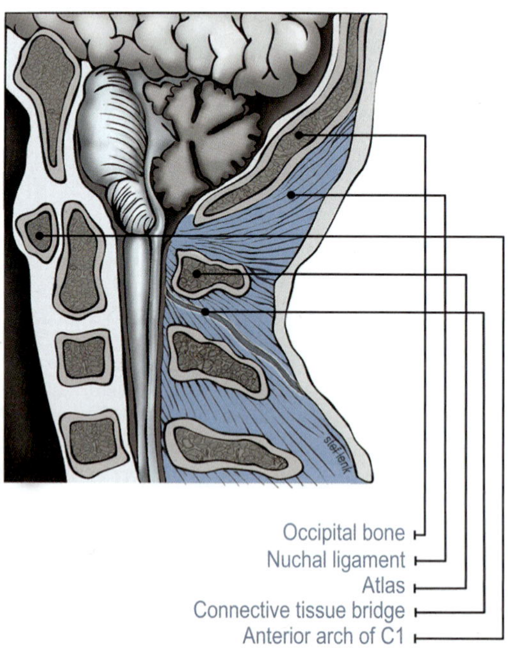

그림 21.2
C1-C2의 항인대와 SDM의 연속성.
© Stefanie Lenk (www.medicalartandgraphics.com)

황색인대와 척추경막 사이의 연결은 해당 척추체의 높이에서 상부 및 하부 경추에서 확인되었다(Rutten 외, 1997; Kubo 외, 1994). C7/T1 에서 직접 부착하는 다른 구조물도 확인되었다(Hayashi 외, 1977). 후방 척추경막은 후방 경부 경막 외 인대를 통해 황색 인대에 고정되어 있다. 이러한 인대의 부재 또는 기능 장애가 있는 경우 굴곡성 골수 병증을 유발하는경막의 전방 이동이 제안된다(Shinomiya 외, 1996).

후종인대(PLL)의 표면층은 척추경막에 부착되어 있다(von Lanz, 1929). 마찬가지로 Hofmann의 인대는 경막과 PLL의 표면층 사이에 위치한다(von Lüdinghausen, 1967; Scali 외, 2012; Fernández-de-las-Peñas 외, 2007; Tagil 외, 2005) (그림 21.3). 때로는 후종인대의 표면층은 기존의 인대보다 척추관 내부의 연질 구조에 대한 보호막으로 간주되기도 한다(Hayashi 외, 1977; Loughenbury 외, 2006). 후종 인대(PLL)와 관련된 복측 정중 인대는 **Trolard's ligaments**

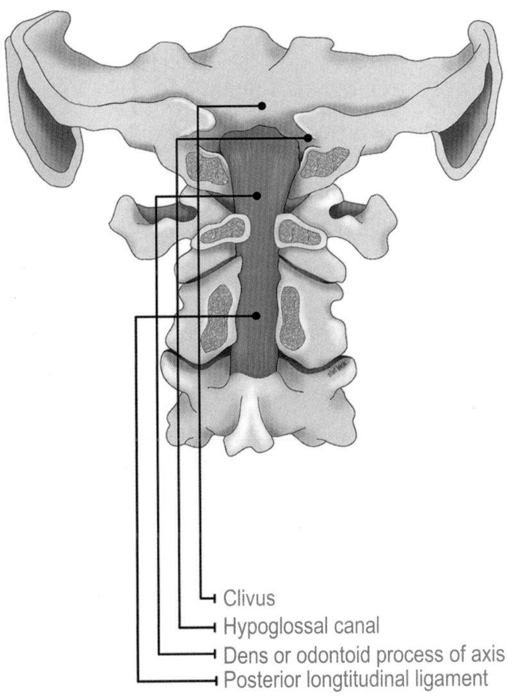

그림 21.3
후종인대.
© Stefanie Lenk (www.medicalartandgraphics.com)

라고도 한다. 그것들은 경막과 척추체 사이에 위치하고 하부 요추와 천추에서 아치를 이룬다(Barbaix 외, 1996).

Soulié의 ***trousseaux fibreux***는 전방 경막 외 정맥 신경총을 지탱하고 경막과 후종 인대 및 골막을 연결하는 강력한 네트워크로 구성된다(Trolard, 1888).

치상인대는 전체 길이에 걸쳐 척수의 양쪽에 위치하고 척추 신경의 배측 뿌리에서 복측을 분리하는 섬유 구조이다. 이 인대의 치아 형태의 돌기는 경막에 부착한다. 척추의 신전과 굴곡은 척추경막에 의한 치상 인대를 통해 연막으로 전달되며, 전달되는 힘의 상당 부분이 경막의 두개골과 미골 부착을 통해 척수로 직접 전달된다(Rossitti, 1993) (그림 21.4).

Rhomboid halter은 치상인대의 상부 치아 형태의 돌기를 통해 경막에 부착되는 얇은 다이아몬드 모양의 결합 조직이다(Rossitti, 1993; Key & Retzius, 1975). 목을 굴곡할 때 rhomboid halter는 척수의 두개골 부위와 하부 연수를 축추의 치아돌기, 인대성 기관, 척추 동맥에서 분리된 상태를 유지한다고 제안하였다(Lang, 1981; Breig, 1978).

Ppercula of Forestier는 모든 추간공에 위치하고 척추 신경의 경막 범위와 특정 척추의 골막 사이의 연결을 나타낸다(Trolard, 1888; Forestier, 1922; Lazorthes, 1981). 이들은 척추 관의 안쪽과 바깥쪽에 존재하며 양쪽에서 추간공을 감싸고 있다.

혈관 신생

척수 동맥의 경로는 매우 다양하다. 척추경막은 한 쌍의 후 척수 동맥과 전 척추 동맥에 의해 공급된다. 정맥 환류는 척추 기둥과 분절 정맥 외부의 정맥 신경총을 통해 발생한다(Hu 등, 1995). 밸브가 없는 신경총 정맥은 특별한 생리적 중요성을 가진다. 그들은 요추와 늑

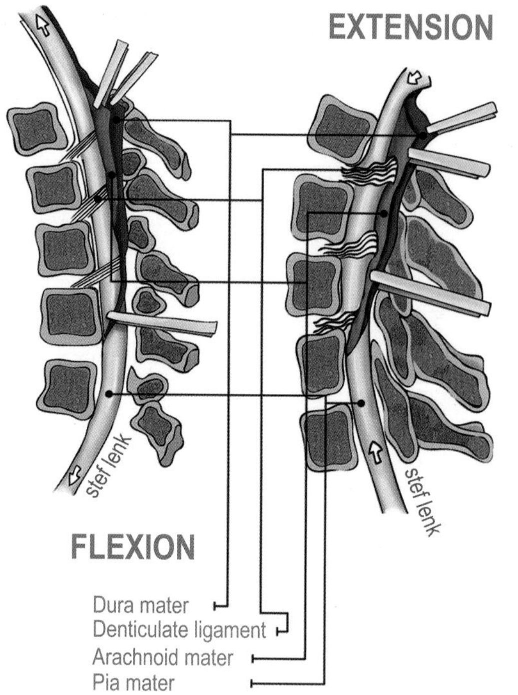

그림 21.4
척주의 굴곡과 신전이 치상인대의 장력과 척수에 미치는 영향.
© Stefanie Lenk (www.medicalartandgraphics.com)

간 정맥 및 목덜미 부위의 정맥 신경총과 교류할 수 있어 정맥혈을 정체 없이 여러 방향으로 환류할 수 있다.

신경 분포

두개골의 경막과 비교하여 척추경막은 드물게 신경이 분포한다. 특히, 신경 분포는 복측에 비해 배측이 덜 치밀하다(Groen 외, 1988; Kumar 외, 1996). 배측 경막 신경은 복부 경막 신경총에서 유래한 것으로, 동굴척추 신경, 후종인대의 신경총, 분절 동맥 뿌리 가지의 신경총에 연결되어 있다(Groen 외, 1988).

참고문헌

Adams C. B. T., Logue V. (1971) Studies in cervical spondylotic myelopathy. I. Movement of the cervical roots, dura and cord, and their relation to the course of the extrathecal roots. Brain. 94:557–568.

Alix M. E., Bates D. K. (1999) A proposed etiology of cervicogenic headache: the neurophysiologic basis and anatomic relationship between the dura mater and the rectus capitis posterior minor muscle. J Manipulative Physiol Ther. 22:534–539.

Arbuckle B. E.: (1994) The selected writings of Beryl E. Arbuckle. Indianapolis: American Academy of Osteopathy,. pp. 74–91.

Barbaix E., Girardin M. D., Hoppner J. P., Van Roy P., Clarijs J. P. (1996) Anterior sacrodural attachments – Trolard's ligaments revisited. Man Ther. Mar;1(2):88–91.

Breig A. (1978) Adverse Mechanical Tension in the Central Nervous System: An Analysis of Cause and Effect: Relief by Functional Neurosurgery. Stockholm: Almqvist and Wiksell.

Dean N. A., Mitchell B. S. (2002) Anatomic relation between the nuchal ligament (ligamentum nuchae) and the spinal dura mater in the craniocervical region. Clin Anat. 15:182–185.

Dragoi G. (1995) The mechanical properties of newborn dura mater. J Leg Med. 3(4):368–374.

Drenkhahn D., Zenker W. (Hrsg.) (1994) Anatomie, Bd. 1. 15. Aufl. München: Urban & Schwarzenberg, p. 489.

Fernández-de-las-Peñas C., Bueno A., Ferrando J., Elliot J. M., Cuadrado, M. L., Pareja J. A. (2007) Magnetic resonance imaging study of the morphometry of cervical extensor muscles in chronic tension type headache. Cephalalgia. 27:355–362.

Forestier J. (1922) In: Giradin M. Die caudale durale Insertion und das Ligamentum sacrodurale anterius (Trolard). Naturheilpraxis. 1996;4;528–536.

Groen G. J., Baljet B., Drukker J. (1988) The innervation of the spinal dura mater: anatomy and clinical implications. Acta

Neurochirurgica. 92: 39–46.

Hack G. D., Hallgren R. C. (2004) Chronic headache relief after section of suboccipital muscle dural connections: a case report. Headache. 44:84–89.

Hack G. D., Koritzer R. T., Robinson W. L., Hallgren R. C., Greenman P. E. (1995) Anatomic relation between the rectus capitis posterior minor muscle and the dura mater. Spine. 20:2484–2486.

Haines D. E., Harkey H. L., al Mefty O.(1993) The "subdural" space: a new look at an outdated concept. Neurosurgery. 32(1):111–120.

Hallgren R. C., Hack G. D., Lipton J. A. (1997) Clinical implications of a cervical myodural bridge. AAO J. 7:30–34.

Hamann M. C., Sacks M. S., Malinin T. I. (1998) Quantification of the collagen fibre architecture of human cranial dura mater. J Anat. 192(Pt 1):99–106.

Hayashi K., Yabuki T., Kurokawa T., Seki H., Hogaki M., Minoura S. (1977) The anterior and the posterior longitudinal ligaments of the lower cervical spine. J Anat. 124:633–636.

Herle P. (2012) Basic and Clinically Relevant Anatomy: A Guide for Students and House Surgeons. Melbourne: Pradyumna Herle.

Hu J. W., Vernon H., Tatourian I. (1995) Changes in neck electromyography associated with meningeal noxious stimulation. J Manipulative Physiol Ther. 18:577–581.

Humphreys B. K. , Kenin S, Hubbard B. B., Cramer G. D. (2003) Investigation of connective tissue attachments to the cervical spinal dura mater. Clin Anat. 16:152–159.

Jinkins J. R. (2000) Atlas of Neuroradiologic Embryology, Anatomy, and Variants. Philadelphia: Lippincott Williams & Wilkins.

Kahkeshani K., Ward P. J. (2012) Connection between the spinal dura mater and suboccipital musculature: evidence for the myodural bridge and a route for its dissection – a review. Clin Anat. 25:415–422.

Kahn J. L., Sick H., Koritké J. G. (1992) Les espaces intervertébraux postérieurs de la jointure crâniorachidienne. Acta Anat Basel. 144:65–70.

Key A., Retzius G. (1975) Studien in der Anatomy des Nervensystems und des Bindegewebes. Norstedt und Söner, Stockholm. Erste Halfte, pp. 88–89, 99, Tafel I (Figs 2,3,4).

Kubo Y., Waga S., Kojima T., Matsubara T., Kuga Y., Nakagawa Y. (1994) Microsurgical anatomy of the lower cervical spine and cord. Neurosurgery. 34:895-902.

Kumar R., Berger R. J., Dunkser S. B., Keller J. T. (1996) Innervation of the spinal dura: myth or reality? Spine. 21:18–25.

Lang J. (1981) Klinische Anatomie des Kopfes. Berlin: Springer, p. 436.

Lazorthes G. (1981) In: Giradin M: Die caudale durale Insertion und das Ligamentum sac-rodurale anterius (Trolard). Naturheilpraxis. 1996;4:528–536.

Loughenbury P. R., Wadhwani S., Soames R. W. (2006) The posterior longitudinal ligament and peridural (epidural) membrane. Clin Anat. 19:487–492

Mitchell B. S., Humphreys B. K., O'Sullivan E. (1998) Attachments of the ligamentum nuchae to cervical posterior spinal dura and the lateral part of the occipital bone. J Manipulative Physiol Ther. 21:145–148.

Nash L., Nicholson H., Lee A. S., Johnson G. M., Zhang M. (2005) Configuration of the connective tissue in the posterior altanto-occipital interspace: a sheet plastination and confocal microscopy study. Spine. 30:1359–1366.

Newell R. L. (1999) The spinal epidural space. Clin Anat. 12(5):375–379.

Pontell M. E., Scali F., Enix D., Battaglia P. J., Marshall E. (2013) Histological examination of the human obliquus capitis inferior myodural bridge. Ann Anat. 195:522–526.

Pontell M. E., Scali F., Marshall E., Enix D. (2012) The obliquus capitis inferior myodural bridge. Clin Anat. 26:450–454.

Rossitti S. (1993) Biomechanics of the pons-cord tract and its enveloping structures: an overview. Acta Neurochirugica (Wien). 124:144–152.

Rutten H. P., Szpak K, van Mameren H., Ten Holter J., de Jong J. C. (1997) Anatomic relation between the rectus capitis posterior minor muscle and the dura mater (letter; comment). Spine. 22:924–926.

Scali F., Marsili E. S., Pontell M. E. (2011) Anatomical connection between the rectus capitis posterior major and the dura mater. Spine. 36:E1612–E1614.

Scali F., Pontell M. E., Enix D., Marshall E. (2013) Histological analysis of the rectus capitis posterior major's myodural bridge. Spine J. 13:558–563.

Scali F., Pontell M. E., Welk A. B., Malmstrom T. K., Marshall E. , Kettner N. W. (2012) Magnetic resonance imaging investigation of the atlanto-axial interspace. Clin Anat. 26:444–449.

Shinomiya K., Dawson J., Spengler D. M., Konrad P., Blumenkopf B. (1996) An analysis of the posterior epidural ligament role on the cervical spine cord. Spine. 21:2081–2088.

Singh I. (2011) Textbook of Anatomy: Vol III. Jaypee Brothers Medical Publishers.

Standring S. (2008) Gray's Anatomy: The Anatomical Basis of Clinical Practice. 40th edn. Elsevier.

Tachibana S., Kitahara Y., Iida H., Yada K. (1994) Spinal cord intramedullary pressure: a possible factor in syrinx growth. Spine. 19:2174–2178.

Tagil S. M. , Ozcakar L., Bozkurt M. C. (2005) Insight into understanding the anatomical and clinical aspects of supernumerary rectus capitis posterior muscles. Clin Anat. 18:373–375.

Trolard P. (1888, 1890) In: Giradin M. Die caudale durale Insertion und das Ligamentum sacrodurale anterius (Trolard). Naturheilpraxis. 1996;4:528–536.

Vandenabeele F., Creemers J., Lamprichts I. (1996) Ultrastructure of the human spinal arachnoid mater and dura mater. J Anat. 189:417–430.

von Lanz T. (1929) Über die Rückenmarkshäute. I. Die konstruktive Form der harten Haut des menschlichen Rückenmarkes und ihre Bänder. Wilhelm Roux Arch Entwickl Mech Org. 118: 252–307.

von Lüdinghausen M. (1967) Die Bänder und das Fettgewebe des Epiduralraumes. Anat Anz. 121:294–312.

Westbrook J. L. (2012) Anatomy of the epidural space. Anaesthesia and Intensive Care Medicine. 13:(11)551–554.

Zumpano M. P., Hartwell S., Jagos C. S. (2006) Soft tissue connection between rectus capitis posterior minor and the posterior atlanto-occipital membrane: a cadaveric study. Clin Anat. 19:522–527.

22

말초 신경계의 근막

Michael Hamm

'모든 ... 신경은 그 위대한 시스템인 근막으로 가서 끝난다.'

A. T. Still

신경-근막 상호작용(interface)을 연구하는 임상의는 두 조직의 해부학적 및 생리학적 관계에 대한 명확한 이해에 의존한다. 이 장에서는 말초 신경과 근막의 구조, 기능적 연관관계를 요약하고, 최근의 근막 연구에서 발견된 연구 결과를 탐구하고, 연구 결과를 임상 사례에 적용할 수 있는 몇 가지 방법을 제안한다.

개요

기능성 말초 신경계(PNS)는 기계적 스트레스 요인으로 인한 중대한 잠재적인 혼란에도 불구하고 신경 신호를 전달하고 세포의 건강을 유지한다. 축삭은 세포체에서 이질적인(heterogenous) 유체 압력, 움직이는 경계면, 급격히 긴장된 사지의 환경에도 불구하고, 축삭은 세포체로부터 연결되어 나와야한다.

PNS의 구조적 강도, 탄성 반동 및 이동 능력은 이러한 도전에 대한 적응이며 주로 신경 안팎의 근막 구조에 의해 부여된다. 또한, 신경 구조를 보호하고 공급하는 근육 및 혈관 요소의 반사성 작용은 근막 구조를 따르고 그 구조에 의해 제약을 받는다. 그러한 적응이 없다면, PNS가 손상되거나 기능 장애를 겪을 수 있다(Shacklock, 2005b; Topp & Boyd, 2006).

신경 역학의 임상 분야(Butler 외, 2000; Shacklock, 2005a)에서 PNS의 주요 줄기가 다른 스트레스 요인에 반응하여 나타나는 특징적인 움직임과 생리학적 변화를 상세히 조사하였다. 이 분야의 저자들은 주변 구조물과의 경계에 대한 공간적 이해 없이 물리적으로 PNS를 평가하는 것은 부적절하다는 것을 강조했다.

종종 이 경계는 신경이 정중선에서 신경이 분포한 조직까지 확장되는 일련의 결합 조직 터널로 도식화된다. 신경 자체는 근막관(fascial conduit)으로부터 완전히 분리된 것으로 보여진다. 이와 같은 단순화는 일반적인 원칙을 학습하는 데 도움이 될 수 있지만 손상되지 않은 근막들 배열은 살아있는 신경의 기계적 행동을 결정한다(Topp & Boyd, 2006, Shacklock, 2005b).

PNS의 구조적 변화는 병리적일 수도 있고 그렇지 않을 수도 있으며, 마찬가지로 PNS의 병리는 근막 구조의 변화로 인해 발생할 수도 있고 그렇지 않을 수도 있다. 그럴듯한 메커니즘이 항상 임상적 실제와 일치하는 것은 아니다. 그러므로 임상적 가설을 세우고, 시험하고, 정제하기 위해 신경-근막 구조에 대한 주의 깊은 설명이 필요하다.

말초의 신경근막

PNS의 근막은 내인성(신경 자체 포함) 또는 *경계*(신경 조직을 감싸고 동반하며 힘을 주는 근막을 가리킴) 근막으로 분류할 수 있다.

내인성 근막

신경을 해부하면 압력을 받은 근막관이 중첩되어 배열한 것을 알 수 있다. 축삭과 슈반 세포는 *신경내막*에 둘러싸여 있다. 이 구획은 간질액, 종방향의 I 및 II형 콜라겐 그리고 IV형 콜라겐, 피브로넥틴, 라미닌 및 헤파린 황산염 프로테오글리칸으로 구성된 내벽의 기저판을 포함한다. 또한 이 환경에 서식하는 것은 섬유아세포와 다소 희소한 비만 세포와 대식세포이다. 이 축삭 전달에는 혈관이나 림프관이 없다(Ombregt, 2013; Bove, 2008).

신경내막관은 외부 힘에 대한 반응으로 신경 내에서 미끄러지고 다시 배열할 수 있는 *신경초*의 다층 다발(fascicles)에 단단히 모여있다. 별도로 움직일 수 있는 말초 신경 내 다발의 수는 길이에 따라 매우 다양하며, 일반적으로 정상적인 움직임 중에 신경이 겪는 구부러짐 또는 압축의 양과 관련이 있다. 이러한 방식으로, 횡방향 스트레스 요인은 변형을 요구하지 않고 다발의 재배열을 통해 흡수될 수 있다. 따라서 신경 내 다발은 관절 근처에서 증식하고 골간을 따라 수렴하는 경향이 있다(Shacklock, 2005b).

다발을 고정하는 것은 조밀한 외부 *신경상막*과 연결되는 성긴 *내부 신경상막*이다. 각 층은 정중선에서 뇌척수막 근막으로 연속된다(Ombregt, 2013; Bove, 2008).

신경 내 혈액 공급

내부 신경상막을 가로지르고 다발을 관통하는 것은 세포 회복, 막전위 유지 및 축삭 원형질 수송을 위한 대사 자원을 전달하는 나선형 맥관구조(vasa nervorum)이다(Ombregt, 2013, Bove, 2008).

세로토닌성, 아드레날린성, 펩티드성 신경의 혈관 주위 신경총이 외측 신경상막을 관통하는 혈관을 지배한다. 세동맥은 적은 수의 평활근 섬유를 포함하고 이는 변화하는 조건에서 혈류를 조절할 수 있는 능력이 제한적이라는 것을 시사한다(Ombregt, 2013).

혈액-신경 장벽

신경상막 내부의 혈관은 신경초 단층을 관통하여 비스듬하게 가지를 뻗고, 신경내막관 주위에 배열된 직경이 큰 종단 세동맥에서 종결된다. 신경초의 가장 안쪽 층은 섬유세포로 얽혀있는 콜라겐 섬유의 유체 장벽을 형성한다(Ombregt, 2013). 염증 과정은 이러한 장벽을 바꿀 수 있으며 혈액과 신경내막 사이의 직접적인 상호작용을 가능하게 한다(Bove 외, 2003).

신경의 내인성 분포

직경이 작은 C 신경 섬유와 Aδ 신경 섬유(신경간신경)는 신경상막과 신경초와 함께 이동한다. 이 근막에 묶인 신경총(plexi)은 국소 염증을 조절하는 통증에 반응하는 것이 특징이며 신경 줄기의 통증을 유발하는 핵심 요인으로 제시되어져왔다(그림 22.1) (Bove, 2008).

신경 손상 및 복구

부상 후 말초 신경 치유 실패의 주요 원인으로 이러한 신경 내 근막의 손상이나 완전성(integrity)의 결핍이 제시되었다. 온전한 신경내막(또는 합성 fascimile)에서 신경 교세포는 관 내에서 증식하여 축삭의 재성장을 유도하는 영양 요인을 분비할 수 있다. 파괴된 신경 내막은 축삭의 성장을 종결할 수 있으며, 무질서한 신경종을 형성할 수도 있다(MacKinnon, 2002).

Fox & MacKinnon (2011)은 신경 내 근막의 기계적 손상을 평가하기 위한 6 단계 모델을 설명한다. 신경 내 손상이 없는 축삭/수초 파괴(1–2 단계), 섬유성 흉터가 있는 손상되지 않은 신경 내막(3–4 단계), 어느 정도의 신경 내 근막의 파열(5–6 단계)이다. 가벼운 손

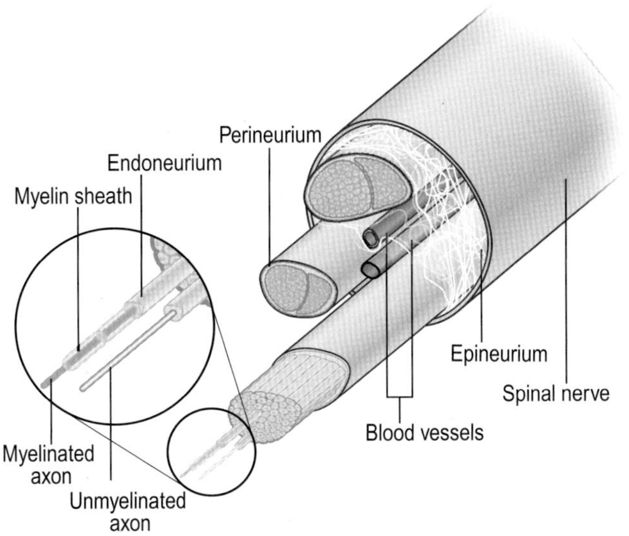

그림 22.1
중첩된 배열에 나타난 신경 내 근막. 각 근막층에는 신경이 분포되어 있지만 혈관 공급은 대개 신경내막 공간을 침범하지 않는다.

상은 수기 및 전기 진단 검사에서 신경의 경로를 따라 점차적으로 개선된다. 더 심한 손상은 생리적인 정체를 나타내며 최적 상태로 회복하기 위해 외과적 치료가 필요할 수 있다.

경계 근막

신경의 온전함은 신경 내 구획에 의해 부여되지만, 움직이는 신체의 기능은 주변 근막 조직의 상태에 똑같이 의존한다.

신경중간막 및 신경 혈관 다발

신경상막의 바로 바깥쪽에는 일반적으로 신경중간막(또한 paraneurium)이라고 불리는 가변적이고 두꺼운 성긴 결합 조직층이 있다. 이 조직은 여기에 관여하는 혈관을 얽어놓고 신경 혈관 다발을 주변 조직에 고정한다(Willard, 2012a).

더 작은 혈관은 신경 표면을 따라 성긴 층 내에 감겨 있는 것으로 관찰되며, 신경이 활주하면서 그 층이 짧아지면서 혈관이 느슨해진다. 인접한 근막 구획으로 향하는 분지 신경은 종종 활주 경계 근처에서 나선형 배열을 취하는데, 아마도 이것은 기능의 손실이 없는 더 큰 연장을 허용할 것이다(Willard, 2012a).

Millesi 등 (2007)의 인간 시체 연구 및 초음파 검사에서 수술 후 신경중간막의 섬유성 변화는 신경의 이동성 제한과 상호 연관되어 잠재적으로 혈액 공급과 손상에 대한 저항을 줄이는 것으로 관찰되었다.

신경상막은 혈관이 관통하고 신경이 분지되는 심부 근막에 가장 직접적으로 부착한다. 총비골신경이 근위부 비골에 고정되는 것과 같이 신경은 때때로 골성 경계에 단단히 부착한다(Millesi 외, 2007).

주변 심부 근막

초기 발생학의 발달에서 수립된 신경근막 경계의 기본 패턴은 조직 및 구획이 발달하면서 수정되었다. 뇌막관은 축 옆의 중배엽에서 발생하며 (주로) 척추관 내부의 골성 아치에서 분리된다. 뇌척수막 소매는 신경관에서부터 피부까지 외배엽의 섬유 연결을 모아 신경근을 형성한다. 배아의 주요한 근막 구획은 신경이 발달하면서 구멍이 뚫리고 그 사이를 주행한다(Franze, 2013; Willard, 2012a).

심부 근막의 두 개의 주요 구획 즉, 축 방향(복측) 및 축하 방향(배측)의 원통(cylinder)은 신경중선 주위에서 발생한다. 각 신경 분절에서 뇌척수막 관이 관통하고 복측 및 배측 가지로 나누어져 이 원통을 따른다(follow). 발생 중인 척추의 복측, 교감신경 줄기와 교통가지는 척추 앞 근막을 가로지르고 내장 주름과 신경혈관 다발로 분지한다. 미주 신경은 종격막 내에서 발생하고 캡슐 내 국소 신경절 쪽으로 분지하며 내장 근막의 주름을 만든다(Willard, 2012b).

사지에 있는 주요 신경의 봉입 (enclosure)

Willard (2012a)는 상완 신경과 요천 신경총 모두 척추 앞 근육의 개시층을 관통하는 신경근에서 유래한 다음, 심부 근막의 좁은 평면에 있는 접점 내에서 다발을 교환하는 것을 관찰하였다. 이 가지는 신경총에 존재하는 신경과 함께 존재한다.

주요 신경 혈관 다발은 조밀하고 불규칙한 중격 또는 원위부로 연장되고 신경혈관 분포를 따라 분지하여 이어지는 외피에 의해 전달된다. 이 조밀한 중격은 대부분 정중선에서 척추 앞 근막이 연장된 것과 같다. 다발 부근에서 인장력과 압축력을 빗겨가고 흡수하며 확산 장벽의 역할을 할 수 있다(그림 22.2).

말단 경계

말초 신경 가지가 정중선에서 나오면 뇌막, 신경상막, 신경초의 근막은 신경이 분지된 구획의 콜라겐 기질에 합류할 때까지 각 신경과 함께 연속된다. 신경내막은 축삭과 함께 말단 수용체 또는 효과기의 구조에 합류한다(Ombregt, 2013).

Stecco 등과 다른 연구팀은 심부 근막의 조직학적 연구 (2008)에서 콜라겐 층의 신경 섬유는 부피 비율이 약 1.2%이고, 드물지만 널리 퍼져 있음을 밝혔다. 그들은 혈관 부근에 더 많으며, 대다수는 특정 캡슐 없이 끝난다.

세포 외 기질 주변에 신경 구조가 부착되고, 조직의 성장과 이동으로 인해 발생하는 압력과 긴장이 결합되어, 성인에서 보이는 근막의 *전-스트레스*가 생성된다. 그 결과 내부의 유체 압력을 지닌 신경계, 내인성 인장력, 정중선과 표적 조직에 있는 특정 고정 지점, 말초 신경의 외피를 따라 다양한 근막의 결합이 생긴다. 이 환경은 신경 말단에서 기계자극수용성을 포함한 세포의 기계적 에너지 변환의 기준선이다(Franze, 2013; Topp & Boyd, 2006).

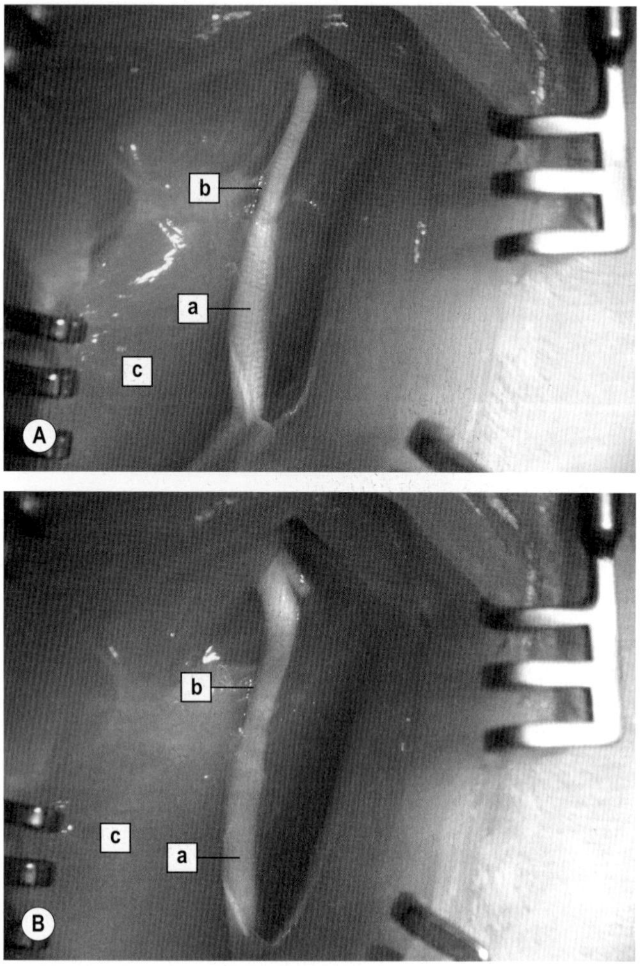

그림 22.2
주변 근막의 절개를 최소화하여 나타낸 쥐의 좌골 신경. 이러한 구조물은 80°로 굴곡한 상태에 있을 때 (A) 무릎을 신전 할 때 (B) 그 형태를 변경한다. 신경은 원위부로 갈수록 얇아지고 직경이 좁아진다. 근위부 분기점은 근막 연결 지점으로 그려지며, 휴식시 횡단 'bands of fontana' (British Medical Jurnal, 1972)가 신경외막에서 보이고 (A) 신경이 그 탄력적인 끝 범위에 접근할 때 사라진다. a 신경/외부의 신경외막, b 신경중막, c 인접한 심부 (근육)근막. Images courtesy of Dr Geffrey Bove..

기계적 스트레스에 대한 반응

직접적인 힘(압축성 또는 인장력)과 허혈(기계적 또는 반사성)의 조합은 신경과 근막의 기능을 변화시킬 수 있다. 이러한 요소가 일시적이라면 기능 손실은 신속하게 복구된다. 이 요소가 장시간 또는 충분한 크기인 경우, 신경 세포와 근막 구조가 만성적으로 손상될 수 있다.

다양한 실험적 모델에서 신경이 손상에 굴복하기 전에 점탄성 저항과 끝 범위(end-range)의 강성을 나타낸다. 종 방향 스트레스가 주어지는 동안 중첩된 근막관과 혈관은 점차 저항이 증가하면서 늘어난다. 동시에 신경의 횡 직경이 감소하여 내부 유체 압력의 저항을 받아 신경의 강성을 전반적으로 증가시킨다. (이것은 유체 챔버 내의 압력-인장 관계에 관한 LaPlace의 법칙과 관련이 있다.) 신경에서 덜 구조적인 강성이 점차적으로 주변 조직으로부터 분리되는 것처럼 보여지는데, 이는 생체 내 기계적 행동에서 벗어나려는 정도와 관련이 있음을 나타낸다.

살아있는 신경을 대상으로 한 실험에서 신경의 미끄러짐이 탄력적인 끝 범위를 만났을 때 신경 내 혈류가 상당히 감소하였다. 혈류는 6% 압력에서는 방해받지 않고, 11% 압력에서 50% 감소하고, 16% 압력에서 완전히 제한되었다(Topp & Boyd, 2006). 이러한 효과는 관통 혈관의 결찰 또는 고압으로 인한 관류의 부족으로 인한 것일 수 있다.

장기간의 압력이나 허혈이 있는 경우, 통각 수용기는 소동맥의 국소 확장과 신경의 기계적 민감성을 개시하여 반응할 수 있다(Shacklock, 2005c). 이것은 단기적으로 혈액 공급을 회복시킬 수 있고 더 큰 유기체가 신경 조직을 기계적으로 압박하는 위치와 행동을 하지 않게 할 수 있다.

최적의 전-스트레스

근막으로 얽혀있는 모든 구조와 마찬가지로, 신경은 기계적 스트레스의 수준에 맞게 조정되며, 이는 손상을 주지 않는 정도의 압력을 일정하게 유지하는 것에 달려있다. 사지 또는 조직을 장시간 고정하면 신경을 생리학적 최적상태 이하의 전-스트레스 수준으로 노출시켜, 축삭 직경의 감소와 콜라겐 퇴적의 증가와 같은 적응성 변화를 유도할 수 있으며, 이는 조직이 다시 움직일 때 신경의 기계적 스트레스에 대한 저항력을 감소시킬 수 있다(Ombregt, 2013).

길이 변화 능력

신경은 시간이 지남에 따라 점진적으로 길이가 변화하는 것에 생리적인 내성을 보이는 듯하다. 골 형성 뼈-신장 과정에 대한 연구에 따르면 하루 0.5~1.0 mm의 신경 연장은 국소 신경 기능을 크게 손상시키지 않는다(Ombregt, 2013).

방어 반응

신경 내 통각 수용기를 활성화시키는 것에 덧붙여 실험적으로 유발된 염증은 면역 세포를 신경초와 신경내막으로 이동시키는 것으로 나타났다. 일단 염증이 해결되면, 일부 면역 세포를 가둬두고 나중에 염증 반응이 증폭했을 때 조직을 떠나는 것으로 관찰되었다(Bove 외, 2003).

장기간의 염증은 감각 부위에서 형질전환 막 단백질의 침전을 일으키는 축삭형질 수송을 방해하는 것으로 이론화 되었다. 일단 삽입되면, 이들 단백질은 자극(열, 기계적 또는 화학적)에 빠르게 반응하며, 발생 부위로부터 양방향으로 방출되는 '이소성' 활동 전위를 생성할 수 있다. 이 이소성 자극의 생성은 만성 통증이 유지되는 비중추적인 메커니즘으로 제안되었지만 확인되지는 않았다(Bove, 2008).

섬유증

반복되는 기계적 스트레스와 면역 매개 변성은 신경 내부에서 섬유질 증식을 일으키는 것으로 관찰되었다(MacKinnon, 2002; Ombregt, 2013).

일부 외과적 및 사체적 증거는 섬유성 농밀화가 신경 주변의 신경중간막에서도 발생할 수 있음을 시사한다(Millesi 외, 2007; Willard, 2012a). 생체 내에서 이러한 섬유성 변화의 정확한 원인 또는 원인들은 밝혀지지 않았다. 또한 이 섬유성 변화가 환자의 증상과 양의 상관관계가 있는지의 여부도 분명하지 않다. 실제로 몇몇 저자(Bove, 2008)는 말초 병리의 생성기로써 신경 '테더링(tethering)'의 존재에 주의를 기울였다.

염증성 감작이 국소적인 기계적 변화의 효과를 증가시킬 수는 있지만 임상의는 비후(thickening)의 임상적 중요성이 좀 더 명확하게 나타날 때까지 섬유성 변화가 병리학적으로 반드시 필요한 것은 아니라는 점을 염두에 두어야 한다.

임상적 고려 사항

이 책의 다른 곳에서 독자는 근막 자체의 감각적 역할과 근막 구조의 내재적 기능에 대한 논의를 찾을 수 있다. 신경-근막 상호 작용의 임상 모델을 치료 세션에 통합하는 것은 환자의 말초 신경과 관련된 어느 정도의 증상에 도움이 될 수 있다.

신경 포획에 대한 논의는 신경이 조밀한 근막 구조를 관통해야 하거나 인접한 구획으로 분지해야 하는 장소에 초점을 맞추고 있다. 이러한 경계면은 신경의 공간적 움직임이 상대적으로 제한되어 있고 따라서 포착에 더 민감한 '받침점'으로 설명한다.

기계적 제한은 섬유성 변화, 신경 자극/부종 또는 근육 근막 구축에 의해 좌우되는 국소적인 현상일 수 있다. 또는 nerve bed를 따라 부가적인 제한 또는 움직임 중 경계 근막의 불완전한 역할 또는 중추 매개 염증 감작과 같은 더 많은 전반적인 요인을 포함할 수도 있다(Jänig, 2014). 보다 정교한 근막의 구조와 역학 모델이 개발됨에 따라 임상의는 신경 해부학에 미치는 영향을 시각화하려고 노력해야 한다.

예를 들어 seated slump test 중 머리와 척추가 굴곡하여 척추관에 수동적인 신경 이완을 야기한다. 조심스럽게 고관절을 굴곡하고 무릎을 신전하고 발을 발등 쪽으로 굴곡하면 좌골 신경의 영향을 받는 근막이 움직인다. 중심 고정과 말초 분산의 조합은 경막-신경외막을 통한 기계적 장력을 증가시키고 접점에서 국소적인 스트레스를 유발한다. 임상의는 익숙한 증상의 출현을 통해 변형에 대한 신경 민감도가 증가했음을 알 수 있다(Shacklock, 2005c).

이 검사 동안 신경-근막 경계면을 다양하게 변형하면 임상의가 증상의 원천을 더욱 국소화 하는 데 도움이 된다.

- 하나가 안정을 유지하는 동안 다른 하나의 관절 위치를 변화시키면 (예를 들어, 발목의 내번) 어느 신경 분절 또는 가지가 가장 민감하게 반응하는지 나타낼 수 있다.
- 자세를 취하는 순서를 변경하면 (예를 들어, 척추가 굴곡하기 전에 다리를 들어 올리는 것) 주변의 터널과 회전으로 인한 스트레스를 받으면서 경막-신경외막의 각기 다른 부분이 위치하므로 종종 다른 결과가 나타난다.
- (수기 치료 또는 테이핑을 통해) 피부 신경의 축을 따라 피부가 긴장하거나 느슨해지면 표면 근막이 어디에 포함되어 있는지 나타낼 수 있다.
- 경막-신경상막과 맞물리는 조직의 경계면을 이용하여 신경의 줄기를 따라 조심스럽게 촉지하면 신경 혈관 외피가 어디에서 가장 제한되어 있거나 민감한지 나타낼 수 있다.

(주의: 신경계가 30초 이상 신장되는 자세는 피하는 것이 좋다. 검사를 할 때는 휴식을 취한다.)

말초 신경계의 물리적 건강에 관한 문헌은 하나의 주요한 병태생리(견인된 신경)에서부터 면역계와 중추 신경계 기능(감작된 영역)의 동시 변화를 고려하는 것까지 진단 및 치료 모델에서 발전을 보여왔다(Jänig, 2014, Butler 외, 2000, Shacklock, 2005a). 이것은 빠르게 진화하는 패러다임이며 여전히 임상의 분별력과 기술에 크게 의존한다.

Elkstrom & Holden (2002), Saratsiotis & Myriokefalitakis (2014), Settergren (2013) 의 신경 포착에 대한 임상 보고서는 공통된 주제를 제시한다. 진단 및 발병 기전에서 신경-근막 경계의 중요성을 강조한다. 기능 장애 및 회복에 기여하는 국소적 및 비국소적 요인을 모두 고려한다. 수기 근막 이완 방법은 신경 및 신경 주위의 경계를 보다 잘 동원하기 위해서 신경 역학적 긴장을 함께 사용한다. 가장 중요한 것은, 사람과 그들의 전체 신경계를 손상하고, 말초 신경에서 더 이상의 위험 감각을 이끌어 내지 않도록 주의를 기울이는 것이다.

결론

환자의 말초 신경계의 건강 상태가 의심스러울 때, 내인성이며 상호 작용하는 신경 근막은 임상 연구의 중요한 대상이다. 신경과 그 근막의 적응 반응을 이해하는 임상의는 명확한 평가를 수행하고, 효과적인 중재를 제공하며, 치료에 반응하는 신체를 보다 능숙하게 해석할 수 있을 것이다. 아마도 가장 유용하게, 신경-근막 경계의 단순한 모델은 말초 신경계의 안전과 자가 관리를 위해 환자에게 유익하게 전달될 수 있을 것이다.

참고문헌

Bove G., Ransil B., Lin H., Leem J. 2003. Inflammation induces ectopic mechanical sensitivity in axons of nociceptors innervating deep tissues. Journal of Neurophysiology. 90(3):1949–1955.

Bove G. 2008. Epi-perineurial anatomy, innervation, and nociceptive mechanisms. Journal of Bodywork and Movement Therapies. 12 (3):185–90.

Butler D. S., Matheson J., Boyaci A. 2000. The Sensitive Nervous System. Noigroup Publications. Chapters 1–2, 8.

British Medical Journal. 1972. Spiral nerve bands of fontana. [Editorial note]. (17 June) 671.

Elkstrom R., Holden K. 2002. Examination and intervention for a patient with chronic lateral elbow pain with signs of nerve entrapment. Physical Therapy. 82(11):1077–1086.

Fox I., MacKinnon S. 2011. Adult peripheral nerve disorders: nerve entrapment, repair, transfer, and brachial plexus disorders. Plastic and Reconstructive Surgery. 27(5):1–21.

Franze K. 2013. The mechanical control of nervous system development. Development. 140(15):3069–3077.

Jänig W. 2014. Sympathetic nervous system and inflammation: a conceptual overview. Autonomic Neuroscience. 182:4–14

MacKinnon S. E., 2002. Pathophysiology of nerve compression. Hand Clin.18 (2):231–241.

Millesi H., Hausner T., Schmidhammer R., Trattnig S., Tschabitscher M. 2007. Anatomical structures to provide passive motility of peripheral nerve trunks and fascicles. Acta Neurochir Suppl. 100:133–135.

Ombregt L. 2013. Pressure on nerves. In: A System of Orthopaedic Medicine, 3rd ed. Churchill Livingstone Elsevier. Chapter 2, pp. 21–27.

Settergren R. 2013. Conservative management of a saphenous nerve entrapment in a female ultramarathon runner. Journal of Bodywork and Movement Therapies. 17(3):297–301.

Saratsiotis J. Myriokefalitakis E. 2014. Diagnosis and treatment of posterior interosseous nerve syndrome using soft tissue manipulation therapy: a case study. Journal of Bodywork and Movement Therapies. 14(4):397–402.

Shacklock M. 2005a. Clinical Neurodynamics. Edinburgh: Elsevier Butterworth Heinemann, pp. xi–xii.

Shacklock M. 2005b. Clinical Neurodynamics.

Edinburgh: Elsevier Butterworth Heinemann, pp. 12–15.

Shacklock M. 2005c. Clinical Neurodynamics. Edinburgh: Elsevier Butterworth Heinemann, pp. 20–25.

Stecco C., Porzionato A., Macchi V., Stecco A., Vigato E. 2008. Expansions of the pectoral girdle muscles into the brachial fascia: morphological aspects and spatial disposition. Cells, Tissues, Organs. 188(3):320–329.

Topp KS, Boyd BS. 2006. Structure and biomechanics of peripheral nerves: nerve responses to physical stresses and implications for physical therapist practice. Physical Therapy. 86:92–109.

Willard F. 2012a. Somatic fascia. In: R. Schleip, T. W. Findley, L. Chaitow and P. A. Huijing, eds., Fascia: the Tensional Network of The Human Body. London: Churchill Livingstone Elsevier, pp. 11–17.

Willard F. 2012b. Visceral fascia. In: R. Schleip, T. W. Findley, L. Chaitow and P. A. Huijing, eds., Fascia: the Tensional Network of The Human Body. London: Churchill Livingstone Elsevier, pp. 53–56.

근막의 임상적 고찰 (Clinical aspects of fascia) 4부

4

서론

Anthony G. Chila, Paolo Tozzi

언뜻 보기에 이 섹션은 크고 방대하며 독자에게는 다루기 힘들어 보일 수 있다. 간략히 설명하자면 이 장의 전반적인 내용은 치료 고찰과 도수 기법의 두 가지 주요 범주로 나누어져 있다. 각 범주에 대한 하나 또는 두개의 논평이 순서대로 되어 있다. 수기 치료 영역에서 다양한 신념을 가진 임상의들이 직면하는 어려움 중의 하나는 정당화의 문제이다. 일련의 Fascia Research Congress I–IV가 훌륭한 목적을 달성한 것은 아마도 이러한 이유 때문일 것이다. 2007년 총회가 시작된 이래로, 의회의 주요 테마는 기본적인 과학적 함의를 기존의 보완적 건강 관리와 연관시키는 것이었다. 이 기준에 부합하는 것이 이 분야들 사이에서 의사소통의 수준을 높였다. 이러한 관점에서, 서술된 다양한 메커니즘은 여러가지의 수기적 개입에서 만나게 되는 경험적 조우에 대한 근본적 이해를 계속 향상시키고자 하는 열망의 모든 것이다. 마찬가지로, 형태, 기능 및 동작에 대해 훨씬 나은 이해를 찾거나 가능하게 하는 것이 접촉 및 도수적 개입의 경험적 가치이다. 이 텍스트 전체에 걸쳐 소개된 연구와 임상의 범위에서 많은 저자들은 근막에 대한 관심 세계를 확대하는 것에 더욱 기여하였다.

근막의 능력

Rüdiger C. Goldenstein, Patrick Van Den Heede

요약

근막은 별개의 통합 및 적응 능력을 지닌 생물학적 단위를 나타낸다. 그것은 신체의 모양 및 이미지와 유사하다(형태현상학). 구조와 기능의 상호 관계에 관한 정골의학의 원리에 따라 근막은 이 원리를 포용하는 신체 기관이다.

발생 과정 중에 근막은 체강을 형성하고, 서로 다른 구획 사이를 연결한다. 이 발생의 기억은 근막에 저장되어 있으며 정골의학 창시자들의 말 그대로의 정골의학적 치료를 통해 '몸, 정신, 영혼'에 영향을 미치는 도구를 제공한다. 따라서 근막은 순수한 기계적 도구 이상의 의미를 갖는다.

서론

근막의 능력과 관련하여 근막의 구조와 기능면에 관해 대조적인 의견이 여전히 많다. '근막'이라는 용어의 사용 변화는 상당한 역할을 한다. 그러나 이것은 새로운 정의가 이전에 이미 신체의 결합 조직으로 정의된 것을 기술하고 있기 때문에 비판적으로 보아야 한다.

2012년 제3회 근막 연구 의회에서 '근막'은 인체 전체에 퍼져 있는 성긴 결합 조직을 의미하며 건막(aponeurosis), 힘줄, 인대, 캡슐, 지지대(retinaculum), 신경초(epineurium), 골막 그리고 다른 것과 같이 이전에는 구별되었던 해부학적 특징에 대한 포괄적인 용어를 제공하였다.

다른 한편으로, 독일어권 국가에서 여전히 유효한 근막의 정의는 '약간의 탄성을 지니고 있으며, 교차한 콜라겐 섬유와 탄성 네트워크로 구성되어 있고, 단일 근육과 근육 그룹을 덮는 것이다.'[1]

앞서 언급한 정의의 차이 때문에 Frank H. Willard가 제안한 조직화되지 않은 성긴 결합 조직(mesenchyme)이라는 정의를 사용할 것이다.

정골의학과 형태 역학의 근막

일반적으로 정골의사들은 신체의 '내부' 또는 그 내용물의 발생이나 변화와 관련된 이야기와 접촉하게 될 때 그것을 설명하기 위한 도구로써, 근막이라는 단어를 매우 임의적으로 사용하는 경향이 있다. 많은 수의 정골의사들은 여전히 근막의 역할과 관련하여 기계적(mechanical) 관점을 가지고 있다. 이는 대부분의 연구가(근막의) 연속성과 기계적 상호 작용을 조사하기 위한 목적을 가지고 기계적인 관점에서 수행되었기 때문일 것이다.[2]

일부 저자는 근막의 연결 또는 그에 따른 긴장감을 다른 신체 시스템 간의 복잡한 생리학적 상호 작용으로 묘사하는데, 이것은 새로운 균형점을 찾는 역할을 한다.[3] 그러나 근막을 독립적으로 기능하는 기관으로 간주하는 사람은 거의 없다. 요점은 근막은 연속체인지, 그리고(그것이) 조직학적 단위로 정의될 수 있는지 여부를 이해하는 것이다.

근막에 대한 현재 관점

현재는, 일반적으로 근막은 성기고, 운동성 있고/또는 두꺼운 결합 조직으로 이루어진 유연하고 정교한 조직으로, 응축되고 조직화된 구조를 만들어낸다. 이 견고한 구조는 예를 들자면 힘줄이나 근육의 부착부, 뼈로서 기능하거나 또는 내장 수준과 두개골 수준에서 장기들 사이에서 존재한다.

종종 응축되고 견고하고 조직된 결합 조직 부분만이 정골 요법을 지지하는 관문처럼 여겨진다. 이 부분들은 매우 조직적이고 해부학적인 방식으로 구조들 사이의 관계와 고정을 만드는 지렛대, 밴드 및 끈으로 설명된다. 이 접근법의 새로운 점은 해부학적인 묘사와 조직의 연속성을 가진 박리된 해부학적 표본을 일치시키기 위한 정당한 요구이다. 이런 의미에서 밴드의 구조를 근막 조직의 연속으로 볼 수 있다.

대부분의 관련 사항은 정골 의사가 재현 가능한 방식으로 이러한 구성 요소들의 정확한 관계를 연구할 수 있는 고전적인 해부학 서적으로 만들어진다. 고전적인 기계적 관점은 보다 최근의 견해가 갖는 역학적 함의에 대한 편리한 접근을 제한하는 경향이 있다. 이것은 결국 효과적인 실습과 가르침을 제한할 수 있다. 반면에 근막의 실제 기능에 대한 대조적이며 보다 혁신적인 견해가 있는데, 이것은 신체와 정신과 영혼 간에 실제적인 연결이 있다는 견해이다.[5] 두 가지 견해 사이에 명백한 차이가 존재한다. 이 차이는 상세한 연구를 통해 채워져야 하고 근막이 실제로 무엇인지, 그것이 어떻게 의식에 정보를 전달하는지, 그리고 자율 신경 및 내분비의 항상성에서 어떤 역할을 하는지 탐구해야 한다.

정골의학에서 근막 개념의 발달

A. T. Still은 100년 전부터 근막의 중요성을 인식하여 건강과 질병을 담당하는 가장 높은 의사 소통 네트워크로 근막을 제시했다.[6]

A. T.는 점막, 장간막, 중간체계(mesosystem), 장막, 그리고 척추의 결합 조직에 대해서도 반복적으로 언급했다.[7] Still에게 있어서 근막 관계는 수년간의 임상 경험과 그의 연구를 바탕으로 보았을때 유의한 것이었다. 현대 과학의 흥미가 근막으로 향하는 데 1세기 이상이 걸렸으므로 오늘날의 관점에서 보면 놀랍다.[8]

Still은 근막을 질병이 발생하고 퍼지는 기질 또는 시스템으로 이해하였다. 그는 치료적으로 근막을 직접 다루기보다는 구조적 및 기능적 구성 요소를 이용했다. Stark에 따르면, Still은 동맥, 정맥 및 림프 순환뿐 아니라 신경 기능을 향상시키기 위해 대개 뼈의 조절함으로써 근막을 치료했다. 또한, 장간막 구조에 영향을 줄 수 있도록 내장을 재위치 시킴으로써 근막을 치료했다.[9] 이용 가능한 문헌을 토대로 할때, Still이 처음에 장기의 위치에 영향을 미치기 위해 지지하는 막을 먼저 치료했는지 또는 그 반대인지 또는 둘 다 인지를 결정하는 것은 어렵다.

치료적 도구인 근막에 관한, 고전적인 미국 정골의학의 저술, 개념 및 원리에 대한 개요는 근막을 기계적, 신진 대사 및 면역 기능을 통합하는 그리하여 모든 것을 포함하는 발판(scaffolding)으로 정의하는 데 도움이 될 수 있다. 근막의 문제에 대해 가르치고 근막의 현재 개념과 이해에 영향을 미친 가장 잘 알려진 초기의 정골의사는 A. T. Still, W. G. Sutherland,[10] R. E. Becker,[11,12] A. G. Cathie,[13] 및 J. G. Zink 이다. 그들의 원칙과 기본 지식은 그들의 저술을 통해 알려져 있다.

뛰어난 미국의 후손들은 V. M. Frymann, A. G. Chila,[15] 및 R. J. Hruby[16]를 포함하여 그들의 지식을 계속 전수한다.

역사적으로, 근막에 관해 무엇이 가르쳐졌는가?

1. 근막은 신체를 (둘러싸는) 봉투로 보인다. 그것은 신체 내 각 구조와 해부학적 부분을 연결한다. 혈관,

림프관 및 신경과 같은 필수 구조를 가이드함으로써 그들의 기능을 보호한다. 근막은 몸 전체에 걸쳐있는 연결 조직으로 설명될 수 있다.

2. A. G. Chila는 다음과 같이 설명했다. "만약 누군가가 해부하고 근막을 제외한 모든 것을 제거한다 하더라도, 우리는 여전히 형태, 크기 및 움직임의 기초가 남아 있다."[17]
3. A. T. Still은 근막을 모든 기법의 기초가 되는 사냥터로 묘사했다. 각각의 지지 도구는 근막에서 시작해야 한다고 설명했다.
4. 신체의 근막은 표면, 심부 및 내장 근막의 세 가지 유형으로 세분화될 수 있다.

표면과 심부 근막 사이에는 공간이 형성될 가능성이 있다. 이 공간은 활주(gliding)하는 표면의 기능을 갖는다. 이 곳은 유체, 대사물, 폐기물 제거 및 염증의 불균형으로 인해 임상적인 문제가 나타나는 공간이다.

근막은 본질적으로 두 가지 특징을 유지한다.

- 근막은 기능과 구조의 완전함과 온전함을 확보하여 신체를 생체 역학 단위로 구성한다.
- 근막은 신체의 유체와 전기장을 조절한다.

또 근막은 두 가지 뛰어난 기능을 가지고 있다.

- 생체 역학적 단위로써 신체를 움직이고 지지하는 기계적 기능. '몸에는 결합 조직을 거치지 않고 뼈와 연결되어 있는 근육은 없다. 골막은 결합 조직으로 보아야 한다.'[17]
- 적절한 유체 교환 및 배액을 위해 그 안에서 통합되고, 신경과 모든 유형의 경로를 위해 지휘하는 기능을 가진 생체 역학 기능.

내장 근막은 완전한 근막체의 근본적인 부분을 나타내며 다른 구별 가능한 기능을 가지고 있지 않다. 고전적인 개념에서 내장 기능과 기계적, 지지 기능에는 차이가 없다. '내장 공간을 별도의 단위로 취급할 수 없다. 두개골 근막까지도 같은 장기 시스템에 속해있다.'[17]

A. G. Cathie는 경막이 다른 근막의 기능을 지원하고 통합하는 결합 조직의 특수한 형태임을 확인했다.

근막의 능력은 다음과 같이 설명되었다.[13]

- 근막은 감각 신경을 포함한다.
- 근막은 탄력이 있고 수축한다.
- 근막은 근육에 부착부를 제공한다.
- 근막은 혈액 순환을 조절한다(특히 정맥-림프관 교환).
- 근막은 신체 부위 사이에서의 움직임을 만들고, 조절하고, 움직임에 영향을 주는 것에 기여한다.
- 근막은 자세를 유지하게 한다.
- 근막은 염증이 일어나는 장소이다.
- 근막은 체액과 전염성 과정을 몸 전체로 옮긴다.
- 경막은 특수한 결합 조직이다.

이전의 정골의학자들은 근막을 전적으로 기계적인 도구로만 보지 않았다는 것이 분명해 보인다. 이것은 우리의 정골의학 연구에서 자주 읽거나 가르쳐지는 것과는 대조적이다.

형태학적 관점에서 근막

우리의 관점에서 볼 때 근막의 실제 기능은 배아 발생과 후기 조직 형성 과정 동안의 발생과정에서 파생되어야 한다. 발생 중, 근막은 외배엽과 내배엽 사이에 위치하며, 중간 중배엽이 나타난 동일한 방식으로 모든 조직 사이에서 정보의 중재자 역할을 한다.

근막의 발생

근막은 발생학적인 중간엽에서 유래하며, 이것은 장배 형성의 첫 순간에서 그 기능이 기원하고 발달된다. Blechschmidt에 따르면, 중배엽의 특징은 조직을 제한하는 두 개의 서로 다른 층 사이에 위치한 내부 조직의 영역으로 기능한다는 것이다.[18] 제한 조직과 내부 조직의 근본적인 차이는 세포 간 기질과 공간의 존재이다(9장 참조).[19]

중간엽 세포는 비어있는 공간을 채우고 나중에 장기로 분화하는 세포 사이에 삽입되기 위해 배아 전체에서 증식하고 이동한다(그림 23.1).

장배 형성–배아 내 중배엽의 발생–은 원시 줄기와 원시 결절을 형성하기 위해 정중선을 따라 증식하는 초기 낭배의 외피세포에서 발생한다. 그들은 척삭, 척삭앞판, 외측판 중배엽의 발생에 기여한다(그림 23.2).

그림 23.1
배아 구조와 간엽조직의 상호작용. ECF=세포외액, EMT=상피에서 간엽으로의 변형, NCC=신경능 세포

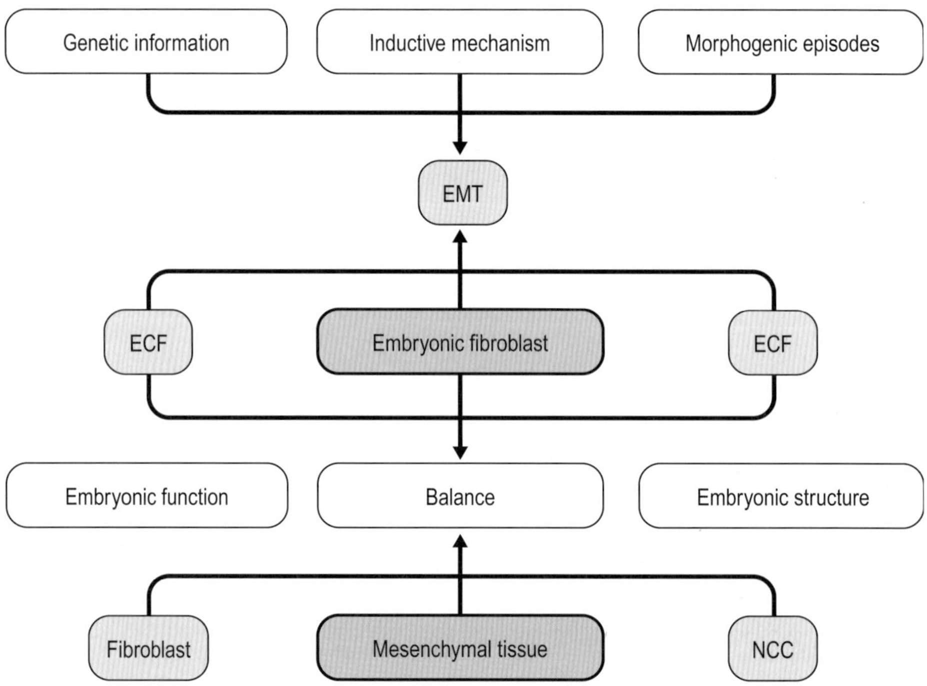

그림 23.2
축 (심부) 근막의 기원

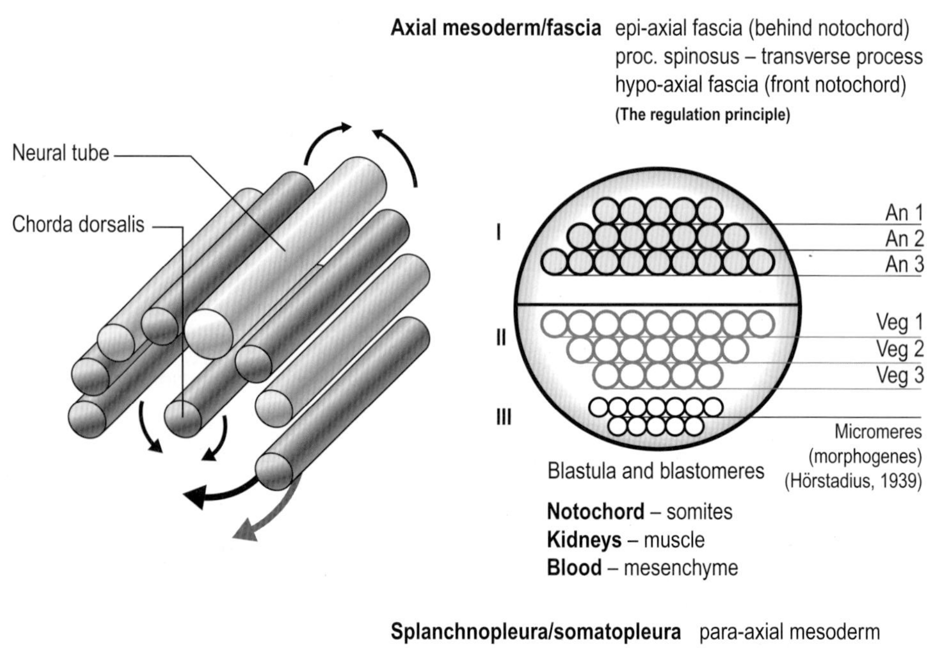

척삭이 발생하는 동안 이 편평한 상피 세포는 화학적 영역에 의해 영향을 받는데, 이것은 특정한 화학적 농도 구배의 효과를 통해 세포의 다음 행동을 결정한다. 상피가 중간엽세포로 변형되는 동안 세포가 이동하고 변형되기 시작한다. 이 과정과 1차 중간엽의 발생은 모두 장기의 형성과 발달 및 체강의 발달에 기여한다. 장기, 근육 및 혈관은 모두 중간엽에서 자란다. 중배엽의 형성은 그림 23.3에 나와 있다. 발생학적 발달 동안 모든 형태의 스트레스(즉, 영양 부족, 기계적 스트레스, 후성 인자 등)는 중간엽의 원래 정렬에 영향을 미친다.

근막은 기저막을 가지고 있지 않기 때문에 상피로 간주할 수 없다. 이런 이유로, 그것은 다른 방향으로 퍼져 나갈 수 있고 다른 구조들을 결합할 수 있다. 이 시점에서 근막은 뻗어있는 세포(stretched cell)로 구성되어 있으며 특히 잘 정렬되지 않은 성긴 조직처럼 보인다(그림 23.4).

그림 23.3
중배엽의 분화

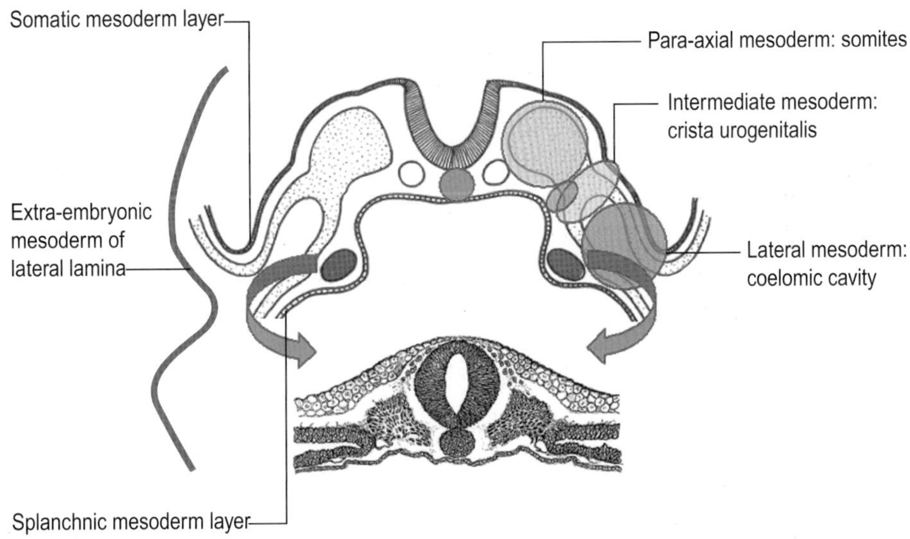

그림 23.4
간엽조직의 구성

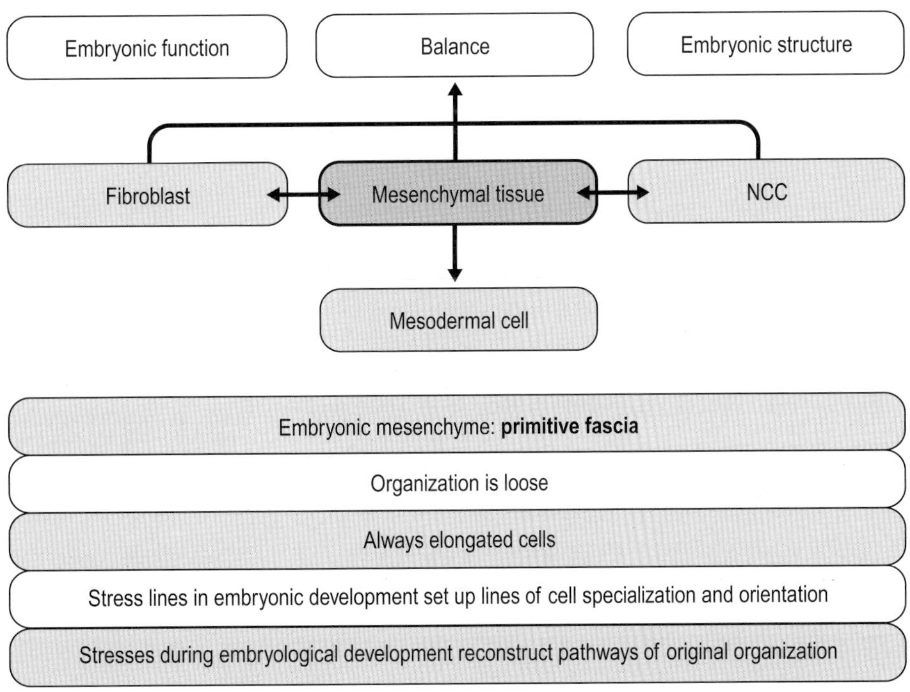

장기는 중배엽 내에서 발생한다. 근육은 근육 주위 및 근막에 심부 근막을 형성하는 중간엽 내에서 자란다. 사실, 전체 체절은 중배엽으로 발달하고 관련된 모든 구조는 중간엽 내에서 발생한다.

- 피부분절은 본질적으로 중간엽이다.
- 이 단계에서 근육분절은 신경관 발생의 개시를 돕는다.
- 경절은 경조직(뼈와 힘줄)을 만들고, 이는 또한 중간엽에서 발생한다.

조직학적 견해

F. H. Willard는 조직 형태학적 연구에서 근막은 성기거나 단단한, 불규칙한 결합 조직으로 나타난다고 언급했다.[21] 그것은 정말 구조화된 조직이 아니다. 조직이 콜라겐 섬유를 규칙적으로 정렬하면 더 이상 근막으로 간주할 수 없으므로 건막 또는 힘줄이라고 해야 한다.

불규칙적으로 놓인 콜라겐 섬유를 발견된다면 그 조직은 다음과 같을 수 있다.

- 여러 방향의 힘에 저항한다.
- 심부 조직으로 작용한다(봉투, 응축, 결합).
- 안정된 구조와 다른 취약한 구성 요소(예를 들어, 혈관 및 기타) 사이의 공간을 채워서 손상되지 않도록 한다.

매우 불규칙한 패턴이 내장 근막 내에서도 발견될 수 있는데, 이것은 혈관의 외막이 주변 조직과 혼합되어 명확한 경계를 흐리게 한다.

내장 근막과 관련한 부적절한 명칭이 자주 발견된다. 이것은 특정 부위에서 더 두꺼워 보이기 때문에 Treitz 근막이나 lateroconal 근막(결장옆 홈/하행결장간막)의 경우와 같이 인대로 잘못 말해지는 경우가 많다. '인대'는 규칙성을 나타내지 않기 때문에 조직학적으로 이것은 정확하지 않다. 그러나 예를 들어 건막은 규칙적이고 단단한 결합 조직이 펼쳐진 평평한 막(sheet)으로 나타나기 때문에 근막이라고 불려서는 안된다. 전술한 설명에 따르면, 이것은 근막으로 분류되지 않을 것이다. 우리가 광배근, 척추 기립근, 발바닥 건막, 흉요추 건막 등에 대해 이야기 할 때 근막 대신 건막을 이야기해야 한다.

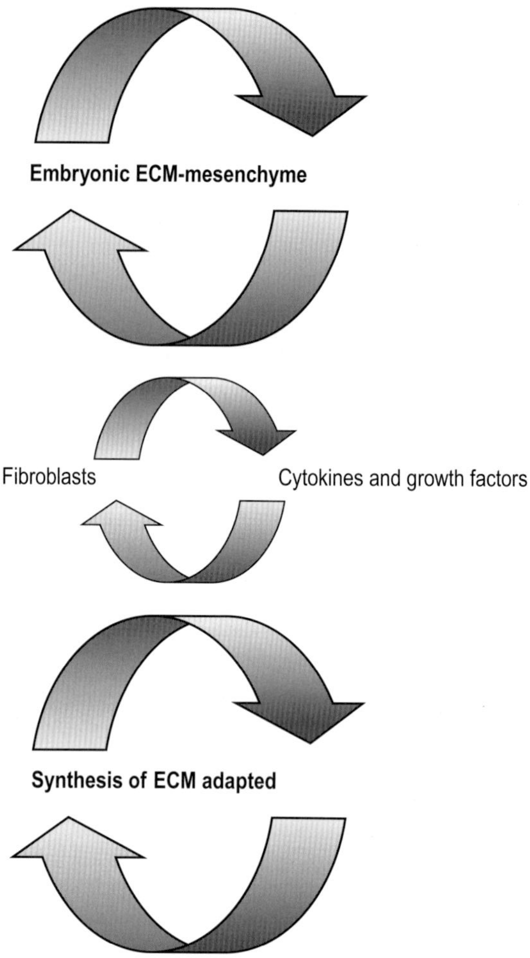

그림 23.5
발생학적 세포 외 기질: 간엽조직

형태 역학적 관점에서 근막의 기능

어떤 면에서 근막은 대사, 기계 및 조직면역력 사이의 수송(통과) 영역으로 사용된다. 조직이 찢어지거나 스트레스(압력/하중)를 받으면 섬유아세포는 줄기 세포 기능으로 돌아갈 수 있다. 그들은 원시근섬유아세포로 변환되며 차례로 근아세포로 발달할 수 있다. 섬유아세포는 중간엽의 생체역학 중심을 형성하고 환경 변화에 반응하여 사이토카인을 분비함으로써 분자를 생산하는 것에 적응할 수 있다(그림 23.5). 특정 측면에서, 그들은 세포 외 기질(ECM)의 섬유아세포와 동일한 방식으로 반응한다. 그들은 금속단백질이나 세린계단백질 가수분해효소 억제제(세르핀)를 통해 기질을 만들거나 파괴할 수 있다(그림 23.6). 이것은 섬유아세포가 기능의 발생학적 패턴을 채택하여 앞으로의 손상에서 조직 및 그 주변을 보호한다. 예를 들어 심근은 동면 모드로 전환되어 보호된다(그림 23.7).

근막계의 세분 (F. H. Willard에 따르면)

위에서 언급한 것처럼 F. H. Willard는 원래의 근막을 성기고 불규칙한 결합 조직으로 간주한다. 그는 근막계를 네 가지 주요 그룹으로 나눈다(그림 23.8).

- 원추 근막(표면 근막)
- 진피/피하 조직 밑에 있는 축 근막(심부 근막이라고도 한다)
- 뇌신경계 전체를 덮는 뇌척수막 근막
- 기관을 연결하고 복강을 조직하는 내장 근막

축 방향 또는 심부 근막은 더 세분화될 수 있다.

- 상축 근막(척삭 뒤에서 발생)
- 축하 근막(척삭 앞에서 발생)

축상 근막은 두개골 기저부에서 끝나며 체세포에서 유래하는 부분만 덮는다. 두개골 기저부에서는 근막이 기관전 근막에 의해 연장되는데, 이것은 발생학적으로 대동맥간의 덮개에서 유래한 심장의 기저에서 시작한다. 말단은 총장골동맥 분지의 높이에 있는 것으로 정의할 수 있다. 축상 근막은 대부분의 장기가 포함되어 있는 커다란 덮개를 형성한다.

이 다른 구획에서 근막을 연구하는 것은 신뢰할 수 있는 가장 친밀한 '작업대'에 접근하는 것으로 생각할 수

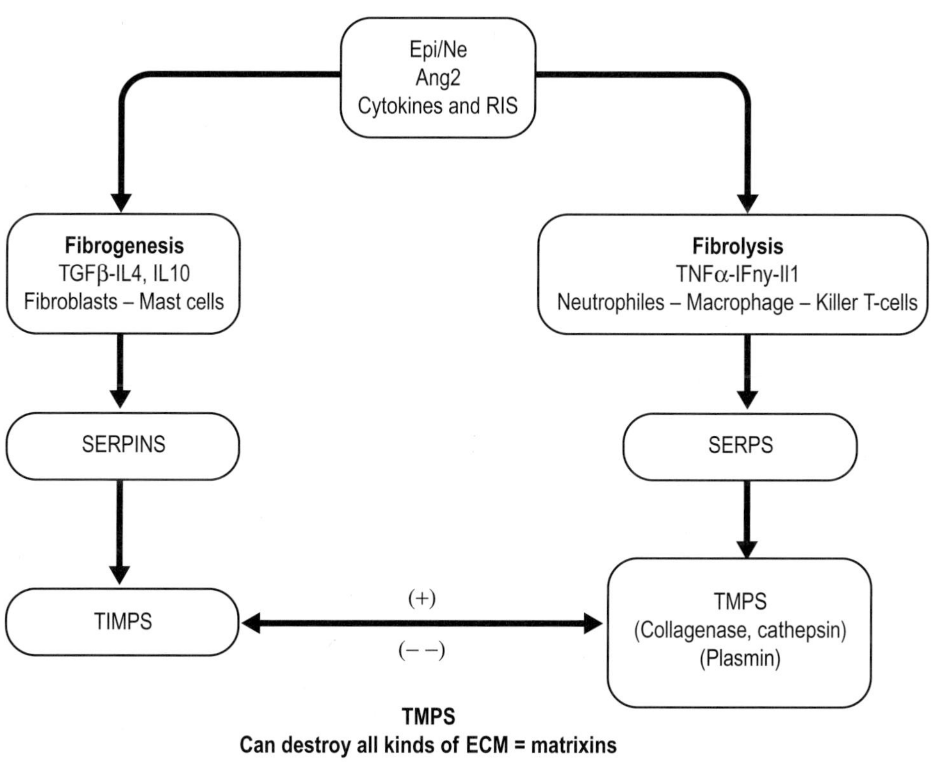

그림 23.6
세포 외 기질의 염증반응 조절. ECM=세포 외 기질, SERPINS=세린 단백질분해효소 억제자, SERPS=세린 단백질분해효소, TIMPS=조직 억제성 금속단백질분해효소, TMPS=조직 금속단백질분해효소. Reproduced with permission from Figure 1.9, p. 33, in H. Heine, *Lehrbuch der biologischen Medizin, Auflage* 4, Haug in MVS Medizinverlage, Stuttgart, 2015

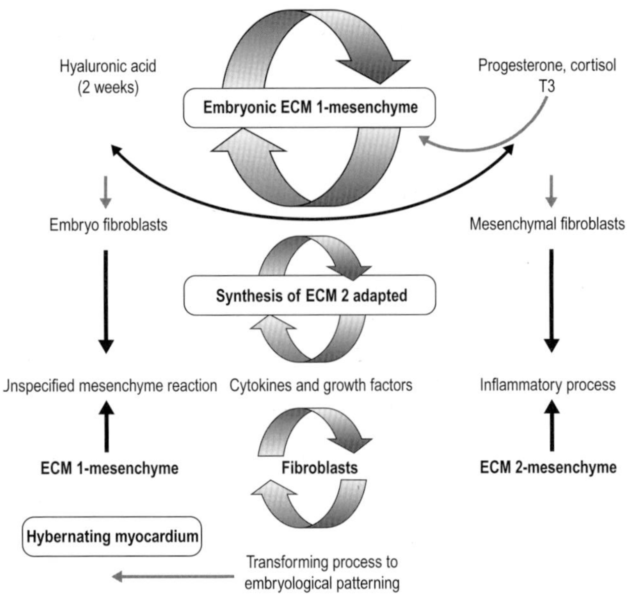

그림 23.7
심근의 hibernation

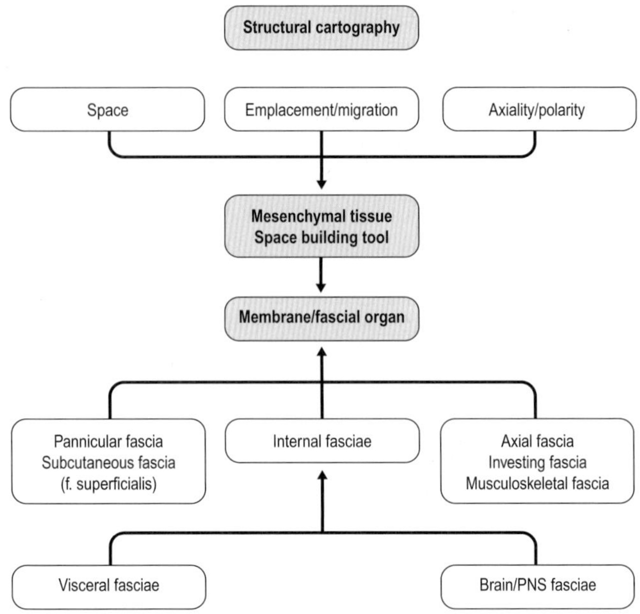

그림 23.8
국소 위치에 따른 근막군. PNS=말초신경계

있다. 이 '작업대'에서 신체의 항상성 적응을 보장하는 대부분의 '소프트웨어'가 발달한다. 또한, 공급이 필요한 여러 구역으로 물질을 전달하는 것은 생리적 과정과 특정 시간에 따라 진행된다.

결론

근막은 완전하고 목적이 있는 기관이다. 배아 발생, 조직 발생 및 발달 과정의 전체 역사를 포함하고 조절하는 중간엽 '작업대'에서 발생한다. 근막은 다른 기원 및 다른 목적지를 향한 정보를 수신, 처리, 교환 및 저장하기 위한 최신 기능을 갖는다. 근막의 기능을 이해하기 위해서는 결합 조직의 기능을 상세히 연구해야한다. 세포 외 기질, 체액 및 섬유아세포 사이의 교환은 신체가 가장 친숙한 삶의 이야기를 우리에게 '말하는' 가장 위대한 사건에 참여하기 전에 이해되어야 할 필요가 있다. 이것을 통해 움직임과 고요함은 모든 신체 기능과 가장 밀접한 관계를 갖고 있으며, 몸과 마음과 영혼의 삼위일체에 관한 A. T. Still의 개념은 단순한 환상이 아니라는 것을 이해하는 것이 더 쉽다.

참고문헌

1. Pschyrembel Clinical Dictionary (German Language). 252nd edition. Walter De Gruyter, Berlin, 1982.
2. A. Vleeming. 3rd Interdisciplinary World Congress on low back and pelvic pain. Vienna, Austria, November 19–21, 1998.
3. J. J. Debroux. Les fascias, du concept au traitement, pp. 163-170. Olivier Éditeur, 2002.
4. T. Dobler, M. Puylaert, J. van der Wal. Faszien. In: T. Liem, T. Dobler. Leitfaden Osteopathie. Elsevier, München, 2009.
5. J. McGovern & R. McGovern. Your Healer Within, pp. 86–90, Fenestra Books, 2003.
6. C. Ciranna-Raab. Das Tensegrity Modell. In: T. Liem, T. Dobler. Leitfaden Osteopathie. Elsevier, München, 2009.
7. A.T. Still. Die Philosophie und die mechanischen Prinzipien der Osteopathie. In: Das große Still-Kompendium, 2. Auflage, p.143f. Jolandos, Pähl, 2005 [dt. Übers. The Philosophy and Mechanical Principles of Osteopathy 1908].

8. See Chapter 2 'Nomenclature of fascia' in this book.
9. J. Stark. Still's Fascia, p. 156, Jolandos, Pähl, 2007.
10. W. G. Sutherland. Teachings in the Science of Osteopathy, pp. 5–6, 107, 218, Rudra Press, 1990.
11. R. E. Becker. Life is Motion, Stillness Press, 2001.
12. R. E. Becker. The Stillness of Life, Stillness Press, 2000.
13. A. G. Cathie. The fascia of the body in relation to function and manipulative therapy. Yearbook American Academy of Osteopathy, 1974.
14. G. J. Zink. Respiratory and circulatory care: the conceptual model. Osteopathic Annals, pp. 108–112, March 1977.
15. A. G. Chila. Conference on the fasciae, Namur, Belgium, Aug 4–6, 2001.
16. R. J. Hruby & P. Masters. The respiratory and circulatory model of Gordon Zink, Conference, Namur, Belgium, 1998.
17. A. G. Chila. Conference, Namur, Belgium, May 4–5, 2002.
18. E. Blechschmidt. Die ersten drei Wochen nach der Befruchtung. [The first three weeks after fertilization] Image Roche (Basel), 47:17–24, 1972.
19. J. van der Wal. Faszien. In: T. Liem, T. Dobler. Leitfaden Osteopathie. Elsevier, München, 2009.
20. M. S. Dias & M. Partington. Embryology of myelomeningocele and anencephaly, Neurosurg Focus, 16(2):E1, 2004.
21. F. H. Willard & G. Stevens. Skin and fascia. Conference, Limelette, Belgium, 2012.

24

근막과 자세: 생체 역학적 모델에서부터 신경근육 근막적 자세 모델까지

Paolo Zavarella, Maurizio Zanardi, Christian Lunghi

오스테오패시 분야에서 사용되는 생체 역학적 자세 모델

'이상적인 자세'의 개념은 역사적으로 신체의 생체 역학, 압박 및 구조적 모델과 관련되어 있으며 압박(compression), 긴장(Tension) 및 균형의 선형 메커니즘을 적절하게 활성화하여 달성할 수 있는 것으로 보인다.

오늘날 다른 적응 시스템과 마찬가지로 자세는 더 이상 정적이고 재현 가능한 상태로 해석될 수 없지만 역동적인 '전략'으로 간주되어야 함을 이해해야 한다. 따라서 자세의 이해는 기계적 원심성 신경 개념의 '정적자세학(posturometry)'에서 역동적 구심성 신경의 '동적자세학(posturology)' 개념으로 진화했다. 생물학적 시스템에서 가능한 유일한 균형의 형태는 관성, 가속 및 중력으로 인한 역동적인 것이다. 이 부분은 스스로와 전체 사이에서 리듬감 있고 상호 관계가 있으며, 내부 및 외부의 항상성과 다른 정적 메커니즘을 통해 끊임없이 변화한다 .

그러므로 '바람에 저항하여 곧은 자세 또는 숙인 자세를 유지하기 위한' 능력에 관한 연구(Bell, 1837), 자세와 시각, 안구동역학(oculomotricity), 전정 기능, 체중부하, 그리고 고유수용감각 사이의 관계에 대한 연구 (Levinson, 2013; Housman 외, 2014)는 완전하고 자율적이며 독특한 방식으로 균형을 조절하는 시스템이 있다는 생각에 초점을 맞추었다. 최근 컴퓨터 시스템과 안정성 측정법 (Ranquet, 1953)의 발전으로 중추신경계(CNS)에 의해 조율되는 균형, 자세 및 미세 자세 시스템(FPS)이 비선형적 방법으로 서로 작용하는 여러 수용체로부터 구심 정보를 수신할 수 있는 것으로 알려져 있다.

자세의 역사적 정의를 살펴보면, 복잡하고 역동적이며 비선형적인 현상임을 인식할 수 있다. 자세는 전신, 다른 부분 및 주변 환경과의 관계로 볼 수 있다. 이것은 특정 환경에 대한 전체 순응과 신체의 신체적, 정신적 측면 간의 상관관계를 나타낸다(Tribastone, 1985; Caillet, 1977). 자세는 주변 환경에서 배아가 어떻게 행동 하는지를 결정하는 행동 발생학과 관련해서 생각해 볼 수 있다(Thelen & Adolph, 1992). 아기는 올바른 몸의 위치에 적응하고 유지하는 방법과 눈을 움직여 주위 환경을 제어하는 방법, 특정 상황에서 심장 박동과 호흡을 적절하게 조절하는 방법, 공간에서 위치를 인식하는 방법, 그리고 모든 환경적 상황에서 심리적 안녕을 채택하는 방법을 배우는 것으로 보인다(Guidetti, 1997).

자세는 다감각적 상호 작용과 반사 작용의 조합을 구성하여 직립자세를 취한다(Gagey & Weber, 1997). 후자는 특정 순간(Kandel 외, 2000)에 중력과 조화를 이룬(Caradonna, 1998) 인대, 관절의 수동적 성질과 긴장성 근육의 능동적 성질에 의해 갖추어진 신체 부위(Boccardi & Lissoni, 1998) 사이의 공간적 관계로 정의될 수 있다(Caradonna, 1998).

모든 개인의 경우, 신체 부위가 최소 저항에 직면하

고 최대 안정성을 가질 때 최상의 자세가 달성된다. 균형은 상태이지만, 자세는 구조-기능 관계에서 기능, 기능 장애 및 적응력의 정도를 더 잘 이해하기 위해 연구, 분석, 사용되어야 하는 '전체론적 전략'이다. 직립 자세는 인간에게 독특하며 유지 관리와 안정성을 담당하는 조정된 메커니즘의 활동에 따라 달라진다. 우리는 자세가 비자발적인 생물학적 리듬에 대한 신경근육 근막적 기능의 적응성과, 일정하고 역동적으로 균형을 이루는 정적 부하를 반영한다고 믿는다.

많은 저자들이 임상 환경에서 희귀함을 지적하고 있지만(Lunghi 외, 2016) '이상적인 자세'에 대한 고전적 개념(Charpentier, 1979; Gagey & Weber, 2010)은 항상 매력적이다. 적절한 '보상'을 가진 개인은 심지어 비대칭적이어야 한다고 해도 잘 '기능'할 수 있다고 주장해 왔다(Kuchera, 2011). 수동적인 근육의 긴장도는 근육 근막 긴장의 다형성 변화로 인하여 신체의 에너지 요구량이 최소한으로 증가하는 자세(반듯이 누운 자세보다 7% 이상 증가)를 유지하면서 오랜 기간 동안 기립 자세를 유지하는 데 도움이 된다. 중력에 대항하여 인체가 자세를 적응하는 것은 에너지 낭비를 줄이기 위한 신경학적 진화 메커니즘과 근골격계 조직 보상의 관계를 통해 발달한 것으로 보였다(Zanardi, 1998; Zavarella 외, 2002).

많은 임상의가 여전히 임상에서 잘못 정렬된 신체 구조를 바로잡는 데 초점을 맞추고 있지만 이 장에서는 '이상적인 자세 개념'에서 벗어나는 정골 의학의 필요성에 대해 설명할 것이다.

지난 몇 년 동안, 많은 저자들은 생체 역학적 자세 모델(BPM)이 과대평가 되었고 긴급한 갱신의 필요성이 있다고 주장하였다(O'Sullivan, 2010). 이러한 주제를 비판적으로 분석하기 위해 *The Journal of Bodywork and Movement Therapy*는 도수 의학, 정골의학, 카이로프랙틱 및 물리 요법에 관한 5명의 전문가가 이 주제에 대한 아이디어에 정면으로 부딪칠 것을 요청했으며(Chaitow, 2011) 정렬이 안 된 신체 부위를 바로잡고 균형을 맞추기 위한 도수 기법의 사용이 정당한 것인지에 대해 논의했다(Lederman, 2010). 그들은 '자세의 균형, 이동성, 에너지 및 저항력'이 회복되지 않으면 재활을 통한 통증이 없는 정상적인 신체 기능이 불가능하다고 하였다. 그러므로 구조와 기능의 통합을 목표로 하는 정골의학적 도수 치료(OMT)와 같은 전체론적 접근법을 고려할 필요가 있다(Irvin, 1997; Chaitow, 2011).

자세 개념의 진화

임상 경험에 따르면 근골격계 증상이 있는 사람에서 또는 긴장성 두통의 영향을 받는 사람에서 또는 요추 퇴행성 디스크 질환이나 강직성 척추염으로 고통 받는 사람에서 근전도에 이상이 측정되지 않더라도 휴식 시 상부 승모근과 기립근 같은 곳의 과긴장 영역 또는 단단한 표면이 촉지 된다.

연구에 의하면 휴식 시 인간의 근육 긴장도는 점탄성 조직의 특성에서 비롯된 것으로 나타났다. 수동적 긴장감과 길어지는 탄력성의 기본 수준은 균형 잡힌 자세에서 안정성을 유지하는 데 기여하며 '인간의 휴식상태에서의 근육 근막 긴장 또는 장력' (HRMT)으로 정의된다. HRMT는 CNS 활성과는 독립적으로 운동학적 신체사슬(body chain)에서 발견되며, 근육분절과 근섬유아세포 내에서 액틴-미오신 필라멘트 간의 분자적 상호 작용에서 유래한다(Masi 외, 2008). 반대로, 근육군의 동시 수축은 능동적인 신경운동 제어의 효과이며, 이는 주요 에너지 낭비와 관련된 더 높은 수준의 안정성을 허용한다. 기능적으로, HRMT는 균형 잡힌 자세를 유지하기 위해 안정적 지지를 제공하는 생체 긴장통합체 시스템을 구축하기 위한 수동적 긴장성 근막망 및 인대성 힘줄 구조와 관계가 있다. 자세 HRMT의 현저한 감소 또는 초과는 근골격계 또는 병리학적 교란을 유발할 수 있다(Masi 외, 2010). 자세에 대한 생각의 진화를 고려하고, HRMT의 중요성에 대한 관찰을 통합하여 최종 결과에 중요한 각각의 측면을 이해할 수 있다.

고전적으로 자세를 제어하는 것은 정적으로, 동적으로 신체 위치와 그 다른 부분을 제어하는 것을 의미한다. 그것은 다음으로 구성되어 있다.

- 자세 반사
- 자세 긴장 (근육 긴장도와 HRMT 간의 관계)

그러므로 '하나의 자세'가 아니라 다음과 관련된 '자세'가 무수히 많다.

- 신체 또는 다음 상태를 유지하는 신체의 부분에 의해 추정된 위치:
  - 균형 상태
  - 불균형 상태

신체 기능 장애(SD)와 같은 기억은 섬유 조직을 증가시키고 근막 밴드 내의 교점(nodal band)에서 콜라겐 섬유 사이의 여러 연결을 유지하며, 조직의 탄성 특성은 점진적으로 감소한다. 이러한 근육 근막 조직의 변화는 고유감각수용성 및 내부감각수용성 감각의 통합뿐만 아니라 운동 조절 및 자세 조정 센터를 담당하는 더 높은 중심의 능력을 변경시킬 수 있다(Schabrun 외, 2013; Tsao 외, 2008; Tozzi, 2014).

자세의 새로운 개념이 등장했다. 실제로 오늘날 이론적인 과학 용어로 압축, 정적 및 선형 개념에만 독점적으로 관련된 것은 아니다. 자세에 대한 보다 최근의 정의는 중력과 내부감각수용성, 고유감각수용성 및 생물심리사회적 스트레스에 적응하기 위해 신경근막계가 지속적으로 사용하는 여러 전략을 기반으로 한다.

그러면, '이상적인 자세'의 개념을 벗어나야 하는가?

생체 역학적 자세 모델의 갱신: 신경근육 근막적 자세 모델

이 장에서 정골 의학의 근막 영역에서의 자세에 대한 논의가 진행됨에 따라 다음과 같은 내용을 토론할 것이다.

- 자세의 역사적 개념
- Lederman의 BPM에 대한 비판
- 'BPM 위기'를 둘러싼 논쟁에 대한 우리 자신의 고려

우리는 생체 역학, 항상성 및 다른 정적 적응의 다요인적 특성인 신경근육 근막적 자세 모델(NMPM)과 일치하는 모델을 제안 할 것이다.

'적응'은 항상성(homeostatic 균형에 가까움)과 비항상성(allostatic 균형에서 벗어남) 메커니즘이다. 비항상성(생명에 필수적인 시스템을 유지하는 변화의 유기적 통합 체계)은 스트레스 요인에 대한 시스템의 일관된 해답이며(Selye, 1956; Schulkin, 2003) '불확실한(entropic)' 현상보다는 '동향적(syntropic)' 현상인 것으로 밝혀졌다(Fantappié, 2011).

적응은 스트레스 반응의 주요 요소이다. 이것은 균형을 회복하고 내부 효과를 최소화하여 구조와 기능 간의 상호 의존성을 유지하는 데 유용한 생물학적 메커니즘이다.

결론적으로 '자세'는 필요할 때 중력과 가속 (정적 또는 동적)에 반응하여 신경근육 근막 및 골격계가 사용하는 전략이다.

- 가장 경제적인 방법으로 (최소한의 에너지 비용과 근육 근막 긴장-위상 활성으로)
- 최대 안정성으로 (최대한의 '동적 균형')
- 최대한의 편안함으로 (골인대성 및 근육 근막 구조에

대한 최소한의 스트레스)

• 고통 없이

우리는 NMPM을 살아있는 상태로 유지하기 위해 진화가 필요하다고 믿는다. 이 진화는 자세 내에서 복잡한 시스템의 복합적인 본질을 고려해야 하며 전반적인 접근 방식으로 정골 요법을 이끌어야 한다. NMPM은 다음을 고려한다.

• 이 관계가 다른 개별적인 정적 하중에 얼마나 영향을 미치는지 뿐만 아니라 이것이 자세에 반영되는지 관찰하기 위한 구조와 기능의 통합
• 내부 및 외부 자극에 대한 반응 및 내부감각수용성 및 고유감각용성 메커니즘의 통합에 대한 신경근육 근막 측면
• 생물심리사회적인 측면, 심리정서적인 부하를 통해 개인을 독특하게 독특하게 만들고, 이를 통한 적응으로 독특하고 개별적일 수 있게하는 생물심리사회적인 측면(Laborit, 1979).

결과적으로, 이 과정을 표현하는 복잡성은 선형적이거나 예측 가능한 방식이 아니라 관찰 가능하고 수정 가능한 방식으로 나타난다.

분자에서부터 세포, 조직, 장기에 이르기까지 각 단계는 몸의 생체 긴장통합체 구조로 분산되지 않게 생체 역학적 힘의 장력 자극을 통합할 수 있는 계층적 조직으로 연결된다. 따라서 이러한 자극은 구조적 완전성을 유지하기 위해 생화학적인 세포 간 신호로 변환된다(Swanson, 2013).

HRMT를 사용하여 새로운 동적 균형을 지속적으로 탐색하면서 입력(수용체 구심성 – 시각-청각의, 발의, 체성감성적 그리고 교합/두개-경부 하악)과 출력(보상, 자세 적응) 간의 복잡한 관계가 가능하다. 이 개념은 우리가 피부에 대한 정골 요법에서 적용된 에너지가 유전자 발현 (Maas & Sandercock, 2010) 및 자세 적응 (Cao 외, 2013)을 변화시킴으로써 세포 수준에서 효과를 나타낼 수 있음을 깨닫도록 도와준다.

이 장에서 설명하는 새로운 NMPM은 자세를 부수현상과 구심성 복잡성(신경근육 근막)의 원심성 결과(근골격계)로 여겼다. 이 개념은 읽고 해석할 수 있으며 판단되거나 수정되지않는다.

예를 들어, 흉터나 원심성 시스템을 통해 이동성을 획득하는 외상성 발목의 조직에서 오는 정보는 광범위한 자세의 변화를 야기한다. 증상은 교감신경계가 관여하여 국소적인 혈관 수축을 수반하면서(Macefield, 2005; Mouchnino & Blouin, 2013) '순응도'가 낮은 영역(Bordoni & Zanier, 2013)에서 나타날 수 있으며 기능 장애를 유발할 수 있다. 비록 흉터가 작고 미학적으로 좋게 보이더라도, FPS가 기계적으로뿐만 아니라 비자발적, 국소적, 분절적인 구축을 야기하는 구심성 자극에 반응하여 비골신경을 '가둘' 수 있는 유착 때문에 환자는 통증으로 고통 받을 수 있다(Gilbey, 2007, Raju 외, 2012, Charpentier, 1979, Gagey & Weber, 2010). 계속되는 고통스러운 자극은 중추 신경계와 말초 신경계의 기능과 구조를 변화시키고(이질통, 통각과민) 도미노 효과를 만들어(Zwerver 외, 2013; Day 외, 2012) 그들 스스로 적응한다. 침해 내장성, 내부감각수용, 원발성, 무의식적인 자극은 중심 감작이 피질 내(뇌수 및/또는 골수에서) 수준에 축적되기 때문에 동일한 효과를 나타낸다. 의식 수준을 수반하지 않고 후각(dorsal horn) 활성에 관심을 둔다(Jänig, 2013).

걷기, 씹기, 체중 분산, 경부 및 허리 통증의 변화는 병변과는 분명히 먼 부위에서 상처와 유착에 의해 유지될 수 있다(Rowe 외, 2005; Skraba & Greenwald, 1984; Harrison 외, 2005; Leijnse & Rietveld, 2013, Stecco, 2009a, Stecco, 2009b).

NMPM에서 권장되는 정골 의학적 치료는 원심성(운동성)이 아니라 구심성(감각적) 자극을 이끌어내는 것을 목표로 하며, 다음을 유도한다.

- 집중 (질문에 대한)
- 통합
- 치료 (정상화를 위한)

자세 변경과 관련된 정보(SD)는 더 심각한 자세 장애의 기초를 만들 수 있다(Gary, 2011). 이 정보는 복잡한 시스템의 '기능 장애 유발원(DM)'으로 해석되는데 이것은 흉터에서 오는 구심성 변화의 동일한 메커니즘을 따른다(Zavarella 외, 2002).

근막, 외골격 및 자세 패턴

척추 기능 장애는 근육 불균형과 체중 분포의 변화(자세 불균형)로 인한 통증을 유발하고 전기적 및 생화학적 구심성에 영향을 받는 자율-원심성 반응을 일으킨다고 가정할 수 있다(Brumagne 외, 2008; Shirzadi 외, 2013). 생리 병리적 반사를 이끌어 낼 수 있는 구심성 자극은 자세(구조과 기능을 연결하는 복잡하고 즉각적인 전략)를 수정할 수 있고, 그것은 신경근육 근막조직(진피, 근막, 경막, 힘줄과 초힘줄)에서 비롯된다(Kumka & Bonar, 2012; Benjamin, 2009).

근막이 생리적 조건에 있지 않을 때, 자유 신경 종말과 같은 수용체(Kumka & Bonar, 2012)는 통각 수용체로 행동할 수 있으며 복합적인 증후의 발달을 유도 한다(Stecco, 2009a; Benjamin, 2009; Kumka & Bonar, 2012). 사지의 근막계는 전신과 특히 흉요추 근막을 통해 소통한다. 이러한 근막은 요통이나 어깨의 관절운동학적 비정상을 야기할 수 있는 구조 중 하나이다(Willard 외, 2012).

결과적으로 Benjamin은 특히 손과 발의 힘줄과 근막망(관절 캡슐, 힘줄, 지지띠, 점액낭)이 근육의 닿는 곳(insertion)을 위한 연부조직을 구성하는 방법을 밝히는 '초힘줄(Supertendon)' 개념을 도입했다(von Schroeder & Botte, 1997). 유사한 외골격이 무척추 동물에서 발견되며(Wood Jones, 1944a, 1944b) 그 전체 기능은 개별 사지의 기능보다 우수하다(Benjamin 외, 2008). 그것은 운동계 내에서 세포성 망의 기능을 보장하기 위해 비신경 '신체 논리' 뇌-신체 공진화 및 신경근 조절(Valero-Cuevas 등, 2007)을 수행하는 기능적인 네트워크이다.

1920년대부터 정골의학 분야에서는 Neidner가 '근막 비틀림'이라고 정의한 기법이 사용되었다. 사지의 초힘줄(손바닥 근막, 발바닥 근막, 대퇴근막)에 비틀림 힘을 사용하는 이러한 기법은 근막의 균형과 척수 접합부의 이행부위에서 대칭을 찾는 것을 목표로 한다(De Stefano, 2011).

NMPM을 사용하여 정골 의학은 환자를 '하나의 단위인 신체'로 고려하여 검사하고, 생체 긴장통합체 시스템 내 적응을 설명한다. 이 시스템에서는 한 지역의 최소한의 변화로 인해 원래의 구조적 구성 요소에서부터 신경학적, 호흡-순환기, 대사적, 행동적 기능까지 생체 역학적, 장력의, 인체공학적 변화를 유도할 수 있다. 근막은 전신의 기계적 힘을 통합하여 이러한 요소들 사이의 '*특성의 조합*'을 표현한다(Tozzi, 2012). 이 '유기적 통합 체계'의 존재가 증명되면 생리학에 대한 우리의 전통적인 이해를 크게 변화시킬 것이다(Langevin, 2006).

정골의학에서는 자세의 패턴이 사용된다. 촉각 검사를 통해 결정된 스트레스에 적응한 근막의 일반적인 상태는 다른 정적 하중의 정도를 나타낼 수 있다(Zink & Lawson, 1979). '자세 보상'은 유전적 잠재력, 구조적 비대칭성, 다른 정적 과부하 등에 유용하고 기능적인 반응을 나타내는 것으로 알려져 있다.

사람이 항상성 메커니즘의 감소를 나타낼 때 '자세 불균형'이 나타나고, 그 적응의 결과가 기능 장애이며 증상을 보인다는 것을 강조한다. Zink에 따르면, 자세 패턴을 탐구함으로써 해부학적, 생리학적 및 정신 사회적인 기능 및 기능 장애의 징후를 볼 수 있다.

NMPM을 적용 할 때, 정골의학은 자율-연결 시스템을 '준비'하여 자세의 재정렬에 반응할 수 있다(Dunnington, 1964). '자세의 정렬 불량'은 중력과 다른 정적 하중과 비교된 개별 에너지의 '손실'을 나타낸다. 국소적 보상 패턴과 척추의 곡률 그룹 생성에서, 중요한 역할은 청소년기 및 성인의 삶 전반에 걸쳐 해부학적 '과도기 영역'(발바닥 근막, 요골반, 흉요추, 경흉추, 환추후두 및 두개경부 하악)에 의해 수행된다. 정해진 시간에서의 개인의 올바른 자세는 신체가 감각적 정보를 통합하고 체중을 분배함으로서 에너지 낭비를 줄이고 최소한의 인대성 장력을 이용하는 압축력을 조화시키는 최선의 시도가 될 것이다. 어떠한 비대칭성이 보여진다면 통증과 제한이 나타날 것이다(통증, 이상 및/또는 구조적 제한/SD 에 민감한 연부조직에 의한 스트레스와 같은). 그리고 '자세의 정렬 불량'이 발생하고 피로, 요통, 두통 등의 증상과 같은 중력 압박(PGS)으로 인한 병태 생리를 촉진할 수 있다(Irvine, 1973).

감정, 정신, 신체 인식 및 환경이 자세에 영향을 주는 방식(Irvine 1973)은 새로운 NMPM에 통합되어 있다. 우울증, 공격적 행동 등과 같은 심리적인 문제로 영향을 받는 개인은 바른 자세와 유연성을 나타내는 건강한 개인과 비교하여 좋지 않은 자세 패턴을 보인다.

생체 역학 모델은 정골 요법을 스트레스 요인(SD)에 대한 국소적 적응을 가치 있게 만든다(Lunghi 외, 2016). 이것은 기능 장애 분절에서의 신경근육 근막의 중요성을 다시 알려준다. OMT는 개인이 구조적, 혈관적, 신경학적, 대사적 및 행동적 기능을 회복할 수 있게 해준다. OMT의 목적은 환자의 잠재력을 최적화하고, 기능적 및 구조적 완전성을 복원하고, 기능 장애가 있는 자세 패턴을 개선하는 것이다(LeBauer 외, 2008; Brooks 외, 2009, Posadzki 외, 2013).

근막, 물, 자세 기억

이 시점에서 SD의 구심적 측면이나 전반적인 부정렬의 정도를 강조할 필요가 있다. 물 분자의 유사점과 살아있는 조직에서 그들의 행동은 근막이 기억을 저장하는 능력을 설명하는 데 사용될 수 있다. 물 분자는 함께 진동하고 전자기장에 갇혀있다(Del Giudice & Tedeschi, 2009). 진동은 배경 소음(background noise)으로부터 전기를 얻을 수 있는 자유 전자를 생성하고 그것을 물 분자와 공명하는 생체 분자를 활성화시킬 수 있는 전자 소용돌이의 형태인 '고품질의 응집 에너지'로 변환한다. 그러므로 물질, 에너지, 정보, 지식 또는 기억은 자동 전송 메커니즘으로 인해 분산되고 기억될 수 있다(Del Giudice 외, 2010). 기능 장애는 전자기 및 전기 기계력이 상호 작용하는 범위 내에서 변경된 신경 정보를 전달하는 표현에 해당한다. 촉진을 사용하여, 정골 의사는 인체를 구성하는 입자의 자발적인 움직임을 나타내고 '현재의 움직임'으로 정의된 체액의 활력을 조직 품질의 변화로 인지할 수 있다(Del Giudice, 2011).

정골의학은 '최소 자극의 원리'로 알려진 양자 물리학 원리에 기초한 기법을 사용한다. 매우 적은 에너지의 고유감각성, 외수용성, 내수용성 자극이 적용된다면, 결과적으로 직접적인 원심성 반응이 아니라 신경근육 근막의 재건/재조직이 유발된다. 자극이 작을수록 반응은 커진다.

정골 의학은 수분을 함유한 신체에서 유지되는 조직의 기억을 자유롭게 함으로써 건강과 자세 패턴을 개선하여 치료 결과를 얻을 수 있다. 간질액의 움직임을 촉진하는 근막의 정골의학적 치료 후에 칼슘, 물의 자유 입자 사이의 상호 작용이 증가할 수 있음이 연구를 통해 입증되었다(Tozzi, 2014).

NMPM의 적용 순서

NMPM의 평가 과정은 환자가 시간, 비용 및 효능을 고려한 자세 교정 치료에 적극적으로 대응할 것인지 여부와 개인의 자세를 결정하는 것으로 구성된다.

1. 현재의 불만에 역할을 한다(Lunghi 외, 2016)
2. 통증, 기능 장애 또는 차후의 병리적 증상에 기여할 수 있는 유의한 위험 인자를 나타낸다.
3. 신경근막 장애에 대한 최선의 적응이다(Lunghi 외, 2016)
4. 구조와 기능 사이의 상호 의존 관계에 대한 국소적, 분절적 및/또는 전반적 불일치의 징후이다(Lunghi 외, 2016)
5. SD 영역에 의해 영향을 받는다(그러면 정골의학은 최소한의 접근 방식으로 작동한다)
6. SD를 유발하는 국소 구조에 영향을 미치는 기능 (자세와 연결된다)을 가지고 있다(정골 의학은 최대 접근법으로 작동한다).

정골의학적 평가 과정(Lunghi 외, 2016) (그림 24.1)은 다음과 같이 구성된다.

- 개인의 일반적인 적응 능력에 대한 전반적인 검사(다른 정적 부하).
- 국소적 적응 능력에 대한 국소 검사(신체 기능 장애)
- NMPM에서 구조와 기능의 상호 의존성 검사는 SD가 임상적으로 자세 적응에 관련이 있는지를 평가하는 것을 목표로 한다.

정골의학 분야에서의 자세 접근은 통합 자세 분석 프로토콜 (IPA)과 고전적 평가 절차를 통해 진행된다(Box 24.1).

개인의 OMT 등록

분별적이고 객관적인 평가를 통해, 정골 의학은 치료를 하거나 주치의에게 환자의 보내게된다(Lunghi 외 2016).

전반적인 검사

이 테스트는 자세 불균형의 존재를 확인하고 개인의 적응 능력을 나타낸다(Irvin, 1998; Zink & Lawson, 1979). IPA 프로토콜은 척추측만계를 가지고 신체의 일시적인 영역을 관찰하고 조직을 촉진하여(Parker 외, 2008) 이 검사를 수행할 것을 권장한다. Zink에 따르면, 이행 영역은 신경근육 근막의 횡구조와 관절 분절 사이의 '근막 비틀림'을 입증하는 운동학적 사슬에 해당한다. Zink와 Lawson은 유용하고 임상적인 방법으로 이러한 패턴을 분류할 수 있다고 믿는다.

1. 이상적인 패턴(전체 부위에 최소한의 적응 하중이 전달된다)
2. 한 영역에서 다른 영역으로 방향을 바꾸어 올바른 적응을 나타내는 보상 패턴(예: 대측성 회전과 측부 굽힘에서 입증된 환추-후두/경흉/흉요추/요천추). IPA 프로토콜에서, Irvin의 '경계' 개념(Irvin, 1998)에 따르면, 이 경우 발바닥 아치는 요천 영역에서 동측의 조직 선호도를 나타내는 또 다른 이행 영역으로 간주된다(발바닥 아치가 동측의 요천추 영역과 조화를 이루고 있는 경우 하지는 어떠한 기능 장애도 나타내지 않을 것이다).
3. 비보상성 패턴(동측)은 일반적으로 자극/외상 또는 미세 자극/반복적인 미세 외상(즉, 환추-후두, 경흉, 흉요추, 요천추는 동측 회전 및 측부 굽힘을 나타낸다)에 의해 활성화된다. 이 상태에서 발바닥 아치는 요천추 영역의 조직 선호를 반전시킨다(Zink & Lawson, 1979).

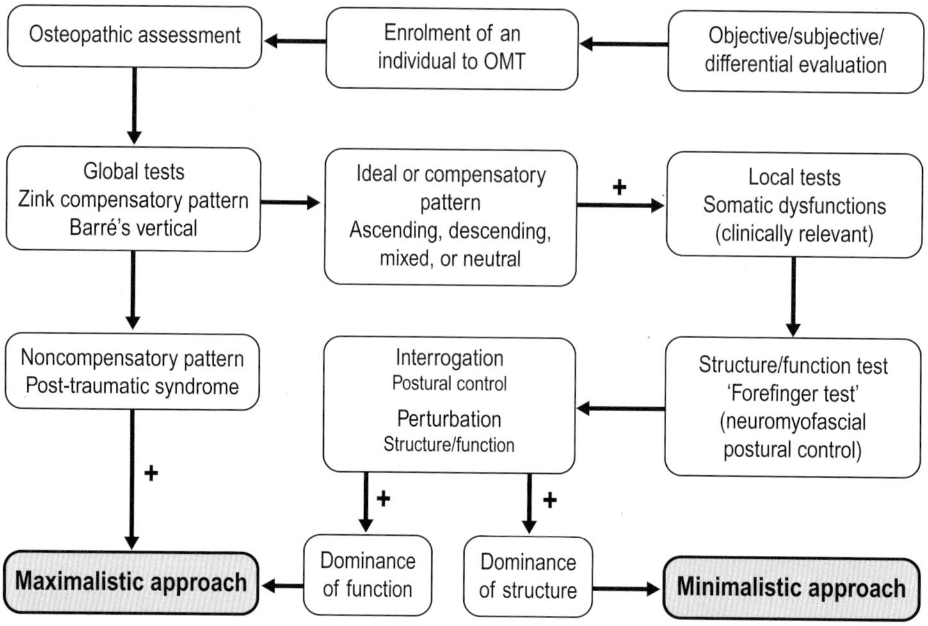

그림 24.1
신경근육 근막 자세 모델 (NMPM)의 진화 과정

Box 24.1

통합 자세 분석 프로토콜 (IPA)

IPA 프로토콜은 자세와 신경근육 근막계의 관계를 분석하는 데 사용되는 방법이다. 신경근육 근막 네트워크를 통해 전체 시스템과 통신하는 구심성 자극을 검사하는 검사 및 섭동 단계 와 그 이후 중립 위치에서 수행되는 일련의 임상 검사로 구성된다. 결과를 비교하면 구조-기능 관계의 내부 계층 구조가 나타난다. 이것은 자세 시스템이 다른 정적 부하에 대해 '적합'한 것인지 아니면 자체 기능 장애 구성 요소가 손상되거나 악화되었는지의 여부를 명확히 한다. 아래에 설명된 IPA 개념 중 일부는 NMPM에서 사용된다.

기본 단계

필요한 경우 도구를 사용하여 9가지 검사를 수행할 수 있다. 검사는 예후를 완료하고 치료할 주요 영역을 설정하며 기능 장애 유발원을 확인하기 위해 특정 정보를 강조할 수 있게 한다.

1. 예후(신경근육 근막 FPS의 부조화/기능 장애)
   a. Romberg의 자세 검사(정적 평형 전정 반사와 함께 신경학적 안구두부반사의 통합율을 보여준다)
   b. 조화된 자세 긴장 검사(근육 근막 사슬 사이, 횡격막 및 이행 영역의 통합 속도를 보여준다)
   c. Fukuda-Utenberg 검사(경부 반사에 의해 유발된 근육과 항중력 긴장의 역학, 양측 분포에서의 일반적인 통합률을 보여준다)
2. 일차 영역(활동성 기능 장애 벡터의 주요 원인과 SD 간 계층 구조)

중요: SD의 기본 벡터를 찾아야하지만, 기능 장애의 (부조화) 자세가 있다면 쉽게 평가할 수 없다.

   a. Barré 의 후전방 수직 검사(상승 또는 하강, 혼합 또는 중립, 외상 후 벡터를 보여주는 신체 부위의 정적 분포 연구)
   b. 고관절의 외회전 테스트(Bernard Autet 검사-상승 또는 하강, 혼합 또는 중립, 외상 후 벡터를 보여주는 하지 외회전 신경근육 근막 긴장의 역학적 반응을 연구)
3. 기능 장애 유발 요인(DAs) (SD를 쉽게 찾을 수 있는 구조 및/또는 기능 영역)

a. 집게손가락 검사(De Cyon 검사에서 파생-검사 단계 전후의 신경근육 근막 긴장의 변화를 확인하여 특정 부위에 있는 SD의 존재를 보여준다)

b. **발의 체중부하 검사와 Barré의 측면 수직검사**(체중 부하 동안 기능 장애 유발 요인들의 상관관계, 하지의 굴곡/신전 각도, 천추, 머리의 체중 부하, 두개경부 하악 관계 및 측두하악관절 관절 (TMJ)을 보여준다)

c. **안구 운동 검사**(안구 운동 근육, 반고리관, 두개골 신경 분포 및 SD 존재의 상관관계 연구)

검사 단계

검사 단계는 FPS에서 단일 요소의 인장 및/또는 지각 접촉 및/또는 지렛대 잠금으로 인한 내부 응력을 측정한다. 그것은 우리가 원심성 반사궁을 통해서 전체 시스템의 통합, 적응 및 항상성의 정도를 확인할 수 있고, 촉지할 수 있는 SD에 해당하는 기능 장애 유발 요인을 강조한다.

검사 단계는 구심성 반사궁에서만 발생하며 반응은 원심성 반사궁에서 발생한다. 합리적인 기초는 안구 운동 및 전정 기원의 자세 반사로 구성된다.

IPA 프로토콜의 모든 검사는 답을 비교하기 위한 검사 단계 후에 효과적이다. 만약 적응이 적절하다면 (검사에서 이끌어낼 수 있다) 신경근육 근막 DAs가 검사가 실시된 영역에 존재하지 않는다는 것을 알게 될 것이다. 적응이 적절하게 표현되지 않으면 (검사가 반응을 억제하거나 반전시킬 수 있다) 신경근육 근막계에 해당하는 시스템을 발견하게 될 것이고 SD를 발견할 수 있다.

섭동 단계

섭동은 FPS에 사용된 단일 요소의 직접 또는 간접 자극에 의해 수정된 외부 응력을 측정한다. 원심성 반사궁 반응 ('섭동' 검사)을 통해 전체 시스템에 대한 통합 및 항상성 접근과 비교하여 DA의 중요성을 검증하고 주원인(primacy), 부원인(coprimacy), 우선순위, 잠재력 및 계층과 같은 비선형 매개 변수에 대한 귀중한 정보를 추가 할 수 있다.

섭동은 기능 장애 매개 변수를 반전 (직접 접근)하거나 악화 (간접 접근)시키는 경향이 있으므로 목표와 구체적인 방향을 가져야 한다. 따라서 그들은 (DA와 기능적/구조적 영역에서) 운영자가 기능적 진단을 내리기 위한 평가를 필요하게 만든다. 또한, 목표에 도달할 수 없다면 FPS 기억에서 삭제될 수 있기 때문에 '일시적' 이어야 하고, 새로운 섭동 (단기 기억)을 도입할 수 있어야 한다.

섭동의 특성:

- 정확성: 단일 구심계에서만 작동한다.
- 지향성: 반전 (직접적) 또는 악화시키는 (간접적) 기능 장애의 매개 변수
- 일과성: '신경근육 근막 자세' 단기 기억을 나타낸다.

1차 기능 장애 유발 요인 (PDA)에서 단일 섭동을 사용한 후, 기본 검사 (즉, 기초 단계 검사)를 다시 한다. 보상되지 않는 패턴이 사라지거나 주원인(primacy) 삭제되면 PDA를 찾을 수 고 최소한의 접근법으로 진행할 수 있다.

다른 한편으로,

1. 활동성 신경근육 근막 요소는 PDA로 발견되지 않았다. PDA가 될 가능성이 있는 다른 신경근육 근막 요소에 계속 집중한다.
2. 활동성 신경근육 근막 요소는 PDA로 발견되나 FPS가 조화를 이루지 못하도록 하는 부원인(coprimacy) 또는 우선순위가 있다. 부원인(Coprimary) 기능 장애 유발요인 (CoPDA)으로 다음 활성 수용체를 찾는 검사를 계속한다.

(Zavarella 외. 2002)

중력 스트레스 요인에 대한 Kuchera의 기술에서 그는 중력 운동으로 인한 생리병리적 징후와 증상은 보상 메커니즘이 활성화 된 후에만 나타남을 주장한다(Kuchera, 1995). 그러므로 보상 패턴이 관찰된다면, 정골 의사는 최대의 치료 접근법을 사용하며(Parsons & Marcer, 2006), 이 경우에는 이미 손상된 시스템에 더 많은 스트레스 요인으로 작용할 수 있는 직접(direct) 접근법을 사용하지 않아야한다(Chaitow, 2002).

신경근육 근막 긴장의 전반적인 검사 (즉, Barré의 수직 검사)

이 검사를 통해 구조와 기능의 관계를 변경하고 개인의 자세 패턴(신경근육 근막 긴장의 분배와 제어)에 영향을 미치는 SD의 존재를 확인할 수 있다. IPA 프로토콜에서 SD 영역을 평가할 때 Barré 후전방 수직 검사를 사용하여 자세 긴장의 분포를 평가할 수 있다. 이는 촉지할 수 있고 관찰할 수 있는 HRMT을 표현하며(Masi 외, 2008) 하강하고, 상승하고, 혼합된, 외상 후 또는 심지어 중립 일차 벡터(neutral primary vector)를 정의할 수 있다(Zanardi, 1998; Zavarella 외, 2002).

개인은 재현성 있고, 표준적인 자세 (발뒤꿈치가 같은 높이에서, 6~8cm 떨어진 거리에서, 발뒤꿈치에서 30° 회전된 앞발)와 다림줄을 사용하여 중심을 잡는 척추측만계로 정적 검사를 한다. 다림줄은 내과(medial malleoli)의 중심을 통과해야 한다.

이 검사는 이행 영역(둔근선, C7의 가시 돌기, 꼭지점)과 관련이 있는 랜드마크의 분포를 다림줄과 비교하여 평가하는 것으로, 개인의 변화된 자세를 유발하는 기능 장애의 기본 벡터를 관찰할 수 있다.

상승

가능한(신경근육 근막성) SD는 C1–C2 (세포체간 반사) 아래로 국한되었다. 구심성 정보는 척수에서 신경 교차의 비율이 높고 설상속(Fasciculi cuneatus)과 박근을 통해 전달된다(구심성 정보는 근위 및 축성 운동계로부터 온다).

하강

가능한(신경근육 근막성) SD는 C1–C2 (세포체간 반사) 위로 국한되며 T4까지 확장될 수 있다. 구심성 정보는 삼차신경섬유대에 의해 전달되는데, 이 삼차신경섬유대는 신경교차(decussation)의 비율이 낮은 채로 뇌간으로 들어간다.

혼합

가능한(신경근육 근막성) SD는 C1–C2 (내장체성, 근막성, 자율신경실조 반사) 위나 아래에 국한되었다. 구심성 내장 정보 및/또는 내부감각수용성 정보는 체성–내장–수질 상호 작용 및 미주 내장 구심성 신경에 의해 전달된다(Jänig, 2013; Jänig 외, 2000).

중립

임상적으로 관련이 있는(신경근육 근막) SD의 부재는 제어 활성이 높은(경계성 인격 장애) 개인의(체성감정) 기능 장애를 강조할 수 있다.

외상 후

가능한(신경근육 근막) SD는 일반적으로 외상의 기원인 두개골 및 척추 경막 수준(PRM의 변화)에 국한된다. 원심성 정보는 삼차 신경, 설인 신경, 미주 신경 및 척수 신경의 순환지류를 통해 전달된다.

국부 검사: SD 평가

정골 의사는 다음의 스트레스 적응을 지배하는 생체 역학적 법칙과 생체 긴장통합체를 적용하여 검증한다.

- 척추, 흉부, 두개골 및 부속지 관절(Fryette, 1917; Gibbons & Tehan, 2001; Bogduk & Mercer, 2000; Herzog, 2000; McCarthy, 2001; Beal, 1987; Cummings, 1994, Fraix 외, 2013)
- 연부조직; 근막; 내장 구조, 혈관 구조, 신경 구조 (Swanson, 2013, Findley & Shalwala, 2013, Bordoni & Zanier, 2013, Tozzi, 2012)

정골의학에 사용되는 촉지 방법은 SD를 찾는 데 유용한 것으로 입증된 일부 촉지 검사를 사용한다

Box 24.2

집게손가락 시험

집게손가락 검사는 내부 변이 (검사 단계)에 의해 유발된 상지의 신근 긴장의 대칭 변화를 이용한 신경생리학적 검사이다. 검사를 수행하려면 집게손가락은 앞쪽으로, 시선은 가운데로, 턱은 이완시키고, 치아는 접촉시키지 않으며, 발을 정렬하고 고정된 자세로 개인의 상지를 신전시킨다.

기본 단계

기본 단계에서 의사는 환자의 특정 생리 기능을 고려하여 각 단계에서 상지 중 하나가 들어올리는 동작이 끝나는 지점에서 더 후방에 위치하는지 관찰한다. 이 경우 해당 사지 신근의 긴장 항진 정도를 감지할 수 있다. 사지가 후방에 위치하는 정도와 신근의 긴장 항진 정도는 낮음, 중간 또는 높음으로 정의 할 수 있다.

검사 단계

다른 신체 부위가 기능을 수행하는 동안 (예를 들어 걷기, 씹기, 삼키는) 검사를 수행하라. 일부 기능과 자세는 근육 긴장을 교정하는 안구두부 또는 전정 반사를 유발한다. 다음은 몇 가지 검사의 예이다.

걷기: 환자는 처음에 한 다리로 체중을 지탱하고, 그 다음 다른 발로 체중을 지탱한다. 표면에서 다른 발이 떨어지면 안된다. 환자가 HRMT 긴장을 변경하지 않고도 검사를 수행할 수 있다. 기본 단계가 다르면 체중을 지탱하고 있는 하지의 상관관계에서 자세 기능의 과부하가 발견된다.

두개경부 흉부 상완 운동성:

- *머리 회전*: 환자는 눈을 움직이지 않고 머리를 오른쪽으로 회전한 다음 왼쪽으로 회전한다. 집게손가락 검사를 수행 할 때, 신전 근육의 동측 긴장과 사지의 후방 위치를 증가시켜서 근육의 긴장을 변화시켜야 한다. 기본 단계 검사 결과가 변경되지 않으면 경추 (C0-C3) 및/또는 경추부 근육 및/또는 견갑근과 관련된 자세 기능이 과부하된 것이다.
- *머리의 측면 굽힘*: 환자는 머리를 오른쪽으로, 그 다음 왼쪽으로 매우 천천히 옆으로 구부리므로 반고리관이 활성화되지 않는다. 집게손가락 검사를 수행할 때 근육 긴장의 어떤 변화도 없어야 한다.
- *머리 신전 및 굴곡*: 환자는 머리를 천천히 신전시킨 다음 굴곡시키므로 반고리관이 활성화되지 않는다. 집게손가락 검사를 수행할 때 근육 긴장의 어떠한 변화도 없어야 한다. 기본 단계 검사가 수정되면 하부 경추 (C3-C7) 및/또는 경추 근육과 관련된 자세 기능에 과부하가 걸릴 것이다. 머리를 과신전 시키는 검사는 법의학에서 외상으로 유발되는 자세 변화 (및 균형 변화)를 찾아내는 데에 있어서 (stabilometric platform에) 정밀도를 제공한다.

안구운동기능: 환자는 머리를 회전시키지 않고 시선을 오른쪽으로, 그 다음 왼쪽으로 천천히 바꾼다. 집게손가락 검사가 완료되고 검사 단계에서 반대쪽 신근의 긴장을 증가시키고, 사지의 후방 위치를 증가시킨다. 기본 단계 검사 결과가 변하지 않으면 안구 운동 근육과 관련된 자세 기능의 과부하를 발견할 수 있다.

폐색: 환자가 턱을 벌리고 닫는다. 검사를 수행할 때 검사는 근육의 긴장을 변화시켜서는 안된다. 반대로, 임상의가 근육 긴장의 증가와 후방 위치한 사지를 발견하면 턱관절, 턱을 벌리는 근육과 설골, 삼키는 근육과 관련된 자세 기능에 과부하가 있을 것이다.

삼키기: 환자는 턱을 벌리고 혀를 오른쪽과 왼쪽으로 밀어낸다. 근육의 긴장을 바꾸면 안된다. 정골 의사가 근육 긴장의 증가와 후방 위치한 사지를 발견하면, 설골과 관련된 자세 기능, 즉 구강하악 기능 (소리, 저작 및 호흡)에 과부하가 있는 것이다.

(Zavarella 외, 2002)

(Degenhardt 외, 2005; Degenhardt 외, 2010).

구조 및 기능의 상호 의존성 검사

억제 검사(Chauffour, 2002)는 다음을 평가하는 데 사용된다.

- 건강에 영향을 미치는 기능(자세 조절: 근긴장, HRMT, 반사)에 대한 구조(SD)의 영향
- 건강에 영향을 미치는 구조의 기능의 영향

집게손가락 테스트(Box 24.2)에서는 신경근육 근막의 기능과 신체 생체역학의 관계를 평가하기 위해 내부 변형에 의해 유도된 상지의 신근의 근육 긴장 분포 변화를 사용한다.

1) 기본 단계, 2) 검사 단계, 3) 섭동 단계(Box 24.1, 24.2 참조)의 세 단계를 따라야한다.

1. 기본 단계는 신경근육 근막 긴장을 측정한다.
2. 검사 단계는 자세 조절 등급–근긴장, HRMT 및 근육 근막 전정–안구–경부, 내장체성반사 사이의 관계–을 측정한다. 그것은 수동 자극이 기본 단계에서 유발된 자극과 비교하여 신경근육 근막 긴장을 수정할 수 있는지(또는 없는지) 평가한다. 검사가 자세 반사를 유도할 수 있다면 원심성 운동 반사 신경궁에서 HRMT을 수정한 것이고, 기능은 개인의 자세 조절의 과부하를 나타내지 않는다. 대조적으로, 검사가 자세 반사를 이끌어 낼 수 없다면, HRMT의 기능과 자세 조절 사이에 기능 장애의 관계가 있다.
3. 섭동 단계는 구조/기능에서 영향의 정도를 측정한다. 이 단계에서는 SD 영역의 조직–관절 장벽이 검사 단계에서 유발된 과부하 기능과 관련된 신경근육 근막 구성 요소에 대한 답을 확인하는 특정 직접 또는 간접 매개 변수로 자극된 후에 반복될 수 있다.

섭동이 SD에 초점을 맞추고 자세 반사를 유도할 수 있게 된 후에 검사를 반복하면 구조가 기능을 제어는 것을 확인할 수 있다. 이전의 SD는 기능에 상당한 영향을 미친다. 정골의사는 이제 최소한의 접근법을 진행할 수 있다(Parsons & Marcer, 2006) (그림 24.2). SD에 초점을 둔 섭동이 직접 섭동일 경우, 정골의사는 직접 기법 (즉, 특정 조정 기법–SAT)을 선택하고 그렇지 않은 경우 간접 섭동을 택한다(즉, 균형 잡힌 인대성 장력 기법–BLT).

섭동이 SD에 초점을 맞추고 정골의사가 자세 반사를 이끌어 낼 수 없는 상태에서 검사를 반복하면 이것은 구조를 지배하고 건강에 영향을 주는 기능의 징후가 될 것이다. 따라서 최대 접근법(그림 24.3)이 권고된다.

- 항상성 기법을 사용하여 지배적인 기능을 정상화한다. 예를 들어 '폐색 기능'은 두개골 영역(Cuccia 외, 2011)에서 막과 인대성 긴장의 균형을 시사하는데 (McPartland 외, 2005) 이것은 Galbreath의 하악 배수 기법(AACOM, 2009) 및/또는 생체 역학적 두개골 영역에서의 체액과 비자발적인 움직임에 대한 정골의학적 접근법과 관련된다. 지배적인 '안구운동 기능'의 경우, 정골의사는 Ruddy의 기법(Ruddy, 1962)을 사용하여 안구, 안구 구근 및 그 혈관 구성 요소에 대한 일반적이고 일상적인 치료를 진행할 수 있다.
- 외피골격(ectoskeleton)과 외골격(exoskeleton)을 통합하기 위해서 일반적인 정골 의학적 치료를 이용하고(Parsons & Marcer, 2006), 몸의 나머지 부분의 신체 기능 장애의 조정 및 상관관계를 조절하기 위해 긴 지렛대를 이용한 리드미컬하고 진동 루틴을 사용한다.

최종 고려 사항

정골의학에서 근막에 대한 자세적 접근의 가장 중요한 문제는 "질문이다, 우리의 주요 초점은 우리를 여기로 이끈 질문이다..." (*The Matrix*에서, Lana 및 Andy Wachowski).

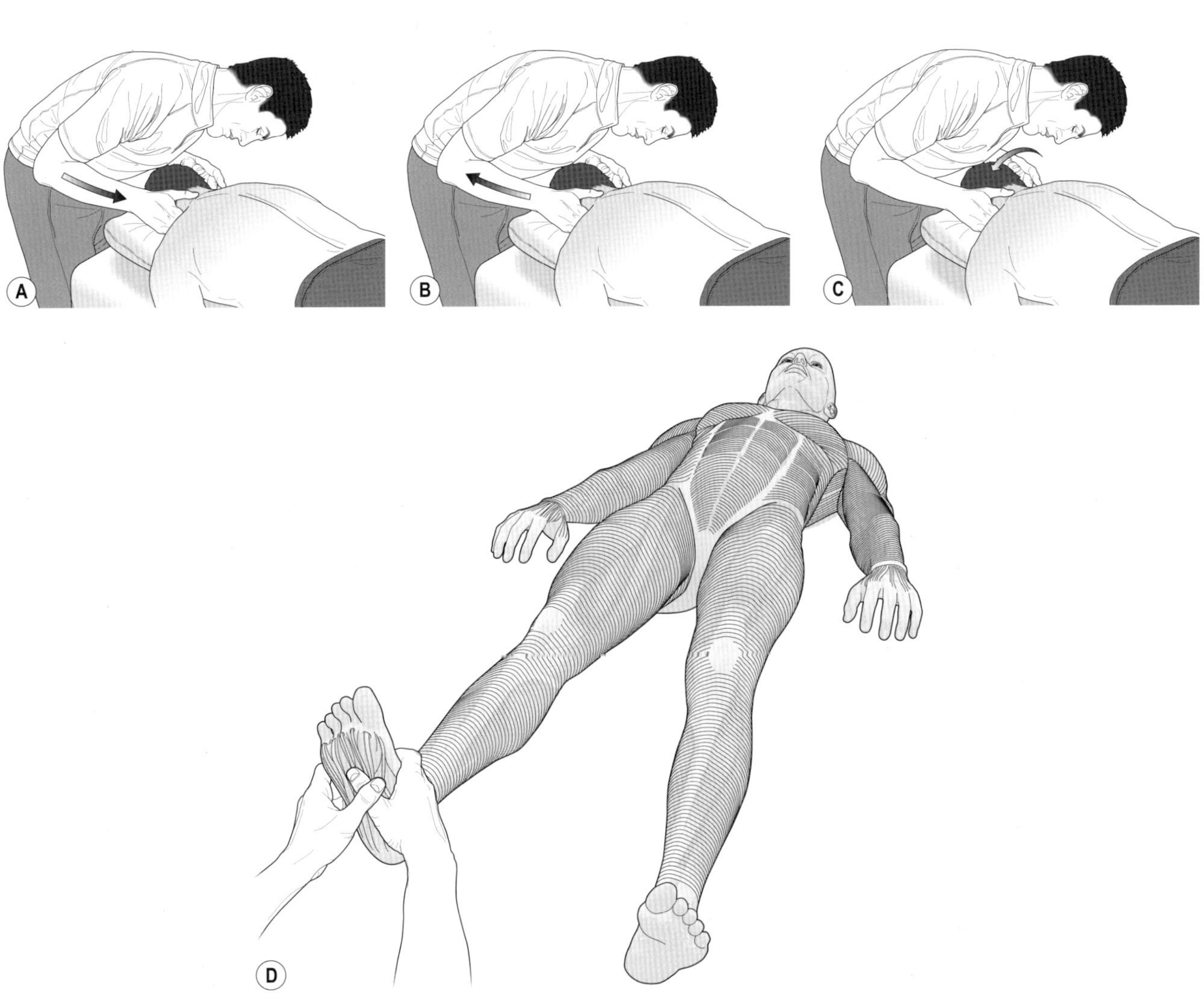

그림 24.2
최소 접근법. 다음을 통해 기능에 관여하는 구조를 제어하여 정골요법의 최소 접근법을 유도한다.
- 특정 조절 기법(SAT)과 같은 직접적인 기술은 촉진법을 사용하여 발견한 신체 기능 장애에 적용된다. 정골요법사는 모든 장력이 상쇄되는 벡터를 찾기 위해 조화 진동(A)을 이용한 SAT(A, B, C)로 상부 경추 부근에 접근한다. 치료사는 조직이 기억하는 긴장도를 개선하기 위해 추력이나 토글을 고속으로 진행하고 중성 벡터에 대한 최소 입력(B, C)을 갖는다. 특히 정골요법사가 SAT를 사용을 결정하는 경우, 치료를 시작하기 전에 환자의 임상 조건에 대한 지식을 갖추는 것이 필수적이다(Cicconi 외, 2014).
- 균형 잡힌 인대성 긴장 (BLT) 기법(D)과 같은 간접적인 기법. 이 간접적인 기법에서는 발바닥 근막에 압축력(이 예에서는)을 사용하여 장력이 걸린 조직을 분리하는 것을 필요로 한다. 이 단계는 흔히 사용되는 벡터의 과장에 뒤따르는데, 이는 탄성 장벽에서 중립적인 장력 지점에 도달할 때까지 분산된 힘을 가함으로써 달성된다. 장력과 신경학적 정보가 처리되는 동안 혈관운동과 같은 조직 재형성의 고유한 움직임에 도달하게 된다. 이 과정은 캡슐-인대 긴장이 이완되고 신체 기능 장애가 정상화될 때까지 계속된다.

Drawings by Mariantonietta Alò

신경근육 근막의 구심성 입력은 자세를 지배한다. 정골의사는 생체 역학적 원심성 입력이 아니라 구심성 입력(질문)에 집중해야 한다.

생체 역학은 근막, 힘줄, 초힘줄, 인대, 건막 및 근섬유아세포에 의해 전달되는 정보로 구성된 강력한 세계의 부수현상이다. 신경근육 근막 조직은 분포되어 상호 연관되어 있다(Lunghi 등, 2016).

최소 자극의 법칙, 구심성 입력의 검사와 섭동, HRMT의 분포, SD의 존재, 자세의 원심성 반응의 복잡성 ... 이 모든 함의는 정골의사가 NMPM를 재평가 하게 하고 새로운 신경근육 근막 자세 모델을 목표로 할 수 있게 이 장에 설명되어 있다.

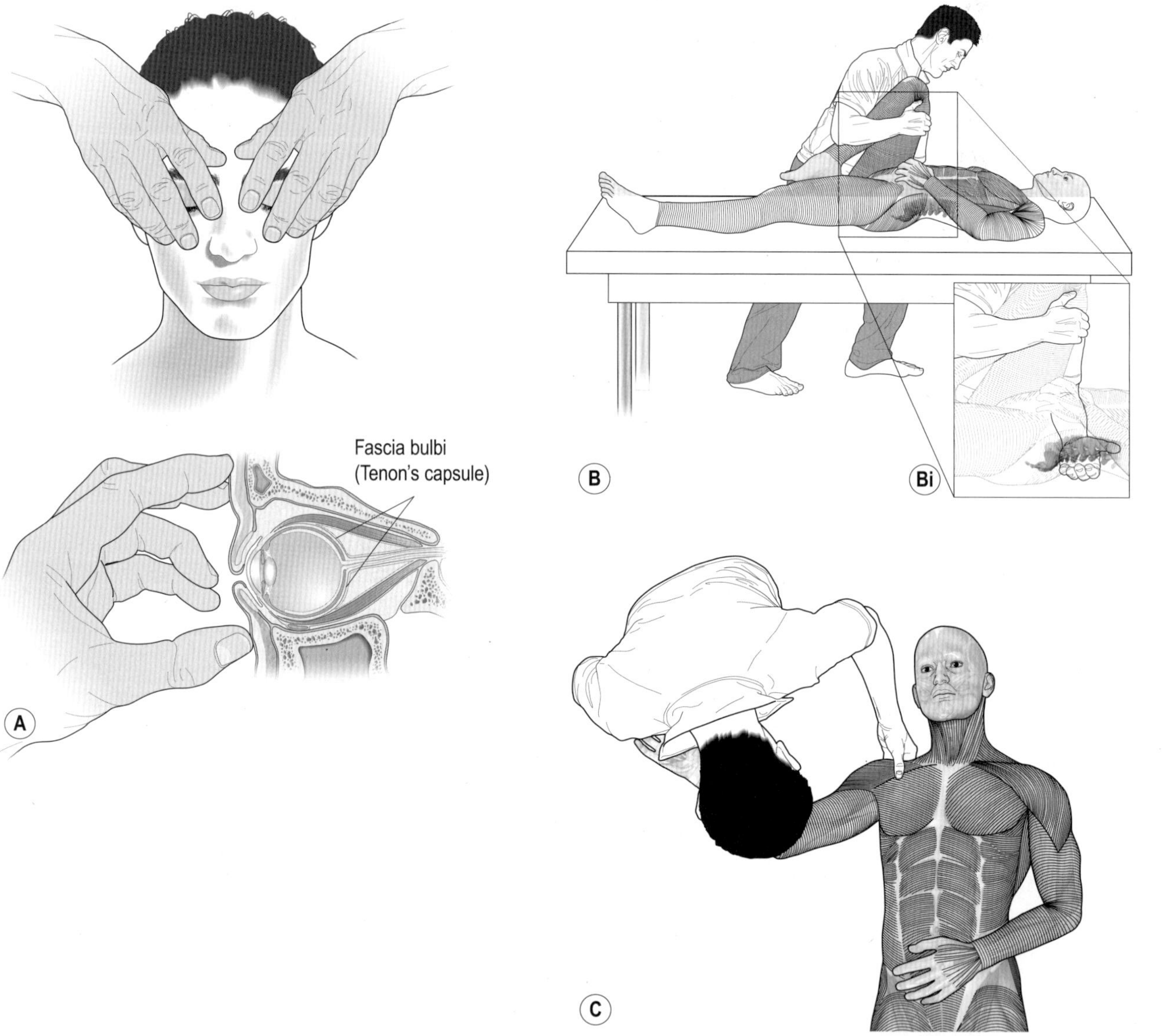

그림 24.3
최대 접근법. 다음을 통해 구조에 관여하는 기능을 제어하여 정골요법의 최대 접근법을 유도한다. 구조와 기능의 상호 의존성에 대한 평가 검사의 경우에 안구 운동과 시각적 과부하가 개별 자세 기능 때문에 중심에 위치한다는 점을 강조할 수 있다. 치료자는 다음을 계속할 수 있다.

- 눈 근육이 비정상적으로 긴장된 경우 눈의 혈액 공급을 개선하기 위해 건 캡슐에 작용하는 고전적인 기법으로 눈 (A)을 치료한다. After Liem T., 2004. Cranial Osteopathy: Princiles and Practice, Elsevier Health Sciences, pp. 565–567.
- 일반적인 정골의학적 치료(B, C). 치료자는 긴 지렛대, 리듬의 진동을 사용하여 하지, 흉요추 근막 및 상지 사이의 운동학을 조정한다.

참고문헌

AACOM (American Association of Colleges of Osteopathic Medicine), 2009. Glossary of Osteopathic Terminology. Available at: https://www.aacom.org/docs/default-source/insideome/got2011ed.pdf?sfvrsn=2 [accessed March 20, 2016].

Beal M. C. 1987. Biomechanics: a foundation for osteopathic theory and practice. In: Northup G. W. ed. Osteopathic Research: Growth and Development. Chicago IL: American Osteopathic Association, pp. 37–58.

Bell Ch. 1837. The hand: Its Mechanism and Vital Environment. 4th ed. London: V. Pickering, pp. 234–235.

Benjamin M. 2009. The fascia of the limbs and back – a review. J Anat 214:1–18.

Benjamin M., Kaiser E., Milz S. 2008. Structure–function relationships in tendons: a review. J Anat 212:211–228.

Boccardi S., Lissoni A. 1998. Chinesiologia, vol. I. Roma: Società Editrice Universo.

Bogduk, N., Mercer S. 2000. Biomechanics of the cervical spine. I: Normal kinematics. Clin Biomech 15:633–648.

Bordoni B., Zanier E. 2013. Anatomic connections of the diaphragm: influence of respiration on the body system. J Multidiscip Healthc 6:281–291.

Brooks W. J., Krupinski E. A., Hawes E. A. 2009. Reversal of childhood idiopathic scoliosis in an adult, without surgery: a case report and literature review. Scoliosis 4:27.

Brumagne S., Janssens L., Knapen S. et al. 2008. Persons with recurrent low back pain exhibit a rigid postural control strategy. Eur Spine J 17:1177–1184.

Caillet R. 1977. Il dolore lombo-sacrale. Roma: Ed. Lombardo.

Cao T. V., Hicks M. R., Campbell D. et al. 2013. Dosed myofascial release in three-dimensional bioengineered tendons: effects on human fibroblast hyperplasia, hypertrophy, and cytokine secretion. J Manipulative Physiol Ther 36:513–521.

Caradonna D. 1998. Argomenti di posturologia. Atti del II Congresso Mondiale di Posturologia – Fiuggi. Bologna: GSC Editrice.

Chaitow L. 2002. Positional Release Techniques, 3rd ed. Churchill Livingstone, Elsevier.

Chaitow L. 2011. Is postural–structural–biomechanical model within manual therapies, viable? A JBMT debate. J Bodyw Mov Ther 15:130–152.

Charpentier A. 1979. Postural tonic activity: discussion by doctors Baron, Nasse and Gagey. J Belge Med Phys Rehabi 2:13–29.

Chauffour P., Prat E. 2002. Mechanical Link: Fundamental Principles, Theory, and Practice Following an Osteopathic Approach. Berkeley, CA: North Atlantic Books, pp. 15–18.

Cicconi M., Mangiulli T., Bolino G. 2014. Onset of complications following cervical manipulation due to malpractice in osteopathic treatment: a case report. Med Sci Law 54:230–233.

Cuccia A. M., Caradonna C., Caradonna D. 2011. Manual Therapy of the Mandibular Accessory Ligaments for the Management of Temporomandibular Joint Disorders. J Am Osteopath Assoc 111:102–112.

Cummings C. H. 1994. A tensegrity model for osteopathy in the cranial field. Am Acad Osteopath J 49–13, 24–27.

Day J. A., Copetti L., Rucli G. 2012. From clinical experience to a model for the human fascial system. J Bodyw Mov Ther 16:372–380.

Degenhardt B. F, Johnson J. C., Snider K. T. et al. 2010. Maintenance and improvement of interobserver reliability of osteopathic palpatory tests over a 4-month period. J Am Osteopath Assoc 110:579–586.

Degenhardt B. F, Snider K. T., Snider E. J. et al. 2005. Interobserver reliability of osteopathic palpatory diagnostic tests of the lumbar spine: improvements from consensus training. J Am Osteopath Assoc 105:465–473.

Del Giudice E., Tedeschi A. 2009. Water and autocatalysis in living matter. Electromagn Biol Med 28:46–52.

Del Giudice E., Spinetti P. R., Tedeschi A. 2010. Water dynamics at the root of metamorphosis in living organisms. Water 2:566–586

De Stefano L. A. 2011. Greenman's Principles of Manual Medicine. 4th ed. Baltimore, PD: Williams & Wilkins, p. 155.

Dunnington W. P. 1964. A musculoskeletal stress pattern: observations from over 50 years' clinical experience. J Am Osteopath Assoc 64:366–371.

Fantappié L. 2011. Che cos'è la sintropia. principi di una teoria unitaria del mondo fisico e biologico e conferenze scelte. Roma: Di Renzo Editore.

Findley T. W., Shalwala M. 2013. Fascia Research Congress evidence from the 100 year perspective of Andrew Taylor Still. J Bodyw Mov Ther 17:356–364.

Fraix M., Gordon A., Graham V. et al. 2013. Use of the SMART Balance Master to quantify the effects of osteopathic manipulative treatment in patients with dizziness. J Am Osteopath Assoc 113:394–403.

Fryette H. H. 1917. Physiologic movements of the spine. J Am Osteopath Assoc 18:1–2.

Gagey P. M., Weber B. 1997. Posturologia: regolazione e perturbazioni della stazione eretta. Ed. Marrapese.

Gagey P. M., Weber B. 2010. Study of intra-subject random variations of stabilometric parameters. Med Biol Eng Comput 48:833–835.

Gary B. C. 2011. Building a rationale for evidencebased prolotherapy in an ortho pedic medicine practice. Part 1: A short history of logical medical decision making. Journal of Prolotherapy 2(4).

Gibbons, P., Tehan P. 2001. Patient positioning and spinal locking for lumbar spine rotation manipulation. Man Ther 6:130–138.

Gilbey M. P. 2007. Sympathetic rhythms and nervous integration. Clin Exp Pharmacol Physiol 34:356–361.

Guidetti G. 1997. Diagnosi e terapia dei disturbi dell'equilibrio. Editore Marrapese.

Harrison J. W., Siddique I, Powell E. S. et al. 2005. Does the orientation of the distal radioulnar joint influence the force in the joint and the tension in the interosseous membrane? Clin Biomech 20:57–62.

Herzog, W. 2000. Clinical Biomechanics of Spinal Manipulation. Philadelphia: Churchill Livingstone.

Housman B., Bellary S. S., Walters A. et al. 2014. Moritz Heinrich Romberg (1795–1873): early founder of neurology. Clin Anat 27:147–149.

Irvin, R. E. 1998. The origin and relief of common pain. J Back Musculoskelet Rehabil. 11:89–130.

Irvine W. G. 1973. New concepts in the body expression of stress. Can Fam Physician 19:38–42.

Jänig W. 2013. Functional plasticity of dorsal horn neurons. Pain 154:1902–1903.

Jänig W., Khasar S. G., Levine J. D. et al. 2000. The role of vagal visceral afferents in the control of nociception. Prog Brain Res 122:273–287.

Kandel E. R., Schwartz J. H., Jessell T. M. 2000. Principles of Neural Science, 4th ed. New York: McGraw-Hill.

Kuchera M. 1995. Gravitational stress, musculoligamentous strain, and postural alignment. Spine: State of the Art Reviews 9:463–489.

Kuchera M. L. 2011. Postural consideration in osteopathic diagnosis and treatment. In: Chila A. (ed.) Foundations of Osteopathic Medicine. Philadelphia: Lippincott Williams and Wilkins, p. 437.

Kumka M., Bonar J. 2012. Fascia: a morphological description and classification system based on a literature review. J Can Chiropr Assoc 56:179–191.

Laborit H. 1979. L'inhibition de l'action: biologie, physiologie, psychologie, sociologie. Paris, New York: Masson.

Langevin, H. M. 2006. Connective tissue: a body-wide signaling network? Med Hypothese 66:1074–1077.

LeBauer A., Brtalik R., Stowe K. 2008. The effect of

myofascial release (MFR) on an adult with idiopathic scoliosis. J Bodyw Mov Ther 12:356–363.

Lederman E. 2011. The fall of the postural–structural–biomechanical model in manual and physical therapies: exemplified by lower back pain. J Bodyw Mov Ther 15:131–138.

Leijnse J. N., Rietveld A. B. 2013. Left shoulder pain in a violinist, related to extensor tendon adhesions in a small scar on the back of the wrist. Clin Rheumatol 32:501–506.

Levinson S. 2013. Return of the living dead: Re-reading Pierre Flourens' contributions to neurophysiology and literature. Prog Brain Res 205:149–172.

Liem T. 2004. Cranial Osteopathy: Principles and Practice. Elsevier, pp. 564, 573.

Lunghi C., Tozzi P., Fusco C. 2016. The biomechanical model in manual therapy: Is there an ongoing crisis or just the need to revise the underlying concept and application? J Bodyw Mov Ther [In press]

Macefield V. G. 2005. Physiological characteristics of low-threshold mechanoreceptors in joints, muscle and skin in human subjects. Clin Exp Pharmacol Physiol 32:135–144.

McCarthy C. J. 2001. Spinal manipulative thrust technique using combined movement theory. Man Ther 6:197–204.

McPartland J. M., Skinner E. 2005. Biodynamic model of osteopathy. EXPLORE (NY) 1:21–32.

Maas H., Sandercock T. G. 2010. Force transmission between synergistic skeletal muscles through connective tissue linkages. J Biomed Biotechnol Vol. 2010. Article ID: 575672.

Masi A. T., Hannon J. C. 2008. Human resting muscle tone (HRMT): narrative introduction and modern concepts. J Bodyw Mov Ther 12: 320–332.

Masi A. T., Nair K., Evans T. et al. 2010. Clinical, biomechanical, and physiological translational interpretations of human resting myofascial tone or tension. Int J Ther Massage Bodywork 3:16–28.

Mouchnino L., Blouin J. 2013. When standing on a moving support, cutaneous inputs provide sufficient information to plan the anticipatory postural adjustments for gait initiation. PLoS One. 8:e55081.

O'Sullivan P. 2010. Diagnosis and classification of chronic low back disorders. Proceedings Book, 7th Interdisciplinary World Congress on Low Back and Pelvic Pain, pp. 160–177.

Parker N., Greenhalgh A., Chockalingam N. et al. 2008. Positional relationship between leg rotation and lumbar spine during quiet standing. Stud Health Technol Inform 140:231–239.

Parsons J., Marcer N. 2006. Osteopathy: Models for Diagnosis, Treatment and Practice. Edinburgh: Elsevier Churchill Livingstone.

Posadzki P., Lee M. S., Ernst E. 2013. Osteopathic manipulative treatment for pediatric conditions: a systematic review. Pediatrics 132:140–152.

Raju S., Sanford P., Herman S. et al. 2012. Postural and ambulatory changes in regional flow and skin perfusion. Eur J Vasc Endovasc Surg 43:567–572.

Ranquet J. 1953. Essai d'objectivation de l'équilibre normal et pathologique. Thèse Médecine (Paris).

Rowe M. J., Tracey D. J., Mahns D. A. et al. 2005. Mechanosensory perception: are there contributions from bone-associated receptors? Clin Exp Pharmacol Physiol 32:100–108.

Ruddy T. J. 1962. Osteopathic manipulation in eye, ear, nose and throat disease. Academy of Applied Osteopathy Yearbook. 133–140.

Schabrun S. M., Jones E., Kloster J., Hodges P. W. 2013. Temporal association between changes in primary sensory cortex and corticomotor output during muscle pain. Neuroscience 235:159–164.

Schulkin J. 2003. Rethinking Homeostasis: Allostatic Regulation in Physiology and Pathophysiology. Cambridge MA: MIT Press.

Selye H. 1956. The Stress of Life. New York: McGraw-Hill.

Shirzadi A., Drazin D., Jeswani S. et al. 2013. Atypical presentation of thoracic disc herniation: case series and review of the literature. Case Rep Orthop Vol. 2015. Article ID: 621476.

Skraba J. S., Greenwald A. S. 1984. The role of the interosseous membrane on tibiofibular weightbearing. Foot Ankle 4:301–304.

Stecco A., Masiero S., Macchi V. et al. 2009a. The pectoral fascia: anatomical and histological study. J Bodyw Mov Ther 13:255–261.

Stecco A., Macchi V., Masiero S. et al. 2009b. Pectoral and femoral fasciae: common aspects and regional specializations. Surg Radiol Anat. 31:35–42.

Swanson R. L. 2013. Biotensegrity: a unifying theory of biological architecture with applications to osteopathic practice, education, and research—a review and analysis. J Am Osteopath Assoc 113:34–52.

Thelen E., Adolph K. E. 1992. Arnold L. Gesell: The paradox of nature and nurture. Dev Psychol 28:368–380.

Tozzi P. 2012. Selected fascial aspects of osteopathic practice. J Bodyw Mov Ther 16:503–519.

Tozzi P. 2014. Does fascia hold memories? J Bodyw Mov Ther 18:259–265.

Tribastone F. 1985. Compendio di ginnastica correttiva. Roma: SSS.

Tsao H., Galea M. P., Hodges P. W. 2008. Reorganization of the motor cortex is associated with postural control deficits in recurrent low back pain. Brain 131:2161–2171.

Valero-Cuevas F. J., Yi J. W., Brown D., McNamara R. V. et al. 2007. The tendon network of the fingers performs anatomical computation at a macroscopic scale. IEEE Trans Biomed Eng 54:1161–1166.

von Schroeder H. P., Botte M. J. 1997. Functional anatomy of the extensor tendons of the digits. Hand Clin 13:51–62.

Willard F. H., Vleeming A., Schuenke M. D. et al. 2012. The thoracolumbar fascia: anatomy, function and clinical considerations. J Anat 221:507–536.

Wood Jones F. 1944a The Principles of Anatomy as Seen in the Hand. London: Ballière, Tindall and Cox.

Wood Jones F. 1944b Structure and Function as Seen in the Foot. London: Bailliere, Tindall and Cox.

Zanardi M. 1998. Posturologia clinica osteopatica: prontuario tecnico pratico. Roma: Editore Marrapese.

Zavarella P., Asmone C., Zanardi M. 2002. Le asimmetrie occluso-posturali. Volume 2. GLM Editore.

Zink J. G., Lawson W. B. 1979. An osteopathic structural examination and functional interpretation of the soma. Osteopath Ann 7:12–19.

Zwerver J., Konopka K. H., Keizer D. et al. 2013. Does sensitisation play a role in the pain of patients with chronic patellar tendinopathy? Br J Sports Med 47:e2.

25

감각 기관으로서의 근막: 임상적 응용

Robert Schleip

기본 방향

7장에 이어 근막 조직에서 특정 기계수용기의 의도된 자극을 최적화하기 위해 특정 기법을 활용하는 방법이 이어진다.

근방추의 자극

스웨덴 마사지의 다섯 가지 전통적인 요소 중 'petrissage'가 이 목적에 가장 잘 부합한다. 근육 이완 방향에서 근신장성 반사궁을 사용하기 위해, 임상의는 양손을 사용하여 깊고 리드미컬하게 반죽하는 듯이 동작으로 두 개의 큰 근육 조직을 잡고 압력을 가하는 방식으로 서로를 향해 움직인다. 좀 더 리드미컬한 방식을 사용하면서 임상의는 두 손 사이 영역의 근방추의 길이를 빠르게 줄이려고 시도한다. 운동을 하기 전 근육 긴장을 증가시키는 목적의 스포츠 마사지에서도 이 기법의 다른 버전을 사용한다. 이 경우에는 근방추를 신장하는 방법으로 근신장성 반사를 유발하고 활성 근육의 긴장을 조절하는 효과를 유도하기 위해 두 손을 리드미컬한 방식으로 서로 멀어지게 하여 압축이 아닌 신전 효과를 유발한다. 반대로 여기에 설명된 방식은 양손으로 근방추 섬유의 긴장을 빠르게 감소시키려고 하는데, 이는 알파 운동 긴장 활성에 대한 긴장 감소 효과를 유도할 것으로 예상된다.

골지 수용체의 자극

근육 근막 치료에서 조직은 전형적으로 느리게 변형되고, 일반적으로 일부 스포츠 마사지와 달리 긴장도를 증가시키는 것보다 이완시키는 것에 초점을 맞춘다. 이러한 신경계 수용체의 자극은 자극 영역과 기계적으로 연결된 근육 섬유에서 근육 이완을 유도하려는 경향이 있기 때문에 골지 수용체가 그러한 접근법의 좋은 표적이 된다. 그러나 7장에서 설명했듯이 부드럽고 유연한 근육 섬유가 연속적으로 배열되어 있는 조직이 신장할 때 모든 신장은 더 부드러운 근섬유에 의해(더 단단한 콜라겐 섬유 대신) '삼켜지고' 콜라겐 섬유 내 골지 수용체는 충분히 길어지지 않는다.

이것을 방지하는 한 가지 방법은 순응성 근육 섬유에 미치는 효과를 줄이기 위해 근복 부위(근육 부착점 보다는)를 가로질러 교차 섬유를 동원하는 것이다. Bowen 방법의 일부로 알려진 이 일반적인 기법은 근복을 가로지르는 교차 마찰을 포함하며, 이는 실제로 해당 골지 수용체를 자극하여 일시적으로 근육을 이완시킬 수 있다.

힘줄 영역에서 치료하기를 원한다면, 또 다른 접근법을 추천한다. 환자에게 외부 저항에 대항하여 해당 근섬유를 활성화 시키도록 하고, 임상의는 근육 수축으로 긴장된 힘줄의 콜라겐성 조직에 중등도 또는 강한 자극(보통 10~50N/cm^2)을 가한다. 한 가지 방법은 도수 치료의 고유감각 신경근육 촉진 또는 PNF 개념에서 자주 언급하는 것처럼 등척성 수축 후 이완 기법을 사용하는 것이다. 여기서 환자에게 60~90초 동안 임상의가 제공하는 손바닥 크기의 저항에 대항하여 관절 근육을 수축하게 하면, 뒤이어 이완하는 동안 '조직의 이완'을 관찰할 수 있다. 때로는 마지막 이완 직전에 짧은 길항적인 수축이 있을 수 있다.

Thomas Hanna (1998)는 고유감각을 자극하는 보다 진보적인 접근법을 '기지개'라고 가르쳤다. 이 경우에도 의사가 능동적으로 움직이는 환자의 신체 부위에 외부 저항을 가하지만 환자는 매우 느리게 그리고 연속적으로 치료사의 저항에 대항하여 움직인다. 결과적으로 치료사의 중등도 저항에 반하여 각 사지가 신체 쪽으로 다시 당겨진다. 이 운동은 부드럽고 매우 느린 방법으로도 수행된다. 환자와 임상의는 규칙적인 움직임(즉, '중지 및 시작' 움직임을 지각하지 않는)을 달성하는 것에 집중한다. 이상한 순간이 감지되면 환자에게 그 순간의 직전 위치로 돌아가도록 지시한 다음 더 느린 속도로, 덜 울퉁불퉁한 운동을 반복하게 한다. 동심 및 편심 활성화에 참여하는 환자의 능동 저항 단계는 보통 60초에서 90초이며 각각의 PNF 기법에서와 같이 길항근의 짧은 등척성 수축이 뒤따른다. 임상의는 해당 근육의 힘줄 내 근막 조직에 강력한 근육 근막 자극(그러나 환자의 압력-통증 내성의 적당한 영역을 벗어나지 않음)을 제공한다.

예를 들어, 앉은 자세에서 임상의는 환자가 의사의 외부 저항에 맞서 오른쪽 어깨를 천천히 들어 올리도록 지시할 수 있다. 그런 다음 임상의는 환자의 어깨를 시작 위치로 내리도록 아래 방향으로 미는 힘을 주고 환자는 근육 활성을 점차 낮춘다. 이 두 움직임은 매끄럽고 연속적으로 적어도 각각 5초씩 지속되어야 한다. 환자나 임상의가 '갑자기 확 움직이는' 것을 감지할 때마다 다시 집중하여 그 직전의 자세에서 움직임을 반복한다. 이 모든 과정 동안 임상의는 두개골 상항선의 상부 승모근 건막 부착점에서 심부 신장 근육 근막 이완법(deep stretching myofascial release)을 사용한다. 약 60~90초 후에 근육 근막의 치료가 끝나면 환자는 임상의의 손에 저항하여 등척성으로 팔꿈치를 누르면서 1~2초 동안 하강 능동 어깨 운동을 수행한다. 마지막으로, 환자는 긴장을 풀고 치료한 어깨의 높이와 느낌을 반대쪽 어깨와 주관적으로 비교한다.

파치니 소체의 자극

다음 예는 경흉추 부위의 척추 관절 수용체 자극에 관한 것이다. 환자는 편안하게 눕고 임상의는 환자의 왼쪽에 앉는다. 임상의는 C6, C7 또는 T1 극돌기를 천장을 향해 몇 밀리미터 정도 들어 올리는 것으로 치료를 시작한다. 그런 다음 다시 시작 위치로 내리기 전에 무작위로 2~4번 짧게 흔드는데 들어 올리는 방향과 약간 다른 다양한 방향으로 반복한다. 리프팅 진폭은 조정된 척추의 움직임과 인접한 두 구조물 사이에 최대 지연이 발생하도록 보정된다. 임상의의 의도는 환자의 중추 신경계에게 이 부위의 척추가 단단한 기둥이 아니라 진주를 꿴 줄처럼 움직이는 요소임을 알려주는 것이다. 이것이 성공할 경우 뇌의 '신체 도식' 표현이라 불리는 해당 피질의 지도화(mapping)가 개선될 수 있다.

비슷한 방식으로 인접한 척추에 접근하기 전 각 척추에 1~2분 정도의 시간이 소요된다. 환자의 자연스러운 호흡을 면밀히 관찰한다. 때로는 흉추 극돌기를 천천히 들어 올리는 중에 정상적인 흡기 시간과 진폭이 약간 증가한다(평상시보다 10% 이상). 이런 일이 발생하면, 임상의는 이 길어진 흡기에 '타기(taking a ride)'의 개념을 활용할 수 있으며, 흡기의 정점에서 척추를 조금 더(그리고 더 길게) 들어 올릴 수 있다. 이것이 성공하면 들어 올리는 움직임으로 인해 일시적인 감압이 발생하여 늑골척추 관절 주위에 이완-유사 반응이 나타날 수 있다.

이 기법을 C6-T5의 극돌기에 적용하는 데 10분이 걸릴 수 있다. 대부분의 경우 반대로 누운 자세를 하여 이 기법을 반복할 필요가 없다. 최소한 경직된 신체 부분보다 움직이는 부분에 관해서 이 척추 영역을 보다 더 정교하게 표현하는 것이 주요 목적은 아니다.

루피니 소체의 자극

여기에는 피하의 성긴 결합 조직 아래에 있는 근막뿐 아니라 피부에 측면 접선 방향의 전단력(shearing motion)을 가하는, 느리지만 단단한 접촉이 필요하다. 의사의 손이 환자의 피부 위에서 천천히 미끄러질 수 있으면, 이 동작의 속도는 가능한 한 가장 느리고 연속된 속도로 교정된다. 초보자의 경우 초당 5cm의 속도가 될 수 있지만 경험이 많은 임상의의 경우 초당 약 1cm 또는 그 이하의 훨씬 낮은 속도로 동작할 수 있다. 환자는 치료 영역이 더 신장될 수 있도록 능동적으로 느리게 움직여서 의사를 도울 수 있다(그림 25.1).

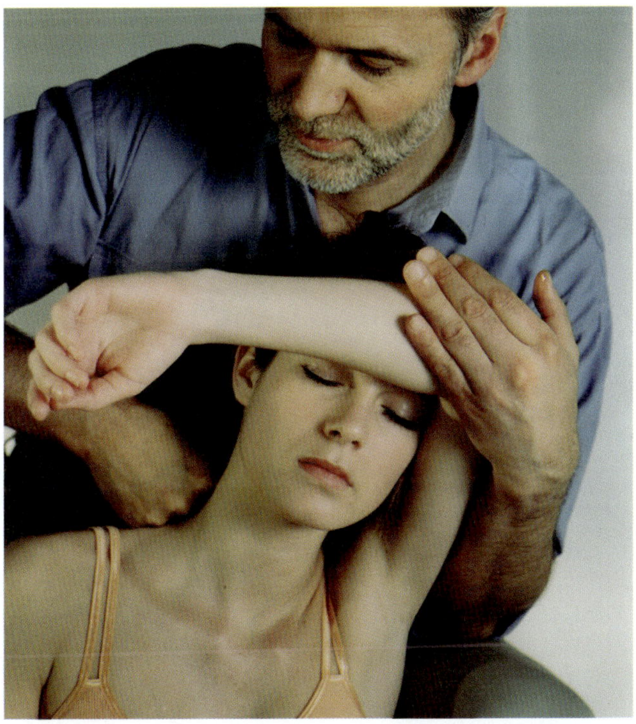

그림 25.1
루피니-기원 이완 기법에서 환자의 AMP (능동 운동 참여)를 볼 수 있다. 한 손으로 상부 흉곽의 조직과 특정 관절에 깊이 접촉하는 동안, 임상의는 섬세하고 무작위적인 느린 동작으로 환자를 치료한다. 여기서 환자는 흉부 척추 관절의 출구를 증가시키기 위해 머리쪽 방향으로 신전 (팔꿈치를 따라)하면서 흉부를 측면으로 구부린다.

활공하는(gliding motion) 동안 임상의는 약간 더 수직/수평, 더 원위/근위, 또는 내측/외측 등과 같이 최적의 벡터를 느낀다. 국소 조직의 이완 반응이 더 넓은 조직으로 이어진다. 임상의의 촉각을 기르기 위해 물고기 학교의 비유를 사용할 수 있다(그림 25.2).

자유 신경 말단의 자극

인간(및 다른 포유류)의 털이 있은 피부의 진피에서 촉각 C-구심 신경이 발견되어 최근 '정서적 접촉'에 대한 연구가 증가했다. 이를 토대로 부드럽고 천천히 쓰다듬어 주는 치료법을 연구하고, 대뇌 피질 섬에 '사회적인 접촉' 이라고도 불리는 양육적(nurturing) 신체 접촉을 제공하는데 이것은 환자의 일반적인 건강과 이완을 유도할 수 있다. 반응의 깊이는 면역학적, 심리사회적 및 신경생리학적 매개 변수의 상당한 변화를 포함할 수 있다(McGlone 외, 2014). 흥미로운 치료적 접촉에 관한 사항을 이해하기 위해 독자는 이 주제에 관한 새로운 문헌, 예를 들어 Lloyd 외 (2015), McGlone 외 (2014)를 참고할 수 있다.

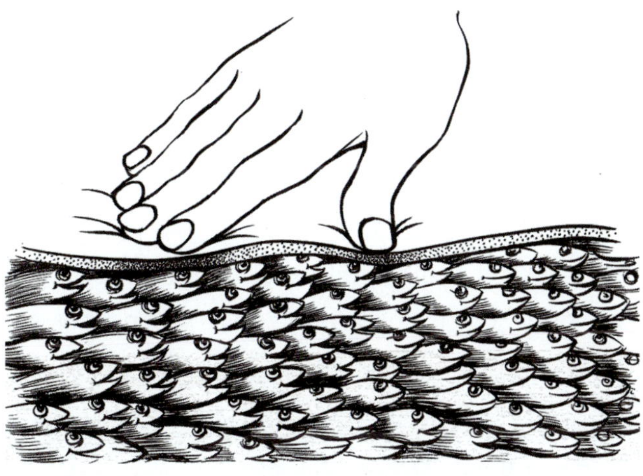

그림 25.2
물고기 떼로 묘사된 근골격 조직.
근육 근막 조직을 다루는 치료자는 접촉에 반응하는 여러 운동 근육 단위를 느낄 수 있다. 만약 임상의가 그들의 새로운 행동을 지원하듯 반응한다면, 이 이완에 동참하는 다른 물고기를 느끼게 될 것이다.

C-섬유 또는 Aδ-섬유(둘 모두 자유 신경 말단에서 종결된다)를 자극하기 위한 또 다른 방법은 골막(즉, 뼈 주위의 근막 외피)에 있는 고밀도의 신경 말단을 목표로 하는 것이다. 이 접근법은 Oscar Ichazo가 가르친 고대의 Chua K'a 방법에서 영감을 얻었다(Hertling & Kessler, 2006). 환자의 교감신경이 약간 활성화될 때까지 뼈의 표면에 강한 압력을 가한다. 이 반응은 동공을 약간 확장시키고, 흡기가 길어지고 늘어나며, 얼굴의 혈액 순환이 증가하고 각 신체 부위 쪽으로 머리와 눈이 회전할 수 있다. 동물이 경계 상태에서 자극의 장소로 인지한 쪽으로 목을 곧게 펴서 새로운 도전적인 자극에 반응하는, 동안행동 생물학에서 소위 말하는 '정향 반응'의 표현이어야 한다. 체간과 사지를 굴곡하는 움직임, 자극의 위치에서 벗어나는 것, 목을 짧게 하는 것, 호흡을 멈추거나 호흡 속도를 증가시키는 것을 포함하여 매우 다른 행동으로 그 자신을 표현하는 회피-철수 반응을 주의해야 한다. 환자는 팔을 외전하고 임상의의 치료 자극으로 팔꿈치를 미는 것과 같은 적극적인 행동으로 환자가 인지한 압력을 강화할 수 있다. 기구를 사용하는 도수 치료와 같이 도구를 사용하면 보다 정밀하게 치료할 수 있다(그림 25.3).

약간의 교감신경 반응이 나타나면, 접촉하지 않고 휴식한다. 이 기간 동안 임상의는 부교감신경 교대(또는 일반적인 이완)가 관찰될 때까지 환자의 최소 3~5 호흡 주기를 기다린다. 첫 번째 지점과 매우 근접해 있는 골막도 비슷한 방식으로 치료한다. 통각과민 영역이 있다면 먼저 정상적인 압력 감도로 가장 가까운 영역에서 치료를 시작한다. 이완 반응이 나타나면, 점진적으로 통각과민 지점과 더 가까운 골막이 치료된다. 점진적인 둔감화 과정으로 고통에 대한 회복력을 증가시키는 것이 목표이다. 이 과정은 대개 대뇌 피질 하향 조절 경로의 활성화를 수반할 것이다(Bingel & Tracey, 2008).

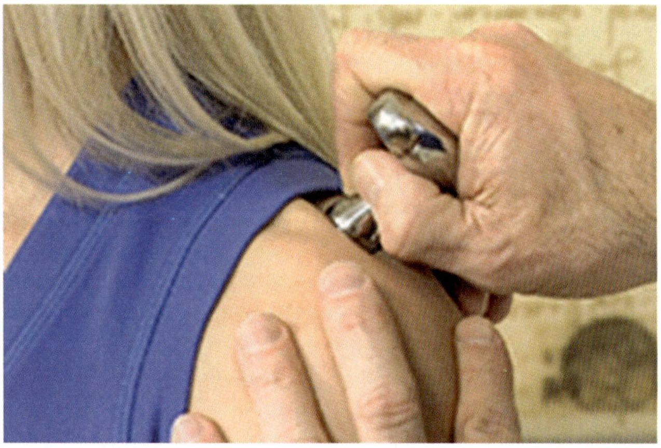

그림 25.3
골막의 신경 말단을 자극하기 위한 스테인리스 도구(세 번째 엄지손가락)의 사용.

요약 (Table 25.1 참고)

- 근복에 빠른 압축 자극을 가하여 근방추 수용체의 자극을 촉진할 수 있다.
- 환자의 일시적 저항을 필요로 하는 기법으로 골지 수용체를 자극할 수 있다.
- 루피니 기법은 최적의 벡터를 찾는 동시에 느린 전단 감각을 적용한다.
- 파치니 소체는 새로운 감각을 끊임없이 바꾸는 것을 요구한다.
- 자유 신경 종말은 골막에 의해 자극된다.

수용기	유발 반응	도수 치료의 잠재적 유용성
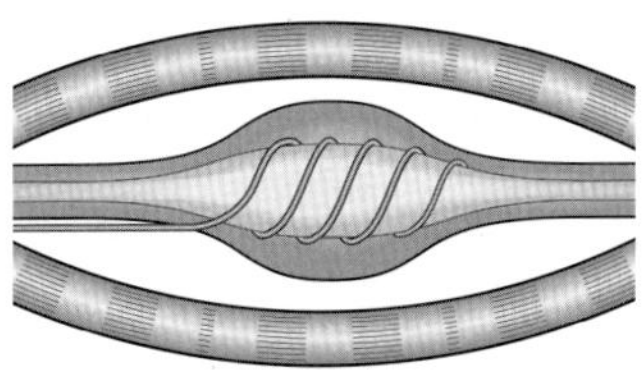 근방추	• 해당 근섬유의 근긴장 감소	• 스웨덴 마사지의 Petrissage 요소: 근복을 향해 압박하면서 움직인다.
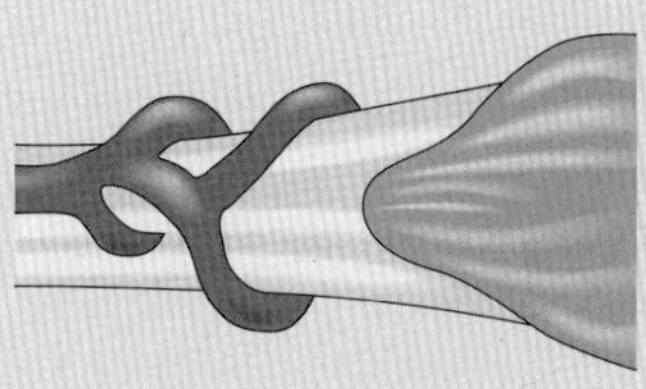 골지 수용기	• 해당 근섬유의 근긴장 감소	• 근복에서의 교차 섬유 기법 • 등척성 수축 후 이완 기법 • Hanna의 기지개
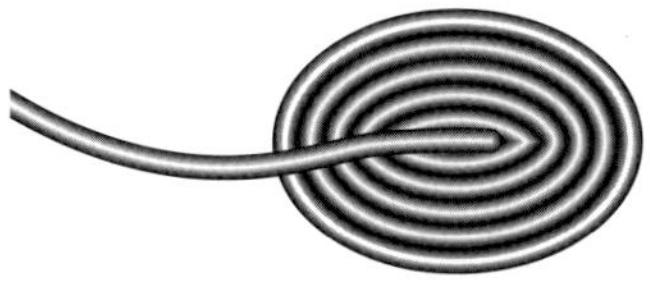 파치니 소체	• 국소 고유감각수용 강화, 국소 신경근육의 자가 조절의 향상	• 고속 도수기법 • 반동 기법 • 조화 기법 • Trager work
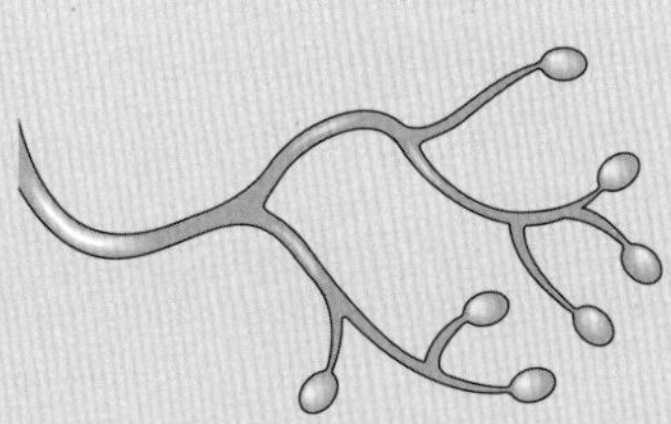 루피니 종말	• 교감신경 활성 억제	• 고전적인 근육 근막 '녹음(melting)' 작업 (예: 롤핑)
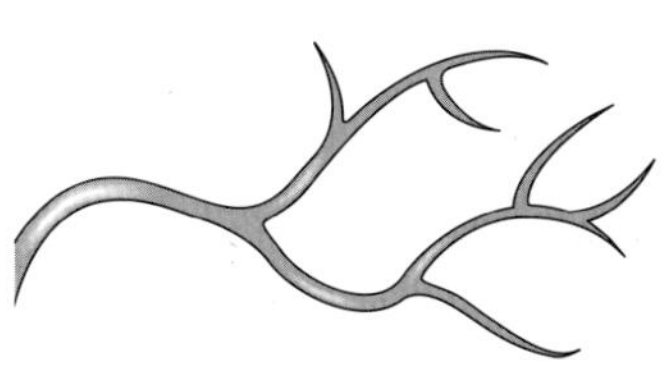 간질 자유 신경 종말	• 촉각 C-구심성 신경: 연계(affiliation), 건강, 통증 억제 • 위협적인 통증: 철수 반응과 통증 감작 • '통증 완화': 정향반응, 통증 탈감작	• 느린 피부 문지름(skin-stroking) 기법 • 골막 자극: 동일 근막분절 내 새로운 침해성 자극의 유도

표 25.1
근육 근막 조직의 다양한 감각 수용체의 개요, 자극에 의해 유발되는 반응, 그리고 그러한 반응을 유발할 수 있는 수기법.

참고문헌

Bingel, U., Tracey, I. 2008. Imaging CNS modulation of pain in humans. Physiology. 23:371-380.

Hanna, T., 1998. Somatics: Reawakening the Mind's Control of Movement, Flexibility, and Health. Da Capo Press, Cambridge MA, USA.

Hertling, D, Kessler, R. M 2006. Management of Common Musculoskeletal Disorders. Lippincott Williams & Wilkins, Philadelphia, p. 170.

Lloyd, D. M., McGlone, F. P., Yosipovitch, G. 2015. Somatosensory pleasure circuit: from skin to brain and back. Experimental Dermatology. 24(5):321–324.

McGlone, F., Wessberg, J., Olausson, H. 2014. Discriminative and affective touch: sensing and feeling. Neuron. 82(4):737–755.

26

근막과 관련된 접촉

Maurice César

경고

사진이나 그림이 아닌 글은 주의 깊게 읽어야하며 감정, 느낌, 영혼, 민감한 경험을 낳을 수도 있다. 3차원 조직 구조의 심상은 문제 영역의 실재를 철저히 묘사한다.

이미지나 그림보다 훨씬 관대하고 덜 지시적인 단어는 당신이 검색하고, 발견하고 느끼도록 한다. 접촉을 전문적으로 할 수 있다면, 그 결과로 느끼는 감정은 더욱 개인적이다. 그것은 접촉의 긴장과 바로잡는 움직임을 형성한다. 그것은 치료사로써 당신의 구체적 자질을 정의한다.

필자는 이 주제를 가지고 전체 서적을 쓸 수는 있지만 마음껏 쓸 수 있는 장이 하나 밖에 없으므로 고차원적인 분석만을 할 것이다. 중요하고 관련성 있는 모든 원칙들을 이 장에서 제시할 것이니 안심해도 된다. 촉각을 이용하는 정골의학 임상의는 이론을 실용화하는데 시간을 낭비하지 않을 것이다.

이 장의 내용이 실습에 직접적인 영향을 미치더라도 본질적으로는 이론적이다. 어떤 기술도 기대하지 마라. 어떤 것도 없을 것이다. 나는 이 장을 '근본으로 돌아가라' 라고 부를 수 있었다. 다시 말해서, 정골의학의 철학이나 그 본질로 되돌아가라는 것이다. 왜냐하면 여기서 설명하는 것들이 내가 보기에는 아주 기본적(근본적)인 것들이기 때문이다 . 나는 더 많은 임상의들이 점점 더 정교한 기술을 배우는 것을 알지만, 내 생각에 그들은 세 가지 필수적인 초기 요소가 무엇인지를 무시하고 있다.

- 첫째, 조사 또는 교정 움직임에 필수적인 정확성을 위한 접촉의 힘
- 둘째, 해부학 지식의 중요성. 해부학 지식 없이는 접촉이라 할 수 없다.
- 셋째, 우리 대화상대인 조직(tissue)의 지능과 능력. 우리는 그것을 '근막'이라고 부르며, 근막 없이는 치료가 불가능하다.

서론

기능이 장기를 정의한다는 것은 일반적인 지식이다. 인간과 다른 종의 진화는 더 효과적이고 에너지 효율적이며 쾌적한 내적 삶을 위한 끊임없는 연구를 가능하게 했다. 그 모든 것은 오직 이 장기의 주변과 내부에 그 자체로 그 기능을 수행할 생각이나 의지 자체를 허용하는 구조가 있기 때문에 가능하다. 그 구조를 '근막'이라고 한다. 그것은 그 자체의 풍부하고 흥미진진한 삶을 가지고 있다. 그것은 그 자신의 법과 암호를 가지고 있다. 필요한 경우 우리의 존중과 지원을 받을 자격이 있다. 이 장에서, 나는 그 지지적 관계의 작지만 중요한 부분을 기술할 것이다.

또한 정골의학에서 우리는 오직 하나의 증상, 하나의 질병, 즉 움직임의 부족만을 알 수 있다. 혈액 검사, 초음파 검사, X-ray 검사, 또는 다른 고전적인 의학 검사

를 통해서는 발견되지 않는다. 또한 환자의 불만 사항이나 설명을 토대로 추론하거나 결론 내릴 수 없다. 어떤 것도 볼 수 없다. 그것은 홍조, 창백함, 구각미란, 경련, 부종 또는 난처한 상황이 아니다. 아니, 우리가 접촉할 필요가 있다는 것을 알아내기 위함이다. 그것은 조직에 있다. 우리가 가진 유일한 도구는 우리 손이다. 우리의 손은 몇 평방 밀리미터와 접촉할 수 있기 때문에, 이 표면에 미치는 영향을 우리가 할 수 있는 만큼 최적화해야 한다. 다음 몇 문장에서, 나는 당신이 당신의 접촉을 통해 조직(tissue)과 가능한 한 좀더 유의하고 효과적인 관계를 만들 수 있게 해주는 몇 가지 중요한 세부 사항을 제공할 것이다.

접촉하는 것은 인생만큼이나 오래된 도구이다. 그것은 고전적인 방식이기 때문에 우리의 직업과 도수 치료는 '첨단 기술' 의료 행위와 비교했을 때 비엘리트적 위치에 놓여있다. 그러나 그것은 자랑스럽게도 나에게 나 자신을 '의학 장인'이라고 부를 수 있는 기회를 준다. 진정한 치료법인 접촉 덕분에 우리는 동료 인간이 자신의 수행 능력과 내부의 편안함을 향상시키는 것을 도울 수 있다.

이 장에서는 접촉이 진단적인지 치료적인지의 여부를 정의하는 데 도움이 되는 몇 가지 간단하고 기본적인 규칙을 제공할 것이다. 나는 또한 접촉 압력의 질적, 양적 측면에 대해 자세히 살펴보고 다양한 종류의 접촉을 기술할 것이다.

- 피부 접촉은 상황과 위치를 정의한다.
- 해부학적 접촉은 구조를 식별하고 배열을 결정한다.
- 조직학적 접촉은 조직 구성과 구조를 보여준다.
- 생리적인 접촉은 우리가 정상화 하고자 하는 움직임을 나타낸다.

나는 단어, 근막과의 대화, 심지어는 우리가 거주하고 있는 삶에 대해 단계별로 설명할 것이다. 그것의 주요한 특성은 놀라운 생존에의 의지이다. 우리는 우리의 첫 접촉에서 그 의지를 느낄 수 있으며 결코 사라지지 않을 것이다. 내가 '일'이라고 부르기를 거부하는 이 직업은 긍정과 끈기를 배우는 매일의 수업이다.

행복한 독서가 되길.

피부 접촉

조직은, 생존하고자 하기 때문에, (조직의) 모든 것은 정보, 표시 및 반응이라는 가치가 있다. 근막에는 하찮은 접촉점이란 것은 없다. 3~4 곳의 접촉이 있을 때, 때로 후자에서는 기술적 접촉에서 유익한 접촉을 구별해내는 데 어려움이 있을 수 있다, 특히 첫 번째 접촉이 부정확하거나 두 번째 접촉보다 약한 경우에는 더 그러하다. 더 많은 정보가 분리 될수록 언어가 더 명확해지므로, 보다 더 즉각적이고 완전한 반응이 될 것이다. 조직이 찾고 있는 한 가지는 그 자체를 정상화하는 것이다. 기회를 준다면, 주저하지 않고 잡을 것이다.

피부는 첫 번째 선택 장벽이다. 이것을 우리의 장점으로 사용하는 것은 우리에게 달려 있다. 하지만, 우선 먼저 정보를 가능한 한 많이 제한하자. 새로운 접촉점이 있을 때마다 우리가 달성하고자 하는 주요 사항은 이러한 새로운 접촉점에 대한 개요를 작성하는 것이다. 불필요한 곳은 만지지 않아야 한다. 적용된 기법에 3개의 손가락만 필요하다면 3개의 손가락으로만 접촉해야 한다. 불필요한 접촉은 피해야 한다. 우리의 옷이 어떤 식으로든 환자에게 접촉되지 않도록 조심해야 한다. 의도되지 않거나 활성화되지 않는 접촉은 피하라.

나의 책 L'action Ostéopathique: Une Intrusion Autorisée Dans le Conscient Tissulaire 에서 나는 조직과의 접촉을 용이하게 하고 최적화하기 위해 환자를 안심시키고, 이완시키며, 환자와 연결을 끊는 데 도움이 되는 모든 예방 조치를 자세히 기술했다(César, 2007). 이 수준이 되어야 (접촉) 시도가 동일하게 유지된다. 우리가 할 수 있는 한 쓸모없는 정보로 조직을 산만하게 해서는 안된다.

그러나 어느 정도의 비작동적인 접촉은 필요하고 필수적이다. 그것은 지지, 자세, 고정 또는 역압(counter-pressure)을 돕는다. 필요에 따라 엄격히 제한되어야 하며 명확하게 식별되어야 한다. 중력을 가하는 접촉만 도움이 된다. 비작동적인 접촉은 최대한 넓고 다구조적이어야 한다. 그러므로 그것은 근본적인 해부학적 구조와 대하여 특히 부정확하다. 해부학적 또는 기능적 상관관계 없이 또는 치료 영역과의 치료적 일관성 없이 여러 내부 구조를 의식적으로 포함한다. 접촉면 전체에 가해지는 압력은 어떤 교정적 접촉에서 오는 압력보다 매우 균일하고 항상 가벼울 것이다. 비작동적인 접촉은 모호하게 피부에 남아있어야 하며 어떠한 메시지도 덧붙이지 않아야 한다. 긴 지렛대 요법을 사용하는 복부 정상화 기법에서, 복부에서 인도하는 작업을 하는 손보다 하지 위치에서 발목을 감싸고 다리를 움직이는 손에서 더 압력을 가하는 것은 의미가 없다. 그것은 조직의 감도를 분산시킨다. 역압의 약점은 역압 표면의 증가로 자동으로 보상된다. 비작동적인 접촉은 이차적이고 보완적인 성격을 띠며 조직에 의해 인식되어야 한다. 또한 우리는 가능한 한 자세를 바꾸지 않는 것에 집중해야 한다. 각각의 새로운 정보는 조직의 새로운 발달이고, 따라서 정상화 작업에서 산만해질 수 있다.

조심하고 사전에 예방하는 것은 조직에 실제로 의미가 있다. 그것은 간접적으로 치료 영역에 고유감각수용적 주의을 집중시키는 데 기여한다. 주어진 정보를 제한하고 폐기함으로써 우리는 조직의 업무를 돕는다.

대조적으로, 교정적 접촉은 정밀함에서 뛰어날 것이다. 무엇보다도 경피적이며 transdermal할 것이다. 하나의 기울기로 압력을 증가시키는 것은 조직에 대한 강력한 지표가 되지만 압력이나 신장이 너무 많은 상황에서는 수신기를 포화시켜서는 안된다. 그렇게 하면 치료법이 쓸모없게 되고 잠시 동안 치료가 불가능해진다. 우리는 피부 조직의 완전한 이완을 기다려야 할 것이다. 민감도가 정상화되는 데 필요한 시간은 크게 다를 수 있다. 게다가 환자의 주의를 각성시켜야 한다. 휴식과 신뢰를 얻는 것이 항상 쉬운 것은 아니다. 우리는 단순히 더 중요하고 덜 중요한 것의 차이를 구체화해야 한다. 서로 다른 접촉점 사이의 압력 불균형이 조직에 대한 명확한 정보이다. 피부 경계를 너머 기본 구조와 의사소통 하려는 의지를 보여준다. 앞서 언급한 것처럼 접촉은 가능한 한 정확해야 한다. 미세한 접촉점에 의해서 작업할 영역을 식별하고 하나의 기본 구조를 목표로 한다. 접촉 표면이 제한되어있을 때 더 많은 영향을 미친다는 사실을 잊지 마라. 접촉이 두 배 또는 그 이상일 필요가 있는 경우 압력은 모든 접촉 지점에서 균일할 것이다. 우리는 단일 구조가 될 영역을 정의할 것이다. 조직은 모든 행동이 그 곳에서 일어날 것임을 이해할 것이다. 그 연관 구조물에서 진행하고 관찰하는 손을 인식하고 국소화하며 식별할 수 있어야 한다. 당신이 작업 하는 곳, 돕고 싶은 곳, 당신이 치료하고 있는 곳을 알아야 한다. 당신의 접촉에는 메시지가 있어야 한다.

이들은 선택적이고 교정적인 접촉을 식별하는 조직의 모든 필수 구성요소이다. 한 가지 정보의 범위만 수질과 상부 중심에 도달해야 한다. 오직 하나만 의식을 얻고 조직에서 의식을 높여야한다.

지나치게 빨리 확립될 경우 공격으로 인식될 수 있으므로 접촉 기간에 주의하라. 또한 모든 다른 조직층을 존중해야 한다. 접촉이 너무 은밀하거나 너무 빨리 깨지면 의심이 생기고 놀라게 된다.

피부 감도는 위치에 따라 다르다. 너무 가까운 접촉점은 하나로 이해될 수 있으므로 구멍으로 인식된다. 피부 민감성을 깨우는 것은 사실상 환자를 깨우고 조직과의 모든 의사소통을 종결시키는 것과 같다. 그러나 피부 장애가 극복되면 기쁨은 절대적이다. 관계는 실재하고 완전하다. 우리는 3차원으로 들어간다.

이것은 세번째 종류의 친밀한 만남이다. 조직의 '평화'시기에도 불구하고 거품이 생기기 시작했다. 환자는 그 생명을 인식하지 못한다. 불편할 때만 형태를 취하고 의식하게 된다. 환자에게 있어서 건강은 느낌의 부재와 내부의 무지라 할 수 있다.

환자는 곧 그들이 그 관계의 일부가 아니라는 것을 깨닫게 될 것이다. 일반적으로, 환자들은 당신에게 문제를 위임함으로써 올바른 선택을 했다고 확신하고, 피부 접촉에 대한 신뢰와 조직에 대한 행동의 정확성 덕분에 쉽게 잠들 것이다. 당신의 접촉은 당신의 치료 방법에 대한 신뢰의 수준을 신속하게 결정할 것이다. 교정하기 오래 전에 접촉 한다. 환자를 위하는 것만큼 몸을 위해서 처음부터 절대적으로 의미가 있어야 한다.

진단적인 접촉 – 치료적 접촉

주제로 들어가기 전에, 장면을 설정해보자. 근막은 별이고 선도하는 역할을 한다. 근막과 접촉하는 것은 오랜 시간 전에(약 38억년전) 나타난 단일 세포 유기체가 하나의 통일된 요소인 콜라겐, 근막과 결합했을 때인 5억 4천만년 전으로 거슬러 올라가는 것을 의미한다(6억년). 곧 혈액과 그 구성 성분(호르몬, 영양소 등)과 신경계가 나타난다. 유비쿼터스 특성 때문에(그리고 지금까지 사용한 것과는 역순으로) 세 요소가 A. T. Still의 의견에 반영되었다. 그것들은 탁월했고 평생 동안 그의 철학에 영향을 주었다.

그래서 우리는 하나의 기본(낡은) 프로그램에 의해 모든 구성 요소가 구동되는 유기체, 구조의 안에 있다. 내부 환경을 개선하여 가능한 한 더 나은 방법으로 한 순간 더 살 수 있도록 한다. 그 노력은 계속되고 있으며 항상 최소한의 노력으로 임상적이고 기능적인 침묵이라는 절대적인 목표를 찾고 있다. 그것은 고통의 부재, 편안함, 균형 상태, 효과적이며 에너지 효율적인 것을 끊임없이 찾는다. 근막만이 그 역사, 시도, 실수, 성공을 알고 있다. 그리고 근막은 그것의 기본적인 초기 구조, 구체적이고 개인적인 불균형, 요약하면 근막의 최적 규범을 아는 유일한 존재이다.

따라서 우리는 주연 배우만이 대본을 알고 있는 상황에 있다. 우리는 그것이 우리를 위해 선택한 조각들만 알고 있다. 우리는 재배치하지 않는다는 것을 기억하라. 재배치한다면, 조직의 작용 때문에 우리의 치료에 따라 어떤 기술을 사용하게 될 것이다. 그 지식, 논리적 지지 및 행동 속도 덕분에 접촉이 중요하지 않을 것이다. 이것은 이미 기술이다. 근막은 그것을 정상화하기 위한 도약으로 사용한다. 따라서 힘을 사용할 필요가 없다. 정밀함이 충분하다. 그리고 지금부터 우리는 웰빙을 추구함에 있어서 더 이상 혼자가 아니기 때문에 우리에게 적당한 낙관주의를 제공한다. 우리는 조직과 근막과 같은 강한 동맹국이 있다.

이를 통해 세 가지 교훈을 얻을 수 있다.

우선, 근막만이 그 자체의 병력을 알고 있으므로 가능한 한 근막 구조와 가깝게 작업해야 한다. 접촉이 진단적이든 치료적이든, 접촉이 모호하고 부정확하다면 근막을 통과하는 모든 정보도 모호하고 부정확한 결과를 초래할 것이다. 치료를 제대로 하기 전에 주의 깊게 접촉해야 한다.

두 번째로, 근막이 끈기 있는 의지를 보이고 반응하기 쉽기 때문에, 진단적인 접촉은 가능한 한 은밀해야 할 것이다. 그러나 가능한 한 가볍고 정확하고, 미묘할 것이다. 너무 긴 접촉은 당신의 판단을 방해할 뿐이다. 조직은 끊임없이 균형과 자기 관리를 찾고 있다. 그러니 이 단계에서 스스로 정상화할 기회를 주지 마라. 너무 빨리!

이 치료 단계에서 나는 압력의 정량적 측면과 마찬가지로 정성적 측면을 강조할 필요가 있다. 당신의 접촉 지점에서 서로 다른 수준의 압력을 존중하라. 가볍게 시작하고 천천히 진행하라. 개입하지 않는 상태에서 조직을 느끼며 개입하는 상태로 진화하라. 후자가 당신을 안내할 것이다. 처음부터 너무 강한 치료적 접촉은 민감한 센서를 과다하게 채우므로 가볍거나 표면적인 후속 움직임을 무효화한다. 점점 커지는 방향으로 힘을 가하라. 조직이 이러한 압력의 증가에 익숙해지도록 하라. 조직은 어떤 것도 강요당하는 것을 좋아하지 않는다. 너무 강하거나, '구멍이 뚫리거나', 서로 너무 가깝거나, 한 위치의 반복적인 접촉점에도 똑같이 적용된다. 다시 한 번, 조직은 강요받는 것을 좋아하지 않는다. 사용된 강도보다 위치가 훨씬 중요하다. 최적의 촉진제는 절대 최대가 아니다. 우리는 오래 전 그것을 이해했다.

마지막으로, 치료적인 접촉은 시간이 걸릴 것이다. 수동과 능동의 두 단계로 나눌 수 있다. 언제나 그렇듯이, 첫 번째 질문은 '조직이 내 손가락 아래에서 또는 내 손가락으로 무엇을 할 것인가?' 일 것이다. 그리고 '그 조직을 돕기 위해 무엇을 해야 하는가?' 이다. 그들 둘 다 같은 구조를 검사하게 되더라도 진단적 접촉과 치료적 접촉 간의 주요한 차이는 기간이다. 진단적 접촉은 속도와 민첩함을 특징으로 한다. 반대로 치료적인 접촉은 필요한 만큼 오래 걸릴 것이고, 우리는 조직을 돕고 조직과 동행하며 살 것이다.

해부학적 접촉

우리는 손가락을 메스로 사용하여 피부를 관통할 것이다. 구조를 분해하고 직접적인 환경에서 분리하여 조직이나 긴장을 격리시킨다. 우리는 목표 영역을 찾기 위한 유일한 목적으로 가능한 한 정확하게 작업할 영역을 정할 것이다. 조직은 움직임의 정밀도만큼의 힘과 신속성으로 반응한다. '해부학'이라는 단어는 그리스어에서 유래한 것으로, '절단을 통해서'를 의미한다. 우리는 깊이 관통하고 층(조직층)을 뚫을 필요가 있다. 목표 영역에 도달하려면 각 층을 존중하고 배려해야한다. 우리는 그 특정 영역을 목표로 삼아 조직의 주의를 끌어야 한다. 그러나 깊이 있게 진행할 때 잠시 멈추는 것을 잊지 마라. 조직은 서두르는 것을 좋아하지 않으며 환자도 마찬가지이다.

전체 구조나 기관을 구분하는 것도 중요하다. 치료법이 구조의 일부분만 보고 있는 경우에도 전체를 먼저 취한 다음 일부를 선택해야 한다. 더 깊게 관통하기 전에 공간의 윤곽, 방향, 두께, 형태, 원마도 및 평탄도를 고려하여 최선을 다하라.

알다시피, 여기에는 '탐침'의 모든 기술, 즉 정골 의학인 '접촉자'가 있다. 그것은 조직의 정상적인 영양 상태, 긴장 상태, 수화 상태와 비정상 상태의 정상적인 상태를 인지하고 인식할 수 있는 능력뿐만 아니라 국소 해부학 지식에 대한 조절이기도 하다. 따라서 정골 의사는 해부학에 대한 지식을 가지고 끊임없이 노력하는 접촉의 지질학자이다. 정골 의학 예술의 진정한 기초, 바로 그 본질은, 그들 사이에 정적인 관계를 가진 인접한 부분, 또는 A. T. Still이 지적한 것처럼 서로 비교할 수 있는 위치로만 해부학을 보지 않고, 움직임의 상호 작용, 관절을 이루는 구조들 간의 접촉점을 봐야 한다. 모든 부분의 이동성은 장소가 있기 훨씬 전에 생긴다.

접촉은 서로 다른 층에 진행할 때나 구조에 더 깊숙이 들어갈 때 가능한 한 유연하고 가벼워야 한다. 그것은 '유동적'이어야 한다. 우리는 그 말을 좋아한다! 우리 몸의 모든 구성 성분과 환자의 신체는 모두 액체 속에 있다. 우리의 근막은 단지 유연한 그릇이라 할 수 있다. 병변의 강도가 유동성, 가변성, 포화도 및 수분 흡수 측면에서 자격이 있다는 것을 잊지 말자. 물은 우리의 주요 구성물인 원시 근막에 남아 있다. 그것은 우리이며, 우리 몸에서 가장 많은 것을 가지고 있다. 물 없는 삶은 없다. 몸에 물이 없는 구조는 없다. 조직의 어떤 제약에 대한 반응조차도 액체 구성요소를 희생한 가장 내성이 강한 성분(콜라겐)의 보강물이다.

정골 의사는 접촉을 통해서 물과 콜라겐의 불일치를 느낄 수 있다. 조직 자체보다 더 '유동적인'인 유동체가 되자. 그러면 병변의 강도를 더욱 정확하게 알 수 있다. 압력은 필요하지 않다. 피부의 위치, 적용 범위 및 손가락 방향은 그 자체로 효율적이다. 몸 안에 완벽한 국소적인 겹침이 없다. 어떤 구조물도 다른 구조물 위에 완벽하게 배치되지 않는다. 깊고 만질 수 없는 구조 일지라도 치유 작용은 지형이 잘 제한되어 있는 경우에만 인식된다. 당신의 손가락 덕분에 신체의 가장 작은 부분은 진단이나 치료 목적으로 '껍질이 벗겨질' 수 있다. 정맥, 동맥, 신경, 근육, 인대, 외피 또는 뼈가 될 국소 부위 또는 이행 중인 구조는 병적 과정에서 나타난 바와 같이 실제 '휙휙 움직이는' 상황에서 연속적으로 그리고 개별적으로 치료될 것이다. 이러한 모든 구조는 결합 조직을 포함하고 있으며 듣기, 근력 강화, 신장, 지속성, 일반적인 자세, 반동, 운동성 재조화, 또는 렘니스케이트 활동, 긴장성 또는 영양가치의 기법에 반응할 것이다. 그리고 구조를 해부학적으로 구분하는 것에 대해 이야기 할 때, 나는 특히 나의 심장과 가까운 주제, 즉 치료 전략의 일부인 계통 발생론이라 부르는 주제에 독자의 주의를 집중시키고 싶다. 그리고 이 장의 뒷부분에서 논의할 것이다.

이전에 나는 접촉과 조직과 관련하여 '지질학자'라는 단어를 사용했다. 여기에 또 다른 문구가 추가된다. '구조의 고고학자'.

계통 발생학–살아있는 존재, 동물 및 인간에 대한 비교 해부학적 연구– 은 우리 공통 조상의 특성의 많은 부분이 진화 과정에서 다양해졌음을 보여준다. 그들은 수 천만년 또는 수 천년 동안 스스로를 수 천만번 수정했다. 이 구조의 내부에는 생명, 행동의 동반 상승효과 그리고 우리가 그들을 하나로 통합하게 하는 느낌이 남아 있다. 접촉하는 동안 전체로서 해당 구조를 치료하고 내가 사용하는 기술과 연관시키는 것은 내가 옳다는 것을 입증해주었다. 나는 그 결과와 그것들이 얼마나 빨리 달성되었는지 보았다. 기능적 해부학으로 간주되는 그러한 연관성은 우리의 형성과 진화의 기억이다. 이 진화는 무엇보다 우리의 내면을 지배하는 과정을 이해하는 데 도움이 된다. 다음은 여러 가지 예이다.

소흉근과 오훼상환인대는 하나의 단일 구조였다. 그 인대는 다름 아닌 상완골에 붙어 있던 소흉근의 이전 힘줄이며, 많은 포유류에서 여전히 그렇다. 당신이 하나를 치료하고자 한다면, 다른 하나를 잊지 마라. 그것을 당신의 접촉과 당신의 기법에 포함 시켜라. 유사하게, 우리는 쇄골 근육과 그 전 힘줄, 능형 인대 사이에서 동일한 연결을 볼 수 있다. 천결절인대는 여전히 분리할 수 없는 것에서부터 생겨난 이전의 대퇴이두근 힘줄이다. 말과 원숭이의 경우, 이 근육은 여전히 천골에 삽입된다. 다른 예가 너무 많아서 여기까지 언급하겠다.

동물을 우리 자신의 과거와 연결시키는 유대는 부인할 수 없다. 우리의 몸은 진화의 기념품이지만 여전히 생생한 연속적인 변화의 모음집이다.

이것은 우리의 역사이며 그것을 부인할 수 없다.

조직학적 접촉

조직학적 접촉은 해부학적 접촉이며, 세포 수준에서 현미경 차원으로 바뀐다. 해부학적 접촉이 구조를 선택하면, 조직학적 접촉은 구성 조직 중 하나를 선택한다. 또 이 상황에서는 압력, 감각 및 당신의 접촉 방향에 따라 규정된다. 그것은 또한 교정적 움직임의 준비와 유형을 조절할 것이다. 접촉의 정확성은 조직에 대한 지침이 될 것이고 후자는 당신의 의도를 이해할 것이다. 그것은 알고 있다.

해부학이 움직임을 지지한다면, 그것은 성취 기준 즉 감각, 방향 및 진폭을 결정하는 조직학이다.

다른 조직에 있거나 방향이 다른 한 구조를 분할하는 것은 이유가 있다. 이것은 기능을 공유하고, 작업과 제약을 분배하기 위함이다.

명확하게 짜여진 계획에 따라서 콜라겐 섬유의 방향 또는 계층화가 행동의 방향을 결정하는가 아니면 조직이 가는 대로 그것을 조절하는가? 아무도 말할 수 없다. 아마 둘 다일 것이다. 하나의 구조에서 조직 층을 선택하기 위해서 손의 압력을 사용하면 당신이 원하는 층을 결정할 수 있을 것이다.

조직과 치료사 사이에는 오직 하나의 언어, 접촉만 있다. 이 접촉이 더 적절할수록 이해가 더욱 명확하고 가까워지고 반응은 보다 신속하고 완전해질 것이다. 조직은 치유하고 삶의 질을 향상시키며 그 역할을 수행하려는 단 하나의 소망만 갖고 있음을 잊지 마라. 치유할 수 없는 것, 그것은 보충될 것이고 조직을 공유함으로써 덩어리에 묻어 버릴 수 있다. 보상할 수 없는 것은 크고 분명하게 표현될 것이다. 궁극적이고 영구적인 목표는 임상적이고 기능적인 침묵에 도달하는 것이다. 치료의 과정에서 조직은 우리의 파트너, 협력자이다. 웰빙을 위한 이 연구에서 조직은 선도적인 역할을 한다. 우리는 배우만 지원한다. 그것은 오직 그것의 역사, 시련, 실수, 그리고 스스로 정상화하는 방법을 알고 있다. 우리의 손은 끊임없이 웰빙을 추구하는 데 도움이 될 것이다.

여러 가지 예를 들 수 있지만, 이 장에서 모두 설명할 수 없다. 많은 예시 중에서 무릎의 내측측부인대를 선택한다.

이 편평한 띠 모양의 인대는 대내전근의 결절 바로 아래에 있는 내측 과두의 결절 조면 상단에 삽입된다. 다음으로 그것은 아래쪽으로 그리고 조금 전방으로 진행하여 경골의 전내측면의 가장 높은 부분에서 끝난다. 위쪽 말단은 좁고 아래로 내려갈수록 넓어지고, 반월판 높이에서 가장 넓다. 그리고 경골의 삽입지점까지 점차적으로 좁아진다. 따라서 전체적으로 삼각형의 형태를 취하고, 밑변은 앞쪽 모서리로 표시된다. 최대 길이는 9~10 cm 정도이고 유간의 높이인 가운데 부분의 폭은 20~25 mm이다.

그것은 3가지 섬유로 이루어져 있다.

1. 대퇴골에서 경골까지 곧장 아래로 내려가는 수직 섬유이며 인대의 앞쪽 가장자리에 있다.
2. 대퇴골에서 비스듬하게 하강하는 섬유는 후방으로 이어지고 캡슐과 반월판에서 흩어지면서 끝난다.
3. 경골에서부터 상승하는 비스듬한 섬유는 캡슐과 반월판 후방으로 이어진다.

따라서 인대는 세 가지 유형의 섬유를 고려할 기회를 제공한다. 손상된 부분을 결정하고 각 부분에 조직 기법을 적용하는 것은 조직의 핵심 부분에서 작업하고 효과를 높이는 것을 의미한다.

생리학적 접촉

조직의 움직임과 작동 방식에 대한 우리의 지식은 초기 단계에 머물러 있다. 우리는 정상화 움직임으로 그것을 바로 잡기 전에 이 삶을 잠시 공유하고, 포착하고 소유권을 얻고, 그것을 보증하기를 원한다, 제일 먼저, 스스로에게 강요하지 마라. 우리가 누군가와 함께 살면 그 사람을 알 수 있다. 조직과 똑같은 일을 해보자. 그것의 생활, 활동은 하루 24시간 끊임없이 지속된다. 밤에도 거의 감소하지 않는다. 근막은 실제로 지나치게 활동적이다. 따라서 규칙, 리듬, 기분 변화 및 결점을 평가하기 전에 조치를 취하지 마라.

생리적 접촉은 움직임의 접촉, 삶과의 접촉이다. 아무것도 하지 않는 접촉은 헛된 것이다. 에너지 효율적인 방식으로 작동한다. 그것은 흥미진진하게도 일관적이고 논리적이다. 우리는 전체 합리성을 가지고 여기서 일하고 있다.

생리적 촉감이 없는, 움직임이 없는 해부학은 시체를 위한 과학이다.

생리적인 접촉은 움직임의 과학이다. 움직임 없이는 아무 기능도 수행할 수 없다. 움직이지 않고 생명도 없다. 당신이 그것을 제한하면, 당신은 생명을 제한하고, 당신은 생명에서 가장 중요한 것을 절단하는 것이다. 시체와 생체 내에서 해부학과 조직학은 변하지 않지만, 시체에서는 정의하기 힘든 불꽃이 이미 사라진 상태이다. 그러므로 장기, 구조 또는 선택한 조직 내부에서 이동성이나 1차적인 두개골 움직임, 렘니스케이트 동작, 혈류, 호흡 등을 통해 정상화하기 위한 움직임을 선택해야 할 것이다. 각자의 규칙을 가지고 있다. 당신이 어떠한 교정을 하기 전에 짧은 순간 동안만, 삶의 방식으로, 병적으로조차도, 공유하는 것이 중요하다.

자신의 규칙을 강요하기 전에 이 조직으로 생활하는 법을 배워라.

생리적인 접촉은 동적인 접촉이다. 우리는 움직인다.

구조에 접촉하자마자 즉시 따라하라. 그것은 살아 있고 움직인다. 그것은 영구적이다. 모든 접촉은 삶의 질과 복지만 바꿀 것이며, '고착' 될 것이다. 이것은 목적이 조직을 자유롭게 할 때 타당하지 않다.

당신의 접촉으로 인해 구조가 움직이지 못하면, 조직은 즉각적으로 당신을 물리치고 가능한 한 균형을 회복하려고 노력할 것이다. 즉, 조직에 추가 작업이 발생할 것이고 치료사의 혼란을 가중시킬 것이다. 그래서 당신이 접촉하자마자, 당신은 그 속도대로 진행해야 한다. 올바른 움직임을 선택하기 전에 잠시 기다려라. 조직이 스스로를 표현하고 그것이 원하는 곳으로 인도할 것이다. 그리고 그것이 원하는 곳이 바로 당신이 있어야 하는 곳이다.

우리가 근막의 역사에 대해 아무것도 모른다는 것을 잊지 마라. 우리가 무지한 세상에 자신을 강요하지 말자. 5억 4천만년에 걸쳐 진화해 온 조직의 삶을 신뢰하자.

결론

지구상에서 많은 동물 종들은 어떤 경고도 없이 매일 사라지는 반면, 인간이 다른 형태의 생명체를 찾기 위해 우주를 탐사하는 데 수십억을 바치는 것을 보는 것은 놀랍다. 그리고 우리 몸 안에, 우리 자신의 조직 속에는 너무 많은 미개척의 것들이 고동치고 있다. 우리는 조직의 수명에 주의를 기울이지 않았다. 이것이 바로 우리가 왜 접촉을 통해 그 삶에 경의를 표하고, 어떻게 우리가 주제넘지 않고 자신을 방어하기 위해 싸우는 조직에 도움을 줄 수 있는지 설명하는 것이다. 조직은 자체적인 규칙과 부호에 따라 살아간다. 또한 독자적인 문법을 가지고 있으며 접촉의 정확성, 접촉의 수완, 구성 요소의 존중 및 자신의 특정한 리듬에 의해 정의되고, 무엇보다도 강요하려는 의지의 완전한 부재에 의해 정의된다. 우리가 가장 정확하게 묘사하려고 시도했던 모든 특성들.

우리는 일상생활에서 기본생활과 상호 작용한다. '원래'를 의미하지만 '기본'이라는 의미에서 원시적 의미와 거리가 멀고, 기쁨은 초기와 마찬가지로 완벽하다. 우리는 손이 할 수 있는 것이 심장, 감성, 감정, 그리고 진정한 의지로 도움을 받을 수 있는지를 보고 여전히 놀랐다.

불행히도 모든 것은 끝난다. 이 장은 정골 의학 모험의 한 부분, 일부 선택된 작품, 장편 영화의 몇몇 장면, 대화 또는 정골 의사와 근막 사이의 친밀한 대화일 뿐이다. 이것을 읽음으로써 독자/시청자는 영화의 전반적인 정신을 상상할 수 있다.

우리는 이 장이 명백한 단순성 때문에 우리와 같은 엘리트와 최첨단 사회에서 반대의 담화로 보여질 수 있음을 알고 있다. 그러나 우리는 그 사실을 무시하고 조직과의 관계의 진실성을 주장한다. 우리는 그것을 매우 많이 즐긴다.

모든 토론을 제쳐 놓고 합리화를 멈춰라. 이 장을 끝났다. 우리의 소매를 걷고 접촉하자. 그 안에 우리의 진정한 비밀이 있다.

감사의 말

Christiane, Carole, Cécile, Line, Julien, Lars, Nils, Joséphine, Nanuq와 Stig에게. 내 육체, 내 피, 그리고 더 많은 것 ...

참고문헌

César, M. 2007. L'Action Ostéopathique. Une Intrusion Autorisée dans le Conscient Tissulaire.
Paris: Publibook, 2007. Translated from French by Hinz, K. 2009. Osteopathisches Handeln, München: Noëma Verlag.

27

근육 근막 유발점, 민감화 및 만성 통증: 평가 및 치료

Jay P. Shah, Nikki Thaker

서론

근육 근막의 통증은 근골격계 통증의 가장 일반적인 형태이다. 근육통의 한 형태인 근육 근막 통증은 종종 아프고, 경련을 일으키고, 깊고, 국소화 하기 어려운 것으로 묘사된다. 뇌간과 척수에 있는 통각수용 특이적 뉴런을 포함하는 근육동은 피부 통증과 구별된다.[1,2] 또한 근육통은 통증의 주관적 감정 또는 정서적 요소와 관련된 고유의 피질 영역을 활성화 시킨다.[3] 근육의 통각은 통증 조절 경로를 하강시키면 더 강하게 억제되고,[4,5] 지속적인 근육 통각은 척수 후각에서 부적응성 신경가소성 변화를 유발할 때 피부 통각보다 효과적이다.[6] 이러한 신경가소성 변화는 근육 통증이 지속되고 해결하기 어렵다는 임상 관찰을 근거로 한다.

근막 통증 증후군(MPS)은 급성(지속 기간이 3개월 미만)이거나, 일반적으로는 만성이며 근육 및 그 주변 결합 조직(예: 근막)에 기인하는 통증 상태를 설명하기 위해 사용되는 용어이다. 근막 자극 유발 인자(MTrP)의 발생과 증상의 특정 병태 생리학적 근거는 알려지지 않았지만 최근의 체계적이고 포괄적인 평가 방법(예: 생화학 검사, 조직 영상 검사, 체성 감각 검사)을 이용한 몇몇의 유망한 과학 연구(운동 범위, 힘, 통증, 피로, 기분 및 건강 상태에 대한 자체보고)에서 객관적으로 표현된 비정상인 사항을 관찰할 수 있었다.

많은 임상의와 연구자가 MPS를 진단하기 위해서는 하나 이상의 MTrP가 필요하다. MTrP는 골격근의 긴장된 띠에 있는 과잉 자극 감수성 결절이며, 이것은 신체검사 중에 만져볼 수 있다(그림 27.1). MPS의 통증은 활성화된 MTrP와 관련이 있지만 MTrP에 의해 발생하지 않는다. 활성 MTrP는 임상적으로 아주 근접한 주변 조직의 자발적인 통증 및/또는 원위부의 특정 통증 패턴과 연관되어 있다. 활성 MTrP에 강하게 누르면

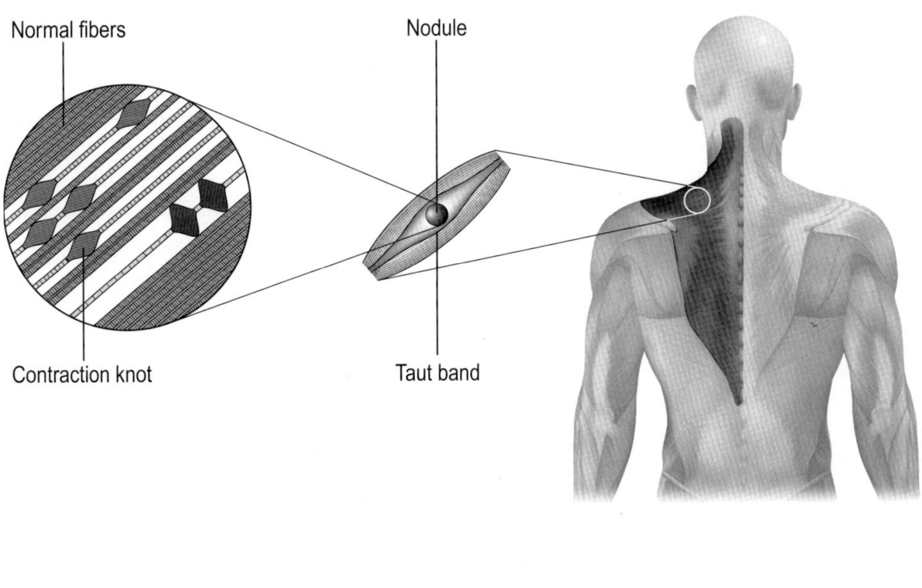

그림 27.1
발통점 복합체의 도식.
긴장된 근육에 존재하는 발통점 복합체는 여러 개의 수축 매듭으로 구성되어 있다.

환자의 자발적인 통증이 악화되고 환자의 익숙한 통증이 재현된다. MTrP는 잠재성으로 분류할 수도 있는데, MTrP는 물리적으로 존재하지만 자발적인 통증과 관련되지 않는다. 그러나 잠재적 MTrP에 압력을 가하면 결절 부위의 국소 통증을 유발한다. 잠재적 MTrP와 활성 MTrP는 모두 근육 기능 장애, 근육 약화 및 운동 범위의 제한과 관련될 수 있다. 근육 기원의 통증이 피부 및 신경병증성 통증에 비해 독특한 임상적 특징을 나타내지만 증상의 본질은 개인의 강도, 분포 및 기간의 인식에 크게 의존한다. 개인이 증상을 표현하는 방식은 이것들이 진단적 범주, 결과, 개선의 측정으로 사용되는 경우 표준화와 검증에 대한 도전을 의미한다. 통증의 질, 분포 및 방사 여부와 같은 특성은 MPS의 진단에 절대로 필요하지 않았다.

접근법의 기원과 역사

지난 2세기에 걸쳐 근육통과 그와 관련된 근막 자극 유발 인자(MTrP)에 대한 임상 연구가 확산되었지만 과학 문헌은 일관성이 없고 혼란스러워 보인다. 많은 용어, 이론, 개념 및 진단 기준이 모순되거나 불완전하거나 논쟁의 여지가 있다.

근육과 근막 모두 증상의 원인이 될 수 있다는 관점에서 '근육 근막'이라는 용어가 사용되었다. 과거의 명명법은 만성적인 근육 통증을 야기하는 결합 조직 안 근육의 염증인 '결합 조직염'을 포함했다. 이 용어는 '근육 근막 통증'으로 대체되었다.

프랑스의 Guillaume de Baillou (1538~1616)는 근육통 질환에 관해 처음으로 글을 쓴 사람 중 하나였다. 1816년 영국의 의사 Balfour는 국소적, 지역적 근육통이 있는 근육에서 '농밀화'와 '결절성 종양'을 연결시켰다.[7] 다른 여러 간행물에는 MTrP에 대한 이해가 느리게 진화한 것을 반영한 다양한 설명과 용어가 포함되어 있다. 예를 들어, 1843년 Froriep은 'muskelshwiele'(근육 굳은 살)이라는 용어를 처음 사용하여 류마티스 질환 환자에서 침착된 결합 조직의 '굳은 살'이라 믿은 것을 묘사했다.[8] 그 후 1904년 Gowers는 섬유 조직의 염증(즉, '결합 조직염')으로 단단한 결절이 생긴다는 것을 제시했다.[9] 그러나 생검 데이터가 염증성 병리를 입증하지 못하여 결합 조직염이라는 용어는 신빙성을 얻지 못했다. Schade (1919)는 나중에 그가 '근경화'라고 불렀던 결절이 고-점성 근육 교질이라고 제안했다.[10,11] 1900년대 중반, 독일의 Michael Gutstein, 호주의 Michael Kelly, 영국의 J.H. Kellgren은 독립적으로 중요한 연구를 수행하였다. Kellgren은 건강한 자원자의 근막, 힘줄 및 근육과 같은 다양한 해부학 구조에 고장 식염수를 주입하여 이웃 및 원위 조직에서 통증이 있는 부위를 표시할 수 있었다. 그의 연구는 근육 근막 통증, 기능 장애에 관해 연구한 미국의 의사 Janet Travell에게 영향을 주었고, 현재까지 유발점은 거의 틀림없이 가장 포괄적이다. Travell과 Rinzler는 결절이 존재할 수 있고 근육과 상부 근막 모두에 통증을 유발할 수 있다는 것을 반영하여 1950년대에 '근육 근막 유발점'라는 용어를 만들었다.[12] Travell이 동료인 David Simons와 공동 저술한 두 권의 책 *Myofascial Pain and Dysfunction: The Trigger Point Manual*은 수십 년간의 근육 근막 통증과 MTrP을 예리하게 관찰한 결과와 연구를 나타낸다.

이 주제로 Travell이 발표한 40개 이상의 논문과 함께 이 매뉴얼은 물리 치료사, 동종 요법 의사 및 정골의학 의사, 카이로프랙터, 치과 의사, 통증 치료 전문가, 마사지 치료사, 근막 유발점 치료사 등을 포함하여 건강 관리 집단 사이에서 MPS와 MTrPs의 진단과 치료를 정의하고 대중화하는 데 중요한 것으로 남아있다. 여러 가지 대증요법 전문가 중 재활전문의들은 현재 MTrPs에 대한 가장 포괄적인 이해를 가지고 있다. 이것은 부분적으로는 재활전문가가 MPS와 MTrP를 근육 및 근골격계의 기능 장애와 관련 있다고 생각하기 때문이다. 몇몇 전문가들이 '고아 장기(orphan organ)'로 진지하게 고민하고 있는 근육을 많은 치료사들도 강조하고 있다. 그러나 주류 의학에서 Travell의 근육 근막 통증 개념과 함께 Simons의 의견이 토대가 되고 있다는 징후가 있다.

'MPS'라는 용어는 현대적으로 섬유근육통, 건염 또는 활액낭염과 같은 연부조직 통증 장애와 구별되는 특정 상태를 의미한다.[13] 때로는 연관통을 동반하는 국소 통증으로 나타나며 종종 장력은 증가하고 유연성은 감소한다. 류마티스 질환 및 섬유근육통과 같이 통증과 관련된 다른 질병 및 증후군과 일치하는 것으로 보고되었다.[14] MPS는 신경근병증, 관절 기능 장애, 디스크 병리학, 건염, 두개하악 기능 장애, 편두통, 긴장형 두통, 손목 터널 증후군, 컴퓨터 관련 장애, 편타성 손상, 척수 기능 장애, 골반통증, 기타 비뇨기과적 증후군, 포진 후 신경통 및 복잡한 국소 통증 증후군을 포함하는 여러 가지 통증과 관련이 있다.[14] 또한 MTrPs는 임상적으로 대사성, 내장성, 내분비성, 감염성 및 심리적 기원을 포함한 다양한 의학적 조건과 연관되어 있다.[15] 그러나 일반적으로 MPS는 입증할 수 있는 병리적 측면 없이 물리적 소견과 증상에 의해 특징지어지며 최근까지도 관심을 거의 끌지 못했다.

MPS와 MTrP 사이의 명확한 관계는 파악하기 어렵다. MTrP는 종종 근골격계 통증과 관련이 있지만, 임상의는 통증이 없는 결절을 촉진할 수도 있다. 통증이 널리 퍼지고 대칭적으로 분포하며 자주 수면과 기분에 영향을 주는 섬유근육통과는 달리 MPS의 통증은 대개 국소적 또는 지역적으로 제한된 사분면에 분포하며 전통적으로 기분이나 수면 이상과는 별개로 존재하는 것으로 생각되었다. MPS의 정의와 병인은 아직 완전히 이해되지 않았으며, MPS가 증후군이라기보다는 질병이나 과정인지에 대해서도 아직 보편적인 합의가 이루어지지 않았다. 많은 임상의와 연구자에게 MPS 진단을 위해 하나 이상의 MTrP가 필요하다.

목표 및 목적

- 중추 및 말초 민감화 기전에 대해 더 깊이 이해하기 위해 만성 근골격 통증을 지속시키는 신경가소성 변화의 중요한 역할에 대해 알아본다.
- 만성 근골격 통증과 관련된 척추 분절 민감화(SSS)의 재현 가능한 물리적 증후를 요약한다.
- SSS(피부분절, 근육분절, 경절 포함)에 관련된 척추 분절을 결정하기 위해 양적 및 객관적인 진단 기법이 어떻게 개선되었는지, 그리고 이러한 검사가 만성 근골격계 통증의 진단 및 치료에 어떻게 적용되는지 검토한다.
- 관련된 분절의 민감도 저하, 만성 근육 근막 유발점의 제거, 만성 신경-근골격계 통증을 완화하기 위해 사용되는 방법과 자침(needling) 기법을 토의하고 시연한다.

민감화에 관한 배경

민감화는 통각 수용기의 활성 역치를 낮추는 것으로, 이는 중추 신경계의 신경 활성을 증가시킨다. MPS와 같은 만성 통증 증후군은 민감화를 통해 통증 경로(예를 들어 척수, 시상 핵, 피질 부위, 편도 및 수도관 주위 회색질)에서 신경 흥분성을 변화시키는 엄청난 신경가소성 변화를 나타낸다. 이 역동적인 과정은 근본적으로 통증 역치, 통증 강도 및 감정적인 영향을 변화시킬 수 있다.[16] 민감화의 일반적인 표현은 통각 과민(일반적인 통증 자극에 대해 통증 감각이 증가함)과 이질통(일반적으로 통증이 없는 자극에 대해 통증을 느낌)이다.

통증 기질의 신호는 다형 통각수용체의 활성화와 손상된 조직에서 방출된 물질과 통각 수용기 말단 자체에 의해 민감해질 수 있는 구조로 시작될 수 있다. 근육 외상 및 조직의 염증에서 비롯된 말초 조직 손상은 아데노신 트리포스페이트(ATP), 브래디키닌(BK), 세로토닌(5-HT), 프로스타글란딘, 양성자 및 칼륨의 방출과 같이 손상된 근육에서 수많은 물질의 방출을 유발한다. 생화학 물질의 염증 세포는 말초 민감화로 알려진 국소 통각 수용기를 감작 및/또는 활성화시킨다. 일차 구심성 활성의 지속적인 충격은 시간이 지남에 따라 중추 민감화로 알려진 과정인 배근 신경절과 척수 후각에서 비정상적인 기능적 및 구조적 변화를 일으킨다. 예를 들어, 척수 후각으로 유해한 입력이 연속되면(구심성 충격 과정)은 L-glutamate와 substance P (SP)가 함께 방출된다. 함께 방출된 이 두 물질은 넓은 동적 범위(WDR) 뉴런에서 이전에 비효율적이었던 시냅스 연결을 열어 시냅스 활성화를 위한 역치를 낮추고 중앙 감작을 유도할 수 있다.[17,18]

척수 후각으로 통각수용성 자극의 충격이 가해지면 척수 신경 세포의 활성이 증가하여 척수 촉진이 일어난다.[19] 정상적인 환경에서 척수 후각의 일차 구심성 통각 수용기의 활성화는 억제 기전에 의해 국소적으로 또는 대뇌 피질 또는 뇌간의 하강 경로를 통해 조절된다. 그러나 지속적인 구심성 통각입력은 억제성의 신경 세포 사멸과 척수 후각에서 2차 뉴런의 감작을 초래할 수 있다. 척수의 회로(즉, 척수 후각, 전각 및 외측각)는 활성화 역치가 낮아질 수 있으므로 최소한의 입력으로 또는 전혀 입력하지 않아도 쉽게 활성화될 수 있다.

척추 촉진은 다음과 같은 특징이 있다.

1. 구심성 댐의 분절 수준에 해당하는 근육 분절에서 근육 긴장의 증가를 초래하고 전방 운동각 세포를 자극하는 척수 전각 유출의 증가
2. 통각 활성을 증가시키는 자율 반사의 결과 외측각 유출의 증가
3. 감각 신경을 따라 역방향성의 전기 활성을 유발하는 후각 유출의 증가(후근 반사)

후근 반사는 후근 신경절 세포체를 활성화시켜 중앙 및 말초 모두에서 혈관 작용성 신경 펩티드(예: SP, CGRP 및 소마토스타틴)의 생산 및 방출을 증가시킨다. 이러한 신경 펩티드는 혈관의 유출을 야기하여 조직으로 염증 매개체의 방출을 유발하여 새로운 신경인성 염증을 일으킨다.[17] 그러나 염증이 이미 존재하면 혈관 활성 신경 펩티드의 방출이 상태를 더욱 악화시킬 것이다. 결과적으로, 국소적인 조직의 압통과 기계적 통각 과민은 종종 활성화된 MTrPs의 임상 소견을 뒷받침할 수 있다(또는 이미 악화된 경우에는 더 악화된다).

감각 신경 섬유의 분절적 분포를 이해하는 것은 적절한 통증 관리를 위한 필수 요소이다.[20] 인간의 태아 발달의 초기 단계에서 피부, 근육 및 심부 구조물의 신경 분포 패턴이 발생하고 개인 간 가변성이 거의 없다.[14] 따라서 각 척수 분절은 척수 신경과 일관된 분절 관계를 가지고 있다. 이를 통해 임상의는 피부분절적, 근육분절적, 경절적 통각 과민 패턴을 해당 척추 부위의 기능 장애로 볼 수 있다.[20,21]

척추 분절 민감화(SSS)는 민감한 혹은, 동시에 손상된 조직(예: 활성 MTrPs와 같은 신체 구조 또는 담낭과 같은 내장 구조)으로부터의 통각 자극의 폭격에 의해 발생되는 척수 후각의 과활성 상태이다. 감작된 척추 분절의 증상으로는 관련된 근육분절 내에서 경절적 압통과 MTrPs에 더하여 피부 이질통을 포함한다.[20,22] 한 연구에서, 중추 기원의 통각 과민은 너무나 널리 퍼져있어 관절염으로 고통 받는 환자의 61%에서 나타난다고 알려져 있다. 이는 중추 및 말초 기전 모두 개인의 만성 통증 상태를 유지하는 데 책임이 있음을 시사한다. 처음에는 과민성이 국소적인 영향을 받은 부위에서 발생하지만, 말초 과정과는 별도로 시작하여 지속되는 중추 기전이 가능하다.[23] 또한, 부분 민감성은 척수 후각에서 흥분성 뉴런, 전방 통각과민성 펩티드 및 신경전달물질의 상향 조절뿐만 아니라 뉴런의 비대를 통해 발생한다. 그 결과 통증과 염증은 독립적인 사건으로 발생하고 하나의 조건은 다른 조건을 나타내지 않는다.

근육 통증의 부수적인 중추 감작

1차 구심성 민감화는 유해한 말초 자극보다 오래 지속되는 중추 신경계에서 정상 통각에서 비정상 통각 인식으로의 전환을 초래한다. 확장된 연관 통증 패턴에 대한 가능한 설명은 척수 후각에서 이전의 침묵(비효과적) 시냅스의 활성을 통해 시냅스 효율이 증가되었다는 것이다. 쥐의 근염 모델에서 이전에는 비효과적이었던 연결을 여는 개념이 입증되었다. 실험적으로 유도된 염증은 원래의 수용영역에서 멀리 떨어져 있는 수용영역을 드러내었고, 이는 척수 후각 연결성이 통각수용성 전달에 관여하는 원래의 뉴런을 넘어서 확장되었음을 나타낸다.[24] 이 연구에서, 통각수용성 입력은 중심 과흥분성을 초래했다. 이 발견은 근막 통증 증후군에 흔히 나타나는 연관통의 패턴을 설명하는 데 도움이 된다.

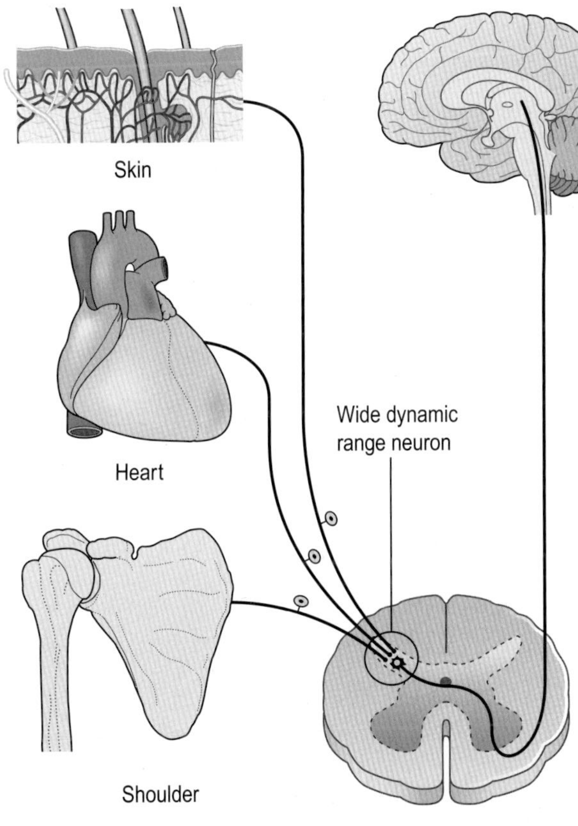

그림 27.2
광범위한 동적 범위 (WDR) 뉴런. WDR 뉴런은 피부, 내장 및 심부의 구심성 신경으로부터 수렴 입력 정보를 수신하고 이후 시상에 신호를 보낸다. 이와 같이, WDR 뉴런과 더 상부의 뇌 중추는 다양한 입력으로 구동할 수 있다. 따라서 중추 감작은 수렴 입력 정보를 공유하는 다른 구조 (예: 어깨, 심장 및 피부)의 반응을 촉진할 수 있다.

중추 민감화는 또한 WDR 뉴런을 통해 척수 후각에서 수렴성 체성 및 내장성 입력의 결과로서 다른 수용영역으로부터의 추가적인 반응을 촉진할 수 있다(그림 27.2). 또한 구심성 섬유는 척수 후각에서 시냅스 접촉 영역을 넓히고 통증 수용성 영역의 확장에도 기여할 수 있는 새로운 척수 말단을 발아시킬 수 있는 능력을 가지고 있다.[26] 기능적 연결성의 이러한 변화는 척수 후각 뉴런에서 대사 작용과 유전적 변형이 있기 몇 시간 전에 발생한다.[27]

변연계의 역할

WDR 뉴런을 활성화시킨 후, 활성 MTrPs로부터의 구심성 입력은 척수시상로로 상승하여 상부 뇌 중심에 도달한다. 시상을 활성화하는 것 이외에, 근육의 구심성 입력은 변연계를 우선적으로 활성화 시킨다(즉, 전대상회(anterior cingulate gyrus), 뇌섬엽(insula), 편도체(amygdala)). 이것은 근육통과 지속적 통증의 감성적 또는 주관적 요소를 조절하는 데에 중요한 역할을 한다.[28] 변연계의 활동 증가는 두려움, 불안, 스트레스를 증가시킨다. 또한, Niddam 등은 상부 승모근 근막 통증 증후군 환자에서 전방 뇌도의 활성이 증가하는 것을 보여 주었다.[17]

변연계의 전뇌 및/또는 시상하부는 근육 근막 통증으로 이어지는 하향식 사건의 순서에서 역할을 할 가능성이 높다. 이러한 영역은 감정과 호르몬 변동에 영향을 받아 중뇌의 수도 주변 회백질(PAG)을 조절한다. 입쪽 복부 수질부(RVM)는 PAG와 척수 후각 사이의 중계 영역이다. RVM에는 통증을 증가시킬 수 있는 ON 세포들과 통증을 감소시킬 수 있는 OFF 세포들을 포함한다. ON/OFF 세포는 척수 후각에서 활성을 조절하는 돌기(projection)를 통해 통증을 조절하는 하행 억제성 통증 시스템의 일부이다. 처음 조직 손상 후 ON 세포는 추가 손상을 방지하기 위해 유용하고 보호적인 목적을 수행한다. 일반적인 상황에서 조직의 치유는 ON 세포 활성의 감소와 OFF 세포 활성의 증가를 유도한다.[17] 그러나 만성 근골격계 통증 상태에서는 아마도 ON 세포와 OFF 세포 활성의 불균형이 억제의 감소로 이어지는 전체적인 변화가 있는 것으로 보인다. 따라서 시간이 지남에 따라 부적절한 신경가소성 변화가 발생하여 척수 후각에서 탈억제가 나타날 수 있다. 결과적으로, 척수 후근 반사는 신경인성 염증을 일으킬 수 있으며, 이는 지속적인 조직 손상이 있을 때 또는 통각이 없는 경우에도 국소 조직의 압통을 유발한다. 부정적인 감정과 스트레스뿐만 아니라 호르몬의 변동은 통증의 인식에 영향을 줄 뿐만 아니라 근막 통증의 특징적이고 임상적인 이질통과 기계적 통각 과민을 실제로 일으킬 수 있다.

MTrP 및 민감성 분절의 평가

필수 검사 기술은 배우기 쉽고 만성 통증에 대한 평가와 관리에 근본적으로 중요하다. 또한 해당 척추 분절의 탈감작을 목적으로 한 치료 전과 치료 후 적용은 임상의와 환자에게 의미 있고, 객관적이고, 재현 가능한 물리적 발견을 제공하여 치료 결과를 유도한다. MPS에 대한 포괄적인 평가를 수행하기 위해서는 MTrPs뿐만 아니라 민감성 척추 분절에 대해서도 환자를 평가해야 한다.

능동적 및 잠재적 가능성이 있는 MTrPs의 객관적인 신체 소견에 대한 골격근의 촉진은 근막 통증 진단의 중요한 기준이다. 능동 및 잠재성 MTrsP를 확인하고 적절하게 치료하는 것은 환자의 통증을 완전히 해결하는 데 매우 중요한 영향을 미칠 수 있다. 활동성 MTrPs는 말초 통각 폭격의 아주 흔한 원인이며 통증에 대한 중추 감작과 지속을 초래할 수 있다. 미해결 상태라면, 활동성 MTrPs (또는 다른 말초 통증 생성기)가 척수 후각을 다시 예민하게 만들어 분절성 소견(예를 들어, 이질통 및 통각 과민)을 재발시키고 척추 옆 침 치료 후에도 동일한 통증을 재생산할 것이다. 특정 조건 하에서 MTrPs가 활동성 MTrPs로 변할 수 있기 때문에 잠복성 MTrPs를 확인하는 것도 중요하다. 잠복성 MTrPs는 흥분성, 역치 이하의 잠재력을 척수 후각에 전달한다. 척수 후각의 민감화는 원위 근육 부위에 비효율적인 시냅스를 연다. 감작의 결과로, 일반적으로 잠복성 MTrPs의 무해한 촉진이 국소적으로 통증을 유도하고 이전의 비효과적인 시냅스를 열면 통증이 원위부 영역에서도 발생한다. 따라서 근육 촉진 시 통증은 촉진된 잠복성 MTrPs에서, 겉보기에 무관해 보이고 멀리 떨어져있는 근육에서 발생한다.[30] 잠복 성 MTrPs의 역치 이하의 잠재력은 활동성 MTrPs의 역치 이하의 잠재력을 합산하여 SSS가 발생하는데 필요한 역치를 능가할 수 있다. 근육분절이 민감해지면 해당 근육분절의 모든 MTrPs가 활성화될 수 있다.

유발점을 비활성화 한 후에도 통증이 지속된다면 그것은 해당 척추 분절이 심하게 민감화 되었기 때문이고 따라서 MPS에 대한 피부분절, 근육분절 및 경절 수준에서 분절을 평가해야한다.

인접한 피부분절 레벨은 통각 과민과 이질통을 점검하여 척추 옆면에서 검사된다. 통각 과민은 종이 집게나 Wartenberg 바람개비의 예리한 가장자리로 피부를 긁어보고 평가할 수 있다. 이 유해한 자극은 피부 분절의 경계를 가로 질러 적용되며, 환자는 시술 중 통증의 느낌에 선명함이나 둔감을 동시에 보고하도록 지시받는다. 고통스러운 반응이 증가하면 통각 과민 증상이 나타난다. 이질통은 엄지 손가락과 집게 손가락 사이의 피부를 잡아 당기고 아래의 조직을 굴려서 평가할 수 있으며 pinch-and-roll 검사(그림 27.3)라고도 한다. 이 무해한 자극은 피부분절의 경계를 가로 질러 적용되며, 환자는 어떤 감각의 통증이라도 보고하도록 지시받는다. 통증 감각은 이질통의 징후이며, 이는 민감화의 진단을 위한 가장 민감한 지표이다.

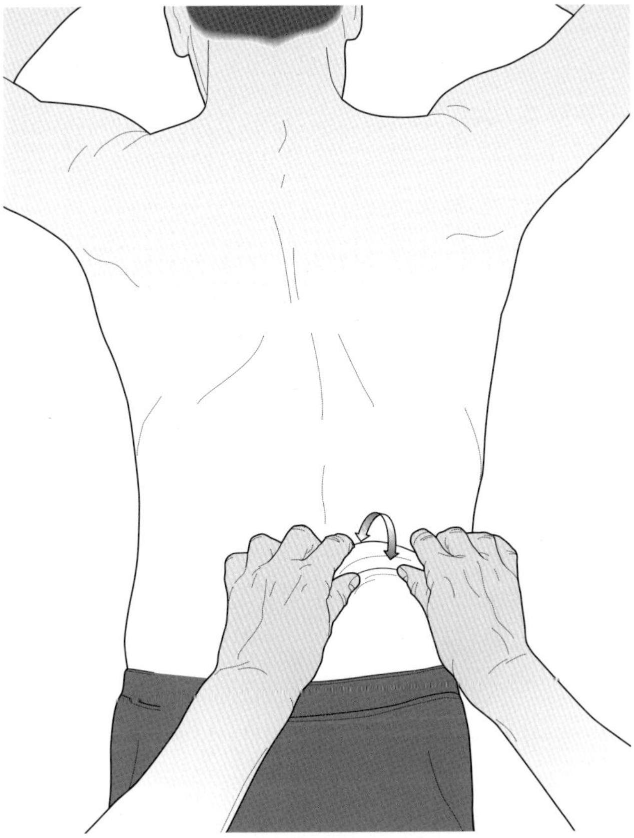

그림 27.3
Pinch-and-roll 검사. 엄지와 검지로 피부와 피하 조직을 부드럽게 잡고 피부 가장자리를 가로질러 수직으로 굴린다. 고통스러운 반응은 이질통을 나타낸다.

인접한 근육분절 수준은 압통점, 긴장된 밴드 및 MTrPs에 대해 분절적으로 관련된 근육 조직을 촉지하고 국소적인 압통을 측정하기 위해 근육분절을 따라 압력계를 사용하여 검사한다.

인접한 경절 수준은 분절적으로 관련된 건(예: 건염), 골 부착 부위(예: 골부착부위염), 활액낭(예: 활액낭염) 및 인대(예: 극상인대염좌)를 촉지하고 이 경절 구조에 따르는 통증 압력 역치(PPT)를 측정하는 압력 통각계를 사용하여 검사한다(주: PPT는 통증을 유발하는 최소 압력이며 정상 민감 반응성 조절점보다 최소 2 kg/cm 낮으면 비정상으로 간주한다).

이러한 객관적이고 정량적인 연구 결과는 임상의가 환자의 만성 통증과 관련된 조직 및 통증 메커니즘을 확인하는 데 도움이 된다. 이러한 분절 소견은 재현성이 있을 뿐만 아니라 민감성 상태의 심각성을 나타내며 통증 증후군의 근본적인 병인에 대한 중요한 단서를 제공한다.

치료의 원리와 방법

MPS의 병인학 및 MTrPs의 병태 생리학은 아직 완전히 이해되지는 않았지만, 일부 연구자들은 치료법을 MTrP 뿐만 아니라 주변 환경이나 근막에도 초점을 맞출 것을 권고한다. 근육, 근막 및 그 세포 구성 요소의 역할은 MPS와 MTrP 가 형성되는 데 중요한 기여를 한다. 따라서 임상의는 MTrP의 크기를 줄이고 동증에 기여하는 요소를 교정하고, 영향을 받는 기능 단위의 근육 사이의 정상적인 작업 관계를 복원하도록 노력한다. Dommerholt에 따르면 모든 치료법은 두 가지 범주 중 하나 또는 둘 모두에 해당된다. 그것은 통증 조절 단계와 심부 훈련 단계이다. 통증 조절 단계에서 유발점이 비활성화되어 순환이 개선되고 병적인 통각 활성이 감소하며 비정상적인 생체 역학적 힘 패턴이 제거된다. 훈련 단계 동안 기능 단위의 조직 내부 및 조직 사이의 이동성이 개선되어 특정 근육의 신장, 신경 역학적 동원, 관절 동원, 교정기 및 근력 강화 운동을 포함할 수 있다.[31]

MPS 관리를 위한 현재의 접근법에는 약리학적 및 비약리학적 개입이 포함된다. 약리학적 접근법에는 항염증제, 진통제 및 마약성 약품이 있는데 국소 크림과 더 안전하고 효과적인 유발점 주사도 있다. 비약리학적 개입으로는 등적운동 후 이완, 역좌상 기법,[32] 유발점 압박, 근육 에너지 기법 및 근식이요법[33]을 포함한 도수 치료, 레이저 치료,[34] 침 및 마사지와 같은 치료법이 포함된다.[35,36]

영향을 받은 근육의 신장과 강화는 모든 치료에 중요하다. 모든 형태의 도수 요법은 어떤 형태의 기계적 압력을 포함하며, 왜 그들이 효과적인지에 대한 근본적인 이론은 앞으로의 연구를 통해 계속 진화할 것이다. 다양한 방식 및 도수 치료법은 활성 MTrPs를 비활성화하고 민감한 척수 분절을 탈감작 하기 위해서 임상적으로 효과적이며, 일반적으로 더 침습적인 치료법을 시도하기 전에 치료의 첫 번째 방법으로 사용된다.

침습적 치료법의 엇갈린 결과가 과학 기사에서 보고되었다. 일반적으로 침(그림 27.4)과 마취제, 스테로이드 및 보툴리눔 독소-A (BTA)를 MTrP에 주입하면 모두 통증을 완화시키는 것으로 나타났다. LTR의 유발은 개선을 위해 필요하지 않다고 믿는 일부 사람들이 있긴 하지만 사용된 방법에 관계없이 LTR의 유발은 LTR의 유발이 없는 것보다 통증 완화가 더 즉각적이고 오래 지속되는 것으로 나타났다. 그럼에도 불구하고, Shah 등은 단일 LTR의 몇 분 내에 상부 승모근의 활동성 MTrP 내 SP 및 CGRP의 초기의 상승이 정상적이고 영향을 받지 않는 근육 조직의 수준에 근접하는 수준으로 감소한다는 것을 발견했다. LTR의 메커니즘은 알려져 있지 않지만, 국소 근육 영역에서 이러한 생화학 물질의 감소는 적은, 국소화된 혈류량의 증가와 혹은 통증수용기와 염증반응을 강화시키는 기계적 자극과 관계있을 수 있다.[17,44]

연구자들은 활용 방법을 연구하는 것 외에도 그들이 수집한 임상 데이터를 분류하고 분석하고 치료가 효과적인지를 결정하는 더 나은 방법을 발견하고 있다. 예를 들어, 연구자들은 MPS를 범주화하기 위해 잠복기, '통증이 없지만 촉진할 수 있는' 및 '통증이 있지만 결절이 없는'과 같은 분류를 활용하기 시작했다. Gerber 등은 삶의 질과 기능, 장애, 수면, 기분, 운동 범위와 같은 통증 외에 다른 중요한 측면에 대한 치료의 효과를 평가하기 시작했다.[47] 임상의는 통증 완화 및 기능 향상뿐만 아니라 환자의 삶의 질 향상에 초점을 맞추고 있다.

많은 임상의가 MPS와 관련된 통증의 개선을 입증할 수 있지만, 개선은 전형적으로 통증 수준의 자체와 치료 전후의 통증 수준을 측정한다. 지금까지 무작위, 위약 대조군 임상 시험의 횟수는 적었고 대부분 참가자 수가 적었다. 또한 그들은 자기 보고에만 전적으로 의존했기 때문에 결과의 타당성에 대한 불확실성이 남아 있다. 따라서 다양한 약리학적 및 비약리학적 치료법이

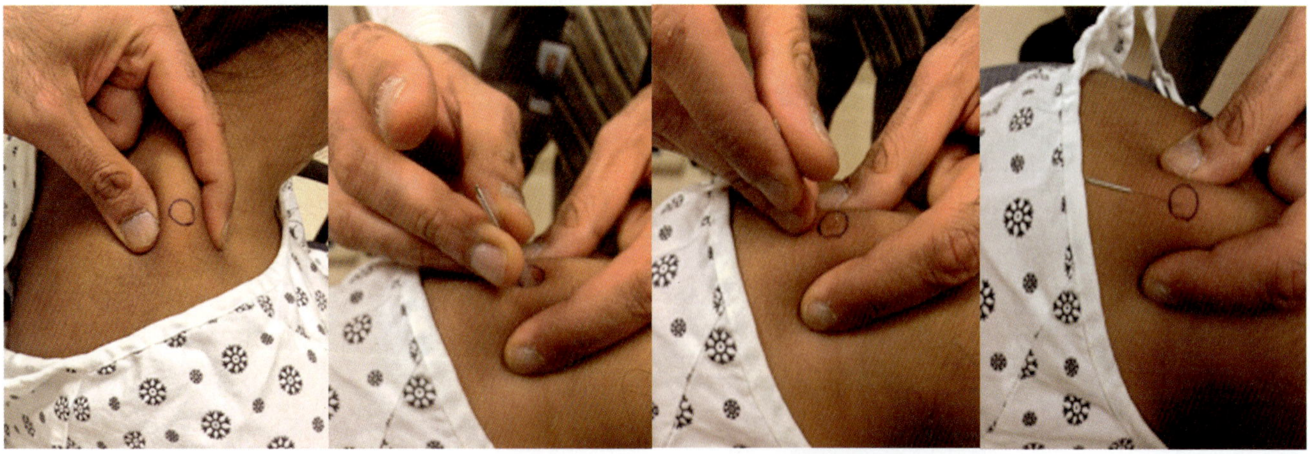

그림 27.4
침술. MTrP가 식별되는 곳의 일련의 영상을 표시하였고 MTrP를 신속하게 톡톡 두드리면서 침을 자입한다. 근육과 주변 근막에 시계 방향으로 바늘을 상하로 움직이고, 치료적 이점을 최대로 발휘하기 위해 바늘을 1~2분 동안 그대로 둔다.

효능을 나타내고 있지만 적절한 크기와 양적 결과를 측정하는 연구가 수행되어야한다.

그러나 때때로 활동성 MTrPs를 치료하는 것은 불충분하다. 예를 들어, 도수 치료 및 유발점 주사는 오직 일시적으로 MTrP(s)를 비활성화할 수 있으므로 통증이 다시 발생할 수 있다. 이러한 상황에서는 분절적 기능장애가 간과될 수 있으며 치료법은 SSS를 목표로 해야한다. 최근의 많은 리뷰와 메타 분석이 침에 중점을 두었지만 도수 요법의 효과를 간과해서는 안되며 침만큼 효과적 일 수 있다.[37] 예를 들어, 미세 전류, 경피 신경전기 자극(TENS), 경피적 전기적 신경 자극(PENS)을 포함하는 다양한 형태의 전기적 자극과 정골의학적 도수 요법, 스프레이 및 신장이 근막 통증 및 SSS 치료에 일반적으로 사용된다. 연구자들은 MTrPs의 비활성화를 위한 레이저와 초음파의 효과에 대해 계속 토론하고 있지만 일반적으로 이러한 기술이 통증을 관리하는 데에 효과적이라는 데 동의한다. 최면 요법과 같은 생체자가 제어 및 기타 이완 기법은 환자의 통증 상태를 조절하기 위해 사용할 수 있다. SSS의 보다 침습적인 치료법으로는 아래에 설명 된 바와 같이 극돌기주변 신경차단술(paraspinous injection block technique)과 극돌기주변 자침술(paraspinous needling)이 있다. SSS는 특정 척추 분절(즉, 각각의 피부분절, 근육분절, 경절 및 내장절)에 의해 공급되는 내장, 감각, 운동 및 골격 영역에 걸친 이질 통증, 통각 과민 및 측정 가능한 압력 통증 감도에 의해 결정된다.

신경차단술과 자침술은 신체 검사에서 이질 통증과 통각 과민증이 심하고 SSS의 피절, 근절, 경절 징후가 심하게 나타나는 만성적인 경우에 특히 사용되어야 한다(그림 27.5). 종종 피절, 근절 및 경절의 소견이 일치하면 민감한 분절의 진단과 치료가 비교적 간단하다. 그러나 도수 치료로 치료 한 후에 통증이 부분적으로 완화되거나 지속되는 경우 주된 통증에 가장 근접하게 영향을 받는 분절을 먼저 통증의 중추 감작 요소를 다루는 기술인 자참술로 치료해야 한다.

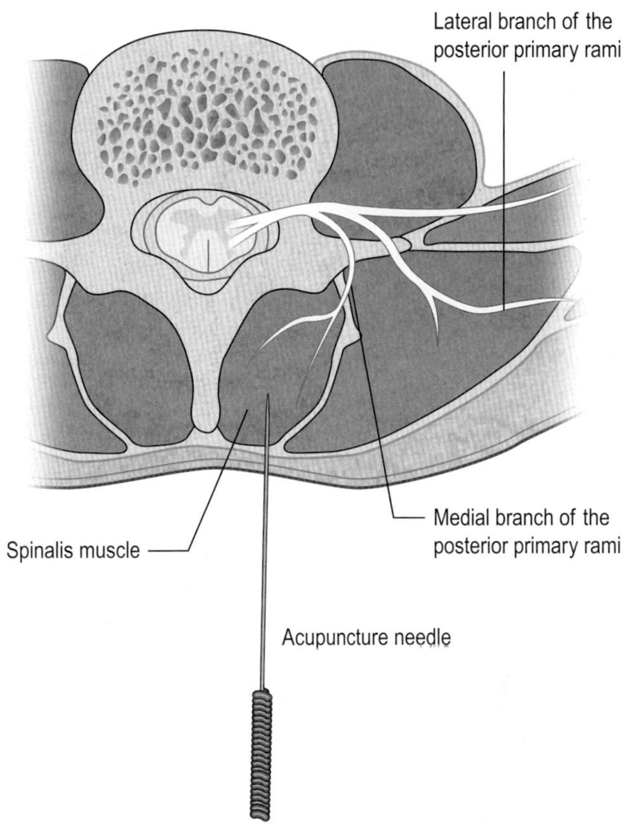

그림 27.5
부척추 근육의 침술. 척추 근육에 수직으로 침을 삽입하고 나서 묘사한대로 조작한다. 여러 개의 침을 삽입하여 각각의 분절 수준에서 부척추 영역을 차단할 수 있다.

환자의 통증이 완화되지 않거나 약간의 개선만 있다면 통증이 감소할 때까지 인접한 분절의 척추 옆 부분을 침으로 찌를 수 있다. 이러한 주관적인 통증의 감소는 전형적으로 분절적 소견의 객관적 개선을 동반한다. 그러나 효과적인 관리를 위해서 민감화의 주변 및 중앙 구성 요소 모두의 인식과 치료를 포함해야 한다. 예를 들어, 위에서 언급한 바와 같이 활동성 MTrPs가 치료되지 않으면, 이들은 척수 후각을 재감작하여, 분절적 증상(즉, 이질통 및 통각 과민)을 재현하거나 동일한 통증을 다시 나타낼 것이다. 따라서 임상의는 중추의 감작된 분절적 증상이 시작되거나 지속시키는 통각성 폭격의 모든 사항을 확인하고 근절해야한다.

지금까지 우리는 활동성 MTrsP에 의해 척추 주위 근육이 신체의 다른 곳에서 어떻게 촉진될 수 있는지에 대해 논의했다. 그러나 척추 주위 근육 자체는, 척수 후각으로 입력되는 말초 통각의 주요 원천으로 작용하고 척추 주위 근육을 더욱 민감하게 하는 MTrP를 가질 수 있다. 특정 분절을 따라 근육을 탈감작하기 위해 Fischer 등 (2002)은 전통적으로 1% 리도카인 주사를 사용하는 신경차단술 기술을 개발했다. 척추 고리판까지 도달하기에 충분한 길이의 25게이지 바늘을 시상면으로 삽입한다. 주사는 신체검사에서 확인된 민감화된 분절에 해당하는 극돌기 사이에서 시행된다. 바늘은 척추 주위 근육을 뚫고 최대 깊이로 삽입하되 척추 고리판에 닿지 않게 한다. 바늘(혈관을 피하기 위해)을 흡입한 후 약 0.1 mL의 마취제를 주입한다. 바늘을 피하 수준으로 후퇴하고 마취액을 주입한 지점에서부터 약 5 mm 꼬리 방향으로 방향을 바꾼다. 바늘이 닿는 한 이 절차를 계속한다. 동일한 절차를 머리쪽 방향으로 반복한다. 이 기술의 결과는 다분절적 탈감작으로, 영향을 받은 분절 수준에서 1차 후지의 내측 분지를 효과적으로 차단한다.

비록 많은 의사들이 신경차단술과 척추 주위 침 치료의 결과로 통증의 개선을 증명할 수는 있지만, 단지 임상적으로만 관찰될 뿐이다. 효능을 입증하기 위해 신경차단술과 척추 주위 침 치료의 효과를 검사하는 무작위, 이중 맹검, 위약 대조 임상 시험이 수행되어야 한다.

MPS의 영속 요소

만성 MPS를 지속시키는 요인으로 작용할 수 있는 조건이 많이 있는데, 여기에는 철분 부족 및 비타민 B12 결핍과 같은 영양 결핍 상태, 갑상선 기능 저하증과 같은 호르몬 장애 및 경부 염좌와 같은 외상이 포함된다. 구조적, 자세적, 인체 공학적 문제를 포함한 만성 MPS의 기계적 원인도 있다. 예를 들어, 비타민 D 결핍은 근골격계 통증, 제 2형 근섬유 소실 및 근위부 근 위축과 관련이 있다. 한 연구에 따르면 만성 근골격 통증 환자의 89%에서 비타민 D의 부족이 나타났다. 결핍 상태는 쉽게 되돌릴 수 있지만 비타민 D 수준을 정상적으로 회복하려면 최대 6개월이 걸린다. 또 다른 예는 근육의 철분 부족으로 에너지 생성 반응을 제한하여 에너지 위기를 일으킨다. 결과적으로, 철분 결핍은 또한 MTrPs의 발생 또는 유지에 중요한 역할을 할 수 있다. 또 갑상선 기능 저하증은 MTrP 형성을 증가시킬 수 있는 저대사성 상태를 유도하기 때문에 영속 인자로 간주된다. 척추 측만증, 다리 길이의 불일치, 골반 비틀림 및/또는 관절의 저운동성 또는 과운동성과 같은 복합적인 요인이 존재하는 경우 영속적 요인이 구조적, 자세적 또는 인체 공학적일 수 있다. 의학적, 기계적 특성을 불문하고 복합적인 요건은 치료 또는 회복 과정을 시작하거나 방해할 수 있다. 따라서 만성 근육통의 경우 철저한 병력 청취와 신체검사 및 실험실 검사를 통해 확인하는 것이 중요하다.[47]

가능한 생리적 메커니즘

최근까지 연구자들은 1999년에 도입된 Simons의 통합 유발점(Integrated Trigger Point) 가설을 바탕으로 말초 및 중추 감작의 역할을 설명했다. 가설에 따르면, 비정상적인 종판 활성의 존재는 MTrP 발달로 이어지는 일련의 사건을 증가시킨다. Simons가 가정한 바와 같이 비정상적으로 종판이 활성화 되는 동안 높은 수준의 아세틸콜린(Ach)이 분비되어 근소포체와 칼슘 채널을 연다. 칼슘이 근육 섬유의 트로포닌에 결합하면 근육 섬유가 수축한다. 수축을 이완시키기 위해서는 아데노신 트리포스페이트(ATP)가 근육 섬유의 구조적 변화를 일으키고 칼슘을 다시 근소포체 내로 활발히 펌핑하는 데 필요하다. 따라서 ATP의 결핍은 비정상적인 종판 근처에서 지속적인 구축을 영속시킨다. 이것은 대사 요구의 증가, 압축된 모세 혈관 순환(혈류를 감소시키고, 국소적으로 저산소 상태를 형성한다), 및 분극된 막 전위를 유도한다. ATP의 수요 증가와 공급 감소는 말초의 통각 수용기를 민감하게 할 수 있는 신경 반응 물질 및 대사 부산물(즉, BK, SP, 5-HT)의 분비를 유발할 수 있는 에너지 위기를 형성한다. Simons의 가설은 민감성 신경 반응 물질이 어떻게 활동성 MTrPs와 연관된 통증을 담당하는지 설명하며 이것은 현재까지 가장 신뢰할만한 이론이다. 놀랍게도 Simons의 통합 유발점 가설의 주요 교리는 신데렐라 가설에 의해 자급사이클과 겹친다.

신데렐라 가설[49]은 MTrP 발달에서 근육의 역할에 대한 가능한 설명을 제공한다. 이 가설은 중등도 또는 낮은 수준의 물리적 하중으로 최대 이하 수준의 노력을 하는 동안 근골격계 장애 증상이 어떻게 발생할 수 있는지를 설명한다. 이러한 유형의 운동은 전형적으로 직장 근로자, 음악가 및 치과 의사와 같이 근육통 및 MTrP가 일반적으로 발생하는 직업군에서 발생한다.[50] Henneman의 크기 원리에 따르면 작은 I형 근육 섬유가 먼저 사용되고 정적 근육 운동에서 마지막으로 제거된다. 결과적으로 이 '신데렐라' 섬유는 지속적으로 활성화되고 대사에 과부하가 걸리는데, 이는 활성화되는 시간을 줄이고 열심히 일하지 않는 큰 운동 근육 섬유와는 대조적이다. 이러한 특성 때문에 '신데렐라' 섬유는 MTrPs 형성의 주요 요인인 근육 손상과 칼슘 조절 장애에 보다 취약해진다[51]. Treast 등은 사무실에서 30분 동안 타이핑을 하는 것이 낮은 수준의 정적이고 지속적인 근육 수축이 MTrP의 형성을 유도한다는 것을 보여줌으로써 신데렐라 가설을 뒷받침한다[52].

MTrPs는 또한 일상생활과 앉아있는 작업의 저강도 활동 수행 중 경추 및 자세 근육에서 근육의 과사용으로 인해 발생할 수 있다.[50,52] 흥미롭고 가능한 메커니즘은 경추와 어깨의 자세적 안정성과 정밀도가 필요한 작업에 일상적으로 사용되는 지속적인 저수준의 근육 수축을 포함한다. 지속적인 저수준의 근육 수축의 결과로, 근육 내 관류의 감소가 가정된다. 따라서 허혈, 저산소증이 발생하고 I형 운동 단위 섬유에서의 불충분한 ATP가 합성되고, 산성도, Ca^{2+} 축적 및 이어지는 근절의 수축을 증가시키는 원인이 될 수 있다고 생각된다. 이러한 악순환은 근절의 구축, 근육 내 관류 감소, 허혈 및 저산소증 증가로 이어진다. 결과적으로 여러 가지 민감성 물질이 방출되어 MPS의 임상적 특징인 국소 연관통 및 근육 압통이 유발될 수 있다. Shah 등은 활동성 MTrP가 염증, 통증, 감작 및 세포 간 신호 전달과 관련된 것으로 알려진 염증 매개체, 신경 펩타이드, 카테콜아민 및 사이토카인, 생화학 물질의 증가를 유발한다는 것을 입증하고 확인하였다.[18,23,44]

다른 연구자들은 MPS와 관련된 복합 증상 및 신체 소견을 설명하기 위해 MTrP (즉, 주변 근막)의 '주변'을 강조한다. 구체적으로, Stecco는 3개의 해부학적 층에 초점을 맞추고 있다. 심부 근막, 성긴 결합 조직(가장 높은 농도의 히알루론산을 포함한다), 그리고 그 이래의 근외막층. 이 시스템에서 중요한 분자는 히알루론산 (HA)이며, 다양한 조직에 널리 분포하는 음이온, 비황산화 글리코사미노글리칸 및 세포 외 기질의 주요 구성 요소 중 하나이다. 일반적으로 HA는 근육 섬유가 마찰 없이 서로 미끄러지는 것을 돕는 윤활제 역할을 한다. 그러나 Stecco는 근육의 과사용 또는 외상성 손상의 결과로 미끄러지는 층이 엄청난 양의 HA를 생성하기 시작하면 HA의 구성, 점탄성 및 점도가 변화하여 초분자 구조로 응집한다고 설명한다. 점도가 증가하기 때문에 HA는 더 이상 효과적인 윤활제로 작용하지 않아 미끄러지는 층의 저항이 증가하고 근막의 치밀화 또는 근육 섬유의 비정상적인 미끄러짐을 유발한다. 미끄럼에 대한 간섭은 운동 범위에 영향을 줄 수 있으며 움직임의 질과 강성을 포함하여 운동에 어려움을 유발할 수 있다. 또한 비정상적인 조건에서 마찰로 인해 신경과 과자극이 증가하고 조밀한 근막에 박혀있는 기계 수용기와 통각 수용기가 과민반응을 일으킨다. 이 과민증은 통증, 이질통, 감각 이상, 비정상적인 고유수용 및 변화된 운동에 대한 환자의 경험과 관련이 있다. 이 개념을 설명하기 위해 객관적이고 반복 가능한 연구가 거의 수행되지 않았다는 사실은 MPS의 병리 생리학에 관한 우리의 지식의 제약을 입증한다. MTrP의 역할뿐만 아니

라 주변 근막을 결정하기 위해서는 더 많은 연구가 필요하다.[53]

사례 연구

Nora는 복잡한 병력이 있는 50세의 여성으로 오른쪽 상지에 새로운 통증이 발생했다. 이 에피소드는 20년 전에 담낭 절제술을 받았음에도 불구하고 담낭 통증이 있을 때의 경험과 동일했기 때문에 당황스러웠다. Nora의 새로운 '담낭 통증'은 그녀가 수년 동안 경험한 많은 통증 중 하나이다. 그러나 더 이상 존재하지 않는 장기에서 통증이 오는 것 같아서 Nora는 정골의사를 만나보기로 결심한다.

처음 방문했을 때 의사는 자세한 병력을 수집한다. 그녀가 10대 때 엘리트 축구 선수였다는 것을 의사에게 말하는 것으로 시작한다. 그러나 경기를 치르는 동안 과격한 상대가 오른쪽 허벅지 앞을 차서 절뚝거리는 부상을 입었다. Nora는 오른쪽 무릎 관절에 심한 경련통을 호소하여 때때로 무릎의 힘이 풀렸다. 통증 때문에 Nora는 밤에 잠을 설치는 경우가 많았다. 부상 이후 Nora는 무릎을 굽히거나 펼 때 슬개골의 고통스러운 소리(popping) 또는 경미한 기능 장애를 가지게 되었다. 5년간의 마사지와 다른 도수 요법을 받은 후 그녀의 무릎 관절 통증은 완전히 해결되었지만 계속되는 근육 기능 장애, 약화 및 무릎 관절의 움직임이 제한되어 이전 수준의 신체 활동으로 되돌릴 수 없었다.

수년 동안 의사들은 무릎 기능 장애의 원인으로 대퇴사두근 또는 슬개건의 슬개대퇴 기능 장애 및 건염을 배제했다. Nora는 오른쪽 무릎과 허벅지에 이상 소견이 없다고 들었다.

우연히도 이 시기에 Nora는 요통과 골반 통증을 경험하였는데, 이는 오늘날에도 계속되고 있다. 그녀는 진통제와 치료 마사지로 일시적인 효과를 보았지만 무릎의 통증을 감당하면서 살 수 밖에 없다고 받아들여야 했다.

35세에 그녀는 담낭에서 방사되는 엄청난 통증을 느끼기 시작했다. 그녀는 담낭 절제술을 받게 했던 급성 담낭염(담낭염증)이 발생했다는 것을 알아냈다. 수술을 통해 그녀의 원래 담낭 통증이 완화되었지만, 현재 50세의 나이에 동일한 통증이 다시 돌아온 것을 느꼈다. *이것이 어떻게 가능할까?*

Nora의 병력을 주의 깊게 경청한 후, 그녀의 새 의사는 이전에는 아무도 MTrP을 알아내기 위해 무릎 관절과 골반 근육 주위의 근육을 검사하지 않았다고 생각했다. 그는 신체 검사를 철저하게 실시하여 무릎과 골반 부위를 둘러싼 연부조직과 근육을 촉지했다. 그는 그녀의 오른쪽 외측광근(무릎 신전근)에서 여러 개의 잠재성 MTrPs를, 허리와 골반에서 활동성 및 잠재성 MTrPs를 발견하였다. Nora의 의사는 잠재성 MTrPs가 무릎 장애를 일으키고 스포츠 손상으로 인해 다른 통증이 유발되었을 수 있다고 의심했다. 그는 만성 무릎 통증이 말초 및 중추 민감화의 결과로 그녀의 다른 통증을 유발할 수 있다고 설명했다. 그러나 아직 많은 의문점이 있다. *Nora의 통증은 모두 서로 관련이 있는가? 그녀의 통증을 악화시키는 다른 요인들이 있는가? 마지막으로 통증이 역전되거나 완화될 수 있는가?*

Nora를 위한 효과적인 치료법을 찾으려면 감정적인 면을 포함하여 병력을 자세히 청취하고 신체검사를 철저하게 실시해야 한다. 이렇게 함으로써 정골의학 의사는 Nora의 복합적인 50년 병력을 상호 연결된 통증 상태를 일관적인 지도로 조직할 수 있었을 뿐만 아니라 그 원인에 대한 가능한 설명을 제시할 수 있었다. 평생 동안 Nora는 슬개골 움직임 기능 장애와 함께 무릎, 골반, 허리, 담낭 및 환상통을 경험했다. 그녀의 모든 고통은 축구 부상 이후에 시작되었다. 그녀의 의사는 축구 부상 동안 그녀의 오른쪽 허벅지를 걷어차인 것이 Nora의 내측광근에서 MTrPs를 활성화시키고 그녀의 초기 무릎 관절 통증을 유발했다고 결론 내렸다. 또한 그는 Nora의 외측광근에 있는 잠재성 MTrPs가 이전에는 설명할 수 없었던 슬개골 움직임 기능 장애를 악화시킬 수 있다고 판단했다.

그녀의 이전 임상의들에게 알려지지 않았던 Nora의 사건은 그녀의 내측광근에서 시작한 유해한 자극이 L3-L4 분절을 민감하게 만들었던 것이다. WDR 뉴런을 통한 척수 후각에서의 체성 및 내장성 수렴은 어떤 내장 질환이나 기능 장애 없이 새로운 골반 통증을 만들었다. 그녀의 무릎 관절에서 신체적 이상을 처음 발견하지 못한 후에, 이 임상의들은 신체적으로 그녀와 아무런 관련이 없다는 잘못된 결론을 내렸고, 그녀의 통증과 기능 장애의 근막 성분을 찾지 않았다.

그녀의 스포츠 손상으로 인해 척수 후각으로 말초의 유해한 입력이 촉발되고 척수 후근 반사, 신경인성 염증, 전각 유출 및 외측각 유출을 포함한 여러 메커니즘을 통해 Nora의 요통을 지속시켰다. 임상적으로 그녀의 척추 주위 근육과 대퇴사두근(L3-L4 분절에 해당)의 단축, 통증 및 압통이 증가했다.

그녀의 활동성 MTrPs는 도수 요법과 마사지로 효과가 있었고, 외측 광근에 있는 잠재성 MTrP는 해결되지 않고 지속되었다. 35세 때 Nora는 급성 담낭염으로 인해 담낭 절제술을 받았다. 수술 전, 그녀의 담낭염으로부터 지속된 유해한 입력은 척수 후각으로의 분절 수준(T6)에서 억제성 뉴런을 불활성화 시키기에 충분한 강도와 지속 기간을 가졌다. 다행히도 담낭 통증은 수술 후 즉시 해결되었다. 그러나 50세의 나이에 허리(스포츠 부상과 무관한 영역)의 새롭고 경미한 그러나 몹시 고통스런 손상으로 인한 통각성 입력이 T6 분절 수준에 도달하자마자 척수 후각 신경을 활성화시켰다. 그 결과, Nora는 담낭을 제거하기 전에 그녀가 느꼈던 것과 동일한 담낭 통증 패턴(즉, 환상통)을 경험하였다. Nora는 담낭 통증의 재발에 놀랐지만 그녀의 의사는 담낭 증상이 국소 억제성 뉴런의 사멸 및/또는 기능 장애로 인한 것임을 설명했다.

또한 Nora의 상태를 유발할 수 있는 신체적 스트레스 요인이 있었지만 그녀의 상태를 악화시킬 수 있는 엄청난 정서적 스트레스 요인과 호르몬 변동이 있을 수 있음을 언급하는 것이 주목할 만하다. 평생 동안 가장 큰 감정적 스트레스 요인에 대해 질문했을 때, Nora는 축구로 인한 부상을 입은 지 한 달 후에 아버지가 세상을 떠났고 대학에 지원하는 것에 대해 스트레스를 받았다고 언급했다. 담낭 통증이 시작되었을 때, 그녀는 어려운 이혼 중이었고 폐경이 시작되었다. 감정적인 스트레스와 호르몬 변동, 신경아교세포의 활성화는 분명히 Nora의 통증을 악화시키고 그녀의 회복을 방해하였다. 이론적으로 정서 및 호르몬의 변동은 골반 부위와 허리에 잠재성 MTrPs를 민감하게 만들 수 있어 활성화되고 통증을 유발할 수 있다.

Nora의 모든 증상과 기능 장애를 고려할 때 무엇이 가장 좋은 치료 방법인가?

그 대답에는 이 장에서 논의된 개념의 적용 외에도 포괄적인 병력청취와 신체검사가 필요하다. 검사에는 포괄적인 근골격계 평가를 포함한다. 우선, Nora의 의사는 민감화의 징후가 있는 경우 L3-L4(골반 및 무릎) 및 T6 분절(담낭)을 비롯한 통증 부위에 해당하는 부분을 검사한다. 여기에는 피부분절의 이질 통증, 통각 과민, 경절 압통 및 관련된 근육분절 내의 MTrPs가 포함된다. 그렇게 하기 위해, 그는 pinch-and-roll test를 사용했고 Nora의 L3-L4 및 T6 분절에서 이질통을 발견했다. 다음으로 의사는 Wartenberg 바람개비를 사용하여 Nora의 L3-L4 및 T6 분절에서 통각 과민 증상을 발견했다. 의사는 근육분절을 따라 국소 압통(즉, 통증 압력 역치 [PPT])을 측정하기 위해 압력계를 사용했다.

그는 Nora의 골반 부위와 허리에서 활동성 MTrPs를 발견하고 그녀의 외측 광근에서 잠재성 MTrPs를 발견했다. 그는 최선의 치료법은 말초의 활동성 및 잠재성 MTrPs를 비활성화 시키고 통증 부위의 척추 분절을 탈감작시키기 위해 척추 주위에 침을 놓는 것이라고 설명했다. 그는 또한 그녀의 생리적 기능을 보충하기 위해 Nora가 생체 자기 제어 요법으로 침 치료를 보충 할 것을 권고했다. 이러한 인식-감정적 변화의 결과로 Nora의 전반적인 건강과 수행능력이 향상될 수 있다. 3주간의 침치료(주 1회) 이후, Nora와 그녀의 의사는 무릎 및 주변 근육의 상당한 개선을 관찰했다. 그녀는 더 이상 근육 기능 장애와 약화를 경험하지 않았다. 그녀의 외측 광근을 촉진할 때, 의사는 그녀의 근육에 있는 긴장이 개선되고 근육이 더 부드러워졌다고 느꼈다. 특히 Nora의 무릎 관절 운동 범위가 개선되었다. 그녀의 의사는 정상 범위 (17 미만)에 있는 Q각도를 다시 한 번 측정하여 이 결과를 확인했으며 결과는 15이었다.

L3-L4 및 T6 분절에서 척추 주위 근육의 침 치료를 마친 후 Nora의 골반 통증, 요통 및 환상통이 크게 감소하고 이질 통증 및 통각 과민에 대한 임상 소견도 해결되었다. 압력계를 사용하여 다시 한 번 해당 근육분절을 따라 압통을 측정했을 때 PPT가 크게 증가하여 그 영역이 탈감작되었음을 알 수 있었다. Nora의 골반 부위와 허리의 활동성 및 잠재성 MTrPs는 척추 분절의 재감작을 예방하기 위해 치료되었다. 그녀는 운동 범위, 힘 및 유연성을 유지하고 향상시키기 위해 물리 치료를 받았다. 치료를 받은 몇 달 후, Nora는 자신의 기분이 상당히 좋아졌다고 보고했다. 몇 년 만에 처음으로 그녀는 통증으로 깨지 않고 휴식을 취할 수 있게 되었다. 그녀는 스포츠에 다시 참여하고 회복된 힘으로 참여 기간을 늘릴 수 있다. 치료 후 수년이 지난 후에도 Nora의 상태가 지속되어 만성 통증에서 흔히 발견되는 말초 및 중추 감작의 증상과 징후를 확인하고 치료하는 것이 중요하다.

참고문헌

1. Sessle, B. J. 2000. Acute and chronic craniofacial pain: brainstem mechanisms of nociceptive transmission and neuroplasticity, and their clinical correlates. Critical Rev Oral Biol Med:57–91.
2. Arendt-Nielsen, L., Graven-Nielsen, T. 2002. Deep tissue hyperalgesia. J Musculoskelet Pain 10:97–119.
3. Svensson, P., Minoshima, S., Beydoun, A., Morrow, T. J., Casey, K. L. 1997. Cerebral processing of acute skin and muscle pain in humans. J Neurophysiol 78(1):450–460.
4. XianMin, Y., Mense, S. 1990. Response properties and descending control of rat dorsal horn neurons with deep receptive fields. Neuroscience 39:823–831.
5. Fields, H. L., Basbaum, A. I. 1999. Central nervous system mechanisms of pain modulation, in Textbook of Pain, ed. R. Melzack, P. D. Wall. Churchill Livingstone: Edinburgh. pp. 309–329.
6. Wall, P. D., Woolf, C. J. 1984. Muscle but not cutaneous c-afferent input produces prolonged increases in the excitability of the flexion reflex in the rat. J Physiol 356:443–458.
7. Stockman, R. 1904. The cause, pathology, and treatment of chronic rheumatism. Edinburgh Med J 15:107–116.
8. Froriep R. 1843 Ein Beitrag zur Pathologie und Therapie des Rheumatismus.
9. Gowers W. R. 1904. Lumbago: its lessons and analogues. Br Med J 1:117–121.
10. Schade H. 1921. Untersuchungen in der Erkältungstrage: III. Uber den Rheumatismus, insbesondere den Muskelrheumatismus (myogelose). Müench Med Wochenschr 68:95–99.
11. Travell J. G., Simons D. G. 1983. Myofascial pain and dysfunction: the trigger point manual. Baltimore: Williams & Wilkins.
12. Travell J. G., Rinzler S. H. 1952. The myofascial genesis of pain. Postgraduate Medicine 11:434–452.
13. Robert B. 2007. Myofascial pain syndromes and their evaluation. Best Pract Res Clin Rheumatol 21 427–445.
14. Borg-Stein J., Simons D. G. 2002. Focused review: myofascial pain. Arch Phys Med Rehabil 83:S40–47,

S48–49.

15. Hong C. 1996. Pathophysiology of myofascial trigger point. J Formos Med Assoc 95:93–104.
16. Zieglgänsberger, W., Berthele, A., Tölle, T. R. 2005. Understanding neuropathic pain. CNS Spectrums 10:298–308.
17. Willard, F. 2008. Basic Mechanisms of Pain: future Trends in CAM Research, in Integrative Pain Medicine: The Science and Practice of Complementary and Alternative Medicine in Pain Management, ed. J. F. Audette, A. Bailey, A. Humana Press Inc.: Totowa.
18. Shah, J. P., Gilliams, E. A. 2008. Uncovering the biochemical milieu of myofascial trigger points using in-vivo microdialysis: an application of muscle pain concepts to myofascial pain syndrome. J Bodyw Mov Ther 12:371–384.
19. Romero Ventosilla, P. 2007. Consecuencias clínicas de la Estimulación Sensorial persistente: La Sensibilización Espinal Segmentaria Available online at: http://rehab-almenara.org/download/SES%20PRV.pdf [accessed 18 March 2016].
20. Waldman, S. D. ed. 2006. Physical Diagnosis of Pain: an Atlas of Signs and Symptoms. 1st edn. Philadelphia: Saunders & Elsevier.
21. Fischer, A. A., Imamura, M. 2000. New concepts in the diagnosis and management of musculoskeletal pain, in Pain Procedures in Clinical Practice, ed. T. A. Lennard. Henley & Belfus: Philadelphia. pp. 213–229.
22. Imamura, M., Imamura, S. T., Kaziyama, H. H. S., Targino, R. A., Hsing, W. T., De Souza, L. P. M., Cutait, M. M., Fregni, F., Camanho, G. L. 2008. Impact of nervous system hyperalgesia on pain, disability, and quality of life in patients with knee osteoarthritis: a controlled analysis. Arthritis Care Res 59:1424–1431.
23. Shah, J. P., Phillips, T. M., Danoff, J. V., Gerber, L. 2005. An in vivo microanalytical technique for measuring the local biochemical milieu of human skeletal muscle. J Appl Physiol 99:1977–1984.
24. Hoheisel, U., Koch, K., Mense, S. 1994. Functional reorganization in the rat dorsal horn during an experimental myositis. Pain 59:111–118.
25. Sato, A. 1995. Somatovisceral reflexes. J Manipulative Physiol Ther 18:597–602.
26. Sperry, M. A., Goshgarian, H. G. 1993. Ultrastructural changes in the rat phrenic nucleus developing within 2 h after cervical spinal cord hemisection. Exp Neurol 120:233–244.
27. Mense, S., Hoheisel, U. 2004. Central nervous sequelae of local muscle pain. Musculoskelet Pain 12:101–109.
28. Svensson, P., Minoshima, S., Beydoun, A., Morrow, T. J., Casey, K. L. 1997. Cerebral processing of acute skin and muscle pai°n in humans. J Neurophysiol 78:450–460.
29. Niddam, D. M., Chan, R. C., Lee, S. H., Yeh, T. C., Hsieh, J. C. 2007. Central modulation of pain evoked from myofascial trigger point. Clin J Pain 23:440–448.
30. Mense, S. 2010. How Do Muscle Lesions such as Latent and Active Trigger Points Influence Central Nociceptive Neurons? J Musculoskelet Pain 18:348–353.
31. Saal, J., Saal, J. 1991. Rehabilitation of the patient, in Conservative Care of Low Back Pain, ed. A. White, R. Anderson. Baltimore, Williams and Wilkins. pp. 21–34.
32. Myers H. L. 2006 Clinical application of counterstrain. Tucson, AZ: Osteopathic Press.
33. Cantu R. I., Grodin A. J. 2001 Myofascial manipulation: theory and clinical application. 2nd edn. Gaithersburg, Md: Aspen Publishers.
34. Uemoto L., Nascimento de Azevedo R., Almeida Alfaya T., Nunes Jardim Reis R., Depes de Gouvea C. V., Cavalcanti Garcia M. A. 2013. Myofascial trigger point therapy: laser therapy and dry needling. Curr Pain Headache Rep 17:357.
35. Simons D. 2002. Understanding effective treatments of myofascial trigger points. J Bodyw Mov Ther 6:81–88.
36. Dommerholt J., Huijbregts P. 2011. Myofascial trigger points: pathophysiology and evidenceinformed diagnosis and management. Sudbury, Mass.: Jones and Bartlett Publishers.
37. Rayegani S. M., Bayat M., Bahrami M. H., Raeissadat S. A., Kargozar E. 2014. Comparison of dry needling and physiotherapy in treatment of myofascial pain syndrome. Clin Rheumatol 33:859–864.
38. Majlesi J., Unalan H. 2010. Effect of treatment on trigger points. Curr Pain Headache Rep 14:353–360.

39. Peloso P., Gross A., Haines T., Trinh K., Goldsmith C. H., Burnie S. 2006. Medicinal and injection therapies for mechanical neck disorders J Rheumatol 33:957–967
40. Ho K. Y., Tan K. H. 2007. Botulinum toxin A for myofascial trigger point injection: a qualitative systematic review. Eur J Pain 11:519–527.
41. Lang A. M. 2002. Botulinum toxin therapy for myofascial pain disorders. Curr Pain Headache Rep 6:355–360.
42. Birch S., Jamison RN. 1998. Controlled trial of Japanese acupuncture for chronic myofascial neck pain: assessment of specific and nonspecific effects of treatment. Clin J Pain 14:248–255.
43. Chu J. 1995. Dry needling (intramuscular stimulation) in myofascial pain related to lumbar radiculopathy. Eur J Phys Med Rehabil 5:106–121.
44. Shah J. P., Danoff J. V., Desai M. J., et al. 2008. Biochemicals associated with pain and inflammation are elevated in sites near to and remote from active myofascial trigger points. Arch Phys Med Rehabil 89:16–23.
45. Gerber L. H., Sikdar S., Armstrong K., et al. 2013. A systematic comparison between subjects with no pain and pain associated with active myofascial trigger points. PM R5:931–938
46. Fischer, A. A. 2002. New injection techniques for treatment of musculoskeletal pain, in Myofascial Pain and Fibromyalgia: Trigger Point Management, ed. E. S. Rachlin, I. S. Rachlin. Mosby. pp. 403–419.
47. Gerwin, R. D. 2005. A review of myofascial pain and fibromyalgia—factors that promote their persistence. Acupunct Med 23:121–134.
48. Gerwin, R. D., Dommerholt, J. et al. 2004. An expansion of Simons' integrated hypothesis of trigger point formation. Curr Pain Headache Rep 8:468–475.
49. Hägg G. 1991. Static work load and occupational myalgia: a new explanation model. In Electromyographical Kinesiology, ed. P. Anderson, D. Hobart, J. Danoff Amsterdam: Elsevier. pp. 141–144.
50. Kaergaard A., Andersen, J. H. 2000. Musculoskeletal disorders of the neck and shoulders in female sewing machine operators: prevalence, incidence, and prognosis. Occup Environ Med 57:528–534.
51. Henneman, E., Somjen, G., Carpenter, D. O. 1965. Excitability and inhibitability of motoneurons of different sizes. J Neurophysiol 28:599–620.
52. Treaster D., Marras W. S., Burr D., Sheedy J. E., Hart D. 2006. Myofascial trigger point development from visual and postural stressors during computer work. J Electromyogr Kinesiol 16:115–124.
53. Stecco, C., Stern, R. et al. 2011. Hyaluronan within fascia in the etiology of myofascial pain. Surg Radiol Anat 33:891–896.

28

근막의 통각과 통증

Wilfrid Jänig, Winfried L. Neuhuber

서론

통각과 통증은 보통 피부, 골격근, 관절, 내장 기관 등과 같은 신체 조직에 초점을 맞춘다. 따라서 통증은 신체 조직에 따라 피부 통증, 심부 체성 통증(골격근, 관절), 내장통, 두통 등으로 세분된다. 몸 전체의 근막 조직에서 통각과 통증은 어떠한가? 근막 조직은 콜라겐성 조직으로 몸 전체의 인장력을 전달하는 시스템의 일부이다. 근막은 서로 다른 신체 조직의 구성 요소를 분리할 뿐만 아니라 과신장으로부터 보호하는 역할을 하는 서로 연결된 인장망이다(Langevin & Huijing, 2009, Schleip & Huijing, 2012, Turvey & Fonseca, 2014). 근막 조직은 기능에 따라 콜라겐 섬유의 밀도와 정렬 방향이 다르므로 구조도 다르다. 이것은 근막 조직이 혈관, 신경초, 골막, 골간막, 근외막, 근주막, 추간판의 섬유성 캡슐 등과 같은 결합 조직 구조와 편평한 조직 외피(격막, 관절 캡슐, 건막, 기관 캡슐 또는 지지띠와 같은)를 추가로 포함한다는 것을 의미한다. 경막, 장간막 또는 복막 등이 포함되어야 하는지 여부는 논쟁의 여지가 있다(Langevin & Huijing, 2009; Schleip 외, 2012; Schleip & Huijing, 2012). 따라서 근막 조직의 정의가 다양하다. 우리는 근막 조직의 통각과 통증에 대한 논의를 후복막 공간의 신경과 조직을 포함한 심부 체성 조직으로 제한할 것이다.

체계적으로 연구되지는 않았지만 실제적으로 모든 근막 조직은 통각성 구심성 뉴런, 비통각성 구심성 뉴런 및 교감신경(노르아드레날린성) 절후 신경(33장 참조)에 의해 중재된다. 근막의 신경 분포에 대한 연구가 거의 없기 때문에(형태학 및 생리학) 무릎 관절 캡슐, 골격근의 신경 분포에 대한 신경 생리학적 연구와 이 두 조직과 연관된 척수 및 척추 중심의 통합 과정을 중심으로 설명할 것이다(Graven-Nielsen 외, 2008; Mense, 1993, 2013; Schaible & Grubb, 1993; Schaible 외, 2009; Schaible, 2013).

모든 조직에서 통각과 통증은 유기체의 보호 행동에 필수적인 구성 요소이다. 이 행동은 감각-차별적, 정서적, 인지 및 운동(체성 운동, 자율 운동 및 신경 내분비 운동) 차원으로 구성된다. 뇌가 생성하고 조정하는 이러한 차원들은 손상으로부터 조직을 보호하고 치유를 돕는 통증 행동으로 광범위하게 묘사된다. 그들은 순차적으로 뿐만 아니라 동시에 발생한다. 근막 조직에서 기인하는 통각과 통증을 이해하기 위해서 다음의 사항을 명심해야 한다.

- 관절, 뼈, 표면 및 심부 근막, 인대, 추간판 등을 포함한 근골격계의 생체 역학
- 심부 체성 조직의 구심성 신경 분포 및 구심성 뉴런에 의한(잠재적으로) 유해한 자극의 부호화
- 척수, 꼬리 삼차신경핵, 시상 및 피질의 통각 자극 활성의 전달
- 뇌의 통각 자극 전달의 내인성 조절
- 골격근, 자율 운동 및 신경 내분비 운동계의 반응

근막의 통각과 통증 기전은 근막 통증 증후군(Bennett, 2013; Russell, 2013)으로 간접적으로 문헌에 기술되어있다. 근막 자극 유발 인자(MTrPs)의 메커니즘에 대해서는 논의하지 않을 것이다. Simons의 '근막 유발점 통합 가설'에 기초한 대부분의 세포 메커니즘은 실험적 증거와 측정에 근거하지 않는다(Mense & Simons, 2001; Simons, 2004, 2013). MTrPs의 존재를 객관적으로 재현하는 임상 연구와 성공적인 MTrPs 치료의 정량적 연구는 불완전한 상태로 남아있다(Lucas 외, 2009; Myburgh 외, 2008; Tough 외, 2009). 사실 MTrP에 의한 근막 통증 증후군 이론은 치열한 논쟁의 대상이다(Dommerholt & Gerwin, 2015; Quintner 외, 2014).

통각 시스템과 피질 조절

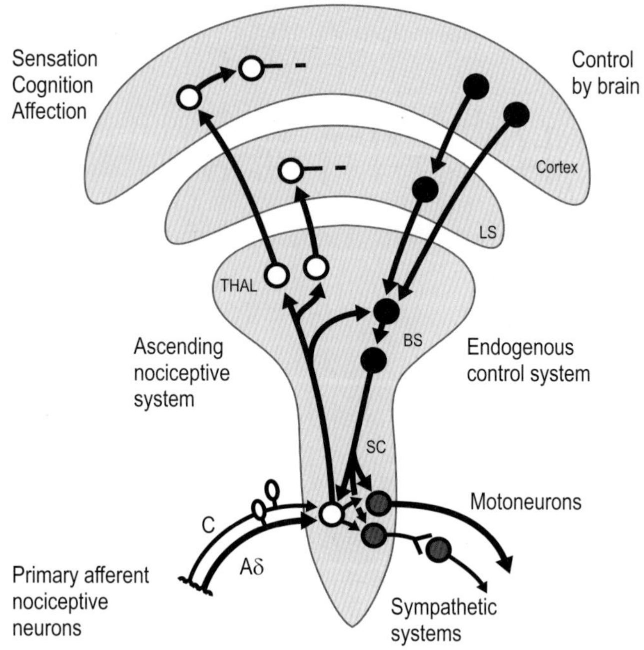

그림 28.1
말초와 중추의 통각 시스템.
Aδ와 C 구심성 신경 세포는 얇은 유수축삭 또는 무수축삭을 갖는다. 좌: 통각성 1차 구심성 뉴런에 연결된 상행 통각 수용체. 우: 체성 운동계와 교감신경계뿐만 아니라 통각에 대한 내재적 조절계. BS=뇌간, LS=변연계, SC=척수, THAL=시상

그림 28.1은 통각 시스템을 개략적으로 도식화한 것이다. Aδ-섬유(전도 속도 2~30 m/s) 또는 C-섬유(전도 속도 <2 m/s)를 갖는 일차 구심성 뉴런은 유해한 기계적 자극 또는 화학적 자극을 암호화한다. 이 자극은 척추와 꼬리 삼차신경 후각에서 활성화되며 뇌간, 시상 하부 및 시상에서 중추로 가는 상행로에 의해 전달된다. 통각 정보 처리에 관여하는 시상 뉴런은 배측 후방 뇌도의 피질, 주요 내부감각수용 피질, 그리고 일차 및 이차 체성 감각 피질을 포함하는 다른 피질 영역으로 진행한다. 척수 후각에 있는 통각 정보의 처리는 척수 후각으로 진행하는 하부 및 상부 뇌간 중심에 의해 조절된다. 이 중심은 변연계와 신피질의 통제를 받는다. 동시에, 통각 정보가 상행하는 과정은 체성, 자율 신경성 및 신경 내분비 운동 시스템(그림 28.1에서 척수로 나타남)의 활성 또는 억제의 모든 통합 수준(척수, 뇌간, 시상 하부)에 동반되며 보호적 운동 행동을 야기한다. 모든 수준의 신경 통합에서 상행하는 통각 시스템, 내인성 조절 시스템 및 운동 시스템이 밀접하게 연결된다.

말초 및 중추 통각 시스템은 그림 28.1에서와 같이 정적이지 않지만 급성 및 만성 통증을 야기하는 조직 손상 및 염증이 있을 때 가소성 변화의 기초가 된다.

근막 조직과 관련된 일차 구심성 뉴런의 생리학

신체 조직과 뇌 사이의 경계인 일차 구심성 뉴런

일차 구심성 통각 뉴런은 유해한 물리적 자극(기계적 또는 열 자극 전달 분자에 의한 것) 또는 화학적 자극(예를 들어 외인성 또는 내인성 통증 발생 물질과 염증 매개체에 의한 것)에 의한 활성의 기초가 되는 특정한 분자 메커니즘을 갖추고 있다(그림 28.2). 우리는 열 자극(열과 추위) 신호전달 채널에 대한 지식은 있지만 염증 매개체의 막 수용체, 막의 흥분을 결정하는 전압 의존성 이온 채널(나트륨, 칼륨, 칼슘, 염화물)의 종류, 수용체와 세포 효과기(예: 이온 채널)를 연결하는 세포 내 경로에 대해서는 그렇지 않다.

자극은 수용체 전위에 의해 암호화되고 활동 전위의 빈도로 척수 후각에 전달된다. 통각 수용성 뉴런 중추의 말단은 시냅스에서 이차 뉴런의 신경전달물질(아미노산 글루타메이트, 신경 펩티드 물질 P, 가능한 다른 신경 펩티드, 아데노신트리포스페이트 [ATP])의 방출을 유도하며, 이는 두 번째 뉴런의 세포막에서 그에 해당하는 연접하 수용체와 반응하여 활성화된다. 척추 후근 또는 삼차 신경절에 위치한 일차 구심성 뉴런의 세포체는 형질도입 단백질, 이온 채널, 염증 매개체의 수용체 단백질, 신경전달물질, 신경 영양물질 등을 합성한다(Dawes 외, 2013; Gold, 2013; Gold & Caterina, 2009; Woolf & Ma, 2007).

통각 구심성 뉴런은 그들이 분포하는 조직에 의존하고, 말초 조직의 염증 반응(이 장 후반부의 감작에 대한 내용 참조)이나 신경 손상 이후에 특별한 가소성을 보이는 여러 가지 기능을 가진다(Hökfelt 외, 2013; Ossipov & Porreca, 2009). 그들은 신체의 말초 조직과 중추 신경계(CNS) 의 연결 고리 역할을 한다. 그것들은 신경이 분포하는 조직에 따라 그리고 그것들을 활성화시키는 물리적 자극에 따라 또한 원심성 기능에 따라 차별화될 수 있다.

1. 펩티드성 통각 구심성 뉴런의 자극은 심부 체성 조직(예를 들어, 관절 캡슐, 근막, 추간 판, 신경초)과 내장 조직에서 동맥 혈관의 확장 및 정맥 혈장의 혈관 외 유출을 유도한다. 두 과정 모두 신경인성 염증이라고 하며 CNS와 독립적으로 작동하는 조직의 보호 반응이다. 신경 펩티드인 칼시토닌 유전자 관련

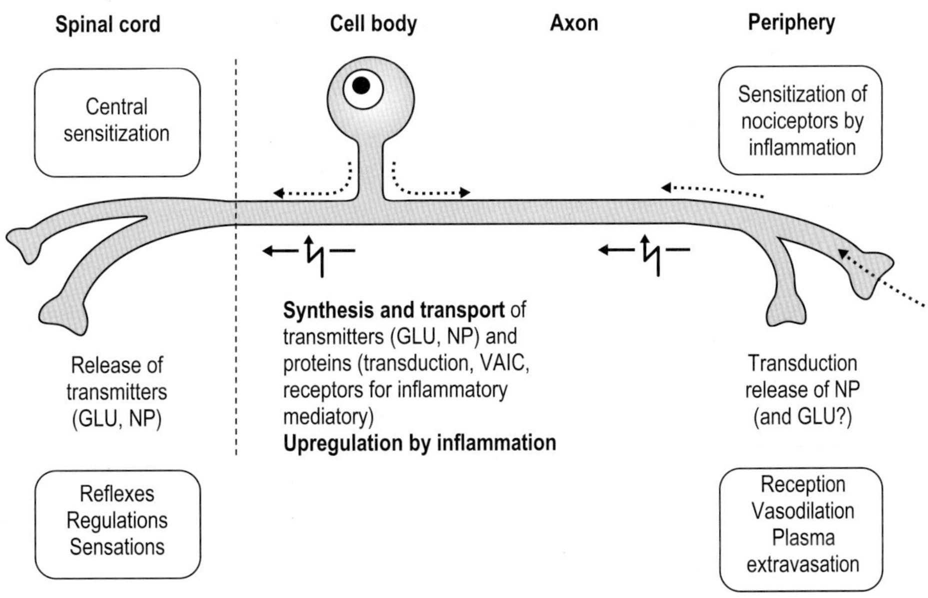

그림 28.2
일차 구심성 통각 뉴런은 신체 조직과 척수 후각 또는 꼬리 삼차신경핵 사이의 연결 고리이다. 말초 수용성 말단, 축삭, 세포체 및 중추말단의 세포 기능이 표시되어 있다. 세포 통합 기능이 부여된다. GLU=흥분성 아미노산 글루탐산, NP=칼시토닌-유전자 관련 펩티드(CGRP)와 같은 신경펩티드, 물질 P (SP), VAIC=전압-활성 이온 채널. 염증 매개체는 아데노신 3인산 (ATP), 브래디키닌, 히스타민, 인터루킨, 프로스타글란딘과 양성자 이온, 세로토닌이다. 전모세관동맥(precapillary) 부위에서 혈관이 확장하고 혈관 바닥의 후모세관정맥에서 혈장이 유출된다. 실선 화살표=흥분, 점선 화살표=물질의 순방향 또는 역방향 수송

펩티드(CGRP)의 분비와 구심성 말단에서 분비되는 물질 P에 의한 혈장의 혈관 외 유출에 의해 주로 혈관이 확장된다.

2. 무수 섬유를 가진 구심성 뉴런은 말초 조직의 구조를 유지하는데 중요한 영양적 기능을 갖는다.
3. 구심성 뉴런은 신경 성장 인자(NGF), 신경교 유래 신경 성장 인자(GDNF), 뇌 유래 신경 영양 인자(BDNF)와 같은 신경 영양성 물질을 조직에서부터 역으로 전달한다. 이러한 신호 분자는 구심성 뉴런의 구조와 기능을 유지하고, 세포체에서 다른 분자의 합성을 상향 조절하는 데 중요하며(그림 28.2 참조), 구심성 뉴런과 척수 후각의 이차 신경세포 간 시냅스 연결의 특이성일 가능성이 높다.

통증, 불쾌감, 보호 반사와 보호 조절을 유도하는 구심성 기능과 통각 구심성 뉴런의 원심성 기능은 신체 조직을 보호하고 완전성을 유지하는 일반적인 기능적 목표를 제공할 수 있다. 통각 구심성 뉴런이 중추 기능만을 가진 것, 말초 기능만을 가진 것, 둘 모두를 갖는 것으로 세분화된다고 가정하는 것은 그리 어렵지 않다(Häbler 외, 1990; Jänig, 2006). 통각 일차 구심성 뉴런은 일반적으로 신경이 분포한 근막 조직에 영향을 미친다.

근막 조직에 분포하는 구심성 뉴런의 신경 생리학

근막 조직 내부에 존재하는 대부분 또는 모든 구심성 통각 뉴런은 기계 자극, 열 자극 및 화학 자극(예: 브래디키닌, 캡사이신)에 반응하여 여러 형태로 나타나는 것으로 가정한다. 이 가설은 여러 실험 연구에 기초한다.

1. 무릎 관절 캡슐(고양이, 쥐; Schaible, 2013; Schaible&Grubb, 1993)과 골격근(주로 고양이와 쥐의 비복근–비장근; Mense, 1993, 2013)의 구심성 신경 분포. 실제로 작은 직경의 많은 구심성 신경이 골격근의 근막조직에 분포할 가능성이 있다.
2. 쥐의 척추 주위 조직에 분포하는 비수초성 구심성 섬유(Bove & Light, 1995).
3. 고양이의 혈관, 신경, 림프절, 척주(골막, 인대, 추간판) 및 지방 조직을 포함하여 후복막 공간에 분포하는 구심성 C– 및 Aδ– 섬유(Bahns 등, 1986).
4. 고양이의 천골 전근(ventral root)의 연막에 분포하는 구심성 C–섬유(Jänig & Koltzenburg, 1991). 그림 28.3은 경미한 신장에 반응하고 S2 전근의 신경초에 분포하는 구심성 C–섬유의 방출을 보여준다.

근막 조직에 분포하는 구심성 섬유는 대부분 기계적 자극에 의해 흥분된다. 또한, 그들 중 많은 것은 열 자극에 의해 흥분된다. 마지막으로 염증 시 발생하는 모든 화학적 자극에 의해 흥분된다. 기계적으로 민감하지 않은(기계적으로 매우 높은 임계값) 구심성 섬유가 근막 조직을 자극하는지 여부는 알 수 없다(Michaelis 외, 1996; Schaible & Grubb, 1993; Schmidt 외, 1995).

통각 구심성 뉴런의 감작

근막 조직에 분포하는 통각 구심성 뉴런은 조직의 손상이나 부상을 유도하는 기계적 또는 화학적 자극에 의해 감작된다. 감작은 다음과 같은 구성 요소로 이루어져 있다.

1. 기계적 자극에 대한 활성화 역치 감소
2. 기계적 유해 자극에 대한 반응 증가
3. 자발적 활성의 발생
4. 정상적으로는 기계적 자극에 민감하지 않은(또는 임계값이 매우 높은) 구심성 뉴런의 동원

통각 구심성 뉴런의 감작에 대한 세포 및 세포 내 기전은 복잡하고 완전히 밝혀지지 않았다.

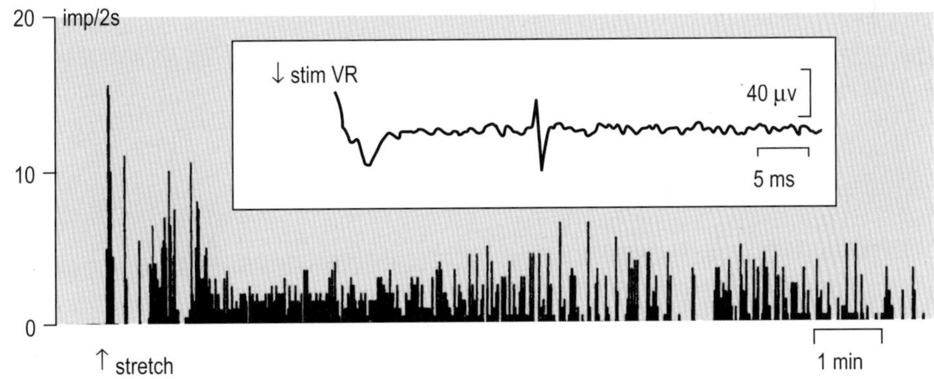

그림 28.3
고양이의 천골 전근의 신경초를 지배하는 무수초성 구심성 섬유의 기계적 활성화. 수용 영역에 5초간 지속되는 짧은 신장이 섬유를 활성화시켰다. 이 활성화 후 9분 이상 지속되는 사후 방전이 뒤따랐다. 구심성 뉴런의 활성은 상응하는 배측 신경근으로 기록된다. 이 세포체는 후근 신경절 S2에 위치해 있었다. 그림은 단일 펄스 (stim VR)로 자극한 전근 (VR)의 구심성 단위를 보여준다. 마취한 고양이를 대상으로 실험하였다.

A. 내인성 화합물과 그 수용체는 다음과 연관되어 있다.

1. 손상된 조직 및 혈액에서 유래한 분자(예를 들어, 양성자 [pH의 감소], 칼륨 이온, 프로스타글란딘, 브래디키닌, ATP)
2. 통각 구심성 말단에서 분비된 신경펩티드(CGRP, 물질 P), 비만 세포에서 분비되는 히스타민 및 기타 화합물, 및 혈소판에 의해 분비되는 세로토닌
3. 면역 및 관련 세포에서 분비되는 인터루킨(IL) (대식세포; IL-1, IL-6, IL-8, TNF-α [종양 괴사 인자 α])
4. 염증 세포에 의해 분비되는 신경영양성 물질(예: NGF). 그들은 통각수용기 말단에서 수용체와 함께 흡수되어 구심성 세포체로 운반된다.

B. 감작되는 동안 세포 내 신호 전달 경로를 통해 영향을 받는 통각수용기 말단의 세포 효과기는 다음과 같다.

1. 유해한 기계 또는 열 자극을 전달하는 채널
2. 나트륨 채널 1.7 및 1.8, 칼륨 채널 및 칼슘 채널과 같이 말초 구심성 말단의 흥분성을 결정하는 전압-민감성 이온 채널
3. 염증 매개체의 수용체

본질적으로, 통각 구심성 뉴런의 감작은 신체 조직에 대한 통각 구심성 뉴런의 가소적인 적응이며 이들 조직을 보호하고 치유력을 향상시킨다. 이는 급성 및 만성 염증성 통증의 주요 말초 메커니즘이다. 그러나 급성 및 만성 조건에서 작용하는 세포 및 세포 하위의 말초 메커니즘이 동일한지 여부는 논란의 여지가 있다(Gold, 2013; Gold & Caterina, 2009, Ringkamp 외, 2013; Woolf & Ma, 2007).

척수에서 근막 조직의 표현

실제로 모든 근막 조직은 신체의 심부 체성 영역에 속한다. 따라서 통각 및 통증뿐만 아니라 해당 체성운동 및 자율 반응이 통각 및 관절과 골격근의 통증과 같은 방식으로 CNS에 나타난다(Schaible, 2009, 2012, 2013, Mense, 1993, 2013). 우리는 척추와 미골 삼차신경 후각에 1) 작은 직경의 심부 체성 구심성 뉴런으로부터 수렴성 시냅스 입력을 받는 척추의 이차 뉴런, 2) 피부와 내장에서 수렴성 시냅스 입력을 받는 이차 뉴런, 3) 뇌간에서 별개의 내인성 조절을 받는 이차 뉴런,

4) 특히 체성 및 교감신경적인 보호 운동 반응과 관련이 있는 이차 뉴런, 5) 심부 체성 통증의 발생에 특별한 역할을 하는 것뿐만 아니라 체성 및 교감성 원심 시스템에 의해 생성된 영역의 변화와 연관되는 이차 뉴런의 연속적인 층이 존재한다고 가정한다. 이 이차 뉴런의 층은 원칙적으로 피부분절, 근육분절 및 경절에서 조직되고 심부 조직과 뇌 사이의 *내부감각수용성 경계*가 될 것이다(그림 28.8 참조).

척추 후각

척추와 미골 삼차신경 후각은 세포학적 기준에 따라 얇은 판으로 조직된다(그림 28.4A) (Todd&Koerber, 2013).

1. 추궁판 I은 배측에 위치하며 lamina marginalis라고도 한다.
2. 추궁판 II는 Rolando의 교양질이며 바깥층과 안층으로 나뉜다.
3. 추궁판 III과 IV는 고유핵을 형성한다.
4. 추궁판 V와 심부 추궁판

일차 구심성 뉴런은 기능에 따라 추궁판 I에서 V (그리고 더 깊게)로 진행한다.

- 피부 구심성 뉴런: 추궁판 I, II 및 V에서 작은 직경의 통각 수초성(Aδ–) 구심성 뉴런이 진행한다. 추궁판 I 및 II에서 통각 무수초성(C) 구심성 신경이 진행한다. 추궁판 I과 II (Aδ, C, 열수용기, 기계적 수용기, 그 외), 추궁판 III과 IV (Aβ, 기계적 수용기) 및 심부 추궁판에서 비통각 구심성 신경이 진행한다.
- 작은 직경의 심부 체성 및 척수 내장 구심성 뉴런(Aδ–, C–)은 추궁판 I, 추궁판 V 및 심부 추궁판과 추궁판 II의 외층에서만 발생한다.

척추 후각 뉴런은 약 90%의 흥분성(60%; 전달물질 글루타메이트) 또는 억제성(40%; 전달물질 GABA 및/또는 글리신) 개재뉴런 또는 척수고유뉴런이다. 나머지 10% 또는 그 이하의 뉴런은 뇌간, 시상 하부 및 시상으로 진행하는 신경로뉴런이다(Spike 외, 2003). 이 신경로뉴런은 기능적으로 다음 그룹으로 구성된다.

- Aδ– 또는 C–섬유의 피부 구심성 뉴런에 의해 매개되는 유해한 기계적 또는 열 자극에 의해서만 시냅스로 활성화될 수 있는 추궁판 I의 통각–특이적 뉴런
- Aδ– 또는 C–섬유의 피부 구심성 뉴런에 의해 매개되는 무해한 열 자극(차가움 또는 따뜻함), 가려운 자극 또는 기계적 자극에 의해 활성화되어 따뜻함, 시원함, 가려움, 감각적 촉감을 유발하는 추궁판 I의 비통각성 뉴런
- 추궁판 I에서 Aδ– 또는 C– 섬유의 구심성 뉴런에 의해 매개되는 피부, 심부 체성 조직, 내장의 유해 자극에 의해 활성화 되는 통각 수렴성 뉴런(그림 28.4B)
- 다수용성 수렴 뉴런은 주로 추궁판 V 또는 심부 추궁판에 위치하고 피부, 심부 체성 조직 및 내장의 유해하고 무해한 자극에 의해 활성화 된다(그림 28.4B). 이 신경로뉴런은 넓은 동적 영역 뉴런이라고도 한다.

신경로뉴런의 분류는 예비 단계이다. 이것은 작은 직경의 구심성 심부 체성 및 내장성 뉴런에서의 활성이 수렴성 뉴런에 의해 척수상 중심에 전달됨을 보여준다(그림 28.5A). 신경로뉴런은 통각과 통증에 관여하고 심부 체성(또는 내장성) 조직에서 활성화되어 기능적으로 특별하다. 이것은 드물게 존재하거나 존재하지 않는 것처럼 보인다. 심부 체성 조직, 피부 및 내장에서 유래한 후각 뉴런의 시냅스 구심 입력에 관한 연구의 대부분에서 이 뉴런이 개재뉴런(interneuron)인지 경로뉴런(tract neuron)인지 시험하지 않았다. 3개의 연구에서 흉요추 근막의 자극으로 몇 개의 입쪽 요추 후각 뉴런

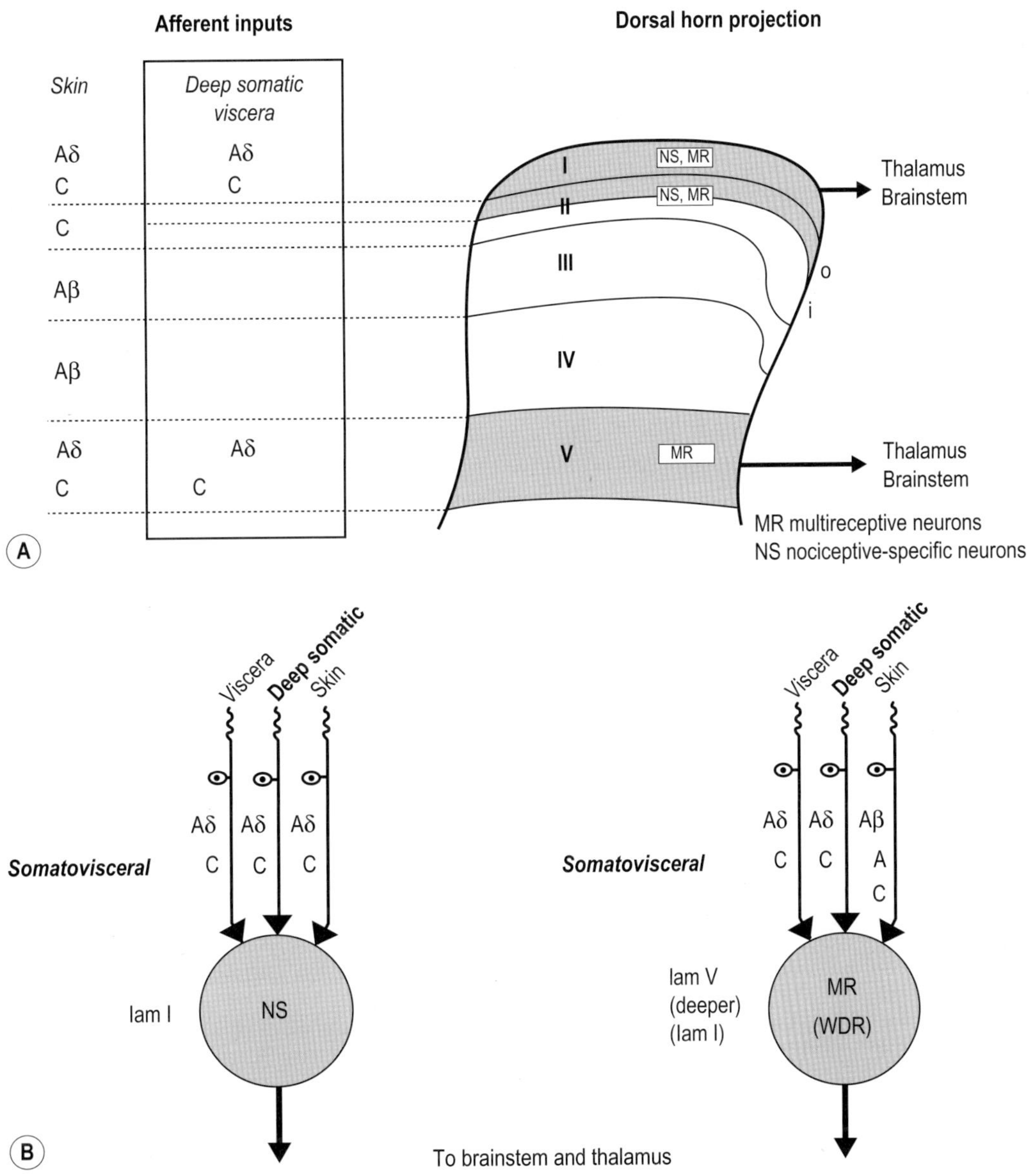

그림 28.4
일차 구심성 뉴런은 피부, 심부 조직(근막 조직 포함) 및 내장에서 척수 후각으로 진행한다.
(A) 척수 후각은 세포학적 기준에 따라서 층판으로 나눈다. 층판 I=층판 가장자리, 층판 II=Rolando의 교양질 (외층[o]과 내층[i]으로 나눈다), 층판 Ⅲ과 Ⅳ=고유핵, 층판 V, 심부 층판. 층판 Ⅰ 및 V에 있는 대부분의 뉴런(≥90%)은 개재뉴런 또는 척수고유의 뉴런이다(Spike 외, 2003). 나머지 뉴런은 뇌간 (척수망상체로, spinomesencephalis, spinotectalis), 시상하부, 시상 (척추시상로)로 진행하는 신경 뉴런이다. C- 및 A-섬유를 가진 심부 체성 구심성 뉴런 (근막에 분포하는 구심성 뉴런 포함)과 내장 구심성 뉴런은 각각 층판 I, IIo, V로 진행한다.
(B) 체성내장 통각성 특수 (NS) 뉴런 및 다중 수용성(MR) 뉴런은 층판 Ⅰ과 V에 위치한다. 구심성 뉴런에서 이차 신경로를 연결하는 대부분의 시냅스는 층판 I의 단일 신경접합부와 층판 V와 심부 층판의 이중 또는 다중 신경접합부이다. lam=층판, WDR=광범위한 동적 범위

이 활성화될 수 있음이 밝혀졌다. 이들 뉴런은 수렴성 뉴런(또한 골격근 및/또는 피부로부터 활성화될 수 있음)이었다. 그들은 추궁판 V 주위에 위치했다(Hoheisel 외, 2011; Hoheisel & Mense, 2014; Hoheisel 외, 2015).

Aδ- 또는 C-섬유를 갖는 구심성 뉴런의 활성은 추궁판 I에서 신경로뉴런에 단일 시냅스로 전달되고 추궁판 V와 심부 판에서 다중 시냅스로 전달된다. 추궁판 I에 있는 신경로뉴런의 대부분은 대측의 *복외측 신경로*를 통해 진행하고, 추궁판 V 또는 심부 판에 있는 신경로뉴런은 대측의 *복내측 신경로*를 통해 뇌간, 시상하부, 시상의 척추상 중심으로 진행한다(Dostrovsky & Craig, 2013; 그림 28.10 참조).

심부 체성 내부감각수용의 경계

Craig에 따르면 척수의 후각은 기능적으로 세 부분으로 나눌 수 있다(Craig, 2003a; Dostrovsky & Craig, 2013). 이 분류는 설명력이 있지만 일반적으로 받아들여지지 않는다(Willis & Coggeshall, 2004a 참조).

1. *내부감각수용*. 추궁판 I의 뉴런은 주로 내부감각을 제공하며 자율신경 반사를 중개한다. 추궁판 I의 신경로뉴런은 신체 조직의 활성 상태(모든 조직의 통각 뉴런, 열 수용성 뉴런, 피부의 화학수용성 뉴런[가려움증 관련], 피부의 저역치 기계적 수용기 뉴런[감각적 촉감과 관련], 골격근의 대사수용성 뉴런, 내장의 구심성 뉴런 등)를 암호화하는 Aδ- 또는 C-축삭을 가진 일차 구심성 뉴런의 정보를 중개한다. 통각 피부 입력을 받는 대부분의 추궁판 I 신경로뉴런은 통각수용-특이적이며, 그 중 많은 것이 심부 체성 조직과 내장에서 수렴성 시냅스 입력을 갖는다. 몇 개의 추궁판 I 신경로뉴런은 넓은 영역(또는 다중 수용기) 뉴런이며 작은 직경의 구심성 섬유뿐만 아니라 큰 직경(Aβ)의 구심성 섬유로 인해 흥분될 수 있다.
2. *외수용 및 고유 수용*. 추궁판 III 및 IV의 뉴런은 체성 외수용 및 고유수용기와(배측 기둥의 내측 신경섬유속과 함께) 연관되어 있다.
3. *체성 및 자율 운동 반사*. 추궁판 V와 심부 추궁판(VI, VII, VIII, X)에 있는 대부분의 상행 신경로뉴런은 Aβ-축삭뿐만 아니라 심부 체성 조직이나 내장을 지배하는 Aδ- 또는 C-축삭이 있는 구심성 뉴런에 의해 활성화될 수 있다. 이러한 수렴성 다중 수용기 뉴런의 대부분은 넓은 수용 영역과 지속적인 활성을 가진다. 그것들은 아마도 체성 운동과 교감신경 반사 및 조절에 관여하고 있으며, 통증이 있거나 없는 수용성 신체 감각이 거의 또는 전혀 발생하지 않는다. 이것은 논란의 대상이며, 많은 논쟁이 되고 있다(Craig & Blomquist, 2002; Willis 외, 2002; Willis & Coggeshall, 2004a, 2004b).

이 방법으로 척수 후각에서 후각 뉴런이 심부 체성 조직과 뇌 사이의 *근육 근막 내부수용성 경계*를 형성한다고 주장할 수 있다. Aδ- 및 C-축삭돌기가 있는 심부 체성 구심성 뉴런은 이 경계에 반영된다. 그것은 체성 운동 뉴런 및 교감신경계와 관련된 척수 및 척추상 보호 반사를 중개한다. 이 경계의 신경로뉴런은 뇌간과 시상 하부의 중심으로 진행하고 체성, 자율 신경성 및 신경 내분비 운동 시스템의 조절 및 근육 근막 경계의 내인성 조절에 관여한다. 또, 신경로뉴런은 시상으로 진행하는데 시상은 피질의 입구이다. 이 근육 근막 내부수용성 경계가 추궁판 V와 심부 추궁판을 포함하고 추궁판 I에 제한되는지 여부가 나타나야 한다. 그것은 체성감각의 방식으로 구성되어 있다. 우리는 근육분절과 경절의 융합인 근육 근막분절의 새로운 개념을 도입하는 것을 권한다(그림 28.8 참조).

중추 감작

급성 및 만성 통증으로 감작된 통각 구심성 뉴런의 지속적인 활성이 척수 후각에서 통각 자극 활성의 시냅스 전달을 변화시킨다. 이러한 중추의 변화는 중앙 통각 시스템의 가소성의 표현이며, 일반적으로 중추 감작이라고 한다. 이 감작은 감작된 통각수용성 구심성 뉴런과 척수 후각에 있는 흥분성 및 억제성 개재뉴런뿐만 아니라 뇌간의 흥분성 및 억제성의 내인성 조절 시스템을 포함한다(그림 28.5 및 28.10).

통각수용성 구심성 뉴런의 감작(예를 들어, 조직 염증 동안)은 중추 통각수용 특이 뉴런 및 수렴성 뉴런의 활성화 증가뿐만 아니라 추궁판 I, II, V 및 심부 추궁판에서의 중추 정보 처리를 변화시킨다. 이 감작은 다음의 특성을 갖는다.

- 지속적인 활성 또는 발생 증가
- 기계적 또는 다른 자극에 의해 뉴런을 자극하는 역치의 감소
- 유해 자극 방출 증가
- 수용 영역의 크기 증가와 새로운 수용 영역의 발달
- 질적으로 새로운 자극에 대한 활성

그림 28.6은 쥐의 무릎 관절에 실험적으로 염증을 유발한 후 척수 후각 뉴런이 감작되는 대표적인 예를 보여준다. 염증 발생 후 무릎 관절의 압력이 증가하였고, 발목 관절과 발에서 뉴런이 활성화되고 뉴런의 수용 영역이 변화하고 증가하였다.

중추 감작 동안 뉴런의 변화는 운동 뉴런 및 교감신경 뉴런의 반사 활성화뿐만 아니라 통증 인식의 변화에 질적 및 양적으로 반영된다. 감작된 통증수용성 구심성 뉴런, 감작된 척수 후각 뉴런 및 변화한 내인성 대조군 뉴런뿐만 아니라 원심성 체성운동 뉴런 및 교감신경 뉴런은 이론적으로 통각수용성 구심성 뉴런의 활성과 통증 및 그와 연관된 운동 반응을 유지하는 양적 피드백 회로를 구성할 수 있다.

구심성 통각수용성 뉴런의 변화(활성의 진행, 신경펩티드 및 신경영양성 인자 [예: BDNF]의 분비 증가)에 의해 생성된 중추 감작 기전은 초, 분, 시간, 일 단위로 발생하는 계단식 변화로 구성된다. 그들은 세포 내 신호 전달 경로(단백질 키나아제 A 및 C, 이노시톨-3-인산염, 세포 내 칼슘을 포함하는)를 통해서, 그리고 세포체에서의 전사(글루타메이트, 신경펩티드, 이온 채널 수용체 분자 합성의 상향 조절)에 의해 글루타메이트 채널과 이온채널의 인산화에 의해 발생한다. 신경아교세포(특히 미세아교세포), 프로스타글란딘, 면역계의 신호전달 분자(TNFα, IL-2 (IL 인터루킨), IL-6, IL-8과 같은 사이토카인)는 척수 통각수용성 뉴런의 감작에 관여한다(Jänig & Levine, 2013).

중추 감작 기전은 지속되는 통증, 이차 통각 과민 및 이질 통증뿐만 아니라 다양한 형태의 연관통을 유발한다(아래 참조). 이러한 기전은 급성 및 만성(비신경성) 통증과 다를 가능성이 크다. 구심성 통각수용성 뉴런(만성)의 감작이 약화되거나 종결되었을 때 만성적인 중추 감작이 완전히 회복될 수 있는지 여부는 알 수 없다. 마지막으로, 통각수용성 시스템의 중추 감작은 섬유근육통 증후군을 비롯하여 과민성 대장 증후군, 간질성 방광염, 만성 요통 등과 같은 잠재적으로 만성적이고 광범위한 통증 증후군을 구심성 통각수용성 뉴런의 감작 없이 또는 약하게 감작할 수 있다는 가설을 세웠다. 마지막으로, 지금까지 조사되지 않았지만 통각수용성 뉴런의 감작은 척수와 꼬리 삼차신경핵에서만 일어나는 것이 아니라 뇌간, 시상 및 피질에서도 발생하는 것으로 생각된다.

심부 체성 조직에서 연관통과 그와 연관된 변화

심부 체성 통증은 심부 체성 조직(골격 근육, 관절, 근막 등)과 내장 기관(덜 또는 전혀) 및 피부에 우선적으로 나타나지 않는다. 연관통은 지속적인 통증과 기계적 통각과민 또는 이질 통증으로 구성된다(체세포간

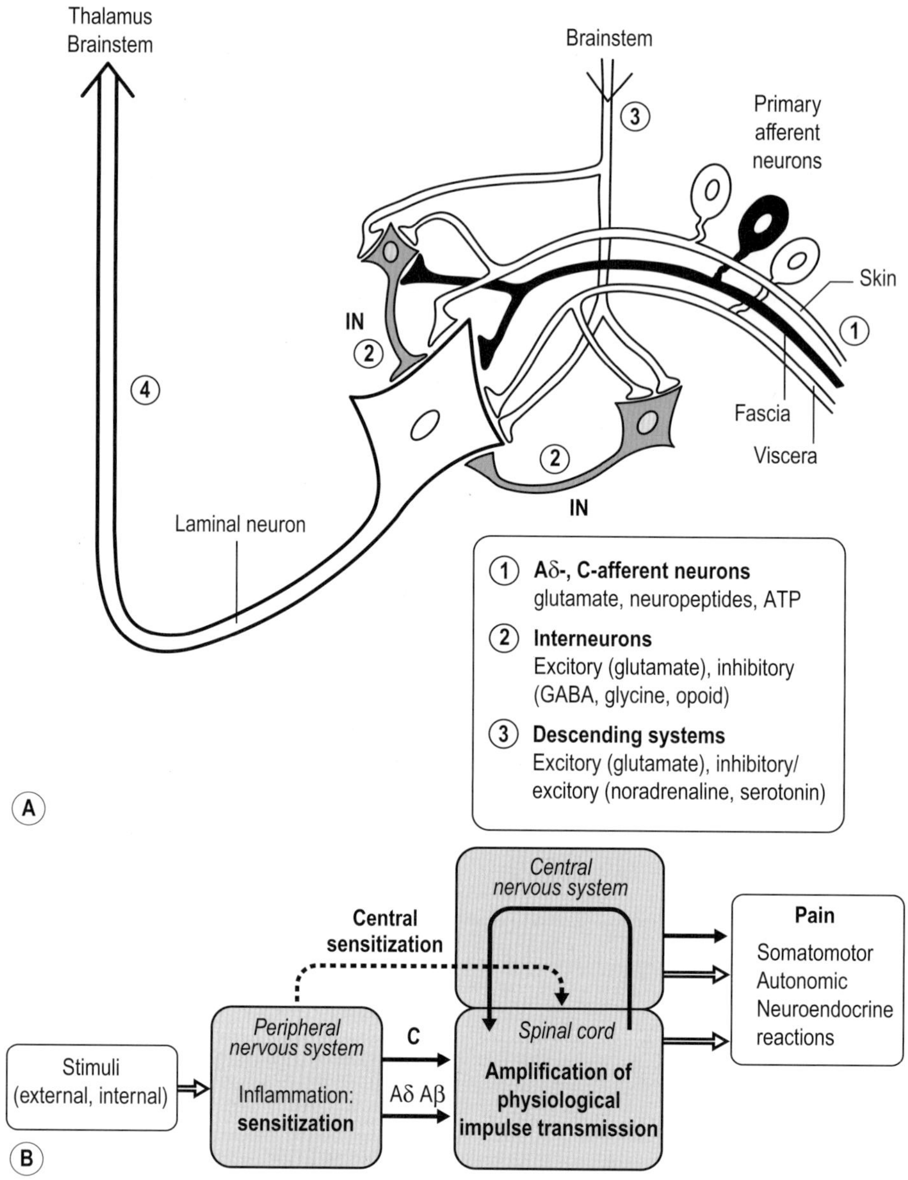

그림 28.5
(A) $A\delta$-또는 C-섬유 (1)를 가진 일차 구심성 뉴런에서 척수 후각의 층판 I 또는 V (4)의 체성내장 신경로로 시냅스 활성을 전달한다. 경로뉴런은 뇌간, 시상하부, 시상으로 진행한다. 국소(척수) 조절은 흥분성 및 억제성 인터페론(IN, 2)을 통해 일어난다. 하향식 시스템(3)에 의한 조절은 개재뉴런을 통해 또는 경로뉴런에서 직접 발생한다. 층판 I의 개재뉴런 (아마도 척추 후각 전체를 통해)은 경로뉴런보다 10배나 더 흔하다는 사실을 명심한다. 전달자는 삽입된 그림에 나열되어 있다. ATP=아데노신 3인산, GABA=γ-아미노뷰티르산.
(B) 통각 구심성 뉴런의 감작 후에 나타나는 중추 감작 개념 (예: 염증에 의해). 중추 민감화는 개재뉴런, 하향 흥분성 및 억제성 뉴런 ((A)의 1-3)을 통해 구심성 통각 뉴런, 국소 흥분 및 억제 시냅스 활성에 따라 달라진다. $A\beta$=직경이 큰 수초성 구심성 뉴런, $A\delta$=직경이 작은 수초성 구심성 뉴런, C=무수초성 구심성 뉴런. After Janig (2014)

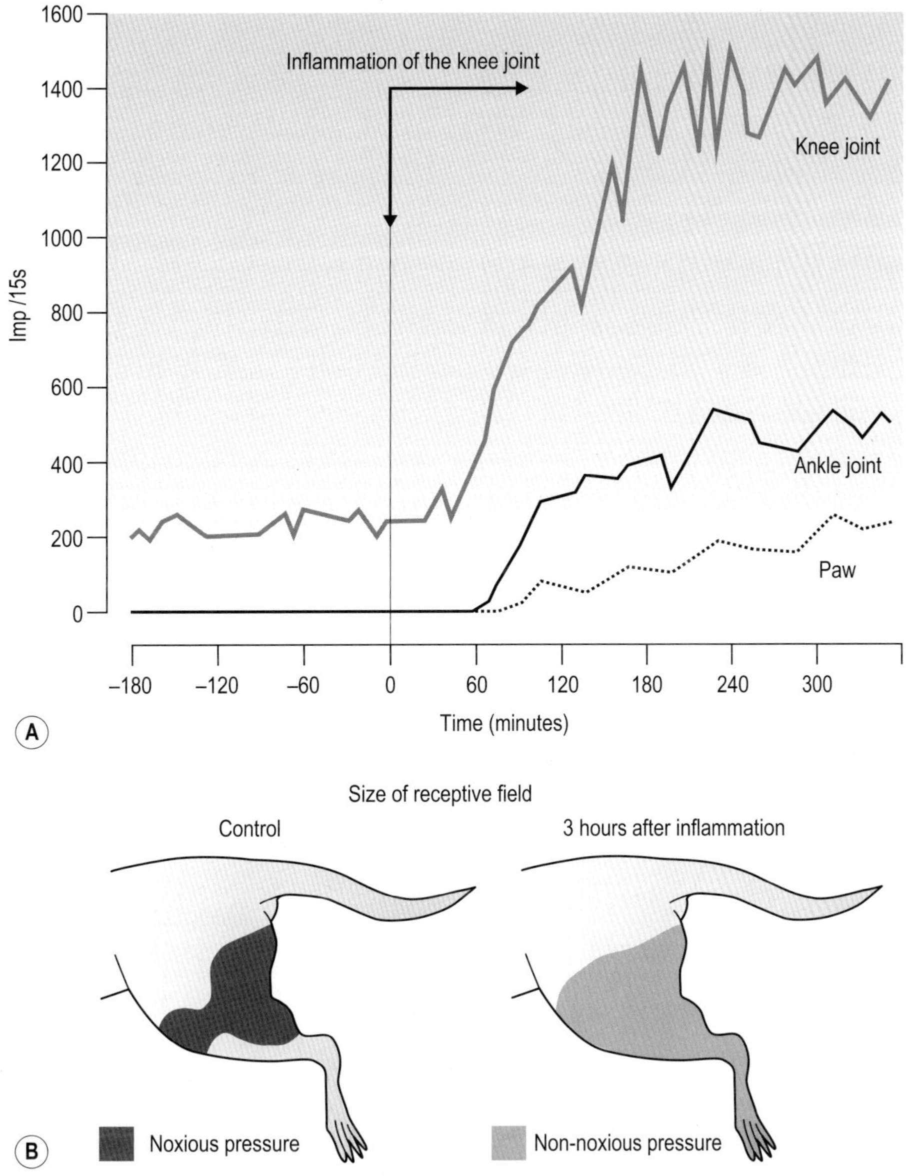

그림 28.6
쥐의 무릎 관절에 분포하는 구심성 뉴런이 지속적으로 활성화되는 동안에 척수 후각의 흥분성이 발달한다.
(A) 무릎 관절, 발목 관절에 15초 동안의 국소 유해 압력을 가했을 때 또는 동측 뒷발의 무릎 관절에 카올린과 카라지난을 주입하여 염증이 유발되기 전과 후 활성화되는 뉴런. 세로 척도는 유해 압력 자극에 의해 유발되는 활동 전위의 수이다. 염증 후, 무릎 관절에 가해지는 유해 압력에 대한 반응은 증가했고 뉴런은 발목 관절과 발에서 활성화 되었다.
(B) 염증 후 뉴런의 수용 영역의 확장. Modified after Neugebauer 외. (1993)

통각과민 및 체성내장 통각과민, 그림 28.7) (Mense, 1993; Mense & Simons, 2001; Graven-Nielsen, 2006; Graven-Nielsen & Arendt-Nielsen, 2008). 내장성 통증은 다른 내장, 심부 체성 조직 및 피부와 연관된다(내장기 간 통각과민, 내장체성 통각과민) (Giamberardino, 2009, Giamberardino 외, 2010, Foerster, 1933, Head, 1893, Head & Campbell, 1900; 외, 2008).

심부 체성 및 내장 영역에서 해당 심부 체성 통증 영역의 공간적 범위가 알려져 있다. 그들은 척수에 Aδ- 또는 C-섬유가 있는 심부 체성 구심성 뉴런의 분절과 3개의 신체 영역에서 시냅스 입력을 받는 수렴성 후각 뉴런의 구심성 활성에 의존한다(그림 28.4B).

그림 28.8은 실험적으로 고장성 생리 식염수를 극간 인대에 주사하여 심부 체성 통각수용체를 자극하는 동안 발생되는 급성 연관 심부 체성 통증의 분포를 보여준다. 국소 통증은 예리하고 찌르는 듯 아프며 즉시 나타나고 몇 분 동안 지속된다. 연관통은 심부 구조에서 발생하는 것으로 느껴지며 불쾌하고 아프고, 약 30초의 잠복 시간을 가지며 약 2분 이내 최대로 증가하고 약 5~10분 동안 지속된다. 기계적 통각 과민은 5분 이상 지연되고 때로는 1시간 이상 지속될 수 있다. 개인간 변동성은 개체내 변동성보다 훨씬 크다. 따라서 동일한 피험자의 동일한 부위에 고장성 생리 식염수를 반복적으로 주사하면 일관된 반응이 발생한다(Hockaday & Whitty, 1967). 근막, 골막, 힘줄 또는 관절 (Kellgren, 1939)뿐만 아니라 골격근에 고장성 생리 식염수를 주사하여도 유사한 결과를 볼 수 있다(Graven-Nielsen, 2006, Graven-Nielsen & Arendt-Nielsen, 2008, Kellgren, 1938a, 1938b).

힘줄과 근막을 포함한 골격 근육의 신경분포는 분절적이다. 극간인대를 자극했을 때 발생하는 통증은 해당 분절의 척수 신경 및 이웃한 분절의 척수 신경이 지배하는 여러 근육과 관련된다. 하나의 척수 신경이 지배하는 골격근 그룹을 근육분절이라고 한다. 이웃한 근육분절은 겹친다.

근막, 관절, 뼈(골막) 등의 구심성 신경 분포에 대해서도 같은 추론을 적용할 수 있다. 그림 28.9는 척추 신경에 의한 이러한 심부 체성 조직의 분절적 구심성 신경 분포를 보여준다. 피부분절 및 근육분절과 유사하게 경절이라 부르는, 척수 신경에 지배를 받는 심부 체

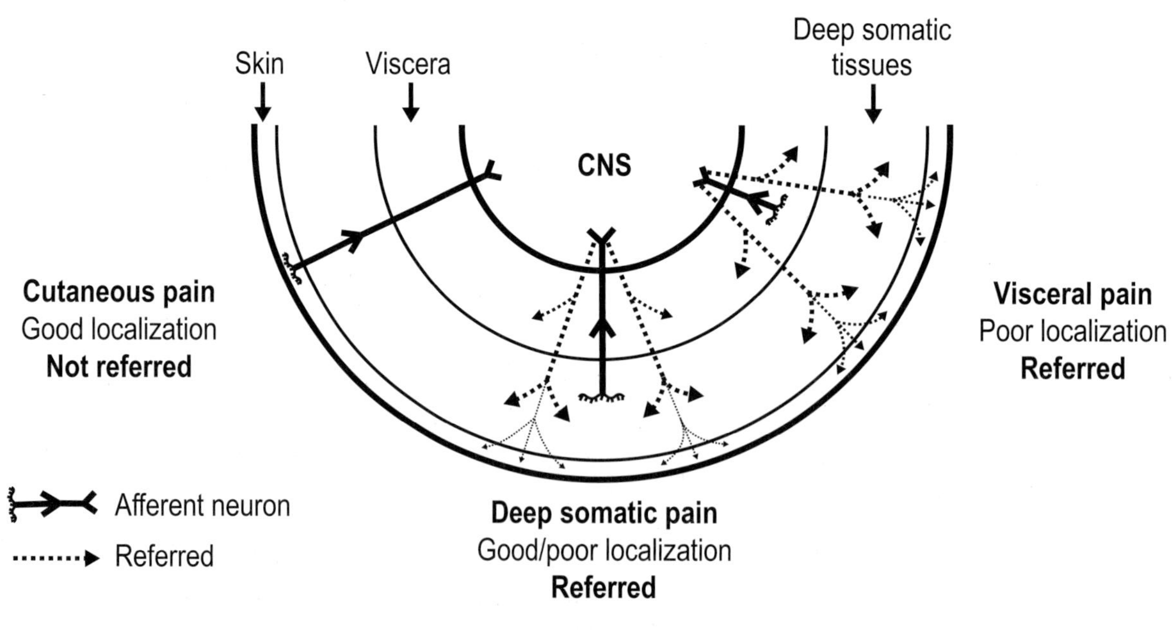

그림 28.7
심부의 신체, 내장 통증의 연관. 방사형 실선=구심성 뉴런. 점선과 화살표=연관. 심부 체성 조직의 통증은 다른 심부 체성 조직과 내장, 그리고 피부에 나타난다. 내장 통증은 심부 체성 조직, 다른 내장 및 피부에 나타난다. 끊어진 화살표의 폭은 연관의 정도를 나타낸다. Modified after Ruch (1965)

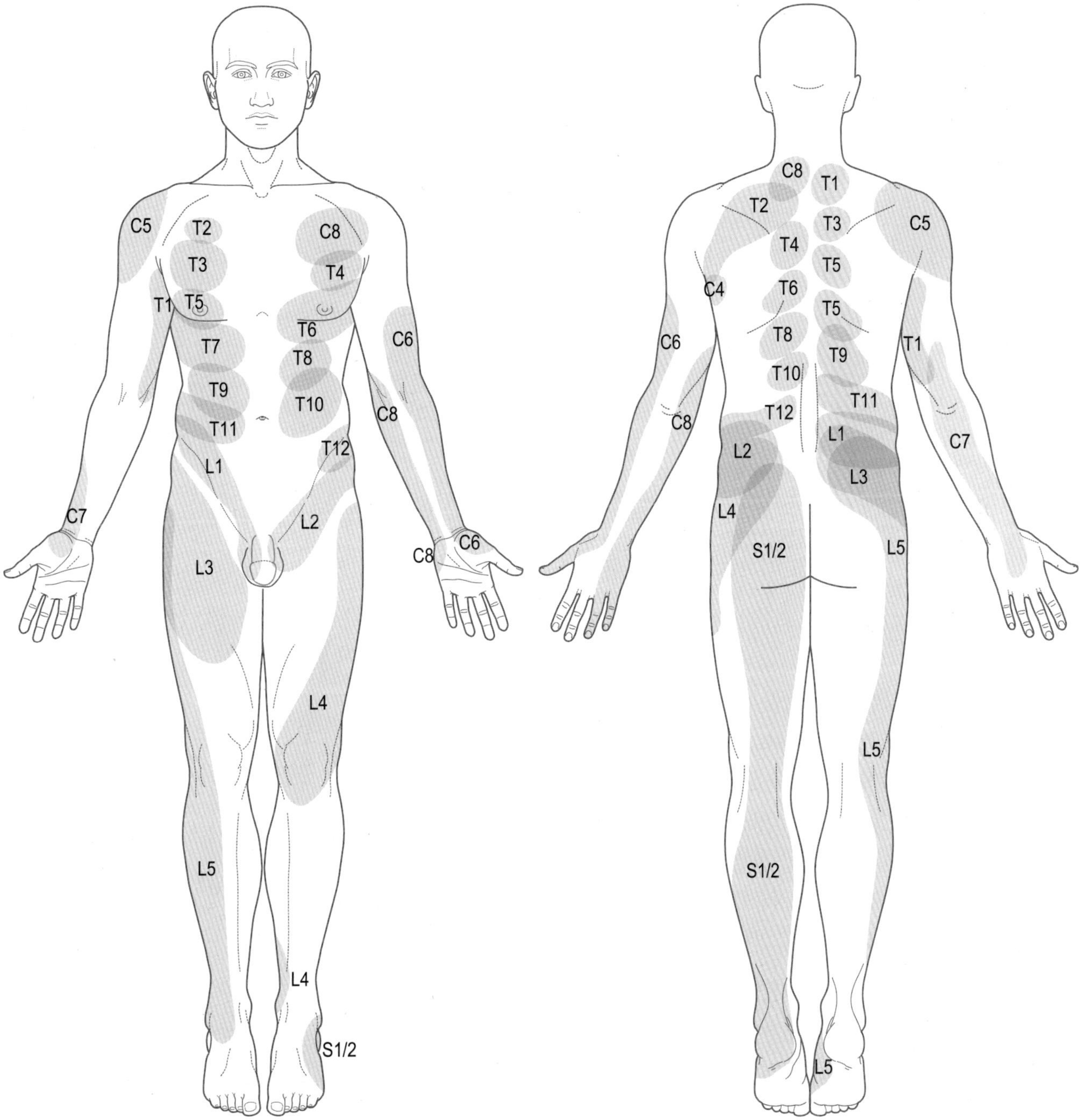

그림 28.8
극간인대 통각수용기의 활성화로 인해 심부 조직에서 발생하는 연관통 (지속적인 통증, 심부 기계적 통각 과민). 통각수용기는 6% 식염수 0.1-0.3mL를 인대에 주입함으로써 활성화되었다. 극간인대 외 자극적인 통각수용기의 활성화를 피하기 위해 겹쳐진 피부, 근막, 극상인대를 마취하였다. 결과는 세 명의 건강한 피험자로부터 얻을 수 있었다. 지속적인 통증과 심부의 기계적 통각 과민 (심부 압통)의 분포는 서로 일치한다. After Lewis (1942) and Kellgren (1939)

성 조직 영역이 있다. 뼈의 감각 신경 분포에 대한 생각은 Déjerine (1914)으로 거슬러 올라간다. Inman과 Saunders (1944)는 건강한 사람의 상지, 견갑대, 하지 및 하지대의 뼈 등의 감각 신경 분포를 체계적으로 연구하고 기술했다(그림 28.9). 심부 조직의 자극(기계적, 포름산 약용액 또는 고장성 생리 식염수 용액에 의한 자극)은 메스꺼움, 구토, 발한 및 교감신경계와 관련된 둔하고 쑤시는 통증을 유발한다. 이 통증은 더 말단부에 위치한 심부 체성 조직과 연관된다. 경절의 분포는 결코 현대적인 방법을 사용하여 재조사되지 않았다(Ivanusic, 2007 참조).

심부 체성 조직 또는 피부와 연관된 만성 심부 체성 및 내장성 통증(지속되는 통증과 기계적 통각 과민으로 나타나는)은 교감신경 절후 뉴런과 펩티드성 구심성 뉴런에 의해 분절적으로 조직화된 신경분포의 변화와 동반된다(Box 28.1, Jänig, 1993, 2014).

- 피부 혈류 및 발한 변화 – 입모 시스템도 영향을 받을 수 있다. 이러한 변화는 교감신경성 피부 혈관 수축 뉴런, 한선 자극성 뉴런 및 입모 뉴런(내장교감성, 체성교감신경 반사)에서 반사적 활성 변화에 의해 생성되는 것으로 가정된다. 또한 혈류 흐름의 변화는 펩티드성 구심성 신경에 의해 국소적으로 분비되는 펩티드(CGRP, 물질 P)에 의존할 수 있다.
- 피부는 부종(종창) 및 영양 변화(피부의 구조 및 일관성 변화, 손톱 및 머리카락의 변화)를 나타낸다. 둘 다 교감신경성 뉴런(그리고 물질 P와 CGRP를 분비하는 펩티드성 구심성 뉴런)에 의해 발생한다고 가정한다. 이러한 변화를 일으키는 세포 메커니즘은 완전히 알려지지 않았다.
- 심부 체성 혈관 수축 뉴런에 의해 매개되는 심부 체성 조직의 혈류 변화를 체계적으로 연구한 적이 없다. 그러나 이러한 변화는 만성 조건에서 발생하고 상당한 병태 생리학적 결과를 낳는다고 추측한다. 피부와 마찬가지로 혈류 변화도 펩티드성 구심성 뉴런에 의해 국소적으로 분비된 펩티드(CGRP, 물질 P)에 의존할 수 있다.
- 뼈(골막), 관절 캡슐, 편평한 근막 및 골격근과 같은 심부 체성 조직의 해당 영역은 만성적인 조건에서 부종 및 영양적(구조적) 변화를 나타낼 수 있다. 그러나 세포 메커니즘 뿐만 아니라 이러한 변화와 교감신

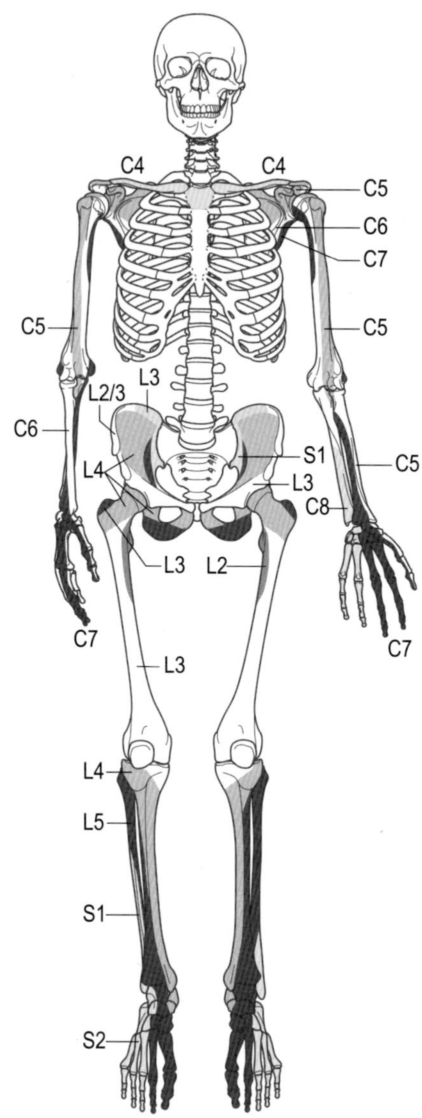

그림 28.9
경절. 골막, 삽입 인대, 근막, 골간막, 건, 인대의 건 부착점 등의 분절적 신경분포. 이것은 26명의 건강한 피험자를 160번 관찰한 결과이다(주사 바늘을 사용하여) 기계적 자극 및 약한 포름산 용액 또는 6% 고장성 용액을 조직에 주입하여 자극 하였다. After Inman & Saunders (1944), Dejerine (1914)

경 분포, 펩티드성 구심성 신경분지에 대한 의존은 그것이 매우 중요하다고 할지라도 체계적으로 조사된 적이 없다. 결국 펩티드성 구심성 뉴런과 교감신경성 노르아드레날린 뉴런에 의한 근막의 신경 분포가 반드시 혈관과 관련이 있는 것은 아니다(33장, 그림 33.1 참조).

통각의 척추상 조절과 심부 체성 조직의 통증

통증은 상행 통각수용 시스템의 활성화에 의해 발생된 통각수용성 감각을 줄일 수 없다(그림 28.1, 왼쪽). 통증이나 통증 행동은 감각-차별적, 정서-동기적, 인지적, 운동 차원을 특징으로 하는 다차원적 사건이다. 첫 3개의 차원은 대뇌 피질에 의존한다. 운동 차원은 체성, 자율 신경성 및 신경 내분비 구성 요소로 구성되며, 잠재적으로는 피질 제어 하에 있다. 현대의 영상학 및 다른 기술을 통해 여러 피질 및 피질하 중추가 통증 행동의 발생에 관여하는 것을 알 수 있었다(Apkarian 외, 2013; Casey & Tran, 2006; Tracey & Mantyh, 2007; Treede & Apkarian, 2009) (왼쪽의 그림 28.11 참조). 이러한 중추는 말초 통각수용성 구심성 뉴런의 자극이 있는 동안 순차적으로 그리고 동시에 활성화되며 때로는 '통증의 대뇌 신호'로 기술된다(Tracey & Mantyh, 2007). 통각과 통증에 관여하는 피질 및 피질하부 영역의 복잡성은 표면, 심부 체성 또는 내장 신체 영역에서의 기원에 따라 통증을 인지하고, 자발적 통증을 인지하며, 다른 생리학적 자극에 의해 발생한 통증을 식별하고, 통각수용성 측면으로부터 통증의 불쾌감을 구별할 수 있는 능력에 해당한다(그림 28.10).

다양한 영상 수단의 도입 덕분에 통증에 대한 대뇌 피질의 메커니즘과 통각과 통증의 대뇌 피질 조절에 대한 지식(그림 28.1, 오른쪽)이 상당히 증가했다. 그러나 우리는 세포 및 통합 수준에서 통증의 생물학적 기반의 대뇌 피질 메커니즘을 이해하지 못하고 있다. 이것은 특히 만성 염증성 통증, (만성) 신경병성 통증 및 잠재적인 만성 통증-만성적으로 감작되거나 손상된 통각수용성 구심성 뉴런에 의해 유발되지는 않지만 통각수용성 시스템의 중추 조절장애의 결과일 수 있는 증후군-의 범주뿐만 아니라 심부 체성 및 내장성 통증에 적용할 수 있다. 그림 28.10은 개략적이고 단순화된 형태로 상행 통각수용성 시스템과 통각수용성 자극 전달을 조절하는 내인성 시스템을 보여준다.

다른 피질 영역은 통증(감각, 주관적 감정, 인지, 체성 및 자율 운동 반응)의 다른 측면(차원)에 관여한다. 이 기능들 중 어느 것도 오직 하나의 전뇌 구조에만 국한되지 않는다. 즉, 각 기능은 하나 이상의 뇌 구조에서 나타난다(Casey & Tran, 2006; Treede & Apkarian, 2009) (그림 28.11).

- 척수 또는 꼬리 삼차신경핵(특히 추궁판 I의 뉴런 [이 장의 앞부분 참조]에서)과 시상에서 상행 통각수용 시스템의 활성화는 통각을 일으킨다. 이러한 감각은 일차 및 이차 체성 감각 피질과 시상의 후복내측핵(VMpo)을 통해 후배측 피질과 뇌도 피질(dpINS)의 활성화에 의존한다. 유형, 국소화, 지속 기간, 통각의 강도를 인식할 때 VMpo/dpINS 시스템의 역할은 논란의 대상이다(Apkarian 외, 2013; Craig 2003a, 2003b, 2003c, 2004, 2016; Dostrovsky & Craig, 2013) (그림 28.11의 1).
- 통각수용성 감각의 발생과 병행하여, 보호성 체성, 자율 신경 및 신경 내분비 과정이 척수, 뇌간, 시상하부, 편도체 및 기타 뇌 중심을 통해 고정관념적 방식으로 활성화 된다(그림 28.11의 4).
- 통각수용성 감각의 발생은 신체의 손상 또는 임박한 손상을 신호화하는 불쾌한 감정의 인식에 뒤따르거나 동시에 발생한다. 불쾌한 감정은 후배측 뇌도 피질(또한 전방 뇌도 피질), 전후 대상회 피질, 하부 두정 피질 및 전운동피질이 활성화 되는 중에 발생한다. 내측 시상(아마도 시상 하부)의 활성화는 팔옆핵(그림 28.11에는 보이지 않음)을 포함하는 평행 경로

Box 28.1

연관통의 특징과 메커니즘 (after Jänig, 1993, 2014)

A. 연관의 특징과 관련 변화

1. *통증, 통각 과민, 이상감각*: 세포체간, 내장기간, 체성내장, 내장체성
2. *자율 신경계의 변화*: 혈관, 한선, 발기모근
3. *근긴장 증가*
4. *부종*: 피부, 피하, 심부 체성. 영양 변화: 피부, 피하, 심부 체성

B. 가능성 있는 연관통 메커니즘과 관련 변화

1. *척추 세포체간 및 체성내장 뉴런의 감각*(개재뉴런, 신경로뉴런)
2. *내장, 심부 체성, 피부의 구심성 뉴런의 후각에서의 수렴*; 역치 이하 시냅스가 역치 이상이 됨
3. *척수 처리과정*과 *척수상 조절* 사이의 *균형* 변화
4. *둘로 나누어진 구심성 신경*: 단일 구심성 뉴런은 다른 조직을 신경 지배한다(예: 체성 조직과 내장).
5. 체성교감신경, 내장성교감신경 그리고 내장체성 반사의 강화
6. *말초 미세순환*의 조절 변화
7. 일차 구심성 뉴런에서 *역행하는 신경돌기* 화합물 (예: 영양물질) *전달* 변화
8. 조직에서 부종의 발생과 교감신경 뉴런에 의한 영양적 변화

를 통해 정서적 통증 요소를 생성하는 것에도 관여할 것이다(그림 28.11의 2).

- 과거의 경험(기억), 기대, 환경적 맥락에서의 통각 사건의 이차(인지적) 평가와 관심은 이차 정서적 통증 행동으로 이어진다. 이 행동은 내측 및 배외측 전전두엽 피질, 안와 전두 피질, 해마 및 내후각 피질의 활성화에 달려 있다(그림 28.11의 3).
- 신체의 침범이나 위협을 인지하는 동안 이차(인지적) 평가, (체성, 자율성, 신경내분비성) 운동 구성 요소가 활성화되어 더 상부 수준의 뇌 중심을 포함한다(그림 28.11에서 부러진 화살표 참조). 이러한 운동 요소는 전대상회 피질과 편도체에 의해 조율된다(Neugebauer 외, 2009).
- 척수 및 삼차신경 후각에서 통각수용성 자극의 전달은 척추상 중추에 의해 조절된다. 수도관주위회백질, 배외측 뇌교 뇌피개, 복내측 연수(꼬리 솔기핵 포함)에서 나타나는 이러한 중추 활성화는 행동적 맥락에 따라 통각억제 또는 전(pro)통각 상태를 생성한다. 이 중추는 차례로 대뇌 반구(안와전두피질, 전전두엽 피질, 뇌도, 전대상회, 편도체 등)의 조절 하에 있다(Heinricher & Fields, 2013, Heinricher & Ingram, 2009) (그림 28.10에서 음영 처리됨).

통증 행동을 야기하는 전뇌 중추의 순차 및 동시 활성화는 생물학적 조건에서 통각 수용기가 일시적으로 활성화될 때 또는 회복(치유) 단계, 즉 조직 손상 후 염증성 통각 수용기가 활성화되는 동안 발생한다. 데이터 기반의 영상 연구는 상관 방식으로 전뇌 반응을 보여준다. 그들은 개별적인 전뇌 중추가 다른 차원의 통증의 발생에 어떤 방식으로 관련되어 있는지 알려주지 않는다.

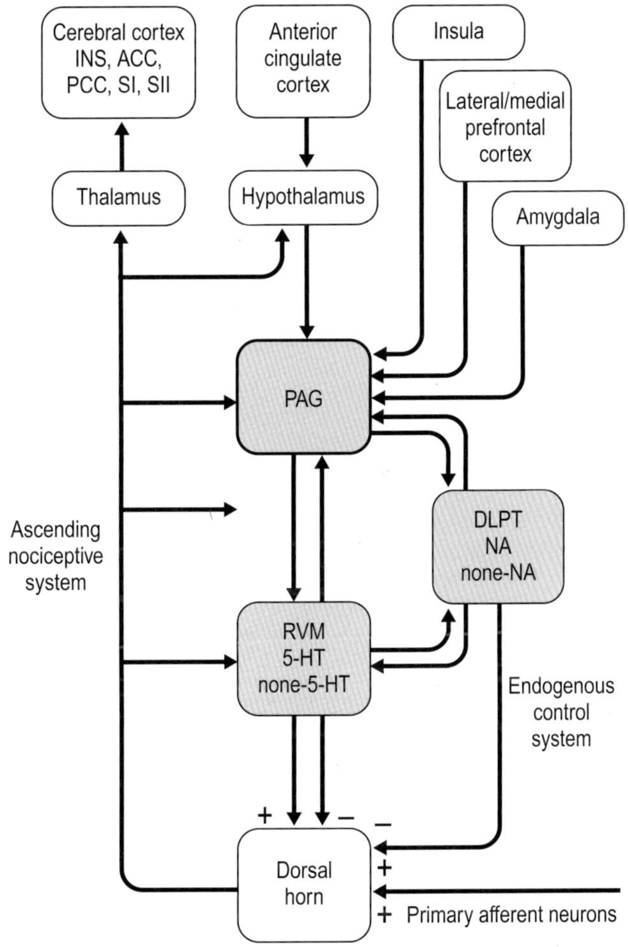

그림 28.10
척수와 삼차신경 후각의 구심성 통각 뉴런에서 이차 뉴런으로 활성 자극 전달을 조절하는 상향 통각 시스템과 내인성 시스템. 좌측에 상행 통각 시스템이 나타나 있다. 척수시상로 뉴런이 시상으로, 뇌간과 시상하부의 중심으로 진행하여 내인성 조절계를 대표한다는 것을 주목한다. 음영상자=내인성 조절계, 통각 수용적 자극 전달의 하향 조절은 억제성 (항통각 수용기)일 뿐만 아니라 흥분성 (전-통증)이다. ACC=전대상피질, DLPT=배측뇌교뇌피개 (영역5, 7, 쐐기핵, 팔곁핵 및 청반을 포함한다), INS=뇌도 피질, PAG=수도관주위회색질, PCC= 후대상피질, RVM=연수 복내측부 (대봉선핵, 내측 거대세포성핵, nucleus parapyramidalis를 포함한다), SI, SII=일차, 이차 체성감각피질, NA=노르아드레날린, 5-HT=5-하이드록시 트립타민 (세로토닌), +=활성, -=억제. After Heinricher & Fields (2013)

결론

근막 조직은 무수초성 섬유를 가진 구심성 펩티드성 뉴런 및 교감신경성 노르아드레날린성 뉴런에 의해 신경지배를 받는다. 수초성 축삭을 가진 구심성 뉴런은 특히 그들의 수가 적다는 점에서 그 중요성이 미미하다. 펩티드성 구심성 뉴런은 주로 다형성을 띠며 말초 신경인성 염증을 포함하는 근막의 통각과 통증에 관여한다. 따라서 펩티드성 구심성 뉴런은 척수 후각에서 이차 뉴런과 함께 신경성 염증을 일으켜 유해 자극 중에 작용하는 근막 조직과 뇌 사이의 고전적인 보호 경계를 형성하고, 교감신경에서 보호 반사를 일으키며 통증을 유발한다. 근막 조직을 지배하는 대부분의 교감신경 뉴런은 기능적으로 혈관을 수축시키는 물질이며 혈류 조절에 관여한다. 그것들은 아마 신경지배하는 근막을 포함하는 심부 체성 통각 수용체가 활성화 되는 동안 억제

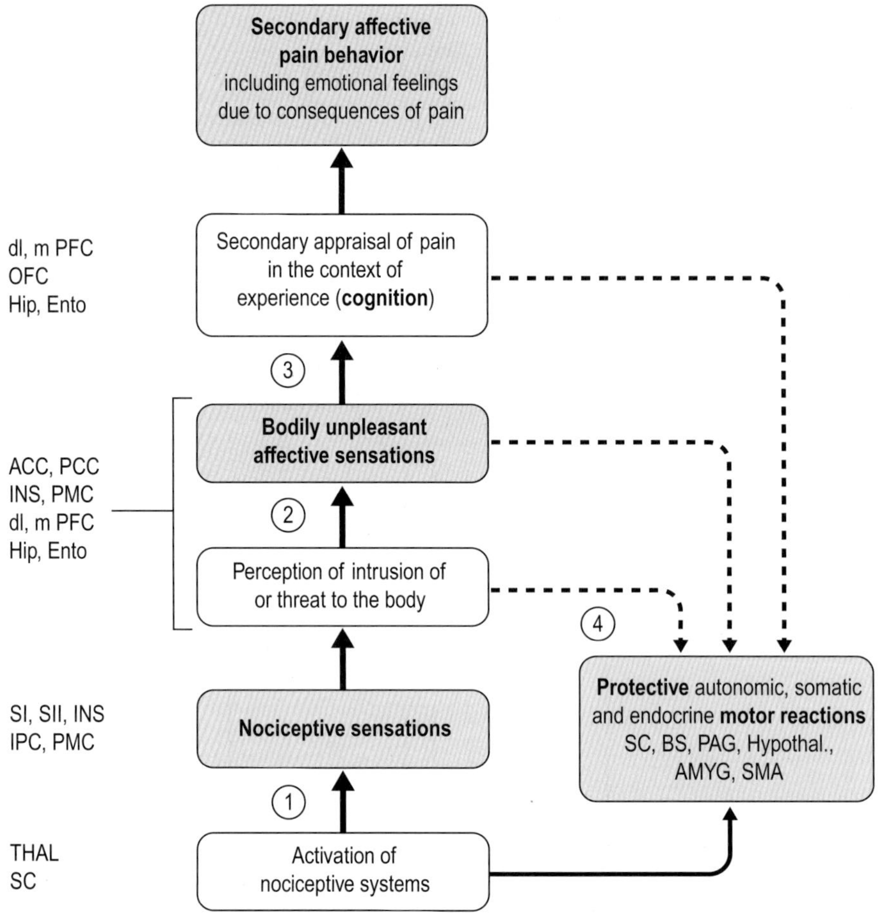

그림 28.11
통각 감각, 신체적인 불쾌한 정서적 감각, 이차 정서적 통증 행동 그리고 뇌 중추 사이의 상호 작용은 단순화된 도식으로 연결될 수 있다(1)에서 (4)는 통증 차원을 말한다(1) 감각-구별적, (2) 정서-동기적, (3) 인지적, (4) 운동 차원. 내분비계, 체세포 및 자율 운동계의 활성화는 통각과 통증 중추가 활성화 되는 동안 모든 통합적 수준에서 일어난다. 상부 중추에 의한 이러한 운동계의 활성 메커니즘은 거의 연구되지 않았다(점선 화살표 참조). ACC=전대상피질, AMYG=편도체, BS=뇌간, dl=배외측, Ento=내후각피질, Hip=해마, Hypothal=시상하부, INS=뇌도 피질, IPC=하두정피질, m=내측, OFC=안와전두피질, PAG=수도관주위회색질, PCC=후대상피질, PFC=전전두피질, PMC=전운동피질, SC=척수, SI, SII=일차, 이차 체성감각피질, SMA=보조운동영역, THAL=시상. Modified from Fanig (2012) and after Casey & Tran (2006) and Price (2000)

될 수 있고 (Kirillova-Woytke 외, 2014), 이런 방식으로(혈류를 증가시킴으로써) 근막 조직의 보호에 기여할 수 있는 듯하다. 두 집단의 뉴런이 근막의 영양적 기능을 유지하는 데에 추가적으로 관여하는지 여부는 미결 문제이다. 근막을 신경지배하는 교감신경과 통각수용성 구심성 뉴런이 피드백 회로를 형성한다는 증거는 없다.

구심성 신경 및 근막의 교감신경 분지는 대부분 분절적으로 조직된다. 이것은 근막의 신경분지와 골격 근육의 신경분지 둘 다 근막근육분절의 어떤 형태로 조직되어 있다는 추측을 낳는다. 이 주제는 조사할 만한 가치가 있다.

심부 체성 조직과 내장 조직이 고통스러운 손상을 입는 동안, 해당 신체 조직은 종창(부종)과 영양 변화를 보인다. 이러한 변화는 조직의 신경 분포(구심성 및 교감신경성)에 의존하는 것으로 생각된다. 이러한 중요한 변화의 근간을 이루는 메커니즘은 완전히 알려지지 않았기 때문에 탐구해야 한다. 흥미롭게도 복합 부위 통증 증후군에서 유사한 변화(부종, 피부의 일관성 변화, 손톱, 모발 및 골다공증)가 나타난다. 여기서 우리는 이러한 영양 변화가 교감신경 지배에 의존한다는 간접적인 증거를 가지고 있다. 교감신경 차단이나 교감신경 절제술 후 이러한 변화는 사라질 수 있다(Jänig, 2009, 2013; Jänig & Baron, 2002, 2003).

근막 조직과 관련된 통각과 통증의 중추적 표현은 골격근, 관절과 유사하거나 동일하다. 그러나 이 장에서 설명한 것처럼 척추 후각과 꼬리 삼차신경핵, 시상, 종뇌 및 중추 내인성 제어 시스템에 대해서는 아직 많이 연구되지 않고 있다.

참고문헌

Apkarian, A. V., Bushnell, M. C., & Schweinhardt, P. 2013. Representation of pain in the brain, in Wall and Melzack's Textbook of Pain, 6th edition. S. B. McMahon et al., eds, Elsevier, Saunders, Philadelphia, PA, pp. 111–128.

Bahns, E., Ernsberger, U., Jänig, W., & Nelke, A. 1986. Discharge properties of mechanosensitive afferents supplying the retroperitoneal space. Pflügers Arch 407:519–525.

Bennett, R. 2013. Myofascial pain, in Encyclopedia of Pain. 2nd edition. G. F. Gebhart & R. F. Schmidt, eds, Springer-Verlag, Heidelberg, New York, Dordrecht, London, pp. 2004–2008.

Bove, G. M. & Light, A. R. 1995. Unmyelinated nociceptors of rat paraspinal tissues. J Neurophysiology vol. 73:1752–1762.

Casey, K. L. & Tran, T. D. 2006. Cortical mechanisms mediating acute and chronic pain in humans, in Handbook of Clinical Neurology, Vol 81. M. J. Aminoff, F. Boller, D. F. Swaab, (series eds), F. Cervero & T. S. Jensen, eds, Elsevier, Edinburgh, pp. 159–177.

Craig, A. D. 2003a. Pain mechanisms: labeled lines versus convergence in central processing. Annu Rev Neurosci vol. 26:1–30.

Craig, A. D. 2003b. A new view of pain as a homeostatic emotion. Trends Neurosci 26:303–307.

Craig, A. D. 2003c. Interoception: the sense of the physiological condition of the body. Curr Opin Neurobiol 13:500–505.

Craig, A. D. 2004. Distribution of trigeminothalamic and spinothalamic lamina I terminations in the macaque monkey. J Comp Neurol 477:119–148.

Craig, A. D. 2016. Interoception and emotion: a neuroanatomical perspective, in Handbook of Emotions, 4th edn. L. F. Barrett, M. Lewis & J. M. Haviland-Jones, eds, The Guilford Press, New York, NY, pp. 272–288.

Craig, A. D. & Blomqvist, A. 2002. Is there a specific lamina I spinothalamocortical pathway for pain and temperature sensations in primates? J Pain 2:95 –101.

Dawes, J. M., Andersson, D. A., Bennett, D. L. H., Bevan, S., & McMahon, S. B. 2013. Inflammatory mediators and modulators of pain, in Wall and Melzack's Textbook of Pain, 6th edn. S. B. McMahon et al., eds, Elsevier, Saunders, Philadelphia, PA, pp. 48–67.

Déjerine, J. 1914. Sémiologie du Système Nerveux. Masson, Paris.

Dommerholt J. & Gerwin R. D. 2015. A critical evaluation of Quinter et al: missing the point. J Bodyw Mov Ther 19:193–204.

Dostrovsky, J. O. & Craig, A. D. 2013. Ascending projection systems, in Wall and Melzack's Textbook of Pain, 6th edn. S. B. McMahon et al., eds, Elsevier, Saunders, Philadelphia, PA, pp. 182–197.

Foerster, O. 1933. The dermatomes in man. Brain 56:1–39.

Giamberardino, M. A. 2009. Visceral Pain. Oxford University Press, Oxford.

Giamberardino, M. A., Costantini, R., Affaitati, G., Fabrizio, A., Lapenna, D., Tafuri, E., & Mezzetti, A. 2010. Viscero-visceral hyperalgesia: characterization in different clinical models Pain 151:307–322.

Gold, M. S. 2013. Molecular biology of sensory transduction, in Wall and Melzack's Textbook of Pain, 6th edn. S. B. McMahon et al., eds, Elsevier, Saunders, Philadelphia, PA, pp. 31–47.

Gold, M. S. & Caterina, M. J. 2009. Molecular biology of the nociceptor/transduction, in Science of Pain. A. I. Basbaum & M. C. Bushnell, eds, Academic Press, San Diego, CA, pp. 43–73.

Graven-Nielsen, T. 2006. Fundamentals of muscle pain, referred pain, and deep tissue hyperalgesia. Scand J Rheumatol Suppl 122:1–43.

Graven-Nielsen, T. & Arendt-Nielsen, L. 2008. Human models and clinical manifestations of musculoskeletal pain and pain-motor interactions, in Fundamentals of Musculoskeletal Pain. T. Graven-Nielsen, L. Arendt-Nielsen, & S. Mense, eds, IASP Press, Seattle, WA, pp. 155–187.

Graven-Nielsen, T., Arendt-Nielsen, L., & Mense, S. eds, 2008. Fundamentals of Musculoskeletal Pain. IASP Press, Seattle.

Häbler, H. J., Jänig, W., Koltzenburg, M., & McMahon, S. B. 1990. A quantitative study of the central projection patterns of unmyelinated ventral root afferents in the cat. J Physiol 422:265–287.

Head, H. 1893. On disturbances of sensation with especial reference to the pain of visceral disease. Brain 16, pp.:1–133.

Head, H. & Campbell, A. W. 1900. The pathology of herpes zoster and its bearing on sensory localization. Brain 23, pp.:353–523.

Heinricher, M. M. & Fields, H. L. 2013. Central nervous system mechanisms of pain modulation, in Wall and Melzack's Textbook of Pain, 6th edn. S. B. McMahon et al., eds, Elsevier, Saunders, Philadelphia, PA, pp. 129–142.

Heinricher, M. M. & Ingram, S. L. 2009. The brain stem and nociceptive modulation, in Science of Pain. A. I. Basbaum & M. C. Bushnell, eds, Academic Press, San Diego, CA, pp. 593–626.

Hockaday, J. M. & Whitty, C. W. 1967. Patterns of referred pain in the normal subject. Brain 90:481–496.

Hoheisel, U. & Mense, S. 2014. Inflammation of the thoracolumbar fascia excites and sensitizes rat dorsal horn neurons. Eur J Pain 19, no. 3:419–428.

Hoheisel, U., Taguchi, T., Treede, R. D., & Mense, S. 2011. Nociceptive input from the rat thoracolumbar fascia to lumbar dorsal horn neurones. Eur J Pain 15:810–815.

Hoheisel, U., Vogt, M.A., Palme, R., Grass, P. & Mense, S. 2015. Immobilization stress sensitizes rat dorsal horn neurons. Eur J Pain 19:861–870.

Hökfelt, T. G. M., Zhang, X., Villar, M., Xu, X. J., & Wiesenfeld-Hallin, Z. 2013. Central consequences of peripheral nerve damage, in Wall and Melzack's Textbook of Pain, 6th edn. S. B. McMahon et al., eds, Elsevier, Saunders, Philadelphia, PA, pp. 902–914.

Inman, V. T. & Saunders, J. B. M. 1944. Referred pain from skeletal structures. J Nerv Ment Dis 99:660–667.

Ivanusic, J. J. 2007. The evidence for the spinal segmental innervation of bone. Clin Anat 20:956–960.

Jänig, W. 1993. Spinal visceral afferents, sympathetic nervous system and referred pain, in New Trends in Referred Pain and Hyperalgesia, Pain Research and Clinical Management, Vol. 7. L. Vecchiet et al., eds, Elsevier Science Publishers, Amsterdam, pp. 83–92.

Jänig, W. 2006. The Integrative Action of the Autonomic Nervous System: Neurobiology of Homeostasis. Cambridge University Press, Cambridge, New York.

Jänig, W. 2009. Autonomic nervous system and pain, in Science of Pain. A. I. Basbaum & M. C. Bushnell, eds,

Academic Press, San Diego, CA, pp. 193–225.

Jänig, W. 2012. Autonomic reactions in pain. Pain 153:733–735.

Jänig, W. 2013. Pain and the sympathetic nervous system: pathophysiological mechanisms, in Autonomic Failure. 5th edn. C. J. Mathias & R. Bannister, eds, Oxford University Press, Oxford, pp. 236–246.

Jänig, W. 2014. [Neurobiology of visceral pain], Schmerz 28:233–251.

Jänig, W. & Baron, R. 2002. Complex regional pain syndrome is a disease of the central nervous system. Clin Auton Res 12:150–164.

Jänig, W. & Baron, R. 2003. Complex regional pain syndrome: mystery explained? Lancet Neurol 2:687–697.

Jänig, W., Böhni, U., & von Heymann, W. 2015. Interozeption, Schmerz und vegetatives Nervensystem [Interoception, pain and autonomic nervous system], in Manuelle Medizin 1: Fehlfunktion und Schmerz am Bewegungsorgan verstehen und behandeln [Manual Medicine 1: Understanding and Treatment of Failure and Pain of the Skeletomotor System]. U. Böhni, M. Lauper, & H. Locher, eds, Georg Thieme Verlag, Stuttgart New York, pp. 69–100.

Jänig, W. & Koltzenburg, M. 1991. Receptive properties of pial afferents. Pain 45:77–85.

Jänig, W. & Levine, J. D. 2013. Autonomic, endocrine, and immune interactions in acute and chronic pain, in Wall & Melzack's Textbook of Pain, 6th edn. S. B. McMahon et al., eds, Elsevier Saunders, Philadelphia, PA, pp. 198–210.

Kellgren, J. H. 1938a. Observations on referred pain arising from muscle. Clin Sci 3:175–190.

Kellgren, J. H. 1938b. A preliminary account of referred pains arising from muscle. Br Med J 1:325–327.

Kellgren, J. H. 1939. On the distribution of pain arising from deep somatic structures with charts of segmental pain areas. Clin Sci 4:46.

Kirillova-Woytke, I., Baron, R., & Jänig, W. 2014. Reflex inhibition of cutaneous and muscle vasoconstrictor neurons during stimulation of cutaneous and muscle nociceptors. J Neurophysiol 111:1833–1845.

Langevin, H. M. & Huijing, P. A. 2009. Communicating about fascia: history, pitfalls, and recommendations, Int J Ther Massage Bodywork, no. 4, pp.:3–8.

Lee, M. W., McPhee, R. W., & Stringer, M. D. 2008. An evidence-based approach to human dermatomes. Clin Anat 21:363–373.

Lewis, T. 1942. Pain, Macmillan, New York, NY. Lucas, N., Macaskill, P., Irwig, L., Moran, R., & Bogduk, N. 2009. Reliability of physical examination for diagnosis of myofascial trigger points: a systematic review of the literature. Clin J Pain, no. 1, pp.:80–89.

Mense, S. 1993. Nociception from skeletal muscle in relation to clinical muscle pain. Pain 54:241–289.

Mense, S. 2013. Basic mechanisms of muscle pain, in Wall and Melzack's Textbook of Pain, 6th edn. S. B. McMahon et al., eds, Elsevier, Saunders, Philadelphia, PA, pp. 620–628.

Mense, S. & Simons, D. G. 2001. Muscle Pain. Understanding its Nature, Diagnosis, and Treatment, Lippincott Williams & Wilkins, Philadelphia, PA.

Michaelis, M., Häbler, H. J., & Jänig, W. 1996. Silent afferents: a separate class of primary afferents? Clin Exp Pharmacol Physiol 23:99–105.

Myburgh, C., Larsen, A. H., & Hartvigsen, J. 2008. A systematic, critical review of manual palpation for identifying myofascial trigger points: evidence and clinical significance. Arch Phys Med Rehabil 89:1169–1176.

Neugebauer, V., Galhardo, V., Maione, S., & Mackey, S. C. 2009. Forebrain pain mechanisms. Brain Res Rev 60:226–242.

Neugebauer, V., Lucke, T., & Schaible, H. G. 1993. N-methyl-D-aspartate (NMDA) and non-NMDA receptor antagonists block the hyperexcitability of dorsal horn neurons during development of acute arthritis in rat's knee joint. J Neurophysiol 70:1365–1377.

Ossipov, M. H. & Porreca, F. 2009. Neuropathic pain: basic mechanisms (animal), in Science of Pain. A. L. Basbaum & M. C. Bushnell, eds, Academic Press, San Diego, CA, pp. 833–855.

Price, D. D. 2000. Psychological and neural mechanisms of the affective dimension of pain. Science 288:1769–1772.

Quintner, J. L., Bove, G. M., & Cohen, M. L. 2014. A critical evaluation of the trigger point phenomenon. Rheumatology 54:392–399.

Ringkamp, M., Raja, S. N., Campbell, J. N., & Meyer, R. A. 2013. Peripheral mechanisms of cutaneous nociception, in Wall and Melzack's Textbook of Pain, 6th edn. S. B. McMahon et al., eds, Elsevier, Saunders, Philadelphia, PA, pp. 3–34.

Ruch, T. C. 1965. Pathophysiology of pain, in Physiology and Biophysics. T. C. Ruch & H. D. Patton, eds, Saunders, Philadelphia, PA, pp. 345–363.

Russell, I. J. 2013. Fibromyalgia syndrome and myofascial pain syndrome, in Wall and Melzack's Textbook of Pain, 6th edn. S. B. McMahon et al., eds, Elsevier, Saunders, Philadelphia, PA, pp. 658–682.

Schaible, H. G. 2012. Mechanisms of chronic pain in osteoarthritis. Curr Rheumatol Rep 14:549–556.

Schaible, H.-G. 2013. Joint pain: basic mechanisms, in Wall and Melzack's Textbook of Pain, 6th edn. S. B. McMahon et al., eds, Elsevier, Saunders, Philadelphia, PA, pp. 609–619.

Schaible, H. G. & Grubb, B. D. 1993. Afferent and spinal mechanisms of joint pain. Pain 55:5–54.

Schaible, H. G., Richter, F., Ebersberger, A., Boettger, M. K., Vanegas, H., Natura, G., Vazquez, E., & Segond von, B. G. 2009. Joint pain. Exp Brain Res 196:153–162.

Schleip, R. & Huijing, P. A. 2012. Introduction, in The Tensional Network of the Human Body. R. Schleip et al., eds, Churchill Livingstone, Elsevier, Edinburgh, pp. xv–xviii.

Schleip, R., Jäger, H., & Klingler, W. 2012. Fascia is alive: how cells modulate the tonicity and architecture of fascial tissues, in The Tensional Network of the Human Body. R. Schleip et al., eds, Churchill Livingstone, Elsevier, Edinburgh, pp. 157–164.

Schmidt, R., Schmelz, M., Forster, C., Ringkamp, M., Torebjörk, E., & Handwerker, H. 1995. Novel classes of responsive and unresponsive C nociceptors in human skin. J Neurosci 15:333–341.

Simons, D. G. 2004. Review of enigmatic MTrPs as a common cause of enigmatic musculoskeletal pain and dysfunction J Electromyogr Kinesiol 14:95–107.

Simons, D. G. 2013. Myofascial trigger points, in Encyclopedia of Pain, 2nd edn. G. F. Gebhart & R. F. Schmidt, eds, Springer-Verlag, Heidelberg, New York, Dordrecht, London, pp. 2009–2016.

Spike, R. C., Puskar, Z., Andrew, D., & Todd, A. J. 2003. A quantitative and morphological study of projection neurons in lamina I of the rat lumbar spinal cord. Eur J Neurosci 18:2433–2448.

Todd, A. J. & Koerber, H. R. 2013. Neuroanatomical substrates of spinal nociception, in Wall and Melzack's Textbook of Pain, 6th edn. S. B. McMahon et al., eds, Elsevier, Saunders, PA, pp. 77–93.

Tough, E. A., White, A. R., Cummings, T. M., Richards, S. H., & Campbell, J. L. 2009. Acupuncture and dry needling in the management of myofascial trigger point pain: a systematic review and meta-analysis of randomised controlled trials. Eur J Pain 13:3–10.

Tracey, I. & Mantyh, P. W. 2007. The cerebral signature for pain perception and its modulation. Neuron 55:377–391.

Treede, R. D. & Apkarian, A. V. 2009. Nociceptive processing in the cerebral cortex, in Science of Pain. A. I. Basbaum & M. C. Bushnell, eds, Academic Press, San Diego, CA, pp. 669–697.

Turvey, M. T. & Fonseca, S. T. 2014. The medium of haptic perception: a tensegrity hypothesis. J Mot Behav 46:143–187.

Willis, W. D., Jr., Zhang, X., Honda, C. N., & Giesler, G. J., Jr. 2002. A critical review of the role of the proposed VMpo nucleus in pain. J Pain 3:79–94.

Willis, W. D., Jr. & Coggeshall, R. E. 2004a. Sensory Mechanisms of the Spinal Cord. Primary Afferent Neurons and the Spinal Dorsal Horn, Vol. 1, 3rd edn.

Kluwer Academic/Plenum Publishers, New York, NY.

Willis, W. D., Jr. & Coggeshall, R. E. 2004b. Sensory Mechanisms of the Spinal Cord. Ascending Sensory Tracts and Their Descending Control, Vol. 2, 3rd edn.

Kluwer Academic/Plenum Publishers, New York, NY.

Woolf, C. J. & Ma, Q. 2007. Nociceptors – noxious stimulus detectors. Neuron 55:353–364.

근막 기능 장애의 메커니즘과 치료

Paolo Tozzi

개요

이 장은 체성 기능 장애의 기본이 되는 근막–매개 메커니즘과 그 치료를 탐구하는 것을 목표로 한다. 전통적으로 신경학적 모델에 의해 지배된 체성 기능 장애의 개념은 그 기원, 유지 및 치료에 영향을 미칠 수 있는 여러 가지 근막의 영향에 비추어 재검토 된다. 근막 관련 요소는 세포 기반 메커니즘에서 인지적인 영향에 이르기까지 다양하며 체성 기능 장애와 그 치료의 다차원적 특성을 지지하며 적어도 부분적으로는 근막인성 현상을 의미한다.

소개

근막은 큰 구성요소에서부터 작은 구성요소까지 몸 전체를 감싸고 침투하는 유비쿼터스 조직이다. 모든 수준의 각 조직에 존재함으로써 슬라이딩 및 미끄럼 운동이 발생하는 동안 신체의 구성요소들 사이에서 내부 및 구조적 상호 연결성을 제공한다. 그것은 결합 조직의 병리에서의 잠재적인 역할과 함께 관절 안정성에서 일반적인 움직임의 조정에 이르기까지, 고유감각수용에서 통각수용에 이르기까지(Tozzi, 2012), 기계적 힘의 전달에서(Huijing, 2009) 상처 치유 및 조직 복구에 이르기까지 여러 가지 생리적 및 기능적 역할을 하는 것으로 보인다(Gabbiani, 2003).

서로 겹쳐진 다른 층으로 구성되는 것 대신 서로 미끄러지면서, 근막은 다양한 형태와 복잡성의 수준에서 단일 구조물로 제안되었다(Guimberteau, 2012). 세포 수준에서조차도 근막은 세포질 확장을 통해 광범위하게 망상 구조를 형성하는 섬유아세포와 상호 연결된 배열을 보이며 전신을 투과한다(Langevin 외, 2004). 이 연부조직 '골격'은 그 연속성과 근육 부착, 포위, 힘 전달 및 신체 전체 고유감각수용 기능과 관련하여 '외골격'(Wood Jones, 1944)으로 정의되었다.

정골의학의 수립 이래로 결합 조직은 전통적으로 최적의 임상 결과를 달성하기 위해 해결되어야 할 기본 요소로 제안되어왔다(Lee, 2006). 특히 근막의 역할은 항상 중요했다. '... (정골의학의) 철학은 ... 기초로 삼아 근막을 선택했다(Still, 1899).'

요즘 정골의학의 목적은 건강을 증진시키고, 내재한 자가–조절 능력을 지원하는 것이다. 주로, 신체의 항상성을 유지하는 잠재력과 질병에 저항하는 인터페이스로서 근골격계에 초점을 맞춘다(Hruby, 1992). 따라서 건강을 해칠 수 있는 모든 기능 장애를 확인하고 해결하는 것이 가장 중요하다. 이와 같이 체성 기능 장애는 '신경 및/또는 혈관 요소와 관련된 체성(신체 골격) 계통의 관련 구성 요소의 손상되거나 변경된 기능, 즉 골격, 관절면 및 **근육 근막** 구조'(ECOP, 2011a)로 정의되고 이것은 병태 생리학적 상태를 근간으로 한다. 체성 기능 장애를 관찰하고 촉진했을 때의 특징은 촉진 시 압통 및/또는 민감도의 변화와 같은 주관적인 요소와 함께 조직의 질감 변화, 구조적 비대칭 및 운동 제한과 같은 객관적인 발견을 포함한다(DiGiovanna, 2005).

정골의학 연구는 주로 관련된 신경학적 상호 작용을 탐구하여 체성 기능 장애와 그 특징을 이루고 있는 메커니즘을 이해하는 데에 초점을 맞추고 있다. Luisa Burns (1907)는 정골의학적 병변과 관련된 기능 장애의 내장 및 체성 반사를 조사하기 위해 과학적 연구를 최초로 수행했다. Cole (1951), Denslow (1947), Korr (1979)의 실험은 이 분야의 연구를 발전시켰다. 그 결과로 만져질 수 있는 특징을 가진 정골의학적 병변(체성 기능 장애의 오래된 용어)에 해당하는 척추 영역의 항진된 부분의 존재에 대한 과학적 기초로서 비정상적인 체성내장 반사의 존재를 알 수 있었다. 이용 가능한 증거는 부분적으로 통각수용성 모델로 조직되어 있다(Van Buskirk, 1990). 이 모델은 신경유래성 염증의 결과로써 주로 신경학적 관점에서 신체적 기능 장애를 해석하며, 척수 수준의 촉진을 포함하여 말초 및 중추 감작을 유도하고, 결과적으로 신경내분비 경로의 상호 작용을 통해 전체 유기체의 적응 반응을 따른다(Willard, 1995). 더욱이, 신경학적 모델은 도수 치료에 의해 얻어진 대부분의 유익한 결과에 대한 지배적인 설명을 제공했다. 비록 최근에야 신경생물학 모델(Schleip, 2003)에 통합되었지만, 신경학적으로 여전히 자연에 기반을 두고 있다.

이 장의 나머지 부분에서는 신체적 기능 장애와 그 치료법이 부분적 또는 전체적으로 근막인성 현상인지의 여부에 대해 탐구할 것이다.

신체 기능 장애 아래 놓여있는 근막-매개 메커니즘

Tensegritive(역주; 장력통합성) 구조물(Ingber, 2008)로써의 근막 움직임으로 인해, 근막의 압력은 쉽게 몸 전체에 파급되고, 근원에서부터 먼 곳에서도 인지되며, 잠재적으로는 근막으로 싸인 모든 구조물에 스트레스를 유발할 수 있다. 따라서 국소뿐만 아니라 광범위한 수준에서도 신체 적응력의 향상이 필요하다. 다양한 근막-연관 메커니즘은 통각수용성 모델의 잘 알려진 신경인성 영향 외에도 신체의 기능 장애를 일으킬 수 있다. 이러한 근막인성 원인은 정골의학 영역에서 아직 분류되지 않은 유형의 신체 기능 장애를 유발하고 유지시킬 수 있다(Tozzi 외, 2012; Bongiorno, 2013).

근막 구조물

결합 조직에 가해지는 기계적 힘은 분자(Vesentini 외, 2013) 수준과 거시적(Vleeming 외, 1995) 수준에서 특정 긴장선을 따라 콜라겐의 구성과 침착을 조절하는 것으로 보인다. 하중의 크기가 다른 경우 근막 조직의 구조물은 섬유아세포의 비선형 반응에 따른 스트레스 섬유의 증가 및 유착을 보일 수 있다(Faust 외, 2011). 이것은 병리적 조건에서도 발생할 수 있다. 만성 근골격계 질환에서 해당 심부 근막의 두께 변화가 발견되는데, 조밀한 콜라겐 섬유층 사이에 성긴 결합 조직의 양이 증가하는 것과 관련이 있다(Stecco 외, 2014). 또한 콜라겐 네트워크의 미세 구조는 기계적 성질을 결정하는 데 중요하다. 실제로, 콜라겐 구조의 D-주기적 간격은 일반적으로 60~70 nm 값에 이르고 더 높은 계층 구조에서 더 낮은 계층 구조까지 다양한 조직에서 발견되었다(Fang 외, 2012). 그러한 구조적 구성은 -기능적 부하의 감소처럼-기계적 성질의 감소를 가져오거나(Thomopoulos 외, 2010) 병리적 조건에서 변화되거나 파열될 수 있는데(Fang & Holl, 2013) 콜라겐의 재형성을 유도하는 일련의 섬유아세포 매개 메커니즘이 뒤따른다.

근막의 미세 및 거대 구조에 영향을 미치는 이러한 일련의 사건은 조직의 질감 변화 및 위치적 비대칭과 같은 신체 기능 장애의 일부 특징을 설명할 수 있다.

근막 수축력

근막은 골격근 긴장과는 독립적으로, 평활근과 유사한 방식으로 수축할 수 있다는 것이 제안되었다(Schleip 외, 2005). 이는 근막 조직에서 발견되는 평활근 세포의 존재와(Staubesand 외, 1997) 세포 내 알파-평활근 액틴의 수축 성질을 통한 근막 근섬유아세포의 수축 능력과 관련이 있을 수 있다(Hinz & Gabbiani, 2003). 특히 심근에서의 근섬유아세포 행동 및 수축은 산소 농도, 혈관 활성 펩티드, 자율신경 활성, 염증전 사이토카인 그리고 주변의 기계적 장력에 잘 반응한다(Porter & Turner, 2009). 이 장치의 기능 장애는 잠재적으로 다양한 근골격계 병리와 통증 증후군을 유발하는 근육 근막 긴장의 변화, 신경근 조정의 감소를 초래할 수 있다(Klingler 외, 2014). 이러한 변화는 국소적으로 발생하거나 광범위하게 퍼질 수 있으며 특히 흉요추 근막, 장경띠 및 경부 근막과 같이 전통적으로 '자세' 근막으로 정의된 곳에서 힘의 전달과 관련된 자세의 뒤틀림을 야기할 수 있다(Cathie, 1974). 이러한 일련의 사건은 운동 제한을 일으키는 근막의 수축 및 질감의 비정상적 변화, 신체 기능 장애에서 발견되는 기능적 및 위치적 비대칭을 초래할 수 있다.

근막 점탄성

근막은 구조의 상호 의존성과 결합 조직 및 수분 함량의 구성 덕분에 탄성 변형과 소성 변형의 가능성을 보인다(Woo 외, 1997).

그러나 최근 근육 근막의 내재적이고 독립적인 점탄성 특성은 거기에 해당하는 침묵(silent) EMG 패턴에 나타난 것처럼 신경계 활성과 독립적으로 발견되었다(Masi & Hannon, 2008). 이러한 내인성 근육 근막 긴장은 근섬유아세포 및 근육 분절단위에서 액토미오신 필라멘트의 분자적 상호 작용에 의해 결정된다. 안정성을 제공하기 위해 더 높은 수준의 긴장을 부여하는 신경운동성 활성과는 달리 최소한의 에너지 소비로 자세 안정을 유지하는 데 상당한 기여를 할 수 있다. 이것은 병리적 상태의 최근 발견과 일치한다. 사실, 지속적인 정적 하중은, 그 강도가 직접 하중의 크기와 연관될 때, 일시적인 신경근육 장애의 결과로 결합 조직의 점탄성 크립(creep; 역주-물체가 일정한 변형력 아래서 시간의 흐름에 따라 천천히 변형하여 가는 현상)을 유도한다(Sbriccoli 외, 2004).

이 사건의 조합은 기저 물질의 교질성 일관성을 보다 견고한 상태로 변화시켜 근육 근막의 활성을 변화시킬 수 있다. 이것은 조직의 질감 변화, 운동 제한, 정골의학적 기능 장애에서 보여지는 비대칭을 설명할 수 있다.

근막의 유체 역학

근막의 수분 함량은 조직 부종에 저항하는 콜라겐 섬유의 조직과 강성뿐만 아니라 음으로 하전된 글리코사미노글리칸에 의존한다(Mow & Ratcliffe, 1997). 인장력이 감소하면 유체는 세포 외 기질(ECM)의 성분에 의해 흡수되지만 섬유아세포와 섬유의 장력이 증가하면 유체가 주변 환경으로 배출된다. 따라서 기계적인 힘, 유체 역학 및 세포 반응 간에는 상호적인 영향이 존재한다. 사실, 결합 조직을 통해 전달되는 기계적 힘은 삼투압의 변화에 따라 세포 크기와 기질 장력을 조절하여 섬유아세포를 유체 역학의 능동적인 조절자로 삼아 간질 정수압을 변화시킬 수 있다(Langevin 외, 2013). 염증이 발생한 경우, 히알루론 복합체를 포함하는 결합 조직의 물리적 성질의 변화는 모세관 교환에 영향을 미쳐 유체 흐름이 100배 증가한다(Reed 외, 2010).

생리적 조건에서, 심부 근막과 근육 사이뿐만 아니라 심부 근막의 다른 섬유층을 나누는 성긴 결합 조직 내에서 윤활작용을 하는 히알루론산 층이 발견되었다(Stecco 외, 2011). 이 히알루론산 층은 정상적인 근막의 기능과 미끄러짐 동작을 촉진한다. 예를 들어 손상 또는 만성 염증이 발생한 경우, 다양한 형태의 근육 근막 기능 장애 및 통증의 원인이 될 수 있다.

근막의 pH와 영향 요인

pH, 이온 함량 및 온도의 변화는 근막의 점도에 영향을 미치는 핵심 환경 및 대사 요소라 할 수 있다(Thomas

& Klingler, 2012). 예를 들어 신체 운동을 할 때와 같이 체온이 상승하면 근막의 강성이 감소하고 호흡은 pH에 상당한 영향을 줄 수 있다. 대부분의 호흡 패턴 장애에서 호흡성 알칼리증으로 인해 pH 수준이 높아지는 저탄산혈증 상태가 발생할 수 있다(Chaitow 외, 2014). 이것은 차례로 평활근 세포의 수축과 경련을 유발할 수 있으며 근막과 내장 및 혈관의 긴장도에 잠재적으로 심대한 영향을 미친다(Foster 외, 2001). 반대로, 보다 산성인 환경에서는 결합 조직 세포의 신진 대사와 단백질 합성의 조절에 영향을 미치게 되어, 높은 수준의 산증이 존재할 때 염증 반응 및 조직 손상에 취약하게 하는(Levick, 1990)데서부터 좋게는 젤라틴 및 섬유성 기질의 구성에 유리하게 작용할 수 있다(Mwale 외, 2011). 그러므로 호흡 패턴과 온도 그리고 아마도 영양과 신체 활동의 영향도 조직 pH 수준의 조절 인자로 고려되어야 할 것이고, 그 변화는 근막 기능에 강하게 영향을 미치고 근막의 기능 장애와 관련될 수 있다.

체성 신경근막 상호작용

Benjamin의 리뷰(2009)는 근막 내 일차 구심성 신경과 신경 섬유의 존재를 나타내는 여러 연구를 보고한다. 이 자료는 감각 기관으로서의 근막의 특성을 지지할 수 있다. 연구에 따르면 근육 조직보다는 근막이 신체 운동 후 지연-발병 근육 통증과 더 관련되어 있어 생리 조건에서 통증을 생성하는 역할을 한다(Gibson 외, 2009). 그러나 비정상적인 기계적 자극 하에서는 근막 신경 분포에 병리적 변화가 일어나서 염증을 유발하거나 유지할 수 있는 통각수용성 섬유의 기능 장애적 내증식을 일으킬 수 있다(Sanchis-Alfonso & Roselló-Sastre, 2000). 근막에서 일차 구심성 섬유의 자극은 신경 펩티드의 분비를 개시할 수 있으며 결과적으로 섬유아세포와 면역 세포의 상호 작용을 통해 신경인성 염증, 말초 및 중추 감작을 일으켜 주변 결합 조직의 질감을 바꾼다(Mense, 2001). 최근 연구들은 근육 근막 통증이 해당 상부 중추의 활성을 변화시켜 감각 처리 과정의 감소와 그에 따른 운동 출력의 변화(Schabrun 외, 2013)와 함께 자세 조절의 결손과 관련된 운동 피질의 재구성과 관련이 있음을 보여 주었다(Tsao 외, 2008). 이 연구에서는 근막을 신체 기능 장애 및 그 특성인 압통점과 조직 질감의 변화를 일으키는 통각 자극원으로서 제시한다.

자율신경성 신경근막 상호 작용

교감신경 활성화가 TGF-β1의 분비를 통해 근막 조직에서 근섬유아세포의 수축을 유도하여 근막의 강성(stiffness)을 조절할 수 있다고 주장되어왔다(Schleip 외, 2012). 정신신경면역학 분야의 최근 연구에서 TGF-β1이 교감신경 활성화와 변화된 T3 세포 발현 과정의 연결 고리라는 사실을 제안하였다(Bhowmick 외, 2009).

또한 자율 신경계는 직접 또는 간접적으로 감작된 일차성 구심성 섬유를 활성화시킴으로써 통증을 조절 하는 것으로 나타났으며(Roberts & Kramis, 1990) 만성 근막 통증 증후군의 발생에도 기여한다(Malanga & Cruz Colon, 2010).

따라서 자율 신경 활성은 통증의 기원이나 유지 및 결합 조직의 신체 기능 장애와 관련될 수 있다.

대사적 영향

상이한 결합 조직 세포는 호르몬 및 성장 인자의 영향 하에서 콜라겐 발현 및 기질의 재구성을 유도함으로써 기계적 부하에 반응한다(Kjaer, 2004). 이렇게 기계적으로 유도된 콜라겐의 발현은 근육 근막 조직에서 인슐린 성장 인자(IGF), 기계적 성장 인자 및 IGF 결합 단백질과 같은 특정 성장 인자에 의해 매개되는 것으로 보인다(Olesen 외, 2006). 또한, 성장 호르몬은 기질 콜라겐 조직을 촉진시키는 것으로 보인다(Doessing 외, 2010). 성 호르몬은 그 대신에 성장 인자와 사이토카인의 활성화를 통해, 직접적으로 또는 간접적으로 기계적 부하에서의 ECM 적응력에 영향을 줄 수 있다. 특히 에스트로겐은 콜라겐 합성과 섬유아세포 증식에 대한 억제 효과를 나타내는데(Yu 외, 2001), 이는 여성의 순환 주기의 호르몬 변이가 손상을 일으키기 쉽다는 것을 말한다.

임신 중에 주로 생성되는 릴랙신은 강력한 항섬유화 효과를 나타내며 여러 기관에서 콜라겐 대사 회전의 억제제로서 중요한 역할을 한다(Samuel, 2005). 또한 알파-평활근 액틴의 발현 및 세포 분화를 감소시키는 반면, 섬유원성 콜라겐분해효소 활성을 증가시키는 것으로 밝혀졌고(Bennett 외, 2003) 이것은 근육 근막 장력 및 기질의 재구성에 타당한 영향을 미친다.

마지막으로, 산증이 유발한 해로운 영향에 대한 오랜 믿음에도 불구하고 젖산은 호기성 조건에서 혈관 신생과 콜라겐 침착을 자극할 수 있는 중요한 세포 신호전달 분자로 인식되어 왔으며(Hunt 외, 2007), 따라서 조직의 회복에 잠재적 역할을 한다.

결론적으로, 다양한 호르몬 및 대사 요소가 근육 근막의 질감 및 강성에 영향을 미쳐 근막의 기원과 기능 장애의 유지 및 그 특성에 중요한 역할을 할 수 있다.

압전기

압전기는 뼈에서부터 단백질과 핵산에 이르기까지 다양한 생물학적 구조의 특성이다(Fukada, 1982). 이것은 기계적 힘이 스트레스 유발 분극화를 통해 역으로 전기 자극으로 변환되는 전기 기계적 결합을 기반으로 한다. 결합 조직에서 이 전기 기계적 변환 덕분에 콜라겐은 직접적으로 또는 생화학적 과정을 통해 육안에서 세포 규모까지 물리적 정보를 교환할 수 있다(Stroe 외, 2013). 이것은 화학적 메시지와 기계적 신호로 공통 경로를 따라 세포 행동의 조절 메커니즘으로 작용할 수 있다(Grodzinsky, 1983).

근막과 관련하여, 콜라겐 섬유소의 압전 특성은 압전감응 힘 현미경(piezoresponse force microscopy)을 사용하여 최근에야 영상화 되었다(Harnagea 외, 2010). 분석된 신호는, 교원섬유 축을 따라 압전성을 따른 변형이 나타나는 것과, 섬유 구조와 관계없이 전체 섬유 길이를 따라 변위의 방향이 보존되는 것과 관련되어 명확한 전단 압전성을 나타내었다.

손상, 수술 또는 만성 염증 후 발생할 수 있는 콜라겐 구조의 변형은 관련 영역의 압전 반응의 변화로 이어질 수 있으며 결과적으로 근막의 기능 및 구조에 영향을 미칠 수 있다.

물

근막 내 물은 단백질 접힘, 세포 간 인식 및 행동과 같은 조직의 다양한 기능과 구조적 구성에 기여하는 '밀착 영역'(Brizhik 외, 2009)을 통해서 공명(resonating) 생체 분자의 자가 구성을 활성화시킬 수 있다(Sommer 외, 2008).

몸에 있는 모든 콜라겐 섬유는 단백질과 결합할 때 결정질 방식, 즉 고도로 규칙화되고 패턴 화된 방식으로 행동하는 물 분자 층에 묻혀 있다(Pollack 외, 2006). 이 물-단백질-상호 작용 기반 시스템은 DNA 전사 및 복제와 같이 다양한 생물물리학적 과정의 기초가 되는 생물학적 메커니즘을 이해하기 위한 역학적 뼈대를 제공할 수 있다(Pang, 2013).

근막 기능 장애는 흉터, 손상 또는 염증에서 발생할 수 있는 콜라겐-단백질-결합-물 네트워크의 구조적 변화와 관련된다고 보는 것이 타당하다.

생체 에너지

세포 내 골격과 연결되어 있는 콜라겐성 기질의 구조적 연속체는 유기체 전반에 걸쳐 일관된 진동을 나타내고 잠재적인 조절 역할을 하는 반도체 시스템으로 작용할 수 있다(Pienta & Coffey, 1991). 또한 다른 형태의 에너지를 방출하는 것처럼 보인다.

예를 들어, 생물 광자는 인체에서 체계적으로 측정되어 최소 260 nm에서 800 nm까지의 스펙트럼 범위를 나타낸다(Popp, 2003). 그것들은 비열성(nonthermal) 방사선을 기원으로 하며 생체내에서의 국소화 되지 않고 집속된 생물 광자장으로부터 방출되어, DNA 복제 및 단백질 합성을 포함한 세포 통신과 세포 행동의 조절에 잠재적인 역할을 한다(Chang, 2008). 질병에서 이 특성은 완화되거나 변경될 수 있으며 일반적으로 유기체의 높은 산화 상태와 관련된 다양한 조건-결합 조직에 영향을 주는 것들을 포함하여-에 기반을 둔 많은 병리적 과정과 연관될 수 있다(Van Wijk 외, 2008).

정신 생리학 및 인지 행동에 미치는 영향

만성 근골격계 통증의 발생과 장애에 다양한 심리적 요인이 놓일 수 있다(Pincus 외, 2002). 특히 통증에 대한 두려움 (또는 잠재적 재발)은 만성 상태에서 고통 자체보다 더 많은 장애를 나타내는 것으로 보인다 (Waddell 외, 1993). 이러한 사건의 결과는 결합 조직 섬유증(염증)을 발생시켜서 만성 통증 패턴을 강화하는 움직임을 피하게 되는 것과, 그로인한 운동성의 감소이다(Langevin & Sherman, 2007). 개인의 성격 유형(Radnitz 외, 2000) 뿐만 아니라 환자의 믿음과 종교(Koenig, 2004)는 환자 상태의 조절이나 치료와 함께 통증과 장애에 대한 인식에 영향을 미칠 수 있다. 사실, 인지 모델(Weisenberg, 1984)에 의해 제안된 바와 같이 신념, 기대, 통증 경험의 일반적인 인지 및 정서적 요소는 통증 조절 및 대처 전략에 근본적인 영향을 미친다. 이 외에 행동 모델에 의해 전통적으로 제안되었던 것처럼 심리적, 환경적 요인 또한 부적응적 통증을 유발할 수 있다(Fordyce, 1976).

결론적으로, 위에 설명된 모든 근막 기원성 인자는 신체적 기능 장애의 기원과 유지 및 그 특성에 중요한 역할을 할 수 있다. 이는 신경계의 영향과 분명히 관련이 있다. 그러한 증거는 통증의 다차원적인 측면을 고려하여 정골의학적 '전체 병변' 개념을 뒷받침하는 특정 근막 기능 장애의 여러 지역적, 분절적, 전체적인 영향을 설명할 수 있다(Fryette, 1980)

그림 29.1
정골의학의 근막 접근법

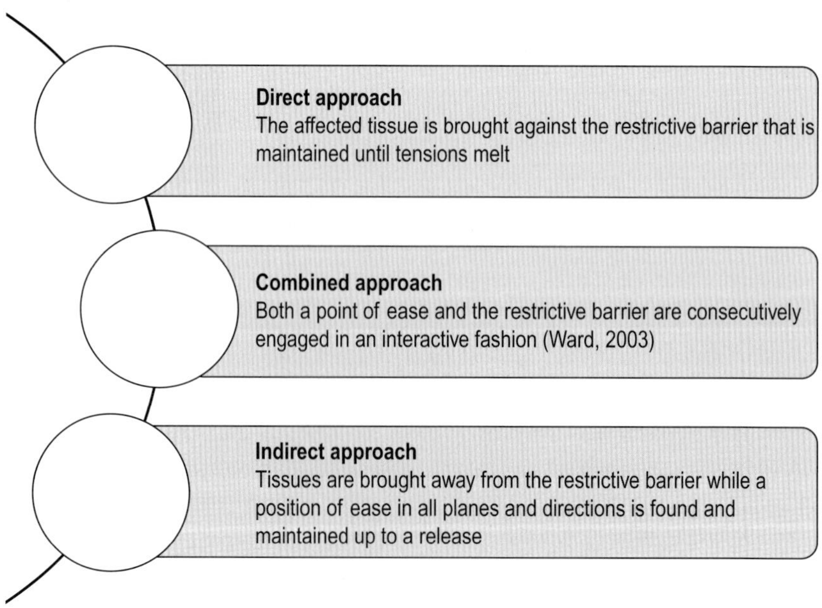

신체 기능 장애의 이완을 근본으로 한 근막-매개 메커니즘

정골의학 수행에는 근막에 대한 3가지 주요 접근법(그림 29.1 참조)과 다양한 공격 수준의 근막 관련 기법이 함께 존재한다(Sergueef & Nelson, 2014). 근육 근막 복합체에 대한 여러 도수 치료 양식은 근막 조직의 일반적인 영향과 자극 때문에 비슷한 치료 결과를 보였다(Simmonds 외, 2012). 몇몇 메커니즘이 정골의학적 조작 동안 또는 후에 생기는 근막 이완의 기저에 있다 .

구조적 변화

결합 조직의 구조적 변형은 치료 도중 또는 치료 직후에 발생할 수 있으며, 도수 치료 후에 일부 뚜렷한 변화를 설명한다. 도수 치료 직전과 직후에 적용한 고주파 초음파 측정은 피부의 콜라겐 기질의 구조에서 매우 중요한 차이를 보여 주었으며, 이는 손으로도 만질 수 있는 긴장도과 균일도의 차이를 나타낸다(Pohl, 2010). 이러한 발견은 근육 근막 치료 후 자가-재구성 및 재형성을 위한 콜라겐 섬유의 제시되고 있는 특성과 일치한다(Martin, 2009).

결합 조직에 대한 비정상적인 촉진 소견은 콜라겐 섬유 간 비정상 교차 결합과 관련이 있으므로 인간의 섬유아세포는 콜라겐 분해효소의 생산에서 정적 신장보다 주기적 신장(3분간의 스트레스-3분간의 이완, 길이의 약 7%)에 반응하여 200% 증가한다는 것을 알아두어야 한다(Carano & Siciliani, 1996). 이 효소는 콜라겐의 펩티드 결합을 파괴함으로써 기능 장애 조직에서 콜라겐 재형성에 잠재적인 역할을 한다.

세포 기반 메커니즘

지속적이거나, 방향, 속도, 크기 및 빈도가 다른 주기성의 범위에서 다양한 형태와 강도를 가진 하중은 세포 행동과 유전자 발현에 강력한 영향을 미치며 성장 인자와 효소 활성화를 통한 조직 재형성에 영향을 미치는 것으로 보인다.

몇몇 세포 기반의 메커니즘은 근막 치료 중 촉지할 수 있는 이완을 유발할 수 있다. 이 중 일부는 표 29.1에 요약되어 있다. 메커니즘의 대부분은 조직의 질감과 기능에 바람직한 효과를 내기까지 수 시간 또는 며칠이 걸릴 수도 있지만, 일부는 치료 시작 후 몇 분 이내에 효과를 나타낼 수 있다. 사실, 조직 길이의 지속적인 변화에 대한 반응으로, 섬유아세포는 그들의 세포 골격을 재형성하고 수축 장치를 변경함으로써 그러한 긴장을 빠르게 조절할 수 있다(Langevin 외, 2013). 수분 내로 조직 신장 방향을 따라 세포-기질 접촉을 재구성하거나(Ciobanasu 외, 2013) 동등한 역행을 통해 긴장의 항상성을 유지하기 위해 미세소관 네트워크를 확장하고 액토미오신을 활성화할 수 있다(Eastwood 외, 1998). 이것은 수동적으로 유발된 기질 장력에 대한 반발력을 일으킬 수 있으며, 이는 치료사에 의해(긴장이) 떨어지는 것으로 인식될 수 있다.

신경근육 상호 작용

근막 연구는 일련의 신경 근육 반사 작용을 유도할 수 있는 결합 조직의 다양한 수용체를 활성화시킴으로써 유익한 효과를 나타낼 수 있다. Schleip의 신경 생리학 모델 (2003)에 따르면 이 유형의 사건은, 수반되는 자율신경 및 점탄성 변화와 함께 루피니 말단 및 근막 간질 기계적 수용체의 활성화를 통해 근막이 이완되는 동안의 즉각적인 영향을 설명할 수 있다. 루피니 말단은 주로 관절 캡슐과 근막을 포함한 조밀한 결합 조직에 있다(Yahia 외, 1992). 그들은 자극에 느리게 적응하므로 일반적으로 대부분의 근막 기법에 적용되는 것과 유사하게 느리고, 지속적이거나, 리듬감 있는 깊은 압력에 민감하다.

반대로 근막 간질 기계적 수용체는 매우 낮은 임계값을 가지고 있기 때문에 일부는 가벼운 조직의 신장에 반응하고 다른 하나는 빠른 압력에 반응한다. 그것들은

표 29.1
도수 근막 치료와 관련된 세포 기반 메커니즘

세포 반응	섬유아세포와 근섬유아세포는 규모 (Cao 외, 2013a), 방향 (Eagan 외, 2007), 빈도, (치료적) 하중의 지속 기간 (Meltzer & Standley, 2007)에 즉각 반응하고 별도로 세포 활성, 증식 또는 세포자살, 이온 전도, 유전자 발현 그리고 전– 또는 항–염증 매개체를 조절한다(Tsuzaki 외, 2003).
세포 핵 반응	생체 외 및 생체 내 연구에서 알파–액틴의 핵주위 재분배로 세포 골격을 동적으로 재형성함으로써 섬유아세포가 기계적 신장에 몇 분 이내에 반응하는 것이 입증되었다(Langevin 외, 2005; Langevin 외, 2006).
세포 간 소통	한 곳의 자극은 비록 직접적인 기계적 자극을 받지는 않아도 멀리 있는 세포의 동요를 일으킨다(Lu & Thomopoulos, 2013; Wall & Banes, 2005). 따라서 치료 하중은 어디서든 멀리서도 유익한 효과를 발생시킬 수 있다.
효과기 세포 반응	적절한 기계적 부하는 NO로 섬유아세포를 자극하여 상처를 치료하는 과정에서 세포의 증식과 이동 뿐만 아니라 조직 회복과 재형성을 촉진하면서 (Hardmeier 외, 2012; King 외, 2012) 세포 수준에서 단백질 합성을 자극한다 (Cao 외, 2013b).
일반적 고려사항	정도와 형태의 차이가 있음에도 불구하고 대부분의 연구에서 높은 강도와 이형 2축(heterobiaxial) 압력은 염증 반응을 유발하고 섬유아세포의 증식을 증가(또는 감소하기도 함)시키는 것을 보여준다. 반면에 저 강도, 동형 2축(equibiaxial) 압력을 받은 섬유아세포에서는 완전히 반대되는 패턴이 관찰되었다. 이것은 근막 조직이 큰 강도와 불균등한 하중보다 가볍고 적당한 강도에 더 잘 반응하는 것을 의미한다.

자율 신경계와 중추 신경계에 영향을 미쳐 혈류 역학과 조직 점탄성에 간접적인 영향을 미치고 그와 함께 근 긴장의 억제을 낮춰준다고 추정된다(Schleip, 2003). 또한 '촉각 C–섬유'라 불리는 낮은 임계치의 기계 수용체가 최근 피하 결합 조직에서 발견되어 인간에 있어서 접촉을 전달하는 특별한 기전을 설명할 수 있게 되었다(Björnsdotter 외, 2010). 부드러운 접촉 치료와 마찬가지로 이 섬유의 활성화는 뇌섬 피질(insular cortex), 전전두엽 피질 내측, 배전측 대상회 피질(체성감각 영역이 아닌)에 신호를 전달한다(McGlone 외, 2014). 그곳에서 감각과 정서적 정보가 통합되어 변연계를 자극한다. 후자는 대인 간 접촉, 연계 행동, 정신 내분비 기능, 면역 체계, 자율 신경 조절 및 통증 조절에 영향을 미치는 일련의 반응을 만들어낸다(Olausson 외, 2010).

마지막으로 고전적 통각수용기 모델은 근막 기법의 간접적인 유형이 신체적 스트레스와 신경 입력을 감소시킴으로써 근육 긴장과 해당 근막의 장력을 조절할 수 있다고 한다(Van Buskirk, 1990). 이것은 차례로 통각수용기 및 해당하는 항진된 척수 수준을 완화시킴으로써 혈액 및 림프액 흐름에 대한 자율적 활성을 조절할 수 있게 된다.

자율신경의 영향

치료적 접촉은 근막에서 압력에 민감한 기계 수용체를 자극하고, 그 다음 부교감 반응이 뒤따른다(Schleip, 2003). 이는 차례로 국소 혈관 확장 및 조직 점도의 변화를 유발할 수 있으며, 또한 근막 내 평활근 세포의 긴장이 감소될 수 있다. 이러한 반응은 근거를 통해 부분적으로 확인되었다. 도수 요법과 근육 근막 정골의학 치료는 심장 박동수의 변화에서 보여지는 것처럼 미주신경의 원심성 신경의 활성을 증가시키고(Field 외, 2010), 근막 치료는 혈액 전단 속도와 혈류 난류에 영향을 미치는 것과 함께 부교감성 상향 조절을 일으킬 수 있다(Queré 외, 2009). 동시에, 다양한 혈역학 변수를 정상화하면서, 과교감성 활성에 대한 조절이 일어날 수 있다(Henley 외, 2008).

점탄성 변화

ECM 점도 변화는 세포-기질-유체 흐름의 조절 결과로서 신경학적 활성화와는 독립적으로 장력 부하가 가해지는 동안 수분 내에 발생할 수 있다. 사실, 조직 연장의 ~20-25% 에 해당하는 원형(areolar) 결합 조직의 정적 신장은 국소접착(focal ahhesion) 복합체의 활성화를 통해 섬유아세포의 세포골격 재형성을 일으키는 것으로 나타났다(Langevin 외, 2011). 이것은 차례로 세포 역긴장을 발달시키는 세포의 국소접착 및 액토미오신 활성화의 재형성을 이끌어 낸다. 후자는 주변 조직이 긴장을 풀고 더 낮은 수준의 휴식 장력을 전달할 수 있게 한다. 이 연구는 섬유아세포의 모양을 변화시킴으로써 특정한 세포 골격 메커니즘을 통해 원형 결합 조직의 점탄성 행동을 역동적으로 조절할 수 있음을 보여 주었다.

유체 역학

위에 설명된 메커니즘은 잠재적으로 조직 내로의 세포외 유체 흐름을 조절할 수 있고, 기질이 신장될 때 삼투압에 의한 팽창으로부터 보호할 수 있다(Langevin 외, 2013). 사실, ECM에서의 물의 흐름은 수분이 부족한 글리코사미노글리칸의 삼투압과 섬유아세포에 의해 발휘되는 콜라겐성 네트워크 활성의 억제 사이에서의 반대되는 힘에 의해 결정된다. 따라서 섬유아세포에 의해 기질의 장력이 유지되는 한 물은 조직으로 들어가지 못한다(Reed 외, 2010). 한편, 몇 분 동안의(치료적) 신장은 기질을 방해하지 않고 모세 혈관의 흐름과 일시적인 기질 팽창을 촉진할 것이다. 흥미롭게도 3차원 수학적 모델링 방법에 의해 예측된 바와 같이 일정한 미끄럼 운동 또는 전후(back-and-forth) 운동보다 접선 진동과 수직 진동 중에 유체 압력이 더 많이 증가할 수 있다(Roman 외, 2013). 또한 간질액의 흐름은 칼슘 이온 농도와 결합되지 않은 물 진동의 상호 작용에 의하고, 정상 농도까지 조직에 산소와 영양분을 공급 한다(Lee, 2008). 사실, ECM에서 유체 흐름은 영양분, 대사성 폐기물 및 전달 물질을 위한 수송 공간을 제공할 수 있기 때문에, 실제로 그것(ECM)이 손상된 때나 장소의 항상성을 회복시키는 역할을 할 수 있다.

내분비 면역 반응

근육 근막 조직을 포함하는 도수 요법은 부분적으로 호르몬에 의해 매개되어 며칠 또는 일주일 동안 지속되는 누적된 생물학 반응을 일으키고 시상하부-뇌하수체-부신 축과 면역기능을 조절한다(Rapaport 외, 2012; Rapaport 외, 2010; Morhenn 외, 2012). 주 1회 치료는 순환 림프구 마커 및 사이토카인 발현의 변화 패턴을 보여 주었고, 주 2회 세션에서는 옥시토신 수준과 염증성 사이토카인 생산이 증가하고 아르기닌 바소프레신과 코티솔 수치는 감소하였다. 사이토카인 변화가 7~8일 동안 지속된 반면 호르몬의 변화는 3~4일에 걸쳐 지속되었다. 특히 옥시토신은 내인성 통증 조절 시스템으로서 역할을 할 수 있다. 사실, 도수 치료 후, 혈장 및 수도관주위회색질(periaqueductal grey matter)에서 이 호르몬 수치가 증가하고 오피오이드 시스템과의 상호 작용을 통해 항통각수용성 효과를 나타낸다(Lund 외, 2002). 또한, 옥시토신은 개인 간 유대뿐만 아니라 사회적 유대의 형성에도 밀접한 관계가 있는 것처럼 보이므로 개인의 심리 사회적 차원에 영향을 미칠 수 있다(Lieberwirth & Wang, 2014).

근육 근막 치료를 포함한 정골의학 도수 치료의 이점은 치료 후 혈장 산화 질소(NO) 농도의 현저한 증가와 관련이 있다(Salamon 외, 2004). NO는 조직 치료 및 콜라겐 합성 촉진, 손상 후 임상 증상 및 기능의 개선(Bokhari & Murrell, 2012), 평활근 이완 및 혈관 형성(Ziche & Morbidelli , 2000)에서 중요한 신호전달 분자이다.

마지막으로, 근육 근막 치료의 생리학적 효과는 엔도카나비노이드(endocannabinoid) 시스템에 아난다미드(anandamide) 효과를 일으키는데, 부분적으로 카나비노이드 수용체의 자극으로 인한 것일 가능성이 크다. 이 시스템은 섬유아세포 재형성에 영향을 미치며, 근막의 재구성에서 통각수용의 약화 및 염증을 감소시키는 역할을 한다(McPartland, 2008).

생체 에너지 상호 작용

전자기장은 이온의 흐름 및 진동과 밀접한 관련이 있는 것처럼 보인다. 이들은 신장에 의해 활성화되는 칼슘 채널로 인해 기계적 부하에 매우 민감하다(Follonier Castella 외, 2010). 그러므로 기계적인 압력이나 전기는 양성자 전류 또는 결맞음 진동(coherent oscillations)과 분극파에 의해 유기체 전체에 전파되고 증폭되어 외부 활성화 조건에서 비평형 구조의 성질을 나타낸다(Mikhailov & Ertl, 1996). 이러한 의미에서, 진동뿐 아니라 직류 전류를 생성하고 전도하는 기질의 액체 결정 연속체로 인해 근막은 졸–액체 전도체의 특성과 결정 발생기 시스템(crystal generator system)을 결합하는 것처럼 보인다(Lee, 2008). 더욱 흥미로운 가능성은 그러한 신체의 액체 결정 연속체가 양자 홀로그래픽 매체로서 기능할 수 있으며, 전체적으로 일관된 영역과 상호 작용하는 국소 활성의 패턴을 기록할 수 있다는 것이다. 치료 작업 중 진동, 생체 자기장 및 생체 전기장의 상호 작용이 치료사와 환자 사이에 발생할 수 있다. 이것은 세포와 조직 구조로 암호화되어 있는 생체 기질의 과거와 현재 상태에 관한 정보의 교환을 적절한 진동수로 세부조정하여 홀로그램적으로 접근할 수 있게 한다(Oschman & Oschman, 1994). 결과는 공명 진동 회로의 균형일 것이다.

인지–행동 요인

정골의학적 치료는 기능 장애 또는 증상 영역에만 집중해서는 안 된다. 대신, 특히 만성 환자의 경우 마음과 정신이 함께하는 통일체로서 신체의 정골의학적 신조를 염두에 두고 통증의 다차원적 측면을 고려해야한다(Lima 외, 2014). 따라서 환자의 사회적 환경을 포함하여 개인의 전체성에 접근하기 위해서는 정골의학적 철학(Mackintosh 외, 2011)과 공명하는 학제간 패러다임(Gatchel, 2005) 뿐만 아니라 정골의학 원리(Penney, 2010)와 일치하는 것으로 간주되는 생물 심리 사회적 모델을 현명하게 적용해야한다(Flor & Herman, 2004). 단지 기능 장애를 치료하는 것 대신, 건강을 증진시켜 질병을 치료하는 것에서부터 환자의 건강과 삶의 질을 보호하고 강화하는 것까지 안내해야 한다. 비적응적 행동, 두려움, 통증의 감정적 경험, 격변론, 무력감, 기대감, 신뢰, 인지적 요인, 신앙, 신념 및 성격 모두 임상적 평가, 치료 및 지속적 통증을 가진 환자의 관리를 위한 포괄적이고 통합적인 개념 모델로 다루어져야한다(Keefe 외, 2004).

결론

다양한 요인들이 근막의 기능, 치료에 반응하는 근막의 능력과 상호 작용할 수 있음이 분명하다. 또한, 후성 유전학 분야의 연구는 종종 정골의학 치료 동안 호흡–진동(vibratory)–진자운동(oscillatory) 활성화 기전이 결합 조직에 영향을 미친다는 증거를 추가하여 신체 기능 장애의 기원 및 극복의 추가적 측면을 설명할 수 있다(Tozzi 2015a , 2015b). 확실한 것은 도수 근막 치료의 효과가 조직의 특성과 행동에 영향을 미치는 여러 메커니즘의 상호 작용을 통해 주어진 입력 후 몇 분에서 몇 주까지 다양한 시점에서 발생하고, 국소적이고 분절적이며 전체적인 범위에 있다는 것이다(Tozzi 2015b). 이러한 요인 중 일부는 증거에 의해 강력하게 지지되지만 다른 사람들이 완전히 이해하기 위해서는 여전히 더 많은 연구가 필요하다. 그럼에도 불구하고, 결합 조직은 전체 유기체의 구조와 기능 및 그 구성 성분 사이의 상호 작용에 일관되게 영향을 주는 유기적 통합 체계(Langevin, 2006)를 잠재적으로 대표하는, 이 모든 요소의 특성 조합으로 작용할 수 있다. 즉, 근막은 근골격계와 '생명의 일차적 기계'(Korr, 1976)로서 그 기능과 상호 작용하는 신체 구성 요소일 수 있다. 더욱이 근골격계의 고유한 구성 요소가 되는 근막 조직의 다기능성 특성 및 유비쿼터스 구조를 고려하여 정골의학에서 기존의 5개 모델에 결합 조직-근막 모델을 추가하는 것이 제안 되었다(ECOP, 2011b). 이 여섯 번째 정골의학 모델은 그들의 활성을 통합하고 조정함으로써, 그들의 본질을 보급하고 대표적인 특성을 초월함으로써 그리고 신체의 항상성 잠재력과 치료를 위한 구조적, 기능적 틀을 제공함으로써 다른 모델들 사이에 놓여있는 모든 신체 시스템 간의 진정한 인터페이스이다(Tozzi, 2015b). 그러므로 마치 주변 조직과 구분되는 죽은 조직처럼 (Stecco, 2014) 신체 전체의 근막 구조의 일부를 정의하는 대신 물리적, 화학적, 심리적 힘에 따라 다양한 조절 기능적 특성과 상호 작용하는 단일 구조적 연속체로서 살아있고 맥동하고 진동하는 일관된 전체로써 형태와 조직을 고려하고 이해해야 한다.

참고문헌

Benjamin, M. 2009. The fascia of the limbs and back—a review. J Anat 214:1–18.

Bennett, R. G., Kharbanda, K. K., Tuma, D. J. 2003. Inhibition of markers of hepatic stellate cell activation by the hormone relaxin. Biochem Pharmacol 66:867–874.

Bhowmick, S., Singh, A., Flavell, R. A., et al. 2009. The sympathetic nervous system modulates CD4(+) FoxP3(+) regulatory T cells via a TGF-beta-dependent mechanism. J Leukoc Biol 86:1275–1283.

Björnsdotter, M., Morrison, I., Olausson, H. 2010. Feeling good: on the role of C fiber mediated touch in interoception. Exp Brain Res 207:149–155.

Bokhari, A. R., Murrell, G. A. 2012. The role of nitric oxide in tendon healing. J Shoulder Elbow Surg 21:238–244.

Bongiorno, D., 18 Apr. 2013. Upgrade and improve yourselves: come il dubbio e la curiosità aiutano a migliorarsi. Fascial-motion Ultrasonographic Anatomic Evaluation (FUSAE). Available at: https://davidebongiorno.wordpress.com/2013/04/18/upgrade-and-improve-yourselves-come-il-dubbio-ela-curiosita-aiutano-a-migliorarsi/ [accessed March 22, 2016].

Brizhik, L. S., Del Giudice, E., Popp, F. A., et al. 2009. On the dynamics of self-organization in living organisms. Electromagn Biol Med 28:28–40.

Burns, L. 1907. Viscerosomatic and somatovisceral spinal reflexes. J Am Osteopath Assoc 7:51–57.

Cao, T. V., Hicks, M. R., Campbell, D., et al. 2013a. Dosed myofascial release in three-dimensional bioengineered tendons: effects on human fibroblast hyperplasia, hypertrophy, and cytokine secretion. J Manipulative Physiol Ther 36:513–521.

Cao, T. V., Hicks, M. R., Standley, P. R. 2013b. In vitro biomechanical strain regulation of fibroblast wound healing. J Am Osteopath Assoc 113:806–818.

Carano, A., Siciliani, G. 1996. Effect of continuous and intermittent forces on human fibroblasts in vitro. Eur J Orthod 18:19–26.

Cathie, A. G. 1974. The fascia of the body in relation to function and manipulative therapy. In: The American Academy of Osteopathy Yearbook.. American Academy of Osteopathy, Indianapolis, IN. pp. 81–84.

Chaitow, L., Gilbert, C., Bradley, D. 2014. Recognizing and Treating Breathing Disorders: A Multidisciplinary Approach. 2nd Edn. Elsevier Churchill Livingstone.

Chang, J. J. 2008. Physical properties of biophotons and their biological functions. Indian J Exp Biol 46:371–377.

Ciobanasu, C., Faivre, B., Le Clainche, C. 2013. Integrating actin dynamics, mechanotransduction and integrin activation: the multiple functions of actin binding proteins in focal adhesions. Eur J Cell Biol 92:339–348.

Cole, W. V. 1951. The osteopathic lesion syndrome. In: In: The American Academy of Osteopathy Yearbook. American Academy of Osteopathy, Indianapolis, IN. pp. 149–178.

Denslow, J. S., Korr, I. M., Krems, A. D. 1947. Quantitative studies of chronic facilitation in human motoneuron pools. Am J Physiol 150:229–238.

DiGiovanna, E. L. 2005. Somatic dysfunction. In: DiGiovanna, E. L., Schiowitz, S., Dowling, D. J. (Eds), An Osteopathic Approach to Diagnosis and Treatment. 3rd Edn. Lippincott Williams & Wilkins, Philadelphia, PA. p. 16.

Doessing, S., Heinemeier, K. M., Holm, L., et al. 2010. Growth hormone stimulates the collagen synthesis in human tendon and skeletal muscle without affecting myofibrillar protein synthesis. J Physiol 588:341–351.

Eagan, T. S., Meltzer, K. R., Standley, P. R. 2007. Importance of strain direction in regulating human fibroblast proliferation and cytokine secretion: a useful in vitro model for soft tissue injury and manual medicine treatments. J Manipulative Physiol Ther 30:584–592.

Eastwood, M., McGrouther, D. A., Brown, R. A. 1998. Fibroblast responses to mechanical forces. Proc Inst Mech Eng H 212:85–92.

Educational Council on Osteopathic Principles (ECOP) 2011a. Glossary of osteopathic terminology usage guide. American Association of Colleges of Osteopathic Medicine (AACOM), Chevy Chase, MD. p. 53.

Educational Council on Osteopathic Principles (ECOP) 2011b. Glossary of osteopathic terminology usage guide. American Association of Colleges of Osteopathic Medicine (AACOM), Chevy Chase, MD. pp. 25–26.

Fang, M., Goldstein, E. L., Turner, A. S., et al. 2012. Type I collagen D-Spacing in fibril bundles of dermis, tendon, and bone: bridging between nano- and micro-level tissue hierarchy. ACS NANO. 6: 9503–9514.

Fang, M., Holl, M. M. 2013. Variation in type I collagen fibril nanomorphology: the significance and origin. Bonekey Rep 2:394.

Faust, U., Hampe, N., Rubner, W., et al. 2011. Cyclic stress at mHz frequencies aligns fibroblasts in direction of zero strain. PLoS One. 6:e28963.

Field, T., Diego, M., Hernandez-Reif, M. 2010. Moderate pressure is essential for massage therapy effects. Int J Neurosci 120:381–385.

Flor, H., Hermann, C. 2004. Biopsychosocial models of pain. In: Dworkin, R. H., Breitbart, W. S. (Eds.), Psychosocial Aspects of Pain: A Handbook for Health Care Providers: 27 (Progress in Pain Research and Management). IASP Press, Seattle. pp. 47–76.

Follonier Castella, L., Gabbiani, G., McCulloch, C. A., et al. 2010. Regulation of myofibroblast activities: calcium pulls some strings behind the scene. Exp Cell Res 316:2390–2401.

Fordyce, W. E. 1976. Behavioral Methods for Chronic Pain and Illness. C. V. Mosby, St Louis, MO.

Foster, G. T., Vaziri, N. D., Sassoon, C. S. 2001. Respiratory alkalosis. Respir Care 46:384–391.

Fryette, H. H. 1980. Principles of Osteopathic Technique. Reprint. American Academy Of Osteopathy, Colorado Springs, p. 41.

Fukada, E. 1982. Electrical phenomena in biorheology. Biorheology 19:15–27.

Gabbiani, G. 2003. The myofibroblast in wound healing and fibrocontractive diseases. J Pathol 200:500–503.

Gatchel, R. J. 2005. Clinical Essentials of Pain Management. American Psychological Association, Washington, DC.

Gibson, W., Arendt-Nielsen, L., Taguchi, T., et al. 2009. Increased pain from muscle fascia following eccentric exercise:

animal and human findings. Exp Brain Res 194:299–308.

Grodzinsky, A. J. 1983. Electromechanical and physicochemical properties of connective tissue. Crit Rev Biomed Eng 9:133–199.

Guimberteau, J. C. 2012. [Is the multifibrillar system the structuring architecture of the extracellular matrix?]. [Article in French]. Ann Chir Plast Esthet 57:502–506.

Hardmeier, R., Redl, H., Marlovits, S. 2010. Effects of mechanical loading on collagen propeptides processing in cartilage repair. J Tissue Eng Regen Med 4:1–11.

Harnagea, C., Vallières, M., Pfeffer, C. P., et al 2010. Two-dimensional nanoscale structural and functional imaging in individual collagen type I fibrils. Biophys J 98:3070–3077.

Henley, C. E., Ivins, D., Mills, M., et al. 2008. Osteopathic manipulative treatment and its relationship to autonomic nervous system activity as demonstrated by heart rate variability: a repeated measures study. Osteopathic Med Prim Care 2:7.

Hinz, B., Gabbiani, G. 2003. Mechanisms of force generation and transmission by myofibroblasts. Curr Opin Biotechnol:538–546.

Hruby, R. J. 1992. Pathophysiologic models and the selection of osteopathic manipulative techniques. J Osteopath Med 6:25–30.

Huijing, P. A. 2009. Epimuscular myofascial force transmission: a historical review and implications for new research. International Society of Biomechanics Muybridge Award Lecture, Taipei, 2007. J Biomech 42:9–21.

Hunt, T. K., Aslam, R. S., Beckert, S., et al. 2007. Aerobically derived lactate stimulates revascularization and tissue repair via redox mechanisms. Antioxid Redox Signal 9:1115–1124.

Ingber, D. E. 2008. Tensegrity and mechanotransduction. J Bodyw Mov Ther 12:198–200.

Keefe, F. J., Rumble, M. E., Scipio, C. D. 2004. Psychological aspects of persistent pain: current state of the science. J Pain 5:195–211.

Kjaer, M. 2004. Role of extracellular matrix in adaptation of tendon and skeletal muscle to mechanical loading. Physiol Rev 84:649–98.

Klingler, W., Velders, M., Hoppe, K. et al. 2014. Clinical relevance of fascial tissue and dysfunctions. Curr Pain Headache Rep 18:439.

Koenig, H. G. 2004. Depression in chronic illness: does religion help? J Christ Nurs 31:40–46.

Korr, I. M. 1976. The spinal cord as organizer of disease processes: some preliminary perspectives. J Am Osteopath Assoc 76:35–45.

Korr, I. M. 1979. The neural basis of osteopathic lesion. In: Peterson, B. (Ed.), The Collected Papers of Irvin M. Korr. American Academy of Osteopathy, Colorado.

Langevin, H. M. 2006. Connective tissue: a body-wide signalling network? Med Hypotheses 66: 1074–1077.

Langevin, H. M., Bouffard, N. A., Badger, G. J., et al. 2005. Dynamic fibroblast cytoskeletal response to subcutaneous tissue stretch ex vivo and in vivo. Am J Physiol Cell Physiol 288:C747–756.

Langevin, H. M., Bouffard, N. A., Fox, J R., et al. 2011. Fibroblast cytoskeletal remodeling contributes to connective tissue tension. J Cell Physiol. 226(5):1166–1175.

Langevin, H. M., Cornbrooks, C. J., Taatjes, D. J. 2004. Fibroblasts form a body-wide cellular network. Histochem Cell Biol 122:7–15.

Langevin, H. M., Nedergaard, M., Howe, A. K. 2013. Cellular control of connective tissue matrix tension. J Cell Biochem. 114:1714–1719.

Langevin, H. M., Sherman, K. J. 2007. Pathophysiological model for chronic low back pain integrating connective tissue and nervous system mechanisms. Med Hypotheses 68:74–80.

Langevin, H. M., Storch, K. N., Cipolla, M. J., et al. 2006. Fibroblast spreading induced by connective tissue stretch involves intracellular redistribution of alpha- and beta-actin. Histochem Cell Biol 125:487–495.

Lee, P. R. 2006. Still's concept of connective tissue: lost in 'translation'? J Am Osteopath Assoc 106:176–177; author reply 213–214.

Lee, R. P. 2008. The living matrix: a model for the primary respiratory mechanism. Explore 4:374–378.

Levick, J R. 1990. Hypoxia and acidosis in chronic inflammatory arthritis; relation to vascular supply and dynamic effusion pressure. J Rheumatol 17:579–582.

Lieberwirth, C., Wang, Z. 2014. Social bonding: regulation by neuropeptides. Front Neurosci 8:171.

Lima, D. D., Alves, V. L., Turato, E. R. 2014. The phenomenological-existential comprehension of chronic pain: going beyond the standing healthcare models. Philos Ethics Humanit Med 9:2.

Lu, H. H., Thomopoulos, S. 2013. Functional attachment of soft tissues to bone: development, healing, and tissue engineering. Annu Rev Biomed Eng 15:201–226.

Lund, I., Ge, Y., Yu, L. C., et al 2002. Repeated massage-like stimulation induces long-term effects on nociception: contribution of oxytocinergic mechanisms. Eur J Neurosci 16:330–338.

McGlone, F., Wessberg, J., Olausson, H. 2014. Discriminative and affective touch: sensing and feeling. Neuron 82:737–755.

Mackintosh, S. E., Adams, C. E., Singer-Chang, G., et al. 2011. An osteopathic approach to implementing and promoting interprofessional education. J Am Osteopath Assoc 111:206–212.

Malanga, G. A., Cruz Colon, E. J. 2010. Myofascial low back pain: a review. Phys Med Rehabil Clin N Am 21:711–724.

Martin, M. M. 2009. Effects of myofascial release in diffuse systemic sclerosis. J Bodyw Mov Ther 13:320–327.

Masi, A. T., Hannon, J C., 2008. Human resting muscle tone (HRMT): narrative introduction and modern concepts. J Bodyw Mov Ther. 12(4):320–332.

McPartland, J M. 2008. Expression of the endocannabinoid system in fibroblasts and myofascial tissues. J Bodyw Mov The 12:169–182.

Meltzer, K. R., Standley, P. R. 2007. Modeled repetitive motion strain and indirect osteopathic manipulative techniques in regulation of human fibroblast proliferation and interleukin secretion. J Am Osteopath Assoc 107:527–536.

Mense, S. 2001. [Pathophysiology of low back pain and the transition to the chronic state - experimental data and new concepts]. Schmerz:413–417.

Mikhailov, A. S., Ertl, G. 1996. Nonequilibrium structures in condensed systems. Science 272:1596–1597.

Morhenn, V., Beavin, L. E., Zak, P. J. 2012. Massage increases oxytocin and reduces adrenocorticotropin hormone in humans. Altern Ther Health Med 18:11–18.

Mow, V. C., Ratcliffe, A. 1997. Structure and function of articular and meniscus. In: Mow, V. C., Hayes, W. C. (Eds.), Basic Orthopaedic Biomechanics. Lippincott-Raven, Philadelphia, PA. pp. 113–177.

Mwale, F., Ciobanu, I., Giannitsios, D., et al. 2011. Effect of oxygen levels on proteoglycan synthesis by intervertebral disc cells. Spine 36:E131–138.

Olausson, H., Wessberg, J., Morrison, I., et al. 2010. The neurophysiology of unmyelinated tactile afferents. Neurosci Biobehav Rev 34:185–191.

Olesen, J L., Heinemeier, K. M., Haddad, F., et al. 2006. Expression of insulin-like growth factor I, insulin-like growth factor binding proteins, and collagen mRNA in mechanically loaded plantaris tendon. J Appl Physiol 101:183–188.

Oschman, J. L., Oschman, N. H. 1994. Somatic recall. Part II. Soft tissue holography. Massage Ther J 34:66–67, 106–110.

Pang, X. F. 2013. Properties of proton transfer in hydrogen-bonded systems and its experimental evidences and applications in biology. Prog Biophys Mol Biol 112:1–32.

Penney, J N. 2010. The biopsychosocial model of pain and contemporary osteopathic practice. Int J Osteopath Med 13:42–47.

Pienta, K. J., Coffey, D. S. 1991. Cellular harmonic information transfer through a tissue tensegrity-matrix system. Med Hypotheses 34:88–95.

Pincus, T., Burton, A. K., Vogel, S., et al. 2002. A systematic review of psychological factors as predictors of chronicity/disability in prospective cohorts in low back pain. Spine 27:E109–120.

Pohl, H. 2010. Changes in the structure of collagen distribution in the skin caused by a manual technique. J Bodyw Mov Ther 14:27–34.

Pollack, G. H., Cameron, I. L., Wheatley, D. N. 2006. Water and the Cell. Springer, Dordrecht.

Popp, F. A. 2003. Properties of biophotons and their theoretical implications. Indian J Exp Biol 41:391–402.

Porter, K. E., Turner, N. A. 2009. Cardiac fibroblasts: at the heart of myocardial remodeling. Pharmacol Ther 123:255–278.

Queré, N., Noël, E., Lieutaud, A., et al. 2009. Fasciatherapy combined with pulsology touch induces changes in blood turbulence potentially beneficial for vascular endothelium. J Bodyw Mov Ther 13:239–245.

Radnitz, C. L., Bockian, N., Moran, A. 2000. Assessment of psychopathology and personality in people with physical disabilities. In: Frank, R. G., Elliot, T. R. (Eds.), Handbook of Rehabilitation Psychology. American Psychological Association, Washington. pp. 287-309.

Rapaport, M. H., Schettler, P., Breese, C. 2010. A preliminary study of the effects of a single session of Swedish massage on hypothalamic-pituitary-adrenal and immune function in normal individuals. J Altern Complement Med 16: 1079-1088.

Rapaport, M. H., Schettler, P., Bresee, C. 2012. A preliminary study of the effects of repeated massage on hypothalamic-pituitary-adrenal and immune function in healthy individuals: a study of mechanisms of action and dosage. J Altern Complement Med 18:789-797.

Reed, R. K., Lidén, A., Rubin, K. 2010. Edema and fluid dynamics in connective tissue remodelling. J Mol Cell Cardiol 48:518-523.

Roberts, W. J., Kramis, R. C. 1990. Sympathetic nervous system influence on acute and chronic pain. In: Fields, H. L. (Ed.), Pain Syndromes in Neurology. Butterworth Heineman, Oxford. pp. 85-106.

Roman, M., Chaudhry, H., Bukiet, B., et al. 2013. Mathematical analysis of the flow of hyaluronic acid around fascia during manual therapy motions. J Am Osteopath Assoc 113:600-610.

Salamon, E., Zhu, W., Stefano, GB. 2004. Nitric oxide as a possible mechanism for understanding the therapeutic effects of osteopathic manipulative medicine (Review). Int J Mol Med 14:443-449.

Samuel, C. S. 2005. Relaxin: antifibrotic properties and effects in models of disease. Clin Med Res 3:241-249.

Sanchis-Alfonso, V., Roselló-Sastre, E. 2000. Immunohistochemical analysis for neural markers of the lateral retinaculum in patients with isolated symptomatic patellofemoral malalignment. A neuroanatomic basis for anterior knee pain in the active young patient. Am J Sports Med 28:725-731.

Sbriccoli, P., Solomonow, M., Zhou, B. H., et al. 2004. Static load magnitude is a risk factor in the development of cumulative low back disorder. Muscle Nerve 29:300-308.

Schabrun, S. M., Jones, E., Kloster, J., et al. 2013. Temporal association between changes in primary sensory cortex and corticomotor output during muscle pain. Neuroscience 235:159-164.

Schleip, R. 2003. Fascial plasticity – a new neurobiological explanation. Part 1. J Bodyw Mov Ther 7:11-19.

Schleip, R., Klingler, W., Lehmann-Horn, F. 2005. Active fascial contractility: fascia may be able to contract in a smooth muscle-like manner and thereby influence musculoskeletal dynamics. Med Hypotheses 65:273-277.

Schleip, R., Jäger, H., Klingler, W. 2012. Fascia is alive – how cells modulate the tonicity and architecture of fascial tissues. In: Schleip, R., Findley, T. W., Chaitow, L., Huijing, P.

A. (Eds.), Fascia: The Tensional Network of the Human Body. Churchill Livingstone Elsevier, Edinburgh.

Sergueef, N., Nelson, K. 2014. Osteopathy for the Over 50s. Maintaining Function and Treating Dysfunction. Handspring Publishing, Pencaitland, UK. pp. 80-82.

Simmonds, N., Miller, P., Gemmell, H. 2012. A theoretical framework for the role of fascia in manual therapy. J Bodyw Mov Ther 16:83-93.

Sommer, A. P., Zhu, D., Franke, R. P., Fecht, H. J. 2008. Biomimetics: learning from diamonds. J Mater Res 23:3148-3152.

Staubesand, J., Baumbach, K. U., Li, Y. 1997. La structure fine de l'aponévrose jambière. Phlèbologie 50:105-113.

Stecco, C. 2014. Why are there so many discussions about the nomenclature of fasciae? J Bodyw Mov Ther 18:441-442.

Stecco, C., Stern, R., Porzionato, A., et al. 2011. Hyaluronan within fascia in the etiology of myofascial pain. Surg Radiol Anat 33:891-896.

Still, A. T. 1899. Philosophy of Osteopathy. A. T. Still, Kirksville, MO. p. 162.

Stroe, M. C., Crolet, J. M., Racila, M. 2013. Mechanotransduction in cortical bone and the role of piezoelectricity: a numerical approach. Comput Methods Biomech Biomed Engin 16:119-129.

Thomas, J., Klingler, W. 2012. The influence of pH and other metabolic actors on fascial properties. In: Schleip, R., Findley, T. W., Chaitow, L., Huijing, P. A. (Eds.), Fascia: The Tensional Network of the Human Body. Churchill Livingstone Elsevier, Edinburgh. pp. 171-176.

Thomopoulos, S., Genin, G. M., Galatz, L. M. 2010. The development and morphogenesis of the tendonto-bone insertion—what development can teach us about healing. J Musculoskelet Neuronal Interact 10:35-45.

Tozzi, P. 2012. Selected fascial aspects of osteopathic practice. J Bodyw Mov Ther 16:503-519.

Tozzi, P., 2015a. A unifying neuro-fasciagenic model of somatic dysfunction – Underlying mechanisms and treatment – Part I. J Bodyw Mov Ther 19:310-326.

Tozzi, P. 2015b. A unifying neuro-fasciagenic model of somatic dysfunction: underlying mechanisms and treatment – Part II. J Bodyw Mov Ther 19:526–543.

Tozzi P., Bongiorno, D., Vitturini, C. 2012. Low back pain and kidney mobility: local osteopathic fascial manipulation decreases pain perception and improves renal mobility. J Bodyw Mov Ther 16: 381-391.

Tsao, H., Galea, M. P., Hodges, P. W. 2008. Reorganization of the motor cortex is associated with postural control deficits in recurrent low back pain. Brain 131:2161-2171.

Tsuzaki, M., Bynum, D., Almekinders, L., et al. 2003. ATP modulates load-inducible IL-1beta, COX 2, and MMP-3 gene expression in human tendon cells. J Cell Biochem 89:556-562.

Van Buskirk, R. L. 1990. Nociceptive reflexes and the somatic dysfunction: a model. J Am Osteopath Assoc. 90:792-805.

Van Wijk, R., Van Wijk, E. P., Wiegant, F. A., et al. 2008. Free radicals and low-level photon emission in human pathogenesis: state of the art. Indian J Exp Biol 46:273-309.

Vesentini, S., Redaelli, A., Gautieri, A., 2013. Nanomechanics of collagen microfibrils. Muscles Ligaments Tendons J. 21;3(1):23-34.

Vleeming, A., Pool-Goudzwaard, AL., Stoeckart, R., et al. 1995. The posterior layer of the thoracolumbar fascia. Spine 20:753-758.

Waddell, G., Newton, M., Henderson, I., et al. 1993. A Fear-Avoidance Beliefs Questionnaire (FABQ) and the role of fear-avoidance beliefs in chronic low back pain and disability. Pain 52:157-168.

Wall, M. E., Banes, A. J. 2005. Early responses to mechanical load in tendon: role for calcium signaling, gap junctions and intercellular communication. J Musculoskelet Neuronal Interact. 5:70-84.

Wang, J H., Guo, Q., Li, B. 2012. Tendon biomechanics and mechanobiology—a minireview of basic concepts and recent advancements. J Hand Ther 25:133-140; quiz 141.

Weisenberg, J. 1984. Cognitive aspects of pain. In: Wall, P. D., Melzack, R. (Eds.), Textbook of Pain. 1st Edn. Churchill Livingston, Edinburgh. pp. 162-172.

Willard, F. H. 1995. Neuro-endocrine-immune network, nociceptive stress, and the general adaptive response. In: Everett, T., Dennis, M., Ricketts, E. (Eds.), Physiotherapy in Mental Health: A Practical Approach. Butterworth Heinemann, Oxford. pp. 102-126.

Woo, S., Livesay, G. A. Runco, T. J. et al. 1997. Structure and function of tendons and ligaments. In: Mow, V. C., Hayes, W. C. (Eds.), Basic Orthopaedic Biomechanics. Lippincott-Raven, Philadelphia, PA. pp. 209-252.

Wood Jones, F. 1944. Structure and Function as Seen in the Foot. Baillière, Tindall and Cox, London.

Yahia, L., Rhalmi, S., Newman, N., et al. 1992. Sensory innervation of human thoracolumbar fascia. An immunohistochemical study. Acta Orthop Scand 63:195-197.

Yu, W. D., Panossian, V., Hatch, J D., et al. 2001. Combined effects of estrogen and progesterone on the anterior cruciate ligament. Clin Orthop Relat Res 383:268-281.

Ziche, M., Morbidelli, L. 2000. Nitric oxide and angiogenesis. J Neurooncol 50:139-148.

30

근막의 초음파 영상 및 임상적 고찰

Davide Bongiorno

개요

정골의학은 설립된 이래로 고전적인 세부영역-내재적, 외재적, 상호연관-에서 기관의 움직임에서 시작하여 균형을 재창조하는 것을 목표로 삼았다. 이러한 명백한 차이의 통합은 근막과 결합 조직에 대한 이해를 이끌어 냈다. 전자는 미끄러지는 표면이고 후자는 단일성 및 구조를 제공한다. 의료 분야에서 초음파 검사법이 도입된 이래로 우리는 점차적으로 '우리 자신 안'의 기관뿐만 아니라 구조와 기관 간의 관계를 관찰할 수 있게 되었다. 이 관계는 근막과 상호간의 움직임으로 구성된다.

그러므로 우리가 조직의 움직임을 관찰할 수 있는 초음파 검사는 매우 유용한 '정골의학' 도구이다(Syperda 외, 2008).

원래 초음파 검사는 연부조직과 근골격계(피부, 근막, 근육, 힘줄, 인대, 관절)를 연구하는 데 사용되었지만 개념, 동적 특이성 및 실시간 영상은 정골의학 분야에서 점진적으로 사용되었다.

근막 움직임 초음파 해부학 평가(FUSAE)는 치료기법을 평가하고 검증할 수 있는 방법이 아직 없었던 정골의학 분야에 역동적 초음파 영상 진단(dynamic imaging)을 적용하려는 시도였다(Bongiorno, 2012).

이 장에서 정골의학적 진단을 달성하고, 결과를 평가하고, 인체의 통증의 원인을 이해하기 위한 목적으로 초음파 검사의 적용을 검토한다.

소개

초음파 검사법은 근골격계 및 근육 근막 분야에서 빠르게 발전된 진단 방법이다(van Holsbeeck 외, 2001; Lefebvre 외, 1991). 보다 구체적인 스캔을 얻기 위해 초음파 빔을 조절할 수 있다는 것이 가능하다는 점에서 고유한 이점이 있다. 또한 '실시간' 이미징이 가능하다는 점 덕분에 이 방법이 확산되었고, 자기 공명 영상(MRI)과 차별화되거나 통합된다(Sernik & Cerri, 2009). 이것은 평면 이미지로부터 3차원의 해부학적 재구성이 재현되기 어렵기 때문에(Curry & Tempkin, 1995) 누군가가 초음파 검사법을 사용하기 쉬운 방법으로 오해하도록 하면 안된다. 초음파처럼(Barozzi 외, 1998) 시체를 해부하거나 수술적으로 지형학적 관계를 재구성하는 것은 어렵다(Testut & Jacob, 1904). 수행자는 임상 경험뿐만 아니라 초음파(US)의 한계에 대한 인식을 가지고 있어야 한다.

초음파 검사는 만질 수 있는 구조물을 확인하기 위한 연부조직 연구에 사용된다(Carra 외, 2014). 임상에서 초음파 스캐너가 새로운 확성 청진기가 되고 있다는 것은 잘 알려져 있다. 일반의들은 고전 의학 분야에서 진단 도구뿐만 아니라 피드백 도구로써 초음파 검사의 역할을 찾고 있다. 이 장에서는 도수 의학(Whittaker 외, 2007)과 그 기법(Luomala 외, 2014)에 대한 관심을 입증하기 위해 특별히 이것을 사용한다. 우리는 또한 초음파 검사 결과가 구조/기능 관계의 조직 변화(Stecco 외, 2014)와 같은 '자연적' 유효성 확인을 필요로 하는 경우 또는 다른 닫혀있는(closed) 심부 조직과의 관계를 정의 할 때 매우 유용한 영상 방법이라는 것을 고려해야한다(Tozzi 외, 2011; Tozzi 외, 2012). 나는 외과적 측면에서부터 후자를 변경하여 근육 근막 및 내장근막을 포함한 정골의학적 근막 측면을 관찰하기 위해 피부 절개의 진폭을 추정하는 데 사용했다. 이 장에서 초음파 진단에 대한 물리적 설명을 시작으로 초음파 검사의 역할을 명확히 하려고 한다. 이는 진단 이미징 방법을 통해 누군가가 '보아야 하는 것'과 누군가가 '볼 수 있는 것'을 이해하는 데 필수적이다(Monetti, 2009). 초음파의 구체적인 특성과 영상 진단 도구 중 정골의학 분야에서 유용한 이유를 강조할 것이다. 이러한 특성은 정골의학에서 주요 기능 변화의 정골의학적 진단에 도움이 될 것이다.

초음파 영상의 기본적인 물리학 메커니즘

초음파의 물리학은 한계와 적용의 가능성을 인식하는 데 사용되는 주제이다. 기본적인 지식을 가진 사람이라면 이미지의 기본 단위인 픽셀을 '읽을' 수 있고 대다수의 초음파 기술자가 항상 '초음파 검사는 사실은 인공물이다!'라고 선언했다고 할지라도 유효하고 올바른 것과 잘못된 임상 인공물 간의 차이를 이해할 수 있다(Oliva, 1989).

초음파 영상은 사실적이지만 실제는 아니며, 누구든지 이 도구를 사용할 때 이것을 항상 고려해야 한다.

일반적으로 초음파 교과서의 첫 번째 장에서 초음파의 물리학을 다룬다(Sasso, 2002; Stramare, 2006). 스캐너로 모든 요소를 '이미지'로 자동 변환한 경우에도 진단을 위해 사용된 특정 주파수를 가진 초음파의 특성을 이해해야 한다. 왜냐하면 이들을 인식하면 사용자는 그들의 한계를 인식하고 진단적, 병리학적 또는 해부학적 생리적 영상에서의 특성을 이용할 수 있기 때문이다.

파동 형태의 에너지 확산 양식은 전자기 및 기계적으로 차별화된다. 이러한 파동 형태에는 소리가 포함된다. 탄성력을 발생시키는 소리는 빈 공간으로 확산되지 않지만 기계적 파동으로 물질 내에서 분자의 주기적인 진동 운동(파동의 주기, 파동의 길이 또는 주파수)을 유도한다. 초음파는 최대 가청 한계(20 kHz)보다 높은 주파수를 가지고 의학에서는 2.5와 20 MHz 사이의 주파수 값을 가진다. 신체 조직은 다른 분자 구조를 갖는데 이는 초음파에 사용되는 진동과는 다른 특유의 저항을 일으킨다. 소리의 확산 속도는 교차되는 물질에 따라 다르다. 생물학적 조직은 물로 구성되어 있기 때문에 소리는 1,520 m/s 정도의 속도로 진동한다(Stramare 외, 2010). 속도의 차이는 여러 조직에 포함된 물의 양과 관련이 있어 혈액, 지방 조직 및 뼈를 통과 할 때 속도가 달라진다. 소리가 조직을 가로지르면 초음파의 기본 차원인 음향 임피던스에 비례하여 확산에 대한 다른 저항을 찾는다. 따라서 조직의 음향 임피던스가 다르기 때문에 조작자는 초음파를 사용하여 지방 조직 또는 뼈를 '관찰'하고 구별할 수 있다(표 30.1).

소리는 발생원과 파동 길이(주파수)의 값에 따라 공간에서 다른 방식으로 확산된다. 음원이 파동 길이보다 크면 소리가 자연스럽게 평행하게 되고 특정 방향에서 조작자가 방향을 지정할 수 있는 대역이 된다. 이러한 소리가 진단 초음파에서 발생한다. 초음파 대역이 표면에 배향되면, 에너지의 일부가 반사되어 부분적으로 되돌아가는 파동을 생성하고 부분적으로 전달된다. 되돌아가는 첫 번째 파동은 반향으로, 전달된 파동은 심부 조직에서 계속된다. 조직의 음향 임피던스가 클수록,

Transmitting substance	Speed of sound (m/sec)	Acoustic impedance
Air	331	0.0004
Fat	1.45	1.38
Water	1.54	1.54
Blood	1.57	1.61
Muscle	1.585	1.70
Cortical bone	4.08	7.8

표 30.1
다른 소리 전달 속도와 우리의 유기체에 적응하고 우리의 장기에 나타나는 여러 다른 생물학적 구조물에서 소리 그 자체의 통과에 대한 상대적인 '저항' (즉, 근육에서 다형성 구조의 구별은 그 안에 있는 조직의 서로 다른 음향 임피던스, 즉 지방, 물, 혈액, 근육에 따라 달라진다.)

반사음이 커진다. 예로, 담낭이나 뼈에서 결석을 관찰할 때 분명하다.

광학 원리에 적용할 수 있는 물리학과 마찬가지로, 표면에서 초음파 대역이 재생되는 각과 직접적으로 관련되고, 표면 자체의 특성과 관련된 여러 가지 양상이 있다.

1. *정반사(reflexion)*: 예를 들어 횡격막 표면에 사용할 때. 이 표면은 파동의 길이보다 크므로 반향은 수직 위치로 인해 근원을 향해 완전히 반사된다.
2. *굴절(refraction)*: 입사각이 표면에 수직이 아닌 경우. 간보다 심부에 위치하는 횡격막의 경우(바닥에서 볼 때)에서처럼 중심부는 고반향성이지만 나머지는 잘 보이지 않는다. 이것은 중심점에서 부분의 측방향 위치 때문에 발생한다. 그것들은 수직이 아니기 때문에 반사된 파동의 일부만이 원점으로 돌아갈 것이다.
3. *확산(diffusion)*: 생물학적 구조가 초음파 검사에서 사용된 파장보다 작은 경우. 에너지가 보내지는 모든 곳에서 산란 현상이 나타나기 때문에 변환기로 되돌아오는 에너지는 분명히 매우 낮을 것이다. 산란은 간, 갑상선 또는 전립선의 이미지와 같은 조직실질의 영상을 잘 보이게 해준다. 조직실질의 산란 정도는 초음파에 의해 교차된 입자의 수와 양에 달려 있다. 초음파는 이 조직을 통해 외부에서 내부로 확산되면서 점진적으로 힘이 감소한다.

감소는 이러한 현상에 의해 바뀌고, 단일 입자로 전달된 에너지에 의한 흡수에 훨씬 더 의존한다. 이것은 심부 구조를 분석 할 때 저주파를 사용하는 이유와 더 많은 표면상 구조(횡행 근막, 근육성 근막)를 평가할 때 고주파수를 사용하는 이유를 설명한다.

우리는 이제 초음파를 사용할 때 '압전 효과(piezoelectric effect)'를 얻어야하는 것을 고려해야 한다. 이것은 전기 에너지로 자극된 일부 물질을 진동시키고, 진동을 전기 에너지로 상호변환할 수 있다. 이 효과는 초음파 탐침이 동시에 신호를 보내고 받을 수 있게 한다. 진입 신호가 전기 신호로 변환됨으로써, 이는 초음파 영상으로 알려진 비디오 신호로 변환될 수 있다.

변환기는 기계적 스캔에 사용되는 것과 전기적 스캔에 사용되는 것으로 세분된다. 분야별 기계식 탐침은 고속으로 진동하고 작은 전기적 소스에 의해 움직이는 단일 압전소자로 구성된다. 기계적 탐침은 더 이상 사용되지 않는다. 대신 현대적이고 더 유연성 있는 전기 탐침이 사용된다. 두 가지 형태가 있다.

1. *선형 탐침(linear probes)*: 서로 결합한 결정체가 직사각형 표면에 선형 연속을 형성한다. 이 탐침은 일반적으로 7.5~15 MHz 사이의 주파수를 가지며 더 많은 표면 구조를 연구하는 데 사용된다.
2. *볼록한 탐침(convex probes)*: 결정체가 곡선으로 이루어진 정렬로 구성되어일반적으로 3.5~6 MHz 사이의 주파수를 가지며 심부 구조를 연구하는 데 사용된다.

요약하자면, 이 장에서 중요한 5가지의 초음파 개념이 있다.

1. 반사음(반향)은 입사각에 따라 변한다.
2. 입사각이 90° 일 때, 반사파는 방출된 파와 동일하다.
3. 초음파 영상은 기본 요소(픽셀)로 구성된다. 회색(일반적으로 256단계의 회색) 이미지는 반사된 반향(음파)에 의해 생성된다. 이 반사음은 반향 강도에 비례하여 밝기가 달라지는 기본 요소로서 변환기로 되돌아간다.
4. 음원 또는 출발점에서 변환기로 되돌아가는 시간으로 관찰된 대상물의 출처(초음파 탐침)와의 거리를 정의한다. 이것은 화면에서 위치와 거리를 표현한다. 이렇게 하면 위에서부터 아래까지 각각 초음파 표면으로부터 매우 가깝거나 멀리 떨어져있는 물체가 탐침 내부 결정과 일치하는 표준 초음파 영상을 나타낸다. 우리가 초음파 검사에서 볼 수 있는 이미지는 관찰된 물체와 관련하여 탐침 위치에 의해 조절된다.
5. 초음파 이미지는 반사한다. 즉, 재생된 이미지의 왼쪽은 환자 또는 조사 대상의 오른쪽에 해당하고, 오른쪽은 왼쪽에 해당한다. 이것은 탐침이 장기에 수직인 종축에 대해 횡단할 때 발생한다. 예를 들어, 횡단 스캔을 사용하는 간에서 왼쪽에 재생되는 이미지는 오른쪽 엽, 오른쪽 이미지는 왼쪽 엽이다. 이

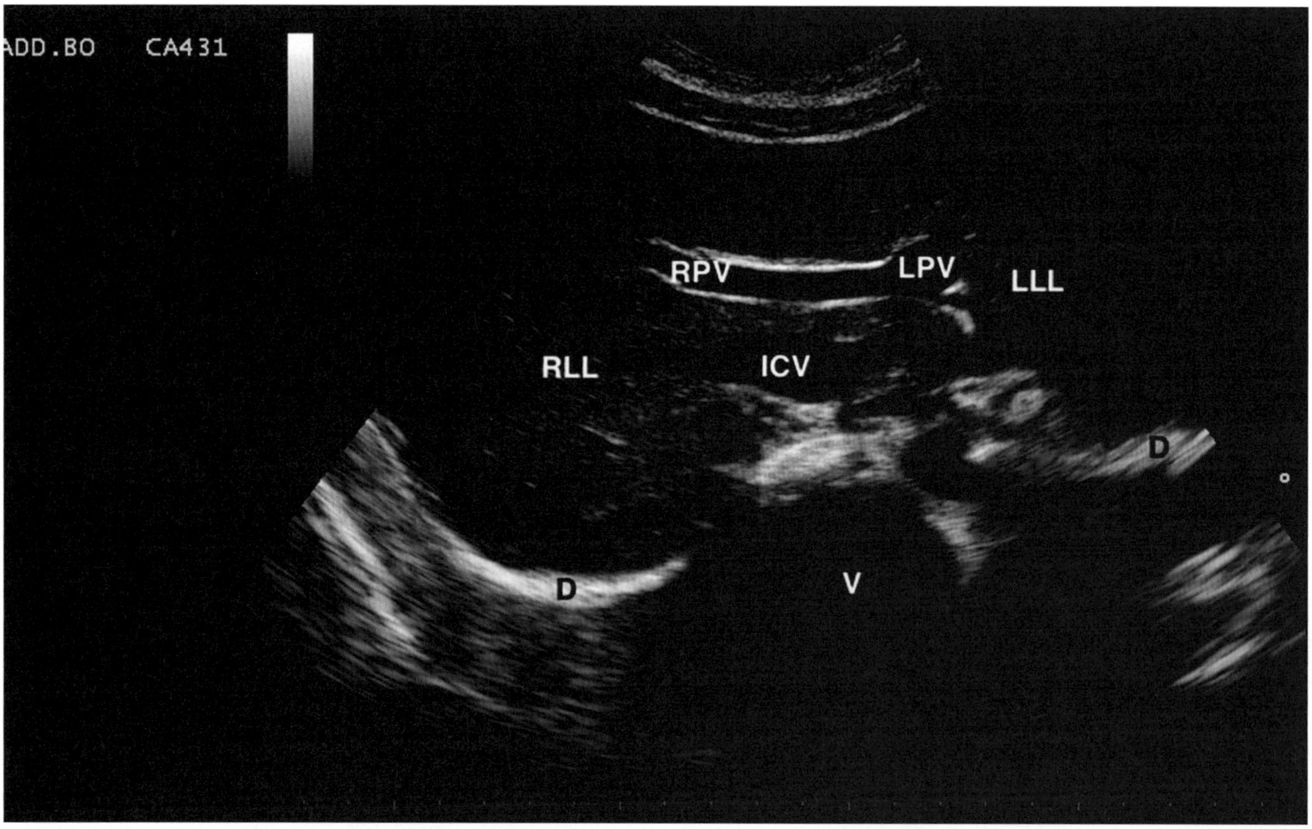

그림 30.1
간의 가로 영상. 좌측에는 오목한 표면에 인접한 간의 우엽 (**RLL**)과 횡격막 (**D**)의 우측 돔을 보여주는 (고반향성) 흰색 아치가 있다. 두 개의 무반향성 구조물의 하부는 간 후방의 하대정맥 (**IVC**)이고, 무반향성 수평 구조는 두 개의 문맥 가지 (**RPV**, 좌측 간문정맥 및 **RPV**, 우측 문맥 가지)의 위치를 보여준다. **V**는 요추를 나타내며, 사진 우측에서 간 좌엽 (**LLL**)의 전방 부분과 좌측 횡격막 돔 (**D**)을 나타내는 고반향성의 오목한 영상을 볼 수 있다. 좌측의 가로 영상에서는 우측의 구조를 볼 수 있고, 우측에는 좌측의 내장 구조를 볼 수 있다.

는 장기 자체 내의 구조에서도 마찬가지이다(그림 30.1). 수직방향으로 스캔하기 위해 탐침을 시계 방향으로 움직이면서 돌리면 윗부분에 두개골 영역이 있고 아래 부분에 꼬리 부분이 있는 것처럼 영상에서 환자의 머리는 왼쪽에, 발은 오른쪽에 놓여진다. 초음파 영상에서 우리는 신장의 상부 극이 영상의 왼쪽에 놓이고 하부 극은 오른쪽에 표시되는 것을 볼 수 있다(그림 30.2).

30년이 넘는 기간 동안 초음파를 사용하면서 조직에 사용하는 초음파 검사의 적응증이나 금기 사항과 관련된 문제에 대한 과학적 증거는 전혀 없었다(주의: 임신 초기 10주 동안 초음파 도플러 평가를 시행할 때에는 주의해야 한다). 또한 현대적 기계는 작동자가 에너지 방출이 가장 적은 사용 방식을 선택할 수 있는 시스템으로 구성된다. 기계적 지수(MI)는 조직에 대한 초음파의 압력을 나타낸다. 초음파 사용의 적응증은 ALARA

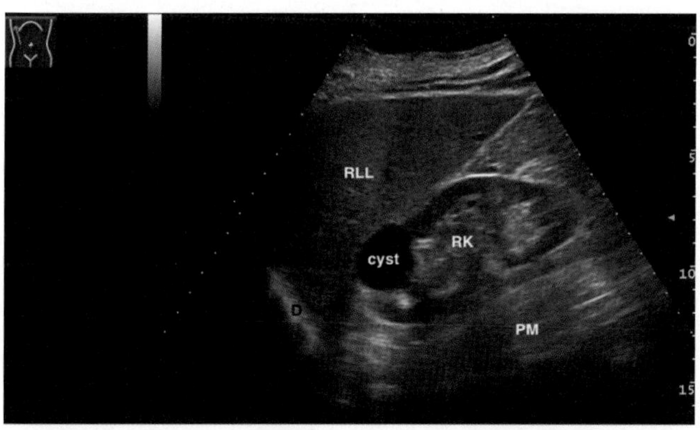

그림 30.2
탐침을 시계 방향으로 회전한 후의 종단면. 따라서 좌측에는 횡격막 (**D**), 간의 우엽 (**RLL**) 및 머리쪽 또는 상위 세번째 전외측 부분에 피질 낭포 (낭종)가 있는 우측 신장 (**RK**)을 나타낸다. 상부는 좌측 기관의 절반에 해당하기 때문이고 전외측은 탐침 표면에 가깝고 전외측에 위치하기 때문이다. 게다가, 간과 신장의 경계 또는 복막과 후복막강 사이 공간인 Morison's pouch와 접촉한다. **PM**은 신장이 놓여 있고 호흡하는 동안 미끄러지는 (우측에 있는) 요근의 전형적인 종방향 미세섬유 구조를 나타낸다. 피질 낭종의 형성은 상위 세번째 외측에서 찾을 수 있다.

개념('합리적으로 달성할 수 있는 가장 낮은 수준')을 사용한다. 이것은 초음파를 적절히 사용하여 최소의 노출로 최대의 진단 정보를 얻는 데 사용된다. 초음파의 올바른 사용은 합의 회의 및 지침에 의해 확립된 적응증에 의존한다(SIUMB, 2005; SIUMB, 2009).

언급할 수 없는 이 방법에는 몇 가지 제한점이 있으며, 이는 우리에게 초음파 검사로 얻은 정보의 진정한 의미와 가치를 제공한다.

- *조직 관련*: 일부 신체 구조(예: 두개골, 결장)의 속성으로 인해 초음파 선별 검사에 사용할 수 없다.
- *방법 관련*: 모든 평면을 스캐닝할 수 있으므로 거리 측정의 표준화가 불가능하다.
- *검사자 관련*: 인간의 오차 범위 때문에 동일한 면과 각도에서 전, 후 이미지를 재현하는 것이 불가능하다.
- *환자 관련*: 위치, 호흡, 조직 이동성 및 점탄성 변화는 모두 초음파 선별 검사에 영향을 줄 수 있는 변수이다(SIUMB, 2005; SIUMB, 2009).

초음파 영상을 통한 근막 계층의 설명

결합 조직에 대한 해부학적 지식이 있는 연부조직에서 결합 조직과 관련된 모든 구조를 찾을 수 있다. 그것은 성긴 결합 조직과 조밀하거나 치밀한 결합 조직, 두 개로 나누어진다.

1. 성긴 결합 조직:

- 성긴
- 특별한
  - 점액 조직(mucous)
  - 탄력 조직(elastic)
  - 망상 조직(reticular)
  - 지방 조직(adipose)
  - 색소 조직(pigmented)

2. 조밀한 결합 조직:

- 불규칙적인 치밀함
- 규칙적인 치밀함(힘줄, 인대, 건막)

초음파 영상이 조직학적 영상이 아니라는 것을 기억할 필요가 있다. 당신은 먼저 피부 위에 초음파 탐침을 댈 때, 평행한 축에 있는 조직의 계층을 볼 수 있는지 관찰해야 한다.

외부에서 내부로 세 축을 구별할 수 있다.

- 표면 축(피부)
- 중간 축(표재성 근막과 건막)
- 심부 축(상호간의 장력 막)

피부는 표피, 진피(표피, 중층 및 심부), 성긴 근막과 지방 엽이 있는 피하조직으로 나뉜다. 이들 아래에, 중간 층에서 표면 근막을 찾을 수 있다. 후자는 몇 가지 특징적인 엽이 있는 두꺼운 격막을 통해 표면 건막과 연결되지만 더 큰 결합 구성 요소가 있다. 이것들의 아래에, 목에서 두 개의 설골하근으로 나누는 중간 건막:

- 표층 – 견갑설골 및 흉쇄유돌근 수준
- 심층 – 갑상선 수준에서 앞쪽(그림 30.3)

심부에서 목의 혈관 외피를 아래쪽에서 형성하고 복부에서 적절한 근막과 함께 이어지는 심부 건막 축을 찾을 수 있다. 그리고 더 깊은 곳에 근육성 근막, 결합 및 근육연결부 및 뼈(있는 경우)가 있다.

비스듬한 선은 근막의 평행한 계층화와 관련이 있으며, 특히 신체 운동 중에 근막 요소 사이의 종 방향 미끄러짐을 '더 잘' 조절하는 피하 층에서 물리적 스트레스에 대한 저항력을 향상시킨다. 이러한 계층화는 외부에서 내부로 상당히 두꺼운 층류 요소를 형성한다. 복부 피하 지방 조직에서 기형 상태를 나타내는 '팽창'을 느낄 수 있다. 표면 근막은 피하를 두 개로 세분하여 연속성을 유지한다. 다음 그림에서 긍정적인 표현(그림 30.4)과 부정적인 표현(그림 30.5)은 주요 층의 정확한 구분을 보여준다.

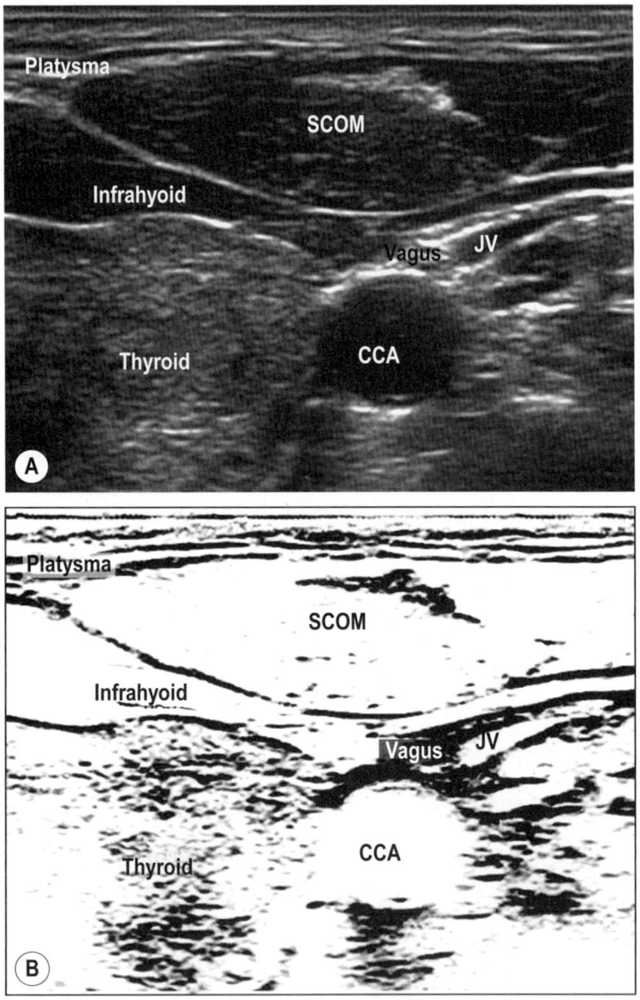

그림 30.3
(A) 양성 및 (B) 음성 영상은 목 좌측 앞부분의 횡 방향 스캔에서 나온다. 이 탐침은 '직선' 결정체의 상부 선에서 볼 수 있듯이 선형이다. 바깥쪽에서 안쪽 영역으로 이동하는 영상에는 광경근과 같은 표층 조직, 흉쇄-후두-유돌근(SCOM), 흉골갑상근 및 흉골설골근(설골하근), 전방 총경동맥(CCA), 경정맥(JV), 하복미주신경(미주신경), 갑상선 좌엽(갑상선)을 포함한다. 목의 혈관-신경 밴드에서 근육 부분을 분리하는 얇은 선이 내측 경부 근막이다.

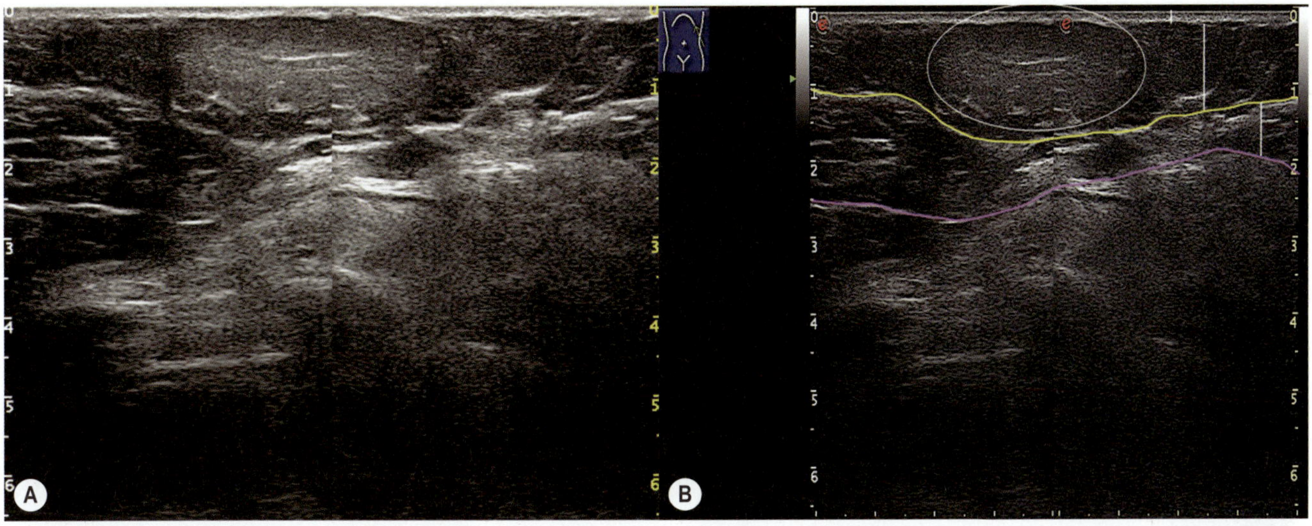

그림 30.4
이 전방 복벽 스캔은 바깥쪽에서 안쪽 층을 보여 주는데, 이것은 표피에서 피하조직까지, 복벽 근육의 복측 근막까지 표층의 연부조직을 구성한다(B)에서 타원으로 나타낸 표층 fibrolypoma를 볼 수 있다. 타원 안에는 결합 근막이 모두 같은 방향으로 놓여 있는 인접한 지방과는 대조적으로 평행 줄무늬의 섬유가 있다. 보다시피, 근막은 (노란색과 보라색 선 사이에 있는) 고반향성 얇은 선의 함입을 유도하여 피하의 가장 표면에 위치한다. 보라색 선은 복근에 놓여 있는 심부 지방층을 나타낸다.

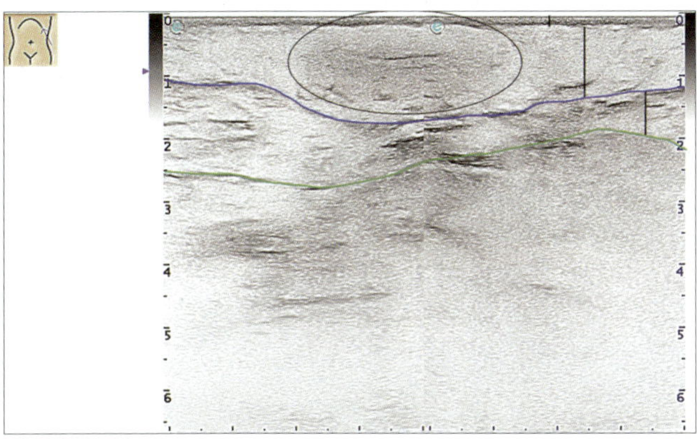

그림 30.5
그림 30.4 (B)의 음화 영상

이차 층의 수직 및 횡 방향 층은 그 위치 때문에 얇다. 대퇴의 앞쪽 구획(대퇴직근)의 내측 1/3과 같은 표면 조직에 초음파 검사 탐침을 대고 점차적으로 탐침으로 누르면, 피하조직을 두 층으로 나누어 그 위치와 관계를 유지하는 피하 층과 피하조직 및 표면 근막을 관찰할 수 있다(대퇴직근과 같은) 다른 구조는 사용된 힘 벡터와 비교하여 힘에 좌우되지 않고 두께, 위치, 각도 및 길이를 바꾼다(그림 30.6).

어떤 조합은 자극이 선형이 아니어도 같은 방향을 유지할 것이라는 것을 알아야 한다. 근막은 3D를 보여준다. 일관성 및 음향 임피던스는 결합 조직이 가진 탄성, 신경 또는 지방의 기능에 의존한다. 근막은 한때 생각했던 결합 조직의 구조뿐만 아니라 피하의 성긴 조직을 구성하는 구조, 심부 근육성 근막의 구조 및 다른 근육 구성 요소를 분리하는 내부 근막의 구조를 나타낸다. 우리 신체의 근막 사이에는 명백한 연속성이 없다. 이것이 외부 구조에서 내부 구조로, 다른 구조와 그 절단 축 사이의 연결 고리를 초음파 검사로 수행할 수 있는 이유이다. '분할(cleavage)'이라는 단어는 프랑스어 'clivage'와 네덜란드어 'kliven'에서 유래되었다. 구조가 분리되는 것은 자연스러운 경향이다.

해부학적 분할이란 서로 인접한 다른 기관 사이 또는 같은 기관에서 내에서 미끄러지듯 움직이는 것을 말한

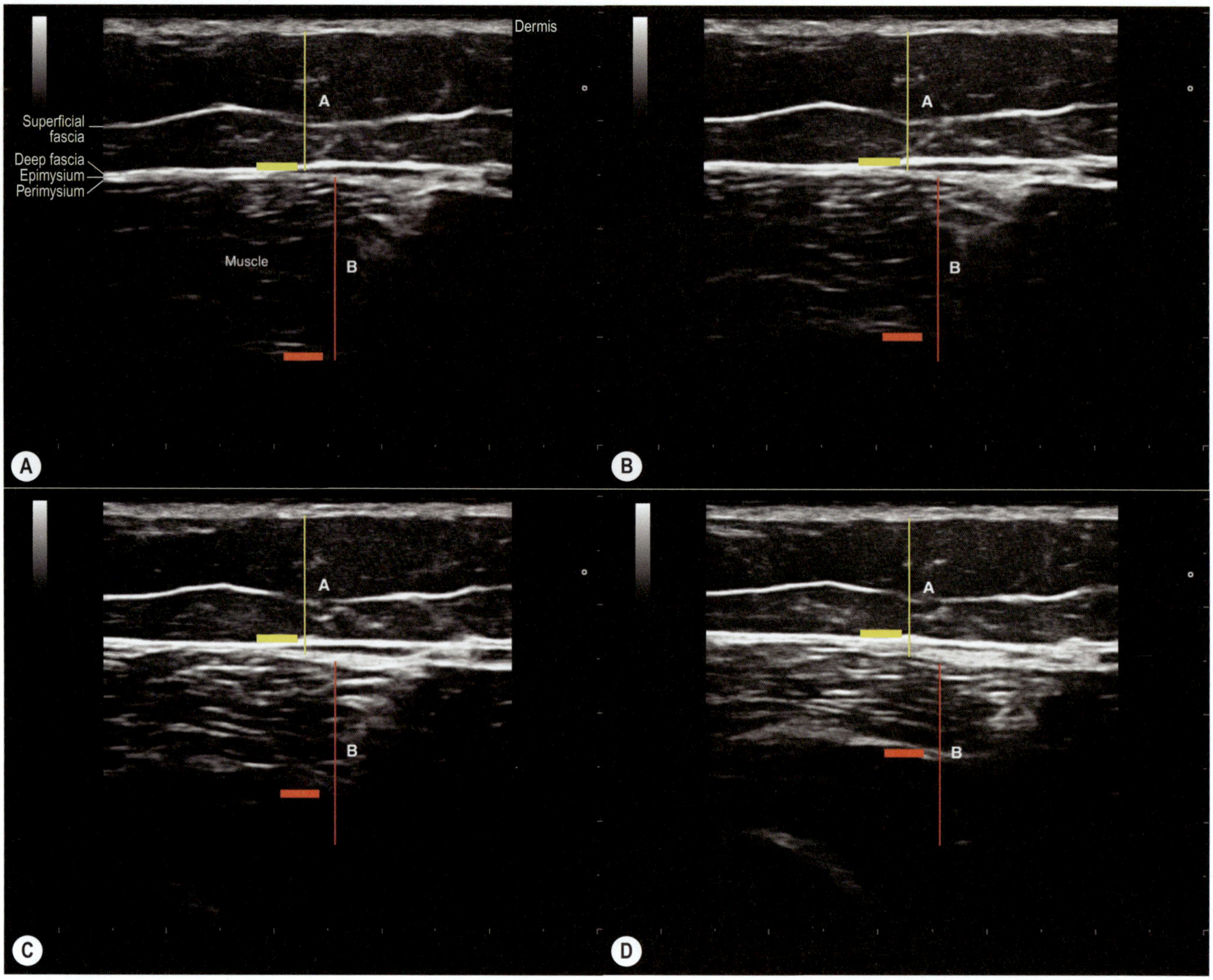

그림 30.6
연부조직의 표층 구조. 여기에 사두근이 보인다. 일부 섬유 연결 형태는 3D로 되어있다.

다. 그것은 서로 미끄러질 수 있는 동일한 물질로 구성된 구조물을 분리하는 자연적인 경향을 나타낸다.

근막의 미끄러짐과 해부학적 분할이 독립적이라도 하나가 다른 하나를 포함하기 때문에 동의어로 간주해서는 안된다. 예를 들어, 폐엽은 해부학적인 분할 축을 가지고 있으며, 동일한 해부학적/기능적 기관에 속하는 완전한 근막의 미끄러짐이 없다. 근막, 조직학적 구성요소, 생화학적 특성 사이의 관계(Stecco 외, 2011)는 결합 조직의 상대적 움직임 및 초음파 영상에서의 거시적 특성을 이해하는 주요 요인이다.

초음파 영상 및 근막 기능 장애의 특성

초음파로 근막, 특히 그들의 이동성을 관찰할 때의 어려움은 주로 그들의 평행한 위치가 수평 활공으로 이동한 거리를 정량화할 수 없기 때문에 발생한다.

그러나 흉요추 근막(Langevin 외, 2009)과 목의 다른 근막(Stecco 외, 2014) 또는 상지의 근막(Stecco 외, 2009)과 같은 일부 근막의 두께의 변화를 측정하는 것은 가능하다.

두께의 변화는 밀리미터 단위로 측정된다. 움직임이 관련되어있을 때 이미지의 기본 단위인 픽셀은 측정 가능한 '분리된' 요소가 측정되지 않으면 수평축(탐침 내의 결정체에 평행한)에서 움직임을 정량화하는 데 사용할 수 없다. 후자는 근막의 불규칙성 또는 두께가 시작점 A에서 도달점 B(직선 움직임의 범위)까지 밀리미터 단위로 표현될 수 있을 때 가능하다. 이것은 근막의 움직임이 중립점과 비교하여 관찰될 수 있는 경우이며, 휴식 상태에서 진동이 + 또는 −로 나타난다.

최근에는 길이의 증가(lengthening)를 표준화하려는 시도로 장력을 유도한 후 거리 X+t에서 근막 거리 X를 측정하는 조직 왜곡의 개념을 도입한 몇 가지 정량화 시도가 수행되었다(0°에서 45° 범위에서 하지의 특정 굴곡 운동이 사용되었다)(Ichikawa 외, 2013). 길이의 증가 결과에서 왜곡에 대한 정량적 측정은 내전된 상완골의 외회전을 통해 보여지는 것처럼 쉽게 발견할 수 있다(그림 30.7). 평행한 축 간의 미끄러짐과 관련된 정량적 데이터가 얻어지면 발견하는 것이 더 어렵다. 이 경우, 서로 관련된 구조와 기관 간의 상호 움직임을 직접 질적으로 관찰해야한다.

보편적으로 초음파 검사가 근육힘줄 구조 및 그 정량적 평가 연구에서 근본적인 방법으로 인식되기 때문에, 초음파 사용자들 사이에서 가장 일반적인 문제는 치료 약리적, 물리적 또는 도수 치료적 결과를 고려하여 제한된 질적 결과와 연결되어 있다는 것이다. 이러한 이분법을 극복하기 위해서는 탄성 초음파 기법을 도입하는 것이 필수적이다(Monetti 외, 2012). 표면 근막 구조에 적용된 평가 과정이 최근에야 성립되었지만, 이러한 기법을 이미 사용하기 시작한 일부 조작자는 결과를 얻었다(Luomala 외, 2014).

심부 근막 움직임에 관한 연구(신장의 움직임을 관찰하여 얻은 특정 내장근막간 관계에 초점을 맞춤)에서 미끄러짐이 분석되었는데, 3개의 구조와 그들의 상호적인 움직임을 구성하는 서로 다른 픽셀 간의 위치가 실시간으로 보여지며 간과 신장 또는 신장과 요근 사이에 존재한다(Tozzi 외, 2012). 이 평가는 거의 질적 연구였다. 그것의 정량화는 신장 상부 극과 횡격막 사이의 거리를 측정함으로써 얻어진다.

정성적 평가는 표면 근막 사이 또는 피부 또는 피하 사이의 미끄러짐 관찰에 사용될 수 있다. 질적 양상은 어떤 한계도 결정하지 않지만, '공간' 또는 '시간'의 측정 단위나 둘(속도) 사이의 결과가 아니라 점진적으로 '존

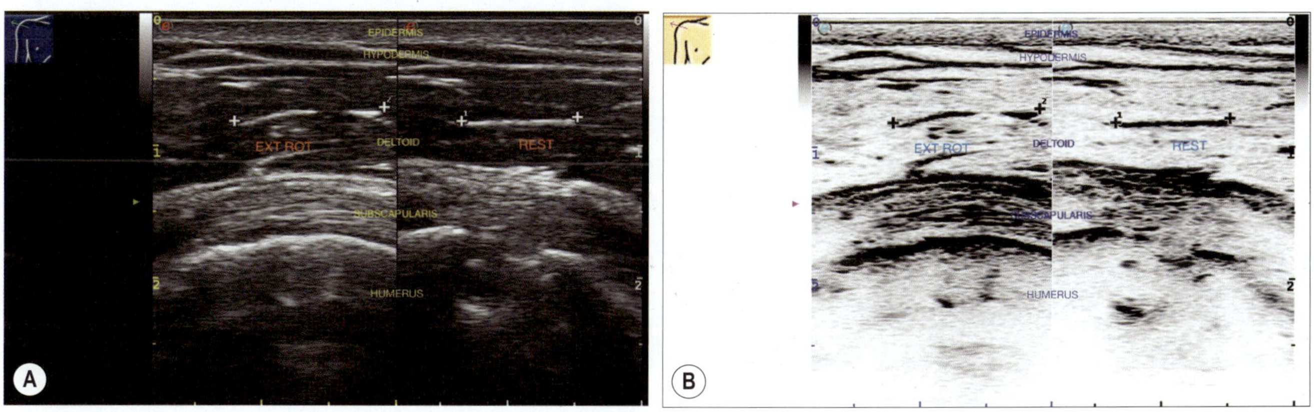

그림 30.7
(A) 양화 및 (B) 음화 영상에서 바깥쪽에서 안쪽 층으로 표피, 피하조직, 삼각근, 견갑하근건 및 상완골두를 볼 수 있다(휴식) 위치에서 근내막의 삼각근 안에 고반향성 구조를 볼 수 있다. 외회전(EXT ROT) 후에는 소성 변위를 볼 수 있다.

재'에서 '부재'까지 다양한 '별개의' 값(즉, 없음, 좋지 않음, 중간, 높음)이 참조되는 평가 요소를 정의한다. 결과를 더 잘 규명하고 표준화하기 위해 Tozzi와 동료들(Tozzi 외, 2011; Tozzi 외, 2012)의 여러 연구에서 '부재'과 '존재'의 두 가지 평가를 사용하기로 결정했다. 알고리즘을 우리 연구에 사용할 수 없는 경우에도 보다 세밀하고 세분화된 결과를 얻기 위해 심장 혈관 측정법을 사용하여 혈관 구조의 변형을 평가할 수 있다.

우리가 현재 인식하지 못하는 기능 장애 모델의 상관관계와 신체 기능 장애의 새로운 유형을 이해하기 위해 근막의 동적 초음파 검사(즉, FUSAE)를 시도할 수 있다. 근막 이완 기법(Tozzi 외, 2011)이나 KMI(신장 운동성 지표)를 통한 신장–근막의 실시간 관찰은 우리가 정골의학적 기능 장애의 특징적인 요소를 강조할 수 있게 해준다. 2012년에 조작자의 신뢰성과 관련하여 정골의학적 기능 장애에 관한 연구가 발표되었는데, 여기에서 초음파 검사는 척추의 위치와 방향을 제어하고 확인하는 도구로 사용되며, 촉진 검사(Shaw 외, 2012)는 정골의사에 의해 수행되고 초음파 장비를 사용하여 확인했다. 이 경우 초음파적 측면은 동적인 것이 아니라 위치적으로 정적이다(그림 30.8)

촉진과 관련하여 위치 개념을 향상시키는 초음파 영상은 뼈(예: 척추 횡돌기 융기, 척추 융기), 근육 근막 구조(예: 흉쇄 유돌근 [SCM] 및 동맥–신경 경부 근막) 또는 내장 구조(예: 간의 경계와 그 움직임, 신장의 운동)와 같이 만질 수 있는 구조를 확인하고 명확하게 할 수 있다.

정골의학 분야에서 초음파 검사 결과는 다음과 비교하여 정량화할 수 있다.

1. 치료 전의 표식의 거리(위치)와 치료 후 변화(예: 피부로부터의 횡방향 거리와 치료(thrust) 후의 거리).
2. 환자들(예를 들어, 만성 요통 [LBP]을 가진 환자의 흉요추 근막 또는 만성 견갑 상완골 관절염 환자의 어깨 점액낭) 사이에서 유사한 구조의 초음파 양상(저음영/고음영)

위의 1)에서 볼 수 있듯이 구조가 움직이면 결과를 시각화하기가 어렵다. 따라서 기능 장애의 정의는 이동성의 제약을 고려할 때 여러 가지가 될 수 있다. 유사하게, 2)의 경우, 초음파 및 반사파의 특성 (초음파 물리에 관한 단락 참조)을 고려해야하며, 입사각과 관련된

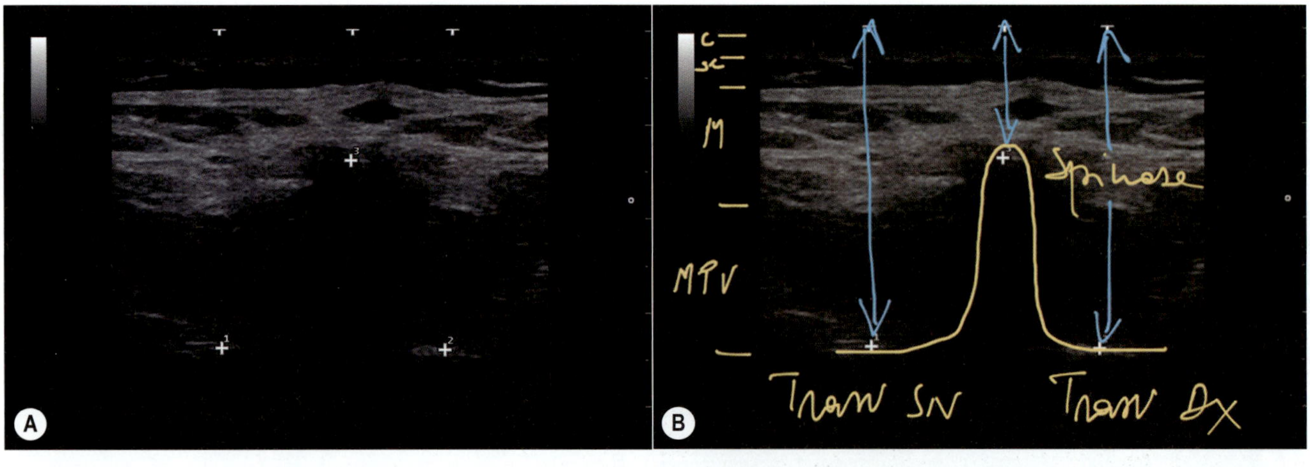

그림 30.8
(A) 환자가 엎드린 상태에서 횡방향으로 스캔한다. 이 탐침은 흉추의 극돌기 상단에 위치한다(B)에서 피부 경계와 횡선 사이의 거리와 구조적 요소를 볼 수 있다. 이러한 영상은 층판 수준에서 가로선의 루트(root)를 이끈다. C=진피, M=근육, MPV=부척추 근육, SC=피하조직

연구에서 색조부동으로 알려진 조직의 서로 다른 반향 발생에 대해 과도 또는 과소 자극을 가질 가능성이 있다(구성 요소와 초음파 사이 공간의 관계에 의해 야기되는 동일한 구조와 관련된 다른 반향적 측면). 근막에 비해 흉터 조직은 구조적 변형으로 인해 연구하기 쉽지 않다.

정골의학적 도수 치료에 따른 근막 조직의 초음파 영상과 특징

기능 장애의 상관관계를 연구하기 위해 근막을 초음파로 관찰해왔다. 예를 들어, 편타성 손상에서 근막 성분(Cisler 외, 1994)이 기능 장애 증상을 유지하게 하는 요소를 나타내는 것을 고려하면 경부 내장근막 구조의 연구와 관찰로 영역 내 다른 구조들(근육 근막 축, 혈관 축, 내장 축) 사이, 특히 수직 활공에서 자유 움직임의 손실을 알 수 있다. 삼키는 동안 인후두-식괴(bolus)의 이동을 관찰하여 근막의 미끄러짐을 평가한 결과 정골의학적 치료 후에 식괴(bolus)의 이동이 향상됨을 알 수 있다. 관찰(그림 30.9)은 식도(인두뒤 공간)와 비교되는 척추 앞 근막(심부 경추 근막)에, 그리고 갑상선 주위 근막 또는 캡슐과 비교되는 후자에 초점을 맞춘다.

호흡과 연하에 의해 유도된 움직임의 질을 실시간으로 관찰하면 편타성 손상으로 고통 받는 일부 사람들에게서 정골의학적 치료를 한 후 운동의 질과 연하작용 모두에서 증상의 개선이 확인되었다. 더 나은 피드백을 얻기 위해 인두-식도 연하작용에서 심장-식도 접합부까지 식괴(bolus)가 이동하는 시간을 기록했다. 식괴(bolus)의 생리적 이동 시간은 7초이므로 11초보다 길면 비특이적인 연하 곤란을 의미한다.

왜 우리는 식괴(bolus)를 사용했을까? 초음파를 이용하여 연구를 할 때 액체와 공기의 미세 기포를 혼합하는 구조적 특성은 더 나은 '공명(resonance)'을 나타내며 식괴(bolus)가 작을 때조차도 더 나은 시각화를 가능하게 한다(그림 30.10).

비정형 또는 비특이적 LBP(근골격계 기원이 아닌)의 경우, '표면'에서 심부 미끄러짐에 이르기까지 신장의 '위치'를 연구하기 위해 많은 초음파 검사가 수행되었다. LBP의 내장성 원인 중 신장의 위치는 기본 요소로 간주된다(Tilscher 외, 1977; Schäfer 외, 2013; Lau 외, 2013). 근막의 미끄러짐을 '정골의학적'으로 관찰하면 신장의 위치가 LBP의 원인은 아니지만, 미끄러짐의 손실이 있음을 알 수 있다. 예를 들어, 내장하수에서의 신장(횡격막에 의해 유도된)은 호흡 도중 움직이지만 환자는 전형적인 LBP를 겪지 않을 것이다. 신장이 움직이지 않는다면 환자는 고통을 겪었을 것이다. 발표된 연구(Tozzi 외, 2012)는 신장에 의한 움직임의 유형(고정, 이동)이 유의한 통계적 일치성을 보였으며 LBP가 있는 경우에는 다른 비율을 나타냈다.

최근 다른 연구(Stecco 외, 2014)에서 '흉쇄유돌근의 흉골 종단과 의료적 사각근의 근막 두께' 그리고 '건강한 피험자와 CNP가 있는 환자에서 흉쇄유돌근 근막의 윗면과 우측 사각근 근막의 아랫면과 윗면 두께의 유의한 차이'를 관찰한 초음파 영상의 유의미한 일치와 유효성을 보여주었다.

2010년 Blanquet이 이끈 연구에서는, Langevin의 연구에서 이미 밝혀진 바와 같이 LBP 환자의 흉요추 근막의 초음파 영상에서 척추 도수 치료 전후 변화된 콜라겐 두께와 특정 양상을 보여준다. Pohl은 2010년 자신의 연구에서 도수 치료 후 피부의 콜라겐 섬유 분포에 변화가 있을 수 있음을 확인했다.

탄성초음파의 사용(Monetti 외, 2012; Langevin 외, 2011)은 데이터를 확실하게 뒷받침한다. 최근의 연구에

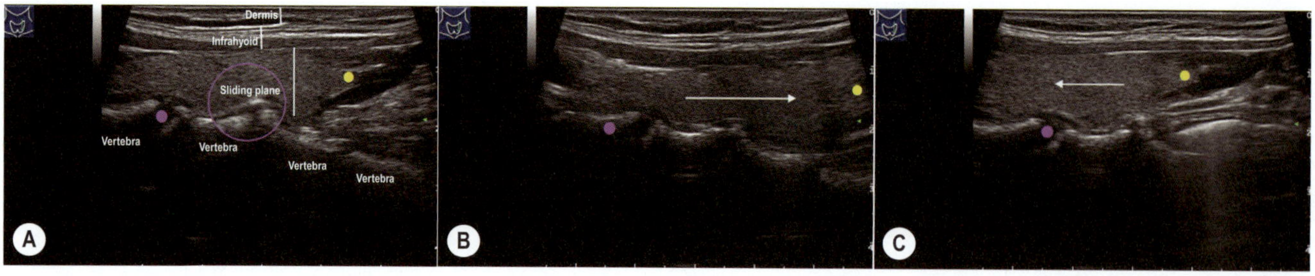

그림 30.9
이 영상은 선형 탐침을 이용하여 고주파로 갑상선 좌엽을 수직 스캔한 것이다. 바깥쪽에서 안쪽 층으로 표층 조직 (표피, 피하 조직, 광경근), 설골하근층, 갑상선 및 경추의 일부를 포함한 척추관 기둥이 보인다. '확대경'으로 보면 갑상선과 심부 경부 근막 사이의 미끄러짐 축을 알 수 있다(A) 휴식시 두 경추 사이의 전방 경계를 나타내는 보라색 점과 구조물을 볼 수 있다. 노란색 점은 갑상선의 하엽을 나타낸다(B) 연하작용의 첫 번째 단계에서 갑상선이 후방 수직축에서 꼬리쪽으로 미끄러지기 때문에 보라색 점과 노란색 점 사이의 거리가 증가한다(C) 연하작용의 두 번째 단계에서 머리쪽으로 미끄러지기 때문에 보라색 점과 노란색 점 사이의 거리가 감소한다.

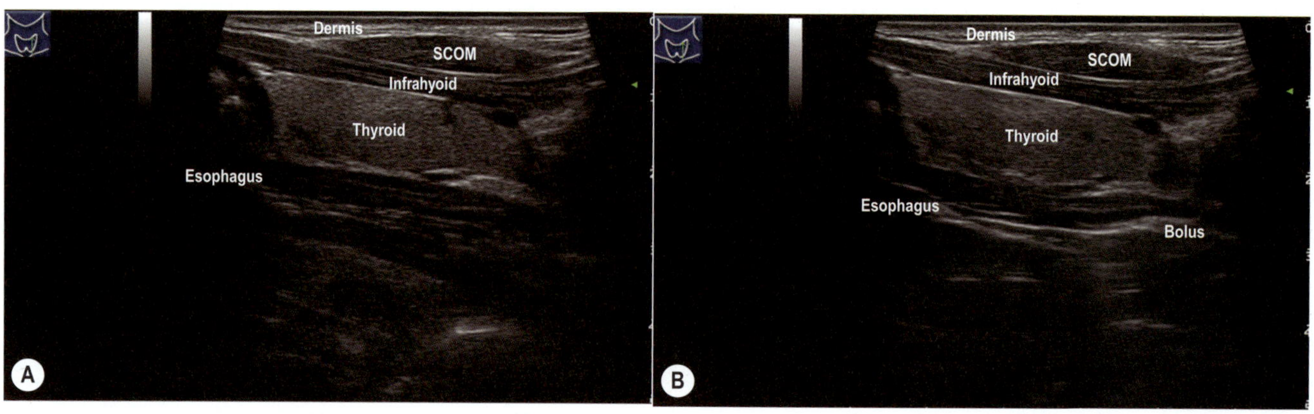

그림 30.10
이 영상은 선형 탐침을 사용하여 고주파로 갑상선 좌엽을 수직 스캔한 것이다. 바깥쪽에서 안쪽 층으로 표층 조직, SCM 일부, 설골하근 일부, 갑상선, 경부 식도 (영상 좌측의 인두-식도 접합부에서 쇄골상방에 위치한 축까지 볼 수 있다). 척주는 후방에서 볼 수 있다. 휴식 상태의 식도 (A)를 관찰한 후 침이 통과한 후 (B) 식도를 관찰하면 연하작용을 통해 식도의 세 번째 원위부 부분에서 식괴(bolus)의 통과 유무를 식별할 수 있다. 그림과 같이 연하 곤란이 발생하면 구조 사이의 공간적 및 지형적 관계가 상대적으로 '고정' 된다. SCM/근육/갑상선 의 관계의 불변성을 확인할 수 있으며 이것은 덩어리의 통과가 이들의 관계를 방해하지 않는다는 것을 보장한다(그림 30.9 참조)

서 Glaser 등 (2012)은 MRI와 탄성초음파 알고리즘을 통합하는 새로운 기술을 강조했다. 자기 공명 탄성초음파(MRE)로 알려진 이 새로운 영상 기술로 근골격계 구성 요소의 연구, 특히 건강한 사람과 건강하지 않은 환자에서의 점탄성 특성 연구에 새로운 특징을 추가할 수 있다.

지방 근육의 퇴화(이 경우 극상근) 연구에서 MRI와 탄성초음파를 비교했을 때(Seo 외, 2014) 두 가지 방법의 엄격한 상관관계가 밝혀졌으며, 특히 탄성초음파는 중대한 진단 정밀도 또는 MRI와 미국과의 훌륭한 상관관계가 있어 정량적 평가에 매우 중요하다는 것을 확인했다.

임상적 함의

임상적 함의는 이중 진단 및 치료의 집중화이다. 초음파 검사상 음성적 결과(건염, 석회화, 활액낭염, 병변)를 보이는 회전근개 증후군 환자에서 근막의 역학을 관찰할 때 근막의 역동적인 초음파 영상은 분류('등급 매기기') 하는 데 있어서 조직의 손상이 이미 발생한 곳을 해부학 및 병리학적으로 평가하기에 앞서 두 가지 기본적이고 기능적인 개념을 도입할 수 있게 한다. 이런 이유 때문에, 상지의 외회전 및 내회전(외전시 견봉하 공간의 연구보다)의 능동적이고 수동적인 움직임을 통해 회전근개와 삼각근 아래 공간 사이의 활공에 초점을 맞춘 초음파 근막 검사를 사용하여 진단과 후속 치료에서의 정량적, 정성적 데이터를 얻을 수 있다. 동결견 또는 '고통스런 어깨'를 확진하는 것이 매우 어렵다(Bongiorno, 2013).

근막의 동적 관측이 유용할 수 있는 예는 다음과 같다.

- 상완골이 중립 시상면 위치에서 외회전할 때 삼각근(근내막)의 결합 섬유와 근육 섬유의 빠른 사용을 볼 수 있다. 이것은 정형외과적 검사에서 '동결견'의 임상적 진단에 앞서 기능적 결함을 나타낸다.
- 내전에서 외전으로 넘어갈 때 상완골두의 움직임은 하부 미끄러짐을 막는 회전을 보여준다. 상완골의 상부 위치는 충돌하는 동안 회전근개의 구조적 손상과 같은 상해의 임상적 징후를 예방하는 하부 견봉의 변형이 반드시 존재하지 않아도 동적인 기능적 충돌을 초래한다.

역동적인 '실시간' 평가는 실행하기 어렵고 결과를 얻기에 유용하지 않기 때문에 정적 영상으로 연구되었더라도 정골의학의 안정성을 검증하는 최근 연구에서는 정골의학적 검사를 검증하는 데 초음파가 사용되었다.

해부학 연구에서도, 특히 심부 기관과 내장 구조의 연구에서 초음파 영상 진단 결과가 매우 유용할 수 있다. 가장 중요한 예는 췌장과 혈관 구조(상장간막 동맥)이며, 호흡 중 지형학적으로 그리고 역학과 함께 인식된다.

역학은 내장에 구조를 결합시키는 근막 요소(예: 대동맥과 요추동맥 사이 및 요추동맥과 신동맥을 통한 신장 사이의 관계)로 조직된 혈관 구조의 가소성을 설명할 수 있다. 초음파를 통해 평가할 수 있는 근막 동역학은 큰관절과 근막 및 내장 환경의 통합을 이해하고 설명하기 위한 정골의학의 필요성에 해당한다. 중심점(근막)은 세 환경 사이에서 가장 중요한 통합 요소라는 것이 분명하다. 근막은 두께와 에코 발생 특성의 분석에서 양적 측면으로 나타난 것처럼 통계적으로 및 동적으로 평가되는 경우가 많지만 인접한 구조 사이의 미끄러짐을 담당하는 지형적 요소로 작용하는 질적 측면에서는 적다. 다른 영역에 초점을 맞춤으로써 각 부분을 구별하고 할당할 수 있다.

1. 관절 및 관절 주위 운동성(연부조직)
2. 흉터 조직 및 근막 밀도
3. 내장성 또는 '심부' 미끄러짐

기능 장애가 있는 어깨에서 1)의 예는, 삼각근에서 근막과 근내막으로 보이는 결합 조직의 신장이 '동결견'으로 이어지거나 확인되는 기능 장애에서 분명하다(그림 30.7 참조). 예 2)에서, 흉터는 구조적 정렬에서 조직 변화를 보여 주며 섬유 성분의 증가로 인한 명백한 에코 발생을 강조한다(그림 30.11). 예 3)에서는 우측(right-hand side) 신장에서의 움직임이 '이동성 제한'으로 인해 다르다. 세 가지, 총 고정(V/V/S), 구조적 고정(V/S) 및 내장성 고정(V/V)의 유형을 분별할 수 있다.

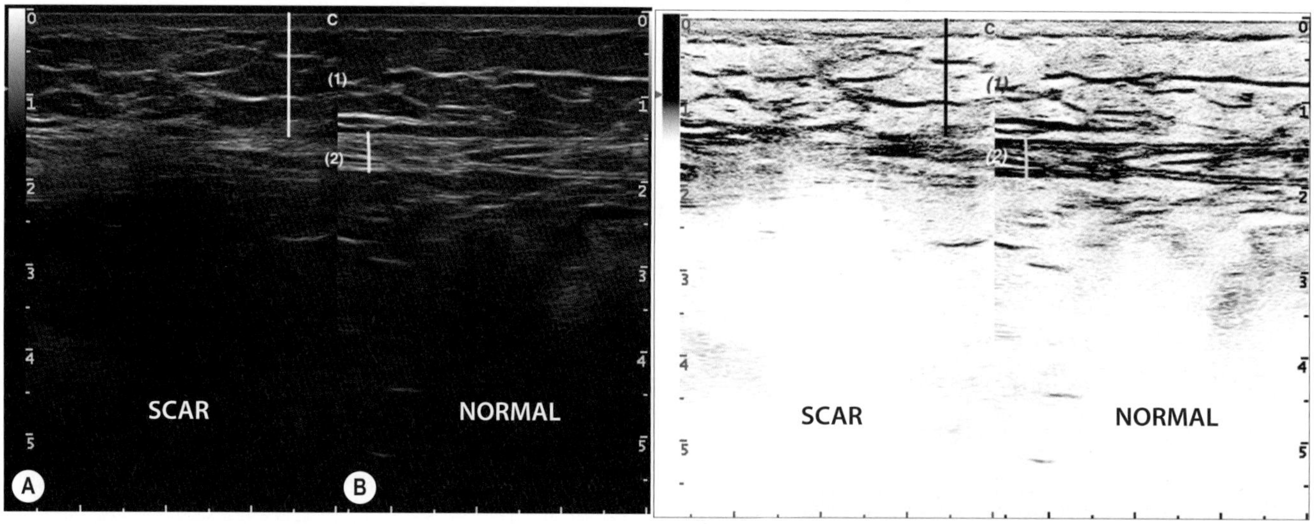

그림 30.11
담낭염으로 늑골하 개복술을 받은 환자의 우측 서혜부 영상. (A)는 '흉터'를 보여주고 (B)는 대측의 동일한 부위를 나타낸다(B)의 지방이 두꺼운 곳에서 (1) 심부 근육 근막 구조의 얇은 재구성은 포함하고 (2) 벽쪽 복막과 주변의 부착을 인식하지 않는 고반향 영역을 볼 수 있다. 음성으로 표시된 영상은 심부 근막 구조 (근육성 건막, 전방 및 후방의 근육 근막 및 벽측 복막)의 변화를 보여주는 반면 지방 조직의 얇은 연결구조는 양측 모두 유사하다.

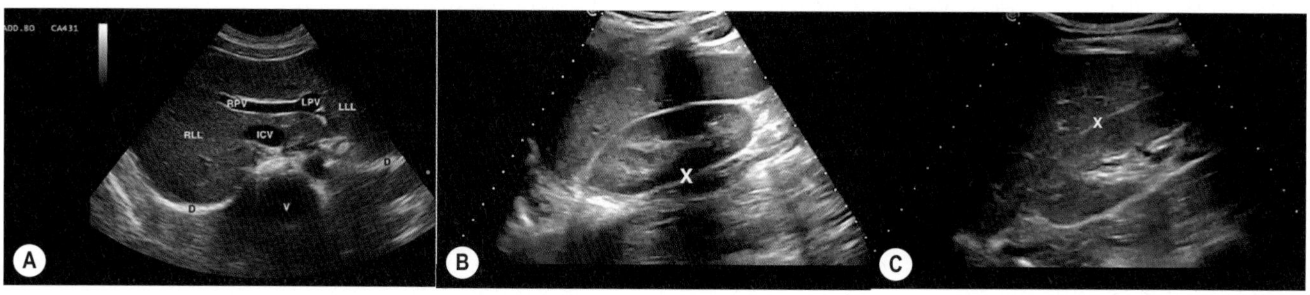

그림 30.12
이 영상은 여러 가지 수준의 미끄러짐 고정(X)을 보여준다(A)에서 간과 신장 사이의 평면과 신장과 요근 사이의 평면 둘 다에 완전한 고정이 있다(B)와 (C)의 경우 앞서 언급한 평면 중 하나만 자유롭고 다른 하나는 고정되어 있다.

근육 근막의 증상, 예외 또는 병리가 있음에도 불구하고 초음파 영상 결과의 임상적 타당성은 도수 치료 자체에 대한 금기 사항으로 확인된다. 미주 신경 및/또는 횡격 신경의 신경학적 연결을 통한 통증(복근의 복막/후근막의 활성화)과 관련된 횡격막 역학의 감소와 정골의학적으로 연관되는 급성 담낭을 예로 들 수 있다. 횡격막 수준에서 전방 또는 후방의 국부적인 통증은 상부-쇄골 후방와의 횡격 신경의 존재와 연결된다. 다른 예는 복부 대동맥류와 관련된 통증 일 수 있으며, 여기서 대동맥 주위 신경총과 후복막 근막과의 직접적인 관계는 종종 처음에 후부 통증(즉, LBP)을 유발할 수 있다.

결론

역학적인 함의를 지닌 초음파 진단 영상은 살아있는 유기체의 해부학적 복잡성을 이해하는 데 기본이 되는 구조적 요소의 평가뿐 아니라 증상이 있는 환자와 없는 환자, 기능 장애 환자와 비기능 장애 환자의 질적 차이를 이해하는 데 큰 도움이 된다(Harris-Love 외, 2014). 과학적 연구를 통해 그들의 방법을 통합하기 위해 근막에 초점을 맞추는 정골의학 및 기타 도수 요법을 위한 더 좋은 시도는 한 번도 없었다. 기술적 진화의 속도를 고려할 때 독서 당시에는 이 주제가 '낡은' 것처럼 보일 수 있지만 저자는 초음파의 임상적 의학 사고에 기여한 선생님들의 과거를 아는 것만으로 미래를 향상시킬 수 있음을 이해한다.

참고문헌과 추가 읽기

Barozzi L., Busilacchi P., Pavlica P. et al. 1998. Anatomia Ecografica. Casa Editrice Idelson–Gnocchi s.r.l., Napoli.

Bongiorno D. 2012. Esempi di anatomia dinamica – F.U.S.A.E. (Fascial Motion Ultrasonographic Anatomic Evaluation). Available at: http://www. davidebongiorno.com/ esempi-di-anatomiadinamica-f·u-s-e/ [accessed April 17 2016].

Bongiorno D. 2013. Lo studio della mobilità fasciale nella valutazione dello spazio sub-acromiale (F.U.S.A.E.): nuova prospettive per la diagnosi nelle algie disfunzionali di spalla. Presented at the XXIV Congresso Nazionale – SIUMB. Rome., November 15–19, 2013.

Cisler T. A. 1994. Whiplash as a total-body injury. J Am Osteopath Assoc 94:145–148.

Carra B. J., Bui-Mansfield L. T., O'Brien S. D., Chen D. C. 2014. Sonography of musculoskeletal softtissue masses: techniques, pearls, and pitfalls. Am J Roentgenol 202:1281–1290.

Curry R. A., Tempkin B. B. 1995. Anatomy layering and sectional anatomy. In: Curry R. A., Tempkin B. B. Exercises in Ultrasonography: An Introduction to Normal Structure and Functional Anatomy. Saunders. pp. 27–62.

Glaser K. J., Manduca A., Ehman R. L. 2012. Review of MR elastography applications and recent developments. J Magn Reson Imaging 36:757–774.

Harris-Love M. O., Monfaredi R., Ismail C. et al., 2014. Quantitative ultrasound: measurement considerations for the assessment of muscular dystrophy and sarcopenia. Front Aging Neurosci 6:1–3.

Ichikawa K., Usa H., Ogawa D. et al. 2013. The reliability of displacement measurement of the deep fascia using ultrasonographic imaging. J Jpn Health Sci 16:21–28.

Langevin H. M., Stevens-Tuttle D., Fox J. R. et al. 2009. Ultrasound evidence of altered lumbar connective tissue structure in human subjects with chronic low back pain. BMC Musculoskelet Disord 3:151.

Langevin H. M., Fox J. R., Koptiuch C. et al. 2011. Reduced thoracolumbar fascia shear strain in human chronic low back pain. BMC Musculoskelet Disord 19:203.

Lau T., Weinstein M., Wakamatsu M. et al. 2013. Low back pain does not improve with surgical treatment of pelvic organ prolapse. Int Urogynecol J 24:147–153.

Lefebvre E., Pourcelol L. 1991. Ecografia Muscolo-Tendinea – Collana di Diagnostica per Immagini. Editore Masson, Milano.

Luomala T., Pihlman M., Heiskanen J. et al. 2014. Case study: could ultrasound and elastography visualized densified areas inside the deep fascia? J Bodyw Mov Ther 18:462–468.

Monetti G. 2009. Semeiotica. In: Ecografia Muscolo-Scheletrica. Vol. 1. Tecnica, Anatomia e Imaging Integrato. 1st edition. Timeo Editore, Rastignano, Bologna. pp. 53–147.

Monetti G., Minafra P., Pruna R. et al. 2012. Musculoskeletal system. In: Calliada F., Canepari M., Ferraioli G. et al. Sono-Elastography: Main Clinical Applications. EDIMES, Pavia. pp.91–100.

Oliva L. 1989. Gli Artefatti in Ecotomografia. Editore Masson, Milano. pp. 1–6.

Pohl H. 2010. Changes in the structure of collagen distribution in the skin caused by a manual technique. J Bodyw Mov Ther 14:27–34.

Sasso A. 2002. Cap. 1 Fisica degli Ultrasuoni. In: Bazzocchi M., Ecografia. 2nd edition, Vol. 1. Casa Editrice Idelson– Gnocchi s.r.l., Napoli. pp. 3–17.

Schäfer A., Gärtner-Tschacher N., Schöttker-Königer T. 2013. Subgroup-specific therapy of low back pain: description and validity of two classification systems. Orthopade 42:90–99.

Schwerla F., Kaiser A. K., Gietz R. et al. 2013. Osteopathic treatment of patients with longterm sequelae of whiplash injury: effect on neck pain disability and quality of life. J Altern Complement Med 19:543–549.

Seo J. B., Yoo J. S., Ryu J. W. 2014. The accuracy of sonoelastography in fatty degeneration of the supraspinatus: a comparison of magnetic resonance imaging and conventional ultrasonography. J Ultrasound 17:279–285.

Sernik R. A., Cerri G. G. 2009. Ullrasonografia del Sistema Muscoloscheletrico – Correlazione con la Risonanza Magnetica. Casa Editrice Piccin, Padova. pp. 1–3.

Shaw K. A., Dougherty J. J., Treffer K. D., Glaros A. G. 2012. Establishing the content validity of palpatory examination for the assessment of the lumbar spine using ultrasonography: a pilot study. J AM Osteopath Assoc 112:775–782.

SIUMB 2005. Documento SIUMB per le Linee Guida in Ecografia. Giornale Italiano di Ecografia. SIUMB Editore. Vol. 8, n. 4.

SIUMB. 2009. XXI Congresso Nazionale. Standard per una corretta esecuzione dell'esame ecografico. J Ultrasound Special Issue 2009.

Stecco A., Macchi V. Stecco, C. et al. 2009. Anatomical study of myofascial continuity in the anterior region of the upper limb. J Bodyw Mov Ther 13:53–62.

Stecco C., Stern R., Porzionato A. el al. 2011. Hyaluronan within fascia in the etiology of myofascial pain. Surg Radiol Anat 33:891–896.

Stecco A., Meneghini A., Stern R. et al. 2014. Ultrasonography in myofascial neck pain: randomized clinical trial for diagnosis and follow-up. Surg Radiol Anat 36:243–253.

Stramare R., SIUMB 2010. Sillabus, Corso Teorico di Formazione in Ullrasonologia. XXII Congresso Nazionale. November. pp. 7–14.

Stramare R., Dorigo A., Velgos F. el al. 2006. Fisica degli ultrasuoni. In: Busilacchi P., Rapaccini G. L. Ecografia Clinica. Vol. 1. Casa Editrice Idelson–Gnocchi s.r.l., Napoli, pp. 9-27.

Syperda V. A., Trivedi P. N., Melo L. C. et al. 2008. Ultrasonography in preclinical education: a pilot study. J Am Osteopath Assoc 108:601–605.

Testut L., Jacob O. 1904. [1987] Traité de Topographique Anatomie. Vols 2 & 3.

II Edition. [Italian translation] UTET, Torino.

Tilscher H., Bogner G., Landsiedl F. 1977. Visceral diseases as cause of lumbar syndromes. Z Rheumatol 36:161–167.

Tozzi P., Bongiorno D., Vitturini C., 2011. Fascial release effects on patients with nonspecific cervical or lumbar pain. J Bodyw Mov Ther 15:405–416

Tozzi P., Bongiorno D., Villurini C. 2012. Low back pain and kidney mobility: local osteopathic fascial manipulation decreases pain perception and improves renal mobility. J Bodyw Mov Ther 16:381–391.

Van Holsbeeck, M. T., Introcaso J. H. 2001. Musculoskeletal Ultrasound. 2nd edition. Mosby, Inc. St Louis, Missouri. pp 9–21.

Whittaker J. L., Teyen D. S., Elliot J. M. et al. 2007. Rehabilitative ultrasound imaging: understanding the technology and its applications. J Orthop Sports Phys Ther 37:434–449.

31

임상에서 근육 근막의 경선

Thomas W. Myers

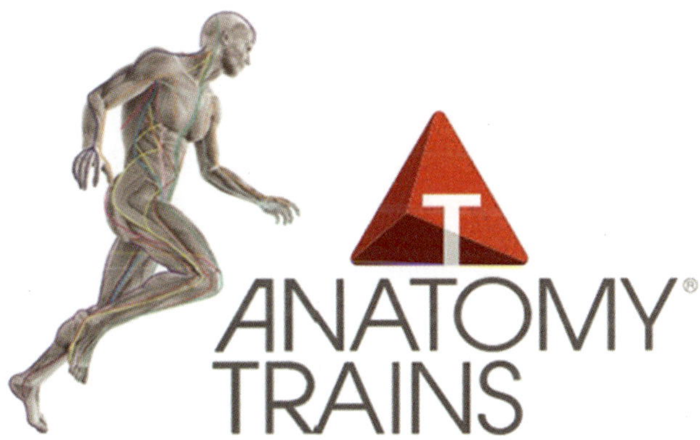

그림 31.1
Anatomy Trains의 상징

서문: 정골의사에 대한 간청

정골의학을 하기에 평온한 날들이다! Still 박사의 탁월한 실천과 비전이 있은 후 1세기 넘게 세상이 그것을 따라잡고 있으므로, 정골의학이 '공간 의학' 분야의 리더가 되는 것은 공정하다(Myers, 1998, 1999a, 1999b). 이 장의 주제–체벽 근막의 도수 치료 전략–에 앞서 이 용어에 대해 간략하게 설명할 것이다. 매우 중요한 철학에 대한 생각이 없는 사람이나 정골의학에 대해 비판적인 사람은 이 서문을 건너뛰어라.

나는 정골의사는 아니고, 1977년 단 한 번의 우아한 경부 도수요법으로 내 '독감'을 무력화시켜 나를 놀라게 했던 정골의사의 친구이다. 그 일은 구조와 기능의 관계를 보여주는 인상적인 소개였다. 나는 1978년 Ida Rolf 박사(Rolf, 1977)와 정골의학을 집중적으로 훈련했던 시기에 정골의학의 비전과 원리를 알게 되었다. 우리가 Anatomy Train school에서 공언한 작업–주로 유착된 근막면을 이동시키는 것–은 정골의학의 부분집합(교체물 없이)으로 간주할 수 있다(Myers, 2014; Earls & Myers, 2010).

시간이 지남에 따라 나의 관심사는 병리학 또는 국소 부위의 통증 완화와 같은 임상적 문제에서 공간 의학 분야의 보다 교육적인 측면으로 변했다. 어떤 프로그램의 활동, 운동 또는 관심의 형태가 우리의 환자로 하여금 연약한 신체에 발생하는 광범위한 통증을 피할 수 있게 하는가(Alexander, 1932)?

적절한 움직임과 지속 가능한 자세는 어떻게 발전하고 성숙하는가(Bainbridge-Cohen, 1993)? '정상적'인 것은 어디에서 잘못 되는가(Bateson, 1979)? 아니면 단순히 우리 관절이 설계된 것보다 오래 산 것인가(Alexander, 1992)? 신체적 고통은 우리 인간이 발달시킨 구석기 시대의 환경과 우리 대부분이 살고 있고 우리가 스스로 창조한 도시 환경 사이에서 단순히 얼만큼 불일치하는가(Lieberman, 2013)? 적정 수준의 생체 역학을 개발하고 유지하는데 필요한 최소한의 교육은 무엇인가? 이 '공간 의학'에 관한 질문은 인류학, 생화학, 발달 운동, 발생학, 진화 생물학, 생물 심리학 및 노인학에서 영감을 받으며 여러 문화의 성인과 어린이를 상당한 시간 동안 관찰한 것과 관련되어 있다(Konner, 1982).

이러한 '자아의 더 나은 사용'은 보다 정골의학적인 문제-내재적, 세포적, 생리학적 움직임(운동성)과 외부, 소위 '자발적' 움직임(이동성) 간의 관계는 무엇인가?-와 연관된다. 왜 그런지 모르겠지만 대부분이 물로 이루어진 단일 세포는 종양이 아닌 온갖 악조건에도 불구하고, 장차 반항적인 십대로 골화되어 책임감 있는 성인이 될, 악을 쓰며 우는 아기가 되기 위해 조직적이고 맥동적인 방식으로 분열하고 증식한다. 순전히 기계적인 사건으로 간주되는 태아 발생 과정과 이후의 성숙 과정은 과용된 '굉장한' 가치가 있다.

'공간 의학'은 공간에서 우리 몸이 어떻게 발달하고, 환경 사이에서 움직이고, 환경을 조작하는지 그리고 내외 공간 관계에 대한 인식을 다루는 연구이다. 환자를 일시적으로 현재에 적응시키는 것을 추구하는 시간 의학(정신 의학과 정신 요법, 샤머니즘에 뿌리를 두고 있음)과 비교할 수 있고 물질 의학과 대조를 이룬다. 물질 의학은 주로 의약품뿐 아니라 '의약으로서의 식품'을 사용하여 신체의 화학적 성질을 변화시킨다. 현재 물질 의학이 치유의 성전을 완전히 점령했기 때문에 정신건강의학과와 정형외과가 의약품을 분배하기 위한 텐트(tent)로 끌려들어갔다.

현세 의학에는 Sigmund Freud가 있고, 물질 의학에는 William Harvey가 있지만, 공간 의학에는 누가 있는가? A. T. Still은 우리가 통합시켜야 하는 예지력과 가장 가깝지만 그의 철학은 전 분야에 보급되지 못했고 통합되지 못했다. 공간 의학의 경계 안에서 구조를 바꾸고 움직임을 가르치는 모든 사람-정골의사, 카이로프랙터, 마사지사, 요가 교사, 개인 트레이너, 물리 치료사, 재활 전문가, 운동 코치, 체육 교사, 정형외과 의사 등-들은 사람의 구조와 기능에 영향을 미치는 체형을 변화시킬 수 있다. 현재, 공간 의학의 다양한 분야에서 서로 다른 어휘를 사용하기 때문에 통일된 비전을 제시하기 어렵거나 심지어 직업 간 대화를 어렵게 만들어 크게 소외되고 있다(Myers & Fredricks, 2012).

이처럼 공간 의학의 여러 분야를 전문적으로 고립시킨 것은 구석기 시대 또는 심지어는 인간 구조와 움직임 기능의 일관적인 논리를 요구하는 농업 시대부터 전자 시대가 출현하면서 신체적 요구의 변화에 의해 끝나가고 있다. 그리고 정골의사는 일관적인 접근 방식을 명확하게 표현할 수 있는 고유한 위치에 있다.

분자 수준에서 유기체에 이르기까지 일관성 있게 적용되는 새로운 생체 역학을 명확히 하는 것은 우리 시대의 필수적 요소이다. 정골의사는 biotensegrity 모델(Scarr, 2014, Levin, 2003, Myers, 2014)과 발생학의 세포생물역학 (아직 완성되지 않은 경우)을 결합시켜 좋은 결과를 예고할 수 있는 가장 좋은 위치를 차지하고 있다(Blechschmidt, 2004; Willard, 2012).

생체 역학적인 발달이 난자의 딸들을 어떻게 우리의 뉴런, 근육, 결합 조직 및 상피를 구성하는 안내자, 계약자, 후원자, 군인으로 조직하는가? 우리는 어떻게 2m의 얇은 컬럼에 약 50 kg의 물을 구성하는가? 'DNA'-Watson과 Crick 때부터의 대답-은 매우 불만스러운 설명으로 보인다. 결합 조직망 겔과 섬유의 자가 조절의 특성에서 그 대답의 일부를 찾을 수 있다. 육지의 세포 그 자체는 자가 조절 없이 콜로이드성 세포외 기질(ECM)에서 생명을 조직할 수 없으며, 모든 세포에서 구조적 탄력성과 순환 교환의 필요성으로 인해 동적으로 손상된다.

생체 역학은 오랫동안 근육이 부착점 사이의 힘줄 위에서 선형으로 당겨지고 뼈의 모양, 연골 표면에 의해 제약을 받고 인대를 제한하는 관절 위에서 작동하는 것으로 추정했다. '벡터와 지렛대의 관점에서 600개의 근육 각각이 무엇을 하는지 이해할 수 있다면 우리는 어떤 움직임도 이해하고 창조하고 수정할 수 있다.'

사실, 몸에 대한 우리의 생각은 환원 주의자와 산업 모델을 기반으로-심장은 펌프, 폐는 풀무, 신장은 필터, 뇌는 컴퓨터이다- 하고 어떤 시스템도 더 산업적으로 이미지화되지 않으며 근골격계 보다 기계로 취급하지 않는다. 신체 교육에서 우리는 반복과 경쟁이라는 산업적 개념에 초점을 맞추는 반면 전자화 시대에서는 감도, 전광석화와 같은 반사 및 움직임의 독창성이 필요한 것처럼 보인다.

da Vinci에서 시작하여 Newton이 이를 분명히 하였고, Descartes에 의해 신성화되었으며 현재의 교과서에 의해 확정된(예: Knudsen, 2007) 생체 역학의 산업 모델은 오래 전 그것이 갖고 있었던 비밀을 넘겨주었다. 발생학이나 고성능 스포츠에 잘 적용되지 않았고 그 수학이 근육 근막 힘 전달에 관한 연구와 모순되었으며, 감정과 움직임 사이 그리고 세포 및 전체에 영향을 주는 공명의 상호 작용을 거의 허용하지 않았다(Huijing, 2007; Langevin 외, 2006; Sills, 2001). 보다 포괄적인 생체 역학은 인간의 움직임에 대한 산업적 관점이 도움이 되는 한 이동성과 운동성 사이의 '통일 영역 이론'을 창출할 더 넓은 비전을 명확히 하기 위해 '아인슈타인'을 필요로 할 것이다.

'감각 신경은 중추 신경계에 알리고 모든 운동 반응을 공식화 한다'는 명제는 또 다른 생체 역학적인 가정으로, 일부 반응은 너무 빨라서 이 방식으로 조율될 수 없는 것처럼 보인다(Oschman, 2003). 이것을 대체하기 위한 메커니즘이 제안되지 않았지만 단일 근막망은 원시적이지만 신속한 신호 전달 형태의 후보자로 가능하다(Stecco, 2015; Stecco, 2013). 근막망의 진동은 소리의 속도(물 속에서)로 전달되는데 이는 대부분의 신경보다 거의 5배 빠르다. 많은 정골의사는 배측과 복강에 있는 기관에 인접해 있고 몸 전체에 퍼져있는 근막 막에 내재하는 리듬을 제안한다(Sutherland, 1948; Barrall, 1983). 다시 말하지만 이렇게 미묘하게 조직화된 진동에 대한 메커니즘이 아직 밝혀지지 않았지만 임상 경험을 통해 이 리듬이 존재하고 결국에는 설명될 수 있을 것이라고 확신할 수 있다.

정골의학은 처음부터 새로운 생체 역학을 받아들였다. A. T. Still은 오늘날의 연구나 전문 용어로 자신의 아이디어를 표현할 수 없었지만, 그의 직감은 오늘날 우리가 목격하고 있는 패러다임의 변화를 미리 보여주었다. 그는 오랫동안 무시되었던 신체 조직의 신데렐라인 '근막'에 관한 책을 썼다(Still, 1899; Schleip, 2003). 고전의 침술 교재가 정확하게 지칭했던 것처럼, 이 '뚱뚱하고 기름기 많은 세포막'은 살아있는 모든 세포의 환경과 기질이며, 그들 없이는 제대로 작동하지 않는다. 오늘날 근막 연구 및 움직임 연구-구조 및 안정된 움직임의 매개체-에서 부상하고 있는 것이 정골의학에는 오래 전부터 알려졌다.

이 분석은 외부인으로부터 몇 가지 답변을 이끌어 낸다.

1. 뿌리를 잊지 말고 복음을 전파하라. 미국에서 정골요법-정골 도수 의학(OMM)의 웅장한 전통-은 의료적 세뇌에 위협을 받고 있으며, 많은 다른 국가에서는 물리 치료와 밀접하게 연관되어 있다(이는 이전의 생체 역학과 밀접하게 연관되어 있음). 정골의학의 힘은 신체 구조 및 기능과의 관계를 광범위하게 볼 수 있다는 것이다.
2. 공간 의학 실무자의 나머지에 참여하라. 특히 스포츠 의학 및 개인 훈련 분야에서 인간의 구조와 움직임에 대한 흥미롭고 새로운 발견이 이루어지고 있다(Chek, 2001, Cook, 2010, Earls, 2014). 너무나 많은 경우에, 심지어 도수 치료를 하는 정골의사조차 운동을 활용하는 것, 심지어 움직임을 기반으로 하는 실무자에게 자문을 구하는 것을 꺼리고, 주로 관절의 정렬 또는 시스템과의 공진 펄스를 목표로 하는 수동적인 도수 치료만을 선호한다. 공간 의학의 고립은 정골의학의 확산을 해칠 뿐 아니라 정골의학적 통찰력의 이점을 부정한다.
3. 생리학에 기여하는 근육 조직을 가치 있게 여겨라. 카이로프랙틱과 정골의학의 상위 수준인 접골 전통

(bone-setting tradition)에서의 근육은 생리학적 토템 기둥에서 역할이 가장 작은 것, 즉 감각 운동 경로의 덜 지능적인 말단으로 평가절하 되어왔다. Still은 '동맥의 법칙'을, Palmer는 '신경의 법칙'을 분명히 밝혀 놓았다. 어느 쪽이든, 골격 근육은 명령 사슬의 끝, 문제의 '결과'라고 할 수 있는 고차원적 생리적 과정의 하인에 불과한 것처럼 보인다(Still, 1899; Palmer, 2010).

이 마지막 결론은 이해할 수 있지만, 받아들일 수 없다. 몸무게의 40%가 근육이라는 사실로 그 중요성을 입증하며, 신체의 체액을 끌어당기는 라인의 시작으로 간주할 수 있다. 심장의 우측은 혈액을 폐로 밀어낸다. 심장의 좌측은 동맥을 통해(그들의 도움으로) 혈액을 밀어낸다. 골격근은 제 3의 심장, 정맥 및 림프의 심장이고 골격근 사용의 결여-우리의 현대 생활양식은 오용, 남용, 불용을 낳는다-로 골격근이 작동하지 않는 곳의 생리 활동이 늦어지고, 조직의 수분이 부족해지며 건강한 신체를 유지할 수 없다.

다양한 시스템을 통해 공진파를 생성하는 정골의학은 발달된 기술을 필요로 하는 효과적인 치유 방법이다. 그러나 환자의 골격 근육을 순환시키는 엔진에 규칙적인 활동이 없으면 이 시스템은 에너지를 잃고 퇴보하는 경향이 있다. 균형 잡힌 근육 활동은 공간 의학에서 중요한 부분이고 정골의사가 위험한 상황을 무시하는 것이기도 하다.

신체의 결합 조직막에 완전히 접근하기 위해서는 아래의 다섯 가지가 필요하다.

- 배측 강의 뇌척수막을 위한 두개 정골요법
- 복강의 기관을 감싸는 체강을 위한 내장의 도수 치료
- 관절 주위 조직을 위한 관절 가동 및 인대 이완
- 측면 근육 근막에서 근육 및 짧거나 유착된 조직의 근육 근막성 이완
- 모든 시스템을 내재적 및 외재적으로 조정된 움직임으로 이끌어 내기

운동, 수행 및 체육 교육 전문가들과 힘을 합치면 정골의학의 원칙에 이러한 교육적이고 본질적으로 예방적인 노력을 가져다 줄 것이고, 노년층과 젊은 연령층의 환자들의 균형, 안정 및 수분을 유지하기 위한 정골요법 프로그램을 개발할 수도 있다.

정골요법은 'KQ' (운동 감각 지능-IQ 그리고 점점 더 EQ에 필적하는-감성 지능)의 위상학에 기여할 수 있는 생리학적 운동성과 새로운 생체 역학적 개념을 갖추고 있다. 이 탐구는 '운동 감각성 문해': 모든 어린이가 건강한 구조와 운동을 발달시키기 위해 경험하고 흡수해야 하는 교육 또는 기술은 무엇인가? 를 정의할 수 있다. 지역 사회 구성원으로서 정골의사는 다른 사람들-트레이너, 재활 전문가, 마사지사, 요가와 필라테스 교사 및 우리 아이들에게 그들의 몸에 대해 가르치는 체육 교육 전공자-과 함께 21 세기를 위한 응집력 있는 생체 역학을 형성해야 한다.

Anatony Trains® 근육 근막 경선 정의

정골의학을 흡수하고 활용하기 쉽게 하는 근육 근막계를 만들기 위해서, 근육 근막계는 이미 '구분된 근육' 모델에서 벗어나 좀 더 전체론적이고 정골의학적으로 재구성되었다(Busquet, 1992; Tittel, 1956; Vleeming & Stoeckart, 2007).

Anatomy Train은 운동 사슬에서 근육을 연결하는 많은 지도 중 하나이다. 그러나 우리의 근육 근막 경선은 여러 공통된 움직임에서 동시수축의 기능적 패턴과는 대조적으로 근막의 연결과 근육 근막 힘 전달 측면에서 정의된다(Myers, 2014). 근육 근막 경선을 만들려면 한 근육에서 다음 근육으로 근막 구조의 섬유를 따

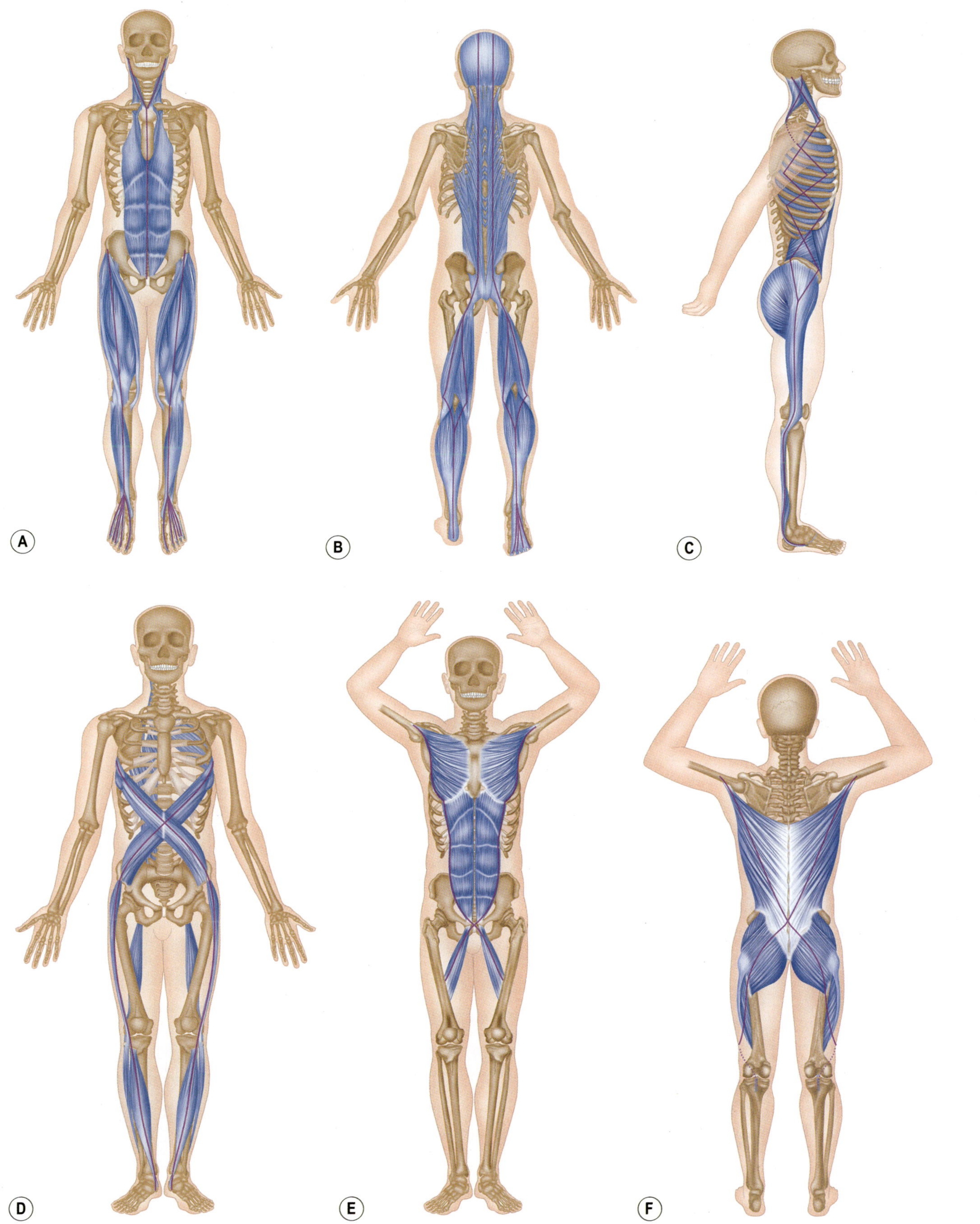
A
B
C
D
E
F

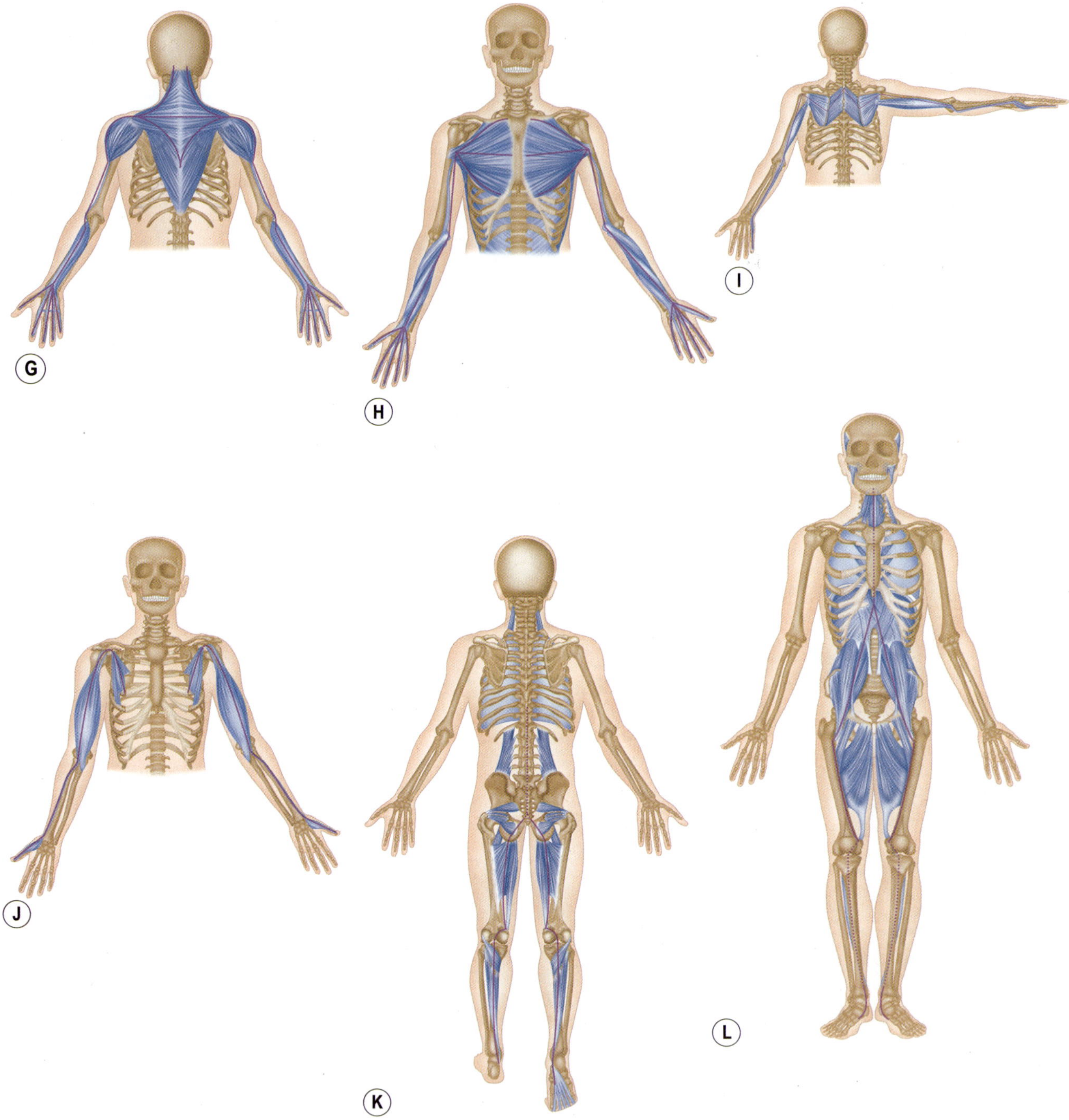

그림 31.2
근육 근막 경선. (A) 표층 전방 선. (B) 표층 후방 선. (C) 외측 선. (D) 나선형 선. (E) 전방 기능선. (F) 후방 기능선. (G) 상지 표층 후방 선. (H) 상지 표층 전방 선. (I) 상지 심부 후방 선. (J) 상지 심부 전방 선. (K) 심부 후방 선. (L) 심부 전방 선. Drawings by Amanda Williams. From Earls J. & Myers T. Fascial Release for Structural Balace, Chichester: Lotus Publishing and Berkeley, CA: North Atlantic Books, 2010. Reproduced with the permission of Lotus Publishing

라 가야한다. 최종적인 선형 연결은 안정성, 조정 및 생리 심리학의 측면에서 의미가 있다.

분명히 하자면 Anatomy Train은 운동 이론이나 구조에 관한 완전한 이론이 아니며 그저 벽측 근육 근막 패턴과 일반적이고 광범위한 보상의 지도일 뿐이다. 그러나 위의 고려 사항과 이 책의 다른 부분에서 잘 설명된 근육 근막 힘 전달에 관한 최근의 연구에 비추어 볼 때 정골요법은 여전히 가치가 있다(Franklyn-Miller 외, 2009; Huijing, 2007; van der Wal, 2009; Langevin 외, 2006).

전체 시스템이 이미 다른 곳에서 문서화되었으므로(Myers, 2014; 또는 www.AnatomyTrains.com) 여기에서는 12개의 경선을 간략하게 요약한다. 600개의 골격근 모두를 감싸고 있는 단일망은 다음 12개의 근육 근막 연속성을 포함하는 것으로 볼 수 있으며, 치료를 받은 시신과 치료를 받지 않은 시신에서 이들 모두는 손상되지 않은 채로 해부되었다(그림 31.2).

기본적으로 신체의 전, 후, 측방에서 종방향으로 진행하는 중심선은 시상면 및 관상면에서 기본적인 안정성, 운동 및 관절을 보호하기 위한 제한을 제공한다.

1. *표층 전방선* (SFL)은 발가락 위쪽부터 다리의 전방 표면까지, 그리고 치골결합에서부터 몸통의 전면까지 뻗어있어 흉쇄유돌근, 삼각봉합을 따라 확장된 근막과 함께 머리 위로 고리 모양으로 나타난다(그림 31.2A). SFL은 '부드러운 하복부'를 다루며 공포, 불안정 및 외상(놀랄만한 반응)의 패턴으로부터 보호하기 위해 과도하게 수축하는 경향이 있다.
2. *표층 후방선* (SBL)은 발가락에서 코까지 후면을 따라 주행하여 족저근막, 하퇴 삼두근, 슬와근 및 등 근육을 포함한다(그림 31.2B). SBL은 직립 자세에서 끊임없이 수축하므로 느린 연축 섬유의 내구성을 갖는 경향이 있다. 태아 곡선(foetal curve)에서 SBL의 주된 업무는 눈과 몸을 들어 올리는 것 외에도 척추와 다리의 1차 및 2차 곡선의 균형을 맞추는 것이다.
3. *측선* (LL)은 측면 아치에서 귀까지 신체의 양측으로 이어진다(그림 31.2C). LL은 전방선, 후방선과 함께 신발 끈처럼 엮여 있고 걷기, 달리기 및 기타 운동 중의 측면 및 회전 운동을 안정화시키고 관상면에서 불균형을 유지하는 역할을 한다.

*나선형 선*은 보다 비스듬하게 뻗어있고 몸의 정중선을 가로지른다. 나선형 선은 수평면에서 회전 운동을, 그리고 자세 회전을 유지하는 것뿐만 아니라 여러 평면을 나선형으로 가로지르는 더 일반적인 사선 운동을 생성하고 조정 및 제한한다.

4. *나선형 선* (SL)은 두개골에서부터 엉덩이까지 대측 어깨와 흉곽을 거쳐 몸통을 감고, 아치 아래에서 '줄넘기' 처럼 엉덩이 쪽으로 발과 등을 감는다(그림 31.2D). 나선형 선은 천장 관절을 가로질러 몸무게를 한 발에서 다른 발로 대측으로 이동시켜 보행을 조절한다.
5. *전방 기능선* (FFL)은 우측 상완골과 좌측 대퇴골을 연결한다. 그리고 반대로 대흉근 하부 모서리의 도움으로 직근과 사근 사이의 반월선과 짧은 전방 내전근, 특히 장내전근을 연결한다(그림 31.2E).
6. *후방 기능선* (BFL)은 반대쪽 사지와 유사하게 광배근에서부터 반대측 대둔근의 요천골 근막을 통해 후방 표면을 가로 지른다(그림 31.2F). (이 두 선은 Françoise Mézières 시스템의 'lignes d'ouverture et fermeture'와 Andry Vleeming의 전방, 후방 경사 sling에 해당한다.)
7. *동측 기능선* (IFL)은 동측의 부속지 복합체를 연결하고, 나선형으로 광배근의 외측 모서리에서 외복사근의 후방 모서리까지, 무릎 내측의 아족부와 연결되는 봉공근과 함께 전상장골극에 부착한다.

팔 선 – 모든 나선형 선은 체간에서 다리를 가로지르는 지렛대 팔을 확장하여 팔 힘을 증가시킨다. 팔 자체에는 상지의 넓은 이동성을 촉진하도록 설계된 4개의 별개의 연결선이 있다.

8. *표층 후방 팔 선* (SBAL)은 후두부와 흉추 극돌기에서 시작하여 어깨 위를 지나 팔꿈치로 내려와 손목과 손가락의 후방 신근으로 주행한다(그림 31.2G). SBAL은 새의 날개에서 상부쪽으로 생각할 수 있다.
9. *표층 전방 팔 선* (SFAL)은 몸통 –늑골, 흉골, 엉덩이 및 척추– 에서 손목터널을 통과하는 손목 굴근과 긴 힘줄과 함께 손바닥 근막과 손가락까지 전완의 내측과 밑면으로 주행한다(그림 31.2H). SFAL은 새 날개의 밑면에 해당하며 공, 축, 어루만짐 및 도수 요법에 부여하는 힘의 주요 원천이다.
10. *심부 후방 팔 선* (DBAL)은 능형근, 회전근개, 삼두근 및 새끼손가락 근막을 포함하여 SBAL의 심부까지 뻗어있다(그림 31.2I). 견갑골은 이 선 안에 있는 묶인 '슬개골' 이다. DBAL은 새 날개의 끝 부분에 해당하며 인간 팔에서의 오용은 매우 흔하며 많은 어깨 안정성 장애를 일으킨다.
11. *심부 전방 팔 선* (DFAL)은 늑골에서 시작하여 대흉근과 쇄골흉근근막을 통해 이두근과 엄지손가락을 관통한다(그림 31.2J). DFAL은 새의 날개의 앞부분에 해당하며 마찬가지로 팔의 각도를 제어한다. 엄지손가락을 이용해서 움켜쥐는 것과 안정성에 연결된다. 이것의 오용 또한 매우 흔한데, '구부러진' 상체에서 자세를 보상하는 요소이다.

중심선 (들)–나머지 선은 몸의 코어 근육과 복강 내장과의 근막간 경계면을 구성하는 가장 깊은 것이다. 선 하나로 제시되고 기능하지만, 확실히 '부피'로 존재하며, 이 선 안에 여러 개의 '경로'가 존재한다.

12. *심부 전방선* (DFL)은 심부 후방 구획의 긴 발가락 굴근을 포함하는 안쪽 아치에서 시작하며, 무릎 후방의 심부를 가로질러 내전근 무리의 삼각 기둥에 이르기까지 족근관과 골막을 연결한다(그림 31.2L). 내전근 무리는 폐쇄근 근막을 통해 골반 바닥과 전방의 종인대까지 후방으로 연결된다. 전방으로는 조선(linea aspera) 상부의 소전자에서부터 골반 정면을 가로지르는 요근 복합체를 경유하여 요추로 주행한다. 전방 및 후방 경로 모두 횡격막의 뿌리와 이어져 종격동 조직과 목과 턱의 전방 심부 근육을 포함하도록 위쪽으로 퍼진다. 이 선은 그 형태와 의미면에서 놀랍도록 풍부하고 복잡하지만 발목 안쪽에서 신경 및 내장두개골까지 일관되고 분리 가능한 근막 지속성을 만든다.

치료 목표

머리에서 발끝까지, 태어나서 죽을 때까지 근막의 통일성은 실제로 존재한다. 이 근육 근막 경선은 3차원적 근육 근막 '망상조직'을 안내하는 지도이다. 지도를 사용하라. 하지만 실제 및 개인 영역을 대신할 수는 없다.

1. 어느 선에서나 근육의 단축, 유착, 긴장 저하와 같은 국소적인 문제가 있을 수 있다. 근육, 신경 또는 근막 조직의 치료 목표는 각 선의 구성 요소 전체에서 균일한 긴장(palintonus)을 촉진하는 것이다. 예를 들어, 요추 부분의 SBL 과긴장성은 어깨에서 발목까지 활 모양을 만들어 전체 운동 패턴을 방해한다. 이 요추 과긴장성은 SFL의 단축을 나타내는 거북목 증후군을 유발한다. 양쪽 선의 긴장이 균형 잡히면, 거북목 자세와 요추로 인해 발생한 활모양의 자세 모두 없어질 것이다.
2. 선 사이의 관계적인 어려움이 있을 수 있다. 예를 들어, 인간 정면의 근막면(SFL)은 보상으로 인해 위로 이동된 후방의 근막면(SBL)에 비례하여 아래로 당겨진다. 근막면을 이동하는 것은 쉽고, 안정적이고 일관된 움직임을 위해 선을 설계하는 것, tensegral 균형을 만들기 위함이다. 이 장의 나머지 부분에서는 이 목표에 중점을 둘 것이다.

3. 대칭성을 신(god)으로 만들지 않으면 모든 선의 비대칭적인 당김은 전체 시스템에 걸쳐 문제점을 유발한다. 점진적이고 체계적인 완화, 유착 완화 및 근막면과 보완물의 균형은 통증이나 제한이 있는 곳으로부터 어느 정도 떨어져 있는 곳에서 전반적으로 패턴을 완화할 수 있다. 이것은 일반적으로 국소 치료가 보다 적절하고 효과적인 급성 통증과는 반대로, 근막망을 가로지르는 작은 적응 패턴이 신체에 부담을 주는 만성적인 경우에 특히 유용하다.

임상 적용

이 시스템은 정골의학의 철학 및 적용과 잘 어울린다. 정골요법 의사가 자신을 위해 이 작업을 수행하든, 경선에 익숙하고 잘 훈련된 연부조직 치료사에게 할당하든, 정형화된 연부조직을 완화시키는 것은 관절의 조정을 유지하는 것뿐만 아니라 동시에 심리적 및 습관적인 수반 사항을 해결할 수 있다.

대부분의 도수 치료사들은 짧은 조직을 늘이거나, 흉터 조직을 '빗거나', 정적 영역을 가동시키는 기술에 익숙하다. 이러한 여러 가지 기법의 유용성을 인정하고, 정골의학 수행자를 위해 근육과 근막면 사이의 관계를 조정하는 근막 경선에 초점을 확장시키자. 이 작업은 히알루론산이 풍부한 미끄럼 층을 통해 인접한 평면 사이의 근막 구조를 해부학적 설계에 필요한 관계로 '밀어넣기' 위해 깊이, 방향 및 지속 시간의 별개의 조합에 도수 압력을 가하는 것에 달려 있다.

이 치료는 평면의 이동으로 인해 피부 아래에서 타는 느낌 또는 요가나 운동 중 경험하는 신장을 동반한 강한 감각을 수반할 수 있다. '롤핑'이라는 이름과는 달리, 이 감각은 '통증' 수준으로 상승해서는 안된다(감소하려는 운동 의도에 수반되는 감각). 통증이 필수적일 수 있는 유일한 경우는 외상을 입은 부위의 근막 이동성과 운동성이 회복될 때이고, 이곳에서는 원래의 통증이 조직의 '밖'에서 느껴진다.

그림 31.3 –인간의 복잡성에 대한 부적절한 표현이지만, 책에는 필요한– 을 사용하는 것과 우리가 이미 척추와 다른 관절을 조정해왔다는 것을 상상해보면, 우리는 어떻게 원하는 패턴의 변화를 쉽게 흡수하도록 연부조직 평면을 치료를 뒷받침할 수 있는가?

원본 사진(그림 31.3A)을 보면 발의 외전과 무릎에서 약간의 내반 패턴과 같이 우리가 바꾸고 싶은 패턴을 발견할 수 있다. 좌측–우측의 불일치는 종격동 조직에서 좌측 꼬임으로 이어지고, 하부 경부에서 보상적인 우측 회전이 필요하다.

이 경우 치료의 주요 목표는 –그리고 이 장의 나머지 부분에서 우리의 초점은– DFL을 사이에 끼운 SFL과 SBL 시상면의 균형이어야 한다. 그의 패턴의 대부분은 –그리고 나중 문제는– DFL의 붕괴, 또는 요즘 알려진 '코어'에서 비롯된다. 이 경우 '붕괴'는 척추와 관련된 내장 코어의 긴장 손실과 문자 그대로의 붕괴를 의미한다.

그러나 코어를 들어 올리고 맞추기에 앞서 무수히 많은 SFL과 SBL의 불균형을 해결해야 한다. 그렇지 않으면 우리의 '코어' 치료(또는 코어 운동) 중 어느 것도 고수할 수 없다. 그의 보상 패턴 –요즘 흔한– 은 골반을 앞으로 내밀게 하여 전방 내전근, 치골대퇴인대, 요근 복합체의 긴장을 초래한다. 그는 골반의 전방 이동을 보상하기 위해 흉곽을 후방으로 떨어뜨리고, 가운데 흉추의 후관절을 열고, 그 부분에서 후방 종인대에 기대어 기립근에 중심을 달리하여 하중을 준다. 머리가 골반 앞으로 오게 되어, 항인대에 하중이 가해진다.

그림 31.3B에서, 우리는 이것을 연부조직면의 내부 보상 운동의 관점에서 설명한다. 흰색 화살표는 짧아진 근육 근막 조직을 나타낸다(근육 측면에서 집중적으로 하중이 가해지고, 근막 측면에서 '짧아지고 잠긴 상태'). 검은색 화살표는 근육의 긴장과 상관없이 전후방 근막 경선이 서로 관계가 없는 부분을 나타낸다.

개인마다 다르겠지만, 이 신사는 근육 근막의 전면이 골격과 SBL에 비해 미골쪽으로 움직이는 매우 일반적인 패턴을 보여준다. 근막의 후면은 일반적으로 골격과 SFL에 비해 상부로 움직인다. '공간 의학'을 실천하는 많은 사람들은 '짧아진 것은 무엇인가?'(도수 치료사) 또는 '약한 것은 무엇인가?'(필라테스 및 개인 강사) 를 찾도록 훈련 받는다. 둘 다 유용한 질문이다. 그러나 여기에서 우리는 더 드문 질문을 할 수 있다. 서로에 관하여 근막 면은 어디에 있는가? 증상이 무엇을 나타내는지 상관없이 이 경우와 많은 다른 경우(우리가 이 모델을 선택한 이유)에서 이 대답은 전면은 하강하고 후면은 끌어올려진다는 것이다.

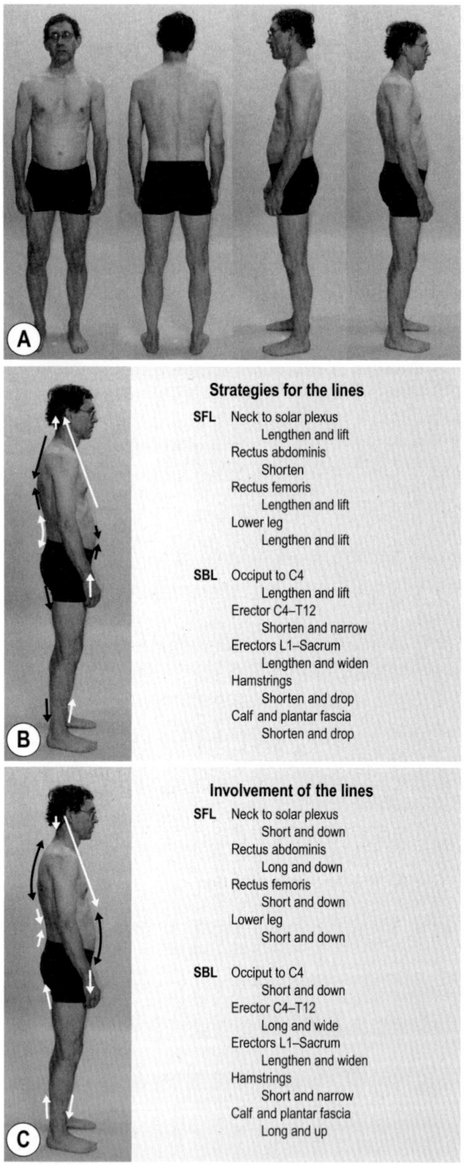

그림 31.3
(A) 일반적인 자세 패턴을 가진 피험자 (B) 연부조직 평면의 내부 보정 동작. 흰색 화살표는 근육 근막 조직이 짧아져 있을 가능성이 있다. 검은색 화살표는 전방과 후방의 근육 근막 경선의 관계가 서로 끊어진 곳을 보여준다(C) 선의 균형을 재조정하기 위해 치료 전략의 일부 측면을 취할 수 있다. 흰색 화살표는 짧아져 있고 하중이 집중될 가능성이 높은 근육 근막 조직을 나타낸다. 검은 화살표는 편심 하중 상태에서 발견될 가능성이 있는 조직을 나타낸다.

그림 31.3C에서 우리는 선의 균형을 재조정하기 위해 사용할 수 있는 치료 전략의 몇 가지 측면을 도표화한다. 흰색 화살표는 단축된 근육 근막 조직을 나타낸다(근육 측면에서 집중적으로 하중이 가해지고, 근막 측면에서 '짧아지고 잠긴 상태'), 검은 화살표는 편심성 하중 상태에서 발견할 수 있는 조직을 나타낸다(근막 측면에서 '길어지고 잠긴 상태'). 우리는 근막 평면에 느리고, 부드럽고, 단단히 접촉시켜서 우리가 바라는 방향으로 근막 평면을 이동시키는 직접 기법을 사용한다. 이 때 성긴 히알루론산 평면을 따라 이완을 위한 시간을 허용한다. 이것은 치료 과정 동안의 운동이나 숙제로서 근육의 긴장과 인식을 증가시킬 수 있다.

일반적으로, 여기에는 전면에서 위쪽을 향한 움직임과 후면에서 아래쪽을 향한 움직임이 포함될 것이다. 후면에서 SBL의 평면을 떨어뜨리는 동안 다리와 허벅지의 전면에서 SFL의 평면을 들어 올리는 것은 환자가 골반을 발목 앞이 아닌 발목 너머 중앙에 위치할 수 있게 한다. 상부 SFL을 들어 올리면 앞쪽에 있는 늑골 아치로부터 숨 쉬기가 자유로워질 것이고 머리는 흉곽 너머로 후진시켜 떠있을 수 있게 한다.

흉부 기립근의 강도와 긴장은(흉부 기립근을 안쪽으로 이동시키는 동안 종종 흉추의 측면적으로 퍼지기 때문) 흉곽의 전면을 열고 이를 골반 앞과 머리 아래로 가져오는 데 도움이 된다. 이 근육의 신경학적 중요성을 고려할 때, 우리가 여기서 자세히 설명하고 있는 전체 시상면의 불균형뿐만 아니라 이 모든 경우에서 후두하근의 점진적 이완이 필요할 것이다.

흥미롭게도, 그가 나선형 선의 심한 불균형을 보이지는 않지만(흉곽과 하부 경부의 꼬임은 DFL에서 훨씬 더 깊다), 그는 나선형 선 복합체에서 긴장이 증가하는 혜택을 볼 것이다. 나선형 선은 견갑골과 배꼽 사이의 신체 정중선을 가로 지르기 때문에 이 선들의 긴장이 증가하면 배가 당겨지고 흉추가 앞으로 밀려나는 경향이 있다.

허리에서 흉요추 근막의 얇은 판 내에 기립근으로 표현된 SBL을 떨어뜨릴 필요가 있고 또 길어지고 넓혀져야 한다. 가벼운 하복부 운동을 추가하면 이러한 변화를 유지하는 데 도움이 될 것이다. 다리의 안쪽을 들어 올리는 것(전방 내전근 및 중간 근간중격) 및 대퇴부의 후내측 부분을 떨어뜨리는 것(중간 슬괵근, 슬괵근과 내전근 사이의 근간중격, 그리고 대내전근 복합체)은 대퇴골을 너머서 그리고 척추 아래에서 골반의 중립 위치를 복원한다.

다른 많은 항목으로 이 신사를 설명할 수 있지만, 근육 근막 연결의 측면에서 이것만으로도 광범위한 자세를 평가하는 정골요법을 연습하기에 충분할 것이고, 평면 관계의 관점에서 치료는 당신이 이미 사용하고 있는 정골의학적 도수 치료를 보완하는 데 도움이 될 수 있다.

치료는 항상 개별적인 패턴에 맞게 수정되며, 패턴이 반응하여 어떻게 변화하는지에 대한 지속적인 관찰을 통해 수정된다. 우리 학교는 12세션의 전체 치료 프로토콜을 공언하며, 많은 수련생이 기본적인 도수 치료 또는 운동 교육 접근법과 함께 훨씬 짧은 기간에 걸쳐 우리의 평가, 전략, 프로토콜 및 기법을 사용하고 있으며 점차 완화되고 조화를 이루고 있다. Anatomy Trains 책, 웹 사이트, DVD, 세미나 및 온라인 학습 강좌에서 이러한 기술에 대한 다양한 접근법을 찾을 수 있다.

정골의학은 공간 의학의 중간에 자리 잡고 있으며, 운동성의 내면 세계를 이동성의 외부 세계에 연결하고 생리학을 기능적 움직임과 연결한다. 정골요법이 공간 의학의 모든 부가적인 방법을 포용하고 알리기 위해 외부로 방향을 바꾸어서–여기에 설명 된 것과 같은– 통일된 전체를 만드는 것이 매우 중요하다.

참고문헌

Alexander F. M. The Use of the Self. London: Methuen, 1932. Reissued: London: Orion Books, 2001.

Alexander R. M. The Human Machine. New York: Columbia University Press, 1992.

Bainbridge-Cohen B. Sensing, Feeling, and Action. Northampton MA: Contact Editions, 1993.

Barrall J.-P., Mercier P. Visceral Manipulation. Seattle: Eastland Press, 1983.

Bateson G. Mind and Nature. New York: Dutton, 1979.

Blechschmidt E. The Ontogenetic Basis of Human Anatomy. Berkeley, CA: North Atlantic, 2004.

Busquet L. Les Chaines Musculaires, Vols 1–4. Paris: Frères Mairlot, 1992.

Chek P., Movement That Matters. Lansing MI: CHEK Institute, 2001.

Cook G., Burton L., et al. Movement: Functional Movement Systems: Screening, Assessment, Corrective Strategies. Norfolk, VA: On Target Publications, 2010.

Earls J. Born to Walk: Myofascial Efficiency and the Body in Movement. Chichester: Lotus Publishing and Berkeley, CA: North Atlantic Books, 2014.

Earls J. & Myers T. Fascial Release for Structural Balance. Chichester: Lotus Publishing and Berkeley, CA: North Atlantic

Books. 2010.

Franklyn-Miller A., et al. The strain patterns of the deep fascia of the lower limb. In: Fascial Research II: Basic Science and Implications for Conventional and Complementary Health Care. Munich: Elsevier GmbH, 2009.

Huijing P. A. Epimuscular myofascial force transmission between antagonistic and synergistic muscles can explain movement limitation in spastic paresis. Journal Biomech. 2007;17:708–724.

Knudsen D. Fundamentals of Biomechanics, 2nd edition. New York: Springer, 2007.

Konner M. The Tangled Wing. New York: Henry Holt, 1982.

Langevin H. M., Bouffard N.A., Badger G. J. Subcutaneous tissue fibroblast cytoskeletal remodeling induced by acupuncture: evidence for a mechanotransduction. J Cell Physiol. 2006;207:767–774.

Levin S. The tensegrity-truss as a model for spine mechanics. Mech Med Biol. 2003;2:374–388.

Lieberman D. The Story of the Human Body. New York: Pantheon Books, 2013.

Myers T. Kinesthetic dystonia, Part 1. J Bodyw Mov Ther. 1998;2:101–114.

Myers T. Kinesthetic dystonia, Part 2. J Bodyw Mov Ther. 1999a:2:231–247.

Myers T. Kinesthetic dystonia Parts 3a & b. J Bodyw Mov Ther. 1999b;3:36–43.

Myers T. W. Anatomy Trains: Myofascial Meridians for Manual and Movement Therapists. Edinburgh: Churchill Livingstone, 2014.

Myers T., Fredricks C. Stretching and fascia. In: Schleip R. Findley T. W., Chaitow L., et al. (eds) Fascia: The Tensional Network of the Human Body. Edinburgh: Churchill Livingstone, 2012, p. 433–439.

Oschman J. Energy Medicine in Therapeutics and Human Performance. Edinburgh: Butterworth Heinemann, 2003.

Palmer D. D. Chiropractic: A Science, an Art and the Philosophy Thereof. Whitefish, MT: Kessinger Publishing, LLC, 2010.

Rolf I. Rolfing. Rochester: Healing Arts Press, 1977.

Scarr G. Biotensegrity. Pencaitland: Handspring Publishing, 2014.

Schleip, R. Fascial plasticity—a new neurobiological explanation. J Bodyw Mov Ther. Part 1: 2003;7:11–19; Part 2: 2003:104–116.

Sills F. Craniosacral Biodynamics. Berkeley, CA: North Atlantic, 2001.

Stecco C. Functional Atlas of the Human Fascial System. Edinburgh: Churchill Livingstone, 2015.

Stecco L., Stecco C. Fascial Manipulation for Internal Dysfunction. Padua: Piccini, 2013.

Still A. T. Osteopathic Research and Practice. Kirksville, MO: Kirksville Press, 1910.

Still A. T. Early Osteopathy in the Words of A. T. Still. Kirksville, MO: Truman State University Press, 1991.

Sutherland W. G. The cranial bowl: A treatise relating to cranial articular mobility, cranial articular lesions and cranial technic, 2nd edition. London: Free Press Company, 1948.

Tittel K. Beschreibende und Funktionelle Anatomie des Menschen. Munich: Urban & Fischer, 1956.

van der Wal J. The architecture of connective tissue in the musculoskeletal system. In: Huijing P. A., et al. (eds) Fascia Research II: Basic Science and Implications. Munich: Elsevier GmbH, 2009.

Vleeming A., Stoeckart R. The role of the pelvic girdle in coupling the spine and legs: a clinical anatomical perspective on pelvic stability. In: Vleeming A., Mooney V., Stoeckart R. (eds) Movement, Stability and Lumbopelvic Pain. Edinburgh: Churchill Livingstone, 2007.

Willard F. Visceral fascia. In: Schleip R., Findley T. W., Chaitow L., et al. (eds) Fascia: The Tensional Network of the Human Body. Edinburgh: Churchill Livingstone, 2012, pp. 53–56.

32

수축 영역과 근막

Phillip Beach

기관으로서 근막의 임상적 함의 및 통합

수축 영역(CF) 모델은 인간의 움직임을 이해하기 위한 전체 유기체에 대한 접근법이다. 이 '영역'은 원발성 척추 이동 패턴에서 파생된다. 이 모델은 수축성 영역의 상호 작용에 대한 새로운 통찰력을 제공한다.

전체 유기체 관점에서 근막은 인체가 휴식을 취할 때의 일련의 자세를 통해 평가할 수 있다. 이 전형적인 자세에서 편안함을 잃는 것은 근막망에 스트레스를 줄 것이다.

근막을 목적으로 하는 도수 치료는 근막이 수렴하고 출현하는 부위를 대상으로 해야 한다. 예를 들어, 뼈나 연골의 감각낭(sensory capsule), 입의 볼굴대(modiolus), 손바닥 근막, 족저근막 및 회음은 그러한 수렴 영역이다. 수축 영역은 출현하는(emergent) 부위를 통해 상호 작용한다. 그들은 촉지할 수 있으며 극돌기와 천골, 늑골각과 외측 요추 봉합, 늑연골 접합부, 반월선, 백선을 포함한다.

서론

동료가 방에 들어간다. 당신은 서서 친구를 맞이한다. 이 단순한 행동은 놀랄만한 복잡성을 지닌 신경학적 연쇄반응에 의해 움직이는 수백 개의 근육과 관련되어 있다. 관절과 근막은 악수를 하기 위한 움직임을 형성하는데 도움을 주지만, 더 깊은 수준의 생리적 기능면에서는 통증을 일으키지 않는다면 혈압과 내장 움직임(mobility)에는 큰 변화가 없다.

전체 유기체가 움직이는 패턴은 수축 영역(CF) 모델의 관심사이다. 인체가 사용하는 주요 움직임의 패턴을 균일하게 혼합하여 삶의 움직임을 만들어내기 위한 탐구이다. 그것은 인간 움직임 협회(fraternity)로부터 별 관심을 끌지 못한 탐구이다. 현재까지의 우리는 Kapandji (1974)가 훌륭하게 설명한 것처럼 관절별 접근 방식(joint–by–joint approach)이나 IVD(역주 ; intervertebral disc), 후관절 또는 두개골 관절, 다열근 또는 최근에는 근막 등으로 명명된 조직에 중점을 둔다. 다양한 슬링, 코어 및 anatomy train을 제안하는 국소적 접근에 대한 연구가 있다. 이러한 접근법들은 해부학적 노출이 증거의 형태를 제공한다고 여기기 때문에 사체 모델에 근거하고 있다.

전체 유기체의 수축성을 가장 잘 이해하기 위해 우리는 모델링에 대해 생각할 필요가 있다. 많은 조직과 영역을 더 일관된 것으로 결합하는 운동 기능 모델은 무엇처럼 보이는가? 이를 위해서 우리는 복잡성을 다룰 때 과학이 사용하는 중요한 사고 구조인 모델링 과정으로 전환해야한다. 이 장에서는 새로운 운동 모델을 개략적으로 설명하고, 그런 맥락에서 근막의 역할을 고려한다.

모델링

인간의 움직임은 분명 다차원적이고 복잡하다. 해부학적 독립체와 공존하는 생리학은 우리의 모든 움직임에 기여한다. 따라서 세계의 복잡성에 직면한 우리의 목표는 단순하고 우아한 모델을 만들고 테스트하는 것이다. 훌륭한 모델은 설명력과 예측력을 모두 가지고 있다(Holland, 1998). 요컨대, 우리가 연구 중인 시스템을 모델링할 수 없다면, 우리는 실제로도 그것을 이해하지 못한다.

처음부터 비유와 은유를 신중하게 사용하는 것은 모델의 개발에 중요하다. 이해와 모델링의 과정은 복잡한 시스템을 볼 때 모델링 이론에서 '중대한 구성 요소(crucial building block)'라고 불리는 것을 식별해야한다. 이것들이 항상 명백한 것은 아니다. 연구 중인 시스템에서 중요하지 않은 구성 요소를 알아내는 것은 이론적 가치 또는 실용적 쓰임이 거의 없을 것이다.

기본 구성 요소가 식별되면 해당 상호 작용이 관심 대상이 된다. 구성 요소 간 의미 있는 관계를 찾고 발견한다. 이 결과물은 통찰력과 이해의 측면에서 가치가 있고, 미래의 시나리오를 예측하며 그래서 가능한 결과를 계획할 수 있게 해주는 모델이다. 이 모델은 시스템이 복잡하게 수렴되는 곳의 결절점 또는 시스템이 중요한 현상이 두 갈래로 나뉘고 반전되는 곳 또는 중요한 현상을 드러내는 곳을 식별하는 데 도움이 된다.

중요한 것은, 우리는 사체 연구를 사용하여 전체 유기체 운동 모델을 개발하지 않을 것이다. Fritjof Capra (1996)는 그것을 이렇게 기술한다.

'우리가 보았듯이 시스템의 속성은 질서 정연한 관계의 구성에서 비롯되기 때문에 ***패턴***의 연구는 살아있는 체계를 이해하는 데 중요하다. 시스템의 속성은 패턴의 속성이다.

살아있는 유기체가 해부 될 때 파괴되는 것은 그 패턴이다. 구성 요소가 있지만 패턴 사이의 관계가 파괴되어 유기체가 죽는다.'

500,000,000년 동안 진화한 척추동물에서 비롯된 인간의 형태는 그 패턴을 우연히 산출하지 않을 것이다. 그 패턴은 진화 생물역학을 통해 찾을 수 있고 가장 개인적인 연구인 발생학과 관련이 있다.

인간의 움직임 패턴을 모델링하기 위해 우리는 '구성 요소'로 되돌아간다. CF 모델은 이것이 유기체 전체 운동 모델에 중요하다는 것을 제시한다. 구성 요소는 다음과 같다.

- *중배엽*: 이것은 골격 근육, 골격, 피부 진피, 결합 조직(근막), 생식선과 신장, 심장, 혈액, 림프 세포 및 비장을 형성한다. 생식선, 신장 및 혈액이 어떻게 중배엽 시스템의 일부분이 되는지 주목하라. 이러한 장기는 모델에 통합되어야 한다.
- *포유류의 움직임 패턴*: 모델링 과정에서 인간의 예를 넘어 우리의 범위를 넓히는 데 유용하다. 좋은 모델은 다른 관련 종들에게 적용할 수 있다. 물고기의 기본 골격은 측면 굴곡 패턴을 사용한다. 약 6천만 년 전 물로 돌아온 사지동물인 돌고래는 굴곡/신전 패턴을 통해 움직인다. 인간의 보행 패턴은 어깨와 골반의 반대방향 꼬임에 의해 특징지어진다.
- *감각 기관*: 우리는 모든 신체부위을 같은 비중으로 중추신경계에서 표시하지 않는다. 코, 눈, 귀, 입술, 혀, 손, 젖꼭지, 발, 생식기 및 항문은 지나치게 과장되어 있다. 인생에서 우리는 중요한 장기를 필요로 하는 곳에 두기 위해 움직인다. 감각 기관이 없는 움직임은 무의미하다.
- *후두하 영역과 '척추의 기어박스(spinal gearbox)'*: 척추동물의 진화 과정 중 척추는 점점 영역화 되었다. 후두하, 경부, 흉곽, 요추, 천골 및 미골 영역이 나타났다(Kardong, 1998). 후두하 영역은 그 복잡성 때문에 독특하다. 그것은 요추와 함께 굴곡과 신전에서 다른 방식으로 토크(torques)를 일으키므로, CF 모델의 생역학에 포함되어야한다(Gracovetsky, 1998).

- *사지의 회전*: 인간의 팔다리는 물고기의 지느러미에서 파생된다(Carroll, 2005). 전형적인 척추동물인 물고기는 추진하기 위해 체벽을 사용하고 지느러미는 그 힘을 조종한다. 육지 생활은 사지가 땅에서 신체 전면을 들어 올리고 추진력의 역할을 맡는 이중 책임을 갖게 되었을 때 그 패턴을 수정했다. 우리 종에서는 상지가 외부적으로 회전하고 하지는 내부적으로 회전하고 꼬인다고 한다. 우리의 2족 보행은 오직 이 하체의 장축 꼬임 덕분에 가능하다.
- *체강과 신장*: 이 지구상에서 가장 초기의 생명은 물 속에 묶여있거나 물의 흐름에 표류하였다. 중배엽의 진화(Erwin 외, 1997)는 수생 환경에서의 움직임을 촉진시켰다. 의지에 의한 움직임–온기, 친구 또는 먹이를 향한 움직임–이 선택되었다. 이 도전에 반응하기 위해 감각 기관이 등장했다. 척추동물의 신체 계획에서 중배엽은 외부 체벽의 움직임이 장의 이동성과 운동성에 반독립적(semi-independent)이도록 분할한다. 이것은 체액으로 채워진 공간, 체강을 만들었다. 이 행성에서 움직임의 진화에 관해 읽었을 때, 체강의 출현은 결정적인 혁신이었다. 성인에서 초기의 체강은 심낭, 흉막 및 복막강으로 형태가 변한다. 이러한 공간이 달라붙어 있으면(예: 복막염) 당신은 움직이는 것 같지 않을 것이다.
- *박동 및 연동 운동*: 중배엽은 심장/혈관 및 위장관을 수축 조직으로 감싼다. 혈압 강하제 나 강력한 완하제는 몇 달 동안 힘과 조건화된 훈련을 약화시킬 수 있다. 움직임의 근육 근막 양상만을 인정하는 모델은 불완전하다.

수축 영역 모델

각 CF는 몸의 입쪽 극에서 꼬리 극까지, 자석과 다소 비슷하다. 각 CF에는 직물과 같이 날실과 씨실이 있다. 따라서 심부 조직은 분명히 더 표면 근막층으로 올라갈 것이므로 모델에는 '코어'가 없다. 마찬가지로 각 영역은 일부 신체 영역에서 넓어지거나 '느려지고' 다른 영역에서는 좁아지고 '속도가 빨라지면서' '강 모양'으로 나타날 수 있다. 예를 들어 복직근은 늑연골에서는 넓지만 치골에 부착되면 좁아진다. 따라서 복부는 보행에 사용되는 치골 부위보다 느리게 움직일 것이다. 영역 사이의 경계를 고려하는 것이 중요하다. 생물학적 계층 구조의 모든 수준에서 경계가 관계를 정의한다.

CF 모델의 새로운 면은 수축성 영역에서 감각 기관을 삽입하는 것이다. 척추동물의 신경 구조는 5억년 동안 매우 안정적이었다. 뇌신경은 먼저 인간의 해부에서 기술되었으며, 동일한 패턴이 척추동물문(phyla)에 걸쳐 기술되었다(물고기는 CN, XI와 XII를 가지지 않는다. 왜냐하면 그들은 움직일 수 있는 혀나 목을 가지지 않기 때문이다). 우리 모두는 코는 연결되어 있고, 눈은 가운데에 있고, 귀는 뒤쪽과 옆쪽에 위치하는 감각의 플랫폼을 고수한다. 척추동물이 수중 환경에서 육상 환경으로의 전환에 생체 역학적으로 반응 할 때 감각 기관과 운동 패턴 간의 결합은 이전과 동일했다. 고대 척추동물의 신체 계획은 그 안에서 진화가 작동되도록 하는 제한을 부과했다. 따라서 이 모델은 감각기와 척추의 수축 영역이 진화적으로 그리고 발생학적으로 연결되어 있음을 제시한다. CF 내에 내재하는 감각 기관은 결절 지역으로 작용하거나 비유하자면 영역의 초기 발생학적 발달을 인도하는 등대 역할을 한다.

중요한 것은 이 영역이 완전히 상호 침투적이고 상호 작용한다는 것이다. 삶의 움직임은 모든 영역을 사용한다. 이 영역을 알아내려고 애쓰는 것은 우리의 지적 즐거움을 위한 것이다.

모델은 다음을 포함한다.

- 측부 수축 영역(lateral contractile field, L–CF)
- 배측/복측 수축 영역(dorso/ventral contractile field, D/V–CF)

이 영역의 상호 작용은 다음을 생성한다.

- 왼쪽 꼬임(left twist)과 오른쪽 꼬임(right twist)을 갖는 나선형의 수축 영역(helical contractile field, H-CF)
- H-CF에서 유래하고 권한을 주는 사지 수축 영역(limb contractile field, limb-CFs)
- 방사상 수축 영역(a radial contractile field, R-CF)
- 유체 영역(a fluid contractile field, F-F)
- 박동 및 연동 기능을 가진 키랄의(chiralic, 거울대칭적) 수축 영역(chiral contractile field, C-CFs)

아래는 각 영역에 대한 간략한 소개이다. 모델의 목적을 위해 처음에는 몸과 팔다리를 분리하는 것이 가장 좋다. 뱀과 돌고래는 사지를 잃어 버렸어도 여전히 척추동물이다. 더 자세한 설명은 나의 본문을 참조하라(Beach, 2010).

외측 수축 영역 (L-CF)

이 CF는 물고기의 외측 굴곡에서 파생된다. 그것은 눈의 외직근에서 귀 영역으로 진행되고, 반대쪽으로 가로질러, 회음 중심 힘줄까지 체벽의 측면을 내려온다.

놀랍게도, 초기 척추동물의 뇌는 눈의 외직근에 신경을 제공했다. 이 근육은 내직근과 밀접하게 연결된다. 물고기는 외측 체벽으로 추진력을 얻어 바깥쪽으로 꿈틀거리므로 눈은 이에 대응하기 위해 좌우측으로의 유동성이 필요했을 것이다. 물고기는 경부가 없으므로 체벽에서 눈을 분리하는 것은 시각 추적에 필수적이었다.

인간의 귀에는 물고기에서 발견되는 측부 턱과 측선과 연관된 진화의 역사가 있다. 따라서 측벽은 항상 귀의 영역과 연관되어 있다. 이것은 척추동물의 신체 계획의 일부이다. 그래서 모델은 측부 두개골과 측부 턱을 따라서 결절 영역으로써 L-CF에 귀를 위치시킨다.

척추동물이 육지 환경의 생체 역학적인 문제에 직면하면서 나타난 지역적 특수화가 화석 기록에 등장한다. L-CF는 후두하 영역에서 왼쪽에서 오른쪽으로 그리고 그 반대로 교차하여 형성된다. 목과 머리를 분리하는 것은 아기가 정상적인 발달을 위해 반드시 습득해야하는 정향 반응(righting reaction)이다.

따라서 우리가(좌측) 옆 눈, 귀, 턱을 고려해 볼 때, 움직임에서의 L-CF는 대개 대측(우측)으로 교차한다. 우리의 2족 보행은 이 패턴을 사용할 것이다. 이제 사각근과 함께 꼬리쪽 영역을 살펴보자. 3개의 사각근은 발생학적으로 흉부와 복부의 3층의 체벽 근육과 같은 근육이다. L-CF는 후방 및 중간 사각근, 외측 및 내측 늑간, 외측 및 내측 사근으로 구성된다. 이 근육들은 서로 직각에서 비스듬한 섬유로 측부 체벽 위에 걸쳐진다. 두 가지가 함께 작용할 때 우리는 순수한 측면 굴곡을 얻지만, 대부분의 시간 동안 하나 또는 다른 것이 지배하여 전방 또는 후방의 토크가 측면 굴곡에 연결된다.

L-CF의 후방 경계는 늑골의 각도와 흉요추 근막의 측부 봉합(lateral raphe)이다. 전방 경계는 늑골의 늑연골 접합부이고 복벽의 반월선(linea semilunaris)이다. L-CF는 위에서 이야기했던 것처럼 늑골 6/7/8/9 영역에서 넓고, (위로는) 사각근을 경유하여 외측 목에서, 또는 아래로는 장골능을 거쳐 좁아짐으로써 생체역학적으로 늦어지거나 빨라지는 효과를 나타낸다.

장골능에서 L-CF는 장골을 따라 장골미골근으로 나타난다. L-CF는 천골에서부터 두 층이 되어 회음 중심 힘줄로 진행하여 대측방향으로 꼬여 교차한다. 발생학적인 관점에서 내복사근은 대측의 외복사근이다. 근육계는 별도의 근육을 통해 형성되지 않는다. 대신에 발생학적인 바람(wind)이 선구자격인 근육아세포를 날려 보내고 그것들이 무거워서 떨어져나가는 것과 같은 (바람의) 이미지이다. CFs는 바람과 같은 형태발생 영역에 그들의 발생 뿌리가 있다.

요약하면, 이것은 측부의, 두층의, 수축성의 꼬인 링으로 귀 부분에서 결절점을 가지며, 후두하 영역에서 직각으로 교차하고, 측부 체벽을 지나 회음 중심 힘줄에서 꼬여 대측으로 진행한다.

배측/복측 수축 영역 (D/V-CF)

우측의 L-CF 없이 좌측 L-CF를 가질 수 없듯이 우리는 복측 CF 없이 배측 CF를 가질 수 없다. 배측(dorsal) D/V-CF는 이 CF에 내재한 감각 기관인 코 바로 아래에서 시작한다. 이 영역은 코 주위의 안와상절흔을 지나 두개골의 정점까지 이어진다. 거기에서부터 후방 두개골을 지나 후두골 아래의 척추 근육의 부착점까지 내려온다. D-CF는 장골능과 천골의 후방 내측부(postero-medial)에 삽입되기 위해 폭포처럼 척추 기립근의 척추 아래로 좌/우로 엄격하게 분리되어 내려간다. 천추에서 외측 항문 근육이 되기 위해 지나갈 때 좌/우 구분이 모호해지면서 수축력은 사라진다. 그리고 좌우가 섞여서 회음체로 가게 된다

배아의 접힘 동안 이 수축 조직은 장차 하복부 벽이 될 쪽으로 끌어 당겨진다. 사실상 하복부 벽은 배측에 기원을 둔다. 꼬리쪽으로 이동하는 이 과정이 중단되면 하복부 벽은 불완전해지고 방광이 노출될 수 있다.

배꼽 아래에서 D-CF는 V-CF와 융합되어 다시 좌/우가 분리된 채로 복직근으로 진행한다. 이 영역은 늑간 영역으로 특화된 복장뼈 옆의 연골 사이 늑간근으로 계속된다.

CFs가 머리에 접근함에 따라 복잡성이 증가한다. 상부 늑골에서 V-CF는 두 갈래로 갈라진다. V-CF는 흉쇄유돌근처럼 양측으로 계속되거나 또는 혀의 뿌리에 수렴하도록 설골하근과 설골상근의 정중선으로 계속된다. CF의 분기는 수축성이 다시 한번 후두하 복합체에 의하여 신체 전면에서 후면까지 교차될 수 있도록 해주며, 그 반대의 경우에도 마찬가지이다. 이것은 정향반사를 가능하게 해준다.

따라서 D/V-CF는 양측의, 축 주변의 꼬인 수축성 고리이다. 내장된 감각 기관으로서 코, 배측과 복측이 교차되는 후두하 부위, 배꼽 아래의 배측과 복측이 융합된 곳, 좌우가 섞인 회음 중심 힘줄을 갖는다.

나선형의 수축 영역 (H-CFs)

H-CF는 좌회 및 우회 나선형 수축성의 상호 작용으로, 특징적으로 근막의 깊이를 변화시켜 정중선을 교차한다. 눈은 이 CF에 내장된 감각 기관이다. 그것은 L-CF와 D/V-CF에서 발견된 것과 다른 근육을 사용하지 않고 오히려 생체 역학적으로 그 영역을 함께 연결하는 CF이다.

'비스듬한'과 '사이의(intermediatie)'라는 단어는 H-CF와 관련이 있다. 수축 조직에서 이 '비스듬한'은 나선형 생체역학을 촉진한다. 체벽의 사이에 있는 선이 이 CF를 위한 제어점이기 때문에 '사이의' 이라는 단어가 사용된다. 누군가를 손으로 비틀 때 가장 적절하게 잡는 방법은 배측 또는 복측, 측부 체벽을 잡는 것이 아니라, 그 사이를 잡는 것이다(즉, 배측의 늑골각과 늑연골 접합부/복측의 반월선).

H-CF는 (L-CF와 D/V-CF)사이에 감각 기관을 두는데, 눈이 이 영역의 감각기관으로서 존재한다. 동안신경, 활차신경 및 외전신경의 복합체와 연결되어 있는 시신경의 신경과학이 좌측 나선과 우측 나선을 기능적 전체로 섞이게 한다. 소켓에 있는 공인 눈은 육상 척추동물의 나선형 운동의 요구와 같은 복잡한 생체 역학과 체중 이동을 통합하는 이상적인 감각 기관이다.

후두부와 척추의 극돌기로부터 H-CF는 좌우를 비스듬하게 감싼 전체 유기체로 시각화될 수 있다. 몸통을 감쌀 수 있는 선이나 리본이 아니라 오히려 그것은

척추의 전체 길이에서 확장되는 조직의 비스듬한 시트(sheet)이다. 상부 척추에서 기원한 수축성은 중간선을 가로지르지만, 꼬리쪽 척추 기원은 몸통 주위의 나선형 공간을 제공하지 않는다. 수축력이 전방 또는 후방 중간선을 가로지르면 근막의 깊이가 변한다. 외측 경사((외복사근)는 근막 깊이의 변화와 신경학적 교차를 통해 대측의 내측 경사(내복사근)에 계속된다.

나선형 수축성은 우리 움직임에 매우 중요하므로 이 모델은 눈 뿐 아니라 이 패턴의 꼬리쪽 뿌리인 생식기의 끝과 함께 젖꼭지도 포함한다는 것을 보여준다. Moore 등 (2012)은 음경의 끝이 두 개인 신생아의 사진을 통해 단일 생식기의 끝이 좌우 생체 역학의 결절적 융합임을 암시하였다.

사지 수축 영역 (limb-CFs)

CF 모델에 사지를 추가 할 때이다. 사지는 H-CF에서 밀려나온 다음 역할을 맡는 것으로 형성된다. 모델의 이러한 측면을 이해하기 위해 우리는 배아에서 사지의 기원을 관찰 할 필요가 있다.

팔다리는 외배엽 고리라고 불리는 특별한 배아 구조에서 나오는데, 이는 Wolffian ridge라고도 알려져 있다. Wolff는 1759년에 처음으로 이 고리를 언급했다. 외배엽 고리는 초기 배아 발생의 일시적인 구조이다. 외배엽이 두껴워져서 형성된 고리는 입, 코, 눈, 귀, 미주 신경, 손, 젖꼭지, 발, 생식기 끝 및 항문의 가장 초기 모습을 나타낸다. 간단히 말하자면 뇌가 굉장히 애착을 가지는 구조들이다. 외배엽 고리는 배측 배아체의 체절과 복측의 내장성 종창 사이에 위치하기 때문에 가운데에 있는 것으로 묘사된다. 사지의 싹이 생기면서 고리가 퇴화한다. 초기 사지 싹은 주걱 모양이고 초기 근육 계통은 배측과 복측 반(절반)으로 나뉜다. 그 다음 사지 싹은 대측으로 회전한다. 팔은 외부적으로 회전하는 반면 다리는 추가적인 장축의 꼬임과 함께 내부적으로 회전한다.

이 장축의 꼬임 때문에 배측 몸통은 대퇴사두근, 다리의 전방 구획 및 발목/족지신근에 기여한다. 복측 몸통은 내전근, 슬괵근, 하지의 후방 구획, 발의 족저굴근 및 굴곡근에 기여한다. 다리 근육 조직의 이러한 꼬임은 H-CF와 하지의 상호 작용에 상당한 복잡성을 추가한다.

좌측 및 우측의 이중 H-CFs는 우선적인 생체역학 경로로 강화된 영역이다. 흉근과 대둔근과 같은 상지와 하지의 비스듬한 근육이 이 영역을 강화한다. 인간은 나선형 동작 패턴을 심오하게 이용한다. 우리는 걷기, 달리기, 던지기와 같은 전형적인 움직임의 패턴을 위해 상체와 하체의 대측 꼬임을 사용한다.

요약하면 팔다리는 흉근, 광배근, 둔근, 대요근과 같이 비스듬하게 기울어져 있는 큰 근육을 통해 H-CF에 힘을 부여한다. 손과 발은 사지-CFs의 내장된 감각 기관이다.

방사형 수축 영역 (R-CF)

'방사형'이라는 단어는 압축되고 팽창할 수 있는 몸통의 횡단면을 묘사하는 데 사용된다. 우리는 필요할 때, 예를 들어 무거운 것을 들어 올리는 동안 우리 몸통을 짜낼 수 있고 또한 호흡하거나 음식을 먹을 때 몸통을 확장시킬 수 있어야 한다. 한 기능에 다른 기능을 강조하는 것은 올바르지 않다.

척추는 짧아지고 찌그러지는 것을 좋아하지 않는다. 위에서 설명한 모든 CFs는 척주에 찌그러짐을 유발하는 하중을 부과할 것이다. 이것을 상쇄하기 위해 R-CF는 체벽을 짜내어 척추의 종방향 완전성을 유지할 것이다. 이것은 복횡근(TA)보다 훨씬 큰 전체 시스템의 반응을 포함한다. TA 그 자체는 오직 상복부에서만 심부에 위치한다. 배꼽 아래에서 그것은 치골 위의 표층이 될 근막층으로 상승한다. R-CF는 골반저, TA, 횡격막, 내늑간근, 전사각근, 광경근, 협근, 구륜근과 안륜근을 사용할 것이다. 이 모두는 전체 유기체의 끊임없는 수축 및 확장에 관여한다.

R-CF는 '심부' 또는 '코어'가 아니다. 명료한 코어의 개념은 완벽한 근막망 내에 씨줄과 날줄의 근육계가 있는 곳인 CF 모델에 맞지 않다(Lederman, 2007 참조). 이 영역에 내장된 감각 기관은 입과 항문으로 모델링 된다.

유체 영역 (F-F)

중배엽 기관인 신장은 그들의 복잡한 발생학적 발달에 반영된 길고 복잡한 진화의 역사를 가지고 있다. 그 역사들은 체강과 관련이 있다. 중배엽 층에 체액이 채워진 체강의 출현으로 이 행성에서 초기 생명의 움직임이 촉진되었다(Clark, 1964). 바닷물 환경에서 진화한 신장은 담수 환경에서 운동하는 데 필요한 것과 매우 다른 기능을 할 것이다. 육지 환경은 모든 세포가 생리학적으로 적절한 액체에 담겨 있어야한다는 것을 보장해야하는 또 다른 도전 과제였다.

F-F는 유체 생리학이 우리의 운동에 미치는 핵심적인 역할을 고려하여(수축) 모델에 공간을 만들었다. 예를 들자면, 경주에 참여하기 위해 수년간의 준비를 하는 훌륭한 운동선수와 같다. 그의 체액으로 들어간 작은 이뇨제는 모든 준비를 약화시킬 것이다. 우리의 현대 생활양식은 소금과 설탕의 소비를 통해 우리의 F-F를 극심하게 어렵게 만든다.

키랄성 수축 영역 (C-CFs)

3층의 체벽과 사지는 체성 중배엽에서 유래한다. 심층 중배엽(내장의)은 내장 근육 조직의 대부분을 형성한다.

외부 근육 조직은 좌우 대칭이다. 왼쪽에 있는 모든 근육은 오른쪽에도 있다. 외부 수준에서 볼 때 양측 대칭은 좋은 것으로 간주된다. 내장 수준에서는 그렇지 않다. 내장 장기는 '손을 사용한다(handed, 역주 ; 방향성)'. 각 기관은 왼쪽이나 오른쪽에 위치한다. 화학에서 이 개념은 키랄성이라 불린다. 왼쪽 장갑은 오른손에 맞지 않으므로 장갑을 그 예로 들 수 있다. 국제 수학 및 물리 회의에서 대칭과 비대칭 사이의 관계에 대한 거대한 논쟁이 있다. 빅뱅의 첫 번째 피코(pico)초가 대칭적이라고 추정해야 하지만 이 초기 대칭성이 깨졌기 때문에 우주가 생겨났다. 우리는 우리의 양측 대칭인 체벽/사지가 양측성의 내장 시스템과 상호 작용하기 때문에 이 논쟁을 구체화했다.

CF 모델은 C-CF 내에 박동(pulsatile) 및 연동(peristaltic) 구성 요소를 가지고 있다. 우리가 우아하게 움직일 수 있는 능력과 기능을 가지기 위해서는, 부과된 하중에 반응했다가 휴지기의 정상(수축) 상태로 돌아갈 수 있는 혈류 역학과 정상(수축) 상태로 영양분을 추출하고 전달하는 내장/호흡관을 필요로 한다. 우리의 환자는 근골격계의 고통을 호소하기도 하지만, 병력상 종종 혈압이나 폐/위장의 장애를 나타나기도 한다.

CFs의 상호 작용은 우리가 인생에서 사용하는 움직임 패턴을 만든다. 예를 들어, 앙와위로 누은 상태에서 몸을 일으켜 앉은 자세를 취하려고 할 때 CF 모델을 사용하면 복사근이 왜 처음으로 활성화되는지 이해할 수 있다. 복부 굴곡근만 단독으로 수축하면 몸의 모양이 바깥쪽으로 튀어나올 것이다. 이것을 방지하기 위해 L-CF는 양측에 작용하여 수평 브레이싱(bracing)을 먼저 만든 다음 복직근이 수축하여 일관성 있게 작용할 수 있도록 해 준다.

측면 브레이싱이 없으면 몸을 들어 올릴 때 좌측이나 우측으로 휘게 된다. 그래서 L-CF와 D/V-CF는 함께 결합되어 형태 변화를 관리한다. 이 결합은 요추의 후관절을 통해 더욱 활성화되어 기어 박스 형태를 만든다. 측부 굴곡은 개시자이다. 이 움직임은 요추의 굴곡 또는 신전과 결합되어 몸통의 좌측 또는 우측 비틀림을 만들어 낸다. Serge Gracovetsky는 1998년에 생체 역학을 명확히 했다. 우리의 2족 보행은 이 결합을 중심으로 구축되었다.

평가 방식

전체 유기체 모델의 움직임은 점차적으로 평가와 치료에 대한 다른 접근방식을 장려한다. 여기서 취한 평가 접근법에는 '휴식의 전형적 자세(archetypal posture of repose)'(AP) 검사가 포함된다.

움직임의 다른 면은 휴식이다. 수백만 년 동안 우리는 운동 후에 휴식과 회복을 위해 땅으로 돌아 왔다. 이러한 휴식 자세는 온도(약 37℃)와 혈압(약 120/80 mmHg)이라는 생리적인 건강 상태로서 생체 역학적 건전성에 내재되어 있다. 만약 당신이 바닥에 있을 때의 생체 역학적 이완 능력과 바닥에서 몸을 일으킬 수 있는 힘을 상실한다면, 근골격계의 고통이 반드시 따라올 것이다.

AP는 생체 역학적 '조정(tune)' 개념의 핵심이다. 인체를 기타로 가정한다면 6개의 줄 대신 600개의 줄이 있으며 2차원이 아닌 3차원으로 배열된다. 또한, 우리의 악기는 휴식 패턴으로 접을 수 있도록 설계되었고, 이것은 6 백만년의 인간의 진화에서 생겨난 것이다 . 이 특별한 복잡성에서 우리 종에 특징적인 자세가 나타난다. 그들은 운동 후에 체격을 다시 조율하기 위해 행동한다. 일상적으로 내가 검사하는 두 가지 자세는 완전히 쪼그리고 앉는 자세(full squat)와 책상다리를 하는 자세(cross-legged posture)이다. 이 자세의 패턴과 뉘앙스를 배우는 데는 시간이 걸린다.

완전히 쪼그리고 앉는 자세

완전히 쪼그리고 앉을 수 있는 능력은 우리의 생역학적인 디자인에 기반한 자세이다. 동아프리카의 포유동물 분야의 세계적인 전문가인 Jonathan Kingdon (2003)은 우리의 진화가 완전히 쪼그리고 앉을 수 있는 유인원에서 시작되었다고 주장한다. 그 자세는 우리가 어릴 때 모두 취할 수 있었던 자세이지만(그림 32.1), 뒷굽이 있는 신발, 의자 및 좌식 화장실에 의지하면서 잃어버리게 되었다(그림 32.1).

책상다리 자세

책상다리 자세의 다양한 변형은 쪼그리고 앉는 자세에서 본 것처럼 선형 자세에 대한 대안이다. 책상다리 자세는 다리의 혈관 분지를 열어 혈액이 심부의 근막 경로를 따라 흐를 수 게 해 준다.

수축 영역 모델 및 근막

조직을 가로지르는 심부 근막 때문에 근막은 위에서 설명한 CF의 윤곽을 그리거나 통합하는 데 중요한 역할을 한다. 근막을 목표로 하는 치료의 경우 CF 모델은 다음을 나타낸다.

- 감각 캡슐. 코, 눈, 귀 주변 부위를 촉지 해야 한다. 코는 신전을 위한, 눈은 나선형 운동을 위한, 귀는 측면 굴곡을 위한 조절점이다.
- 입의 볼굴대는 입의 측면에 위치한다. 이들은 9개의 안면 근육이 복잡한 방식으로 나선형을 이루는 섬유근육 덩어리이다(Williams, 1995). 엄지손가락과 집게손가락을 마주하여 피부와 점막을 압박해서 촉지하는 것이 가장 좋다. 가벼운 압박을 가하고 난 후 환자에게 얼굴과 목을 움직이도록 지시한다.
- 손바닥과 족저근막. 특히 족저근막은 신발에 기반한 생활 방식을 통해 약해지고 기능 장애를 갖게 된다. 우리가 신발을 벗으면 발은 평평한 표면이나 카페트에만 노출된다. 그러므로 더 자주 맨발이 되는 것에 가치를 두어라.
- 배측과 복측 정중선. 발생학에서 정중선은 특별한 발생 영역으로 간주된다.

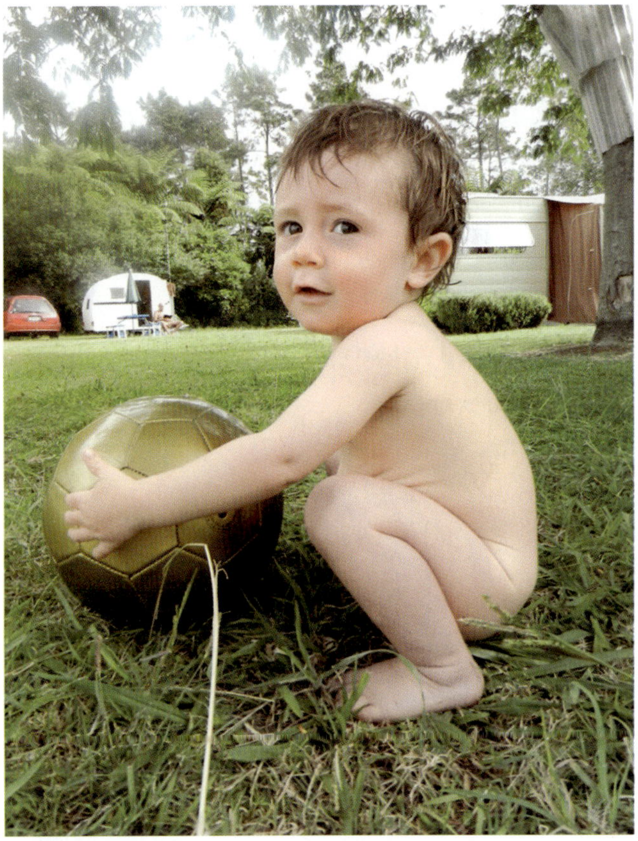

그림 32.1
풀 스쿼트

- 영역 사이의 경계선을 표시하는 중간(intermediate)선. 배측 중간선은 눈, 머리의 가운데와 목, 늑골각, 그리고 허리 부위의 측방향 봉합을 거친다.
- 전방 중간선은 흉쇄유돌근, 겨드랑의 근원, 늑연골 접합부, 반월선, 서혜부의 뿌리에 의해 대표된다.
- 천골. 여기 극돌기, 후관절 및 횡돌기는 심부에서 발생하여 표층 구조물이 된다. 뼈를 촉지할 때 뼈와 뼈 사이의 접촉을 위한 도구로 knuckle(중수지 관절의 배면)을 사용하라.
- 회음 중심 힘줄.

요약

근막망은 수축 영역이 얽혀있는 곳을 통합하는 기질의 역할을 한다. 각 CF는 5억년에 걸쳐 물려받은 움직임의 패턴을 형성하기 위해 협력하는 많은 조직을 거칠 것이다. 2족 보행은 이 긴 파티에서 상대적으로 신참이다. 그것은 어깨와 골반의 대측 꼬임을 필요로 한다. 이 패턴에서 우리는 던지기를 배우고 나선형 패턴이 발달하면서 상지와 하지 모두 얽히게 되었다. CF 모델은 우리에게 큰 힘을 부여한 생체 역학에 대한 통찰력을 제공한다.

AP의 개념이 소개되었다. 역사적으로 모든 사람들, 모든 문화 및 모든 연령의 그룹은 휴식과 회복을 가능하게 하는 이 자세를 사용했다. 최근에 의자를 사용하는 것이 보편화 되었다. 우리의 문화는 많은 것들에 가치를 두지만 바닥에서 휴식하는 것은 그들 중 하나가 아니다. 바닥에 앉고 바닥에서 일어서는 간단한 행동은 우리의 생체 역학에 진정으로 가치가 있는 움식임이다. 마찬가지로 신발을 벗고 발바닥 근막을 지형에 노출시키는 간단한 행동 또한 진정한 가치를 갖는다. 저자의 임상 경험에서 볼 때, 생활 방식의 단순한 변화는 근막망에 대한 '조정' 효과를 심대하게 정상화시킨다.

참고문헌

Beach, P. (2010) Muscles and Meridians: The Manipulation of Shape. Churchill Livingstone, Edinburgh.

Capra, F. (1996) The Web of Life: A New Synthesis of Mind and Matter. Harper Collins, London.

Carroll, S. B. (2005) Endless Forms Most Beautiful. Weidenfeld & Nicolson, London.

Clark, R. B. (1964) Dynamics in Metazoan Evolution: The Origins of the Coelom and Segments. Clarendon Press, Oxford.

Erwin, D., Valentine, J. and Jablonski D. (1997) The origin of Animal body plans. American Scientist. 85(2):126–137.

Gracovetsky, S. (1988) The Spinal Engine. Springer-Verlag

Wein, New York.

Holland, J. H. (1998) Emergence-From Chaos to Order. Oxford University Press, Oxford.

Kapandji, I. A. (1974) The Physiology of the Joints: The Trunk and the Vertebral Column, Volume 3. 2nd edition. Churchill Livingstone.

Kardong, K. V. (1998) Vertebrates. 2nd edition. McGraw-Hill.

Kingdon, J. (2003) Lowly Origin: Where, When, and Why Our Ancestors First Stood Up. Princeton University Press, Princeton and Oxford.

Moore, K. L., Persaud, T. V. N., Torchia, M. G. (2012) The Developing Human: Clinically Oriented Embryology. 9th edition. Saunders.

Lederman, E. (2007) The myth of core stability. CPDO Online Journal. June, 1–17.

Williams, P. L. (ed.) (1995) Gray's Anatomy. 38th edition. Churchill Livingstone.

근막 조직의 신경분포: 직경이 작은 구심성 신경과 원심성 교감신경 섬유를 중심으로

Winfried L. Neuhuber, Wilfrid Jänig

서론

최근 몇 년 동안 넓은 범위의 '결합 조직 연구'에서 '근막 연구'를 구별하기 위한 많은 발전이 있었다(Schleip 외, 2012). 이러한 맥락에서 '근막'은 경부, 상하지 근막, 흉요추 근막, 근육내 격막 등과 같이 고전적으로 잘 정의된 다양한 결합 조직 구조에 대한 포괄적인 용어로 사용될 뿐만 아니라 관절 및 기관 캡슐, 인대, 근외막, 근주막, 근내막, 신경상막, 신경주막, 혈관 외피, 골막과 시험적으로 힘줄, 창자간막, 경막을 '근막 망'에 포함한다(Langevin & Huijing, 2009; Schleip 외, 2012). 이 매력적인 개념은 최근 책에 예고된 '인체의 긴장 네트워크'의 연결성에 중점을 두고 있다(Schleip 외, 2012). 그러나 이질적인 구조를 구별하는 것을 해결할 수 없어 광범위한 용어를 사용하는 것은 고전적인 해부학 용어 사용보다 혼란을 야기할 수 있다(Benjamin , 2009; FCAT, 1998; Standring 외, 2008; Stecco 외, 2013b). 이 장에서 우리는 근막의 신경분포를 설명할 것이다. 예를 들어 고전적으로 흉요추 근막이라 불렸던 구조물에 '근막'이라는 용어를 사용하고 다른 모든 구조물에는 설정된 용어(힘줄, 관절 캡슐, 골막, 신경주막, 장간막, 경막 등)를 사용할 것이다.

구심성 및 원심성 뉴런에 의한 근막 조직의 신경분포

말초 신경계의 축삭은 통상적으로 직경, 수초 형성 정도 및 전도 속도에 따라 분류되며, 후자는 전자와 밀접하게 관련되어있다. Erlanger와 Gasser는 운동섬유와 감각섬유 모두에 대해 라틴어/그리스어 혼합 분류(Aα, Aβ, Aγ, Aδ, B 및 C)를 도입했지만 Lloyd와 Hunt는 그룹 I–IV에서 정의하는 근육의 구심성 섬유만을 고려했다. 현재 문맥에서, 미세한(corpuscular) 감지 기관에 연결된 축삭 돌기는 두꺼운 수초성 Aβ 섬유(직경 6~12 μm, 전도 속도 36~72 m/s)에 속하는 반면, 자유 신경 종말 (FNE)로 끝나는 작은 직경의 축삭은 얇은 수초성 Aδ (직경 1~6 μm, 전도 속도 4~36 m/s) 또는 무수초성 C (직경 0.2~1.5 μm, 전도 속도 0.4~2.0 m/s) 섬유에 속한다. 구심성 Aδ와 구심성 C 축삭 돌기는 그룹 III 및 IV 구심성 섬유와 각각 동등하다(Gardner & Johnson, 2013). 신경절 후 교감신경 축삭은 무수초성 섬유이고 C 섬유에 속한다.

미세한 기계적 감각기의 수초성 구심 신경 섬유

근막 구조에서 수초성 구심 신경의 축삭은 신속하게 적응하는 단순 층판소체, 때로는 골지-마조니(Golgi-Mazzoni) 유형의 대형 파치니 소체 (내부 중심이 여러 개); 기계적인 자극에 대한 낮은 역치를 보이고 천천히 적응하는 루피니 소체에서 파생된다. 루피니와 파치니 소체의 축삭은 Aβ 분류에 속하며, 단순 층판 소체는 Aδ 범위에 있다(Halata & Strasmann, 1990). 그들은 대형과 중간 크기의 후근(dorsal root)과 두개골 신경절 세포에 연결되어 있고, 피부 대응물에 대한 연구로부터 척수 후각 층판 III, IV 및 VI 일 것으로 추측할 수 있다(Brown 외, 1981). 긴 중앙 축삭돌기는 동측의 배주(dorsal column)를 통해 계속되고, 내측 섬유띠 계통에 기여하여 궁극적으로 대측 체성감각 피질 SI 및 SII에서 종결된다. 따라서 이러한 구심성 신경 섬유는 고유 수용감각 기능을 제공할 가능성이 높다. 근육은 종종 골지 건 장기가 발견되는 근막, 근육 내 중격, 관절 캡슐 및 관련 인대에서 유래하기 때문에(van der Wal, 2009) 이 근막 관련 감각 세트에도 포함되어야 한다. 그들의 Ib 축삭 돌기는 최대 15 미크론으로 측정되며 신속한 전도성을 보인다(Halata & Strasmann, 1990).

인간을 포함한 다양한 포유동물 종에서 이들 특수 감각기가 상이한 조직으로 발생 및 분포하는 것에 관한 고전적 연구와 최근의 연구가 있다(Halata & Strasmann, 1990). 층판소체와 파치니 소체는 고양이의 골간막(Silfvenius, 1970), 고양이와 인간의 무릎 관절 캡슐, 인간 전방 십자 인대(Halata, 1977; Halata & Strasmann, 1990), 인간의 손목의 인대(Hagert 외, 2005), 인간 다리의 지지띠(Stecco 외, 2010), 인간의 발바닥 건막(발바닥 근막, Stecco 외, 2013a) 골지 건 기관의 캡슐 내(Halata & Strasmann, 1990)에서, 그리고 마지막으로 장간막에서(Kubik & Szabo, 1955)에서 묘사되었다. 그들은 빠르게 변화하는 국소 압력을 감지한다(Proske & Gandevia, 2012). 루피니 소체는 관절낭과 인대 신경분포의 전형적인 레퍼토리를 따르고(Halata, 1977; Halata & Strasmann, 1990; 외, Lee 외, 2012), 지지띠 (Stecco 외, 2010) 및 발바닥 건막에서 발견된다(Stecco 외, 2013a). 루피니 소체는 관절 캡슐, 인대 및 근막에 조직 스트레스 신호를 보낸다. 빨리 또는 천천히 적응하는 관절과 근막 감지기 모두는 단순히 운동 범위의 한계를 감지하는 것처럼 보이지만, 근방추들은 순간순간의 관절 위치를 감시하는 것을 돕는다(Proske & Gandevia, 2012).

이러한 연구의 많은 부분이 일화적이거나 반정량적인 반면에, 그들의 역할을 생리적 및 병태생리학적으로 이해하기 위해서 소체와 자유 신경 말단을 정량적으로 분석하고 특정 영역에 분포하는 근막과 관절을 관찰하려는 시도가 있다. 주목할 만 한 예는 쥐와 주머니쥐의 팔꿈치 측면 영역과 회외근 건막의 기원이다(Strasmann 외, 1990a, 1990b). 이곳이 종 사이에 눈에 띄는 차이가 있는 곳이었다. 쥐에서 건막성 근육에 박혀있는 층판 소체는 약 10개이며, 루피니 소체는 발견되지 않았다. 주머니쥐에서, 건막을 덮고 있는 표층 결합 조직층, 상완요골 관절, 노뼈의 골외막과 회외근에서 단 3개의 층판 소체가 발견되었다. 주머니쥐의 관절과 캡슐에서 루피니 소체의 무리가 발견되었다. 저자들은 감각기의 이러한 차이점을 이들 종의 운동 행동의 차이와 관련지으려는 시도를 하였다(쥐가 4족 보행을 하는 동안 작은 그룹의 근육 섬유에 발생하는 장력을 정확하게 관찰하는 것 대 주머니쥐에서 등반하는 동안 관절 캡슐의 과신장을 관찰하는 것, Strasmann 외, 1990b). 같은 그룹의 또 다른 연구에서 생쥐 어깨 관절의 소체 감각기가 발견되었다(Backenköhler 외, 1997). 여기에서, 층판 소체와 골지 건 기관은 루피니 소체에 우세하다. 인간 손목 인대의 신경 분포에 대한 연구에서, 배측 인대와 주상월상 골간인대에는 소체 말단이 조밀한 반면 손바닥 인대는 신경 섬유가 훨씬 적거나 거의 없었다(Hagert 외, 2005). 이것은 주상월상인대와 배측 인대가 손목의 정렬과 안정성에 중추적인 역할을 하는 것을 의미한다. 놀랍게도 루피니 소체와 층판 소체는 생쥐의 악관절(Dreessen 외, 1990)과 쥐의 흉요추 근막(Tesarz 외, 2011)에서 빠졌다. 말단 감각 구조가 아닌 신경 섬유 다발을 다룸에도 불구하고, 3차원적으로 재구성한 흉요추 근막(TLF)과 하퇴 근막(CF)은 TLF의 표층에 국한되지만 신경은 중간 및 심부층에 집중되어 있는 것을 보여 주었다(Benetazzo 외, 2011). 이 연구는 구조와 구조물 모두에 대한 면밀한 관찰의 중요성을 보여주고(van der Wal, 2009) 동시에 일화적인 관찰의 성급한 일반화에 대한 주의 사항도 제시한다.

얇은 수초성, 무수초성 구심성 신경 섬유

근막과 심부 체성 구조에 가장 많은 구심성 축삭 돌기는 얇은 수초성 Aδ/그룹 III과 무수초성 C/그룹 IV 분류에 속한다(Halata & Strasmann, 1990). 신체에는 신경계가 없는 구조가 거의 없기 때문에 근막 구조는 '자유 신경 종말'(FNEs)을 형성하는 얇은 축삭에 의해서도 공급 될 것으로 예상된다(Halata & Strasmann, 1990). 직경이 작은 대부분의 구심성 신경 섬유는 특정 통각 자극(기계적, 열, 추위, 산성) 또는 다형체에 특이적인 것으로 입증 되었거나 최소한 의심할 수 있는 통각 수용체이다(제 28장 참조). 그들은 작은 크기에서 중간 크기의 척수 후근과 감각 두개골 신경절 세포에서 파생되어 여러 펩타이드, 칼시토닌 유전자 관련 펩타이드(CGRP)와 물질 P (SP)의 혼합물 또는 비펩타이드성 물질을 포함하는 여러 소집단으로 나눌 수 있다(Snider & McMahon, 1998). 심부 체성 구조와 내장 모두에서 펩타이드성 뉴런은 비펩타이드성 집단보다 우세하다(Ivanusic, 2009; Robinson 외, 2004). 펩타이드성 소집단의 중요한 특징은 말초신경의 말단으로부터 자극을 받으면 펩타이드를 방출하여 지방 세포와 혈관 및 다른 조직의 구성 요소에 소위 국소 효과기 기능을 수행한다는 것이다(Holzer, 1988; Lennerz 외, 2008). 일차 구심성 신경 세포의 추가적인 구분은 기능적으로 관련된 수용체와 다른 분자의 발현 양상을 기반으로 하였다(Usoskin 외, 2015). 이 신경 세포의 중심 축삭은 표면(층판 I 및 II) 및 심부(층판 V) 척수 및 수질의 척수 후각에서 종결된다. 거기에서 이차 신경로뉴런(뉴런의 약 10%)은 전측부 시스템을 통해 대측성으로 축삭을 뇌간과 시상에 있는 특징 영역으로 보내고, 후자는 뇌도 피질, 일차 내부감각수용성 피질, 대상 피질, '통증피질(pain matrix)' 에 이 메시지를 전달한다(28장 참조).

아주 얇은 일련의 구획을 공들여 분석한 결과가 부분적으로 FNEs의 일관되고 일반적인 형태적 특징을 나타내는 관절 캡슐, 근육, 힘줄, 경막 및 장간막에 있는 작은 신경의 3차원적 재구성에 반영되었다(Dreessen 외, 1990; von Düring & Andres, 1990; Heppelmann 외, 1990; Kerjaschki & Stockinger, 1970, Meßlinger 외, 1993; Strasmann 외, 1990a). 그들 중 많은 것들이 작은 혈관과 림프관과 밀접한 관계가 있었지만, 다른 것들은 눈에 띄는 혈관과 관계없이 세포 외 기질을 따랐다. 작은 신경 섬유 다발의 신경주막은 말단 돌출부 앞에서 수 백 미크론의 열린 소매가 되어 끝나고, 그룹 III 축삭의 미엘린 수초는 신경주막 말단 직전에 소실되었다. 따라서 III 및 IV 축삭의 말단 수용 부분은 혈액-신경 장벽에 의해 차폐되지 않고 주위 조직과 자유롭게 소통한다. 비록 축삭 돌기가 여전히 슈반 세포를 동반하더라도 기저판으로만 덮인 축삭초가 주위의 세포 외 기질에 마주하고 있는 더 넓은 표면 영역을 보여 주었다.

흉요추 근막

쥐의 흉요추 근막 표층 판의 신경분포에 대한 최근의 연구에서, 일반적인 신경 마커 PGP 9.5에 대한 면역조직화학을 통해 신경 섬유의 분포가 매우 불균일함이 나타났다. 단일 정맥류 말단 축삭의 대부분은 피하 조직과 피하 조직에 인접한 이 근막의 얇은 바깥층에서 발견되었지만 두꺼운 중간층 및 얇은 내부층에서는 발견되지 않았다(Tesarz 외, 2011). CGRP와 SP에 대한 면역염색은 추정된 통각 수용성 축삭 돌기를 특이적으로 표지하기 위해 사용되었다. 다시, 피하 및 바깥 근막층의 분포 성향을 볼 수 있었다. 이것은 두꺼운 중간층과 얇은 내부층 모두에서 완전히 빠진 SP 축삭 돌기에서 특히 분명했다. 펩타이드가 포함된 정맥류는 흔히 혈관과 관계없이 보여진다(그림 33.1 및 33.2). 또한 예비 데이터는 콜라겐 섬유 다발과 가까운 펩타이드성 통각 수용성 정맥류 축삭을 기록한 인간의 흉요추 근막에 대한 것도 제시하였다.

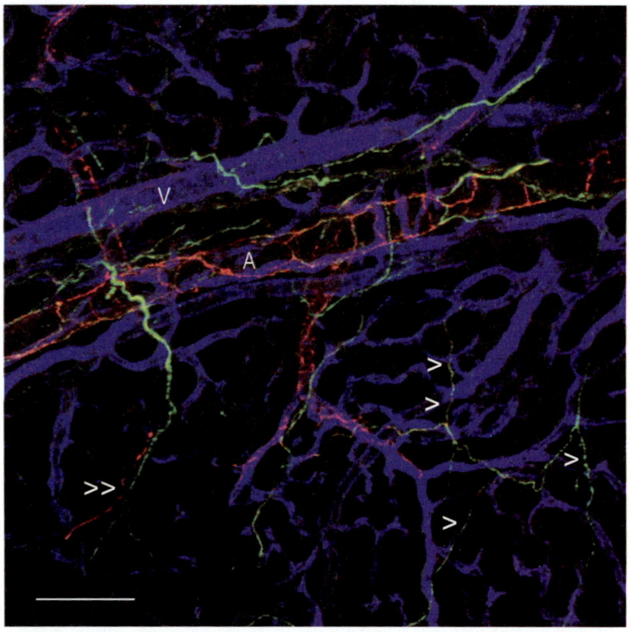

그림 33.1
쥐의 흉요추 근막 표층의 펩티드성 구심 및 교감신경 분포의 개요. 정맥(**V**)을 동반한 동맥(**A**)은 평활근 액틴의 면역조직화학 물질로 인해 파란색으로 염색되는 소동맥 및 후세동맥의 조밀한 네트워크를 생성한다. 교감신경 신경절 이후 축삭 (적색, TH 면역반응성)은 동맥 주위에 혈관주위 신경총을 형성하고 어느 정도 소동맥을 따라간다. 구심성 축삭은 (녹색, CGRP 면역반응성) 동맥과 소동맥 및 정맥을 동반한다. 이중 화살표는 소동맥에서 분리된 것으로 보이는 구심성 및 교감신경 축삭을 가리키며, 단일 화살표는 혈관과 명확한 상관성 없이 주행하는 정맥류 CGRP-양성 구심성 축삭을 가리킨다. Whole-mount preparation, three-channel immunofluorescence, extended focus projection of a stack of 52 confocal single optical sections taken at a z-step of 0.35 μm. Bar is 100 μm.

근 주위 및 근육 내 결합 조직, 힘줄 및 관절 캡슐

그룹 II과 IV의 신경 섬유와 FNE는 전자현미경을 이용하여 교감신경 절제술을 받은 고양이의 무릎 관절 캡슐, 비복근-가자미근, 아킬레스건을 통해 연구하였다(von Düring & Andres, 1990, Heppelmann 외, 1990). 비복근으로 가는 경골의 갈래에서 그룹 IV의 구심성 신경은 모든 무수초성 축삭의 약 40%를 차지한다 (von Düring & Andres, 1990). 그들은 흔히 외근주막과 내근주막의 작은 혈관과 림프관과 관련이 있었지만 운동 종판으로 주행하는 모세혈관과 운동 축삭을 포함하는 근내막은 관련이 없었다(그림 33.3A). 또한 FNE는 혈관과 접촉하지 않았지만 비만 세포와 밀접한 관계가 있음이 밝혀졌다(그림 33.3B). 놀랍게도, 작은 근육 내 신경은 그룹 IV 축삭의 말단에 공급되었다. 주로 작은 혈관을 수반하는 근육 내 얇은 구심성 축삭은 CGRP와 SP에 대한 면역조직화학을 이용하여 확인하였다 (Reinert 외, 1998). 특히, SP 섬유는 실험적인 근염에서 중요한 역할을 하였다.

그룹 III과 IV의 축삭은 쥐 회외근의 모든 부분에서 발견되었다(Strasmann 외, 1990a). 그것들은 근위부 세 번째에서 특히 두드러졌고 외측 상과에 가까운 건막성 기원을 갖는다. 일부는 층판소체의 캡슐에서도 발견되었다. 생쥐의 악관절에서 발견된 유일한 유형의 구심성 축삭은 그룹 III과 IV 축삭에서 파생된 FNE이다 (Dreessen 외, 1990). 그들은 주로 관절 캡슐의 섬유층과 활액막 아래에서 배외측으로 발생했다.

작은 직경의 일차 구심성 축삭은 쥐의 경부 후근 신경절에서 흉쇄유돌근까지의 전향적 추적에 의해 분류되었다. 그들은 비만 세포에 가까이 있고 이 근육의 적색 부분에 주로 분포했다(Zenker 외, 1988). 이것은 근방추와 골지 건 기관 또한 적색 부분에 국한되어 있다는 점에서 주목할 만하다. 다른 매개 변수들 중에서, 작은 직경의 구심성 근육은 근육 내 화학적 환경을 관찰하기 때문에, 작은 직경의 구심성 섬유의 분포 성향은 주로 적색 부분에서 유래하는 근육으로부터 대사수용적 신호를 나타내고, 그리하여 백색 부분에서보다 항상성 조절에 대한 더 큰 영향을 갖는다.

신경혈관 경로

혈관 및 큰 림프관은 전형적으로 중요한 기능을 보조하는 결합 조직 외피에 의해 함께 묶여있다(예를 들어, 하

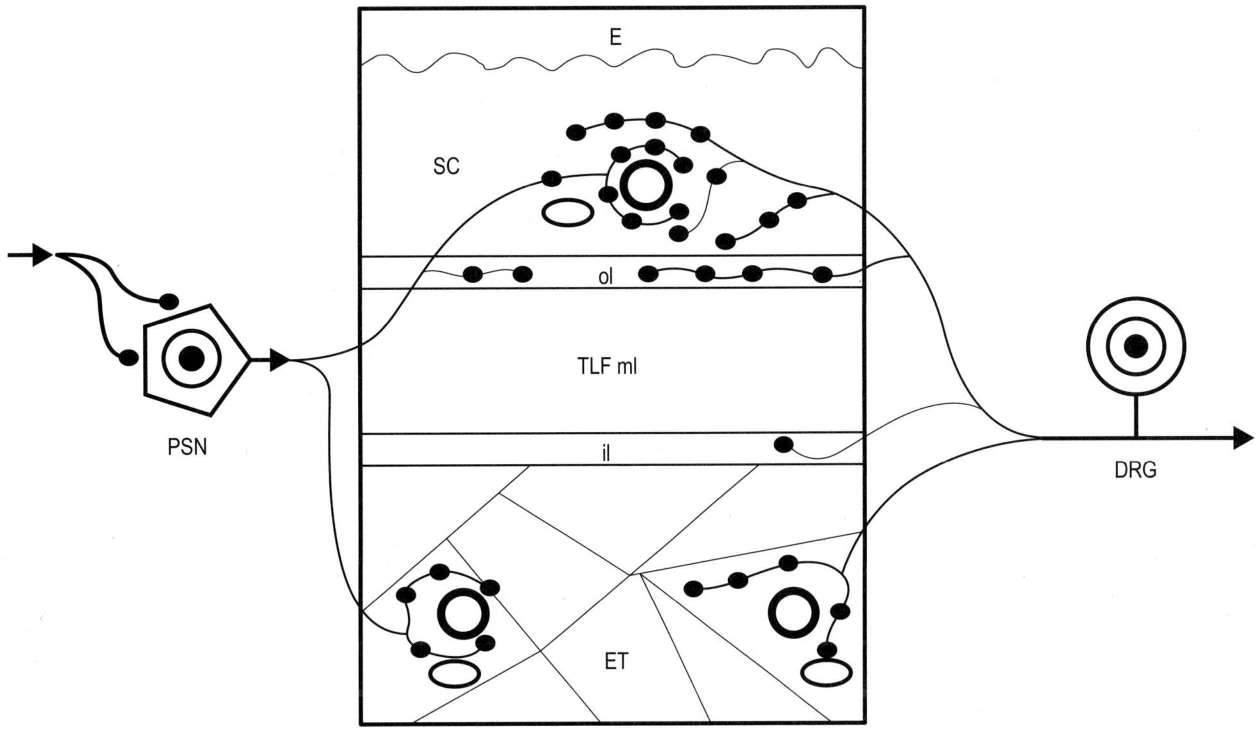

그림 33.2
피부 위 근막 (**E**는 표피를 의미한다)과 기립근 (**ET**)의 횡단면을 통해 쥐의 흉요추 근막 (**TLF**)의 아주 얇은 구심성 및 교감신경 이후 신경절의 분포를 나타내는 도표. 두 뉴런의 정맥류 말단 축삭은 주로 피하 조직(**SC**)에 있는 혈관과 근육의 근주막 내부분만 아니라 피하 조직의 결합 조직 및 근막의 외층(**ol**)에 분포한다. 근막의 중간층(**ml**) 및 내층(**il**)에는 신경이 거의 분포하지 않는다. 이 도식은 이러한 모든 부수적인 것들이 동일한 신경 세포체로부터 유래되었다고 주장하려는 것이 아니다. DRG=후근신경절, PSN=신경절후 교감뉴런, 원형 단면=소동맥, 타원형 단면=소정맥. Based on data from Tesarz 외, 2011.

지에서 심장으로 정맥의 환류를 돕는다). 일부 영역(예를 들어, 목, 팔 및 다리)에서, 신경 줄기는 이러한 혈관-신경 다발 또는 신경혈관 경로에 포함된다. 이 콜라겐 외피는 견인력을 주변 구조물에 전달할 수 있다(Huijing, 2009). 혈관 외피와 동맥과 정맥의 외막에는 얇은 구심성 섬유가 잘 공급되어있다(Michaelis 외, 1994).

혈관의 근막과 비교할 때, 말초 신경의 외피는 보다 정교한 구조를 나타낸다(Peltonen 외, 2013). 특히, 다층 편평 상피세포 사이의 밀착연접에 의해 형성된 신경주막은 효율적인 확산 장벽을 제공한다. 신경간신경은 주로 그룹 IV 축삭의 정교한 다발을 나타내며, 신경주막에 침투하여 신경내막으로 들어가는 신경상막에 분포한다(그림. 33.4)(von Düring & Andres, 1990). 신경상막상피에서 많은 펩타이드성 구심성 축삭은 혈관을 지배하지만, 이 혈관의 신경은 신경주막에서 멈춘다(Appenzeller 외, 1984). 신경내막 내에서 자유 펩타이드성 그룹 IV 섬유는 CGRP를 분비할 수 있고 통각 수용체로서 기능하는 것으로 보인다(Sauer 외, 1999).

골막과 뼈

골막은 골격을 덮고 뼈에 혈액과 신경을 공급한다. 근육의 기시점과 종지점에는 골막에서 건외막과 근육의 근막까지 결합 조직의 연속성이 있다. 경험에 의하면 기계감각 구심성 통각 수용체에 의한 골막의 신경 분

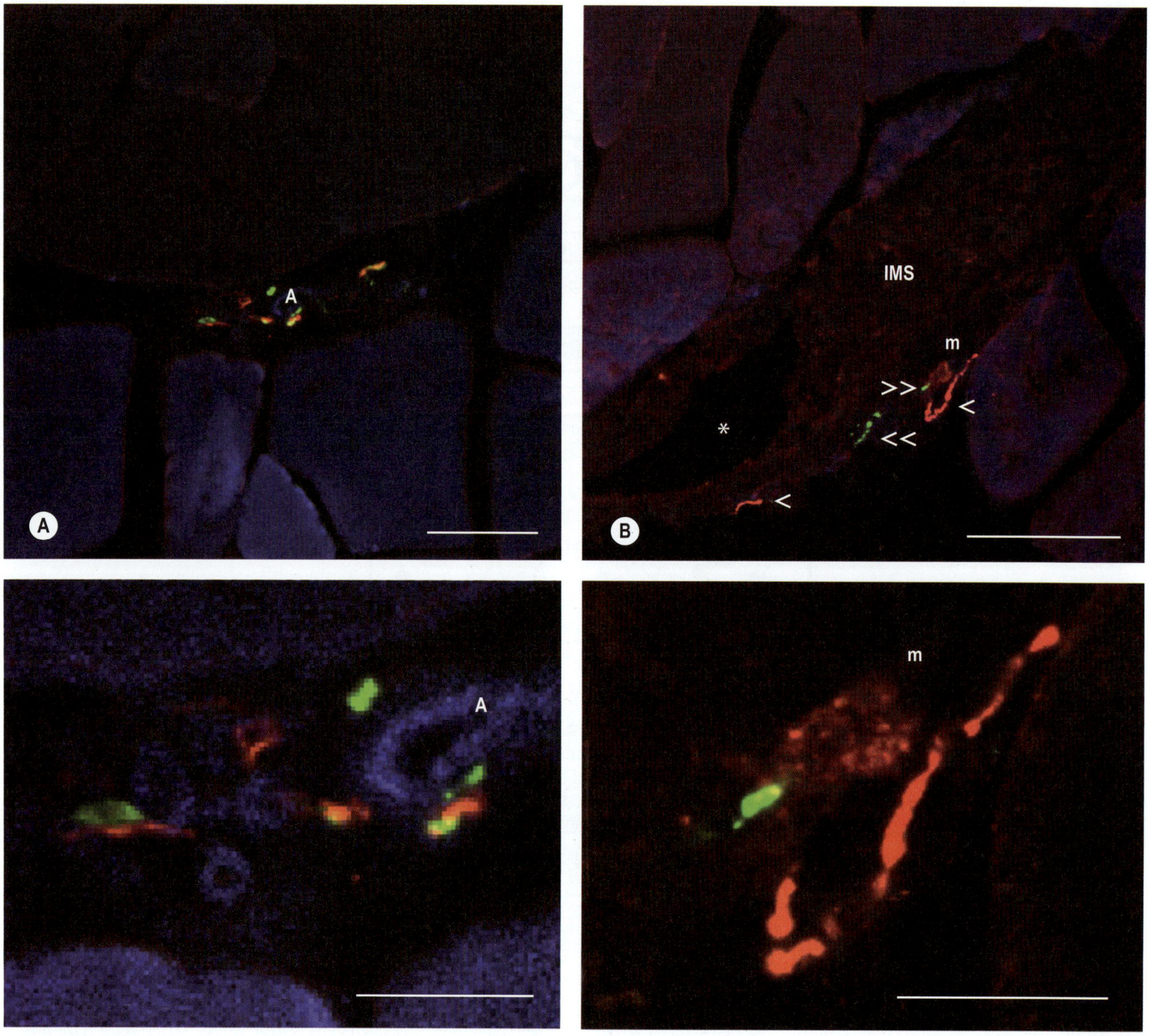

그림 33.3

근육 결합 조직에 분포하는 얇은 구심성 및 신경절후 교감신경

(A) 쥐의 척추기립근의 내근주막(perimysium internum) 소동맥(**A**), 이와 함께 발견되는 교감신경(녹색-TH면역반응) 과 구심성 신경(적색-CGRP면역반응), 소정맥 등. 단일 근육 섬유들 사이의 근내막(endomysium)에는 신경 섬유가 발견되지 않는다. 횡문근 근섬유와 소동맥의 벽은 파란색으로 보여지는데 이는 자발형광현상(autofluorescence)이다.

(B) 'Free' 교감신경(화살표 머리 두 개 표시, 녹색-TH면역반응)과 구심성 신경(화살표 머리 하나 표시, 적색-CGRP면역반응), 척추기립근의 근섬유와 근육간막(**IMS**) 사이의 소정맥들이 보이는데 이 소정맥들은 명확하게 혈관이 연결이 되지 않은 채 비만세포 (**m**-적색으로 오돌토돌하게 염색되어 나타나는데 이는 CGRP항체와 불특정하게 연결되어서 그렇다.)와 아주 근접해서 존재한다. 별표시는 인위적으로 근육간막에 손상을 주어 벌어진 틈이다.

위 사진의 가운데를 확대하여 본 것이 아래 사진이다.

Cryostat sections, three-channel immunofluorescence, extended focus projection of a stack of 7 (A) and 9 (B) single confocal optical sections taken at a z-step of 0.50 μm. Bars are 50 μm in (A), 100 μm in (B), and 20 μm in both zoom-ins

포 정도는 높다. CGRP와 트로포미오신 수용체 키나아제 A (TrkA)에 대해 면역 반응성이 있는 얇은 구심성 섬유는 생쥐의 대퇴골 골막에 있는 조밀한 망을 형성한다(Castaneda-Corral 외 2011; Martin 외, 2007). 이 골막성 감각 축삭의 대부분은 일반적으로 작은 동맥과 세동맥을 따르는 티로신 수산화효소(TH) 면역 반응성 교감 섬유와 달리 혈관과 관련이 없다. 쥐의 경골에서의 역행 추적 실험은 L1에서 L6까지의 후근 신경절 세포를 증명했고 L3과 L4 분절 수준에서 피크를 보였다(Ivanusic 2009). 이 감각 뉴런의 대부분은 중소 규모이며 CGRP/신경미세섬유 200 또는 IB4에서 면역 반응을 보였다. 이것은 그룹 III/IV 펩티드성 및 그룹 IV 비펩티드성 통각수용성 축삭과 양립할 수 있다. 뼈 신경분포의 발달에 관한 연구는 뼈의 발달과 재형성에 있어서 감각 뉴런을 포함한 CGRP의 역할을 제안했다(Gajda 외, 2005).

내장 근막, 장간막 및 장막

목, 흉곽(종격), 복부(장간막, 후복막 기관) 및 골반(골반내 근막)의 내장을 감싸는 결합 조직 및 이들과 관련된 혈관, 흉내근막과 내복부근막이 두개골 기저부에서 골반저까지 긴장성 연속체를 나타내는 것으로 알려졌다(Willard, 2012). 늑막과 복막은 이러한 '내장 근막'과 밀접하게 연관되어 있으며 인접한 장막 표면의 습기에 의해 생성된 접착력은 이 내장의 '장력망'에 크게 기여할 수 있다. 그러므로 장막의 신경 분포도 여기에서 고려할 것이다. 쥐의 벽측 흉막에는 통각 기능과 잘 어울리는 산-민감성 채널인 TRPV1과 ASIC3에 대해 면역 양성인 중소형의 후근 신경절 뉴런이 분포한다(Groth 외, 2006). 그들은 C3에서 T12까지 넓은 범위의 분절에 걸쳐 분포하며, C4/C5와 T1에서 T6까지 정점을 이루며 횡격막과 늑간 신경에 의한 흉막의 신경분포를 나타낸다. 기니피그의 회장 장간막에서 시행한 전향적 추적 검사와 전기생리학적 기록을 결합한 연구에서, 통각수용점은 신경 섬유 다발이 동맥과 함께 장의 벽으로 들어가는 곳인 장간막의 부착점에 국한되었다(Song 외, 2009). 이것으로 장간막 부착점에서 요추 결장 구심성 수용 영역의 더 이른 전기생리학적 반응이 확인되었다(Blumberg 외, 1983). 쥐의 벽측 복막은 하부 흉부 및 일부 중간 경부 척수 신경절 뉴런에서 그룹 III 및 그룹 IV 축색 돌기에 의해 지배된다(Tanaka 외, 2002). 그룹 III 축삭의 말단부는 복막 내로 도달하는 미엘린 수초를 분리한 후 복막의 중피세포를 관통하는 반면, 그룹 IV 축삭은 복막 내 세포층에 남아 있다(Tanaka 외, 2011).

뇌척수막

경막과 연막(거미막과 연막)은 뇌와 척수를 보호하는 봉투 역할을 한다. 그들은 감각 신경절의 캡슐 및 말초신경의 외피와 섞여 척추 신경의 뿌리와 뇌신경을 따라 계속된다. 대부분의 다른 '근막' 구조와 달리 경막은 뇌척수액의 재흡수와 뇌 냉각에 중추적인 역할을 하는 고도의 혈관 조직이다(Zenker & Kubik, 1996). 뇌경질막은 삼차신경절에 있는 세포체로부터 유래한 얇은 구심성 축삭 돌기 및 후두와(posterior cranial fossa)에 있는 미주신경의 경신경절(jugular ganglion) 뉴런으로부터 풍부한 신경을 제공받는다(Andres 외, 1987; Neuhuber, 2004). 이러한 구심성 축삭 돌기는 CGRP와 SP에 대해 면역 반응을 보였으며(Keller & Marfurt, 1991; Meßlinger 외, 1993), 뇌척수막 동맥, 경막동 및 혈관이 없는 결합 조직에 많이 분포 하였다. CGRP 수용체 복합체의 뇌척수막 동맥(정맥이 아닌) 및 비만 세포로의 분포는 뇌막 혈류 및 염증 조절에서 구심성 말단에서 방출되는 CGRP의 역할과 잘 호환된다(Lennerz 등, 2008). 펩티드를 함유한 축삭 돌기는 종종 내장에서 낮은 임계치를 가진 기계감각 말단을 연상시키는 층류 팽창(Meßlinger 외, 1993)과 복합 말단의 형성을 나타내었다(Phillips & Powley, 2000). 두개 경막을 지배하는 삼차신경 축삭의 중요하고 흥미로운 소집단은 두개골 사이의 봉합선을 관통하여 두개골 밖 골막과 근육으로 진행하였다(Schueler 외, 2013, 2014). 척추 경막은 상대적으로 덜 조밀하게 지배를 받는다.

신경 섬유는 복측에 집중되어 후방에는 거의 결핍되어 있었다(Groen 외, 1988). 척수 신경근의 연막은 소위 '전근(ventral root) 구심성'을 대표할 수 있는 무수초성 구심성 축삭에 의해 공급된다(Hildebrand 외, 1997; Jänig & Koltzenburg, 1991).Ⓐ

신경절후 교감신경 섬유

신경절후 교감신경은 뼈와 골수를 포함하여 사실상 거의 모든 조직에 영향을 미친다. 심부 체성 구조는 특히 조밀하게 신경의 지배를 받는다. 고양이의 비복근-가자미근 신경에서 60~75%의 무수초성 축삭 돌기는 신경절후 교감신경이었고(von Düring & Andres, 1990; McLachlan & Jänig, 1983), 쥐 근육 신경에서는 그 수치가 약간 낮았다(비복근-가자미근 신경: 42%, Baron 외, 1988; 흉골유돌 신경: 40%, Sandoz & Zenker, 1986). 쥐의 흉요추 근막에서, 마커 PGP 9.5를 염색하는 대다수의 신경 섬유는 교감신경이었다(Tesarz 외, 2011). 이것은 교감신경이 16~29%의 무수초성 신경 섬유에 존재하는 피부 신경과는 상당히 대조적이다(Baron 외, 1988; McLachlan & Jänig, 1983). 지금까지 연구된 모든 조직에서 TH 또는 도파민 베타 수산화효소(DBH)에 대한 면역조직화학 검사, 또는 이전의 연구에서 포름알데히드 또는 글리옥실산-유도 조직형광법으로 확인한 교감신경절후 신경세포가 혈관 주위 신경총을 형성하는 혈관을 동반했다(Fig. 33.1-33.4). 놀랍게도, '근막' 조직 중 하나(예를 들어, 골막)는 교감신경절후 뉴런에서 개체가 발생하는 동안 땀샘과 유사하게 아드레날린 작용성에서 콜린 작용성 표현형으로

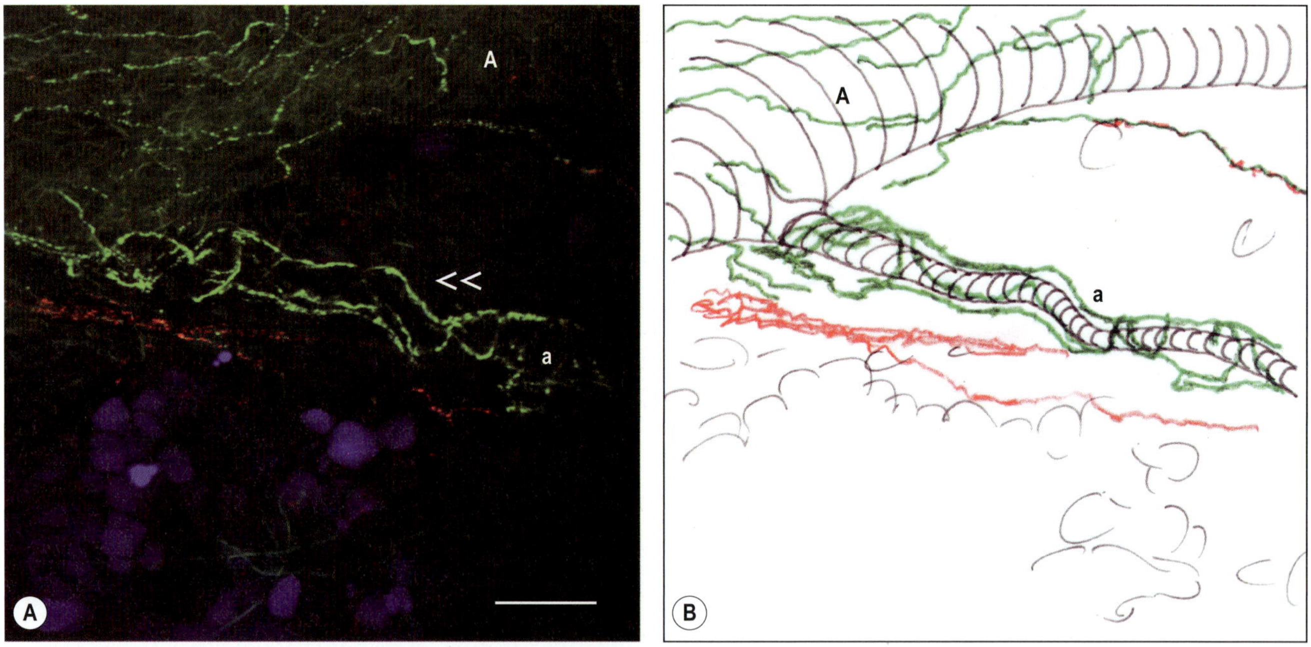

그림 33.4
(A) 펩티드성 일차 구심성 신경 (빨간색-CGRP 면역반응성) 및 교감신경절후 뉴런 (녹색-TH 면역반응성)에 의한 인간 경부 미주신경의 신경외막 신경 분포. 정맥류 교감신경 축삭은 작은 동맥 (a) 주위의 신경총 (이중화살표)을 형성하고 더 큰 동맥 (A)의 외막에 풍부하다. CGRP-양성 축삭 다발은 작은 혈관에서 더 먼 거리에 있는 교감신경총과 평행하게 이동한다. 자가형광으로 인해 지방세포는 파란색으로 염색되고 하단 절반의 지방세포 사이에 있는 둥근 윤곽의 결합 조직 섬유는 녹색으로 염색된다(B) 양쪽 동맥의 벽을 강조하는 그림이 나타나있다. 몸에서 나온 전체 시료는 Institue of Anatomy of the University Erlangen-Nürnberg에 기부하였다.
three-channel immunofluorescence, extended focus projection of a stack of 17 single confocal optical sections taken at a z-step of 0.50μm. Bar is 100 μm

의 변화를 유도한다(Asmus 외, 2000). 그러나 어떤 혈관과도 관련이 없고 세포 외 기질에서 종결되는 것으로 보이는 교감신경 축삭에 대한 여러 보고가 있다(그림 33.1, 33.2, 33.3B) (쥐의 뇌경막, Keller 외, 1989; 쥐와 사람의 흉요추 근막, Tesarz 외, 2011). 이것은 이 '자유' 교감신경 축삭이 어떤 기능을 수행할 수 있는지에 대한 의문을 제기한다. 교감신경 세포가 뼈의 성장과 재형성에 관여함을 보여주는 연구에서 단서를 찾을 수 있다(Gajda 외, 2010, Karsenty & Ferron, 2012). 유사한 메커니즘이 부드러운 '근막' 조직의 세포 외 기질에서 작용할 수 있다.

근막의 신경분포에 미스터리가 있는가?

이 장에서 보듯이, 근막 조직에는 아드레날린성, (골막의 경우) 콜린성 교감신경절 이후 신경절 뿐만 아니라 수초성 뉴런 및 심지어 더 중요한 무수초성 구심성 뉴런이 신경을 공급한다. 직경이 작은 구심성 섬유 및 교감신경 섬유는 다른 구조와의 지형적 관계에 따라 면역조절에서 혈관 조절과 세포 외 기질의 재형성을 통해 기계적 수용기, 화학 수용기 및 통각 수용기의 다양한 기능에 관여한다. 이러한 기능 중 일부는 현재 도수 요법이나 정골의학적 치료의 효과만큼이나 신비한 것처럼 보일 수 있다. 그러나 거시적 수준에서 분자 수준에 이르는 신체의 다른 조직과 관련된 맥락에서 근막 신경분포의 형태적 기능의 기초를 설명한다면 이러한 기능들을 더욱 분명히 설명해 줄 것이다.

결론

근막의 생리적 및 병태생리학적 역할은 모두 자신의 신경 분포에 크게 의존한다. 그러나 다른 종에서, 제한된 영역(예: 손목 인대 또는 흉요추 근막) 에서뿐만 아니라 해부학적으로 동일한 구조(예: 팔꿈치의 외측 영역) 사이에서도 다양한 감각 구조의 밀도 및 분포와 관련하여 많은 차이가 있다. 이러한 차이점이 뇌 근막의 재현과 어떻게 관련되어 있는지는 작은 포유류의 '모델' 종에서조차 알려져 있지 않으며 성급한 일반화는 피해야한다. 마찬가지로, 결합 조직의 비혈관성 교감신경 분포의 정도와 중요성은 알려져 있지 않다. 그럼에도 불구하고, 이러한 차이는 근막의 생리 및 병태생리학, 도수 요법 또는 정골 요법에 영향을 미칠 가능성이 높다. 이 현상에 대한 이해는 해부학과 생리학의 세밀한 협업에 의해 더욱 깊어질 것이다.

감사의 말

그림 33.4를 위한 조직을 준비하는 데 도움을 준 Thomas Buder 박사와 그림 33.1, 33.3, 33.4를 위한 면역조직화학 검사를 수행하는 데 도움을 준 Karin Löschner와 Hedwig Symowski) 에게 감사의 말을 전한다.

참고문헌

Andres K. H., von Düring M., Muszynski K., Schmidt R. F. 1987. Nerve fibres and their terminals of the dura mater encephali of the rat. Anat Embryol 175:289–301.

Appenzeller O., Dhital K. K., Cowen T., Burnstock G. 1984. The nerves to blood vessels supplying blood to nerves: the innervation of vasa nervorum. Brain Res 304:383–386.

Asmus S. E, Parsons S., Landis S. C. 2000. Developmental changes in the transmitter properties of sympathetic neurons that innervate the periosteum. J Neurosci 20:1495–1504.

Backenköhler U., Strasmann T. J., Halata Z. 1997. Topography of mechanoreceptors in the shoulder joint region – a computer-aided 3D reconstruction in the laboratory mouse. Anat Rec 248:433–441.

Baron R., Jänig W., Kollmann W. 1988. Sympathetic and afferent somata projecting in hindlimb nerves and the anatomical organization of the lumbar sympathetic nervous system of the rat. J Comp Neurol 275:460–468.

Benetazzo L., Bizzego A., De Caro R., Frigo G., Guidolin D., Stecco C. 2011. 3D reconstruction of the crural and thoracolumbar fasciae. Surg Radiol Anat 33:855–862.

Benjamin M. 2009. The fascia of the limbs and back – a review. J Anat 214:1–18.

Blumberg H., Haupt P., Jänig W., Kohler W. 1983. Encoding of visceral noxious stimuli in the discharge patterns of visceral afferent fibres from the colon. Pflügers Arch 398:33–40.

Brown A. G., Fyffe R. E. W., Rose P. K., Snow P. J. 1981. Spinal cord collaterals from axons of type II slowly adapting units in the cat. J Physiol 316:469–480.

Castaneda-Corral G., Jimenez-Andrade J. M., Bloom A. P., Taylor R. N., Mantyh W. G., Kaczmarska

M. J., Ghilardi J. R., Mantyh P. W. 2011. The majority of myelinated and unmyelinated sensory nerve fibers that innervate bone express the tropomyosin receptor kinase A. Neuroscience 178:196–207.

Dreessen D., Halata Z., Strasmann T. 1990. Sensory innervation of the temporomandibular joint in the mouse. Acta Anat 139:154–160.

Federative Committee on Anatomical Terminology (FCAT). 1998. Terminologia anatomica. Stuttgart New York: Thieme.

Gajda M., Litwin J. A., Cichocki T., Timmermans J. P., Adriaensen D. 2005. Development of sensory innervation in rat tibia: co-localization of CGRP and substance P with growth-associated protein 43 (GAP-43). J Anat 207:135–144.

Gajda M., Litwin J. A., Tabarowski Z., Zagólski O., Cichocki T., Timmermans J. P., Adriaensen D. 2010.

Development of rat tibia innervation: colocalization of autonomic nerve fiber markers with growthassociated protein 43. Cells Tiss Org 191:489–499.

Gardner E. P., Johnson K. O. 2013. The somatosensory system: receptors and central pathways, in Principles of Neural Science, 5th edn. E. R. Kandel, J. H. Schwartz, T. M. Jessell, S. A. Siegelbaum, A. J. Hudspeth eds, McGraw Hill, New York, NY, pp. 475–497.

Groen G. J., Baljet B., Drukker J. 1988. The innervation of the spinal dura mater: anatomy and clinical implications. Acta Neurochir 92:39–46.

Groth M., Helbig T., Grau V., Kummer W., Haberberger R. V. 2006. Spinal afferent neurons projecting to the rat lung and pleura express acid sensitive channels. Respir Res 7:96–111.

Hagert E., Forsgren S., Ljung B. O. 2005. Differences in the presence of mechanoreceptors and nerve structures between wrist ligaments may imply differential roles in wrist stabilization. J Orthop Res 23:757–763.

Halata Z. 1977. The ultrastructure of the sensory nerve endings in the articular capsule of the knee joint of the domestic cat (Ruffini corpuscles and Pacinian corpuscles). J Anat 124:717–729.

Halata Z., Strasmann T. 1990. The ultrastructure of mechanoreceptors in the musculoskeletal system of mammals, in The Primary Afferent Neuron. W. Zenker, W. L. Neuhuber, eds, Plenum Press, New York, NY, pp. 51–65.

Heppelmann B., Meßlinger K., Neiss W. F., Schmidt R. F. 1990. The sensory terminal tree of 'free nerve endings' in the articular capsule of the knee, in The Primary Afferent Neuron. W. Zenker, W. L. Neuhuber, eds, Plenum Press, New York, NY, pp. 73–85.

Hildebrand C., Karlsson M., Risling M. 1997. Ganglionic axons in motor roots and pia mater. Prog Neurobiol 51:89–128.

Holzer P. 1988. Local effector functions of capsaicinsensitive sensory nerve endings: involvement of tachykinins, calcitonin gene-related peptide and other neuropeptides. Neuroscience 24:739–768.

Huijing P. A. 2009. Epimuscular myofascial force transmission. Historical review and implications for new research. J Biomech 42:9–21.

Ivanusic J. J. 2009. Size, neurochemistry, and segmental distribution of sensory neurons innervating the rat tibia. J Comp Neurol 517:276–283.

Jänig W., Koltzenburg M. 1991. Receptive properties of pial afferents. Pain 45:77–85.

Karsenty G., Ferron M. 2012. The contribution of bone to whole-organism physiology. Nature 481:314–320.

Keller J. T., Marfurt C. F. 1991. Peptidergic and serotoninergic innervation of the rat dura mater. J Comp Neurol 309:515–534.

Keller J. T., Marfurt C. F., Dimlich R. V., Tierney B. E. 1989. Sympathetic innervation of the supratentorial dura mater of the rat. J Comp Neurol 290:310–321.

Kerjaschki D., Stockinger L. 1970. Zur Struktur und Funktion des Perineuriums. Die Endigungsweise des Perineuriums vegetativer Nerven. Z Zellforsch 110:386–400.

Kubik I., Szabo J. 1955. Die Innervation der Lymphgefäße im Mesenterium. Acta Morphol Acad Sci Hung 6:25–31.

Langevin, H. M., Huijing, P. A. 2009. Communicating about fascia: history, pitfalls, and recommendations. Int J Ther Massage Bodywork 2:3–8.

Lee J., Ladd A., Hagert E. 2012. Immunofluorescent triple-staining technique to identify sensory nerve endings in human thumb ligaments. Cells Tiss Org 195:456–464.

Lennerz JK, Rühle V, Ceppa EP, Neuhuber WL, Bunnett NW, Grady EF, Messlinger K. 2008. Calcitonin receptor-like receptor (CLR), receptor activitymodifying protein 1 (RAMP1), and calcitonin generelated peptide (CGRP) immunoreactivity in the rat trigeminovascular system: differences between peripheral and central CGRP receptor distribution. J Comp Neurol 507:1277–1299.

Martin C. D., Jimenez-Andrade J. M., Ghilardi J. R., Mantyh P. W. 2007. Organization of a unique netlike meshwork of CGRP+ sensory fibers in the mouse periosteum: implications for the generation and maintenance of bone fracture pain. Neurosci Lett 427:148–152.

McLachlan E. M., Jänig W. 1983. The cell bodies of origin of sympathetic and sensory axons in some skin and muscle nerves of the cat hindlimb. J Comp Neurol 214:115–130.

Meßlinger K., Hanesch U., Baumgärtel M., Trost B., Schmidt R. F. 1993. Innervation of the dura mater encephali of cat and rat: ultrastructure and calcitonin gene-related peptide-like and substance P-like immunoreactivity. Anat Embryol 188:219–237.

Michaelis M., Göder R., Häbler H., Jänig W. 1994. Properties of afferent nerve fibres supplying the saphenous vein in the cat. J Physiol 474:233–243.

Neuhuber W. 2004. Hirnnerven, in Benninghoff/Drenckhahn Anatomie, Vol. 2, 16th edn. D. Drenckhahn, ed, Urban & Fischer, München, pp. 547–565.

Peltonen S., Alanne M., Peltonen J. 2013. Barriers of the peripheral nerve. Tissue Barriers 1:e24956.

Phillips R. J., Powley T. L. 2000. Tension and stretch receptors in gastrointestinal smooth muscle: re-evaluating vagal mechanoreceptor electrophysiology. Brain Res Rev 34:1–26

Proske U., Gandevia S. C. 2012. The proprioceptive senses: their roles in signaling body shape, body position and movement, and muscle force. Physiol Rev 92:1651–1697.

Reinert A., Kaske A., Mense S. 1998. Inflammationinduced increase in the density of neuropeptideimmunoreactive nerve endings in rat skeletal muscle. Exp Brain Res 121:174 180.

Robinson D. R., McNaughton P. A., Evans M. L., Hicks G. A. 2004. Characterization of the primary spinal afferent innervation of the mouse colon using retrograde labeling. Neurogastroenterol Motil 16:113–124.

Sandoz P. A., Zenker W. 1986. Unmyelinated axons in a muscle nerve. Electron microscopic morphometry of the sternomastoid nerve in normal and sympathectomized rats. Anat Embryol 174:207–213.

Sauer S. K., Bove G. M., Averbeck B., Reeh P. W. 1999. Rat peripheral nerve components release calcitonin gene-related peptide and prostaglandin E2 in response to noxious stimuli: evidence that nervi nervorum are nociceptors. Neuroscience 92:319–325.

Schleip R., Findley T. W., Chaitow L., Huijing P. A., eds. 2012. Fascia. The Tensional Network of the Human Body. Churchill Livingstone, Elsevier, Edinburgh. Schueler M., Messlinger K., Dux M., Neuhuber W. L., De Col R. 2013. Extracranial projections of meningeal afferents and their impact on meningeal nociception and headache. Pain 154:1622–1631.

Schueler M., Neuhuber W. L., De Col R., Messlinger K. 2014. Innervation of rat and human dura mater and pericranial tissues in the parieto-temporal region by meningeal afferents.

Headache 54:996–1009.

Silfvenius H. 1970. Characteristics of receptors and afferent fibres of the forelimb interosseous nerve of the cat. Acta Physiol Scand 79:6–23.

Snider W. D., McMahon S. B. 1998. Tackling pain at the source: new ideas about nociceptors. Neuron 20:629–632.

Song X., Chen B. N., Zagorodnyuk V. P., Lynn P. A., Blackshaw L. A., Grundy D., Brunsden A. M., Costa M., Brookes S. J. H. 2009. Identification of medium/high-threshold extrinsic mechanosensitive afferent nerves to the gastrointestinal tract. Gastroenterology 137:274–284.

Standring S., Ellis H., Healy J., Johnson D., Williams A., eds. 2008. Gray's Anatomy, 40th edn Churchill Livingstone, London.

Stecco C., Corradin M., Macchi V., Morra A., Porzionato A., Biz C., De Caro R. 2013a. Plantar fascia anatomy and its relationship with Achilles tendon and paratenon. J Anat 223:665–676.

Stecco C., Macchi V., Porzionato A., Morra A., Parenti A., Stecco A., Delmas V., De Caro R. 2010. The ankle retinacula: morphological evidence of the proprioceptive role of the fascial system. Cells Tiss Org 192:200–210.

Stecco C., Tiengo C., Stecco A., Porzionato A., Macchi V., Stern R., De Caro R. 2013b. Fascia redefined: anatomical features and technical relevance in fascial flap surgery. Surg Radiol Anat 35:369–376.

Strasmann T., van der Wal J. C., Halata Z., Drukker J. 1990a. Functional topography and ultrastructure of periarticular mechanoreceptors in the lateral elbow region of the rat. Acta Anat 138:1–14.

Strasmann T., van der Wal J. C., Halata Z., Drukker J. 1990b. Sensory innervation patterns of the origins of the supinator muscles in the rat and the gray shorttailed opossum in relation to function, in The Primary Afferent Neuron. W. Zenker, W. L. Neuhuber, eds, Plenum Press, New York, NY, pp. 67–72.

Tanaka K., Hayakawa T., Maeda S., Kuwahara-Otani S., Seki M. 2011. Distribution and ultrastructure of afferent fibers in the parietal peritoneum of the rat. Anat Rec 294:1736–1742.

Tanaka K., Matsugami T., Chiba T. 2002. The origin of sensory innervation of the peritoneum in the rat. Anat Embryol 205:307–313.

Tesarz J., Hoheisel U., Wiedenhöfer B., Mense S. 2011. Sensory innervation of the thoracolumbar fascia in rats and humans. Neuroscience 194:302–308.

Usoskin D., Furlan A., Islam S., Abdo H., Lönnerberg P., Lou D., Hjerling-Leffler J., Haeggström J., Kharchenko O., Kharchenko P. V., Linnarsson S., Ernfors P. 2015.

Unbiased classification of sensory neuron types by large-scale single-cell RNA sequencing. Nat Neurosci 18:145–153.

van der Wal J. 2009. The architecture of the connective tissue in the musculoskeletal system – an often overlooked functional parameter as to proprioception in the locomotor apparatus. Int J Ther Massage Bodywork 2:9–23.

von Düring M., Andres K. H. 1990. Topography and ultrastructure of group III and IV nerve terminals of the cat's gastrocnemius-soleus muscle, in The Primary Afferent Neuron. W. Zenker, W. L. Neuhuber, eds, Plenum Press, New York, NY, pp. 35–41.

Willard F. H. 2012. Visceral fascia, in Fascia. The Tensional Network of the Human Body. R. Schleip, T. W. Findley, L. Chaitow, P. A. Huijing, eds, Churchill Livingstone, Elsevier, Edinburgh, pp. 53–56.

Zenker W., Kubik S. 1996. Brain cooling in humans – anatomical considerations. Anat Embryol 193:1–13.

Zenker W., Sandoz P. A., Neuhuber W. 1988. The distribution of anterogradely labeled I-IV primary afferents in histochemically defined compartments of the rat's sternomastoid muscle. Anat Embryol

34

근육 근막 이완

Carol J. Manheim

서론

근육 근막 이완은 표적 조직으로부터 받은 피드백을 통해 근육 및 연부조직을 신장시키는 특정 기법이다(Manheim, 2008). 근육과 근육 섬유가 근막으로 둘러싸여 있고 둘 다 서로 독립적으로 신장될 수 없다는 의미에서 '근육 근막'이라는 용어를 사용한다. 근육, 개별 근육 섬유 또는 주변 근막의 모든 제한은 효율적인 운동을 방해하고 통증을 유발할 수 있다. 피드백은 근육 근막 이완 기법의 전문가가 근막 또는 근육 섬유에서 제한 감각을 구별할 수 있게 한다.

기술적으로, 모든 근육의 신장은 근육 근막의 신장이다. 근육 근막 이완이라는 용어는 다양한 신장 기법을 설명하는 데 사용되었다. 그러나 다른 기법은 피드백에 의해 유도되지 않는다.

근육 근막 이완의 기원 그리고 역사

근육 근막 이완의 기원은 정골요법의 시작으로 거슬러 올라간다. 많은 정골의학 의사들이 연부조직 신장 기법을 사용하고 가르쳤지만 누구도 교과서를 개발하거나 집필하지 않았다. Robert Ward 박사와 동료들은 피드백에 의해 유도된 신장 기법을 수집하고 이를 설명하기 위해 '근육 근막 이완'이라는 용어를 처음 사용했으며 1981년에 최초의 공식 과정을 제공했다(Manheim, 2008). 최초로 상업적으로 출판된 교과서는 1989년에 발표되었다(Manheim & Lavett, 1989).

적용 원칙 및 방법

표면 근육 근막 이완 기법은 아주 간단하다. 저항이 느껴질 때까지 표적 조직을 신장시킨다. 조직이 늘어날 때까지 유지한다. 접촉을 멈추지 않고 저항이 다시 느껴질 때까지 추가적으로 신장시킨다. 더 이상 신장되지 않을 때까지, 끝 느낌(end-feel)에 도달할 때까지 이 과정을 반복한다. 끝 느낌은 근육 근막 단위에서 근방추의 새롭거나 다른 휴식 길이를 나타낸다. 근육 근막 이완은 근육 섬유를 따라 신장시킴으로써 초기에 학습된다(그림 34.1). 대상 조직이 신장해야 하지만 해부학적 한계로 인해 신장하지 못하는 경우 신장 방향을 대각선으로 바꿀 수 있다(그림 34.2). 피드백이 지속적으로 인식되는 경우 대상 근육을 신체에 수직방향으로 이동시켜 신장시키거나(그림 34.3) 근육에 수직으로 신장(그림 34.4) 시킬 수 있다. 수직 신장은 또한 '근육 근막

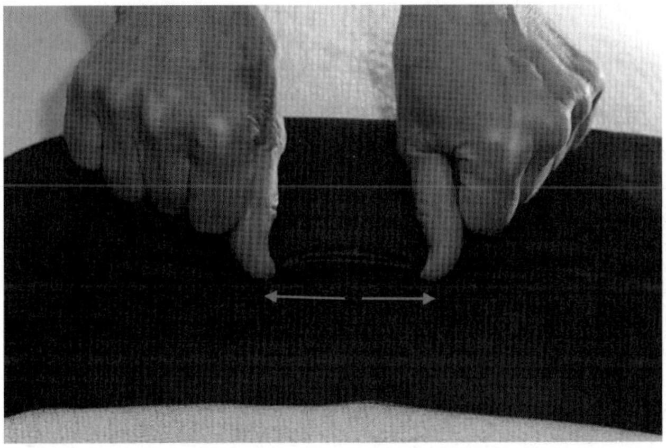

그림 34.1
처음 근육을 신장할 때는 근육 섬유와 나란하게 한다.

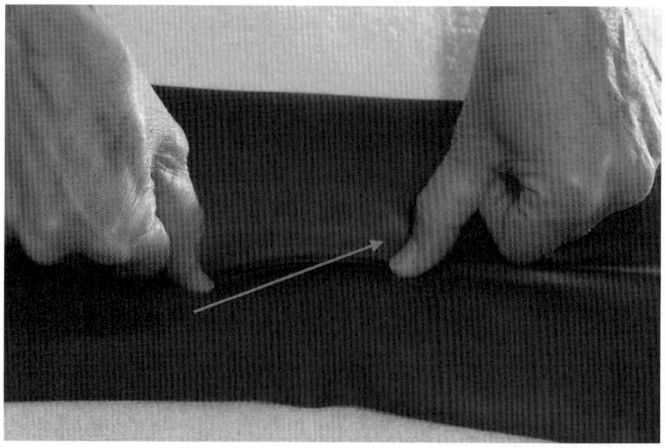

그림 34.2
해부학적 한계로 근육 섬유와 나란한 방향으로 더 이상의 신전되지 않고 최종 끝 느낌(end-feel)이 달성되지 않은 경우, (피드백에 대응하여, 그리고 접촉의 끊김 없이) 대각선 방향으로 신장시킨다.

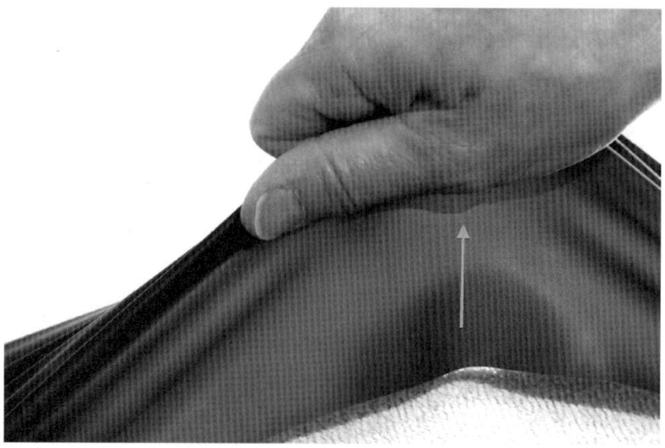

그림 34.3
임상의가 정확하게 이완을 관찰할 수 있을 때, 몇몇 근육 (예를 들어, 흉쇄유돌근, 상완요골근)을 수직으로 들어 올려 신장시킬 수 있다.

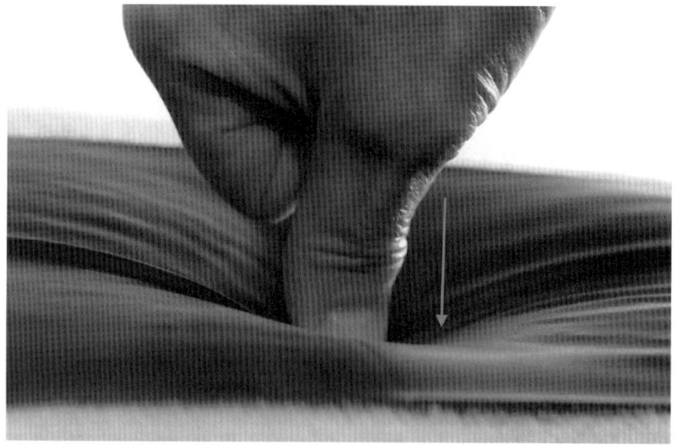

그림 34.4
임상의가 정확하게 이완을 관찰할 수 있을 때, 근복 쪽으로 종방향 신장하여 두꺼운 근육 (예를 들어, 비복근, 대퇴사두근)을 신장시킬 수 있다. 종방향 신장은 압통점과 발통점을 이완시키는 데도 사용된다.

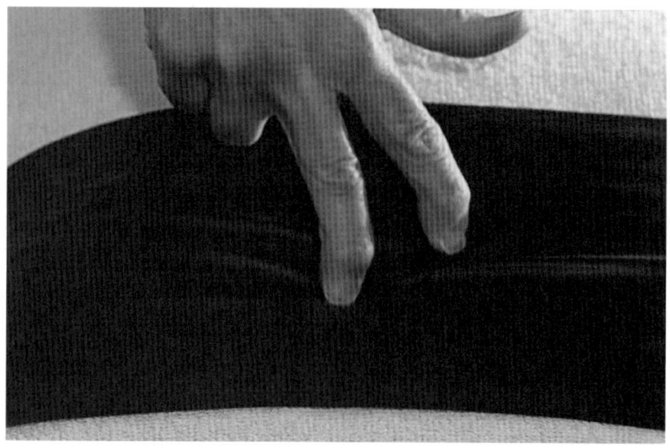

그림 34.5
한 손의 두 손가락 또는 한 손의 엄지와 다른 손가락을 사용하여 작은 근육이나 근육의 작은 부분을 신장시킬 수 있다.

발통점 이완' 및 '흉터 이완'에도 사용된다. 손가락 끝, 손바닥 또는 손의 척골 경계를 사용하는 다양한 방법으로 신장시킬 수 있다(그림 34.5-34.9). 의사와 환자의 편안함이 구체적인 방법을 결정한다.

특정 근육 근막이 이완됨에 따라, 의사가 환자의 근막을 신장시킬 때 환자는 자발적인 움직임을 보일 수 있다. 이 움직임은 정확한 각도에서 해당 조직이 이완될 수 있도록 신체의 위치를 정하는 방법이다. 팔, 다리 및 머리의 자발적인 움직임은 이완이 이루어지기 전에 고통스러운 운동 범위로 환자를 유도할 수 있다.

근육 근막 이완의 역학은 단기간에 학습하고 배울 수 있다. 그러나 피드백을 정확히 모니터할 수 있는 중요

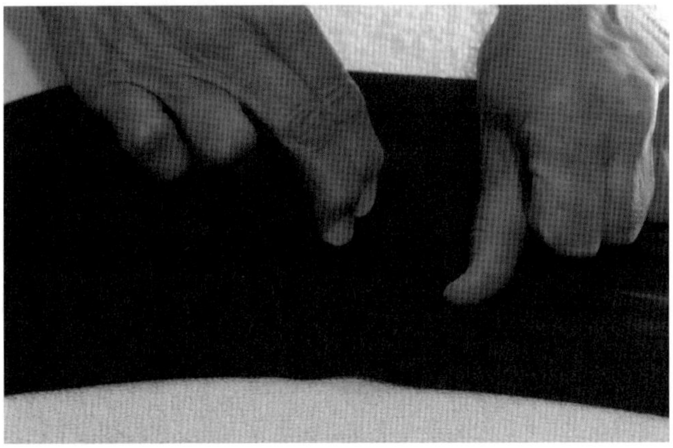

그림 34.6
한 손의 한 개, 두 개 또는 세 개의 손가락과 다른 손의 엄지손가락을 사용하거나 양 손의 여러 손가락을 사용하여 신장시킬 수 있다.

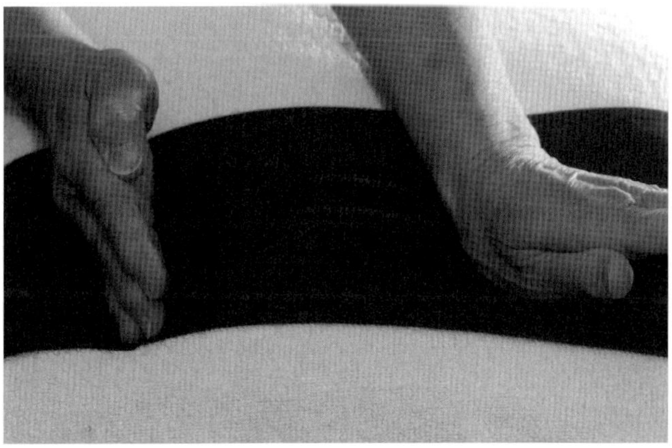

그림 34.7
한 손의 척측 경계와 다른 손의 무지구를 사용하거나 한 손의 여러 손가락과 다른 손의 무지구를 사용하여 신장시킬 수 있다.

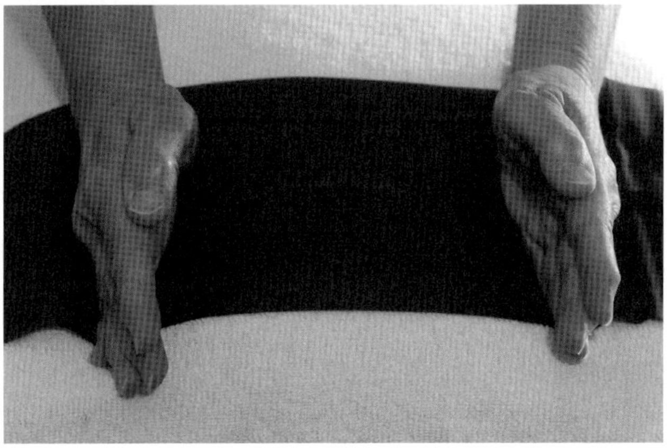

그림 34.8
양손의 척측 경계를 사용하여 신장시킬 수 있다.

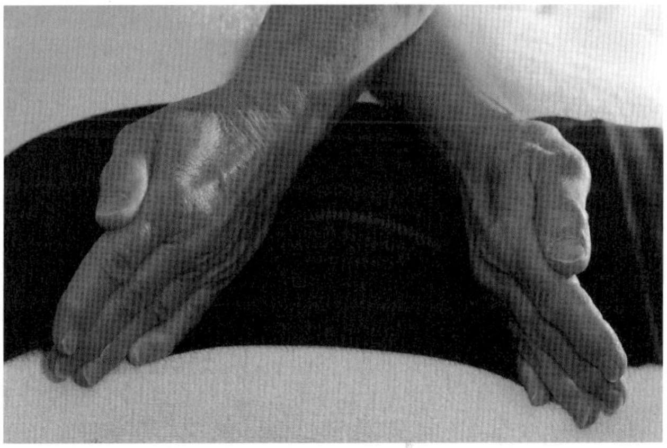

그림 34.9
신장하는 데 더 많은 힘이 필요할 때, 팔을 교차하면 임상의가 더 강력한 추진력을 사용할 수 있다. 팔을 교차하면 더 편안하고 에너지 효율적인 방법으로 근육을 신장시킬 수 있다는 것을 알게 될 것이다.

한 요소는 환자를 치료하는 동안 연습을 통해서만 가능하다. 각 환자는 의사가 기법을 사용하여 더 큰 기술을 개발하는 동안 근육 근막 이완 치료의 혜택을 볼 것이다. 근육 근막 이완은 모든 의사들에게 적절하지 않다. 훌륭한 의사는 1) 정신적으로 현 상태를 유지할 수 있어야 하고 손에 느껴지는 피드백에 초점을 맞춰야 하며, 2) 다른 조직과 자세에서 이완의 감각을 인식할 수 있어야 하며, 3) 환자가 피드백을 통해 치료를 지시할 수 있도록 편안함을 느낄 수 있도록 해야 하고, 4) 완전한 통제는 필요하지는 않다.

치료의 생리학적 반응

근방추의 접촉과 길이는 모두 자율 신경계에 의해 매개된다. 따라서 치료에 대한 생리학적 반응은 본질적으로 자율적이다. 근막이 이완될 때 나타나는 일반적인 반응은 혈관 확장이며 환자의 신체에서 열이 방출되는 것 같은 느낌을 준다. 이 혈관 확장은 치료받는 부위에 국한되거나 신체의 다른 부위에 나타날 수 있다. 말초 혈관 확장은 치료를 필요로 하는 다른 영역 또는 동시에 이완되는 영역에 나타낼 수 있다. 혈관이 과도하게 확장되는 환자는 실제로 코어의 온도를 낮출 수 있으므로 주의 깊게 관찰해야 한다. 가끔 혈관 수축이 일어나서 감기에 걸리게 된다.

치료에 대한 감정적 반응은 다양할 수 있다. 가장 보편적인 반응은 평온함과 만족감이다. 환자는 의사와 특별한 유대감이나 친밀감을 느낄 수 있다. 이(비 성적) 연결의 본질에 대한 오해를 피하기 위해 전문적인 경계를 분명히 해야 한다. 치료받는 부위가 외상성 사고 로 인해 손상되었을 때, 치료는 신체의 기억과 감정을 불러일으킬 수 있다. 환자는 재감작을 피하기 위해 이러한 감정을 표현할 수 있어야 한다.

발통점

근막 이완을 수행하는 사람은 발통점과 그 방사 패턴에 대한 유능한 지식을 가지고 있어야 한다(Simons 외, 1999; Travell & Simons, 1993; Dommerholt & Huijbregts, 2011). 근막 이완에 대한 반응으로 혈관이 확장 또는 수축하는 패턴은 종종 발통점의 패턴을 모방한다. 흉터 및 피부 유착의 통증 패턴 또한 발통점의 방사 패턴과 유사할 수 있다. 환자가 직접적인 촉진으로도 줄일 수 없는 통증을 느낄 때 발통점의 방사 패턴을 인지하고 있다면 환자의 통증을 유발하는 원인을 알 수 있을 것이다. 특히, 통증이 기존의 방사 패턴을 따르지 않는 경우 시술자의 손이 환자 신체로부터의 피드백에 보다 민감해짐에 따라, 피드백은 통증 장소에서 그 원인 부위로 의사를 안내할 것이다. 독자는 J. Shah와 N. Thakker가 발통점에 대한 심층적인 토론을 했던 27장을 참조할 수 있다.

'좋은 상처'의 개념

'좋은 상처'의 역설은 환자가 처음 경험 한 후에 쉽게 이해할 수 있다. 동시에 통증을 좋게 느끼는 것이 모순처럼 보이지만, 근육 근막 이완 치료 동안 자주 발생한다. 환자가 '적절함'에 대한 근본적인 감각이 없어도 통증이 있는 경우 기법을 중단해야 한다.

변화 과정

환자를 처음 보았을 때, 환자의 패턴과 자세를 유지하는 연부조직은 중추신경계에서 관찰되는 '정상' 상태이다. 치료 기간 동안 길어진 휴식 길이가 영구화되기 위해서는 중추신경계가 새로운 길이를 받아들이고 '정상'의 내부 이미지를 변경해야 한다. 따라서 중추 신경계가 새로운 휴식 길이와 자세를 보다 편안하고 에너지 효율적인 것으로 인식할 때까지 초기 치료에서 유도한 한 변경 사항이 지속되지 않을 수 있다.

근막 이완의 목표

근막 이완의 장기적인 목표는 환자가 일상 활동 중 최소한의 통증으로 에너지 효율이 가장 높은 자세를 유지하는 것이다. 장기적인 목표 이전에 달성해야 하는 많은 중간 목표가 있다. 가장 중요한 첫 번째 목표는 환자가 이완의 느낌을 인식하는 것이다. 두 번째 목표는 환자가 긴장된 근육과 비교하여 이완된 근육의 감각을 인식하는 것이다.

적응증, 금기 사항, 예방 조치

적응증

1. 근육 근막 이완은 항상 관절의 도수 치료 전에 수행되어야 한다.
2. 환자는 다른 치료(예: 섬유근통, 소아마비 후 증후군, 만성 요통 및/또는 경부 통증)에 반응하지 않은 만성 연부조직 통증을 가진다.
3. 환자는 연부조직의 제한으로 인해 비대칭적인 자세를 취한다.

4. 환자는 근막 동통 증후군에 의한 만성 통증을 느낀다.
5. 환자는 쉽게 확인되는 원인 없이 통증을 호소한다.
6. 환자는 흉터 유착으로 인한 통증이 있다.

금기 사항

1. 환자는 근막 이완에 필요한 긴밀한 접촉을 용인할 수 없다.
2. 의사와 환자 사이의 신뢰 관계는 존재하지 않는다.
3. 환자가 전염성 피부 질환을 갖고 있다.
4. 환자가 '좋은 상처'라는 개념을 이해하지 못한다.
5. 만성 피로 증후군이 있다. 근육 근막 이완 치료는 피로를 증가시키고 일상생활의 모든 활동을 수행하는 환자의 능력을 심각하게 제한할 수 있다.

예방 조치

1. 근육 근막 이완은 당뇨병 환자의 혈당 수치를 떨어뜨릴 수 있다. 근육 근막 이완 치료 전후에 환자의 혈당 수치를 확인해야 한다. 대부분의 당뇨병 환자는 운동에 반응하는 것과 거의 같은 방식으로 치료에 반응한다. 치료 중 환자의 혈당 수치가 너무 낮아지면 근육 긴장의 변화를 인식하고 적절한 조치를 취할 수 있다.
2. 근육 근막 이완은 지속적으로 혈압을 떨어뜨리기 때문에 치료가 시작되면 모든 환자는 즉시 휴식을 취해야 한다. 환자의 혈압 변동 패턴이 결정되면 휴식 기간을 없앨 수 있다.
3. 체내에서 혈관 확장 반응을 보이는 환자는 중추의 온도가 떨어지는 것을 피하기 위해 치료 시간을 단축시킬 필요가 있다.
4. 항응혈 치료를 받는 환자는 쉽게 멍이 들 수 있다.
5. 환자는 최면 상태로 들어가서 외상 상황과 감정적인 상태를 다시 경험할 수 있다.

임상 사례

환자들이 저자의 치료법을 찾게 되는 몇몇 문제점들을 보여 주기 위해 이 짤막한 임상 사례를 제시하였다. 보다시피 때로는 치료가 환자의 통증의 원인을 밝혔고, 다른 의료 종사자에게 의뢰해야했다. 때로 최고의 결과는 환자의 만성 통증 수준을 허용 가능한 범위로 낮추는 것이었다. 가장 만족스러운 결과는 환자를 치료하게 만든 문제를 영구적으로 제거했던 것이었다.

임상 사례 1

R부인은 50대 중반이었고 '치아'를 모두 뽑은 후에도 치아에 심한 고통을 겪었다. 통증이 증가했기 때문에 의치를 착용할 수 없었다. 진통제는 아무런 도움이 되지 않아서 복용을 중단했다. 그녀는 음식을 씹지 못했으므로 작년에 유동식을 먹었다.

R부인은 매우 괴롭고 우울했다. 그녀는 끊임없는 고통 때문에 자살을 생각했다고 인정했다. 체중이 상당히 줄어들었고 몸에 맞는 어떤 옷도 사지 않았다. 그녀가 말하고 있는 동안, 그녀의 턱 운동이 비대칭성을 보였고 입을 벌릴 때 턱의 지그재그 패턴이 관찰되었다. 그녀는 치아 통증이 시작되기 전에 악관절(TMJ) 기능 장애를 진단받지 못했다.

촉진 결과, 직접적으로 '치아' 통증을 재현하는 측두근, 교근 및 기타 얼굴 근육에서 여러 개의 발통점을 찾을 수 있었다. 근막 동통 이완법은 통증을 상당히 감소시켰지만 제거하지는 못했다. 구강 외과의는 그 통증을 외골종으로 인한 것이라고 판단하였다. 외골종에 노보카인을 주입하면 일시적으로 통증이 완화되었다. 외골종을 외과적으로 절제하였을 때 마침내 그녀는 통증에서 벗어나고, 의치에 완벽히 적응할 수 있게 되었다.

임상 사례 2

M은 은퇴한 군장교로, 만성 비정형 허리 통증 때문에 차에 타는 것이 어려웠다. 등을 반드시 대고 누웠을 때 복부에 4 cm 정도의 수축(retracted) 흉터가 생기는데 이는 젊은 시절 복부 수술로 인한 것이었다. 똑바로 서 있을 때, 흉터 위로 접힌 피부는 감긴 눈처럼 보였다. M은 허리 통증이 항상 이 흉터와 관련이 있는 것 같다고 말했다. 그는 군대에서 근무하는 동안 그리고 은퇴한 후에도 여러 가지 다른 치료법을 시도해 보았다.

허리와 복부 근육의 촉진으로 활동성 발통점이나 허리 통증의 다른 원인을 찾지 못했다. 통증이 부분적으로 재현된 것은 심하게 수축된 흉터의 이동성을 테스트하였을 때였다. 흉터의 수축을 줄이고 주변 조직의 이동성을 얻기 위해 간접적으로 흉터 부위를 이완시켰다. 간접 치료로 더 이상의 진전이 없을 때 직접적으로 흉터를 이완하는 치료를 시작하였다. 깊이 유착된 조직을 천천히 풀어 놓기 위해 수축이 1 cm로 줄어들 때까지 많은 치료가 필요했다. 이 후 M은 불편함 없이 차에 탈 수 있었고 더 이상 허리 통증으로 인해 활동을 제한할 필요가 없었다.

임상 사례 3

Z부인은 어린 시절 1형 당뇨병을 진단 받았고 당뇨병과 관련된 많은 합병증을 경험했다. 그녀는 약 15년 전에 신장 이식 수술을 받았고 낮은 수준의 면역억제 상태에 있었다. 현지 병원에서 일하는 동안 엘리베이터가 고장이 나 여러 층 아래로 떨어지는 사고로 부상을 입었다. Z부인은 부상에 대한 불충분한 치료를 받았고 그때부터 일상적인 활동을 제한하는 만성 통증이 시작되었다. 그녀의 통증에도 불구하고, 그녀는 상근으로 일을 계속했다. 부상을 입은 후 3년이 지나고 Z부인은 저자에게 오게 되었다.

촉진한 결과 목, 허리 전체 및 전방 흉벽 외에도 팔과 다리의 근육 전체에 걸쳐 여러 근막 발통점을 발견할 수 있었다. 여러 번의 수술로 인해 생긴 흉터 유착의 이동성을 테스트 한 결과 통증이 증가했다. 각 치료에 앞서, Z부인은 자신의 혈당 수치를 기록하고 특정 신체 부위에 통증을 평가하였다. 그녀는 각 치료 세션이 끝날 때마다 그 과정을 반복하였다.

근육 근막 이완 치료는 주 3회 수행되었다. Z부인의 처음 목표는 목을 충분히 회전할 수 있게 되어 차를 후진할 때 몸 전체를 돌리지 않도록 하는 것이었다. 그 목표가 달성되었을 때, 치료를 주 2회로 줄였다. 그녀는 약물의 부작용과 다른 약물과의 상호 작용 때문에 통증 치료약을 복용하지 못했다. Z부인은 일주일에 두 번 치료를 받는 동안 상근으로 계속 일할 수 있었다.

임상 사례 4

C는 통증 클리닉에서 섬유근육통 진단을 받은 50대 중반 여성이었다. 그녀는 통증 클리닉에서의 물리 치료 프로그램을 견딜 수 없었다. 많은 섬유근육통 환자들처럼, 그녀도 다른 약물치료를 시도했지만 성공하지 못했다. 일부 약물 치료는 효과가 없었다. 다른 약물은 견딜 수 없는 부작용을 일으켰거나 부정적인 반응을 보였다. 그녀는 4개월 후까지 그녀가 치료 약속에 올만큼 충분히 오랫동안 밖에 나갈 수 없었다는 것을 저자에게 말하지 않았다. C가 집안을 돌볼 수 없었기 때문에 남편이 요리와 청소를 모두 해야 했다. 그녀가 병에 걸리기 전에는 그녀의 집과 남편을 돌보는 것 말고도 자신의 사업을 운영했다.

C의 모든 관절의 수동 운동 범위는 정상 범위였지만 능동 운동 범위는 그렇지 않았다. 그녀의 힘은 간신히 기능 범위 안에 있었고 지구력은 형편없었다. 연부조직 전체에 압통점과 발통점이 있었고 치료에 필요한 접촉을 견디는 데 어려움을 겪었다. 치료는 일주일에 두 번으로 시작하였지만 '교통' 문제로 인해 일주일에 한 번으로 줄어야 했다.

점차적으로 C는 더 많은 자신감을 갖고 걸을 수 있게 되었고 미소도 자연스러워졌다. 4개월의 치료 후, 이전 주 치료 후 '단 3일 동안만 침대에 있었기' 때문에 훨씬 더 좋아졌다고 말했다. 그녀는 식기 세척기에 그릇을 담을 수는 없었지만 내릴 수는 있었고 매일 저녁 식사를 준비할 수 있었다. C는 자신이 할 수 있는 일이 거의 없다는 것이 드러나고 저자가 계속해서 그녀를 치료하지 않을 것 같았기 때문에 목표를 세우는 것을 두려워했다고 말했다. C는 4개월 동안 지속적으로 치료하여 단기 목표를 달성했다. 그녀는 남편과 짧은 여행을 할 수 있었고 시간제 일을 찾기 시작했다. 근막 이완 치료를 시작한 지 12개월 후, C는 상근으로 다시 일을 시작할 수 있었다.

결론

근육 근막 이완은 기존의 물리 치료를 통해 성공적으로 치료할 수 없는 연부조직의 기능 장애를 위한 안전하고 효과적인 치료법이다. 이 기법은 주말 교육 과정을 통해 쉽게 익힐 수 있다. 일반의는 환자 치료에 대해 계속 배우고, 한 번에 한 명의 환자에게 전문 지식을 얻는다. 접촉을 통해 기법을 신뢰하고 숙달하는 것이 환자에게 전달된다. 의사는 곧 환자가 근육 근막 이완 치료를 처음 시작했을 때와 비교하여 치료에 더 빨리 반응하는 환자를 알아볼 수 있을 것이다.

감사의 말

Rhonda Ferris RN은 이 장의 각 초안을 읽고 편집하여 귀중한 의견을 제시하고 제안하였다. Michael Phillip Manheim은 이 장의 사진을 제공하기 위해 시간을 내주었고 전문 지식을 주었다.

참고문헌

Dommerholt, J. & Huijbregts, P., 2011. Myofascial Trigger Points: Pathophysiology and Evidence-Informed Diagnosis and Management, Jones and Bartlett Publishers, Sudbury, MA.

Manheim, C. J., 2008. The Myofascial Release Manual, 4th edition, Slack Incorporated, Thorofare, NJ.*

Manheim, C. J. & Lavett, D. K., 1989. The Myofascial Release Manual, Slack Incorporated, Thorofare, NJ.

Simons, D. G., Travell, J. G. & Simons, L. S., 1999. Myofascial Pain and Dysfunction: The Trigger Point Manual, Volume 1. Upper Half of Body, Second Edition, Lippincott Williams & Wilkins, Baltimore, Md.

Travell, J. G. & Simons, D. G., 1993. Myofascial Pain and Dysfunction: The Trigger Point Manual, Volume 2. The Lower Extremities, Lippincott Williams & Wilkins, Baltimore, Md.

---

*The Myofascial Release Manual, 4th edition has been translated into German, Korean, and Polish. The 3rd edition has been translated into Italian.

35

STEPHEN P. TYPALDOS의 근막 왜곡 모델[1]

Georg Harrer

서론

누구든지 상처를 입거나 신체의 어딘가에서 고통을 느껴본 사람은 고통에 대한 분명한 시각을 가지고 있다. 말초 신경계의 약 절반은 조직에서 얻은 정보를 중추 신경계에 전달하는 데 전념한다. 척수에서는 섬유의 50% 이상이 구심성이다. 그들 중 일부는 접촉이나 온도와 같은 표층 감각을 나타내지만, 대다수는 긴장, 위치, 가속 및 통증의 민감성을 위해 보존된다.[2] 통증을 포함하여 이 민감성을 담당하는 조직은 근막이다. 근막은 신체의 인식을 위해 모든 감각기를 관리한다. 고유수용성감각과 통각은 소위 여섯 번째 감각으로 알려졌으며 20세기 초반까지는 발견되지 않았다.[3] 이후에 신경 과학은 고유수용성 감각에서 통각을 분리했고, 이것은 서양 의학의 일반적인 접근법이다. 그러나 실제로 그들은 결코 분리되어 작동하는 것 같아 보이지 않는다. 우리가 고통을 느낄 때마다 우리는 긴장과 자세를 동시에 느낀다. 따라서, 마치 그림에 색칠을 하는 것처럼 통증에 특정한 인상을 준다.

조직 수준에서 근막은 기계적 힘에 의한 손상에 취약한 유일한 조직이다. 다른 모든 조직은 근막에 의해 지배되고, 근막 없이는 거의 대부분 형태를 가질 수 없다. 예를 들어, 근육은 근내막, 근외막 및 근주위막으로 구성된다. 근섬유 자체는 근막이 없으면 모양을 유지할 수 없으므로 세포 또는 화학물질 수준에서만 손상될 수 있다. 모든 물리적 힘이 근막에 가해진다.

근막은 해로운 힘에 의해 변형된다. 통각 수용체는 근막의 변형을 감지하는 기계 수용체이다. 통각 수용체의 화학적 민감성이 있지만, 통각 수용체를 활성화시키는 화학적 전달자의 다수는 기계적인 세포 손상의 결과이다. 통각 수용체는 근막 내에서 이러한 기계적 및 화학적 변화를 감지하여 전위로 변환한다. 뇌는 이러한 신호를 통증으로 해석한다. 통증은 항상 고유 감각수용성 정보와 함께 해석되므로 모든 통증이 다르게 느껴진다.

따라서 통증을 호소하고, 일반적으로 환자라고 알려지고 있는, 가장 진보되고 정확한 감각 체계를 갖춘 개인은 구체적인 통증에 관해 명확한 시각을 가지고 있다. 의학의 역사에서 대부분의 의사들은 이 정보를 무시하였다. 공통의 언어가 없기 때문에 환자와 의사는 잘못된 해석을 할 수밖에 없었다.

철학적 고려 사항

의사는 질병, 부상 또는 기능 장애를 이해할 수 없지만 해석은 가능하다. 인류는 이 해석에 위한 다양한 접근법을 개발했다. 조건 자체는 너무 복잡하여 인간의 마음으로 이해할 수 없다. 우리는 환자의 상태를 고려하고 이해하기 위해 복잡성을 줄이도록 강요당했다. 자연과학은 이러한 복잡성 감소를 모델이라고 부른다. 수세기 동안 전 세계적으로 병인, 병의 발생, 진단 및 치료 측면에서 어마어마하게 다양한 모델이 있었다.[4] 일반적으로 이러한 의료 모델을 지지하는 사람은 그들이 모델을 활용한다는 사실을 알지 못한다. 의사는 항상 당대의 모델을 진실(실재의 묘사에는 부적합한 용어)로 간주하려고 하므로 다른 모든 모델은 틀린 것이어야 한다. 의학과는 달리, 모델은 자연 과학에서 널리 사용되며 모델을 수정해 나감으로써 계획과 지속적인 발전이 가능하게 되었다. 과학적 의미에서 '진리'라는 용어는 정확한 측정과 타당한 실험에 초점을 맞추고 있으며, 모델 전체에 대한 판단이 아니다.[5]

근막 왜곡 모델

이 의료 모델 중 하나는 미국 의사인 Stephen P. Typaldos (1957~2006)가 창안한 근막 왜곡 모델(FDM)이다.

FDM 내에서 통증, 장애 및 기타 기능 부전을 일으키는 모든 부상 및 기타 상태는 결합 조직의 6가지 특정한 왜곡 중 하나 이상으로 구상된다. 왜곡은 완전한 모양에서 불충분한 모양으로 변하는 것을 의미한다.

지금까지 여섯 개의 왜곡이 기술되었기 때문에 여섯 번째는 현 상태이다. 어쩌면 미래의 연구에서는 여섯 개 이상이 될지도 모른다.

모든 손상이나 왜곡과 같은 다른 상황을 (마음속에) 그려봄으로써 새로운 치료 방법에 접근하는 것이 가능해진다. 왜냐하면 손상되거나 왜곡된 근막의 차이점들이 기능이나 편함을 회복하기 위해 개조될 수 있기 때문이다.

FDM에 따른 진단

FDM 진단에 대한 기본적인 고려 사항

여섯 가지 근막 왜곡 유형은 각각 다르게 느껴진다. 왜냐하면 하나하나가 감각 시스템의 다른 구조를 강조하고 3차원의, 끊어짐없이 연속적인 근막 네트워크 내에서 특정한 힘 벡터를 이끌기 때문이다. 아픈 사람은 통증의 유형을 구별하는데 아무런 어려움이 없다. 장벽은 의사소통이다.

시각 진단 시스템

모든 말로 된 언어로는 고유감각의 느낌과 통증을 전달하는 데 장애가 있다. 어휘는 통찰력을 표현하기에 너무 제한적이다.

1990년대 초 Typaldos는 철저한 관찰을 통해서 환자가 명확하고 재현 가능한, 그리고 쉽게 알 수 있는 몸짓으로 고통과 불편함을 묘사한다는 사실을 발견했다. 유사한 몸짓을 가진 사람들도 유사한 치료에 잘 반응했다. 특정 몸짓, 상태에 대한 구두 설명 및 치료 반응을 통해 특정 병리학의 집합을 6가지로 나누기위해 2년간의 구체적인 연구 및 분류가 필요했다. 그는 이 병리학을 그가 의료 및 정골의학 교육에서 소개한 모든 장애와 일치시킬 수 없었다. Typaldos는 병리학자나 해부학자들과 자신의 발견을 토론하는 데 많은 시간을 보냈다. 해부학에서 그는 통증이 있는 모든 위치에 존재하는 유일한 조직으로 근막 조직을 발견했다.

Typaldos가 '신체 언어'로 묘사한 통증 관련 몸짓은 정신에 의해 직접적으로 제어되는 것이 아닌 잠재의식적인 움직임으로 해석된다. 이것이 고유감각의 표현 및 통각의 느낌임을 감안할 때 이 정보의 원천을 매우 신뢰성 있게 만든다. 행동 과학에서, 의도하지 않은 것으로 간주되는 행동은 진정성의 측면에서 더 높게 평가된다. 법의 집행에서 거짓말을 감지하는 장치인 거짓말 탐지기는 잠재의식적 행동에 대해 높은 평가력을 보여주는 좋은 예이다. 이 장치는 특히 의도하지 않은 현상을 감지하도록 설계되어 있기 때문이다.

통증 몸짓에 대한 진화론적 고려 사항

Typaldos가 근막 왜곡의 몸짓 언어를 발표한 1990년대 초반부터 이 진단 방법은 다양한 대륙에서 다양한 인종에 적용되었다. 고통에 대해 질문 할 때 모두 똑같은 몸짓을 보였다. 이 동작은 통증 몸짓이 선천적임을 나타낸다. 이 질문은 과학적으로 증명하기가 항상 어렵지만 비언어적인 의사소통에 사용되는 대부분의 다른 몸짓은 나라마다 다르다. 머리의 반복적인 수평 움직임은 일부 문화권에서 '아니오'를 의미하는 반면 다른 곳에서 이 동작은 '예'를 의미한다. 통증 몸짓은 사회화가 필요하지 않기 때문에 다른 것처럼 보인다. 자신이 자라는 동안에 통증을 표현했던 가족이 없었음에도 불구하고, 아동은 통증 몸짓의 관점에서 명확한 신체 언어를 사용한다. 아이들은 누구에게서 이 몸짓을 배웠는가? 맹인 환자에게도 동일하게 적용된다. 인간의 타고난 모든 행동에 관해서, 우리는 환자가 왜 그렇게 행동하는지 알지 못한다. 우리는 오직 행동을 분류하고 해석할 수 있다.

근막 왜곡의 언어적 의사소통

'화끈거림'이나 '감각이 둔한'과 같은 언어적 표현도 특정 왜곡을 식별하는 데 도움이 된다. 이러한 표현은 언어마다 다르므로 몸짓보다 평가하기가 더 어렵다. 언어적 의사소통은 마음의 통제 하에 있다는 점에서 몸짓과 다르다. 따라서 정보의 신뢰성이 떨어진다. 내용의 일부만이 고유 감각을 나타낸다. 대다수는 다른 의료 전문가, 미디어 및 의학 삽화에서 얻은 정보이다. 예를 들어 환자는 '나는 추간판 탈출증으로 고통 받고 있다' 고 말할 수도 있지만 실제로는 다리가 당기는 통증을 느끼고 발가락 중 두개가 저리는 고통을 겪는다. 튀어나온 디스크는 신경과 의사의 해석이므로 환자는 언어적 표현에서 이 이론적 해석을 채택한다. 튀어나온 디스크 자체는 영상화 전략에 기반하고 있으며, 인구의 75%까지 MRI 스캔으로 발견할 수 있지만 증상과의 관련성은 거의 없다.[6] 또 다른 환자는 '나는 저혈압으로 고통 받는다!' 라고 말하지만 실제로는 어지럼증을 앓고 있다. 인류가 태어났을 때부터 어지럼증은 흔한 증상이었지만, 수축기 혈압은 1896년에 측정되었고,[7] 이완기 혈압은 1905에 측정되었다.[8] 그 이후로 사람들은 단지 '저혈압'에 시달렸다.

진단 도구로서의 촉진

FDM에서 촉진은 한 번 진단된 왜곡을 찾아내는 데 도움이 되는 도구이다. 여섯 가지 왜곡 유형을 모두 알 수 있는 것은 아니다. 촉진의 평가자 간 신뢰도는 매우 낮으므로 1차 질적 진단에 사용하기에 매우 신뢰할 수 없는 도구로 평가된다.[9–13]

근막 왜곡의 이미징

이미징 전략은 현재의 상태에서 FDM 진단에 어떤 역할도 하지 않는다. 그들은 진단 과정을 향상시키지 않는 것 같다.

진단에 대한 일반적인 고려 사항

모든 진단 기법은 테스트 되고, 등급이 매겨지고, 비교될 수 있다. 우려 사항은 '평가자 간 신뢰도'와 '타당성'이다.

평가자 간 신뢰도란 다음과 같은 의미를 지닌다. 표준화된 양의 훈련과 경험을 가지고 동일한 환자에서 동일한 진단을 내릴 수 있는 시험관이 몇 명이나 되는가? 연구에 따르면 '통증몸짓 판독'의 평가자 간 신뢰도는 많은 방사선 기술에 필적하는 양호한 범위의 κ(카파) 값으로 나타났다.[14,15] 통증 몸짓 판독은 지금까지 짧은 전통을 가지고 있으며 아마도 이것의 평가자 간 신뢰도는 통증 몸짓에 대한 더 많은 연구로 개선될 수 있을 것이다.

타당성의 의미: 나의 발견은 얼마나 타당성이 있는가? 이 발견이 다른 치료 또는 다른 결과로 이어질 가능성은 얼마나 높은가? 지금까지 몸짓의 판독에 대해 구체적으로 연구되지 않았으므로 임상 연구에서 통증 몸짓 판독의 타당성에 대한 간접적인 증거만 존재한다.[16,17] 영상을 촬영하는 것은 다르다. 요통의 영상화에 관한 여러 연구가 있었고, 타당성이 매우 낮거나 전혀 없음을 보여주었다.[18,19] 이는 영상이 요통과 관련성이

높지 않는다는 증거이다. 다른 많은 근골격계의 증상에도 마찬가지이다.

평가자 간 신뢰도 수준과 타당성 수준 간에는 상관관계가 없다는 점을 강조해야 한다. 하나는 다른 하나로 연결되지 않는다.

근막 왜곡

발통 밴드 (The trigger band, TB)

결합 조직의 한 유형은 밴드형 근막이다(그림 35.1). 이것은 거의 모든 섬유가 이 방향의 힘에 저항하기 위해 같은 방향으로 정렬된다는 것을 의미한다. 그들의 구조로 인해 이러한 근막 밴드는 전단력으로 인해 손상되기 쉽다. 밴드형 근막에 전단력이 가해지면 긴 섬유는 일관성을 잃고 종축으로 분리된다. 그러면 밴드는 더 짧아지고 분리된 가장자리는 뒤틀린다.[20] 교차 결합은 대다수의 밴드형 근막과는 정렬이 다른 섬유이다. 그들은 종축의 섬유를 서로 붙이며 전단력의 존재하에 분리될 운명에 처한다. 이 병리의 자연적 한계는 뼈와 교차 띠(cross-bands)이다(그림 35.1). 둘 모두는 전단력 하에서 섬유가 더 이상 분리되는 것을 방지한다. 그 형태 안정성 때문에, 뼈는 섬유를 미네랄 기질 안에 있도록 유지할 수 있다. 힘이 뼈 기질의 안정성을 넘어서는 경우 TB는 뼈로 들어가 골절을 일으킬 수 있다. 교차 밴드는 전단력에 저항하기 때문에 이 병리학적 특성에는 자연적인 한계가 있다.

TB 개념의 가장 좋은 비유는 아마도 Ziploc 일 것이다.

치료 없이도 자연은 창상 치유를 통해 발통띠를 치유하는 능력이 있다. 이것은 화학적 전달자에 의해 자극되는 다양한 세포 작용을 포함한다. 주요 연구는 섬유아세포에 의해 수행되는 것으로 보인다. 이것은 성장 기간 후에 콜라겐 섬유를 생산하는 능력을 유지하는 유일한 세포이다. 이 세포들은 화학적 주성에 의해 상처

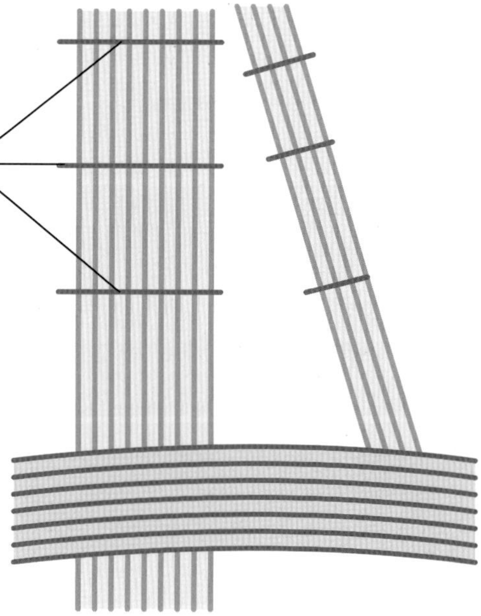

그림 35.1
밴드 모양의 근막.

부위로 모여 분리된 섬유를 재부착 시키기 위해 피브린 중합체를 따라 올라간다. 일반적으로 원상으로 복구되기 위한 올바른 정렬은 동작에 의해 유도된다. 유착이라고 하는 비기능성 섬유의 형성이 움직임에 의해 기계적으로 방지되므로 동작 중인 조직만 제대로 치료될 수 있다. 함께 움직이지 않아야 할 두 요소를 연결하는 섬유아세포의 활성은 움직임에 의해 저지된다. 왜냐하면 유착이 움직임을 아예 못 일어나게 할 정도로 세지 않은 한 움직임이 유착을 끊을 수 있기 때문이다. 함께 움직여야 하는 요소를 다시 붙이는 섬유는 움직임에 의해 스트레스를 받지 않으므로 섬유아세포의 활성은 비기능성 콜라겐 섬유를 반복적으로 파열하는 선택적 과정에 의해 뒷받침된다. 섬유아세포 활성 하에 모든 고정된 조직은 유착될 수밖에 없는 운명이고 치유 후에 지속적인 장애로 남는다. 불행히도, 많은 환자들은 다른 의료 모델에 의해 주도되어서 이 중요한 단계에 움직이지 못하게 되어있다. 사실상 고정은 거의 없고 갈증이나 기아와 같은 힘에 의해 항상 방해를 받는다. 이러

한 활성을 박탈당한 환자들은 통증을 피하기 위해 움직이지 않는 전략을 사용하거나 휴식을 취하는 경향이 있다. 이것은 결코 우리가 현대 치료가 기아와 갈증을 초래한다거나 부상당한 사람들의 기본적인 욕구 충족을 중단시켜야 함을 의미하지는 않는다. 그러나 상처 치유의 진화론적 역사는 우리가 움직이지 않는 동안 치유가 되도록 디자인 되거나 준비되지 않는다는 사실을 보여준다는 것을 이해하는 것이 중요하다.

만성

생체 역학적으로 함께 움직이지 않아야 하는 두 세트의 밴드형 근막 사이에 유착이 형성되면 운동이 시작되는 즉시 근막에 전단력이 작용한다. 이것은 초기 발통 밴드에 인접한 새로운 위치에서 새로운 발통 밴드를 반복적으로 생성할 것이다. 이 새로운 발통 밴드는 다시 치유되고 휴식하며 유착을 형성하여 영구적인 결합을 남기는 치유의 악순환을 유지한다. 근막 왜곡 모델의 용어 내에서 이것은 만성 발통 밴드이다(그림 35.2). 반대로, 유착을 형성하지 않은 발통 밴드는 급성이다. 우리는 그 시간 (그리스어로 Xρ vo [khr nos]는 일반적으로 만성을 결정하는 요인으로 여겨진다)이 중요하지 않다는 것을 알 수 있다. 유착 형성의 주된 원인은 휴식과 고정이다. 따라서 이러한 치료 전략은 부적절한 것으로 간주되므로 FDM 치료에는 적용되지 않는다.

이러한 모든 생각은 오로지 발통 밴드에 적용된다. 아래의 5가지 왜곡은 상처로 간주되지 않으므로 치유가 포함되지 않으며 만성화로 이어지는 유착의 발생 가능성이 없다.

탈출한 발통점 (The herniated trigger point, HTP)

인체의 모든 구획은 근막에 의해 구분된다. 근막의 구조는 공동(cavity)이 밀봉되도록 하고 감싸진 기관이 그 공간에서 돌출되는 것을 막는다. 일반적으로 (흉부를 제외하고) 압력 차이는 밀봉 근막의 틈으로 내용물이 통과되자마자 조직과 유체가 표면을 향해 튀어 나가게 하는 경향이 있다. 이러한 탈출 (예: 사타구니 탈장) 중 일부는 잘 연구되어 있고 성공적인 (주로 외과적) 치료가 가능하다. 다른 것들은 덜 알려져 있으며, 의학계에서 탈출로 이해되지 않는다. 관(canal)의 개방, 압력 정점(a pressure peak), 근막의 평면을 통한 조직의 돌출이 모두 함께 일어나야 병변으로 인식된다. 각각의 요소가 그 자신에 대해 일으키는 것은 생리적이다. 모

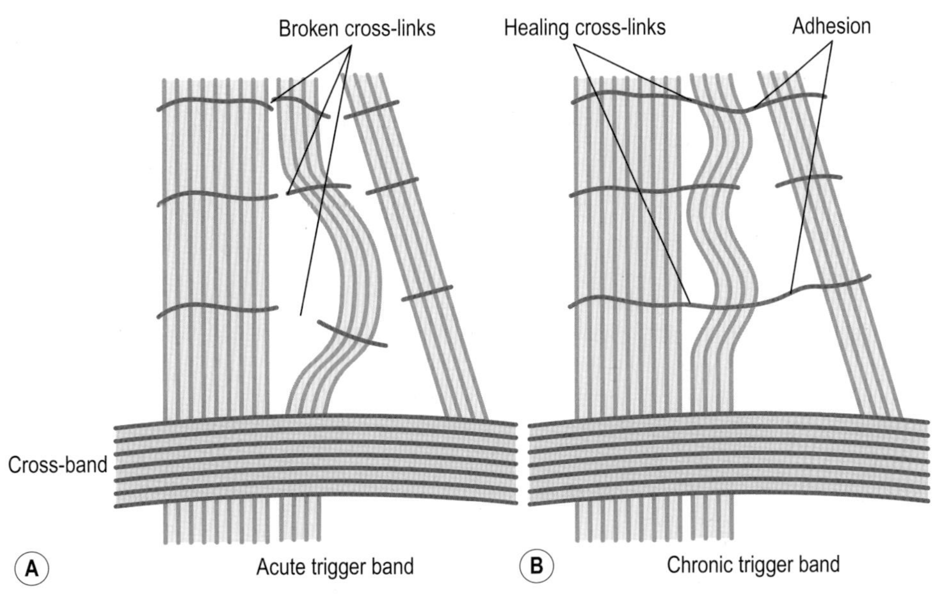

그림 35.2
(A) 끊어진 교차 결합
(B) 치유되는 교차 결합

든 근막 평면은 조직이 그 평면을 통해 돌출될 때 탈장이 형성될 수 있다고 강조되어야 한다. 지금까지 모든 것이 구획으로만 이해되는 것은 아니다.[21] 예를 들어, 상지의 지방 조직은 한 세트의 근막 섬유를 뚫고 튀어 나와, 같은 조직 내에서 튀어 나온 상태로 있을 수 있다. 일단 탈출한 발통점이 형성되면 압력 차이에 의해 유지된다. 자연 치유가 예상되지는 않지만 감소는 회복을 유도한다. FDM에서 근골격계 내에서 탈출한 발통점은 환자의 통증을 설명하는 데 중요한 역할을 하며, 감소의 개념을 사용하는 새로운 치료 선택권을 허용한다.[22-24]

HTP의 자연스러운 진전은 특별한 의미가 없다. 일단 HTP가 발생하면 영구적이다. 자연적인 회복 전략은 없는 것 같다. HTPs는 감소 될 때까지 돌출된 채로 남아 있다. 치료 성공률은 상태의 지속 기간과 상관관계가 없다. 탈장은 자연적인 구멍(orifice)으로 간주되기 때문에 상처는 없다. 이것의 효과는 상처 치유, 섬유아세포, 유착이 없다는 것이다. 따라서 HTP은 FDM의 용어에서 만성으로 분류되지 않는다.

연속체 왜곡 (The continuum distortion, CD)

CD를 이해하려면 근본적인 방법으로 뼈와 인대의 본질을 조사 할 필요가 있다.[25] 전통적인 모델에서 뼈와 인대가 합쳐지는 지점은 '부착점'으로 이해된다. 분명하게 다른 두 구조의 접합점을 가정한다. 이것은 이 접합부의 엄청난 안정성에 모순된다. 연속체 이론에서 FDM의 일부로서 뼈와 인대는 하나의 구조로 상정된다. 따라서 인대는 무기질화 되지 않은 뼈 및 골-석회 인대로 간주된다. 하나의 뼈라고 하는 것은 '체내해부학'의 구성 요소로 간주되지 않으며 콜라겐의 생분해 이후 또는 의학적 해부 연구이후에만 존재를 드러내게 된다. 인대에도 같은 원리가 적용된다.

연속체 이론에 따르면 대다수의 섬유 경로가 뼈 안에 있다는 사실은 콜라겐 섬유가 뼈의 안정성에 중요한 역할을 한다는 것을 시사한다. 근막 섬유는 철근 콘크리트에서 철과 유사하고 이 화합물의 높은 인장 구성 요소로 간주될 수 있다. 순전히 무기질을 기반으로 한 물질은 굽힘력에 절대 저항할 수 없다. 뼈와는 달리 압축력에만 저항한다. FDM은 전이 구역의 조직이 두 상태(즉, 뼈와 인대 사이) 사이를 이동할 수 있는 능력을 갖는다고 가정한다. 요구에 따라 그것은 칼슘 기질을 뼈 밖으로 또는 뼈 속으로 옮김으로써 인대성 또는 골성이 될 수 있다. 칼슘 농도는 뼈에서 높고 인대에서 낮기 때문에, 가용성 무기질은 엔트로피의 힘에 의해 인대 영역으로 퍼지기 쉽다. 육체 활동은 뼈의 골아세포의 활성과 인대로 이동한 칼슘에 대한 기계적 스트레스에 의해 칼슘을 다시 뼈 속으로 밀어 넣는다. 반대로 고정된 환자가 중환자실에 있는 경우 및 비행하는 동안 신체 활동이 부족한 경우에 이러한 일이 발생하지 않는 것이 일반적이다. 뼈의 골다공증과 인대의 석회화는 이것을 나타낸다.[26-29]

FDM에 따르면 이 현상은, 전이영역이 신체 활동으로 인해 인대 구성으로 전환되는 작은 이동이 유발되고 비활동으로 인해 골성 외형으로 전환되는 작은 이동이 유발될 때, 작은 규모로 하루에 여러 번 발생한다. 이 이동은 전체 '부착점'에서만 동기화될 수 있다. 전이 구역의 한 부분이 골성 외형으로 이동하고 나머지는 인대 외형의 연속체로 이동하는 즉시 왜곡이 발생한다(그렇게 되면) CD는 뼈와 인대 사이의 전이 영역에서 병적인 단계로 간주된다.

석회화 및 비석회화 영역이 있는 하나의 구조 (연속체)로 뼈와 인대를 상상하면 '부착점' 또는 그 주변에 위치한 손상과 통증에 대한 완전히 새로운 시각을 얻을 수 있다.

자연적인 진행은 골성 대사에 의한 느린 회복으로 이어진다. 상처, 염증 또는 상처 치유는 결여되어 있지 않다. 그래서 CD에서 만성은 불가능하다.

접힘 왜곡 (FD)

몸에는 수많은 유연한 교차점이 있다. 이러한 유연한 접합부는 일반적으로 관절이라고도 하며 반복적인 움직임에도 놀라울 정도로 내구성을 보인다. 예를 들어, 무릎 관절은 운동에 대한 손상이나 저항 없이 수년 동안 구부러지고 곧게 펴질 수 있다. 동작은 여러 구조에 의해서 잘 이루어지는 것처럼 보인다. FDM에서는 이러한 모든 보호 구조의 합계가 풀무(bellows)처럼 작동하는 것으로 간주한다. 주름(fold)은 유도된 움직임을 촉진하고 이를 3차원적으로 안정화하며 수축 시 모든 구성 요소를 올바른 지점으로 가져온다. 이 구조의 주름은 동작의 중간 범위에서 매우 안정적이다. 주름을 펴거나 다시 접는 면에서 한계에 가까울수록 시스템은 접힌 방식을 잃어버려 2차원적으로 된다. 이것은 취약성으로 이어지고 접히는 근막은 잔주름(wrinkle)이 생기는 방식으로 왜곡된다. 이 개념은 관절, 근육 간 격벽 및 골간막을 포함하여 신체 내의 모든 움직이는 부위에 적용된다.

잔주름이 형성되면 신체는 주름을 복원 할 기회가 거의 없다. 피막성 관절에서 삼출액은 회복 기전으로 이해될 수 있다. 자연은 잔주름이 없는 새로운 출발점으로 벨로스를 부풀린 다음 잔주름이 제거되면 점차적으로 자연적인 주름을 회복한다. 삼출물이 없다면 FD는 움직임에 의해 임의적으로 유도되거나 치료에 의해 목표가 되어지는 복원력 벡터를 기다리는 운명에 처한다.

원통 왜곡 (The cylinder distortion, CyD)

신체의 모든 구조물은 결합 조직에 의해 제자리에 고정된다. 무딘 박리에서 우리는 해부학적 구조 사이의 모든 간격에 있는 거미줄 같은 조직을 관찰할 수 있다. 일반적으로 해부학 연구에서는 그것을 제거한다. 우리는 성긴 결합 조직의 이러한 거미줄 패턴을 따라가 보면 기관, 사지, 몸통 주위에 원통형 통로를 찾을 수 있는데 그것들은 관 모양의 패턴을 형성한다.[30] 일반적으로 해부학자는 주위의 원통이 아닌 내용물에 초점을 맞추기 때문에 이 관과 원통을 무시한다. 이 근막 조직은 모든 방향으로 인장력이 있다. 결합 조직의 다른 발현과는 대조적으로 콜라겐 섬유의 특정 배열은 훨씬 더 많은 탄력을 허용한다. 원통형 코일은 사실상 모든 방향으로 뻗어있다. 원통형 근막의 모든 섬유는 모든 운동에서 모든 코일에 장력이 균등하게 분배되도록 별도로 움직여야한다. 이 코일들이 서로 얽히면 독립적으로 움직일 수 있는 능력이 줄어들어 전체 영역에서 고유 감각과 통각이 불안정해진다. FDM에서 이 조건을 원통 왜곡(CyD)이라고 한다.

얽힘의 기하학은 매우 복잡하므로 예후와 상태의 지속기간이 매우 다양하다. CyD에서 섬유의 연속성은 손상되지 않는다. 그러므로 염증과 상처 치유는 작용하지 않으므로 우리는 유착 없이 만성을 기대하지 않는다.

구조상 고정 (TF)

신체의 모든 관절은 미끄럼 베어링(bearing)으로 간주된다. 이 모든 미끄럼 베어링은 근막으로 구성된다. 이러한 미끄럼 베어링 중 일부는 연골이나 활액과 같은 해부학적 특징을 가지므로 '관절'이라고 부른다. 다른 미끄럼 베어링은 이러한 해부학적 특징을 갖지 않지만 비슷한 기능을 가지고 있다. 신체의 모든 미끄럼 베어링은 유사한 구조를 보인다. 그것들은 두 개의 상응하는 미끄러지는 면과 중간에 윤활유 층으로 구성된다. 이것은 활액과 같은 비뉴턴유체 또는 주변 조직과 자유롭게 교류하는 세포외액과 같은 뉴턴유체 일 수 있다.[31-33] 이른바 관절에서 이러한 미끄럼 면은 연골이고 윤활제는 활액이다. 견갑흉곽관절과 같은 다른 미끄럼 베어링에서 윤활제는 간질액이다. 모두 똑같은 방식으로 작동하며 구조적 움직임, 수평 활주운동을 수행한다.

TF는 이 활주 능력을 상실한 것이다. 활액의 생성은 운동에 의해 유발된다. 활액의 생성을 막기 위해서는 짧은 고정 기간만 있으면 된다. 이로 인해 관절의 경직이 발생한다. 관절이 다시 움직이자마자 활액이 다시 생성된다. 이렇게 하면 활주할 수 있는 능력을 회복한다.

관절과 별개로 힘줄을 둘러싸거나 폐와 흉부 사이를 둘러싸는 수많은 미끄럼 베어링이 있다. 이러한 미끄럼 베어링에서 간질액은 윤활유이며 동일한 규칙이 적용된다.

체액이 부족하면 경직이 발생한다. 움직임은 더 많은 체액을 유도한다. TF는 외부적 원인으로 인해 다른 근막의 왜곡이나 고정에 대해 항상 보조적이다. 고정화 이유가 제거되면 정상적인 이동성을 회복하는 데 아이들은 며칠이 걸리지만 노인의 경우 더 오래 걸릴 수 있다. TF를 영구적으로 교정하는 것은 원인이 되는 근막 왜곡 (다른 다섯 가지 중 하나 이상)이 제거되면 가능하다.

치료에 대한 일반적인 고려 사항

도수 치료, 외과적 치료, 약제 또는 다른 전략을 기반으로 하는 모든 치료 기법이 근막에 어느 정도 적용된다는 것은 명백하다. 근막에 힘을 가하지 않고 도수 치료를 수행 할 방법이 없다. 근막이 모든 다른 조직을 둘러싸고 나누기 때문에 모든 치료 방법에 사실상 동일하게 적용된다. 그래서 용어 '근막 기법'은 일종의 췌언(pleonasm, 역주 ; superfluous word)로 볼 수 있으며 따라서 불필요하다. 이 용어를 사용하면 치료사의 초점이 더욱 강조되고 치료의 기본이 되는 의료 모델이 표시된다.

근막 왜곡 모델에서 모든 치료 기법은 적용되는 힘과 이 힘이 신체에 도입되는 방식과 관련하여 매우 구체적이다. 신체에 힘을 가하는 이유(도수 치료, 외과적 치료, 운동 ...)에 관계없이 모든 기법이 분류되어 하나 이상의 근막 왜곡과 연관될 수 있다. 일반적으로 기법은 특정한 단일 왜곡에 적용되어야하지만 힘이 대상 근막 이외의 근막에도 작용하므로 다른 왜곡에 대한 영향도 볼 수 있다.

발통 밴드 (TB) 치료

발통점 밴드의 치료는 꼬인 근막띠를 풀고, 유착을 분리하고, 분리된 섬유를 재접속시키는 것을 목적으로 한다. Typaldos가 도입한 기법은 근막 경로를 따라 미끄러지듯 엄지손가락으로 누르는 압력을 사용한다.

신장, 체중 훈련 및 다른 유형의 운동은 결과를 개선하고 유착을 예방할 수 있다.

탈출한 발통점 (HTP) 치료

HTPs의 치료는 근막면을 뚫고 튀어 나와 있는 조직을 원래 위치로 이동하는 것으로 구성된다. 동일한 원리가 탈장 수술에도 적용된다. 모든 탈출증이 좁은 의미의 HTPs는 아니며 반대로, 병태생리학적 개념은 유사하다. 불행히도 과거에 시도된 적이 있기는 하지만 현대의 수술(대퇴부, 둔부 및 요추 탈장)에서는 많은 탈장을 거의 치료하지 못하고 있다.[23,24] Typaldos는 교정을 목표로 하는 도수 기법을 제안했다. 엄지손가락은 근육과 정교함을 사용하여 근막면을 통해 조직을 복원시키는 데 사용된다. 일단 복원되면 안락함과 기능이 즉시 회복된다.

연속체 왜곡 (CD) 치료

CD에서 병리는 골격 연속체의 두 영역에서 뼈와 인대 사이의 전이 영역에서 칼슘의 부적절한 분포로 간주 된다. 치료의 목적은 칼슘 기질을 적절하게 분포시키는 것이다. 이는 엄지손가락으로 전이 영역에 단단한 압력을 가하거나 경우에 따라 도수 기법을 통해 달성될 수 있다. 후자에서는 인대에 대한 짧은 견인력이 뼈 기질을 이동시키는 데 사용된다.

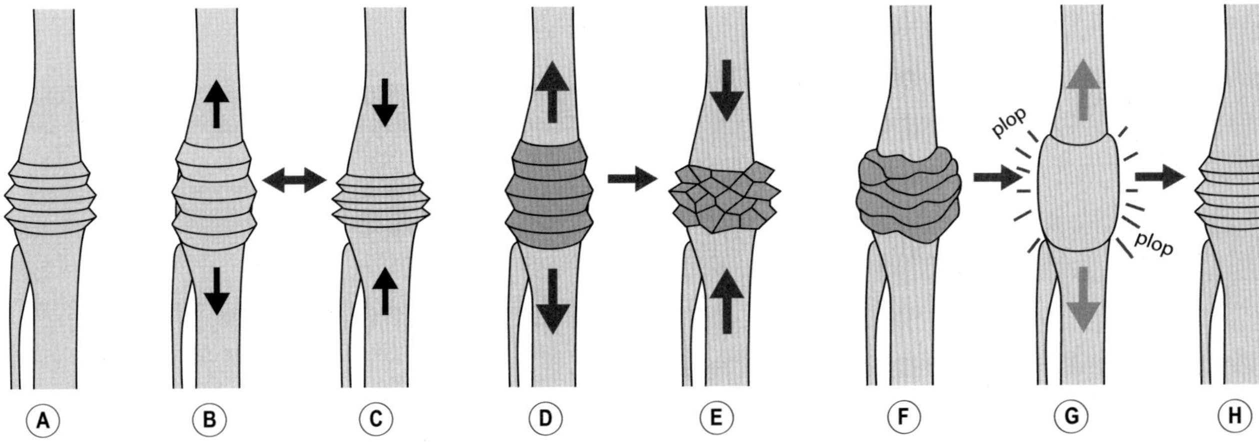

그림 35.3
(A) 정상적으로 접힌 근막. (B) 견인에 적응하는 접힌 근막. (C) 압축에 적응하는 접힌 근막. (D) 과도한 견인으로 인해 접힘을 상실하는 접힌 근막. (E) 접힘 왜곡: 주름의 결여로 인해 unguided-압축력을 받아 접힌 근막이 뒤틀린다(F) 접힘 왜곡. (G) 치료적 견인으로 인한 접힘 왜곡. (H) 접힘 회복

접힘 왜곡 (FD) 치료

FD에서는 접힘 왜곡을 일으키는 힘과 같은 방향으로 치료 힘을 가하는 것이 필수적이다(그림 35.3). 따라서 폄 왜곡(unfolding dirtortion, uFD)으로 알려진 견인 손상은 견인 치료법으로 치료된다. 재접힘 왜곡(refolding distortion, rFD)으로 알려진 압축 손상은 압축력을 적용하여 치료된다. 이러한 치료력은 수동적으로 또는 중력을 사용할 수 있다(예: uFD를 위한 역전요법 또는 rFD를 위한 승마 요법). 대부분의 경우와 같이 힘의 방향이 알려지지 않은 경우 가장 편안한 자세가 가장 좋다. TB, HTP 및 CD와 달리 FD의 치료는 항상 통증이 없을 것으로 예상된다.

원통형 왜곡 (CyD) 치료

원통 왜곡(그림 35.4)에서 목표는 원통형 근막의 얽힌 섬유를 푸는 것이다. 일반적으로 수동적으로 또는 도구를 사용하여 피부에 전단력을 가하는 것이 효율적이다. 도구를 사용하면 손으로 달성하기 어려운 힘의 각도를 이용할 수 있다. 흡입 컵, 클램프 및 기타 도구가 사용된다.

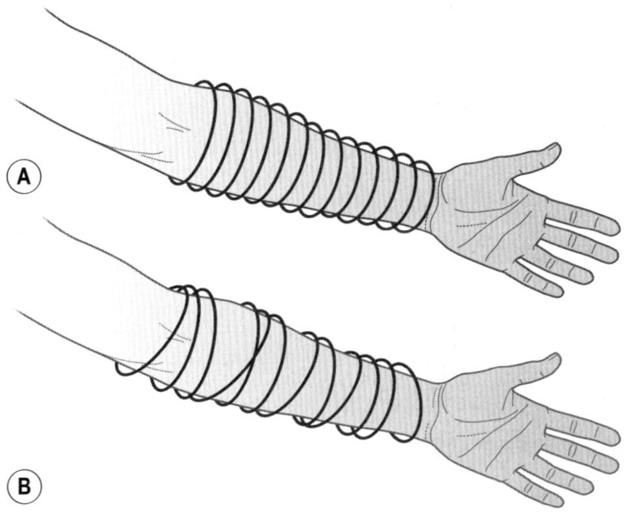

그림 35.4
(A) 정상 원통형 근막 (B) 원통형 왜곡

구조상 고정 (TF) 치료

구조상 고정에서 목표는 미끄러지는 근막의 활주 능력을 회복시키는 것이다. 가동과 조작은 움직임에 집중된다. 다른 기법은 관절액에 더 집중한다. 인공삽입물을 사용하는 관절 치환술은 최후에 선택해야 하는 구조적

치료로 분류된다. 이것은 첫 번째 치료로 관절 치환술을 권하지 않지만, 모든 기술을 근막 왜곡으로 분류하고 연결할 수 있음을 보여준다. 이것은 학제간 협력을 향상시킨다.

부작용 및 의사소통에 대한 일반적인 고려 사항

TB 치료에서 타박상은 흔한 부작용이다. TB가 만성적 일수록 유착박리의 시각적 분지로서 멍이 발생한다. TB, CD 및 HTP 통증 또한 치료 중 환자가 경험할 수 있으며 TB에서는 다음날에도 통증이 있을 수 있다.

다른 부작용은 드물고, FDM 교과서에서 자세히 공부할 수 있다. 근막 왜곡을 막기 위해 사용된 여러 특정 기술에 대한 상대적 금기 사항에도 동일한 내용이 적용된다.

치료의 평가

일반적으로 근막의 왜곡의 치료에 대한 평가는 기능적이다. 체중을 사용한 이동성 검사 및 스트레스 검사는 공통적이며 모든 기법을 시행한 직후에 수행된다. 결과의 평가 기준은 동작의 범위, 힘, 안정성 및 균형이기 때문에 환자와 치료자에게 똑같이 사용할 수 있다.

최종 고려 사항

현재, 근골격계는 근막 왜곡 모델의 중심에 있다. 이것은 Typaldos가 처음으로 근골격계의 증상호소와 치료법을 묘사한 이래로의 역사적인 이유 때문이다. 나중에 그의 교과서에서 그는 인간 심장의 근막 왜곡이 발목이나 무릎에서보다 훨씬 위험하기 때문에 심장에 주요 영향이 있을 것으로 기대한다고 말한다.

따라서 앞으로 증가하는 증상호소에 근막 왜곡 모델이 적용될 것으로 예상된다.

참고문헌

1. Typaldos S. FDM: Clinical and Theoretical Application of the Fascial Distortion Model within the Practice of Medicine and Surgery. Orthopathic Global Health Publications, 2002.
2. Duus P. Propriozeption. In: Neurologisch-topische Diagnostik, 7 Auflage. Thieme Verlag. 2001, pp.10–30.
3. Sherrington, C. S. The Integrative Action of the Nervous System. New York: Charles Scribner's Sons, 1906.
4. Rotschuh K. Konzepte der Medizin in Vergangenheit und Gegenwart. Stuttgart: Hippokrates Verlag, 1978.
5. Huber H. 'Was ist Wahrheit?' Überblick zu aktuellen Wahrheitstheorien. Aufklärung und Kritik. 2002;1:96–103.
6. Jensen M. C., Brant-Zawadzki M. N., Obuchowski N. et al. Magnetic resonance imaging of the lumbar spine in people without back pain. N Engl J Med. 1994, 14;331(2):69–73.
7. Riva-Rocci S. Un nuovo sfigmomanometro. Gazz Med Torino. 1896;47:981, 1001.
8. Korotkow N. S. On methods of studying blood pressure. Bull Imperial Acad Med (St Petersburg). 1905;4:365.
9. Stochkendahl M. J., Christensen H. W., Hartvigsen J.et al. Manual examination of the spine, a systematic critical literature review of reproducibility. J Manipulative Physiol Ther. 2006;29(6):475–485.
10. Seffinger M. A., Najm W. I., Mishra S. I. et al. Reliability of spinal palpation for diagnosis of back and neck pain: a systematic review of the literature. Spine. 2004;29(19):E413–425.
11. Haneline M. T., Young M. A review of intraexaminer and interexaminer reliability of static spinal palpation: a literature synthesis. J Manipulative Physiol Ther. 2009;32(5):379–386.
12. Rogers J. S., Witt P. L., Gross M. T. et al. Simultaneous palpation of the craniosacral rate at the head and feet: intrarater and interrater reliability and rate comparisons. Phys Ther. 1998;78(11):1175–1185.
13. Meredith G. A study of the inter-rater reliability of passive spinal motion palpation of the cervical spine in an asymptomatic student population when assessed by experienced osteopaths. Thesis. British School of

Osteopathy, 2011.
14. Anker S. Interrater-Reliabilität bei der Beurteilung der Körpersprache nach dem Fasziendistorsionsmodell (FDM). Master Thesis zur Erlangung des Grades Master of Science in Osteopathie an der Donau Universität/Wiener Schule für Osteopathie, Wien, Juni 2011.
15. Stechmann K. Intertester-Reliabilität der Distorsionsklassifizierung anhand der Körpersprache nach den Prinzipien des Fasziendistorsionsmodells. These zur Erlangung des Grades Bachelor. HAWK Hochschule für Angewandte Wissenschaft und Kunst. Hildesheim, 2011.
16. Stein C., Fink M. et al. Untersuchung der Wirksamkeit einer manuellen Behandlungstechnik nach dem Faszien-Distorsions-Modell bei schmerzhaft eingeschränkter Schulterbeweglichkeit. Dissertation zur Erlangung des Doktorgrades der Medizin in der Medizinischen Hochschule, Hannover, 2008.
17. Rossmy C. Der Effekt desFasziendistorsionsmodells (FDM) auf die schmerzhaft eingeschränkte Abduktion der Schulter. Wissenschaftliche Arbeit zur Erlangung des 'DO-DROM' des Deutschen Registers Osteopathischer Medizin. College für angewandte Osteopathie. 2002.
18. Balagué F., Mannion A. F., Pellisé F., Cedraschi C. Non-specific low back pain. Lancet. 2012;379(9814):482–491.
19. Chou R., Fu R., Carrino J. A., Deyo R. A. Imaging strategies for low-back pain: systematic review and meta-analysis. Lancet. 2009;373(9662):463–472.
20. Typaldos S. P. Introduction to the Fascial Distortion Model. AAO Journal. Spring 1994; 17–34.
21. Bond D. Low back pain and episacral lipomas. Dynamic Chiropractic. 2000;18(19).
22. Copeman W. S. C., Ackerman W. L. 'Fibrositis' of the back. Quart J Med. 1944 April–July;13:37–51.
23. Dittrich R. J. The role of soft tissue lesions in low back pain. The British Journal of Physical Medicine. 1957 Oct; 233–238.
24. Dittrich R. J. Soft tissue lesion as cause of low back pain. American Journal of Surgery. 1956 Jan;80–85.
25. Typaldos S. P. Continuum technique. AAO Journal. Summer 1995;15–19.
26. Orford N. R., Saunders K., Merriman E. et al. Skeletal morbidity among survivors of critical illness. Crit Care Med. 2011 Jun;39(6):1295–1300.
27. Fukuoka H., Nishimura Y., Haruna M. et al. Effect of bed rest immobilization on metabolic turnover of bone and bone mineral density. J Gravit Physiol. 1997 Jan;4(1):75–81.
28. Scratcherd T., Grundy D. Calcium metabolism and the osteopenia of space flight. J Br Interplanet Soc. 1989 Aug;42(7):371–373.
29. Smith S. M., Zwart S. R., Heer M. et al. Men and women in space: bone loss and kidney stone risk after long-duration spaceflight. J Bone Miner Res. 2014 Jul;29(7):1639–1645.
30. Guimberteau J. C. 'Strolling under the skin.' Movie showing in vivo microscopic studies by J. C. Guimberteau MD.
31. Wright V., Dowson D. Lubrication and cartilage. J Anat. 1976 Feb;121(Pt 1):107–118.
32. Roques C. F., Bellet D., Boyer P. Biorheologic study of pathological synovial fluids, [Article in French] Rev Rhum Mal Osteoartic. 1978 Jun;45(6):383–387.
33. Goudoulas T. B., Kastrinakis E. G., Nychas S. G. Rheological study of synovial fluid obtained from dogs: healthy, pathological, and postsurgery, after spontaneous rupture of cranial cruciate ligament. Ann Biomed Eng. 2010 Jan;38(1):57–65.

36

스틸(Still) 기법의 실용적 응용

Christian Fossum

기술의 미덕으로 대중은 수 백년 전부터 유지되었던 진실인 정골요법과 접촉하게 되었다. 정골요법의 실용적인 가치, 성공 능력, 그리고 전문적인 정체성의 상당 부분은 실습을 통해 이루어졌다. A.T. Still은 치료를 통해 자신의 이론을 실현했다. 또한, 각 기법은 손에 쥐고 있는 조직에 대해 깊은 존중심을 갖고 실제의 문제와 구별하였다. 수행의 동일성은 없었으며 그의 기법에도 천편일률적인 공통점이 없었다. 그는 신체 기능 장애를 치료하는 기법을 사용하지 않았고 사람을 치료했다. 그의 작업 방법은 비정상적인 조직의 긴장과 반응을 조심스럽게 알아보는 것으로 구성되어 있었는데, 직접적으로 관련된 신경과 혈관이 있는 단일 조직에만 국한하지 않고 원위부의 조직도 포함하였다. 그는 환자를 치료할 때 초기 문제 또는 통증을 보상하려는 자연의 시도를 잘 알고 있었고, 살아있는 유기체 전체를 구성하는 메커니즘의 연결을 기반으로 문제를 발견하고 해결했다. 그것은 병태생리학적 과정, 발현 및 등록, 기법을 발전시키는 것을 시작으로 하여 힘들고 단조로운 일 또는 천편일률적 외관을 초월하는 끊임없는 탐구였다. 모든 경우에서, 그리고 이어지는 모든 치료법에서 새롭고 필수적인 다른 것이 발견되었다. 이 복잡한 사고방식은 종종 '찾아서 교정하고 그대로 남겨 두라'고 하는 Still의 자명한 이치로 추상화된다. 이것을 약간 확장하면, Still의 관점에서 환자를 치료하는 목적은 1) 인간의 건강하고 편안한, 완전한 기능을 방해하거나 방해하는 조직 (또는 부분)이 무엇이든 간에 '찾는 것', 2) 환자의 전반적인 상황에서 특정 기능을 필요로 할 때 적절하게 응답할 수 있도록 해당 조직 (또는 부분)을 적절히 '교정하는 것(fixing)'이다. 또한, '교정'에서, 각각의 경우에 있어서의 기술이나 조작은 순간적으로 변화하는 환자의 인식을 통해 고안되었다. 따라서 초기 교육에서 학생들은 일차 연구 대상으로서 환자와 함께 진료소에 일찍 소개되었고, 도수 치료 기법은 연구 대상으로 포함되지 않았는데 이는 개별 환자의 특이한 관점에 적합한 개별화되고 역동적인 기법을 고안하기 위한 필요성 때문이다. Still의 관점에서, 기법은 '병변'을 교정하기 위한 '조작'보다는 촉진과 환자의 인식에서 발달하였다.

평가

현재의 정골의학 문헌은 신체 기능 장애의 일부로서의 기능 또는 동작 손실의 평가 및 치료를 기술하기 위해 다양한 이론 및 규범적인 생체역학 모델을 사용한다. 주목할 만한 예로 Fryette의 관찰에 기초한 척추의 짝운동 원리뿐만 아니라 Mitchell Sr.가 처음 기술했던 것처럼 걷고 일상생활을 하는 동안 요대(pelvic girdle)에서 일어날 수 있는 가설을 포함한다. 초기의 정골의학에 좀 더 실험적이고 즉각적인 성격의 평가와 치료에 더 실용적인 접근법이 사용된 것으로 보인다. 농작을 도입할 때 규범적인 생체역학 모델보다 동작 및 조직의 반응을 기준으로 촉진 피드백을 사용하는 것이 치료 방향 및 위치를 결정하는 데 더 중요하다. 이러한 모델은 '작동 가능한 부트스트랩(bood-straps)'일 수 있어 비선형 조직 행동 및 평가와 치료에서 반응의 평가를 방해한다.

Still 기법의 변형을 사용할 때, 몇 가지 유형의 촉진 단서를 사용하여 조직 왜곡의 영역을 감지하고 조직 질감의 변화, 압력에 대한 주관적 감도, 국부 압력 및 전단에 대한 저항력의 증가, 수동적 동작의 도입을 포함한다. 일반적으로 촉진하는 손은 수신기의 역할을 하고 다른 손으로 조직과 관절 복합체에서 동작을 관찰한다. 근육 근막과 근막 긴장이 있는 영역을 촉진하여 예비 진단을 하고 구별하는 것은 기법을 적용하는 데 필수적이다. 동시에, 기능적 관계와 조직의 연속성을 평가하는 것은 국소 구조를 촉진하고 평가하는 동안 근막의 비정상적인 긴장에 중요할 수 있기 때문에 필수적이다. 또한 자세와 호흡의 변화에 따라 긴장과 긴장의 패턴이 어떻게 변화하는지 알아보기 위해 직립자세와 누워있는 자세 모두에서 기능 장애가 의심되는 영역의 표층 및 심층 부위를 촉진하고 평가하는 것이 임상적으로 유용하다.

Box 36.1

평가원칙의 요약

평가 원칙의 실례

'듣기', '보기', '느낌' 및 '움직이기'의 원리를 사용하여, 임상의는 중요한 영역에 집중해야 한다. 치료할 부위를 결정한 후 (근막 조직 왜곡을 동반한 신체 기능 장애) Still 기법을 변형시키기 전에 구체적으로 평가한다. 동작, 조직 및 운동 반응의 평가, 근막 이완 및 조직 장력과 견인력의 결합, 고유 동작 또는 근막 청취(fascial listening posts)를 포함한 대부분의 방법을 사용할 수 있다. 자세나 패턴을 유지하는 것 보다 조직 행동과 동작의 평가가 정적이 아닌 동적이어야 한다는 것이 핵심이다. 후자가 중요할 수도 있지만, 동작과 조직 반응이 기법을 알려 준다.

이 그림은 데카르트 좌표계를 보여 주고 있지만, 평가와 치료 동안에 조직과 조직 반응의 비선형 행동을 기억하는 것이 중요하다.

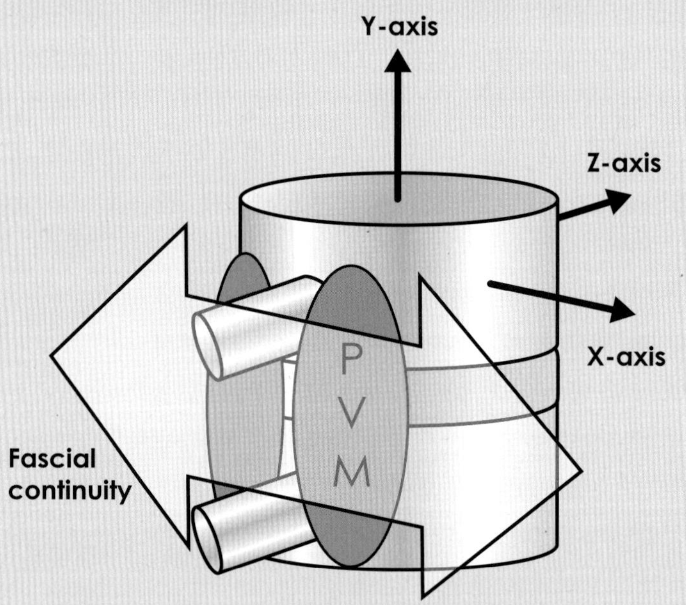

receiving hand	motion hand
조직의 질감 변화, 국소 압력에 대한 민감도, 조직의 압력 및 전단에 대한 저항성 증가, 수동 운동 도입에 대한 조직의 비정상적인 반응 감지한다.	뼈 또는 근막 지렛대를 통해 동작을 유도한다. • Y축: 회전, 견인 및 압축 • Z축: 측굴, 전방 및 후방 변형 • X축: 굴곡 및 신전, 측면 변형

평가 원칙에 대한 요약은 Box 36.1에서 찾아 볼 수 있다.

치료 기법의 예

치료 기법의 예는 표 36.1 및 36.2를 참조하라.

표 36.1
Sibson 근막과 앉은 자세에서 첫 번째 늑골의 치료
(그림 36.1 참조)

응용 해부학	흉막 돔의 근막 덮개는 심부의 척추 전 근막에서 발생학적으로 발달한다. Sibson의 근막은 1) 돔(흉막상막)을 덮는 근막 텐트와 2) 하부 경부와 첫 번째 늑골 내부(흉막상 밴드)의 여러 섬유성 인대 부속물로 나눌 수 있다. 후자는 상완 신경총의 하부(C8–T1: 척골 신경)를 통과한다. Sibson의 근막과 성상신경절 사이에는 밀접한 지형학적 관계가 있다. 흉관은 림프가 전신 순환계로 들어가는 쇄골하정맥과 내부 경정맥이 융합하기 전에 Sibson의 근막을 두 번 관통한다 (그림 36.2와 36.3).
환자 자세	환자는 환자의 뒤에 서있는 의사와 함께 앉아있다. 예: 오른쪽의 치료
기술 자세	• 왼쪽 엄지손가락은 첫 번째 늑골의 뒤쪽 머리를 촉진하고, 손가락은 동일한 늑골의 축(shaft) 부위에 있는 조직을 촉진한다. • 오른손으로 환자의 오른 팔꿈치를 접촉하고, 환자의 팔은 후방으로 움직이는 동시에 왼손으로 첫 번째 늑골을 전하방으로 가볍게 민다. 늑골을 척추에서 분리된다. • 후방 자세에서, 환자의 팔꿈치를 환자의 등 뒤로 가져가는 동시에 견관절을 부드럽게 외회전한다. • 환자의 팔꿈치와 첫 번째 늑골의 머리에 있는 후방 접촉부 사이에 압박을 가한다.
활성화 힘	관절조작: • 압박을 유지하는 동안 환자의 팔꿈치는 환자의 등 뒤에서 긴장을 유지하면서 위쪽으로 움직인다. • 견관절이 팔꿈치를 자연스럽게 바깥쪽으로 밀면 압박이 완화되고 광범위한 동작에서 팔은 환자의 가슴을 가로질러 움직인다. • 처음부터 끝까지 전체 움직임은 '크롤 영법(crawl swim)'과 비슷하다. 장벽의 반사: • 위치를 정하고 압박을 가한 후, 견관절을 최소한 또는 약간 외회전하면서 리듬감 있고 부드러운 압박을 가하라. 이 부드럽고 리듬감 있는 활성력은 제 2 늑골 머리 후방 영역이 이완될 때까지 계속한다.

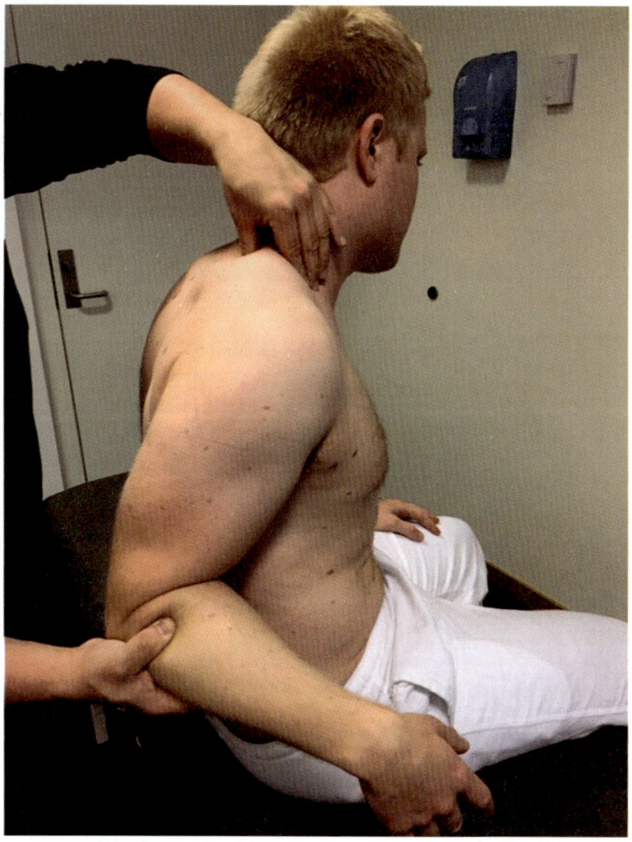

그림 36.1
Sibson 근막을 사용한 첫 번째 늑골의 치료. 관절 활성화 힘. 임상의는 왼손 엄지손가락으로 우측 첫 번째 늑골 머리에 댄다. 오른쪽 손으로 환자의 오른쪽 팔꿈치를 잡는다. 환자의 팔꿈치를 뒤쪽 방향으로 움직이는 동시에 척추를 앞뒤로 밀어 늑골을 척추에서 부드럽게 분리한다. 그런 다음 팔꿈치를 환자 뒤쪽으로 가져가는 동시에 관절상완관절을 부드럽게 외회전한다. 팔꿈치를 위로 들어올리는 동안 첫 번째 늑골과 팔꿈치 사이를 압박하고, 어깨의 자연스러운 회전을 통해 팔꿈치가 바깥으로 이동하면 팔이 환자의 가슴 앞을 가로질러 움직인다.

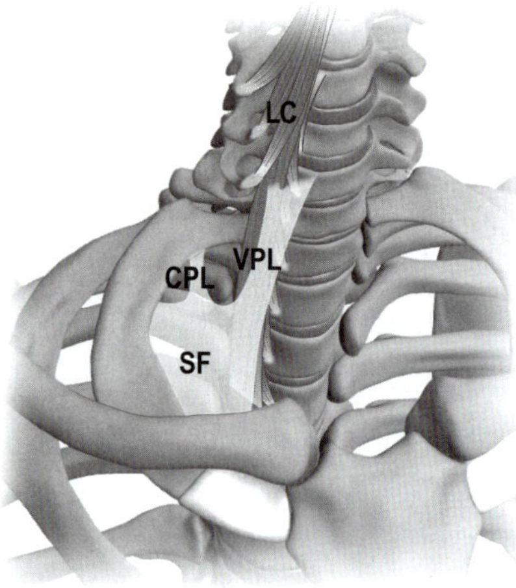

그림 36.2
흉막상막과 흉막상인대. CPL=늑골늑막인대, LC=경장근, SF=Sibson의 근막, VPL=척추늑막인대

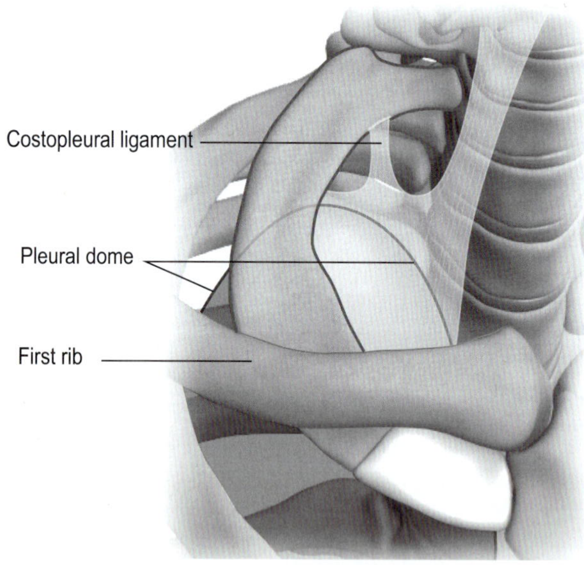

그림 36.3
늑골흉막인대(CPL) 및 흉막 돔이 있는 첫 번째 늑골. CPL은 Sibson 근막 (흉막상막)의 일부로, 첫 번째 늑골이나 상부 흉막 밴드 중 하나에 부착한다.

응용 해부학	횡격막은 복강과 흉강을 분리하고 하부 늑골과 흉요추 접합부 및 상부 요추에 부착하는 3개의 주요 부분으로 구성된다. 양측은 근막, 내흉근막 및 횡근 근막으로 덮여 있으며, 호흡기 및 순환기뿐만 아니라 근막과 근막-인대 연속성에 중요한 근육이다.
환자 자세	환자는 앉아있다.
기술 자세	• 치료사는 양 손을 사용하여 환자의 하부 늑골에 접촉하고, 부드러운 전방-후방 압박을 가한다. • 굴곡 및 신전, 측 방향으로의 이동 및 회전을 통해 동작의 선호도를 검사한다. • 동작에 대한 저항이 적은 세 방향은 과징되어 있고 겹쳐져 있다. 인징시키기 위해 추가적인 전방-후방 압박을 추가한다.
활성화 힘	병변의 과장: • 겹쳐진 세 방향의 압박을 유지한 후 관절조작 방식으로 2~3회 뒤집는다. 예: • 우측 횡격막이 치료된다. 그 위치는 굴곡, 좌측으로의 이동, 우측 회전으로 과장되어 있다. 전방-후방 압박을 추가한다. 반전 단계에서, 초기 동작은 환자를 신전시키고, 그 다음에 오른쪽으로의 측면 이동과 함께 좌측 회전을 결합한다. 이것을 연속 동작으로 2~3회 반복한다.

표 36.2
횡격막의 치료 (그림 36.4 참조)

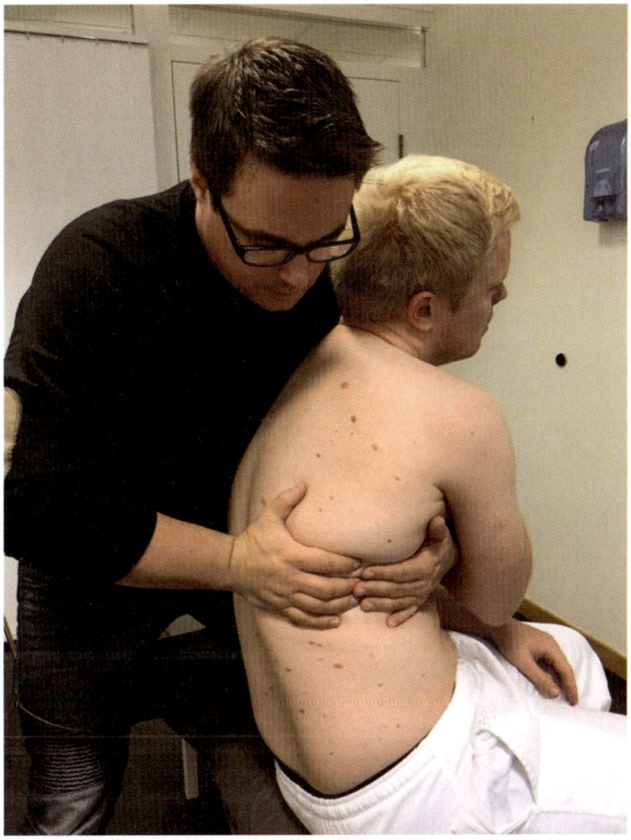

그림 36.4
오른쪽 반횡격막(hemidiaphragm) 치료법의 시연. 병변의 과장. 임상의는 하부 늑골을 앞에서 뒤로 (AP) 잡고 앞에서 뒤로 접촉한다. 부드럽게 압박한다. 그런 다음 가능한 세 곳 모두에서 편안함의 방향을 검사한다. 그리고 그 방향은 세 개의 평면을 모두 쌓은 생리학적 장벽에 의해 과장된다. 이 예에서는 좌측 굴곡, 이동 그리고 좌측 회전이 사용된다. 그런 다음 AP로 더 압축하고, 그 후 근막 연결과 함께 하부 늑골과 횡격막을 통한 관절 운동이 일어난다. 이 예에서 신전 및 우측 회전, 우측 이동한다. 검사를 다시 수행하기 전에 2~3번 부드럽고 매끄럽게 반복한다.

더 읽기

Van Buskirk R. L. (2006). The Still Technique Manual: Applications of a Rediscovered Technique of Andrew Taylor Still, M.D. 2nd edition. Indianapolis: American Academy of Osteopathy.

37

연부조직 치료

Laurie S. Hartmann

서론

정골의학 교육에서 연부조직 치료는 간과되거나 그 치료적 잠재력을 과소평가 하였지만, 정골의학의 필수적인 도수 접근 방법이다. 대신 연부조직 치료는 훈련을 통해 정골의학의 토대로서 강조되어야 한다. 이 접근법은 종종 다른 기법의 효과도 유도하므로 그 이유를 적절히 재검토 해야 한다. 연부조직 치료는 환자와 조직의 적절한 이완을 유도하고 결과적으로 외상, 불편함 또는 부작용을 일으키지 않는 다음 접근법을 준비할 수 있도록 한다.

연부조직 기법에는 무수히 많은 방법이 있지만 정골의학 교육에서는 일반적으로 몇 가지 방법만 가르친다. 그러나 그들은 모두 효율적이고 효과적이어서 필요한 이완을 성공적으로 유도한다.

이해

적응증

- 첫째, 환자에게 연부조직 기술을 사용하는 이유가 무엇인지 알아야 한다. 환자를 편안하게 하고 환자에게 임상의의 자신감을 줄 수 있다.
- 둘째, 임상의에게 조직에서 진행되고 있는 일에 대해 좋은 느낌을 준다. 이것은 다른 기법을 적용할 때 관절 및 연부조직을 보다 잘 제어할 수 있게 해준다.
- 셋째, 더 구체적인 다음 접근법을 위해 조직을 준비한다. 관절과 조직의 기능을 변화시키고 향상시킬 것이다.
- 마지막으로, 이것은 환자와 조직에게 '기분 좋은' 요인을 제공하는 좋은 선택이다.

특정 연부조직 기법을 적절하게 사용하는 주된 목적은 문제가 있는 영역에서 보다 많은 근육을 이완시키고 환자와의 협력을 달성하는 것이다.

환자를 편안하게 하기 위해 연부조직을 사용하면 조직으로부터 좋은 느낌과 피드백을 얻을 수 있다. 이 '느낌'과 피드백은 더 많은 기법을 적용할 때 대단히 유용할 것이다. 조직의 반응은 치료에 사용할 접근법을 선택하는 데 가장 중요하다(그림 37.1, 37.2).

금기증

초기의 변형 이외에 조직에 염증이 발생한 경우, 염증 반응을 일으킬 이유를 알아낼 때까지 연부조직 치료를 하지 않는다. 환자를 만지기만 해도 통증이 유발된다면, 환자가 더 편안해질 때까지 기다려야 이 접근법의 이점을 충분히 누릴 수 있다. 어떤 사람이 환자에게 손을 댔을 때 환자가 불쾌감을 느끼는 경우에는 치료를 중지해야하며 우리가 조직을 통해 무엇을 하려고 하는지 완전히 이해해야한다. 우리가 치료하는 부위에 부종이 있다면 부종을 일으키는 원인을 찾아야 한다.

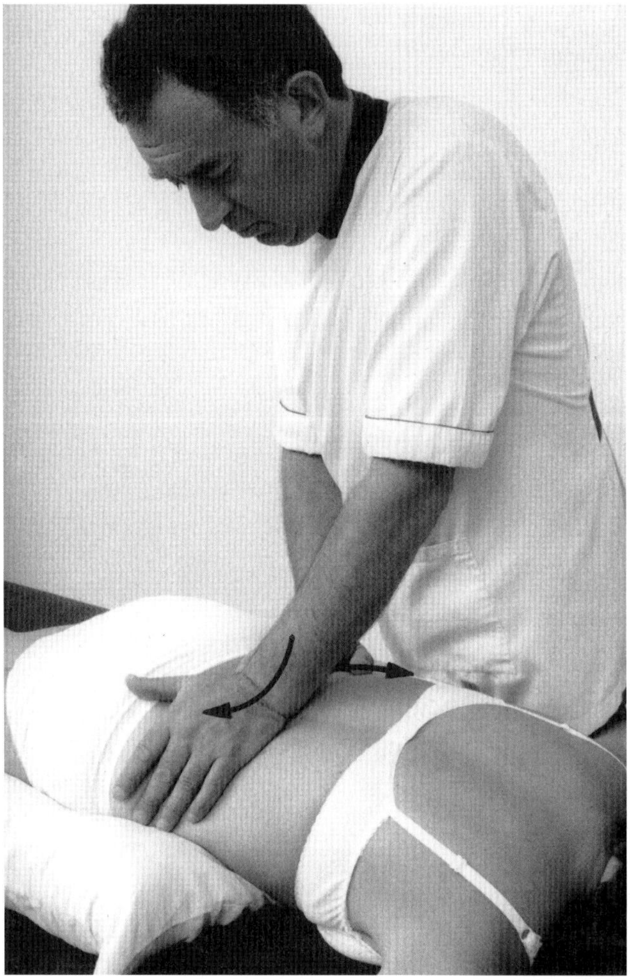

그림 37.1
요추의 심부 연부조직 치료. 복부 아래에 베개를 사용하는 것과 척추의 움직임을 제한하기 위해 다른 손을 사용하는 것에 주목한다.

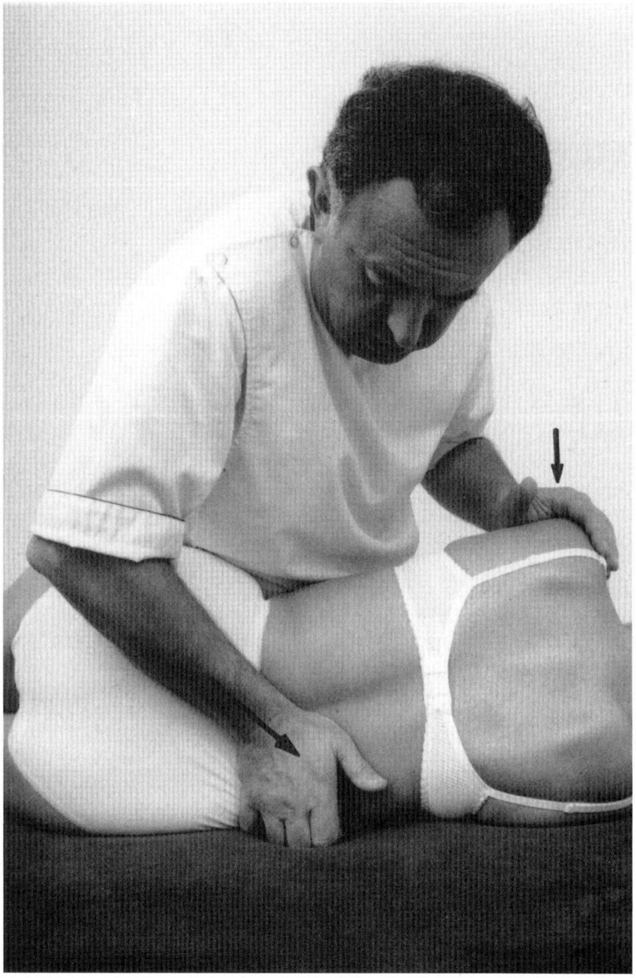

그림 37.2
옆으로 누운 환자의 하부 요추 연부조직 치료. 테이블 가까이에서 치료한다. 다른 손을 사용하여 환자를 안정화 시키고 임상의는 선 자세를 유지한다.

연부조직 치료를 적용하는 방법

환자에게 힘을 적용하는 여러 가지 방법이 있다.

- *억제 압력*: 근육이 이완 될 때까지 가하는 압력이다. 보통 30초까지 적용하며 환자가 통증을 심하게 느끼거나 움직이는 것을 두려워하는 경우에 효과적이다.
- *신장과 주무름*(kneading): 이 장에서 살펴볼 방법이다. 이것은 전 세계적으로 정골요법에서 사용되는 주요한 방법이다. 천천히 또는 빠르게 적용할 수 있다. 일반적인 방법보다 훨씬 느린 방법에서 가장 좋은 결과를 얻을 수 있다.
- *유연법*(Petrissage): 물리 치료사가 사용하는 방법이다. 매우 단단한 조직을 상당히 신장시켜 이완시킬 때 유용하다.
- *피부 굴리기*: 대부분의 정골의사들이 사용하지 않는 방법이지만 시간이 지남에 따라 환자가 많은 통증을 느끼고 조직에 더 큰 압력을 가할 필요가 있을 때 사용하는 방법이다.
- *심부 마찰*: 이 방법은 힘줄과 근육 말단에서, 순환 압

력의 증가에 대한 반응을 일으키는 데 유용하다.

- *가벼운 마사지*: 근육에 심부 압력을 주는 방법이다. 좀 더 편하게 하기 위해 때때로 윤활제를 사용한다. 깊이가 아주 깊지 않기 때문에 우리가 다른 방법으로 얻을 수 있는 이완을 만들어 내지는 않을 것이다.

이 방법들은 모두 정골의학의 한 부분을 차지한다. 일부 정골의사들은 하나 또는 그 이상을 선호할 것이지만, 우리가 여기서 논의하는 것은 심부 압력을 주어 근육을 이완시킨 다음 압력을 해제하는 일반적인 방법이다.

연부조직 적용의 메커니즘

대부분의 환자는 통증이 심한 부위에 행해지는 연부조직 치료를 좋아하는 것 같다. 이것은 자연스러운 접근 방식이며 상당히 도움이 되는 것으로 보인다. 어떤 사람들은 이 방법을 좋아하지 않고 보다 격렬한 치료 방법을 선호한다. 환자가 좋아하는 방법을 찾아내서 그 방법에 집중해야 한다. 접근 방법을 느리게 하면 대개 환자가 매우 빨리 이완되어 조직이 의사에게 잘 협조할 것이다. 이 중 많은 부분이 심리적인 방법이지만 이 방법이 효과가 있는 다른 이유가 있을 수 있다. 환자를 만지는 단순한 사실은 환자가 긴장을 풀고 그 과정에서 치료를 끝낼 수 있게 하는 매우 강력한 방법이다.

일반적인 원칙

치료 테이블의 높이

특정 연부조직을 치료할 때 고려해야 할 네 가지 측면이 있다. 첫 번째는 임상의의 균형이다. 오늘날 대부분의 임상의들은 높이를 조절할 수 있는 치료 테이블을 가지고 있다. 이것은 피로와 기능 장애를 예방하는 데 가장 효과적인데, 테이블의 높이는 각 기법에 맞게 조정되어야 한다. 많은 임상의들은 각 기법에 적합한 테이블의 높이가 얼마인지 생각하지 않고 치료를 시작하여 비효율적인 높이에서 치료에 임할 수도 있다. 따라서 연부조직 치료 과정을 개선하기 위한 첫 번째 고려사항은 테이블의 높이가 환자의 형태, 의사의 키, 적용하는 기법에 맞는지 확인하는 것이다.

임상의의 자세

임상의는 어깨 너비로 다리를 벌린다. 테이블이 너무 높으면 두 발을 가까이 놓고 테이블이 너무 낮으면 발을 넓게 벌린다. 이 두 가지 자세는 기법의 효율성을 감소시키고 치료자를 불필요하게 지치게 하므로 안정성이 떨어진다. 발을 어깨 너비만큼 벌릴 때 임상의의 요추 곡선이 더 정상적일 것이다. 이것은 기법에 맞는 올바른 위치에 신체를 두어 치료의 성공률을 올린다. 임상의의 다리 근육은 몸을 발의 중앙에 위치시키는데 훨씬 뛰어나며, 이 근육은 체간 근육처럼 쉽게 지치지 않는다.

조작

세 번째 고려사항은 환자를 다루는 것이다. 이것은 환자에게 자신감을 주는 데 매우 중요하다. 임상의는 팔꿈치를 완전히 신장하지 않고 동작 범위의 중간에 위치하도록 한다. 유용한 실험을 통해 이것이 중요하다는 것이 증명되었다. 환자는 눈을 감고, 임상의는 팔꿈치를 완전히 편 채로 환자에게 연부조직 치료를 적용한 다음 팔꿈치를 약간 굴곡하고 동일한 기법을 적용한다. 어느 것이 더 편안하고 통제력이 있고 효과적이었는지 환자에게 질문하라. 환자는 항상 굴곡한 팔꿈치 방식을 선택할 것이다! 환자는 항상 최상의 치료를 하는 의사를 선택할 것이다(그림 37.3).

긴장 감각

환자를 치료할 때 긴장 감각을 습득해야 한다. 임상의에게 긴장 감각이 없다면 기법을 수행하는 데 실제 필요한 것보다 더 많은 힘이 사용될 수 있다. 이것은 고속 추력 기법과 같은 분야에서 환자의 안락함과 안전에 매우 중요하다. 적당한 조작과 올바른 자세에서 조직의

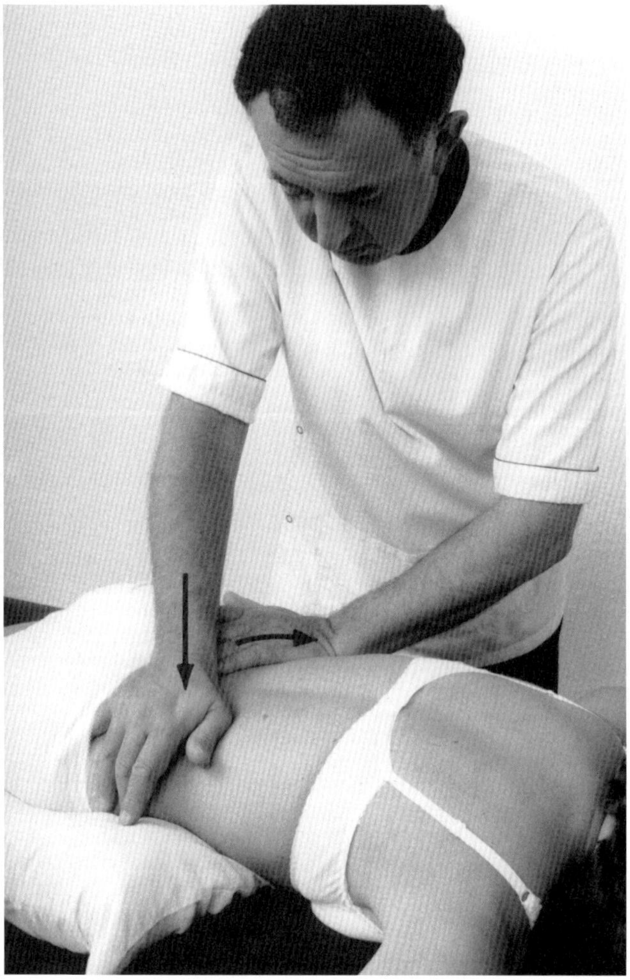

그림 37.3
팔꿈치를 구부리고 다른 손으로 움직임을 제한한다. 압력에 의해 신전되는 것을 줄이기 위해 복부 아래에 베개를 놓는다.

긴장을 느끼는 것이 더 쉽다. 균형이 잘 잡혀 있으면 발에서 무릎, 엉덩이 및 흉부를 거쳐 오른손으로 올라오는 고유감각을 사용하여 긴장감을 느낄 수 있다.

추가로, 미끄러지지 않는 바닥 깔개는 연부조직 치료 및 다른 기법에 매우 도움이 된다.

장벽의 감각

리듬감은 환자에게 휴식을 제공한다. 이완을 위해 연부조직 치료를 선택할 경우, 손을 이용하는 방법은 이를 달성하는 능력에 큰 영향을 미칠 것이다. 환자의 조직에서 느낄 수 있는 '장벽'의 감각은 배우는 데 시간이 걸린다. 이 '장벽'을 느끼기 위해 임상의는 그 지점에서 움직임을 제한하고 기능 장애 영역에 집중해야 한다. 이는 지렛대(즉, 측면 굽힘, 측면 이동, 회전, 압박 또는 환자의 호흡 사용)를 적용하여 달성할 수 있다. 목표는 최대 수의 지렛대를 사용하는 것이지만 각 지렛대의 최소 양을 사용한다. 이 개념과 원리가 연부조직 치료 및 추력 기법에 적용된다. 포컬 포인트(focal point)에 이 장벽을 만들면 효과가 극대화된다. 추력 기술을 사용하는 경우 장벽 감각을 느끼는 데 시간이 걸린다. 몇몇 임상의는 이 장벽 감각을 매우 빨리 습득할 것이다. 다른 사람들에게는 장벽에 대한 좋은 감각을 얻기 위해 더 많은 시간과 연습이 필요할 수 있다. 이 기법을 발달시키는 데 시간을 투자하면 환자의 증후과 증상이 호전될 확률이 높아진다. 연부조직 기법에서 근육이 최대의 효과를 '줄' 때 장벽 감각을 느낄 수 있다. 만약 나무 조각을 부러뜨리라는 요구를 받는다면, 먼저 나무를 부러뜨리는데 얼마나 많은 힘이 필요한지 알아보기 위해 나무를 조금 구부리려는 시도를 할 것이다. 최적의 상태에서 나무를 부러뜨리기 위해 나무를 뒤틀거나 구부려서 나무의 유연성을 취한 다음 장벽 지점에서 최종 추력 또는 충격을 가한다. 나무는 장력이 적용된 지점에서 부러진다. 이 같은 방법은 연부조직 긴장/장벽을 만드는 데 필요하다. 이 장력 지점에서 의사는 최소의 힘으로 최적의 결과를 얻을 수 있으며, 따라서 조직 손상이나 외상의 가능성을 최소화할 수 있다. 어떻든 연부조직 치료는 다른 기법만큼 구체적일 필요가 없다고 할 수 있다.

손바닥의 볼록한 부위를 먼저 사용한 다음 손의 나머지 부분을 환자 위로 굴린다(rolling). 환자들은 특히 의사의 접근을 볼 수 없는 경우 매우 안심할 수 있다(예를 들어 뒤에서 치료할 경우).

요약

치료가 진행되고 상담 및 치료를 위해 점점 더 많은 환자가 찾아오면 임상의는 에너지를 절약하는 법을 배워야한다. 에너지를 보존하는 가장 좋은 방법은 균형을 잘 유지하고, 테이블 높이를 정확히 하며, 연부조직 기법의 각 스트로크(stroke) 시간을 늦추는 것이다. 각 스트로크의 최적 길이는 5~7초 사이이어야 한다는 것이 입증되었다! 이를 통해 유체 교환이 가능하다(그림 37.4).

이것은 오랜 시간이 걸릴 것으로 보이지만 실제로는 환자와 조직에서 훨씬 빠르게 작동한다. 그러나 각 스트로크에서 이 느린 시간을 유지하기 위해서는 정확한 균형, 자세를 유지하는 것이 중요하다.

순서

실제 기법

연부조직 기법 자체는 위에서 언급한 것처럼 손을 사용하는 것으로 시작된다. 우리가 척추 기립근을 치료하고 있다고 가정해보자. 몇 초 동안 이 근육을 부드럽게 누른 다음 손의 각도와 압력을 가하는 손의 위치를 변경하여 더 좁은 영역을 다룰 수 있다. 우리가 가하는 압력을 따라 근육이 이완될 것이다. 같은 힘을 너무 빨리 가하면 환자의 불편한 저항감을 느낄 수 있다. 느리고 세련된 방법은 환자와 연부조직에서 좋은 이완을 유도하는 데 매우 효과적이다. 다시 말하자면, 당신이 치료하는 근육에 압력을 가하고, 저항을 만날 때까지 이 근육을 누른다. 그런 다음 근육이 이완될 때까지 몇 초 동안 유지한다. 3~4초 정도가 적당하다. 1~2초 동안 누르는 방향을 약간 바꿔 가면서 손을 미끄러지듯 움직일 수 있을 정도로 압력을 풀고, 주변 영역에서 이 과정을 반복한다. 이것이 환자와 조직에 매우 자극적일 수 있으므로 손을 떼면 안된다. 실험적으로, 처음 몇 번 이 방법을 시도해 보면 자신이 만든 이완의 양을 확인하기 위해 노력하고 있는 근육을 촉지할 수 있다. 당신은 당신이 경험할 효과에 놀랄 것이다. 이 방법은 느리고 지나치게 규칙적으로 보이지만 놀랍도록 빠른 결과를 만들어낸다. 연습을 통해 자동적이고 무의식적인 방법이 되면 오래 지속되고 빠른 결과를 얻을 수 있다. 또 하나는 임상의의 머리 위치이다. 머리를 척추와 나란히 유지하라. 환자의 협조를 통해 최적의 위치를 증명하는 또 다른 실험이 있다. 환자의 등을 보면서 머리를 아래로 하여 연부조직 스트로크를 적용해보고, 머리 위치를 척추에 맞추어 똑같은 과정을 시도한 다음 환자에게 어떤 방식이 좋았는지 즉, 첫 번째 또는 두 번째 스트로크에 대해 묻는다. 환자는 틀림없이 의사가 머리를 들고 치료하는 방법을 선호할 것이다!

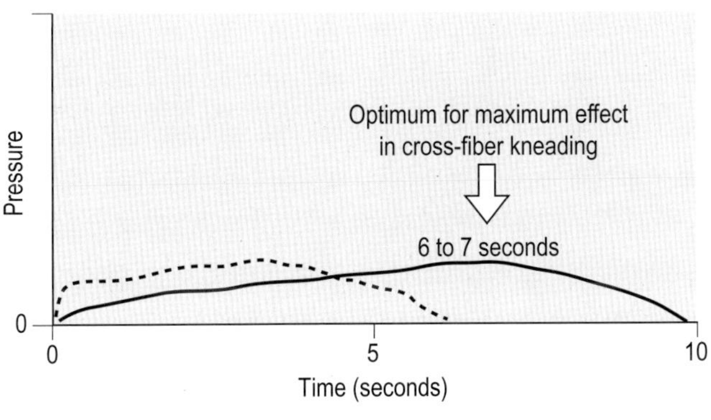

그림 37.4
척추의 연부조직 치료. 임상의는 가장 많이 사용할 5초 대신 총 7초를 기다리는 경우에만 최적의 결과를 얻을 수 있다.

임상의의 자세

임상의 다리 위치 또한 중요하다. 테이블을 허벅지 앞에 평행하게 두고 테이블 모서리에 가볍게 손을 댄 다음 당신의 발가락을 위로 하고, 당신이 테이블의 머리를 마주 하도록 하라. 이제 앞다리와 뒷다리가 있다. 뒷다리가 오른발이면 오른손이 왼손보다 강하다. 오른손을 강력하게 사용하고 싶지만 환자가 통증이 심하다면 더 부드럽게 해야 한다. 그러므로 왼손을 사용할 수 있다. 당신이 테이블의 다른 쪽에 서 있다면 반대로 적용된다. 다시 한 번, 당신이 이런 식으로 생각하고, 이 방법을 사용하기 시작할 때 당신의 두 손 사이에 어떤 차이가 있는지 그리고 환자가 선호하는 것이 있는지를 알아보아라. 대부분의 임상의들은 뒤에 있는 다리의 뒤꿈치를 바닥에서 떼고 있는 것을 선호한다. 이것은 환자의 조직에서 느껴지는 감각을 증가시킨다. 우리 직업에서 피드백은 매우 중요하다(그림 37.5).

임상의를 지지하기 위해서 테이블을 사용하면 이 기법이 더 효과적이 되고 환자를 균형의 수단으로 사용하지 않아도 된다. 테이블의 이러한 역할은 의사의 부담과 피로를 덜어준다.

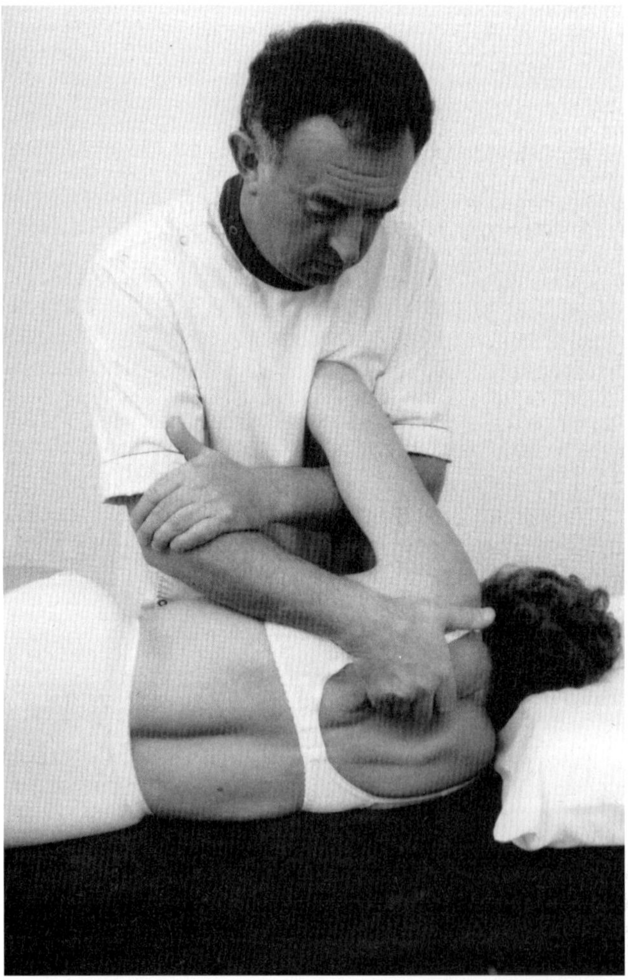

그림 37.5
옆으로 누운 환자의 어깨 근육 연부조직 치료. 이 방법은 환자를 효과적으로 고정시킬 수 있다. 임상의가 바로 서 있으므로 평소의 방법보다 피로가 적다.

연부조직을 치료 할 때 고려해야 할 변형

환자가 여전히 긴장을 풀기 어려워한다면 스트로크가 끝나기 전 1~2초 동안 의사가 호흡을 부드럽게 참았다가 스트로크의 끝에서 숨을 내쉬면 도움이 될 수 있다.

매우 단단한 근육에 압력을 가하기 위해 팔꿈치를 사용해야 할 때 다른 한 손을 동시에 사용하면 넓은 영역으로 하중을 분산시켜 환자를 더 편안하게 만들 수 있다.

임상의가 환자의 이완을 달성하기가 어렵다고 생각하는 경우, 연부조직 기법을 적용하는 동안 임상의가 잠시 눈을 감으면 치료에 도움이 된다. 당신에게 효과적인 방법을 알아보기 위해 다른 방법을 시도하라. 효과가 없다고 해도 다른 환자에게 유용할 수 있으므로 그 방법을 폐기하지 마라. 당신은 곧 그 방법이 어떤 종류의 환자에게 가장 적합한지를 배우게 될 것이다. 저자는 70%의 임상의가 환자를 치료하는 도중 눈을 감았을 때 환자가 아주 편안해진다는 것을 발견했다. 환자의 치료 결과에 영향을 미치는 것 중 다른 하나는 임상의가 자신의 마음을 자신의 등에 집중시키는 것이다. 환자는 무언가가 '다르다'는 것을 알아차릴 것이다. 어쩌면 더 좋을 수도 있고 그렇지 않을 수도 있다. 그러나 분명히 '다르다'. 이것은 환자가 근육을 이완 시키는데 어려움을 겪고 있는 경우 매우 유용한 방법이다. 긴장된 느낌을 자신의 등에 두면 환자는 매우 빨리 이완될 것이다. 흉부를 치료하고 있다면, 자신의 흉부에 집중하라. 요추 부위를 치료하는 경우, 자신의 요추 부위에 집중하라. 연습을 하면 환자에게 더 나은 압력을 제공하기 위해 매우 빠르게 작동할 것이다. 이것을 몇 주 동안 연습한 후에는 치료가 자연스러워지고 환자가 근육을 매우 빨리 이완할 수 있을 것이다.

임상 실습

대부분의 학생들은 손을 도구로 사용하지만 환자에게 일어나는 것을 별로 느끼지 않는다. 이것은 학생이 잠시 동안 손으로 베개에 압력을 가한 다음 환자 없이 기법을 수행하게 함으로써 극복할 수 있다. 이렇게 하면 자세가 효과적이고 치료에 적합한 위치에 놓이게 된다. 만약 불안정함을 느낀다면 자세를 개선하여 더 나은 상태로 유지해야한다. 환자를 치료할 때 몇 인치 정도 테이블을 올리면 해결되기도 한다. 그 다음의 실습을 위해서 우리는 테이블을 몇 인치 정도 올릴 필요가 있다.

첫째, 환자는 통증이 없는(가능하다면) 자세로 테이블 위에 눕는다. 환자는 옆으로 누운 자세, 앙와위 또는 엎드린 자세로 치료에 임할 수 있다. 엎드린 자세는 종종 환자에게 문제가 될 수 있으며 더 많은 문제를 야기할 수 있다. 엎드려서 치료하게 될 경우 요추 전만을 줄이기 위해 복부 아래에 작은 베개를 두어야 한다. 근육의 이완을 위해 옆으로 눕는 것을 선호한다. 테이블의 중심이 너무 멀리 떨어져 있으므로 의사가 적절한 자세를 취할 수 있도록 환자를 테이블의 가장자리에 더 가깝게 두어라. 피부를 가로 질러 손으로 미는 것이 목표가 아니라 피부를 통해 근육과 접촉하여 직접적으로 치료하는 것이다. 연부조직에서 손을 미끄러지듯 움직이는 것은 단지 피부를 문지르는 것이며 연부조직에서 유체 교환을 일으키지 않는다. 연부조직 기법은 이러한 방법을 사용한 후 잠시 동안 자연스럽게 느껴져야 하며, 이로 인해 신속하고 효과적이며 편안한 결과가 산출된다.

이 모든 사항을 동시에 변경하지 마라. 다른 환자를 추가로 치료하기 전에는 '집에 있는 것처럼' 하루에 1–2명만 치료하라. 이 방법을 사용하면 어느 부분이 치료에 가장 적합한지 아닌지를 평가할 수 있다.

결론

우리는 환자가 치료와 의사를 어떻게 느낄 것인가에 상당한 영향을 줄 수 있는 연부조직 기법 중 의사가 변경할 수 있는 많은 사항들이 있음을 알 수 있다. 요점을 되풀이 해보면, 이러한 기법들은 학생으로서 배운 것을 토대로 당신의 실력을 향상시키고 앞으로 나아갈 수 있도록 도와준다.

더 읽기

Hartman, L., 1997. Handbook of Osteopathic Technique. 3rd edn. Cengage Learning.

Lederman, E., 1997. Fundamentals of Manual Therapy. 1st edn. Edinburgh: Churchill Livingstone.

38

근막 조직의 진동 기법

Fabio Schröter

'... 정골의사가 글을 쓰려고 할 때, 나는 옛 저자들이 말했던 것과 논문의 인용문을 베끼는 것이 아닌 그가 사실이라고 알고 있는 것, 자신의 경험에 대한 결과를 스스로 한정하기를 바란다.'

A. T. Still (1899)

1998년부터 진동과 떨림을 이용한 정골의학적 치료 방법을 연구했던 Fulford 박사 이후, 저자는 개인적으로 이 치료 방식을 적용하고 있다. 그리고 이 치료 방법은 현상에서 수십된 경험을 바탕으로 환자에게 매우 유익하고 수행자에게도 굉장히 안전하다고 생각한다.

정골의학의 창시자인 A. T. Still 조차도 근막 치료를 매우 중요하게 생각한다. 이것은 Comeaux (Comeaux, 2002, 2008), Koss, (Fulford & Koss [n.d.]), O'Connell, (O'Connell, 2000)와 같은 현대 정골의사들의 연구에도 적용되는데, 이들은 근막을 자유롭게 하는 것은 환자의 전반적인 건강뿐만 아니라 인체를 구성하는 다양한 시스템에 매우 유익하다고 생각한다.

정골의학에서 잃어버린 요소 중 하나는 리듬이다. 수년 동안 수행자, 시험관 또는 선생님으로서의 역할을 해 온 저자는 다른 수행자들과 동료들의 진단 및 치료 능력을 높이 평가한다. 우리는 모두 철학의 적용과 정골의학적 치료 요법에서 성공과 좌절을 경험하였다. 그래서 저자는 성공을 입증한 기술을 바탕으로 *1세대* 정골의사가 사용하는 정골의학적 치료 중 하나인 리듬감 있고 역동적인 요소를 추천하고자 한다.

이 리듬감 있고 역동적인 요소를 진동으로 정의하며 손 또는 도구를 사용할 수 있다. 그것은 정골요법에 사용하기에 완벽하게 적합하다. Fulford 박사의 탁월한 가치와 친절에 감사드린다.

진동은 인체의 유체 역학, 대사 기능, 결합 조직 및 근막 조직의 특성, 인체의 생체 전기 구성 요소에 큰 영향을 미친다. 필자는 Judith A. O'Connell이 발표한 몇몇 연구와 관련하여 그녀의 책 *Bioelectric Fascial Activation and Release* (O'Connell, 2000)의 2장과 3장에 있는 DO FAAO를 언급하고자 한다. 매우 흥미로운 이 논문은 근막 조직의 기계 및 생체 전기 능력을 강조한다.

근막은 근육과 많은 층을 포함하여 전신을 감싸는 섬유 조직의 밴드 또는 시트이다. 이 조직에는 연속성이 있다. 이것은 신체 영역의 어떠한 움직임이나 스트레스가 결코 분리된 현상이 아니라 전반적으로 영향을 미친다는 것을 의미한다.

스트레스를 받거나 스트레스를 받은 후에 이것이 화학적, 외상성 또는 의원성인지 여부에 관계없이 근막 조직, 점도의 변화 및 일부 특성에 영향을 미쳐 기계적 능력이 저하되고 내분비 및 효소 분비를 일으킬 가능성이 있다. 따라서 이 과정은 자동 조절을 유지하지 못하는 신체의 무능함으로 나타날 수 있다.

이 동적 속성이 부족하면 움직임이 발생하지 않는다. 따라서 정상적인 신체 기능을 감소시켜 병리 현상을 유발한다. 정골의학적 의미에서의 병리는 역동성을 위한 극단적인 방법으로 정의될 수 있다.

진동을 적용하는 것이 인간의 질병 딜레마에 대한 명확한 해답을 찾는 수단은 아니지만, A. T. Still에서 기원한 정골요법의 철학을 고려할 때 인체의 자발적이고 자율적인 능력의 회복을 목표로 올바른 변화를 이끌어 낼 수 있는 방법이 될 수 있다.

위에서 설명한 진동 기법은 모든 측면에서 도수 요법으로 간주되어야 하며 그 다음 국가 보건 시스템에서 사용되는 치료 절차에 포함되어야 한다. 그러므로 정골의학 배경을 가진 수행자는 이것이 안전한 치료법일지라도 이것과 관련된 위험과 금기 사항이 여전히 있음을 염두에 두어야 한다.

현재 신체의 모든 부위에 진동이 사용되고 있지만, 이점이나 위험을 확인하는 연구는 없다. 예를 들어 내부 장기 또는 장기 주변을 둘러싼 근막에 진동을 사용하는 정골요법 치료를 위해 수행자는 해부학에 대한 철저한 지식과 환자의 전반적인 건강 상태 및 치료 기간뿐만 아니라 환자의 식이 및 기타 여러 요인을 고려해야 할 능력을 갖추어야 한다.

특히 혈류 역학적 영향과 관련하여 위에 언급된 요소들이 림프계에 미치는 영향을 특별히 고려해야 한다. 임상의는 철저하게 정골의학의 철학을 받아들이고 환자를 자극하기 위해 진동을 사용할지 또는 특정 구조에 대해 매우 분석적이고 정의된 방식으로 진동을 적용할지 결정해야 한다. 이 저자는 실제 해결책이 이 두 가지 극단의 어딘가에 있다고 생각한다. 특정 영역에 국한된 분석은 많은 유효한 치료 옵션 중 정골 치료 방법으로 진동을 적용할 가능성을 감소시킬 것이다. 다른 한편으로, 지나치게 광범위한 접근법은 치료 흐름으로 이어질 수 있는 순간적 특수성을 고려하지 않는다. 그러므로 내가 수년 동안 치료했던 수천 건의 사례를 고려해 볼 때, 요즘 나의 목표는 인체 내에서 기법이 만들어내는 자유에 초점을 맞추어 광범위하고 분석적인 방법으로 환자를 지속적으로 평가하는 것이다.

진동을 사용하는 근막 치료 접근법은 현재의 움직임 또는 최소의 움직임에 중점을 두는데, 이것은 외부의 힘을 사용하지 않고 환자에서 관찰할 수 있는 자연스러운 움직임이다. Fulford 박사에 따르면 이 움직임은 인간의 모든 생명 에너지를 나타낸다. 그의 생각은 L-Field 연구로 유명한 예일 대학의 신경 해부학자 Harold Burr 박사의 연구에 기반을 두고 있다. 오늘날 정골의학 분야의 과학자들은 조직의 촉진을 통해 얻어진 감각적인 느낌을 가능한 한 객관적으로 만드는 것을 목표로 삼아야 한다. 이 저자는 특히 근막 조직을 언급할 때 치료 효능과 정골요법을 객관적으로 만드는 능력이 과학과 지식 사이에서 균형 잡힌 관계의 동등한 결과가 되어야 한다고 생각한다. 여러 해 동안 아이디어와 임상적 견해를 완벽하게 만든 합리적인 능력 및 실험실 검사를 이 분야에서 우리가 얻은 경험과 결합해야 한다. 예를 들어, 치료가 이루어지는 순간 그 장소에서 의도와 시각적 표현은 분리할 수 없다. 이것은 우리가 동역학적 진동 에너지를 조직에 '주고' 싶을 때 특히 고려해야 한다.

Still, Sutherland, Fulford 에 따르면 근막은 광범위하게 치료해야 한다. 모든 세부 사항을 분석하는 것이 수행자가 환자 개인의 전체적인 복잡성에 집중할 수 없게 만드는 것을 의미하지는 않는다. 이들의 근본적인 생각은 근막 조직이 자유롭고 건강하며 광범위하게 자신의 생리를 표현할 수 있을 때에만 생명력이 전체 개체를 지배할 수 있다는 것이다. 뼈처럼 근막도 전기를 전도할 수 있다. 우리는 이제 이 조직들의 압전 특성을 고려한다. 신체에서 발생하는 많은 다른 대사 과정과 마찬가지로 그 효과는 움직임에 의존한다. 이 압전 특성은 근막과 뼈의 결합 구성 요소에 따라 달라지며, 압축 또는 팽창/긴장 여부에 따라 음전하 또는 양전하를 가질 수 있다.

호흡계와 근골격계의 기능을 향상시켜 체액의 움직임을 자유롭게 하고 개인의 생체 역학적 복잡성을 염두에 두는 것이 목표이다. 우리는 근막의 연속성이 전기를 전달할 수 있는 자체 능력을 허용하는 경우에만 이 복잡성이 기능적으로 필수적이라는 사실을 기억해야 한다(O'Connell, 2000).

앞에서 언급한 것처럼 Fulford 박사는 근막에 진동을 가함으로써 전기장이 활성화될 수 있으며, 진동 기법이 잘 적용되면 근막 내 갇힌 에너지를 제거하고 조직 내 정상적인 생리적 과정을 활성화할 수 있다고 말했다. 따라서 이 진동은 여러 유형의 외상(화학적, 정서적, 신체적)과는 독립적으로 치유 과정을 시작하는 데 사용될 수 있다.

이 시점에서 우리는 개인의 신체적, 감정적, 생리적 구성 요소를 분할할 수 없고 사람은 육체, 정신 및 영(spirit)의 단위라는 것을 상기해야 한다. 수년 동안 수집된 자료를 고려할 때 이 개념은 오늘날 정신의학적 특성으로 간주하는 병리 현상을 다루었던 1세대의 정골의사들에게 잘 알려져 있었다(Hildreth, 1942).

프로토콜

위에서 설명한 것처럼, 저자는 정골의학 분야의 프로토콜에 대해 이야기하고 싶지 않지만 환자 평가 절차에 대한 최소한의 지침을 원한다면 다음과 같은 고전적 접근 방식을 따를 수 있다.

환자의 하체에서부터 머리까지, 우리는 AOA가 발표한 매개 변수에 따라 정확하게 움직이지 않는 신체 부위를 찾는다(TART – 압통점, 비대칭, 운동 범위, 조직의 질감 변화). 또한, 내재한 비자발적인 운동성으로 모든 시스템을 평가해야 한다. 신진대사가 정상인 경우 평가된 모든 분절은 온도와 팽창 또는 수축을 나타낼 수 있어야 한다. 위에서 언급했듯이, 임상의에게 증명하기 위해 우리는 새로운 과학 언어를 성장시키고, 이 새로운 감각적인 언어가 자신의 객관적인 존엄성을 가지도록 한다. 다음의 11가지 요점은 Fulford 박사의 양식과 Zachary Comeaux, Paula Eschruth, Richard Koss 박사가 발표한 고려사항 및 개선사항에 근거한 저자의 아이디어(25년간의 경험으로 개발한 것)이다. 이들의 논의 후 Fulford 박사가 연구한 인체의 진동적 측면에 대한 생각, 철학 및 개념을 이 짧은 장에서 정량화하는 것은 불가능하다. 다음은 오늘날 물리적, 형이상학적인 철학 지식을 따르는 보다 현대적이고 발전된 연구를 위한 독창적인 생각이나 자극이다.

1. 환자가 앙와위로 있는 동안 호흡 기능을 관찰하라. 왼쪽 측면(앞쪽 부분)의 늑골 5, 6, 7의 기능 장애 영역은 외상성 쇼크의 결과이다. Fulford 박사는 왼쪽 폐의 더 큰 확장에 의한 횡격막 비대칭(그림 38.1)이라고 진단할 것이다. 저자는 그 영역이 매우 민감하고 때로는 조직이 개인의 인생 이야기를 '저장(deposit)'하는 것과 같은 감정적인 충격이 만들어질 수 있으므로 부드럽고 길지 않은 접촉을 제안한다. 따라서 신체 일부 영역을 공격적으로 오랜 시간 촉진하면 사람에게 큰 영향을 줄 수 있다.
2. 흉부 호흡이나 건강한 피실험자의 1차 호흡에 주의를 기울이면서 흉곽의 양측을 촉진하라(그림 38.2). 1차 호흡과 흉부 호흡은 흉부 내 근막에서 어떤 저항 없이 리듬과 진폭이 유사해지도록 노력할 것이며 호흡은 양측 모두에서 균질할 것이다.
3. 하체: 무릎, 복사뼈 및 골간막을 평가하라. 이러한 요소 중 하나라도 기능 장애가 있는 경우 골반 메커니즘이나 근막을 통해서 횡격막에 영향을 줄 수 있는데 이것을 상행 병변이라고 한다.
4. 주상골, 입방골, 중족골의 안정성과 설상골과의 전

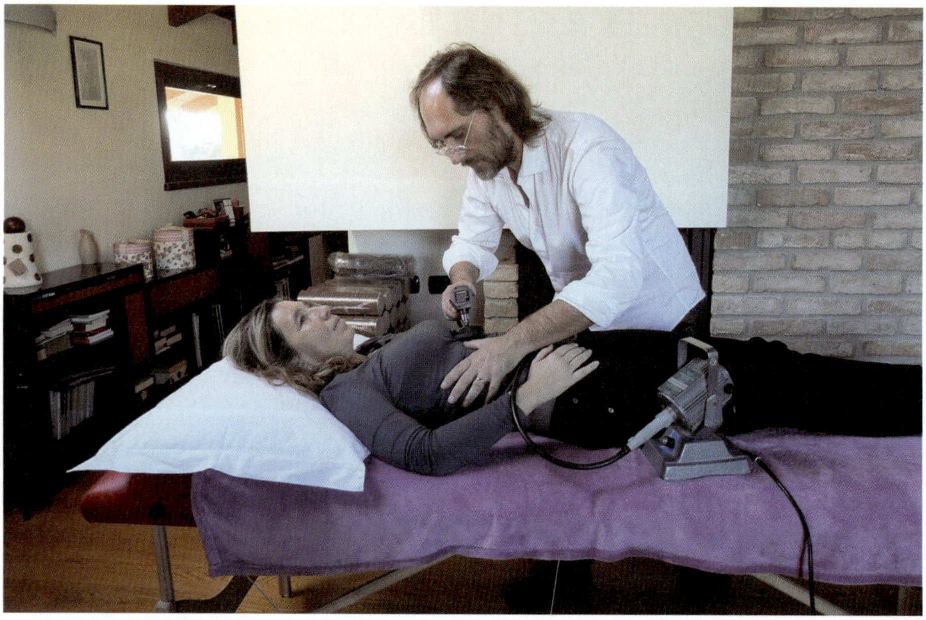

그림 38.1
호흡 기능 평가.

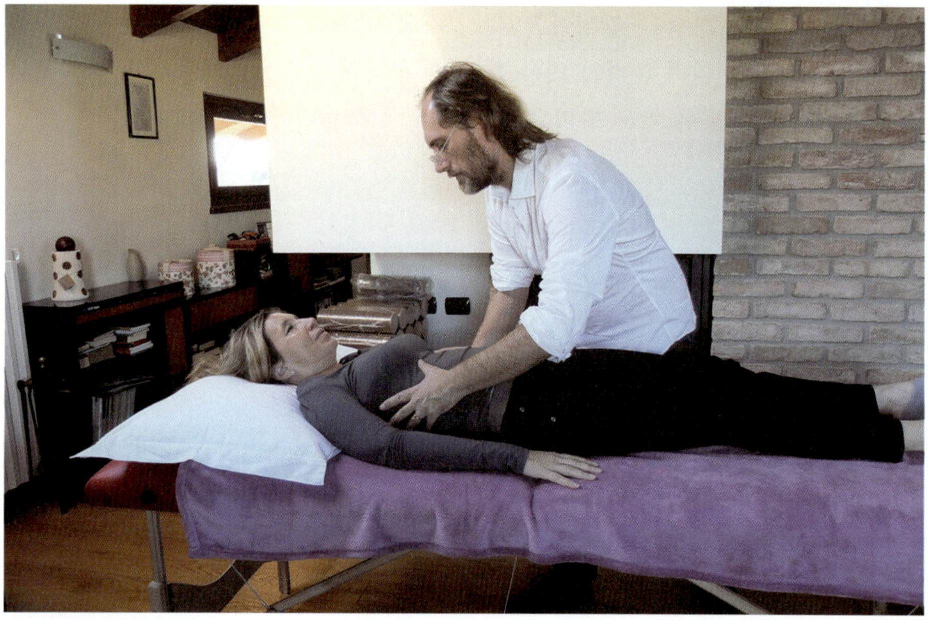

그림 38.2
양측 흉곽의 촉진.

후 관계를 점검하라. 족저근막의 이동성은 림프액 및 혈류의 자유 순환을 허용하고, 걷는 동안 탄성을 제공하는 그 자체의 특성이 주된 목표가 되어야 한다.

5. 대퇴골의 내측 및 외측 회전과 전방 및 후방으로 움직이는 능력을 평가하라(그림 38.3). 원형 운동과 같은 넓은 움직임을 사용하거나 관절 자체에 보다 국한된 움직임을 사용하여 이동성 검사를 수행하는 것이 좋다. 보다 객관적이고 안전한 임상 증거를 얻기 위해 경험이 많지 않은 수행자가 이러한 검사를 수행할 수 있다. 압력 검사를 기반으로 하는 경우 촉진이 보다 인체공학적이며 사용하기 쉽다.

6. 환자가 반듯이 누운 자세에서 천장 관절의 이동성을 평가하라. 신장, 방광 등과 같은 내장과의 연결을 염두에 두어라.

7. 천장 관절을 치료할 때 환자를 옆으로 눕혀 미골에 더 많은 분석적 촉진을 하라. 흉추와 늑골 (C7–T1

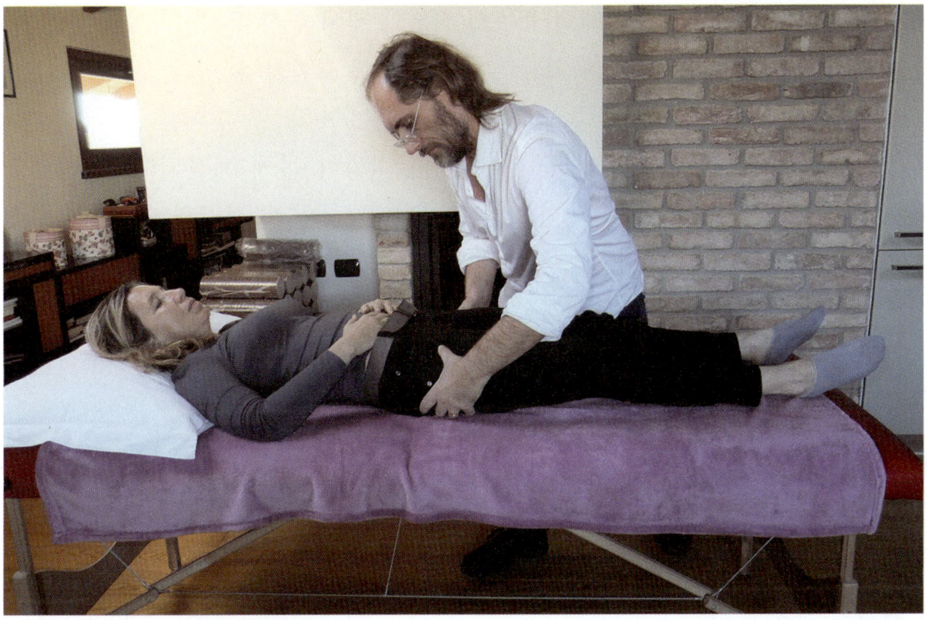

그림 38.3
대퇴골의 이동성 검사.

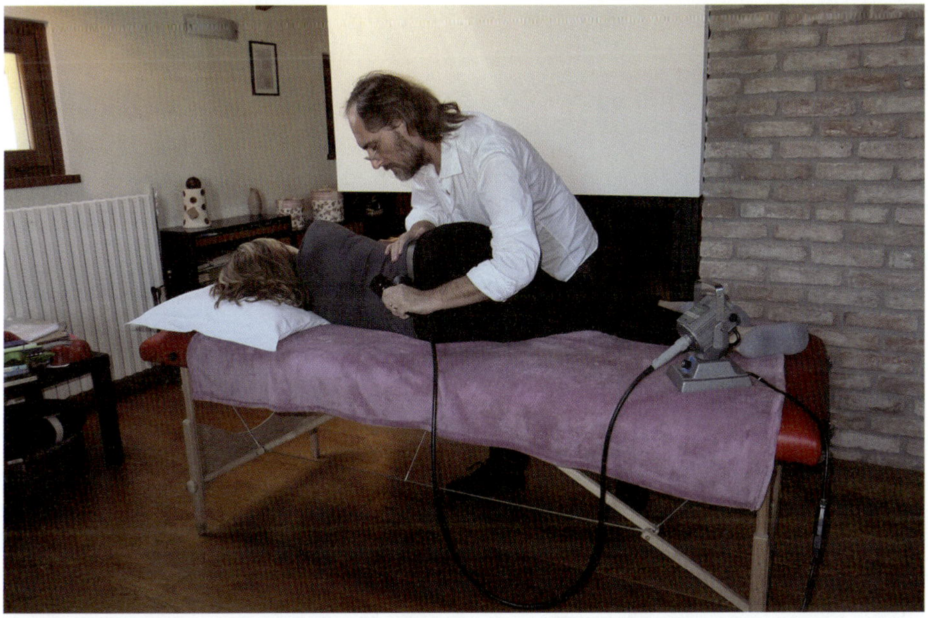

그림 38.4
천장관절 치료.

– 상부 흉부 횡격막) 사이의 여러 관절을 고려하여 이행 영역 T12/L1 (횡격막)을 평가하라. Fulford 박사는 근막의 강한 접힘으로 인한 L3 (그림 38.4) 및 C3의 중요성을 강조했다. 천장관절 또는 천미골관절을 치료하는 것이 골반격막을 완전히 자유롭게 하는 데 도움이 된다.

8. 환자가 반듯이 누운 자세에서 상지를 평가하라. 상지는 움직임의 전체 범위로 상승해야 한다. 쇄골과 흉부 근육 바로 아래에서 만질 수 있는 쇄골과 늑골을 평가하라. 위에서 언급한 것처럼 양측이 자유롭고 정량적으로 대칭이 되어야 하므로 호흡을 주시하라.

9. 상지를 평가하라. 팔꿈치를 바깥쪽으로 그리고 안쪽으로 그리고 그 반대 방향으로 움직이고, 회내 및 회외를 시험하고, 골간막과 손목 및 중수골의 전후 움직임을 느껴보라. 손목의 반복적인 움직임이 이 부

위를 제한할 수 있기 때문에 여기서는 손바닥 근막을 평가하는 것이 목적이며 이것은 상지의 체액에 펌핑 효과를 주는 데 매우 중요하다.

10. 두개골과 안면골에 부드러운 압력을 주어 평가하라(그림 38.5). 환자를 앙와위 자세로 유지하여 뼈 및/또는 봉합 부위의 단단한 부위를 찾는다. 저자는 대상이 비록 성인이고, 수년에 걸쳐 그 구조가 더욱 단단해졌다 하더라도 압력은 극도로 완만해야 한다고 권고한다. 촉진 압력이 클수록 임상의는 지각적 측면을 얻지 못하게 됨을 명심하라. 천막(tentorium)과 겸상막(falx)에 집중하라.

11. C0/C1/C2 영역을 평가하라. 경막과 후두직근 사이의 교환은 근막 연결로 인해 이 영역을 매우 흥미롭게 만든다. 환자는 앙와위 자세로 유지한다. 환자에게 입을 벌려보라고 요청하거나 한쪽에서 다른 쪽으로 부드럽게 병진 운동을 하게 하여 악관절을 평가하라.

참고: 기능 장애 영역에서 특히 손이나 도구(Fulford's 타진망치)를 이용한 진동 기법을 사용할 때 대후두공 위아래의 균형을 찾는 것이 중요하다. 대후두공 위와 아래의 요동의 진폭과 질이 항상 유사한 것이 이상적이므로 치료의 부수 효과를 포함할 수 있다.

정골의학은 모든 외상이 몸에 저장된다고 믿는 유일한 치료법이 아니다. 동양과 서양의 여러 다른 전통 의학은 신체적, 화학적 또는 감정적 외상이 인체 근막에 저장되어 생체 전기, 효소, 기계 및 생리학적 특성을 변화시킨다는 것을 인식하고 있다(Reich, 1963; Nicholls, 2012 Johari, 1996).

어떤 성격의 외상이든, 앞서 언급한 압전 효과를 통해 운동 에너지는 전기로 변환된다. 누군가를 치료할 때 이 개념을 사용할 수 있다. 그러므로 우리는 조직에 치료 부위의 에너지 잠재력을 긍정적으로 바꿀 수 있는 기계적 자극을 줄 수 있다.

재료

저자는 수동 진동과 Fulford의 타진망치(그림 38.6)를 조합하여 사용한다. 수동 진동은 수행자의 노력이 더 필요하다. 도구로 생성된 진동은 자체적으로 치료 효과를 창출하는 데 반드시 필요한 것은 아니다. 이 때문에 Fulford의 타진망치와 수동 진동의 조합이 선호된다.

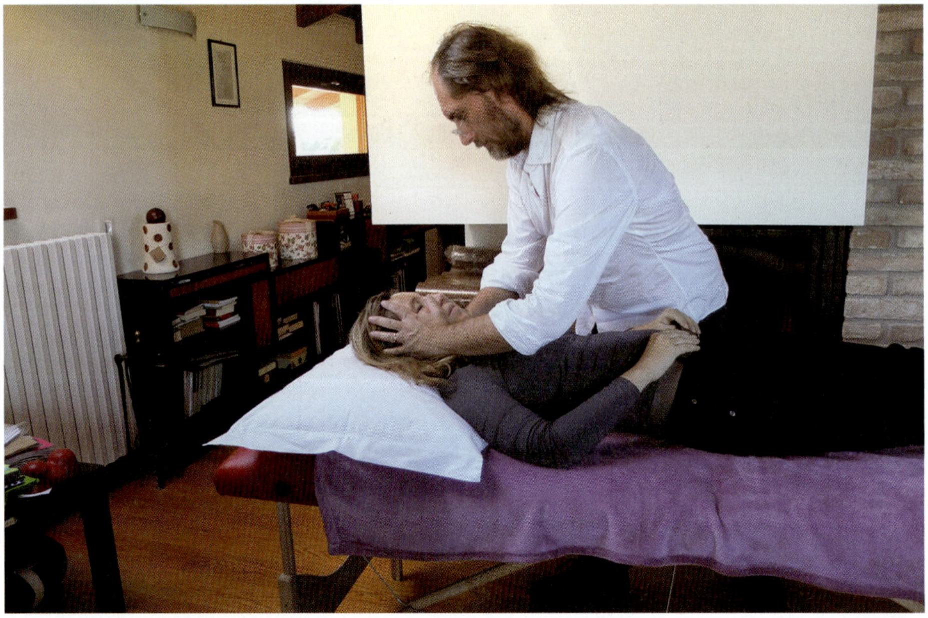

그림 38.5
두개골 및 안면골의 평가.

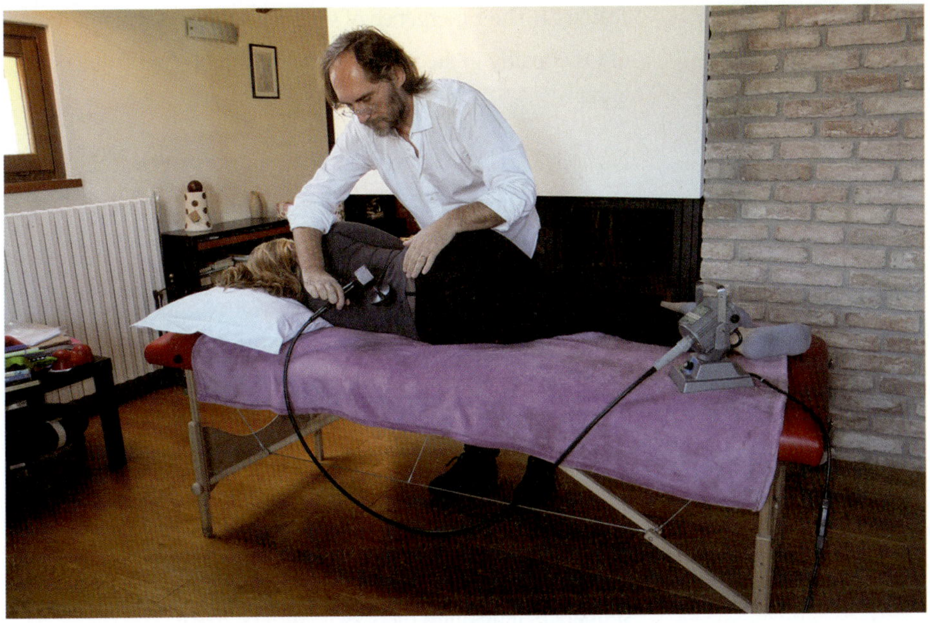

그림 38.6
수동 진동과 결합한 Fulford 타진기.

특히 첫 번째 치료 중 도구의 주파수는 medium gamma 쪽으로 한다. 도구 속도의 75%를 거의 넘지 않는다. 많은 수행자들은 수년에 걸쳐 도구 사용에 대한 신뢰를 쌓고 장단점에 대해 더 이해하였다. 이미 언급했듯이 Fulford박사가 이 정골의학적 접근법을 사용하고자 하는 모든 사람에게 요구했던 것처럼 이것을 사용할 수 있는 능력은 이것을 사용하기 위해 훈련하기로 결정한 개인에 달려 있다.

치료를 받은 환자는 좋은 결과와 최소한의 금기 사항과 함께 다른 건강 상태를 보였다. 소아와 노인 환자들은 높은 내성과 좋은 결과를 보였으며, 특히 만성 기능장애가 있는 근막에 잘 나타났다. 진단 도구를 개발하고 치료가 필요한 영역에 초점을 맞춤으로써 치료 효과가 증가하고 치료 기간이 단축되었다. 잘 훈련된 수행자는 30분 안에 완전히 치료하고 올바르게 교정할 수 있다.

이 기법은 근골격계 내 근막의 고밀도 영역뿐만 아니라 내장에도 적용되었다. 어떤 경우에는 아픈 환자를 치료할 때 금기 사항이 있을 것이다. 금기 사항이 위험하지 않더라도 특별한 주의와 최소한의 치료 시간이 필요하다. 진동은 세포 증식을 촉진할 수 있기 때문에 이 치료법은 특히 종양과 관련된 질병을 앓고 있는 환자에게는 금기이다. 최근에 골절되거나 수술을 받은 환자에게도 동일하게 적용된다.

눈과 같은 고감도 근막 영역은 피하는 것이 중요하다. 임산부에게 치료가 필요한 경우 복부에서 멀리 떨어진 곳을 매우 낮은 주파수를 이용하여 치료할 수 있다.

위에서 설명한 내용은 도구를 사용하거나 수동으로 진동을 적용하는 경우에도 해당된다. 이 장의 시작 부분에서 언급했듯이, 우리가 외상 사건에서 사용하지 않는 리듬감 있고 역동적인 요소를 근막계에 도입하는 것이 매우 중요하다. 진동을 사용할 때 너무 많은 힘 또는 높은 주파수는 쓸모가 없고 때로는 위험하다. 수행자는 리듬감 있고 균형 잡힌 교환을 목표로 해야 한다. 오늘날의 연구에 따르면 히스타민, 프로스타글란딘의 축적 및 기타 염증전 단백질 분비는 조직을 약화시키는 경향이 있다. 따라서 배수(drainage)를 개선하기 위해 인접한 영역에서 치료하는 것이 좋다.

참고문헌과 추가 읽기

AAA Convocation. Bioelectric Fascial Activation and Release: A Bioenergetic Holographic Approach. 2013.

Anthroposophical leading thoughts: from nature to sub-nature. Online since July, 30, 2002. Available at: http://wn.rsarchive.org/Books/GA026/English/RSP1973/GA026_c29.html [accessed April 6, 2016].

Attlee T. Cranio-Sacral Integration: Foundation. Springing Dragon, 2012.

Comeaux Z. Robert Fulford, D.O. and the Philosopher Physician. Seattle, WA: Eastland Press, 2002.

Comeaux Z. Harmonic Healing. North Atlantic Books, 2008.

Fulford R. C. Are We on the Path? The Collected Works of Robert C. Fulford D.O. Cranial Press, 2003.

Fulford R. C. Koss R. W. Dr. Fulford's Basic Percussor Course with Drs. Fulford and Koss. DVD. (Distribution and duplication authorized by Drs. Fulford and Koss.) [n. d.]

Hildreth A. G. The Lengthening Shadow of Dr. Andrew Taylor Still. Mrs. A. G. Hildreth and Mrs. A. E. Van Vleck, 1942.

Johari H. Ayurvedic Massage: Traditional Indian Techniques for Balancing Body and Mind. Healing Arts Press, 1996.

Jealous J. The Emergence of Originality: A Biodynamic View of Osteopathy in theCranial Field. Self-published. Franconia, 2008.

Nicholls C. The Posture Workbook: Free Yourself from Back, Neck and Shoulder Pain with the Alexander Technique. D & B Publishing, 2012.

O'Connell J. Bioelectric Fascial Activation and Release, The Physician's Guide to Hunting with Dr. Still. Indianapolis, IN: American Academy of Osteopathy, 2000.

Reich W. Selected Writings: An Introduction to Orgonomy. Farrar, Straus and Giroux, 1963.Still A. T. Dr. Andrew T. Still's papers. A. T. Still University. Museum of Osteopathic Medicine. Available at: http://www. atsu.edu/museum/stillpapers/index.htm [accessed April 6, 2016].

Still A. T. Personal note to Henry Bunting Journal of Osteopathy editor, 1899. Extract from Lewis J. From the Dry Bone to the Living Man. Dry Bone Press, 2012.

Van Buskirk R. L. (2006) The Still Technique Manual: Applications of a Rediscovered Technique of Andrew Taylor Still, M.D. 2nd edition. Indianapolis: American Academy of Osteopathy.

외상과 관련된 근막의 생체 에너지 모델

Judith A. O'Connell

생체전기적 근막 활성과 이완: 근육 근막 이완의 진화

역사적인 관점

1800년대 A. T. Still이 정골의학을 설립한 이래로 근막은 정골의학에서 필수적인 부분이다. 그 이후로 근막은 정골의학적 사고에 영감을 주었고 정골의학적 치료 기술의 진화를 가져 왔다. Still의 저서 *Philosophy of Osteopathy*에서 그는 그를 따르는 사람들에게 삶을 파괴하는 원인을 자세히 관찰할 것을 충고하면서 근막의 중요성에 대해 자주 말한다(Still, 1899).

1980년대에 정골의학 의사들이 모여 관절을 기반으로 하지 않는 질병의 치료에 대한 새로운 생각과 접근법을 논의했다. Chila, Ward 및 Peckham은 어떻게 근막이 인간의 상태와 영향을 주고받는지 조사하기 시작했고, 근육 근막 이완으로 알려진 두개골 정골요법과 근육 에너지에 영향을 받는 새로운 기법을 적용하였다. Ward는 그의 생체역학 모델을 (Ward, 2003), Chila는 그의 근막 연속체 모델을 만들었다(Chila, 2006).

1990년대에 정골요법의 르네상스가 등장하면서 Sutherland의 두개골 방법, 균형 잡힌 막과 인대의 긴장, 내장의 도수 치료, Fulford의 타진 진동기법 등의 두개골 외 적용법과 'breath of life' (Fulford, 1997) 그리고 림프 기법에 대한 새로운 관심을 불러 일으켰다.

1980년대 후반과 1990년대 초 O'Connell은 정골의학적 사고의 진화에 영향을 받아 물리적 및 형이상학적인 비정골의학적 생체에너지 개념을 근막의 생체에너지 특성으로 새롭게 통합하기 시작했다. Stiles와 Buckminster Fuller가 가르쳐준 긴장통합체(Tensegrity) 개념과 새로운 물리학, 형이상학, 구조와 기능을 통합한 새로운 이해는 근막의 진단과 치료를 위한 홀로그램 모델의 항상성에 대한 정골의학에의 재조명으로 이어진다(O'Connell, 2010). 이 챕터의 내용은 Ward의 생체 역학적 모델, Chila의 근막 연속체 모델, O'Connell의 생체 에너지 모델 (O'Connell, 2010)의 세 가지 근육 근막 모델을 함께 모은 것이다.

근막의 진단 및 치료의 홀로그램 모델

정골의학은 시작부터 인간의 구조와 기능 사이의 직접적인 관계를 기반으로 하였다. 구획, 횡격막, 세로 구조의 구성 요소가 있는 물리적 용기(container)는 긴장통합체, 유동성, 내장 및 기계적 구성 요소에 반응한다. 구조의 변화는 기능의 변화를 야기하고 기능의 변화는 구성 요소의 구조적 변화를 야기한다. 균형은 핵심이고 항상성은 목표이다.

근막은 내부 및 외부 환경 사이에서 인터페이스 역할을 하여 항상성에 관여하는 능동적이고 지능적인 조직이다(O'Connell, 2000). 근막은 압전 인터페이스와 같은 기계적 및 생물학적 사건 사이에서 변환기 역할을 하는 생체 전기이다. 정골의학적 촉진을 신중하게 하여 인간의 구조와 기능을 이해한다면 정골의학적 치료 기법은 항상성에 영향을 미칠 수 있다. 이와 같이 개인 전체는 구성 요소 내에 포함되며, 구성 요소는 전인적인(holographic) 존재 안에서 전체를 정의한다.

전인적 (holographic) 촉진

근막은 항상성을 유지하기 위해 사건과 반응을 조정하고 전달하는 입체 조직이다. 항상성이란 건강을 추구하는 전인적이며 역동적인 과정이다. 따라서 구조 또는 기능의 왜곡은 항상성과 근막에 반영된다. 이 입체적인 근막계는 숙련된 임상의의 지능적인 촉진으로 모든 구조의 완전함, 관계, 내장과 시스템의 상태와 기능, 항상성의 활성화 및 지원 능력을 통해서 기능과 기능 장애를 식별하고 평가할 수 있다(O'Connell, 2010).

전인적 (holographic) 인식

전체를 인식하려면 3차원의 해부학을 이해하고 신체 촉진 기법을 강화해야 한다. A. T. Still은 그의 마음에 구조의 이미지를 명확하게 하기 위해 뼈를 주머니에 넣고 만져보았다. 해부학, 영상 및 촉진을 결합하는 것은 입체적 지각의 기초이다. 다음은 생체전기적 근막의 활성화 및 이완의 단계이다.

1. 사람으로 들어가는 관문으로 근막을 사용하라.
2. 검사할 장기의 이미지를 마음속에 떠올려라.
3. 심호흡을 이용하여 근막을 움직여라.
4. 시스템이 당신을 이끌 수 있도록 구조와 기능의 변화(신체 기능 장애)가 만들어낸 동작 패턴을 따르라.
5. 일단 확인이 되면, 기능 장애의 패턴을 기록하라.
6. 세 번의 심호흡 주기로 근막을 활성화하라.
7. 세 번의 심호흡 주기 동안 자연스럽고 직접 또는 간접적인 근막의 압축 또는 분산을 통해 이완이 발생한다.

근막의 외상: 손상을 원상태로 돌리고 치료한다.

외상: 근막의 이야기

근막은 생물학적 및 생체 역학적 왜곡에 대해 방향성을 가지고 비례적으로 반응하는 생체 에너지적, 생체 반응적 공유 영역이다. 모든 외상은 발견되기를 기다리면서 근막에 기록된다. 외상은 다차원적이며 신체적, 정서적, 정신적, 영적으로 사람의 모든 면에 영향을 미친다. 근막은 지능적인 촉진을 통해 발견될 수 있는 식별 가능한 기능 장애의 패턴은 남겨두고 외상을 흡수하고 분산시키는 기록계 및 반응기 역할을 한다(O'Connell, 2003). 내부 및 외부 사건의 균형을 이루는 항상성과 근막의 인터페이스를 통한 대사성 및 세포성 외상 사건이 기능 장애의 발견 가능한 패턴으로 변환된다.

근막은 진정으로 '죽음의 원인이 삶을 파괴하는 곳'이다(Still, 1899).

외상: 신체 그 이상의 것

외상은 여러 단계에서 우리에게 영향을 준다. 우리는 외상 후 스트레스 장애, 뇌진탕 후 증후군을 동반한 스포츠 손상을 야기하는 군사적 외상과 정신을 약화시키고 정서적 스트레스 장애를 유발하는 사회경제적 외상을 예로 들 수 있다. 외상은 신체적, 정서적, 정신적, 영적 건강에 영향을 주고 모든 단계에서 신체적 질병을 증가시키고 정신적 절망감을 유발한다. 원인이 무엇이든, 외상은 근막에 분명한 흔적을 남긴다. 지능적인 촉진을 통해 그리고 적절한 근막 관문을 선택함으로써 임상의는 모든 환자에게 영향을 미치는 기능 장애의 부하를 감소시키는데 도움을 주고 항상성에 긍정적인 기회를 줄 수 있다.

한 몸에 있는 외상은 형이상학적으로 모든 신체에 영향을 미친다(그림 39.1).

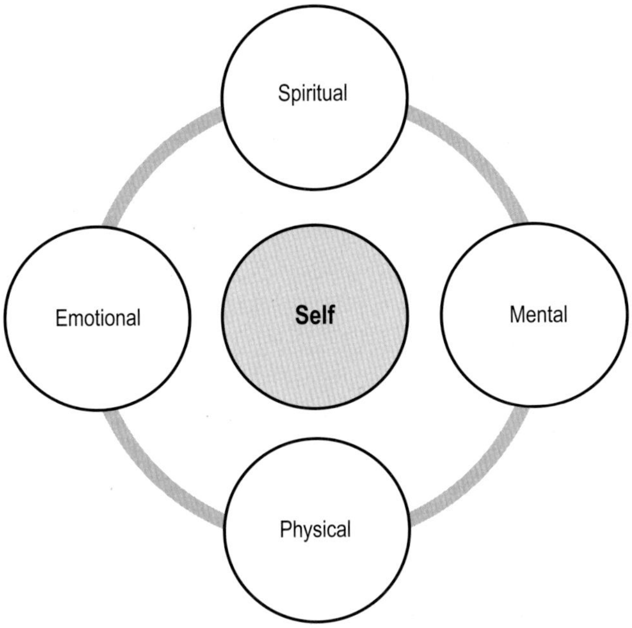

그림 39.1
상호작용하는 신체.

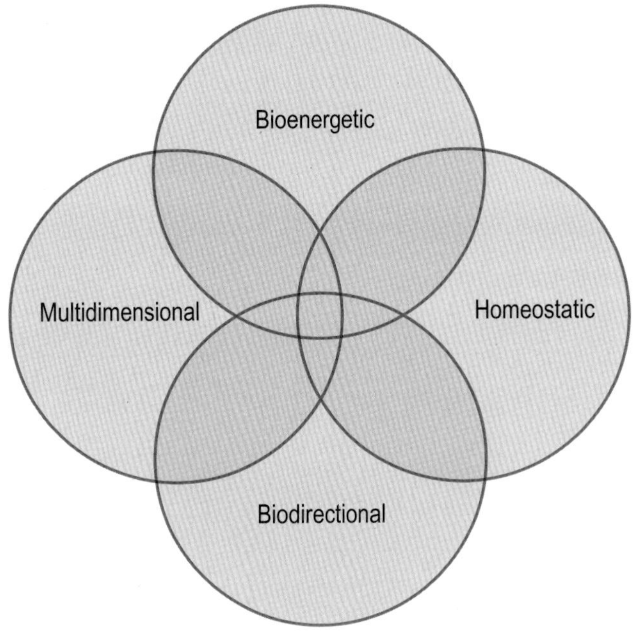

그림 39.2
외상의 특성.

전체의 인식: 정골 의학의 재능, Still (A. T.)

이제 정골의학의 진정한 재능에 대한 이해가 나타난다. 신체는 통일된 전체이다. 몸은 타고난 능력으로 치유된다. 구조와 기능은 상호 의존적이고 상호 연관되어 있다. 근골격계 검사와 치료를 통해 사람 전체를 평가할 수 있다. 인간은 본질적으로 육체, 정신 및 영혼으로 구성된 삼위일체이다. 또한, 우리는 신체의 항상성에 영향을 미치는 근막의 모든 외상 인터페이스를 발견했다.

외상은 근막의 생체 에너지의 반응을 통해 기록된다. 지능적인 촉진으로 발견할 수 있는 보상 패턴 내에서 물리적 압축력 및 분산력은 힘의 양 방향 흡수 및 분산을 유발한다. 정서적, 정신적, 영적 외상은 신체 기능 장애의 패턴을 생성하는 항상성 과정에 영향을 미친다. 이 항상성은 형이상학적인 것을 통해 물리적인 것에서부터 내부와 외부의 사건을 관찰하고, 행동하고, 반응한다(그림 39.2).

외상 패턴 식별

항상성을 유지하는 데 필요한 적절한 기법을 적용할 수 있도록 외상의 패턴을 정확하게 식별하는 것이 성공적인 치료에 필수적이다. 이것은 좋은 외상의 병력으로 시작된다. 외상 병력의 구성 요소가 표 39.1에 나타나 있다. 좋은 외상의 과거력을 수집하는 것은 외상이 발생했을 때 환자의 모습과 그 시점 이후로 어떻게 변화했는지를 보여준다. 외상이 더 오래 존재할수록 보상 부하가 커진다는 것이 중요하다. 깊게 자리한 외상 패턴은 없애기 어려울 수 있다(O'Connell, 2000).

신체 검사는 외상의 과거력을 고려하고 1차 외상 부위, 사건에 대한 반응의 구성 요소 및 근막과 전체 사람과의 관계를 파악하는 데 도움이 된다. 신체적 소견이 과거력과 일치하지 않을 때, 신체 기능 장애가 적절한 치료로 해결되지 않을 때, 증상이 만성적 상태로 계속 진행될 때, 작업 환경에서 반복적인 활동이 발생할 때,

외상 기록	예
외상의 연대기	만성, 급성, 연령, 증상의 기간
징후와 증상의 시작에 동반된 사건	건강 상태, 질병, 스트레스 요인, 명백한 외상, 삶의 변화, 우울증
메커니즘	낙상, MVA, 둔력, 수술, 출생, 뇌진탕
힘의 방향	머리의 오른쪽을 가격함, 왼쪽 엉덩이가 얼음 위로 떨어짐
최초의 외상 징후와 증상	붓기, 통증, 기능 상실, 골절, 탈구, 의식 상실, 내장 증상
증상의 진화	방사통, 편두통, 증상의 변형, 기능 변화, 체질 변화, 다른 시스템으로 증상 확장
외상과 관련된 영상 및 검사	이전 의료기관에서 제공한 의료 기록, ER 기록, MRI, CT, X-ray, 실험실의 의료 기록 검토
치료 유형 및 반응	개선됨, 악화됨, 변하지 않음, 응급실 방문, OTC 및 처방 의약품, 수술, PT, CMT, 주사제, 보조제, 침술
외상 전 질병 및 외상 이후의 모든 변화	당뇨병, 고혈압, IBS, 정신 기능, 장기 기능
외상 후 질환 출현	만성 통증, IBS, RSD, 피로, 섬유 근육통
외상을 나타내기 전 또는 이후에 발생한 다른 외상	증상의 지속 여부에 관계없는 다중 낙상, 다른 MVA, 수술, 골절 등
이 외상과 관련된 장애	근로자의 보상, 장단기 장애, 인지 기능 저하, 신체 상해
이 외상과 관련이 없는 장애	근로자의 보상, 장단기 장애, 사회 보장 장애, 인지 기능 저하, 신체 상해

CMT = 카이로프랙틱 도수 치료; CT = 컴퓨터 단층 촬영; ER = 응급실; IBS = 과민성 장 증후군; MRI = 자기공명영상; MVA = 자동차 사고; OTC = 일반의약품; PT = 물리 요법; RSD = 반사 교감신경 영양

표 39.1
외상 이력 구성요소.

타박상, 찰과상, 탈구와 같은 증상이 공공연하게 발생할 때 외상이 의심된다.

근막은 추가적인 검사가 필요할 외상 사건에 대한 증거를 당신에게 보여줄 것이다. 근막에 기록된 외상 패턴의 기억은 그것이 없어질 때까지 그 곳에 남아 있을 것이다. 인지 기억은 원위부의 외상성 사건이나 모든 종류의 남용과 같이 심각하고 억압된 외상의 결함일 수 있다. 신체적 증상은 정서적, 정신적 또는 영적 외상에 근거한다는 것을 기억하라. 빙산과 마찬가지로 진짜 뿌리는 표면 아래에서 발견된다(O'Connell, 2000).

근막을 진단하는 과정은 해부학을 이해하기 위한 지능적인 대화를 필요로 한다. 근막 해부학은 관(tube) 내에서 동적인 적응 구조로 작동하는 격막과 케이블 시스템이다. 그것은 포도 모양의 세포 무리에서, 관 모양의 척삭 가운데에서 난형 디스크로 발생하는 것을 생각나게 한다. 발생은 3차원적으로 계속되고 있으며, 장기와 시스템을 포함하는 관형 구조로 진화한다. 횡격막은 발생하는 배아가 엔트로피와 엔탈피의 힘에 저항할 수 있도록 구획과 교차 구조를 만든다. 이 구조는 아무것도 격리되지 않은 상호 연관되고 상호 의존적인 부분의 연속 시스템을 제공한다.

전략적으로 배치된 수평 격막(중앙 호흡기, 천막, 흉부 입구 및 골반)이 있는 이 관 모양의 디자인은 근막을 촉진하고 진단할 때 임상의에게 신체의 어떤 관문에 서든지 전체 시스템에 접근할 수 있는 기능을 제공한

다. 본질적으로 근막의 구조는 의사소통 네트워크를 만들고 지능적 촉진을 사용하는 임상의는 진단 및 치료를 목적으로 시스템에 접근할 수 있다(O'Connell, 2010).

근막을 진단하고 치료하는 것은 물에 떠있는 것과 같다. 물에 떠 있는 뗏목 위에서 어떠한 움직임도 없는 완전히 수동적인 존재를 상상해보라. 물의 자연스러운 움직임과 환경에 대한 반응이 당신을 움직이게 할 수 있다. 당신이 수동적이라면, 떠 있는 존재는 물이 만들어 내는 길을 따를 것이다. 이는 임상의가 수동적인 근막의 움직임을 진단하고 감지하는 것과 매우 유사하여 지능적인 근막이 시스템의 현재 요구 사항을 바탕으로 기능 장애를 일으키게 한다. 임상의가 다음의 방식으로 진단해야 한다는 것을 기억하는 것이 중요하다.

1. 먼저 관찰자가 된다.
2. 환자와 파트너가 된다.
3. 움직인 경로를 의심하지 않는다.
4. 확인된 패턴과 기능 장애를 기억하고 기록한다.

치료과정

이 모든 조각을 모아 임상의는 이제 치료 할 준비가 되었다. 병력 및 신체검사를 통해 확인된 외상 패턴의 진단과 인식을 기초로 하여 관문을 확인하고 접촉할 수 있다. 임상의는 환자의 본래 치유력에 초점을 맞추고 자부심을 포기한다. 임상의는 질문을 하지 않고 패턴을 감지하며 그 주요 기능 장애를 추적하는 데 주의를 기울인다.

- 자가 치유 특성과 항상성을 활성화하려는 의도를 가지고 근막으로 가는 관문을 선택하라.
- 패턴에 관심을 기울이고 지시에 따르고자 하는 욕구에 저항하라.
- 호흡 보조를 동반한 활성과 이완은 환자를 매개로 한다.

근막의 입체적 성질은 모든 관문에서 외상성 사건을 기록하고 평가할 수 있게 해준다. 인간은 근막의 지능적 촉진을 통해 내재하는 모든 수준(육체적, 정서적, 정신적, 영적)에서 입체적이다. 신체적 이완은 정서적, 정신적, 영적 관계와 연관되어 있다(O'Connell, 2000).

보상 패턴

정신적 외상을 초래한 시스템에서 보상 패턴은 생명을 유지하는 데 필요한 기능을 지속시키며 진화한다. 기능적 보상은 근막의 보상, 분배 및 흡수 메커니즘이 손상되지 않은 경우에 발생한다. 이러한 유형을 치료할 때 대상 부전과 정상 기능을 유지할 수 없는 능력에 관심을 둔다. 외상 패턴이 해결된 후 증상과 기능 장애가 갑작스럽게 재발되는 것은 매우 흔하다. 기능 장애 보상은 근막의 보상, 분배 및 흡수 메커니즘이 손상된 경우에 발생한다. 치료를 할 때에는 가장 중요한 기능 장애를 가장 먼저 다루는데, 기능 장애의 가장 최근 패턴이 시간 순이 아닐 수 있다. 보상 및 재조정에 대한 시스템의 요구를 존중하기 위해서는 개입을 제한하여야 한다.

복잡한 외상

환자들은 흔히 매우 복잡한 외상이나 병력이 있는 여러 차례의 외상을 호소한다. 이 외상이 미치는 영향을 이해하는 것이 중요하다. 자동차가 얼음 위에서 미끄러지거나 회전하고 도랑에 빠지는 등의 사고와 같이 하나의 사건에서 여러 가지 외상 벡터가 발생할 수 있다. 동일한 사람에서 여러 외상 벡터의 패턴과 함께 여러 외상 사건의 병력이 있을 수 있다. 이것은 환자가 얼음위에서 미끄러진 최근의 사고, 자동차 사고, 출생 시의 외상, 그리고 현재의 정서적 스트레스 요인이 있는 경우에 매우 흔하다. 이 두 경우 모두 기능에 영향을 미치는 여러 외상 벡터가 있다. 각각의 1차 및 보상성 기능 장애 패턴의 상호 작용으로 인해 외상 벡터가 축적될 수 있다. 이 상호 작용은 하나의 새로운 축적 벡터를 생성할 수 있다(O'Connell, 2000). 이것은 여러 가지 외상이 발생하거나 같은 영역에서 패턴이 교차하는 상황은 매우 일반적이다. 외상 벡터가 누적되면 해부학적 또는 생리학적 운동 패턴을 따르지 않는다.

체계적인 치료 접근법

일단 외상 패턴이 확인되면, 치료에 대한 체계적인 접근이 가장 좋은 결과를 가져온다. 이 접근법은 양파의 껍질을 벗기는 것으로 생각할 수 있다. 지능적인 근막은 외상 패턴의 우선순위를 정하고 항상성 유지를 기반으로 하여 적절한 순서로 숙련된 임상의에게 제시된다. 외상 패턴이 해제되면, 근막은 치료를 위한 다음 층을 제공한다. 이 과정은 양파 껍질을 벗기는 것처럼 모든 층이 해결될 때까지 계속된다!

기능 장애의 외상 패턴은 동작, 조직의 질감, 압통, 구조적 완전성 및 생리적 비대칭에서 가장 현저한 변화를 보인다. 외상성 사건의 연대는 어떤 패턴을 다루는지에 대한 고려를 제한하지 않아야 한다. 임상의는 기능 장애가 가장 심한 외상 패턴을 먼저 치료하기 위해 시스템의 방향과 선택에 의존해야 한다(O'Connell, 2000).

다중 외상 패턴을 치료할 때, 항상성의 조정을 가능하게 하는 다중 치료 세션이 선호되는 것을 알아두어야 한다. 하나의 독특한 채색 막대를 포함하는 픽업 막대 게임을 상상해보아라. 이 더미는 근막 내 다중 외상 벡터와 마찬가지로 여러 방향의 막대기가 균형을 이룬다. 이 거미줄 같은 디자인은 안정적이다.

게임의 목적은 망을 불안정하게하지 않고 독특한 색깔의 막대기를 제거하는 것이다. 이것은 임상의가 기능부전의 핵심을 찾아 외상 벡터를 치료하는 것과 같다. 막대들은 상호 의존적이며 상호 연관된 패턴을 형성하므로 막대를 제거하면 망이 불안정해지면서 붕괴될 수 있다. 망 내에는 구조물의 물리적 특성을 기반으로 하여 전체 망을 불안정하게 만들지 않고도 제거할 수 있는 막대가 있다. 이 막대는 독특한 색깔 막대기가 아닐 수도 있다. 게임에서 이기려면 구조에서 자유로운 막대기를 제거해야하며, 독특한 색의 막대가 제거 될 때까지 구조가 재조정될 수 있어야 한다. 다중 외상 벡터에서도 마찬가지이다.

픽업 막대 비유를 통해 다중 외상 벡터의 치료에서 중요하게 고려해야 할 사항을 알 수 있다. 임상의는 항상 대사의 완전함에 관심을 가져야한다. 다중 외상 벡터의 치료는 지능적인 근막이 선택한 가장 새로운 패턴의 치료로 시작된다. 시스템의 균형을 위한 치료 간격은 항상성을 존중하도록 한다. 1주일 또는 그 이상의 치료 간격은 환자의 상태와 치료 반응에 맞게 조정되어야 한다. 신체적인 치료는 픽업 막대처럼 겹쳐져 있는 정서적, 정신적, 영적 자아에 영향을 미치고 적응할 시간이 필요할 것이라는 것을 기억하라. 모든 시스템에서 과잉 진료가 대상부전을 가져오고 환자에게 심각한 결과를 초래할 수 있음을 잊지 마라.

치료 효과 평가

치료 효과를 이해하는 데 유용한 또 다른 비유는 그네이다. 환자가 그네를 타고 있다고 상상해보라. 신체적 기능 장애는 이미 논의한 과정을 통해 쉽게 확인할 수 있는 동작의 변화를 일으킨다. 호흡 보조 또는 압박 또는 분산력의 적용을 통해 근막에 자극을 만들어 그네를 밀고 근막의 반응을 분석하라. 기능 장애가 가장 심한 패턴을 선택하고, 적절한 정골의학적 도수 치료 기법을 적용하고, 항상성 메커니즘을 활성화하고, 기능 장애를 제거하고, 동작을 지지하라(O'Connell, 2003). 신체 기능 장애를 해결하면 자유롭게 움직일 수 있다.

외상 부하는 시스템에 항력을 추가하여 시간이 지남에 따라 동작이 손실되고 그네가 움직이지 않게 한다. 이것은 근막의 자연스러운 동작의 변화로 인식된다. 치료 전후 시스템의 활력과 탄력성을 평가하기 위해 항상성의 안정성과 치료 효과를 나타내는 지표로 그네를 사용할 수 있다. 양파 껍질을 벗기는 동안 매 방문마다 그네를 미는 과정을 반복하라. 시스템이 탄력을 유지할 수 있을 때 항상성을 달성할 수 있다.

외상 환자의 만성적 관리

외상은 구조, 기능, 외상에 의해 직접적으로 형성된 관계의 변화 또는 급성 상태의 외상을 다룰 때 필요한 개입과 함께 영구적일 수 있다. 이러한 변화는 항력을 만들어 시스템이 탄력과 동작을 달성하거나 유지하지 못하게 한다. 이것은 적절한 치료에도 불구하고(자연적인) 대상 부전 주기를 유발한다. 대상 부전 징후에는 피로감, 통증 증가, 강직 증가, 증상의 재발, 시스템 및/또는 장기 기능 감소, 이전에 도움이 되었던 활동(요가, 스트레칭, 생활방식의 변화)의 무효, 웰빙의 결핍(이에 국한되지 않음) 등이 포함된다. 환사에게 대상 부전의 징후와 증상을 인식할 수 있게 알려주고 시스템이 고장나기 전에 개입하라. 치료 일정은 각 환자의 대상 부전 주기에 따라 맞춤화되며 그네에 비유하는 것은 이 패턴을 확인하는 데 도움이 될 수 있다. 점차적으로 치료 간격을 넓히고 환자가 대상 부전이 시작되었다면 더 일찍 오게 하라.

WARNING! Iatrogenic trauma is the hardest to rectify. Common causes of iatrogenic trauma are:

- well-intentioned manual treatment with misapplied forces
- shotgun techniques with poor localization
- inappropriate technique for the dysfunction
- over-treating
- not respecting the individual's homeostatic mechanism.

정골의학적 도수 치료는 외상을 치료하고 치유를 돕는다.

근막은 임상의에게 전 인류에게 비할 데 없는 접근을 제공한다. 정골의학적 도수 치료(OMT)는 관절 기반, 근육 활성화, 미묘한 기법, 생체 에너지, 고유한 동작 접근법을 사용하여 시스템의 요구 사항을 충족시키는 다양한 기법과 수많은 조합의 메뉴를 제공한다(O'Connell, 2003). 근막 진단은 모든 신체(육체적, 정서적, 정신적, 영적)에 대한 접근법을 제공하고, 외상 및 보상 패턴을 식별하고, 항상성의 필요에 따라 패턴을 계층화한다(O'Connell, 2010). 치료는 항상성 메커니즘을 활성화하고 자신의 연속체에 영향을 미치는 정골의학적 도수 치료를 적용하여 기능 장애를 해소하고 개인의 필요에 맞게 조정된다.

이 연속체는 종종 '위와 같은(as above so below)' 동적 요소로 인식되는 반사적인 관계이고 모든 신체(육체적, 정서적, 정신적, 영적)와 형이상학적 특성 사이에 존재한다. 정골의학 용어로 표현하면,

1. 모든 시스템의 단일성
2. 한 곳의 기능 장애는 전체에서 확인할 수 있다.
3. 전신에 대한 접근은 근막을 통해 이뤄진다.

근막 연속체 내에서 세포 내 기능은 체외에서 일어나는 사건과 관련이 있으며, 형이상학은 신체와 관련이 있다. 이 연속체는 겉보기에 가장 중요하지 않은 사건도 모든 창조물로 영향을 미치게 된다.

다층 이완의 도전

근막에서 연속체, 개인의 홀로그램 특성, 이완의 효능을 이해하는 것은 치료를 성공으로 이끄는 데 필수적이다. 임상의는 신체 기억의 개념과 정서적, 정신적, 영적 이완을 촉발시키는 신체 이완의 결과를 이해한다. 치

료하는 동안 발생할 수 있는 문제를 다룰 적절한 자원의 필요하다. 환자의 문화와 신념을 존중하는 것은 치료 환경과 신뢰 관계를 형성하는 데 필수적이다. 이러한 치료과정에서 당신은 감독이 아니라 파트너임을 기억하라(O'Connell, 2000).

임상의 또한 연속체의 일부이며 치료에 의해 영향을 받는다. 이 수준에서 치료하는 것은 환자와 임상의를 위해 변형될 수 있다. 정골의학 치료자의 길을 계속 나아가면서 개인적인 깨달음을 준비하라.

의사의 목적은 건강을 찾는 것이다 – 어떤 바보라도 질병을 발견할 수 있다!

참고문헌과 추가 읽기

Chila A. G. Connective Tissue Continuity: Membranous and Ligamentous Articular Dysfunction. Athens OH: Ohio University College of Osteopathic Medicine. 2006, p. 48.

Chila A. (ed.) Foundations of Osteopathic Medicine. 3rd Edition. Philadelphia, PA: Lippincott Williams and Wilkins. 2010.

Fulford R. C. Touch of Life. Pocket. 1997.

O'Connell J. Bioelectric Fascial Activation and Release: The Physician's Guide to Hunting with Dr. Still, Indianapolis, IN: American Academy of Osteopathy. 2000.

O'Connell J. Bioelectric responsiveness of fascia: a model for understanding the effects of manipulation. Techniques in Orthopaedics. 2003;18(1):67–73

O'Connell J. Myofascial release. In: Foundations of Osteopathic Medicine. 3rd Edition. Chila A. (ed.). Philadelphia, PA: Lippincott Williams and Wilkins. 2010.

Still, A. T. Philosophy of Osteopathy. Indianapolis, IN: American Academy of Osteopathy. 1899.

Ward R. C., Hruby R. J. et al. Foundations for Osteopathic Medicine. 2nd Edition. Philadelphia, PA: Lippincott Williams and Wilkins. 2003.

40

근막 풀기 기법

Paolo Tozzi

개요

근막 풀기(fasial unwinding: FU)는 상대적으로 흔한 정형외과적 기법으로서 긴장을 풀고, 증상을 줄이며, 기능을 회복시키기 위한 목적으로 근막의 기능 장애를 다루고 있다. 초기 정골의학 이후 이 접근법을 사용했던 몇몇의 선구자 있었음에도 불구하고, FU의 기원은 여전히 불확실하며 그 프로토콜은 최근에 정의되었다. 그것은 염증 과정에서 만성 질환에 이르기까지 주로 근육 근막 조직에 영향을 미치는 다양한 상태에서 나타난다. 실제로, 안전하고 간접적일 뿐 아니라 부드러운 적용 방식은 급성 상태에 적합했지만 만성적인 증상에도 성공적으로 적용될 수 있다. 전문적으로 말하자면, FU는 동적이고 간접적인 근막 기법이다. 간접적인 이유는 조직 장벽을 벗어나 쉽게 패턴을 따르기 때문이다. 역동적인 이유는 동작이 적용되는 동안 이완이 느껴질 때까지 인식, 증폭 및 풀림이 필요한 근막 긴장의 반응을 지속적으로 관찰해야 하기 때문이다. 이러한 원리는 임상적으로 지절간관절과 같은 신체의 가장 작은 관절에서 전체 사지 또는 척추를 포함하는 전신에까지 적용될 수 있다. 어쨌든, 기법을 적절히 수행하고 원하는 임상 결과를 얻기 위해서는 적절한 촉진 기술과 경험이 필요하다. 이 접근법의 다양성은 모든 연령의 환자에서 대부분의 근막 기능 장애에 대한 잠재적 효과를 확장시킨다. 그러나 모든 환자에서 이완이 매우 중요한 요구 사항이라는 점을 감안하면, 모든 근막이 풀기 기법에 반응하는 것처럼 보이지는 않는다. 다른 많은 근막 메커니즘이 작용할 수 있지만, 그 치료 결과를 설명하기 위한 이론은 거의 없다. 게다가, 이 기법의 효능에 대한 몇 가지 증거를 제시한 연구가 있지만 임상적 함의 및 생리적 영향을 더 잘 이해하기 위해서는 여전히 더 많은 조사가 필요하다.

소개

수십 년 동안 정골의사들이 풀기 기법의 기원을 설명했지만 여전히 명확하지 않다(Ward, 2003a). 1920년대 초 Sutherland의 한 학생이었던 William Neidner는 그의 접근법을 *근막 비틀기*로 정의하고 정골의학 분야의 근육 근막 조직에 직접적인 특정 조작 기법을 적용했다. Neidner는 그 당시 아동의 근위축증에 대한 효과적인 치료법을 연구했다. 그는 몸 전체의 근막 구조를 관찰하고 촉진한 후 건강한 사람들이 머리에서 발까지 시계 방향의 근막 비틀림 패턴을 나타내는 경향이 있음을 발견했다(Centers 외, 2003). 그런 다음 그는 팔다리를 긴 지렛대로 사용하여 꼬임을 푸는 다양한 유형의 기법을 통해 근육 근막 조직의 기능 장애가 광범위하게 해소될 수 있다는 것을 제안했다(DeStefano, 2011). 이 접근법은 근육 근막 장벽을 찾아 유지함으로써 근막의 긴장을 회복시키는 것을 목적으로 주로 사지에 비틀림 힘을 사용했다. 이것은 또한 척추에서 이행 영역의 대칭을 촉진할 뿐만 아니라 보상적인 자세 패턴을 복원할 것이다. Mitchell 자신은 그의 첫 번째 저서 (1958)에서 관절 기능 장애를 다루기 전에 근육 근막 조직에 직접적인 치료 방법을 적용할 것을 제안했다. 치료 프로그램이 끝났을 때 환자의 깊은 이완을 유도하기 때문에 더 많은 국소 긴장 패턴이 이완된 후 이 절차를 지시하였다(Centers 외, 2003).

자세 적응의 결과로 생기는 '꼬인' 근막 패턴의 개념은 1970년대에 Gordon Zink에 의해 재조정되었다. 그는 건강한 개체의 횡격막 높이에서 교대하는 근육 근막 패턴을 가정하였고, 척추의 이행영역 주변에서 우선적인 회전과 경사를 보였다(Zink & Lawson, 1979). 여기에는 C0-C2 관절 복합체 주위 천막의 움직임, C7-T1 높이의 상부 흉부 횡격막, T12-L1의 흉복부 횡격막, L5-S1 접합부 높이에서 회전하는 골반격막이 포함된다. Zink는 위에서부터 아래로 좌-우-좌-우 회전을 보여주는 일반적인 패턴을 정의하였다. 그리고 그는 반대 방향으로 향하는 것은 흔히 볼 수 없는 것이라고 하였다. 이상적으로 격막들은 호흡 중에 조정되어 리듬감 있게 움직여야 한다. 그러나 그들은 다양한 생리적 힘(임신 중 바르지 않은 태아의 위치, 뇌의 운동성 우성 등) 또는 비생리적 스트레스 요인(다리 길이의 불일치 등)을 보완하기 위해 구조적 중심점을 중심으로 회전하고 옆으로 구부린다(Pope, 2003). Zink 모델 (1973)에 따르면, 개인의 건강 상태는 주어진 스트레스 요인을 보상할 수 있는 능력과 동일하며, 이러한 방식으로 전체적인 항상성이 가진 잠재력이 동일하게 유지될 것이다. 즉, 적응력이 커질수록 건강 상태가 좋아질 것이다. 이것이 기능적인 방식으로 번갈아 나타나는 중추 근육 근막 패턴이 유기체의 자동 조절을 유지하는 데 매우 중요하고 유용한 이유이다. 이 기능을 압도하거나 방해하면 근육 근막 구조는 연속적으로 같은 방향의 회전과 측방 굴곡의 징후를 보이면서 교대 패턴을 잃어버린다. 이로 인해 해당 영역의 적응 능력 상실, 에너지 소비의 증가, 기능의 변경, 척추 이행 영역의 과부하로 인한 자세 변경을 유발한다(Defeo & Hicks, 1993). 이러한 패턴은 위치적으로 또는 환자가 수의근을 수축(Chaitow, 2005)하여 수동적으로 평가되고 치료될 수 있다(Zink & Lawson, 1979).

Elaine Wallace는 이른바 *torque unwinding* (Dowling, 2011)을 개발했다. 이론적으로 신체 구조는 겹쳐 있는 정육면체 더미로 상상할 수 있는데 부상을 당한 후에는 정렬이 엉망이 되어 비틀림의 기능 장애가 발생한다. 이 때 두 개의 대립된 정육면체 면에서 중앙으로 향하는 진동 비틀림 압력을 가하여, 원래의 외상 위치를 반영하고 이완되도록 치료한다.

Neidner와 Zink 모델 모두 근육 근막 패턴을 다루고 있었지만, 그럼에도 불구하고 그들은 그 수준에 존재하는 기능 장애를 해결하기 위해 주로 정적인 도수 접근법을 제안했다. 근본적인 근막 긴장의 풀림에 기반을 둔 보다 역동적인 개념은 Viola Frymann에 의해 최근에야 소개되었다.

> '이 심오한 기법의 원리는 환자가 부상을 당한 순간의 자세를 취하게 하여, 근막이 충격에 의해 겹쳐진 모든 힘을 제거하기 위해 어떤 움직임이 필요한지를 조사하는 것을 허용하는 것이다.'
> (Frymann, 1998a)

FU는 공식적으로 '운동 감각에 반응하여 환자의 신체 일부를 수동적으로 움직이는 정골요법 의사와의 지속적인 피드백이 필요한 수기법' 이라고 할 수 있다(ECOP, 2011). 이런 의미에서 FU는 근육 근막 이완의 간접적인 형태로 간주되어왔다. '기능 장애 조직은 자유운동이 달성될 때까지 최소한의 저항의 길을 따라 인도된다(Minasny, 2009).'

다른 정의에도 불구하고, FU는 근막의 제약을 해제하고 조직의 이동성과 기능을 회복시키는 것을 목적으로 주로 근육 근막-관절 복합체에 적용되는 역동적이고 간접적인 기법으로 남아 있다. 치료사는 고유한 근막 동작과 관련된 전체 기능 장애 벡터의 패턴을 펼침으로써 제약된 조직/관절에 접근한다. 이완이 감지될 때까지 전단력, 비틀림 또는 회전 구성 요소가 복잡한 3차원 패턴으로 표현되어 증폭되고 풀려야 하는 기회를 찾을 것이다. 목표 조직이 근골격계 시스템에 미치는 영향과 자세, 관절 운동성, 근육 근막의 긴장, 구조적 정렬 그리고 균형에 미치는 유익한 영향을 고려하여 FU를 정골의학적 생체 역학 모델 개념으로 간주할 수 있다. 그러나 호흡-순환 모델에 해당한다고 볼 수도 있다. 실제로, 근육 근막의 긴장을 풀어 주면 정맥-림프 배액의 주요 장애물이 제거되고 흉부복부-골반 펌프 작용이 방해받지 않는다(Zink, 1977). 체액이 동맥에서 정맥으로, 림프에서 뇌척수 및 간질로 자유 순환을 회복함으로써 조직에 적절한 산소가 공급되고, 세포 기능 및 항상성이 보장된다. 근육 근막의 긴장이 균형을 이룰 때, 조직 층 내부와 조직 층 사이의 압력 구배가 다시 설정된다. 따라서 기능적인 유체 운동이 복원된다. 이것은 급성 또는 만성 조건 모두에서 염증 매개체와 대사 폐기물의 제거 및 부종과 정체의 해소를 촉진할 것이며 (Kuchera, 2011), 조직 회복과 재생 과정에도 영향을 미칠 것이다.

목적, 적응증 및 증거

안전하고 부드럽게 적용할 수 있는 FU의 광범위한 다기능성 덕분에 정골의사, 두개천골 치료사 및 근육 근막 치료사는 수십 년 동안 이 기법을 사용해왔다. 그러나 그 기원과 주요 적용은 정골의학 분야에 남아있다. FU는 일반적으로 근막 제약과 관련된 신체의 이완과 관련하여 기술되었고, 또한 두개천골 메커니즘이라고 불리는 풀림(unwinding)을 나타냈다(Frymann, 1998b). 이러한 의미에서, FU의 주요 목표는 신체적 기능 장애를 교정하고 특히 상해 (Frymann, 1998b) 또는 수술 후 통증, 근골격계 긴장 및 근막 제약을 제거하는 것이다(Ward, 2003b), 더 최근에는 FU에 신체 정서적 구성 요소가 포함되어 근육 근막 시스템에 저장된 외상-유도 에너지를 방출할 수 있다는 것을 시사했다 (Upledger, 1987).

FU는 일반적으로 테니스 엘보, 족저근막염, 경골통, 근육 및 건 손상의 재활 (Weintraub, 2003) 과 같은 스포츠 부상 또는 반복적인 긴장 또는 과사용된 관절 및 관련 근육 근막 구조 또는 수술을 포함하는 근육 근막의 상태를 나타낸다. 뿐만 아니라 FU는 장액막, 내장 인대 및 캡슐 주위의 긴장을 풀어주는 다양한 내장 기법의 통합적인 접근법으로 발전했다(Stone, 2007a). 또한 좀 더 수용적이고 긴장 관계의 균형이 잡힌 환경에서 태아 위치를 최적화하기 위해 산전 또는 분만 시기에 있는 임산부들에게도 매우 미묘하고 부드러운 FU를 제안한다(Stone, 2007b).

마지막으로, FU는 흉터 조직에 접근하기에 적합하다. 적어도 하나의 층이 자유롭게 움직이지 않고 적어도 한 방향에서 수동적 움직임에 대한 저항이 촉지 된다면 흉터가 활성화된 것으로 간주한다(Lewit & Olsanska, 2004). FU는 흉터 또는 절개 부위의 상당한 운동 범위를 필요로 하지 않으므로 수술 후 몇 시간 또는 며칠 이내에 사용할 수 있다(Stone, 2007c). 조직의 유착을 풀고 섬유성 물질을 방출함으로써 이동성을 회복시키고 해당 조직층 사이의 미끄럼 운동을 개선하며 체액 순환, 세포 영양 및 조직 재생을 향상시키는 것을 목표로 한다.

FU는 단일 관절이나 관절 그룹 또는 전신에 적용할 수 있다. 후자의 경우에서 환자가 성인일 때 두 명의 치료사가 동시에 협력해야 하지만, 유아나 어린이일 때는 일반적으로 한 명의 치료사면 충분하다. FU는 대부분의 시간 동안 목, 팔 또는 다리를 대상으로 한다. 이들 부위는 긴장과 외상이 쉽게 나타나는 영역이기 때문이다. 그러나 모든 사람들이 FU에 반응하는 것은 아니다. 이완할 수 없는 환자는 반응이 없을 수 있다. 따라서 대체 전략을 사용해야 한다. 이런 경우에는 치료사가 다른 기법을 적용하는 동안 자연스럽게 이완될 수 있다. 예를 들어, 목 풀림은 근육 근막 이완 기법(Weintraub 2003) 또는 후두하 감압술 중 자발적으로 발생할 수 있다. 마지막으로, 특이하게도 일부 환자는 이 방법에 반응하여 부드러운 자가-풀림 방법을 알려줄 수도 있다. 사실, 명상 후에 환자들은 자신의 근육 근막계와 소통하는 방법, 어떤 긴장감을 느끼는지, 긴장감을 풀어주는 방법 등을 배울 수 있다. 이러한 경험은 치료사의 지침을 바탕으로 자발적이고 효과적인 신체 풀기를 가능하게 하므로 조직은 자연적 긴장 상태로 되돌아가며 종종 신체적 이완 뿐 아니라 감정적인 이완을 가져온다.

FU가 유익한 통합 기법이라는 것이 입증되었다.

- 비특이적인 경부 통증이 있는 환자의 통증을 줄이고 근막의 이동성을 원활하게 하기 위해(Tozzi 외, 2011)
- 요통 환자의 통증을 줄이고 내장 이동성을 향상시키기 위해(Tozzi 외, 2012)
- 성인의 척추 측만증(Blum, 2002), 척추 전방전위증(Kuchera, 2003) 및 긴장성 두통(Anderson & Seniscal, 2006)의 치료를 위해

롤핑의 사례(Kerr, 1997)를 제외하고 간접적 또는 근막 기법(Vick 외, 1996)으로 인한 손상은 보고되지 않았다. 그러나 정골의학의 과학 문헌(Vick 외, 1996)에서는 부작용이 충분히 또는 적절하게 보고되지 않았다고 추측했다. 또한, 격한 운동 후 발생하는 근육통과 유사한 근육 발적(myalgic flare) 은 치료 후 처음 12시간 이내에 발생할 수 있으며, 대개 24~48 시간 이상 지속되지 않는다(DiGiovanna, 2005).

대부분의 간접 기법을 국소 영역에 적용할 때의 절대적 금기증으로는 최근의 폐쇄성 두부 손상, 급성 혈관 손상, 출혈 또는 동맥류, 급성 내장 감염(WHO, 2010)이 있고, 상대적인 금기증으로 악성 종양, 개방성 상처, 심한 골다공증, 감염, 골절, 관절 탈구 및 심한 불안정성을 들 수 있다(Nicholas & Nicholas, 2008).

프로토콜

풀기 과정은 전신 또는 신체의 특정 부분, 특히 사지와 목에 적용할 수 있다. 목 또는 사지는 국소적으로 치료되거나 체간을 조종하는 지렛대로 사용될 수 있다. '풀기 방법은 치료사가 유도한 자발적인 굴곡과 비틀림 조작을 나타내는데 이는 상지와 하지 모두에 영향을 미친다(Ward, 2003a).'

FU의 적용은 다음 단계로 설명할 수 있다.

1. *평가*: 근막 제약의 징후를 확인하기 위한 근육 근막계의 철저한 평가를 의미한다. 이 과정에서는 주로 사지에서 몸의 축 방향으로, 나선형 패턴으로 확장하는 근막 조직 전체를 고려하는 것이 중요하다. 유비쿼터스 특성과 구조로 인해 유기체의 어떤 수준에서 근막의 기능이 붕괴되면 다른 곳에서 잠재적인 효과를 일으킬 수 있다. 최근 또는 장기간의 상해, 수술 또는 반복적인 변형에 따른 비정상적인 긴장 영역은 저항이 가장 적은 경로를 따라 적응성 보상 패턴을 만든다. 이것은 구조 정렬의 변형, 손상된 움직임 패턴, 관절의 제약, 통증, 열악한 에너지 수준 및 활력 감소로 이어질 수 있다(Hruby, 1992). 따라서 근육 근막 조직의 긴장과 질감, 관절 운동 범위, 근육 검사, 통증 및/또는 기능 상실에 대한 주관적인 불만의 직접적인 평가와 함께 전반적인 자세 평가가 정확하게 수행되어야 한다. 치료사의 궁극적인 목표는 근막의 기능 장애 벡터를 포함하여 기능 장애가 있는 신체 부위를 확인하는 것이다. 이들은 조직 운동의 우선적인 패턴으로, 의사는 이것을 '용이함'을 향한 움직임으로 인지하며, 일반적으로 과거의 상해 또는 외상의 방향을 반영한다.
2. *유도*: 이 단계에서 특히 환자는 이완 상태를 유지해야 한다. 치료사는 치료 영역을 해부학적으로 시각화함으로써 절차를 강화하고 부드럽게 접촉한다. 치료사는 초기에 중력의 영향을 줄이고 반응성 고유감각 자세의 긴장을 극복하기 위해 환자의 이완된 신체 부위를 들고 잡고 동작을 유도한다(Minasny, 2009). 해당 관절에 가해지는 분산력 또는 압축력을 추가하여 이 과정을 촉진할 수 있다. 예를 들어, 누

워있는 환자의 다리를 푸는 과정에서 치료사는 발목 아래 다리를 들고 지지하는 동시에 엉덩이 관절 쪽으로 가벼운 압축력을 가하면 풀리는 동작을 촉진할 수 있다. 균형 잡히고 편안한 상태로 조직을 유지하는 것이 중요하며, 고유한 긴장 패턴의 자발적 표현 방향을 나타내는 근막에 집중한다.

3. *풀기*: 치료사는 근막 긴장의 주요 영역에 초점을 맞추면서 환자를 지지하여 자연스러운 움직임이 나타나도록 한다. 이것은 아마도 치료사의 높은 감수성, 운동 감각성 평가 및 정밀한 촉진 기술을 필요로 하는 이 기법의 동적 특성 때문에 가장 어려운 단계일지 모른다. 후자는 기능 장애 조직의 고유한 움직임을 감지해야 한다. 이것은 지시되거나 강제되어서는 안되며 단지 인정하고 따라야 한다. 이 동작의 패턴은 대부분 예측할 수 없다. 전단력, 비틀림 또는 회전 구성 요소가 발생할 수 있다. 일반적으로 나선형 경로를 따르며 때로는 매우 섬세하고 때로는 매우 강렬하여 리듬감과 무작위성이 있지만 항상 각자의 속도대로 진행한다. 풀기 과정은 '지렛목이 없는' 원운동으로 일어나지 않아야 한다. 왜냐하면 그것은 어떠한 치료 효과도 일으키지 않을 것이기 때문이다. 대신에 조직이 기능 장애 패턴을 표현할 수 있는 정확한 지점을 확인해야 한다. 지렛목은 치료되어야 하는 주요 근막 제약의 요점이어야 한다. 전체 치료 과정 동안 환자는 치료사에게 끊임없는 피드백을 주고, 후자는 자연적인 이완이 감지될 때까지 근막 긴장이 유도한 움직임의 범위와 강도를 지지하고 증폭한다. 이 과정에서 치료사는 풀림 상태의 구조물을 똑같은 상태로 풀거나 더 심하게는 환자를 더 불안정하게 만들어 불편함을 느끼게 할 수 있다. 두 경우 모두, 치료사는 보다 효과적인 치료를 선택하고 환자에게 보다 안전한 자세를 취하도록 지시해야 한다.
4. *침묵 지점*(still point): 가끔씩만 존재한다. 풀림 과정이 중단되어 움직임이 일어나지 않고 조직이 '침묵'하는 결과를 가져온다. 이 단계에서 강제 호흡과 같은 환자의 협조가 필요하며 조직의 변화를 촉진할 수 있다.
5. *이완*: 치료 중인 조직에서 근육 근막 긴장이 붕괴될 때 온기와 '녹는' 감각과 함께 느껴질 수 있다. 최근의 가벼운 제약이 이완하는 데에는 몇 초가 걸리지만, 장기간 또는 심각한 손상에는 2회 이상의 치료가 필요할 수 있다. 경우에 따라 풀기 방법 중 감정적 이완이 발생하거나 유도될 수 있다.
6. *재평가*: 조직이 이완 된 후 재검사를 받아야하며, 근육 근막 조직 내 및 주위의 균형 잡힌 긴장감을 확인해야한다. 모든 치료적 운동 및 기존의 도수 치료를 결합하는 것이 기능 향상을 달성하는 데 보다 효과적이라는 것을 알 수 있다.

성인 환자에서 전신 풀기를 수행해야하는 경우 일반적으로 두 명의 치료사가 협력해야 한다. 이 경우에, 환자는 앙와위로 누워 한 명의 치료사가 양 쪽 발목을 잡고 들어올린다. 환자는 머리 쪽에 서 있는 또 다른 정골의사의 팔꿈치와 몸통 사이로 팔을 올리고, 손은 옆구리를 잡은 상태에서 치료사는 환자의 머리를 잡고 들어올린다(그림 40.1). 두 치료사는 각각 신체 반쪽에서 근막 제약의 주요 영역에 집중한다. 그 다음 손으로 잡는 곳을 변경하면서 환자를 지속적으로 관찰하면 동시 풀림이 발생할 수 있다. 성인 환자가 신체적으로 치료사보다 작거나 환자가 어린이인 경우, 한 명의 임상의가 쉽게 전신 풀기를 수행할 수 있다. 유아 환자의 경우, 아기를 반듯이 눕히고 후두천골을 잡는 것으로 전신 풀기를 시작할 수 있다(그림 40.2). 다시 말하지만, 효과적인 움직임은 이완이 느껴질 때까지 긴장의 자발적인 표현으로 느껴질 것이다.

최종적으로, 흉터 조직을 치료할 필요가 있는 경우, FU는 결합된 방식으로 적용되지만(즉, 직접 및 간접적인 조작을 동시에 수행함으로써) 기본적으로 동일하게 유지된다. 치료사는 주요 제약지점, 섬유증 및 긴장점에 중점을 두고 기능 장애가 있는 흉터에 접촉한다. 그

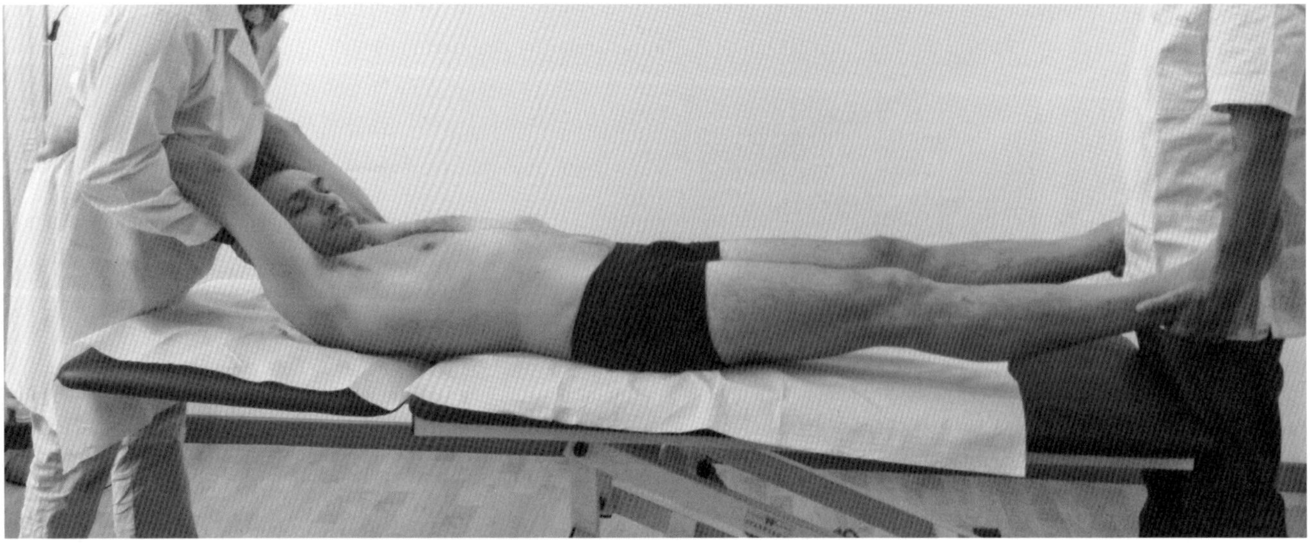

그림 40.1
두 명의 임상의와 FU 기법. 그림은 두 명의 정골의사가 전신 FU를 적용하기 위해 환자를 잡는 일반적인 방법을 보여준다. 환자는 침대에 등을 대고 반듯이 눕는다. 한 임상의가 발 끝에 서서 발목을 잡고 다리를 들어올린다. 두 번째 임상의는 반대쪽에 서서 머리를 잡고 들어 올린다. 또는 환자 머리를 침대에 대고 대신 지렛대로 팔을 사용할 수 있다. 이 경우 환자의 팔을 올려 팔꿈치로 지지해야 하며 손은 정골의사의 옆구리에 댄다. 강력한 지렛대가 필요한 경우, 그림에 표시된 대로 머리와 팔을 지렛대로 사용할 수 있다.

런 다음 흉터 조직을 풀 수 있는 가장 적절한 지렛대를 선택한다. 보통 사지 또는 머리와 목이다. 어떤 구조를 지렛대로 선택하든 간에, 편안한 자세를 유지한다. 이제 근막 풀기를 수행할 수 있다. 의사는 한 손으로 조직 장벽을 잡고 흉터에 직접적인 근막 기법을 적용한다. 다른 손으로 지렛대를 지지함으로써 국소적인 긴장이 간접적으로 풀린다. 장벽이 풀리면 치료사는 다른 조직을 찾는다. 일단 발견되면 긴장을 풀기 위해 지렛대가 다시 사용될 것이다. 이 과정은 흉터가 완전히 이완될 때까지 계속된다. 침묵 지점이 발생하고 변화가 일어나기 위해서는 환자의 협력이 필요하다.

메커니즘

근막이 평활근과 같은 방식으로 수축한다는 것이 입증되었지만(Schleip 외, 2005), 풀기 능력은 아직 연구되지 않았다. FU는 문헌에서 대개 근육, 인대 및 근막과 함께 기능 장애로부터 스스로 교정할 수 있는 신체의 능력으로 표현된다(Frymann 1998b). 그러나 중추, 말초, 자율, 생리적 기능에 영향을 미치는 전기 기계적 사건의 상호작용이 풀기 과정을 유도하는 역할을 하는 것으로 제안되었다(Ward, 2003c). 그러나 그 메커니즘은 아직 알려지지 않았다.

Minasny (2009)는 풀기 과정을 설명하는 흥미로운 이론을 발전시켰다.

- FU를 적용할 때, 치료사는 부드럽게 접촉하고 용이한 방향으로 풀기를 시작한다. 이때 근막 조직에서 압력에 민감한 기계 수용체의 자극으로 인해 부교감 신경 반응이 뒤따를 수 있다(Schleip, 2003).
- 후자는 환자를 이완시킬 수 있으며, 이때 빠른 안구 운동 또는 심호흡이 관련될 수 있다(Bertolucci, 2008). 국소 혈관 확장과 조직 점도의 변화는 근막 내 평활근 세포의 낮은 수준의 긴장과 함께 부교감의 영향 하에서도 발생할 수 있다(Schleip, 2003).
- 유도 과정에서 고유감각 입력에 대한 반응으로 중추

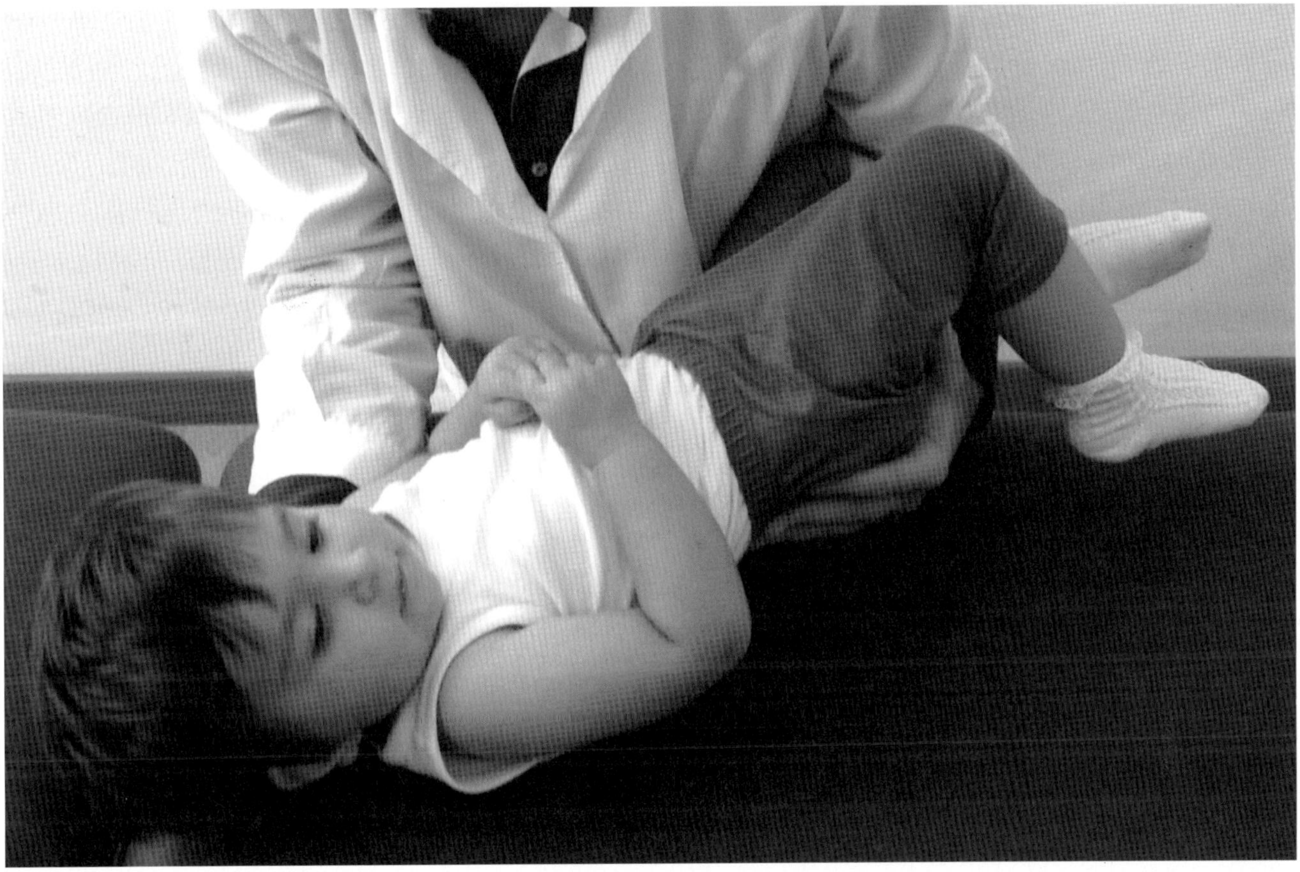

그림 40.2
유아에게 적용하는 일반적인 FU 기법. 환자는 반듯이 눕고, 임상의는 후두-천골을 잡는다. 유도 과정은 특히 두개골과 천골에 초점을 맞춘 채 신체 전체에 복잡한 풀기(unwinding)를 유발할 수 있는 반면, 힘은 특정 지점에서 흉복부 횡격막을 향해 전달된다. 풀기 과정을 항상 다루어야 하고 주요 근막의 밀도와 제한의 받침점에 집중해야 한다. 침묵 지점은 수기법 중에 발생할 수 있다. 더 효과적인 수행을 위해 그리고/또는 유아를 안전한 자세로 유지하면서 움직임을 더 잘 제어할 수 있도록 잡는 방식을 변경해야 할 수 있다.

신경계(CNS)는 근육의 긴장을 변화시키고 최소한의 저항 경로를 따라 근육의 행동과 움직임을 허용한다.

- 중추 신경 활성(central activity)이 이완된 시점에서 관념운동(ideomotor) 또는 반사 작용이 발생한다(Dorko, 2003). 이것은 불수의근의 움직임을 의미하는 무의식적인 반사 작용이며, 대부분은 외부의 힘에서 기인한다. 관념운동성 행동은 수의적 운동 조절을 통해 발생하지만, 비자발적인 반응으로 변경되고 경험된다. 의식을 느낄 때 의식적으로 멈출 수 있다 하더라도, 이것은 일반적으로 환자가 FU 동안 치료사가 움직임을 유도한다고 추측하는 이유이다. 이것은 자발적인 행동과 의식적 경험 사이의 괴리를 나타낸다.
- 무의식적인 움직임이나 신장되는 감각은 조직의 반응을 자극하여 중추 신경계에 피드백을 제공하며, 이는 다시 관념운동성 반응 이론에서 설명한 대로 움직임을 만들어 낸다(Elsner & Hommel, 2001).
- 이 과정은 이완이 달성될 때까지 반복된다.

조직 이완은 근막의 점탄성 변형과 관련이 없는 것으로 보이기 때문에(Chaudhry 외, 2008), 실제로는 훨씬 더 강력한 힘이나 더 긴 지속 시간이 필요하며, 근막의 영향을 설명하기 위해 조직 긴장의 신경학적 반사성 변화가 제시되었다(Schleip, 2003). Minasny는 치료사에 의한 육체적 유도가 환자가 비자발적으로 경험한 관념운동을 촉발할 때 FU가 발생한다고 결론지었다. 그러나 다른 메커니즘이 작용할 수 있다.

Masi과 Hannon (2008)은 근육 근막 긴장을 이해하는 흥미로운 모델을 제안했다. 그것은 신장에 저항하는 골격근의 수동적인 긴장으로 설명된다. 이러한 긴장은 본질적으로 분자의 점탄력 특성으로부터 유도되는 것으로 추정된다. 이것은 침묵 EMG 패턴에서 나타난 바와 같이, 신경계 활동으로부터 독립적인 것으로 입증되었다. 다른 말로하면, 인간 휴지 근육 근막 긴장(human resting myofascail tone: HRMT)으로 정의되는 이 긴장은 근섬유아세포의 액토미오신 필라멘트와 근절단위의 분자 상호 작용으로 인한 근육 근막의 고유하고 독립적인 점탄성 특성이다. 신경 운동 활성과는 다르게 안정성을 제공하기 위해 더 높은 수준의 긴장을 요구하는 대신 최소한의 에너지 소비로 자세 안정성을 유지하는 데 상당한 기여를 할 수 있다. 기능적 관점에서, HRMT는 근막 및 인대성 긴장 복합체와 통합되어 생체 텐세그리티 네트워크를 구성한다(Levin & Martin, 2012). 따라서 긴장은 결합 조직의 다양한 기질 원섬유 및 분자 요소를 통해 근육 근막 단위의 복잡성으로 전달된다. 다른 근골격계 질환과 기능 장애는 관절의 운동성, 움직임 조절 및 자세 안정성에 영향을 미치고 주변 근막 및 인대 구조의 긴장감에 영향을 줄 수 있는 HRMT의 변화와 관련이 있는 것으로 보인다(Masi 외, 2010). 이것은 또한 능동적인 수축이 가능하고, 결과적으로 수동적인 근육의 강직에 영향을 줄 수 있는 근육 내 결합 조직, 특히 긴장성 근육에서 스스로 유지될 수 있다(Schleip 외, 2006). 결과적으로, 이러한 메커니즘이 현재 설명되지는 않았지만, 변형된 긴장의 분포는 조직에 지속적인 미세상해 및 부적절한 회복 반응을 일으킬 수 있다(Masi 외, 2010). FU는 치료사의 지도하에 고유의 긴장을 허용함으로써 HRMT을 변경하는 데 유익한 효과를 나타낼 수 있다. 이 개념은 Minasny의 이론과 잘 통합된다. 환자의 이완을 유도하는 동안 CNS 활동이 감소하고 부교감 긴장이 조장되어 HRMT가 최소한의 저항 경로를 따라 긴장을 풀 수 있는 이상적인 신경 생리학적 맥락을 찾을 수 있다. HRMT가 이러한 동작의 방향을 지시하는 힘이 될 지라도 관념운동 행동이 그 사이에 발생할 수 있으며, 비자발적인 근육의 움직임이 발생할 수 있다.

또 일부 연구에서 혈액 전단 속도 및 혈류 난류에 영향을 미치는 부교감신경 긴장의 상향 조절에 대한 근육 근막 치료의 효과가 입증되었다(Queré 외, 2009). 다른 연구는 혈역학 기능 (Rivers 외, 2008), 심박수 변동성 (Henley 외, 2008), 불안 수준 (Fernandez- Perez 외, 2008)으로 입증된 다양한 내장성 및 정신신체적 특성의 개선과 함께 교감신경 긴장증의 변조를 보여준다.

FU의 치료 효과는 또한 엔도카나비노이드계에 대한 아난다미드 효과, 즉 세포막 수용체, 내인성 리간드 및 리간드 대사 효소로 구성된 엔돌핀 시스템과 관련이 있다. 이 시스템은 섬유아세포의 재형성에 영향을 미치고 근막을 재구성하는 데 역할을 할 수 있으며 근육 근막 조직의 염증과 통증을 감소시킨다(McPartland 외, 2005). 칸나비노이드는 심혈관계 변화, 평활근 이완 및 CNS에 대한 역할을 통해서 기분을 변화시킨다(Ralevic 외, 2002).

전통적으로, 근막 치료에 뒤따르는 대부분의 변화는 기저 물질이 치밀한 상태(젤)에서 보다 유동적인 상태(졸)로 변형되는 것의 결과 일 수 있다고 여겼다(Rolf, 1962). 이러한 요변성 변화가 칼슘 이온 농도와 비결합된 물 진동의 상호 작용 덕분에 근막 조직 내의 흐름과 히아루론산의 생성을 증가시키는 것으로 보인다(Lee, 2008). 이러한 근막 간 흐름은 염증 매개체 및 대사성 폐기물의 배액, 자율 신경계 말단의 화학적 자극 감소, 체성 신경 말단의 침해 자극, 또한 옥시토신성 메커니증을 통해 영향을 개선하는 역할을 할 수 있다(Lund 외, 2002). 마지막으로, 치료 후 혈관 및 신경 조직에 발생하는 유체공학적 움직임은 혈중 산화질소 농도를 현저하게 증가 (Salamon 외, 2004) 시키는 유익한 효과 (Tota & Trimmer, 2011)를 나타내는데 이것으로 일부 근막 치료 결과를 설명할 수 있다.

다른 저자들은 근막 가소성 변화를 설명하는 대체물로 압전 특성을 고려하였다. 근막은 분자 구조 내에서 극성을 나타내는 결정질 콜라겐 가닥을 나타내며, 전기 자극을 가하면 기계적 동작(진동)을 일으키고 물리적 힘(장력, 압축력 또는 전단력)을 가하면 전기가 생성된다(Lee, 2008). 따라서 근막은 졸-액체 전도체와 결정 생성기 시스템의 특성을 결합하여 직류 전류를 생성하고 유도할 수 있는 것으로 보인다. 이 에너지 생성 장치는 정보 전달을 정보로 사용하여(Pischinger, 1991) 추억과 외상을 저장하는 능력을 포함한다(Oschman, 2009).

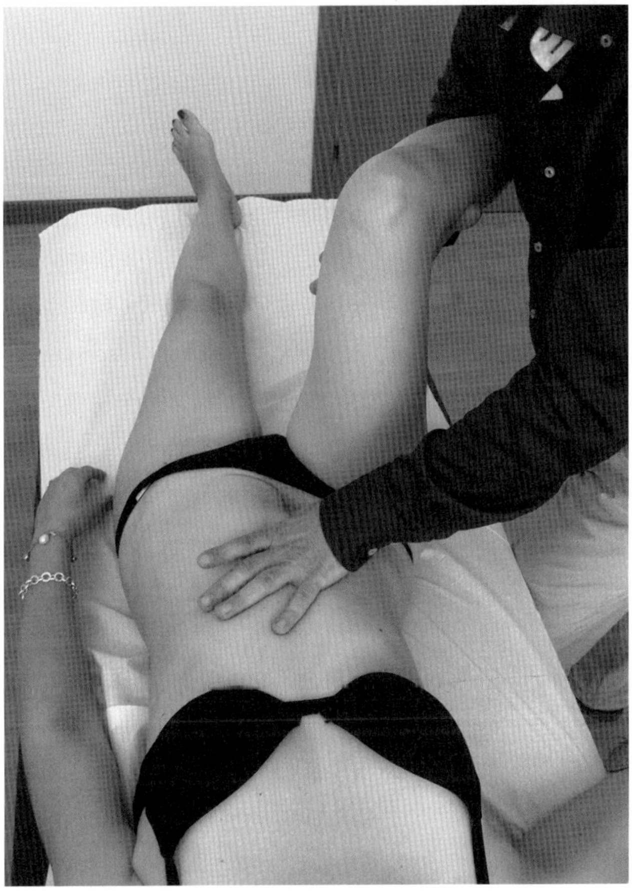

그림 40.3
흉터 조직에 적용하는 FU. 기능이 마비된 흉터 조직에 FU를 결합하여 수행할 수 있다. 한 손으로 주요한 제한 지점이 인식되는 바로 그 곳의 흉터 조직에 접촉 한다. 제왕 절개로 생긴 흉터에는 치골 상부를 접촉해야 할 것이다. 다른 한 손은 흉터를 푸는 데 사용할 수 있는 더 좋은 지렛대를 지지한다. 이 때는 주요 흉터 제한이 발견된 측면에 더 가까운 하지가 될 것이다. 위에 있는 손으로 장벽에 맞서 움직이면서 흉터 조직에 직접적인 근막 기법을 수행하는 동안, 팔을 지렛대로 사용하여 국소적으로 집중된 장력을 푼다. 장력이 완전히 풀릴 때까지 기법은 계속된다.

임상 사례

30세 비서는 미골 부위의 지속적인 둔통을 호소하였으며 때로는 2~3시간 이상 앉아있을 때 증상이 나타났다. 이 통증과 관련이 있는 증상은 없었다. 증상은 1년 전, 그녀가 제왕절개로 첫 아이를 낳은 후 2개월부터 시작되었다. 그 이후로, 그녀는 치질과 반복적인 방광염으로 고통 받았다. 검사 결과 골반의 위치 불균형(우측으로 기울고 좌측으로 회전됨), 골반 격막의 현저한 기능 장애(R>L), 자궁 우측 광인대의 기능 장애로 인한 기관의 우측 비틀림, 활동성 치골상 흉터(R>L), L1-L2의 기능 장애, 천골과 미골 평면의 이동성과 운동성의 감소, SBS 우측 비틀림, 좌측 TMJ 기능 장애가 발견되었다. 첫 번째 치료에서 주로 골반 부위를 치료하였다. 흉터는 그림 40.3에 도시된 홀드(hold)를 사용하고 FU를 조합하여 이완시켰다. 다음, 같은 기법을 사용하여 자궁의 우측 광인대를 풀었다. 그런 다음 억제 압력과 직접 근육 근막 이완 기법을 사용하여 골반 횡격막에 접근했다. 하지, 골반, 요추에 관절 기법을 적용하였다. 하복부 근육과 골반 근육을 강화하기 위해 환자에게 매일 특정 운동을 하도록 지시하였다. 두 번째 방문은 일주일 후로 계획하였다. 증상이 일관성 있게 호전되어 5~6시간 동안 앉아 있은 후에도 증상이 경미한 형태로 나타났다. 첫 번째 치료 동안 치료한 영역에서 기능 장애의 징후가 발견되지 않았다. 요추 기능 장애 및 두개천골의 변화가 여전히 존재했지만, 촉진했을 때 경미하게 개선된 것을 느낄 수 있었다. 전자는 sitting lift 기법을 이용하여 직접적으로 치료하였으며, 후자는 TMJ 감압 기법으로 정상화하였고, SBS 감압 기법 및 후두천골 균형법을 시행했다. 2주 후에 세 번째 치료를 받도록 하였고 수중 운동과 일반적인 스트레칭 운동을 일주일에 두 번, 적어도 3개월 동안 하도록 권유하였다.

참고문헌

Anderson, R. E., Seniscal, C. 2006 A comparison of selected osteopathic treatment and relaxation for tension-type headaches. Headache. 46:1273–1280.

Bertolucci, L. F. 2008 Muscle repositioning: a new verifiable approach to neuro-myofascial release? J Bodyw Mov Ther. 12(3):213–224.

Blum, C. L. 2002 Chiropractic and pilates therapy for the treatment of adult scoliosis. J Manipulative Physiol Ther 25:E3.

Centers, S., Morelli, M. A., Vallad-Hiz, C., et al. 2003 General pediatrics. In: Ward, R. C. (Ed.), Foundations for Osteopathic Medicine. 2nd Edn. Lippincott Williams & Wilkins, Philadelphia, PA. p. 324.

Chaitow, L. 2005 Cranial Manipulation: Theory and Practice: Osseous and Soft Tissue Approaches. Elsevier Health Sciences. pp. 370–372.

Chaudhry, H., Schleip, R., Ji, Z., et al. 2008 Threedimensional mathematical model for deformation of human fasciae in manual therapy. J Am Osteopath Assoc 108:379–390.

Defeo, G., Hicks, L. 1993 A description of the common compensatory pattern in relationship to the osteopathic postural examination. Dynamic Chiropractic. 11:24.

DeStefano, L. A. 2011 Greenman's principles of manual medicine. 4th Edn., Williams and Wilkins, Baltimore, MD. p. 155.

DiGiovanna, E. L. 2005 The manipulative prescription. In: DiGiovanna, E. L., Schiowitz, S., Dowling, D. J. (Eds), An Osteopathic Approach to Diagnosis and Treatment. 3rd Edn., Lippincott Williams & Wilkins, Philadelphia, PA. Ch. 118.

Dorko, B. L. 2003 The analgesia of movement: ideomotor activity and manual care. J Osteopath Med 6:93–95.

Dowling, D. J. 2011 Progressive inhibition of neuromuscular structures. In: Chila, A. (Ed.), Foundations of Osteopathic Medicine. 3rd Edn., Lippincott Williams & Wilkins, Philadelphia, PA. p. 822.

Educational Council on Osteopathic Principles (ECOP) 2011 Glossary of osteopathic terminology usage guide. American Association of Colleges of Osteopathic Medicine (AACOM), Chevy Chase, MD. p. 29.

Elsner, B., Hommel, B. 2001 Effect anticipation and action control. J Exp Psychol Hum Percept Perform 27:229–240.

Fernández-Perez, A. M., Peralta-Ramírez, M. I., Pilat, A., et al. 2008 Effects of myofascial induction techniques on physiologic and psychologic parameters: a randomized controlled trial. J Altern Complement Med 14:807–811.

Frymann, V. M. 1998a The collected papers of Viola M. Frymann, DO. Legacy of osteopathy to children. Am Acad Osteopath., Indianapolis, IN. p. 82.

Frymann, V. M. 1998b Fascial release techniques. In: The Collected Papers of Viola M. Frymann, DO. Legacy of Osteopathy to Children. American Academy of Osteopathy, Indianapolis, IN. pp. 72-82.

Henley, C. E., Ivins, D., Mills, M., et al. 2008 Osteopathic manipulative treatment and its relationship to autonomic nervous system activity as demonstrated by heart rate variability: a repeated measures study. Osteopath Med Prim Care 2:7.

Hruby, R. J. 1992 Pathophysiologic models and the selection of osteopathic manipulative techniques. J Osteopath Med 6:25–30.

Kerr, H. D. 1997 Ureteral stent displacement associated with deep massage. WMJ 96:57-58.

Kuchera, M. L. 2003 Postural considerations in coronal, horizontal and sagittal planes. In: Ward, R. C. (ed.), Foundations for Osteopathic Medicine. 2nd Edn. Lippincott Williams & Wilkins, Philadelphia, P. A. pp. 629–630.

Kuchera, M. L. 2011 Lymphatics approach. In: Chila, A. (Ed.), Foundations of Osteopathic Medicine. 3rd Edn. Lippincott Williams & Wilkins, Philadelphia, PA. Ch. 51.

Lee, R. P. 2008 The living matrix: a model for the primary respiratory mechanism. Explore 4:374–378.

Levin, S., Martin, D. 2012 Biotensegrity: the mechanics of fascia. In: Schleip, R., Findley, T. W., Chaitow, L., Huijing, P. A. (Eds.) Fascia: The Tensional Network of The Human Body. Churchill Livingstone Elsevier, Edinburgh. pp. 137–142.

Lewit, K., Olsanska, S. 2004 Clinical importance of active scars: abnormal scars as a cause of myofascial pain. J Manip Physiol Ther 27:399–402.

Lund, I., Ge, Y., Yu, L. C., et al. 2002 Repeated massage-like stimulation induces long-term effects on nociception: contribution of oxytocinergic mechanisms. Eur J Neurosci 16:330–338.

Masi, A. T., Hannon, J. C. 2008 Human resting muscle tone (HRMT): narrative introduction and modern concepts. J Bodyw Mov Ther 12:320–332.

Masi, A. T., Nair, K., Evans, T., et al. 2010 Clinical, biomechanical, and physiological translational interpretations of human resting myofascial tone or tension. Int J Ther Massage Bodywork 3:16–28.

McPartland, J. M., Giuffrida, A., King, J., et al. 2005 Cannabimimetic effects of osteopathic manipulative treatment. J Am Osteopath Assoc 105:283–291.

Minasny, B. 2009 Understanding the process of fascial unwinding. Int J Ther Massage Bodywork 2:10–17.

Mitchell, F. L., Sr. 1958 Structural pelvic function. In: Barnes, M. W. (Ed.), Yearbook of the Academy of Applied Osteopathy. American Academy of Osteopathy, Indianapolis. p. 79.

Nicholas, A., Nicholas, E. 2008 Atlas of Osteopathic Techniques, 2nd Edn. Lippincott Williams & Wilkins, Philadelphia. p. 116.

Oschman, J. L. 2009 Charge transfer in the living matrix. J Bodyw Mov Ther 13:215–228.

Pischinger, A. 1991 Matrix and Matrix Regulation: Basis for a Holistic Theory of Medicine. Haug International, Brussels. p. 53.

Pope, R. E. 2003 The common compensatory pattern: its origin and relationship to the postural model. J Am Acad Osteopath 13:19–40.

Queré, N., Noël, E., Lieutaud, A., et al. 2009 Fasciatherapy combined with pulsology touch induces changes in blood turbulence potentially beneficial for vascular endothelium. J Bodyw Mov Ther 13:239–245.

Ralevic, V., Kendall, D. A., Randall, M. D., et al. 2002 Cannabinoid modulation of sensory neurotransmission via cannabinoid and vanilloid receptors: roles in regulation of cardiovascular function. Life Sci 71:2577–2594.

Rivers, W. E., Treffer, K. D., Glaros, A. G. et al. 2008 Short-term hematologic and hemodynamic effects of osteopathic lymphatic techniques: a pilot crossover trial. J Am Osteopath Assoc 108:646–651.

Rolf, I. 1962 Structural Dynamics. British Academy of Applied Osteopathy Yearbook.

Salamon, E., Zhu, W., Stefano, G. 2004 Nitric oxide as a possible mechanism for understanding the therapeutic effects of osteopathic manipulative medicine. Int J Mol Med 14:443–449.

Schleip, R. 2003 Fascial plasticity: a new neurobiological explanation. Part 2. J Bodyw Mov Ther 7:104–116.

Schleip. R., Klingler, W., Lehmann-Horn, F. 2005 Active fascial contractility: fascia may be able to contract in a smooth muscle-like manner and thereby influence musculoskeletal dynamics. Med Hypotheses 65:273–277.

Schleip, R., Naylor, I. L., Ursu, D., et al. 2006 Passive muscle stiffness may be influenced by active contractility of intramuscular connective tissue. Med Hypotheses 66:66-71.

Stone, C. A. 2007a Visceral and Obstetric Osteopathy. Elsevier Churchill Livingstone, Edinburgh.

Stone, C. A. 2007b Visceral and Obstetric Osteopathy. Elsevier Churchill Livingstone, Edinburgh. p. 297.

Stone, C. A. 2007c Visceral and Obstetric Osteopathy. Elsevier Churchill Livingstone, Edinburgh. p. 278.

Tota, B., Trimmer, B. (eds) 2011 Nitric Oxide. Elsevier Health Sciences.

Tozzi, P., Bongiorno, D., Vitturini, C. 2011 Fascial release effects on patients with non-specific cervical or lumbar pain. J Bodyw Mov Ther 15:405-416.

Tozzi P., Bongiorno, D., Vitturini, C. 2012 Low back pain and kidney mobility: local osteopathic fascial manipulation decreases pain perception and improves renal mobility. J Bodyw Mov Ther 16:381-391.

Upledger, J. E. 1987 Craniosacral Therapy II: Beyond the Dura. Eastland Press, Seattle.

Vick, D. A., McKay, C., Zengerle, C. R. 1996 The safety of manipulative treatment: review of the literature from 1925 to 1993. J Am Osteopath Assoc 96:113-115.

Ward, R. C. 2003a Integrated neuromusculoskeletal release and myofascial release. In: Ward, R. C. (Ed.), Foundations for Osteopathic Medicine. 2nd Edn. Lippincott Williams & Wilkins, Philadelphia, PA. p. 960.

Ward, R. C. 2003b Integrated neuromusculoskeletal release and myofascial release. In: Ward, R. C. (Ed.), Foundations for Osteopathic Medicine. 2nd Edn. Lippincott Williams & Wilkins, Philadelphia, PA.

Ward, R. C. 2003c Integrated neuromusculoskeletal release and myofascial release. In: Ward, RC. (Ed.), Foundations for Osteopathic Medicine. 2nd Edn. Lippincott Williams & Wilkins, Philadelphia, PA. p. 961.

Weintraub, W. 2003 Tendon and ligament healing: a new approach to sports and overuse injury. Paradigm Publications, Herndon, VA. p. 66-67.

World Health Organization (WHO) 2010 Safety issues. In: Benchmarks for training in osteopathy. WHO, Geneva, Switzerland. p. 17.

Zink, J. G. 1973 Applications of the osteopathic holistic approach to homeostasis. Am Acad Osteopath Yearb 37–47.

Zink, J. G. 1977 Respiratory and circulatory care: the conceptual model. Osteopath Ann 5:108-112.

Zink, J. G., Lawson, W. B. 1979 An osteopathic structural examination and functional interpretation of the soma. Osteopath Ann 7:12-19.

근육 근막 유도 요법 (myofascial induction therapy: MIT)

Andrzej Pilat

개요

근막으로 정의할 수 있는 구조물에 대한 여러 가지 다른 견해가 있다(Langevin, 2014; Langevin & Huijing, 2009, Schleip 외, 2012, Swanson, 2013, Stecco, 2014). 이 장에서는 도수 치료의 기능적 접근과 근막의 분류를 분석한다. 따라서 '근막계'라는 표현을 사용하는 것이 좋다. 이 *시스템*은 다양한 활동(소화계 또는 신경계와 유사하게)을 하는 다양한 유형의 세포를 모아, 기능적으로 안정된 '3차원 콜라겐성 기질'(Kumka & Bonar, 2012) 구조를 통해 다른 신체 시스템과 연관된다(Pilat, 2014).

근막계는 기계수용체 정보를 제공하는 복잡한 통신 구조를 나타낸다. 이 과정은 지형적인 분포 때문이 아니라 주로 신체의 다른 구조, 특히 근육과 *어떻게* 상호 연관되는지를 보여주는 패턴을 통해 발생한다. 섬유성 구조물에서 근막계는 내인성 및 외인성 긴장에 맞추어 조정되고 수용할 수 있는 능력을 가지고 있다. 생체역학적 움직임 패턴의 외부에서 만들어진 긴장은 신체의 역동성을 변화시킬 수 있다. 신체 전체에서 시스템의 밀도, 분포 및 감각 수용의 특성이 다르지만 연속성은 필수적이며 근막은 공동 작용성의 전체로서 국소 자극을 흡수하고 분배한다. 구조화된 근막계가 갖는 동반 상승효과는 신체의 외부 및 내부 요구 사항에 따라 또는 즉각적인 환경에서 에너지 및 영양소의 가용성에 적응할 수 있게 한다. 구조적인 역할 외에도, 근막은 자극을 신체에 전달한다. 감각 네트워크는 열과 화학적 변화, 압력, 진동 및 운동 자극을 기록하고 분석하여 분류하고 중추 신경계로 전달한다. 중추 신경계는 이러한 자극을 흡수, 변형, 평가 및 통합하여 신체의 다른 시스템으로 보낸다(Pilat, 2014).

기본적인 기능을 분석할 때 우리는 표면 및 심부 근막의 존재를 인식한다(그림 41.1). 심부 근막은 근육 근막, 내장근막 및 뇌척수막으로 세분될 수 있다. 이 분류는 육안 해부학 및 조직학의 관점에서 일부 측면(예: 근막 평면과 층 사이의 관계)이 다를 수 있다(Lancerotto 외, 2011).

근육 근막 치료는 어떤 직업에 국한되어 있지 않다. 일반적으로 개념적 원리가 유사한 다양한 접근법과 기법이 있다. 그 정확한 메커니즘은 아직 완전히 이해할

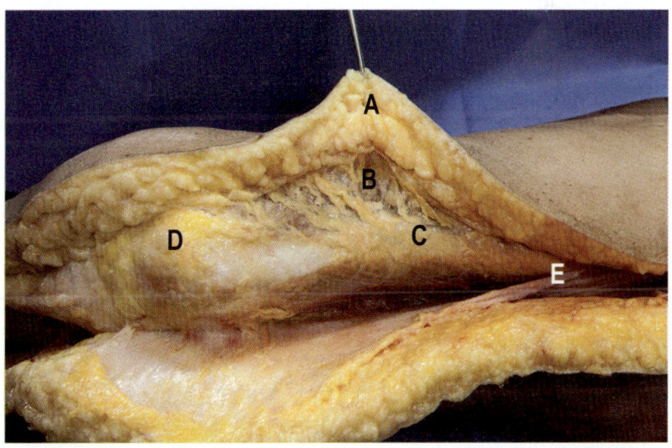

그림 41.1
체지방의 비율이 높은 시체의 무릎과 대퇴 전방. 표층 근막의 두 단계-표층, 심부-를 주목한다. A 많은 양의 입방형 지방 결절이 있는 표층 근막 (벌집 근막)의 표층, B 편평한 지방 결절이 있는 표층 근막의 심층, C 심부 근막 (근육 근막층), D 슬개골, E 장경인대

수 없지만, 근육 근막 치료 요법은 견고한 근거와 광범위한 치료 잠재력을 갖는다. 연구를 통해서 임상 절차를 통일하고 검증할 필요가 있다(Ajimsha 외, 2012; Remvig 외, 2008).

근육 근막 힘 전달

40년 전 Huxley와 Simmons (1971)가 기술한 근육 수축의 범용 모델은 액틴과 미오신 필라멘트의 활공을 기반으로 하여 지렛대의 작용에 의한 뉴턴식 신체 움직임 분석(Newtonian analysis of body movement)을 뒷받침한다. 이 모델에서 일렬로 배열된 근원섬유는 근건/근건막 접합부와 비슷하게 독립적으로 운동하여 움직임을 유발한다. 그러나 초미세구조와 근섬유분절 단위의 기계생물학적 발견은 세포 외 기질 내부에 끼어 있는 근원섬유에 관한 새로운 모델을 만들어 냈으며, 이것은 동시에 수축(자체 동적으로부터)에 참여한다(Yucesoy, 2010). 근원섬유의 단축은 근육 근막 구조(근내막, 근주막, 근외막) 내에서 힘을 발휘하고, 간단한 선형 분석 (일련의 정렬된 움직임)보다는 텐세그리티 모델(Gillies & Lieber, 2011)의 원리와 더 유사하다. 그러나 대부분의 수축력은 근건 단위로 정해진다. 그들 중 약 30%가 '근외막' 전달 경로를 사용하는데 이것은 건의 전달 경로와 평행하다(Huijing, 2007). 이 모델에서 근육은 독립된 실체로 작용하지 않는다. 대신, 신경 혈관 경로와 같이 인접한 근육의 근외막 사이에 있는 콜라겐 결합이 간접적인 근육 간 연결을 제공한다. 일반적으로 이러한 측면 연결과 그 존재의 결과는 신체 움직임과 관련된 대부분의 모델에서 고려하지 않는다. 그럼에도 불구하고 최근의 연구 모델 및 임상 분석은 근육 근막 힘 전달을 포함하여 인접한 근육 사이의 기계적 상호 작용을 보여준다.

신경분포

근막은 기계감각적 구조이다(Vaticón, 2009; Langevin, 2011). 일반적으로 신경 해부학 연구는 주로 디스크, 후관절, 근육 섬유, 힘줄 또는 인대에 초점을 맞추며 근막의 신경 분포에 관한 정보는 제한되어 있다. 우리는 간질 기계 수용체(그룹 III 및 IV 자유 신경종말)로 알려진 독특한 수용체 네트워크를 통해 주로 성긴 결합 조직 구조를 포함하는 기능적 연결에 초점을 맞추고 있다. 각 수용체는 세포 구조와 관련하여 낮은 수준 또는 높은 수준의 기계 감수성을 갖는 2개의 하위 그룹을 갖는다. 최근 이러한 유형의 수용체가 확인되었다.

- 그룹 III 근육 구심성 신경은 근육 주위의 근막과 근육 혈관의 외막에서 발견되며, 압력과 신장(기계적 자극을 가한 후 기질이 변형됨)을 포함한 다양한 자극에 반응한다(Lin 외, 2009).
- 흉요추 근막(TLF)은 신경이 고도로 분포한 조직이다(Taguchi 외, 2009).
- Aδ 및/또는 C섬유를 통한 비특이적인 결합 조직의 상당한 신경분포(Corey, 2011; Tesarz 외, 2011)
- 근막과 자율 신경계 사이의 강한 연결성(Haouzi 외, 1999)
- 특히 표면 근막의 많은 섬유는 신경절 후 교감신경 섬유 효소인 티로신 수산화효소(도파민 분비 조절)를 포함한다. 이는 요통 환자가 심리적 스트레스를 받을 때 통증의 강도가 증가하는 이유를 설명한다(Chou & Shekelle, 2010).
- 신경 말단을 통해 잠재적으로 발화하는 신경 활동은 특정한 기계적 변형과 세포 외 기질의 상호 작용과 관련이 있다(Lin 외, 2009).
- 그룹 III 및 IV 근육 구심성 신경의 자극은 체성 및 자율 신경계 모두에 중요한 반사 효과를 갖는 것으로 나타났다. 여기에는 알파 운동 뉴런에 미치는 억제 효과, 감마 운동 뉴런에 미치는 흥분 효과, 교감신경계에 미치는 흥분 효과를 포함한다(Kaufman 외, 2002).
- 캡슐화 된 신경 말단은 근막의 고유감각적 역할에 관여할 수 있다(van der Wal, 2009).

근육 근막 유도 요법의 정의

MIT는 신체 기능의 회복에 초점을 두어 직접 행하는 전신 접근법이다. 임상의는 평가 및 치료 과정에서 기능 장애 조직에 부드러운 수동적 기계적 응력을 전달(견인 및/또는 압축)한다. 신체는 생화학적, 신호전달적, 대사적, 그리고 마지막으로 생리학적 반응을 포함하여 상호 반응한다. 이 과정은 조직 기질의 반응성을 재구성하고 근막 시스템으로의 정보 전달을 촉진하고 최적화하는 것을 목표로 한다. '유도'라는 용어는 근막계의 수동적 신장보다는 움직임 촉진의 회복과 관련이 있다. 이것은 주로 동작의 범위, 적절한 긴장, 힘 그리고 움직임 조정을 회복하기 위해 항상성을 찾는 학습 과정이다. MIT 적용의 일반적인 목표는 근막계 내부의 균형을 복원하고 근골격, 신경, 혈관, 두개골 및 내장 구성 요소에서 신체의 움직임 능력을 향상시키는 것이다. 이것은 중추 신경계가 제어하는 집중적인 과정으로, 임상의가 촉매(촉진제)로 작용한다. 치료는 항상성 균형을 조정하기 위해 자원을 제공하는 것에 초점을 맞춘다. 치료의 최종 목표는 안정적인 계층 구조의 정착이 아니라 환경의 요구에 맞는 최적의 적응을 촉진하는 것이다(Pilat, 2014). 그림 41.2는 MIT의 개념적 추론 과정을 요약한 것이다. 우리는 치료 과정에서 환자의 능동적 참여의 중요성을 강조해야 한다. 결과(신체 이미지의 변화, 기능적 기법의 향상)는 치료사뿐만 아니라 환자에 의해서도 평가되어야 한다.

MIT 적용: 적응증 및 금기증

MIT 적용에 대한 적응증과 금기증은 일반적인 도수 요법에 적용되는 것과 일치한다. 표 41.1은 가장 타당성 있는 적응증과 금기증을 요약한 것이다.

근육 근막 기능 장애

정의

근막계 기능 장애는 고도로 조직화된 특수한 움직임 조합의 변화, 그리고 기질을 통한 정보의 부정확한 전달로 정의할 수 있다(Pilat, 2003). 근막 동역학(근막 내 섬유와 근막 간 평면의 미끄러짐)이 손상되면 최적의 신체 행동이 영향을 받을 수 있다. 이것은 또한 유체의 교환과 관련이 있다(Schleip 외, 2012).

그림 41.2
MIT의 개념적 추론 과정을 보여 주는 도표. ANS=자율신경계, CNS=중추신경계, MIT=근육 근막 유도 요법

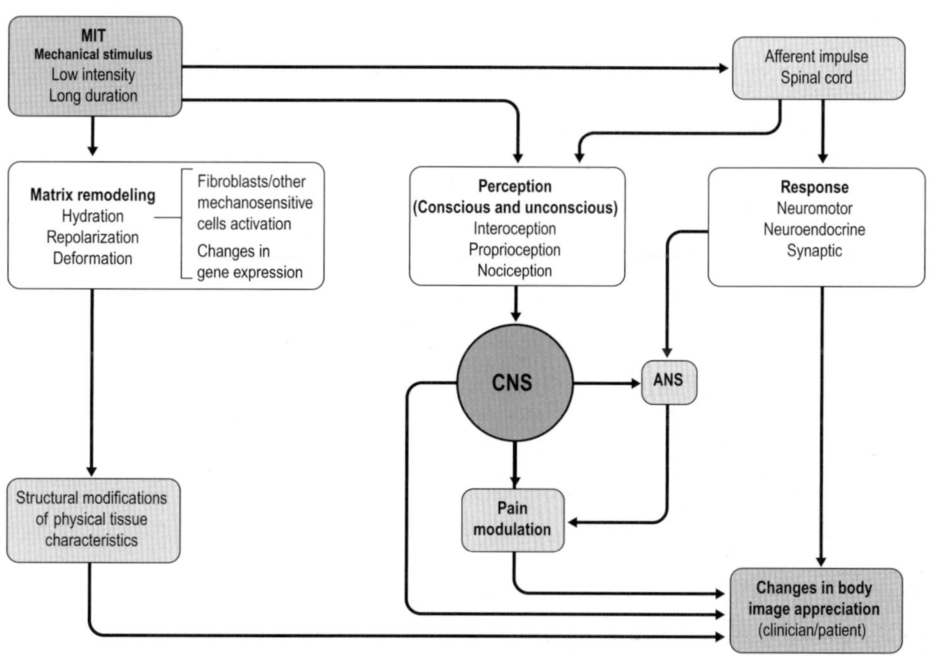

표 41.1
MIT 적응증과 금기증

주요 적응증	주요 금기증
• 기능 장애를 가진 환자 • 정형외과적 기능 장애 • 신경정형외과적 기능 장애 • 외상 후 기능 장애 • 퇴행성 기능 장애 • 신경계 질환 (중추 및 말초) • 골반저 장애 • 혈액순환 질환 • TMJ 기능 장애 • 스포츠 손상 • 호흡기 질환	• 동맥류 • 전신 질환 • 급성기의 염증성 연부조직 • 급성 호흡 부전 • 후기 당뇨병 • 항응고 요법 • 모든 도수 요법의 일반적 금기증

증후군 형성

'여러 층의 콜라겐이 서로 미끄러지는 능력은 과사용 증후군, 외상 또는 수술에 의해 변할 수 있다(Stecco, 2008).' 따라서 신체는 생체 역학적 운동 패턴의 방향을 전환하거나 왜곡하고 기능 장애를 발생시키는 근막 포착을 일으킬 수 있다. Purslow (2010)는 ECM이 지속적으로 재형성되어 기계적으로 적응할 수 있다고 말한다. 이동성의 감소는 혈액 순환의 질을 변화시킬 수 있으며, 느리고 무거워져 극단적인 경우에는 국소 허혈 및 근육 섬유의 질을 악화시킨다. 근육 근막계에서 콜라겐 섬유에 가해지는 과도한 자극은 섬유증의 발달로 이어진다. 그 결과 기질의 질이 떨어지며 결과적으로 포착 영역(진폭, 속도, 저항 및 조정과 관련하여 생리학적 움직임의 변화가 있는 영역)이 형성된다(Pilat, 2009) (그림 41.3 참조).

근막의 포착은 보상적인(대체) 움직임 패턴의 형성을 촉진한다. 원인에 상관없이 포착이 장기간 지속되면 결국 과부하와 기능 장애를 일으킨다(Pilat, 2003). 이러한 변화는 대부분 성긴 결합 조직의 구조에 영향을 미치고 특수화된 구조(조밀하고 규칙적인 그리고 불규칙적인 결합 조직)에 영향을 주어 과밀도 및 섬유의 재배향을 일으킨다. 특수 구조는 힘줄, 인대 및 관절 캡슐이다. 단기적인 변화는 국소 기능과 장기적인 변화에 영향을 미칠 것이고 장기적으로 광범위한 기능 장애 패턴을 초래할 수 있다.

근막 포착 영역

Pilat (2015)에 따르면, 근막 포착 형성에 가장 취약한 영역은 다음과 같다.

- 광범위한 부하가 존재하는 부위에서 근막 구조 사이의 결합 영역(예: 이두근건 – 신경 혈관 묶음을 보호하는 구조일 뿐만 아니라 이두근의 동적 안정제) (Eames 외, 2007)
- 과도한 마찰이 있는 영역(지지띠에 의해 강화된 외피를 가진 건). 건과 지지띠의 압박이 증가하면 섬유연골의 변화가 일어난다(Benjamin, 1995).
- 다수의 고밀도 섬유(즉, 견갑골)의 근막 구조가 삽입된 영역. 이 영역은 기계적으로 움직임 연결 영역과 분배 영역으로 작동한다. 포착이 발생하면 국소 움직임 및/또는 보상 절차가 변경될 수 있다(Fernández-

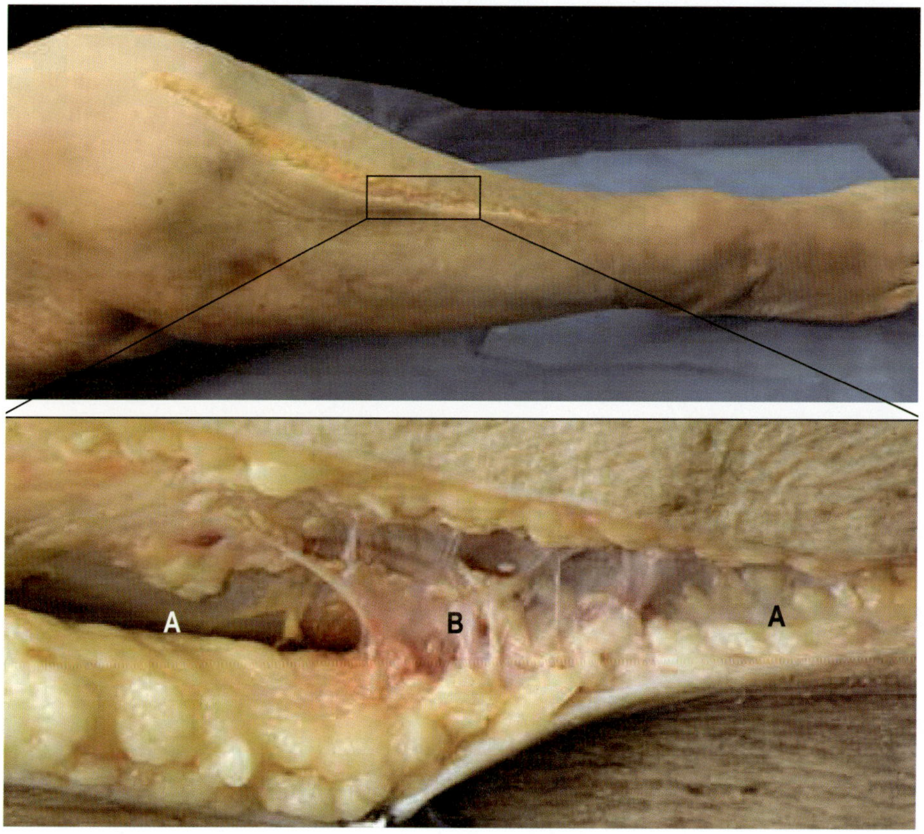

그림 41.3
다리 측면의 근막 포착. 위: 좌측 다리의 전외측, 아래: 표면 근막과 심부 근막의 근막 포착 확대사진. A 두 층의 정상적 관계, B 포착 영역

de-las-Peñas & Pilat, 2012).

- 장기간 및/또는 반복된 저이동성이 있는 영역 (예: 불량한 자세 조정의 결과)
- 외상 또는 수술 과정에 영향을 받는 신체 부위
- 신경 혈관 연속체(예: 오금)를 보호하는 구조

평가 과정

임상 평가 프로토콜은 그림 41.4에 요약되어있다. 환자가 통합 운동을 수행 할 때 광범위한 기능 테스트에 특별한 주의를 기울여야 하는데 이는 일상적인 활동과 비슷하다. MIT는 환자 중심 요법이므로 환자의 평가에 대한 개인적인 해석이 매우 중요하다.

근전도(EMG) (Bertolucci, 2008) 및 탄성초음파영상 (Martinez & Galán-del-Río, 2013)은 실시간으로 조직의 변화를 관찰하여 객관적인 평가를 얻을 수 있는 주요 방법이다.

MIT 적용 메커니즘의 원리 (Pilat, 2014)

근막은 여러 과정(Chiquet 외, 2003)에 의해 입증된 바와 같이 기계적 자극을 감지하는 시스템이며, 기계적 힘에 민감한 세 가지 특성을 가지고 있다. 이들 각각은 다른 수준에서 작동하며 잠재적으로 다른 것에 영향을 줄 수 있다.

- *기계변환*(Mechanotransduction): 기계적 입력이 생화학적 반응으로 변환되는 과정이다(Ingber, 2003).
- *압전기*: 콜라겐은 반도체이므로 근막계 구성 요소의 상호 연결을 가능하게 하는 통합 전자 네트워크를 형성할 수 있다고 제안된다(Ahn & Grodzinsky, 2009).
- *점탄성*: 점성과 탄성의 특징을 설명하는 근막의 특성이다(Chaudhry 외, 2007).

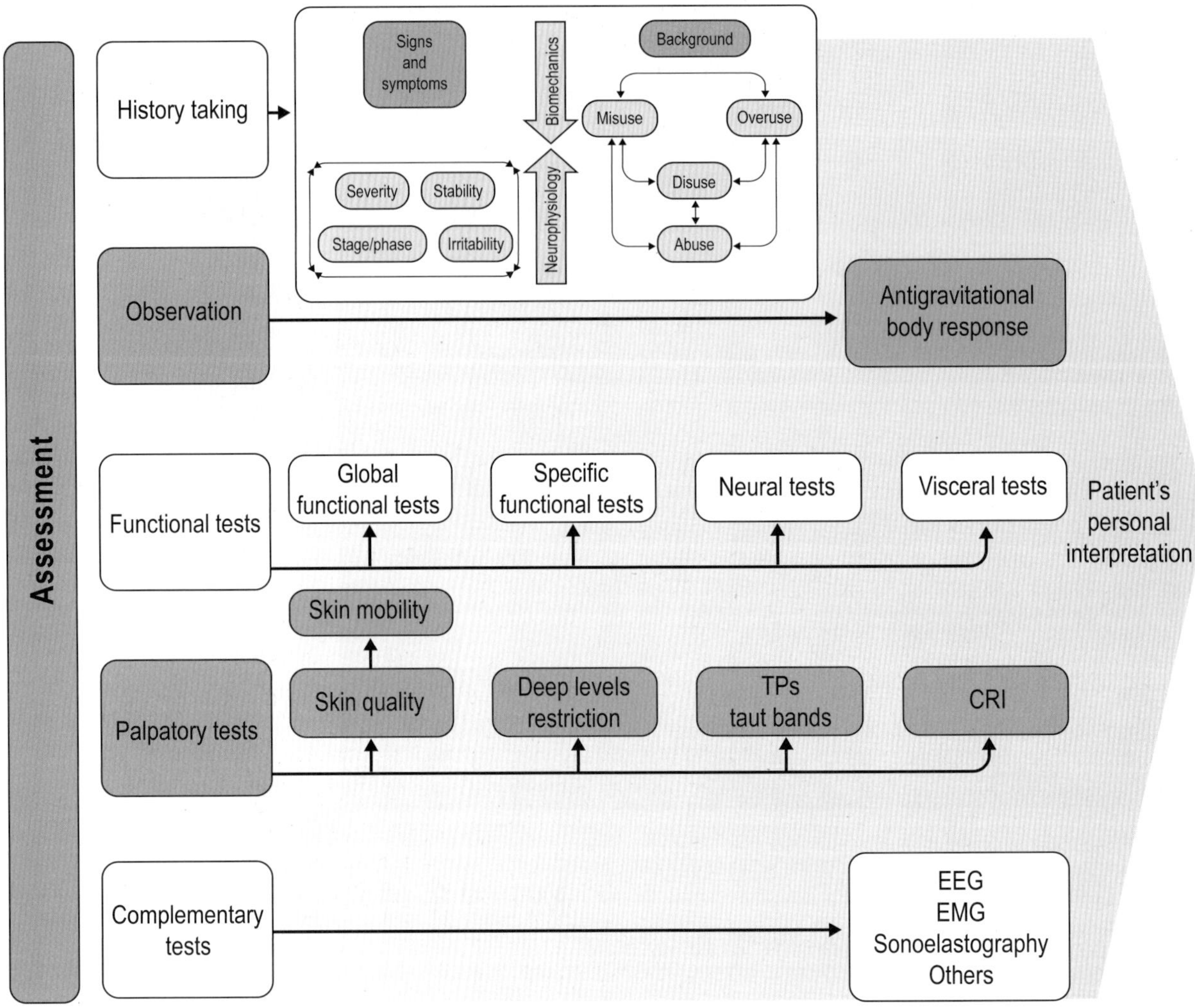

그림 41.4
프로토콜의 평가. EEG=뇌파, EMG=근전도검사, TPs=발통점. Reprinted with permission from Pilat A., 2014. Myofascial induction approaches. In: ChaitowL. Fascial Dysfunction: Manual Therapy Approaches, Handspring.

이 세 가지 메커니즘은 서로 다른 시간대에 작용할 수 있고 서로 보완할 수 있으며 임상 적용의 모든 단계에서 시스템이 전환될 수 있다(Vaticón, 2009).

MIT 응용의 기계적 특성

- 은근한 힘 적용
- 관절 운동 범위(ROM)를 절대 강요하지 않는다.
- 촉진된 움직임을 따른다.
- 근막계는 기계 수용체를 통해서 지속적으로 내부 소통 한다(Vaticón, 2009).
    - 신체–신체
    - 신체–내장
    - 내장–내장
    - 내장–신체

근육 근막 유도 요법 과정의 정의

근육 근막 유도 치료는 근막계에서 기능과 균형을 최적화하는 데 초점을 맞추는 절차로 구성된다. 이 접근법은 국소 교정, 전체 역학의 회복 및 통증이 없는 신체 행동을 목표로 한다. 치료 프로토콜은 표층(stroke) 기법과 이후 심부 절차의 두 단계로 나뉜다. 근육 근막 유도 요법은 다른 도수 치료 전략과 함께 적용될 수 있다.

임상 절차의 원칙(Pilat, 2003; Pilat, 2009; Pilat, 2014; Pilat, 2015)

- 모든 절차(규약)는 나이, 신체적 상태, 정서적 상태, 문화적 측면 및 성별을 고려하여 기능 장애(병리) 및 환자의 요구에 따라 개별화 되어야 한다. 특정 기법의 선택 또한 치료사의 기술에 달려 있다.
- 근육 근막계는 생체 역학적으로 압박 및 견인력에 반응한다. MIT를 적용할 때 사용하는 두 가지 기계적 전략이다.
- 이완 움직임의 방향은 촉진(facilitation) 쪽으로 한다. 임상의는 임의 방향으로의 움직임을 자제해야 한다.
- 임상의는 통증 및/또는 기능 장애(저운동성 또는 과운동성, 협동장애, 힘 부족 등)와 관련된 근육 근막을 선택한다. 신체 부위는 위에 논의된 초기 평가 과정에서 확인해야 한다.
- 기능 장애가 있는 각 신체 영역에는 특정 절차를 적용해야 한다(Pilat, 2003).
- 임상의는 3차원적으로, 천천히, 점진적인 압축 또는 견인을 적용하여 첫 번째 제한 장벽이라고 불리는 조직을 긴장시킨다. 첫 번째 제한 장벽을 이완시킬 때 필요한 시간(점탄성 반응의 시작) 인 첫 60~90초 동안 압력은 일정해야 한다.
- 첫 단계에서 치료사는 조직이 거의 움직이지 않도록 한다.
- 첫 번째 제한 장벽을 극복하고 나면 다음 장벽에서 잠시 멈추고 촉진 방향으로 움직임을 수반한다.
- 각 기법에서 최소 3~6회의 연속 장벽을 극복해야 하며 최소 적용 시간은 3~5분이다.
- 조직에 가해지는 장력은 일정해야 하지만, 치료사가 가한 압력은 첫 번째 장벽을 극복한 후 수정할 수 있다. 충분한 활동 및/또는 통증이 감지되면 압력을 줄여야 한다.

MIT 응용의 예

견갑거근 근막 유도 (그림 41.5)

환자는 치료를 받지 않는 쪽을 아래로 하여 눕는다. 임상의는 테이블의 머리판 쪽에 있는 의자에 앉는다. 치료사는 한 손의 약지, 중지, 검지 끝으로 환자의 견갑골 하각을 '감싸고' 두개골 방향으로 당긴다. 그 다음 다른 손의 검지와 중지의 마지막 지골을 구부려 상부 승모근을 따라 접촉한다. 이 두 손가락의 패드를 사용하여 승모근을 누르고 견갑거근의 삽입점을 손가락 끝으로 누른다. 최대 3분 동안 이 압박을 유지해야 한다. 이 때 움직임을 촉진한다.

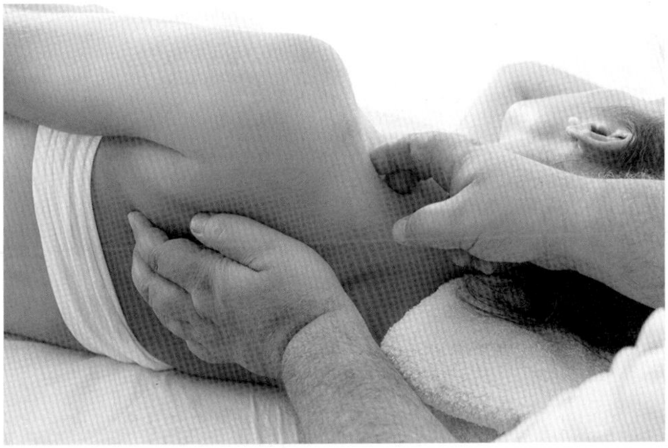

그림 41.5
견갑거근의 MIT

흉요추 근막 보조 유도 (그림 41.6)

환자는 엎드려 눕는다. 치료사는 환자에게 몸을 기대고 팔꿈치를 환부(맨 위) 요추 주위 근육에 접촉한다. 그런 다음 팔꿈치로 극돌기 선과 가깝게 세로 방향으로 스트로크(stroke)한다. 동시에 치료사는 환자가 능동적으로 허벅지와 다리를 구부리는 것에 저항해야 한다. 고관절은 치료사의 팔꿈치에 의한 동작과 동일한 속도로 굴곡해야 한다. 환자에게 영향을 주는 수축은 방어 근육의 긴장을 억제한다. 양측에서 세 번 반복한다.

과학적 증거

이 섹션은 Fascial Dysfunction: Manual Therapy Approaches (Pilat, 2014)에서 저자가 저술한 '근육 근막 유도 접근법'과 관련된 과학적 증거에 중점을 둔다. 통증 증후군 환자와 건강한 피험자를 대상으로 한 연구를 근거로 하여 근육 근막 유도 기법의 임상 결과를 다룬 논문이 늘어나고 있다. 많은 연구에서 자율 신경계(ANS)의 반응과 관련된 중요한 변화가 나타났다.

병리학 관련 연구

- Martinez Rodríguez & Galán-del-Río (2013)는 동적 탄성초음파영상을 이용하여 근육 병변에 적용한 근육 근막 유도 기법의 효과를 평가하기 위한 객관적 모델을 만들었다.
- Leonard 등 (2009)은 당뇨병성 족부 궤양 환자 20명에서 결합 조직의 도수 치료로 말초 순환이 개선되고 상처 치유 과정이 향상되었다고 보고했다.
- Tozzi (2012)는 신장(kidney) 운동성과 관련된 비특이적 요통을 조사했다. 이 연구는 실시간 초음파를 사용하여, '정골의학적 근막 도수 치료로 통증 지각이 감소하고 신장(renal)의 이동성이 개선되었다'는 것을 보여주었다.
- Useros & Hernando (2008)는 근육 근막 유도법이 뇌 손상 환자에게 유익한 효과가 있으며 특히 자동적인 자세 제어를 강조한다고 결론지었다.
- Vaquero Rodríguez (2013)는 일측의 공간 부주의(spatial neglect) (정중선에 대한 머리의 위치 변화) 환자를 보바스 요법(Bobath therapy)으로 치료한 대조군과 근육 근막 유도 기법으로 치료한 실험군을 비교하여 유의한 결과를 관찰했다.
- Fernández-Lao 등 (2011)은 유방암 생존자에게 근육 근막 이완(MFR) 기법을 적용하였다. 저자들은

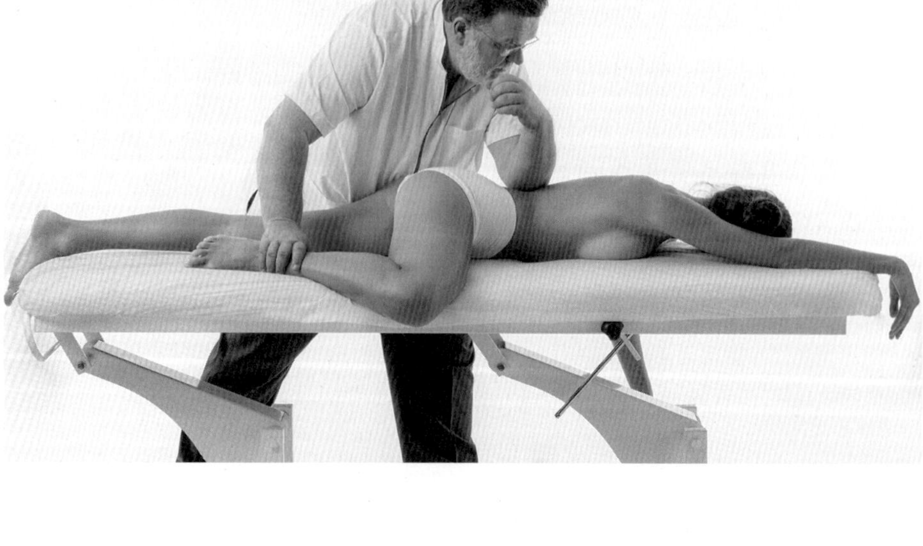

그림 41.6
흉요추근막의 MIT

MFR이 부교감 효과를 나타내는 타액 유속의 즉각적인 증가를 유도하는 것을 관찰하였다.

- Vasquez (2011)는 수영 선수의 어깨를 치료하여 관절 균형과 통증과 관련된 근육 근막 유도 기법의 효과를 보고했다.
- Arguisuelas-Martínez (2010)는 요추의 도수 치료 및 흉요추 근육 근막 유도 기법이 척추 기립근의 활성화 패턴에 미치는 영향을 보여주었다.
- Urresti-López (2011)는 이중 맹검 연구에서 만성 경부 통증이 있는 26명의 피험자에게 후두하 유도 기법을 적용했다. 대조군과 비교하여 실험군의 뇌전도(EEG) 변화는 latency 의 감소로 관찰되었다. 이 결과는 주의력, 기억 활성화 및 연관 상태를 포함하는 인지 과정의 개선이 P300파와 관련되어 있음을 시사한다. 다른 뇌파 매개 변수에 변화가 없다면 혈관 변이의 영향은 무시한다.
- Heredia-Rizo 등 (2013)은 후두하 근육 억제 기법을 적용하여 머리의 위치가 바로 개선되는 것을 보여주었다. 또한, 대후두신경의 기계적 민감성을 즉시 감소시켰다.
- Ramos-González 등 (2012)은 폐경기 여성의 정맥부전에 대한 MFR 및 물리요법의 효과를 비교 연구하였다. 대조군과 실험군 환자는 운동요법 치료를 받았다. 실험군 환자들은 MFR 치료도 받았다. MFR과 운동요법의 병용은 정맥부전을 가진 폐경기 여성의 정맥환류와 통증을 완화시키고 삶의 질을 향상시켰다.
- Ajimsha 등 (2012)은 컴퓨터 전문가의 외상과염에 MFR을 적용했을 때 대조군보다 더 효과적이었다는 증거를 제시했다.
- Castro-Sánchez 등 (2011)은 74명의 섬유근통 환자 (실험군 및 위약군 분석)를 대상으로 한 연구에서 MFR이 섬유 근육통 환자의 통증, 불안, 수면의 질, 우울증, 삶의 질을 향상시킬 수 있다고 기술하고 있다.
- Castro-Sánchez 등 (2010)은 86명의 섬유근통 환자들을 대상으로 한 연구에서 MFR이 위약군과 비교하여 자세 안정성의 변화 없이 통증, 감각 및 정서적 차원을 개선한다는 것을 관찰했다. 저자들은 고난이도의 자세 안정성 테스트의 부재가 결과에 영향을 미칠 수 있다고 제안했다. 그들은 MFR 기법이 섬유근통 증후군 치료의 보완 요법이 될 수 있다고 결론지었다.

건강한 대상자의 임상 연구

- Fernández-Pérez 등 (2013)은 두개경부에 MIT를 적용하고 20분 후 B 림프구가 증가하는 면역학적 조절 현상을 관찰했다.
- Toro (2009)는 만성 긴장형 두통 환자에서 심박 변동의 즉각적인 증가와 긴장, 분노 상태 및 통증의 감소를 유발하는 도수 요법(근육 근막 유도 기법 포함)을 보고했다.
- Arroyo-Morales 등 (2008)은 신체적 스트레스 상황 후 가짜 전기요법 치료와 근육 근막 이완 기법을 비교하여 심장 박동 변화와 혈압 회복이 개선됨을 보고했다.
- Henley 등 (2008)은 경부 근육 근막 이완이 교감미주신경의 균형을 교감신경계에서 부교감신경계로 이동시킨다는 것을 정량적으로 증명했다.
- Fernández-Pérez (2008)는 실험군 또는 대조군에 무작위로 배정된 41명의 건강한 남성을 대상으로 한 연구에서 근육 근막 유도 치료를 적용한 후 건강한 젊은 성인의 불안 수준이 유의하게 감소했다고 보고했다. 또한 수축기 혈압 수치가 기준치와 비교하여 현저히 낮았다.

결론

MIT의 적용은 근골격계 기능 장애의 치료에 도움이 될 수 있다. 우리는 MIT를 치료 과정에 포함할 것을 제안한다. MIT의 과학적 연구가 증가하고 있음에도 불구하고 임상 증거는 제한적이며 다음과 같은 통합 연구 기준이 필요하다.

- 보다 객관적인 평가 과정
- 전략의 분류(국소 대 광범위한 접근)
- 힘, 시간, 강도 및 적용 빈도와 관련된 매개 변수의 통일
- 서로 다른 신체 시스템에서의 반응 식별 및 분석
- 반응이 없는 환자의 식별 및 분류
- 장기적인 결과 분석

치료 결과를 정량화하고 다른 부수적인 현상을 배제해야 하는 어려움이 있다. 새로운 평가 방법(예: 탄성초음파영상)의 개발은 이 어려움을 해결하는데 도움이 될 것이다.

다른 근육 근막 치료 접근법에 익숙한 임상가는 (R. Ward [2003]에 따르면 근육 근막 이완은 A. T. Still의 개념에서 유래하였고 C. Manheim [2008] 및 J. F. Barnes [1990] 등에 의해 널리 알려짐) 서로 보완할 수 있는 유사한 임상적 추론 개념에 기초하여 서로 다른 뉘앙스를 가진 근육 근막 유도법의 유사성을 발견할 것이다.

참고문헌

Ahn, A. C., Grodzinsky, A. J. 2009 Relevance of collagen piezoelectricity to 'Wolff's Law.' Medi Eng Phys 31:733–741.

Ajimsha, M. S., Chithra, S., Thulasyammal, R. P. et al. 2012 Effectiveness of myofascial release in the management of lateral epicondylitis in computer professionals. Arch of Phys Med Rehabil 93:604–609.

Arguisuelas Martínez, M. D. 2010 Effects of lumbar spine manipulation and thoracolumbar myofascial induction technique on the spinae erector activation pattern. Fisioterapia 32:250–255

Arroyo-Morales, M., Olea, N., Martínez, M. et al. 2008 Psychophysiological effects of massage-myofascial release after exercise. J Altern Complement Med 14:1223–1229.

Barnes, J. 1990 Myofascial Release. MFR Seminars: Paoli.

Benjamin, M. 1995 Fibrocartilage associated with human tendons and their pulleys. J Anat 187:625–633.

Bertolucci, F. 2008 Muscle repositioning: a new verifiable approach to neuro-myofascial release? J Bodyw Mov Ther 12:213–224.

Castro-Sánchez, A. M., Matarán-Peñarrocha, G. A., Arroyo-Morales, M., et al. 2011 Effects of myofascial release techniques on pain, physical function, and postural stability in patients with fibromyalgia: a randomized controlled trial. Clin Rehabil 25:800–813.

Castro-Sánchez, A. M., Matarán-Peñarrocha, G. A., Granero-Molina, J., et al. 2010 Benefits of massagemyofascial release therapy on pain, anxiety, quality of sleep, depression, and quality of life in patients with fibromyalgia. Evid Based Complement Alternat Med Published online December 28, 2010. http://www.ncbi.nlm.nih.gov/pmc/articles/PMC3018656/ [accessed March 11, 2016].

Chaudhry, H., Huang, C., Schleip, R. et al. 2007 Viscoelastic behavior of human fasciae under extension in manual therapy. J Bodyw Mov Ther 11:159–167.

Chiquet, M., Renedo, A. S., Huber, F. et al. 2003 How do fibroblasts translate mechanical signals into changes in extracellular matrix production? Matrix Biol 22:73–80.

Chou, R., Shekelle, P. 2010 Will this patient develop persistent disabling low back pain? JAMA 303: 1295–1302.

Corey, S. M. 2011 Sensory innervation of the nonspecialized connective tissues in the low back of the rat. Cells Tissues Organs 194:521–530.

Eames, M. H., Bain, G. I., Fogg, Q. A. et al. 2007 Distal biceps tendon anatomy: a cadaveric study. J Bone Joint Surg Am 89:1044–1049.

Fernández-de-las-Peñas, C., Pilat, A. 2012. Chapter 11.1 Soft tissue manipulation approaches to chronic pelvic pain (external). In: Chaitow L, Lovegrove Jones R. (eds) Chronic Pelvic Pain and Dysfunction: Practical Physical Medicine. Elsevier: Edinburgh.

Fernández-Lao, C., Cantarero-Villanueva, I., César Fernández-de-las-Peñas, C. et al. 2011 Widespread mechanical pain hypersensitivity as a sign of central sensitization after breast cancer surgery. Pain Med 12:72–78.

Fernández-Pérez, A. M., Peralta-Ramírez, M. I., Pilat, A. et al. 2008 Effects of myofascial induction techniques on physiologic and psychologic parameters: a randomized controlled trial. J Altern Complement Med 14:807–811.

Fernández-Pérez, A. M., Peralta-Ramírez, M. I., Pilat, A. et al. 2013 Can myofascial techniques modify immunological parameters? J Altern Complement Med 19:24–28.

Gillies, A. & Lieber, R. 2011 Structure and function of the skeletal muscle extracellular matrix. Muscle Nerve 44:318–331.

Haouzi, P., Hill, J. M., Lewis, B. K. et al. 1999 Responses of group III and IV muscle afferents to distension of the peripheral vascular bed. J Appl Physiol 87:545–553.

Henley, C. E., Ivins, D., Mills, M. et al. 2008 Osteopathic manipulative treatment and its relationship to autonomic nervous system activity as demonstrated by heart rate variability. Osteopath Med Prim Care. 2:7.

Heredia-Rizo, A. M., Oliva-Pascual-Vaca, A., Rodríguez-Blanco, C. et al. 2013 Immediate changes in masticatory mechanosensitivity, mouth opening, and head posture after myofascial techniques in pain-free healthy participants. J Manip Physiol Ther 36:310–318.

Huijing, P. A 2007 Epimuscular myofascial force transmission between antagonistic and synergistic muscles can explain movement limitation in spastic paresis. J Electromyography Kinesiol 17:708–724.

Huxley, A. F., Simmons, R. M. 1971 Proposed mechanism of force generation in striated muscle. Nature 233:533–538.

Ingber, D. E. 2003 Mechanobiology and diseases of mechanotransduction. Ann Med 35:564–577.

Kaufman M. P., Hayes S. G., Adreani C. M. et al. 2002 Discharge properties of group III and IV muscle afferents. Adv Exp Med Biol 508:25–32.

Kumka, M., Bonar, B. 2012 Fascia: a morphological description and classification system based on a literature review. J Can Chiropr Assoc 56:179–191.

Lancerotto, L., Stecco, C., Macchi, V. et al. 2011 Layers of the abdominal wall: anatomical investigation of subcutaneous tissue and superficial fascia. Surg Radiol Anat 33:835–842.

Langevin, H. M. 2011 Fibroblast cytoskeletal remodeling contributes to connective tissue tension. J Cell Physiol 226:1166–1175.

Langevin, H. 2014 Fascia science and clinical applications: response. Langevin's response to Stecco's fascial nomenclature editorial. J Bodyw Mov Ther 18:444.

Langevin, H. M., Huijing, P. A. 2009 Communicating about fascia: history, pitfalls, and recommendations. Int J Ther Massage Bodywork 2:3–8.

Leonard, J. H. et al. 2009 Physiological effects of connective tissue manipulation on diabetic foot ulcer. In: Huijing, P. A., Hollander, P., Findley, T. W., Schleip, R. (eds) Fascia Research II: Basic Science and Implications for Conventional and Complementary Health Care. Elsevier GmbH: Munich, p. 95.

Lin, Y.-W., Cheng, C. M., LeDuc, F. R. et al. 2009 Understanding sensory nerve mechanotransduction through localized elastomeric matrix control. PLOS One 4:e4293.

Manheim, C. 2008 The Myofascial Release Manual. 2008, Slack Incorporation.

Martínez Rodríguez, R., Galán-del-Río, F. 2013 Mechanistic basis of manual therapy in myofascial injuries. Sonoelastographic evolution control. J Bodyw Mov Ther 17:221–234.

Pilat, A. 2003 Inducción Miofascial. Madrid: MacGraw-Hill.

Pilat, A. 2009 Myofascial induction approaches for headache. In: Fernández-de-las-Peñas C, Arendt-Nielsen L., Gerwin R. D. Tension Type and Cervicogenic Headache: Pathophysiology, Diagnosis and Treatment. Jones & Bartlett Publishers: Boston.

Pilat, A. 2014 Myofascial induction approaches. In: Chaitow L. (ed) Fascial Dysfunction: Manual Therapy Approaches, Handspring.

Pilat, A. 2015 Chapter 63 Myofascial induction approaches. In: Fernández de las Peñas C., Cleland J. A., Dommerholt J. (eds), Manual Therapy for Musculoskeletal Pain Syndromes of the Upper and Lower Quadrants: An Evidence and Clinical Informed Approach. Elsevier: London.

Purslow, P. P. 2010 Muscle fascia and force transmission. J Bodyw Mov Ther 14:411–417.

Ramos-González, E., Moreno-Lorenzo, C., Matara´Penarrocha, G. A., Guisado-Barrilao, R., Aguilar-Ferrándiz, M. E., Castro-Sánchez, A. M. 2012 Comparative study on the effectiveness of myofascial release manual therapy and physical therapy for venous insufficiency in postmenopausal women. Complement Ther Med 20:291–298.

Remvig L., Ellis R. M., Patijn J. 2008 Myofascial release: an evidence-based treatment approach? Int Musculoskelet Med 30:29–35.

Schleip, R., Jäger, H., Klingler, W. 2012 What is 'fascia'? A review of different nomenclatures. J Bodyw Mov Ther 16:496–502.

Stecco, C. 2008 The expansions of the pectoral girdle muscles onto the brachial fascia: morphological aspects and spatial disposition. Cells Tissues Organs 188:320–329.

Stecco, C. 2014 Why are there so many discussions about the nomenclature of fasciae? J Bodyw Mov Ther 18:441–442.

Swanson, R. L. 2013 Biotensegrity: a unifying theory of biological architecture with applications to osteopathic practice, education, and research. J Am Osteopath Assoc 113:34–52.

Taguchi, T., Hoheisel, U., Mense, S. 2009 Dorsal horn neurons having input from low back structures in rats. Pain 138:119–129.

Tesarz, J., 2011 Sensory innervation of the thoracolumbar fascia in rats and humans. Neuroscience 194:302–308

Toro, C. 2009 Short-term effects of manual therapy on heart rate variability, mood state, and pressure pain sensitivity in patients with chronic tensiontype headache: a pilot study. J Manip Physiol Ther 32:527–535.

Tozzi, P. 2012 Low back pain and kidney mobility: local osteopathic fascial manipulation decreases pain perception and improves renal mobility. J Bodyw Mov Ther 16:381–391.

Urresti-López, F. J. 2011 Miodural bridge stimulation via suboccipital inhibition technique modifies the electroencephalogram significantly in reaction times producing cognitive changes that do not occur in the control group. D.O. Tesis para la obtención del diploma en osteopatía. SEFO-EOM.

Useros, A. I., Hernando, A. 2008 Liberación miofascial aplicada en un paciente adulto con daño cerebral. Biociencias 6:1–7.

van der Wal, J. C. 2009 The architecture of connective tissue as parameter for propioception: an often overlooked functional parameter as to propioception in the locomotor apparatus. Int J Ther Massage Bodywork 2:9–23.

Vaquero Rodríguez, A. 2013 Influence of myofascial therapy applied to the cervical region of patients suffering from unilateral spatial neglect and head deviation with respect to the median line. In: Pons J. L., Torricelli D., Pajaro M. (eds) Covering Clinical and Engineering Research on Neurorehabilitation. Volume I.Springer: Berlin, Heidelberg, 371–374.

Vasquez, C. 2011 Effectiveness of the myofascial induction technique in the swimmer's shoulder with respect to the articular balance and pain. Cuestiones de Fisioterapia. 40:177–184.

Vaticón, D. 2009 Sensibilidad myofascial: el sistema craneosacro como la unidad biodinámica, Libro de Ponencias XIX Jornadas de Fisioterapia. 24–30, EUF ONCE, Universidad Autónoma de Madrid: Madrid.

Ward, R. 2003 Foundations for Osteopathic Medicine. 2nd ed. Lippincott, Williams & Wilkins: Hagerstown, MD.

Yucesoy, C. 2010 Epimuscular myofascial force transmission implies novel principles for muscular mechanics. Exerc Sport Sci Rev 38:128–134.

42

근막과 관련된 좌상 및 역좌상 기법

John C. Glover, William H. Devine

개요

전형적으로 역좌상(counterstrain: CS)으로 요약되는 좌상 및 역좌상은 상당히 최근의 정골의학적 수기 치료 모델이다. 전세계 정골의학 프로그램에서 이 모델을 다루고 있으며 수동적이고 간접적인 모델로 분류한다. 일반적으로 다른 모델과 일부 특성을 공유하는 자세 이완 모델이다. 환자에게 가벼운 힘을 가하기 때문에 환자는 견딜 수 있다. 급성뿐만 아니라 만성적인 문제의 치료에 효과적이며, 발가락에서부터 두개골까지 모든 부위에 적용할 수 있다. 이것은 배우기 쉽고, 특히 근육 근막, 두개골 및 내장 모델에서 감지되는 미묘한 동작을 다루는 기술을 개발하는 데 매우 도움이 된다. CS는 적용하기 쉽지만, 바쁜 임상 현장에서 모델을 효율적으로 적용하기 위해서는 전신의 상호 관계와 기능적 패턴을 이해하고 해부학적 세부 사항을 통합할 수 있는 예리한 능력이 필요하다.

서론

FAAO의 Lawrence H. Jones DO가 1955년부터 약 19년 동안 CS를 개발하였다. 그가 1930년대에 Osteopathic Physicians and Surgeons (Los Angeles)를 졸업했을 때 정골의학 치료 모델 교육은 단지 두 가지 방법뿐이었다. 일부 학교에서 근육 근막 기법이라고 하는 연부조직 도수 치료와 고속/저진폭(HVLA) 추력 기법이 그것이다. 그 당시 두개골 개념은 정골의학을 배우는 학생들에게 가르치지 않았다. Jones의 목표는 일반적인 치료에 정기적인 정골의학 도수 치료(OMT)를 포함시키는 것이었다. 그는 새로운 치료 모델을 개발할 의도가 없었고 환자의 통증을 치료하고자 하는 요구에서 진화하였다. 환자는 2개월 간 지속된 요근염(psoitis) 통증 때문에 오레곤에 있는 그의 사무실로 갔다. 그는 수년간 학교에서 배운 치료법을 사용하여 환자를 치료했다. 그러나 이번에는 원하는 결과를 얻지 못했다. 환자는 편안한 수면 자세를 찾길 원했고 Jones는 환자가 불편함을 해결할 때까지 다양한 방법을 시도했다. 그가 다른 환자 2명을 보는 동안 환자가 편안한 자세를 취하도록 했고, 환자를 천천히 똑바로 세웠을 때 자연스럽게 고통이 사라졌다는 사실에 두 사람 모두 놀라움을 금치 못했다. 이 성공 이후 그는 한동안 신체 전체의 위치를 실험했지만 전신의 위치를 지정하는 데 시간이 너무 많이 걸렸기 때문에 분절 기능 장애로 진단된 특정 국소 영역을 치료하는 것으로 변경하였다. 모델이 진화하면서 Jones는 특정 분절의 기능 장애와 개별 영역의 압통점(역좌상 지점)의 특정 위치를 연관시켰다. Janet Travell 이후 그는 이것을 별개의 압통 유발점 영역이라 불렀지만, 더 정밀한 평가를 통해 두 지점이 동일하지 않다는 것을 알게 되었다. Jones는 처음에 후방 역좌상 지점을 확인하였고 나중에 전방 역좌상 지점을 발견하여 그의 치료 접근법의 효과를 증가시켰다. Jones는 19년 동안 척추, 골반, 늑골, 하지, 상지 및 두개골의 특정 신체 기능 장애와 관련된 역좌상 지점의 위치를 그렸다. 그는 첫 번째 논문에서 새 모델을 발표했다(Jones, 1964). 나중에, AAO 전임의 과정(FAAO)에서 발표한 논문이 American Academy of Osteopathy(AAO)의 교과서에 실렸다(Jones, 1981). 그는 자신의 임상 생활 동안 새로운 압통점을 계속 확인했지만 모두 알아내지는 못했다. 사실 그는 자신의 학생들이 동료들과 새로운 역좌상 지점을 계속 찾고 공유하도록 권장했다(그림 42.1).

Jones는 DO인 Harold Hoover를 알고 있었고 신체의 여러 부위의 기능 장애를 치료하기 위해 간접적인 힘을 사용하는 기능적 치료에 익숙했으며(Jones, 1981), 이 개념을 모델의 일부에 통합했지만 다른 방식으로 통합하였다. 나중에, FAAO의 Stanley Schiowitz DO는 그의 촉진된(facilitated) 자세 이완 모델에서 치료를 촉진하는 힘과 간접 자세를 결합하였다. 신체 기능 장애를 과장하는 A. T. Still의 기법을 재발견하고자 하는 노력으로 FAAO의 Richard Van Buskirk DO, PhD는 간접적인 시작 자세를 활용했는데 이는 기능 장애를 치료하기 위한 CS 자세와 근본적으로 동일하다. 그는 자신의 간접 자세의 효과를 관찰하기 위해 역좌상 지점을 확인한 다음, 동작을 시작하기 전에 간접적인 위치에서부터 힘을 유지하면서 중립을 지나 제한 장벽을 통과하여 활성화 힘을 적용한다.

신경근골격계 반사와 신경생리학에 대한 고려는 Jones의 모델이 어떻게 작용했는지에 대한 요청으로 나중에 나왔다. Irvin M. Korr 박사와 다른 사람들의 연구는 CS 메커니즘에 대한 최초의 과학적 설명이며 그 이후로 더 많은 논문이 발표되었다(Jones, 1981; Korr, 1975). 예를 들어, Meltzer and Standley (2007)는 섬유아세포의 시험관내(in vitro) 연구를 발표했다. 이 연구는 좌상이 조직에 미치는 영향을 보여주며, 좌상의 이완에 대한 반응을 보여주었다. 세포 수준에서 변형된

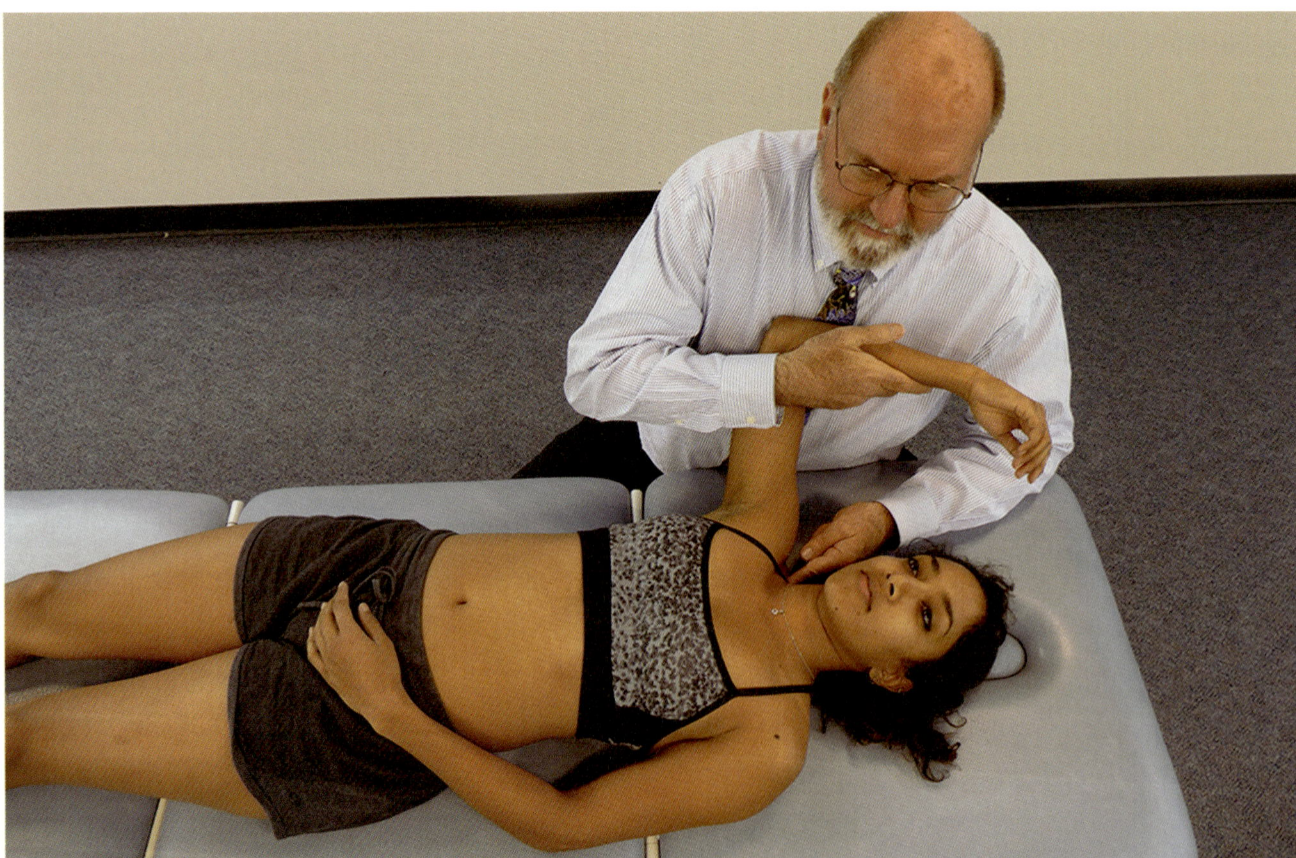

그림 42.1
극상근 역좌상 지점의 치료

조직의 생리학적 변화뿐만 아니라 화학적 변화를 증명하는 것은 신체 기능 장애에서 근막의 역할을 더 잘 이해하는 데 중요하다(Meltzer & Standley, 2007).

Jones는 그의 학생들 중 몇몇이 자신의 치료법을 수정하여 치료하는 것을 권장했다. Harmon Myers DO는 근육 근막 통증 증후군에 대한 Travell의 치료를 연구하고, Jones의 치료와 결합하여 매우 효과적인 통합 접근법을 개발했다(Myers 외, 2012). 그의 획기적인 생각은 CS와 함께 근육 근막 패턴을 사용한 기능해부학의 적용을 통해 중요한 역좌상 지점을 찾아 치료하는데 도움을 준다. 다른 사람들은 근막의 기계수용체 뿐만 아니라 관절, 인대 및 힘줄을 사용하여 치료를 유도했다(Myers 외, 2012).

목표 및 목적

CS의 목표는 개인이 건강을 찾고 유지할 수 있도록 조직 기능을 최대로 회복시키는 것이다. 이것은 근육 근막 조직을 통해 동작에 영향을 주는 비정상적인 신경 기능, 혈액 및 림프 흐름에 의한 유체 역학, 신체 구조와 내장 사이의 상호 작용을 치료함으로써 달성된다. 신체 기능 장애의 신경 구성 요소가 해결 될 때 신경학적으로 관련된 조직이나 구조에 영향을 줄 가능성이 있다. 신경 기능 장애는 다양한 방식으로 나타난다. 효과적이고 효율적인 CS 적용의 핵심은 다소 약한 곳이 아니라 가장 중요한 역좌상 지점을 식별하는 것이다. 많은 역좌상 지점이 어느 정도의 압통을 나타낼 수 있지만 심각한 신체 기능 장애를 나타내지 않을 수 있다. CS 모델을 학습 할 때 임상적으로 증상이 나타나지않은 역좌상 지점을 식별하여 정확한 자세를 잡는 연습을 하는데 사용할 수 있지만 모델 사용의 효율성은 가장 중요한 역좌상 지점을 식별하는 방법을 학습함으로서 얻을 수 있다.

적응증와 금기증

적응증

CS를 적용할 수 있는 경우는 많다. 대부분의 숙련된 임상의는 조직 부종, 고유감각 반사의 변화, 통각 반사의 증가를 동반하는 급성 질환, 고통스러운 신체 기능 장애를 해결하기 위해서 CS를 적용할 것이다. 통증과 경련은 급성 상황에서 나타나는데 종종 근막의 왜곡, 염증 및 충혈을 동반한다. CS 치료는 기계 수용체를 재조정하고 보호 반사를 감소시키며 조직에서 염증 요소를 제거한다. 급성 신체 기능 장애를 치료할 때 해결해야 하는 한 가지 과제는 조직의 움직임에 반응하는 환자의 과민성이다. 일반적으로 환자는 CS와 함께 사용되는 간접 자세에 잘 견딜 수 있다.

만성 신체 기능 장애는 대개 등척성 근육 에너지 또는 부드러운 추력과 함께 CS로 치료한다. 역좌상 지점의 존재는 급성기에 추력 기법으로 척추 기능 장애의 효과적인 치료를 방해할 수 있으며 이것은 환자가 추력 기술을 고통스럽게 느끼는 이유이다. 평가할 때 단단한 느낌과 대조적으로 고무줄과 같은 유연한 제한 장벽이 만져진다면 CS로 치료해야 하는 역좌상 지점이 존재한다는 것이다. CS를 먼저 사용하면 추력 기법을 사용할 필요가 없어지거나, 관절움직임 제한이(bind) 여전히 존재하는 경우 치료가 더 쉬워진다.

급성 및 만성 문제에 CS를 사용하면 진통 및 조직 치유의 감소뿐만 아니라 분절 또는 손상된 조직의 기능을 회복시킬 수 있다. 역좌상 지점의 효과적인 치료법은 진단적이며 역좌상 지점의 위치와 치료에 사용되는 안락한 자세의 연관 구조를 식별하는 경우가 많다. 과단축된 근육에 CS를 사용하면 일반적으로 정상적인 휴식 길이를 복원하고 염증 요소 및 비정상적인 신경전기적 및 신경화학적 변화를 줄일 수 있을 것이다. CS는 모든 신체 부위의 신체 기능 장애에 안전하게 사용될 수 있다.

CS는 본질적으로 모든 환자 집단의 신체 기능 장애의 치료에 나타나며, 중요한 역좌상 지점과 환자가 자발적으로 긴장을 풀 수 있는 능력이 요구된다. 모델은 노인 인구를 비롯한 소아, 청소년, 성인 및 중환자 및 임산부에게 성공적으로 적용되었다. 이 모든 그룹 중에서, 어린이는 오랜 기간 동안 수동적인 상태를 유지하는 것을 어려워하기 때문에 가장 어렵다.

금기증

절대 금기증

CS의 절대 금기증은 거의 없다. 모든 도수 치료 모델과 마찬가지로 환자 동의가 없는 것은 절대 금기 사항이다. 또한, 불안정한 골절 부위에 직접적으로 영향을 주는 자세는 또 다른 절대 금기 사항이다. 치료 자세를 취하는 동안 통각 반사, 경련 또는 통증이 증가하지 않아야 한다. 이들 중 하나라도 존재하는 경우 그 기법은 효과적이지 않을 것이며, 그것은 놓친 병리 현상의 징후일 것이다. 이 경우 치료를 중단하고, 추가 병력, 신체 검사 및 영상검사를 수행해야 한다.

상대 금기증

CS에는 여러 가지 상대 금기 사항이 있다. 자발적으로 이완할 수 없는 환자는 CS 혜택을 받지 못한다. 일부 환자의 경우 자발적으로 근육을 이완시키는 데 문제가 있을지라도 대부분의 사람들은 임상의로부터 약간의 가르침과 격려를 받는다면 수동적으로 이완하는 법을 배울 수 있다. 경련 수축을 포함하는 병리적 상태(따라서 환자가 조절할 수 없음)는 이 치료 모델에 잘 반응하지 못한다. 몸이 매우 약하거나 중한 환자의 치료법으로 CS를 고려한다면 각별히 주의해야 한다. 문제는 심각한 치료 반응이 발생하면 그것이 환자의 사망에 기여할 수 있다는 것이다. 특히 3기의 임산부는 자세에 대한 도전이 될 수 있다. 자궁에 과도한 압력을 가하거나 주요 혈관을 손상시킬 수 있는 위치는 피해야 한다. 심한 골다공증 또는 뼈 기질이 감소하는 병이 있는 환자는 병리적인 골절이 발생할 수 있으므로 자세가 문제를 일으킬 수 있다. 이러한 환자 집단에서는 병리적 골절의 가능성과 비교하여 얻을 수 있는 이점에 대해 고려해보아야 한다. 특정 자세가 문제가 될 수 있는 환자 집단은 류마티스성 관절염 환자, 다운 증후군 환자 및 특히 치상돌기가 연관된 경부 회전이 발생하는 곳의 퇴행성 관절 질환 환자가 있다.

경부 척추동맥 질환이 있는 환자는 후방 경부 역좌상을 치료하는 신전 자세에 주의해야 한다. 혈관에 장력이 생겨서 혈관이 막히거나 찢어지는 결과를 가져와 척추 동맥을 손상시키는 경우 문제가 된다. 환자가 현기증을 호소하거나 신경학적 증상을 나타낸다면 이것은 신경학적 손상의 표시일 수 있으므로 안구 운동(사시 또는 안진)을 주의 깊게 관찰해야 하고, 주저 없이 환자를 중립 위치로 돌려놓아야 한다. 과회전 및 과신전은 정상적인 관절 구조가 존재하지 않는 환자에게 문제를 일으킬 수 있는 주요 동작이다. 주의를 기울여야 하는 또 다른 환자는 손상된 인대에 추가적인 스트레스를 주는 인대성 손상을 가진 환자들이다. 십자 인대 일부의 찢어짐을 초래할 수 있는 외상성 무릎 부상에는 전방 및 후방 십자 인대 역좌상 지점을 치료하는 데 사용되는 과신전력을 가하기 전에 철저히 평가해야 한다(Rennie 외, 2012).

치료 후 반응

일부 환자는 초기 방문 이후 주로 통증이나 통각과민과 같은 치료 후 갑작스런 재발(post-treatment flare-up)을 경험할 수 있다. 이것은 원래의 손상에서 브래디키닌, 사이토카인, 젖산 및 기타 화합물을 비롯한 국소 염증 물질이 방출된 것으로 생각된다(Meltzer & Standley, 2007). 이 현상은 길항근 및 관련 근막에서 발생하며 치료 후 수 시간 후에 시작될 수 있지만 일반적으로 다음날 아침에 나타난다. 이 환자들의 대부분은 독감과 유사한 느낌을 경험하는데 일반적으로 하루에서 이틀 동안 지속되고 매우 드물게는 5일 동안 지속된다. 환자가 치료를 받은 후 수분을 충분히 섭취하는 것이 좋다. 일반적으로 CS를 사용하는 후속 치료 후에 치료 반응은 재발하지 않는다. 이 반응은 초기 손상이 발생한 후 과긴장성 근육 근막 조직의 순환 감소로 인해 염증성 물질이 완전하게 제거되지 않았거나 효과적인 치료 후 조직이 이완되면서 염증 물질이 재방출된 것일 수 있다. 영향을 받은 조직의 기능이 향상되며 그렇지 않은 경우, 놓친 병리 현상이 존재할 가능성을 고려해야 한다.

평가 방법

기본적인 역좌상:

CS는 환자를 안정된 자세로 천천히 되돌리기 전 가장 기본적인 수준에서 중요한 역좌상 지점을 찾고 자발적 이완을 달성하는 방식으로 환자를 위치시키는 것이다. 결과적인 변화는 통증, 동작, 유체 역학 및/또는 기관 기능에 영향을 줄 수 있다. 본질적으로 모든 조직은 역좌상 지점과 관련된 신경 요소의 제어 하에 있다. 많은 사람들에게 CS는 압통점을 찾고 교과서에 묘사된 자세를 모방하는 것에 불과하다. 이 단순한 접근법이 환자에게 이점을 제공할 수 있지만, 신체 기능을 최적화하기 위해 모델의 잠재력을 달성하는 것과 일치하지는 않는다. 처음에는 학생들이 모델을 활용할 때 효율성을 높일 수 있는 근육 근막의 변화를 촉진하기가 어려웠다.

기본 단계 (그림 42.2)

1. 중요한 역좌상 지점을 찾아라.
2. 압통점을 제거하는 편안한 자세로 환자를 위치시켜라.
3. 환자는 수동적으로 90초 동안 자세를 유지한다.
4. 환자를 천천히 출발 또는 중립 위치로 복귀시킨다.
5. 역좌상 지점의 압통을 다시 확인하라.

주의: 5단계를 수행하려면 환자와 압통의 수준(보통 0~10의 척도를 사용함)을 확인하기 위한 의사소통 수단을 설정해야 하며 압통과 근육 근막 긴장의 변화에 대해 역좌상 지점을 지속적으로 관찰해야 한다.

신체 전반에 걸친 Jones의 역좌상 지도는 심각한 역좌상 지점을 찾을 수 있는 출발점을 제공한다. 그런 다음 환자가 텍스트에 표시된 것과 비슷하게 위치하면 일반적으로 압통을 없애기 위해 미세 조정만 필요하다. 역좌상 지점을 눌렀을 때 발생한 압통이 핵심 요소였지만, 진정으로 중요한 역좌상 지점을 확인하는 것은 해부학적 위치, 가해진 압력의 양, 압박하는 데 사용된 벡터 및 환자가 압통을 인지할 수 있는 능력에 달려있었다. 역좌상 지점을 찾는 능력은 환자가 압통을 인식하는 능력과 관련이 없고 근육 근막 조직의 조직 긴장 차이를 촉진할 수 있는 치료사의 촉진 능력과 함께 발전한다.

역좌상 지점의 촉진

전통적인 정골의학의 구조 검사는 조직 질감 이상, 비대칭, 동작의 제한, 신체 기능 장애의 존재의 증거를 바탕으로 압통 또는 감각 변화 등의 TART 결과에 초점을 맞춘다. CS 평가는 기능적 변화와 관련이 있고 신경 구성 요소가 있는 중요한 역좌상 지점을 식별하는 데 중점을 둔다. 핵심 기능 장애와 연관된 역좌상 지점을 찾는 능력이 우수할수록 환자의 기능을 최대한으로 이끌어 낼 수 있는 치료법이 효과적이다.

역좌상 지점의 촉진 기술은 도수 치료의 다른 정신운동 기술과 마찬가지로 반복되는 실제 경험에 의해 학습된다. 기존 손상의 자세한 병력을 참고하여 증상이 있는 신체 기능 장애 환자에게 배우는 것이 더 쉽다. 환자는 종종 편안함을 주거나 증상을 완화시키는 자세와 증상을 악화시키는 자세를 연관시키며 이는 촉진 경험에 대한 배경을 추가한다. CS 수행자는 역좌상 지점이 오직 근육 조직에만 위치한다고 느끼지만 모델을 사용하는 대다수의 사람들은 역좌상 지점이 근육뿐만 아니라 근막, 힘줄 및 인대를 포함한 결합 조직에 위치한다고 느낀다.

첫 방문 시 환자가 검사실에 오고, 앉고, 검사 테이블에 올라서는 것을 관찰하는 것이 도움이 된다. 신체 움직임이나 동작을 완벽하게 관찰하는 것으로 특정 근육군 또는 영역에서 역좌상 지점의 위치를 식별하는 데 유용한 단서를 얻을 수 있다. 휴식 시 신체 자세를 주의해야 하며 역좌상 지점이 있는 치료 자세로 사용하기 위해 과장될 수 있다. 일단 잠재적인 기능 장애 영역이 결정되면, 특정 조직의 위치는 압통점의 존재와 조직 질감의 이상(일반적으로 긴장감 증가)으로 평가된다. 역좌상 지점의 압통을 유도하는 데 사용되는 압력은 진

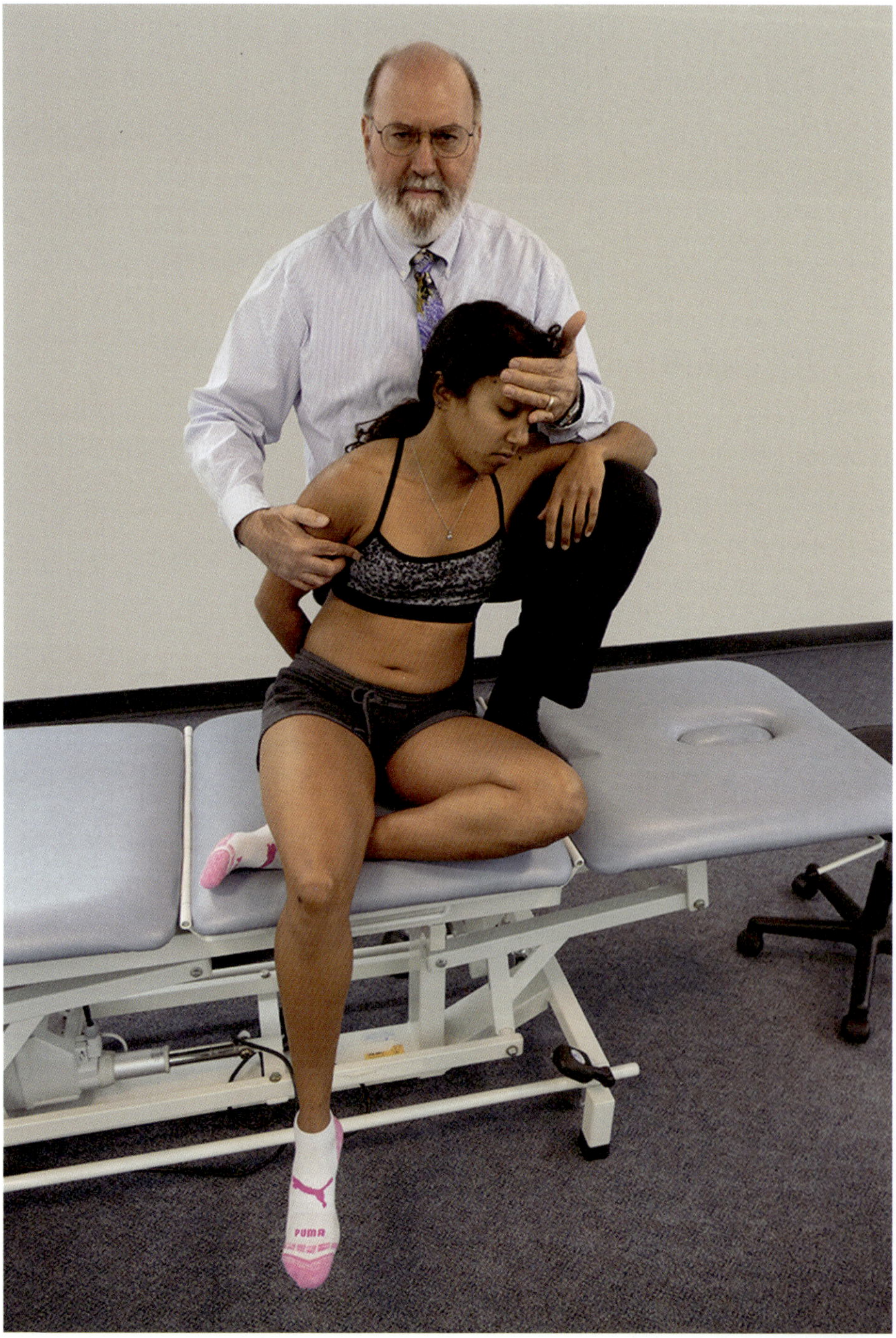

그림 42.2
제3 늑골 역좌상 지점의 치료에 기본 단계를 적용한다.

단을 하는 손가락의 손톱 밑바닥이 하얗게 되는 정도의 압력이다. 건강한 조직은 같은 압력으로 압통이 유발되지 않는다. 이 압력은 약 4 kg/cm^{2}이지만 (Travell & Simons, 1992), 압통을 이끌어 내는데 필요한 압력은 신체 표면과 그 위에 있는 조직의 역좌상 지점의 깊이에 따라 다양하다.

역좌상 지점의 위치를 배우는 것은 지루한 일이지만 모델을 사용하면 진단이나 치료 시스템과 마찬가지로 역좌상 지점의 위치를 쉽게 기억할 수 있다. 몸의 습관과 기능 평가뿐 아니라 환자의 병력 단서를 사용하면 역좌상 지점을 더 빨리 찾을 수 있다. 의사는 역좌상 지점을 촉지하는 경험을 통해 근육 근막 조직 긴장을 만져서 역좌상 지점뿐만 아니라 기능 장애의 심각성을 확인할 수 있다. 경험이 풍부한 촉진자는 역좌상 지점을 둘러싼 조직의 근육 근막 긴장을 느끼고, 압통을 이끌어내지 않으면서도 역좌상 지점의 중심을 찾을 수 있다. 임상의는 역좌상 지점을 검사할 시기를 선택하고 압력을 가하기 전에 환자에게 역좌상 지점의 존재를 알릴 수 있다. 이는 환자에 대한 임상의의 기술을 나타낸다.

국소 압력으로 역좌상 지점이 통증을 유발하면 근막 압통점이 된다. 이것은 추가적인 조치와 치료 시간을 필요로 할 수 있지만 CS는 대부분의 경우 효과적이다. Travell & Simons (1992)는 근막 통증 증후군 연구의 일환으로 근막 자극 유발 인자를 분류했다. Travell의 근막 압통점과 특정 역좌상 지점 사이의 연관성은 수년 동안 관찰되어 왔고 최근에 집계되었다(Myers 외, 2012).

Jones는 원래 약 150개의 역좌상 지점을 확인하고 가르쳤지만, 현재는 300개 이상으로 증가하였다. 그 지점은 근육, 인대, 힘줄 및 근막에서 발견되었다. 림프 울혈과 내장 기능 장애와 연관된 역좌상 지점을 확인함으로써 새로운 역좌상 지점이 가장 많이 증가했다. 일반적으로 이 두 가지 새로운 역좌상 지점 그룹은 치료 위치에서 훨씬 적은 시간이 필요하며 대개 10~20초이다.

개입 방법

역좌상 지점은 과민성 근육 및 결합 조직에 있다. 환자의 자세에 주의를 기울여야 한다. 환자가 수동적으로 치료 자세를 취할 때에는 천천히 진행해야 하며, 역좌상 지점의 긴장이 변하면서 반응하는 조직에 주의를 기울여야한다. 환자가 임상의보다 상당히 큰 경우 환자가 수동적으로 되기 전에 환자를 거의 정확한 치료 위치로 이동시키도록 적극적으로 유도할 수 있으며, 그 시점에서 임상의는 자세를 미세조정한다. 임상의가 역좌상 지점을 주의 깊게 관찰하면 환자가 이상적인 치료 자세를 취할 수 있게 된다. 환자가 이상적인 치료 자세에서 멀어지는 방향으로 움직이면 역좌상 지점의 근육 근막 조직의 긴장이 증가하는 반면, 이상적인 치료 자세로 움직이면 긴장이 감소한다. 치료 중에 역좌상 지점을 지속적으로 관찰하면 이완 상태에 대한 즉각적인 피드백과 치료의 끝점을 알 수 있을 것이다.

역좌상 지점과 주변 조직의 근육 근막 변화는 모든 역좌상 지점에서 일정하지 않다. 이상적인 치료 자세에 있는 일부 역좌상 지점은 압통의 감소를 가져오지만 주변 근육 근막 조직은 변화가 거의 없다. 다른 역좌상 지점은 근육 근막의 큰 변화를 나타낸다. Glover의 경험에 비추어, 치료 자세로 있는 동안 촉진되는 근육 근막 변화가 커질수록 기능적 변화가 커지고 치료 후 신체 기능 장애가 해결되는 시간이 길어진다. 이 경우, 환자가 이상적인 치료 위치에 놓일 때 주변의 근육 근막 조직은 초기에 다중 평면에서 무작위로 움직이며, 치료가 완료되면 대칭 운동의 반복적인 패턴으로 바뀐다. 대칭 패턴은 굴곡/신전, 내/외회전, 팽창/수축 또는 임의의 반복 패턴일 수 있다. 소요되는 시간은 최소 10초 또는 120초 이상이지만 일반적으로 90초에 가깝다.

몇 가지 조치로 이상적인 치료 자세에 도달하는 데 필요한 시간을 줄일 수 있다. Devine은 역좌상 지점에 부드러운 근막 견인력을 추가하면 해당 근육 근막 구조에 대한 기능 결정의 자세 및 범위의 효과가 향상된다는 것을 발견했다.

자세가 이완되면 환자를 생체역학적인 중립 자세로 되돌릴 수 있고 역좌상 지점을 재검사하여 압통이 남아있는지 확인할 수 있다. 필요하다면 환자가 임상의의 도움을 받아 치료 자세를 취하는 동안 환자는 90초 동안 수동적으로 유지하고 서서히 중립 자세로 돌아와야 한다. 수동적으로 유지하지 않으면 치료의 유익한 효과가 감소하는 경우가 있다. 치료 자세에서 동작의 처음 몇 도는 근방추에서 빠른 연축 수용체의 활성화를 피하는 것이 목적이기 때문에 가장 중요하다(Nagrale 외, 2010).

환자가 중립 자세로 돌아오면 역좌상 지점을 다시 점검하는 것이 중요하다. 약간의 압통이 남아있는 것은 드문 일이 아니며, 10점 척도에서 1 또는 2이지만 3보다 큰 압통이 남아있다면 그 치료는 효과가 없으며 그 이유를 밝혀야 한다. 재치료가 필요하거나 더 중요한 역좌상 지점이나 내장과의 연관성이 확인될 수 있다.

치료 개입에 대한 고려 사항

원인 요소와 손상의 메커니즘은 환자마다 다르다. 그러므로 CS를 이용한 치료에 필요한 정확한 치료 자세는 개인마다 다르며, 자세 결정 중 조직 반응에 의해 확인된다. 역좌상 텍스트에 설명되어 있는 치료 자세는 개별 환자에서 미세하게 조정될 필요가 있는 시작점이다. 역좌상 지점에 관한 몇 가지 일반적인 지침은 다음 사항을 유념하기에 유용하다.

1. 가장 중요한 역좌상 지점을 결정하기 전에 한 영역 내의 전방 및 후방 역좌상 지점을 모두 스캔한다.
2. 한 영역 내에 여러 개의 역좌상 지점이 있는 경우, 일반적으로 압통이 가장 심한 곳이 가장 중요하며 먼저 치료해야 한다.
3. 한 영역 내에 동일한 압통의 역좌상 줄(row)이 있으면 가운데에 있는 것을 치료하라.
4. 전방 역좌상 지점은 일반적으로 굴곡이 필요하다.
5. 후방 역좌상 지점은 일반적으로 신전이 필요하다.
6. 정중선 역좌상 지점은 주로 굴곡 또는 신전을 필요로 한다.
7. 역좌상 지점이 측면일수록 일반적으로 더 많은 측면 굽힘 및 회전이 필요하다.
8. 목표는 압통을 완전히 줄이는 것이지만, 치료가 효과적이기까지 최소 70%의 감소(10점 척도에서 3점)가 필요하다.
9. 이상적인 치료 자세를 찾기 위해 압통과 조직 질감의 변화를 이용한다.
10. 자세 잡기 또는 치료 중 역좌상 지점에서의 치료적 자극은 근육 근막 이완 및 혈류 증가를 유도하며, 이는 전형적으로 매우 효과적인 치료 결과를 초래한다.

CS는 신체 기능 장애를 나타내는 융합된 또는 비이동 분절에서 사용될 수 있다. 기능 장애가 있는 근육 근막 조직에 직접 또는 간접적인 근육 근막 이완 요법을 적용하면 역좌상 지점이 치료될 것이다. 경부 협착, 경부 융합, 요추 협착, 요추 및 경추 추궁절제술 환자에게는 역좌상 지점을 관찰하면서 조직 및 관련 상호 조직이나 근육에 '변형'(직접적인 근육 근막 긴장)을 적용하면 도움이 된다. 힘은 완만해야하며, 역좌상 지점의 활성을 감소시키기 위해 근막의 기계수용체를 포함하여 반대쪽의 근막 조직에 '변형'을 제공한다(Myers 외, 2012). 수술 후 몇 달 동안 증상이 지속된 AC5 역좌상 지점과 관련된 C5-C6 융합을 예로 들 수 있다. 우측 후외측 근막에 적용된 직접적인 근육 근막 긴장은 좌측 AC5 압통점의 조직에 '변형'을 일으키기 위해 사용되었으며 효과적인 치료를 가져왔다.

생리적 메커니즘

CS의 효과를 설명하는 메커니즘은 아직 연구 중이므로 대부분 이론적이며 추측적이다. 초기의 설명은 Jones가 압통점과 자세에 관한 치료 개념을 발표한 지 수년 후였다. 첫 번째 설명은 근방추와 신체 기능 장애에 대한 Korr의 연구에 기반한다. 근방추에서 척수로의 비정상적인 구심성 입력은 척수 촉진에서 근골격계 신체 기능 장애와 이와 연관된 변화를 일으키는 변화된 운동과 교감신경 출력으로 간주된다(Korr, 1975). 이 설명은 그 당시 신경근육 기능의 이상으로 신체 기능 장애와 함께 OMT의 다른 모델에 사용되었다. CS는 다른 간접적인 방법과 마찬가지로 나중에 구심성 감수 기법으로 간주되었다(Johnston & Friedman, 1994). 신체 기능 장애의 수준에서 척수의 통신 통로가 영향을 미치고, 근육 근막 조직과 관련된 수동적인 단축에서 신체 기능 장애와 관련된 근방추의 활성을 억제하거나 감소시킴으로써 운동 활동과 그 결과를 조절한다는 가설이 세워졌다. 근육 근막 조직은 반사의 재생 피드백과 관련된 기계수용체가 있다. 코드(cord)로 이상 입력을 발생시키는 방추내 및 방추외근섬유 사이의 활동 전위의 변화는 운동 출력의 촉진 및 변경을 유발하여 감소한다(Korr, 1975; Johnson 외, 1994; Fossum & Fryer, 2009).

최근 연구는 촉진 또는 감각과 연결된 비정상적인 구심성 입력의 원천으로서 고유 수용체에서 통각 수용체로의 변경을 강조했다(Van Buskirk, 1990; Howell & Willard, 2005). 통각이 운동 출력 및 조절을 변화시킨다는 개념을 뒷받침하는 연구가 더 많으며(Nijs 외, 2011), 고유 수용체 및 운동 조절에 대한 침해 유발성 방해를 강조하는 신체 기능 장애 모델이 등장했다(Fossum & Fryer, 2009; Myers 외, 2012). 이 가설은 현재의 CS 이론과 밀접하게 일치한다. Jones는 신체 기능 장애를 '진행 중인 유해 과정'이라고 언급했다(Jones 외, 1995). 많은 임상 시험에서 CS가 통증을 감소시키고 근력을 증가시킨다는 증거를 제시하는 것으로 보인다(Myers 외, 2012).

또한 CS의 적용 및 통증 경감 효과와 관련된 세포 매개성 사건이 있을 수 있다. Meltzer & Standley (2007)가 수행한 연구는 인간 섬유아세포에 반복적인 동작 변형(RMS)의 모델링과 관련이 있었다. 연구자들은 RMS가 인터루킨-6 (IL-6) 및 세포 증식과 같은 전-염증성 사이토카인의 분비를 상당히 증가시킨다는 것을 보여줄 수 있었다. RMS를 적용한 섬유아세포에서 CS 기법을 모델링하여 IL-6 수치가 감소하는 항염증 효과가 있음을 나타냈다(Meltzer & Standley, 2007). 결합 조직에 기계적으로 영향을 주는 섬유아세포는 순환적인 효과를 가질 수 있고(Langevin, 2007), 세포 외 또는 국소 유체 역학을 개선하여 손상 후 조직 치유에 긍정적으로 기여할 뿐 아니라 말초 통각 수용체의 조직 환경을 변화시키는데 유익할 수 있다(Fryer & Fossum, 2009; Wong, 2012).

Van Buskirk에 따르면 CS의 효과를 설명하는 유효성분은 다면적일 가능성이 높다(Myers 외, 2012). 근방추 활성의 감소뿐만 아니라 세포 및 수용체 매개 반응을 통한 통각 감소는 CS가 통증을 감소시키고 운동 기능을 개선시키는 두 가지 주요 메커니즘 일 수 있다. PAG(수도관주위회색질 영역)에서 유래한 비아편 (nonopioid) 하강 억제 경로가 도수 치료의 통각 저하 효과에 기여한다는 것이 잘 알려져 있다(Skyba 외, 2003; Hoeger-Bement & Sluka, 2007). 이 통각 저하 효과는 분절적으로 조직되어 있으며 아마도 직경이 큰 구심성 신경의 자극에 기인한 것으로 보인다(Sluka 외, 2002). 이것은 관절과 근육의 낮은 역치 기계 수용체가 PAG의 뉴런으로 진행한다는 설명을 통해 간접적으로 뒷받침된다(Yezierski, 1991).

역좌상 지점

신체 기능 장애의 발달을 기술할 수 있는 가설 중 현재 유지되고 있는 가설은 다양한 저자들에 의해 정립된 침해 수용 모델이다(Van Buskirk, 1990; Howell & Willard, 2005; O'Connell, 2000; Tozzi, 2015). 신체 기능 장애에서 근막의 역할과 관련된 몇 가지 새로운 개념이 제안되었다(Tozzi, 2015). 간단히 말해서, 신체 기능 장애의 통각 이론은 말초 및 후속 중추 감작을 가진 체세포 조직에서 1차 조직 손상으로 발생하는 사건의 연속적인 반응으로부터 장애가 발생한다는 것을 제시한다(Fossum & Fryer, 2009). Jones의 기존 개념은 Korr의 논문 (1975)에 근거하여 시험관 내 및 생체 내 임상 연구에 도움이 되고 있다. 중추 감작으로 보이는 중추 통증 경로의 변경된 중재가 근골격계 및 내장 장애 환자에서 기계적 통각 과민을 일으킬 수 있지만 (O'Neill 외, 2007), 특정 역좌상 지점의 발생과의 잠재적 관계는 명확하지 않다. 근막은 이전에 Jones가 기술하지 않았던 많은 압통점을 포함한다. 그는 이 시스템에 대한 조사는 위치 및 명명법의 변화와 함께 발전할 것이라고 예측했다. Jones는 기존의 압통점을 '특정 병변의 특정한 발현'이라고 설명했고(Jones, 1964), 진단된 압통점은 신체 기능 장애의 명백한 기준점으로 간주할 수 있고 신체 기능 장애 자체를 나타내지는 않는다. II군 척추 기능 장애는 항상은 아니지만 역좌상 지점과 관련이 있다. 임상 응용과의 통합은 CS 이론과 개념을 변화시키고 있다.

Tozzi는 역좌상 지점을 치료하기 위한 근막 힘의 적용 원리를 신체 기능 장애의 신경 근막인성 측면에 대한 논문을 통해 이론화하였다(Tozzi, 2015). O'Connell은 촉진된 분절과 관련하여 압전 효과를 탐구하는 논문에서 신체 기능 장애와 근막의 역할에 대한 추가 아이디어를 이론화하였다(O'Connell, 2000). 특정 역좌상 지점과 함께 골반 진단의 임상적 상관관계 또한 주목을 받았다(Klock, 2012).

임상 사례

CS를 사용하여 내장기 반사 신체 기능 장애를 동반한 내장신체 반사 통증을 치료하는 간단한 사례 연구

출산 경험이 있는 35세의 중등도 비만 여성은 담낭염을 동반한 담석증 치료하기 위한 복강경 수술 후 마비성 장폐색을 진단받았다. 환자의 복부가 팽창했고 상복부의 장음과 배꼽주위의 통증은 없었다. 환자는 패혈증이 아니었고, 폐가 깨끗했으며, 열이 없었다.

수술 전 환자는 증상이 나타나기전에 건강했으며 담낭염에 양성 반응을 보이는 Chapman의 증상과 담낭염의 전형적인 임상 증상 및 증후를 보이는 양성 영상 검사가 있었다. 정골의학의 구조적 검사로 복부의 우측 상부 사분면뿐만 아니라 우측 견갑골하 영역에서 조직 질감의 변화를 알 수 있었다. 전방 우측 흉부 영역(오른쪽 AT7 및 AT8)에 역좌상 지점이 존재했다.

환자가 자세 잡는 것을 용이하게 침대 머리를 45°까지 올렸다. 하체는 양쪽 무릎과 함께 천천히 구부리고, 압통이 제거될 때까지 배꼽의 위쪽과 옆쪽에 있는 역좌상 지점 쪽으로 향하게 한다. 자세뿐만 아니라 역좌상 지점의 근육 근막 쪽으로 부드럽게 견인력을 준다. 복부 통증이 완전히 풀렸고 90초 동안 환자를 치료 위치로 유지하였다. 환자의 다리를 서서히 정상 위치로 하고 침대 머리를 30°까지 낮추고 침대의 아래쪽을 20° 올렸다. 약 3분 후 뱃속의 가스와 장이 움직이기 시작했다. 환자는 그 날 늦게 대변을 보았다.

상처를 닫기 위한 봉합과 근육과 근막을 잘라내는 외과적 상처는 통각 반사 작용을 일으켜 신체내장 반사를 일으켰다. 복강경 외과 수술 중 과다한 복부팽창은 조직을 기계적으로 변형시켰고 내장기 간 반사 작용을 증가시켰다. 수술 중 사용한 기구로 인해 흉부 및 복부의 조직이 변형되고 내장기가 경직되었다. 이 두 가지 문

제는 장의 연동 운동을 감소시키고(억제 반사) 장폐색을 유발했다.

참고문헌과 추가 읽기

Fossum C., Fryer G. 2009 Cervical joint manipulation procedures applied to patients with headache. In: Fernández-de-las-Peñas C. et al. Tension-Type and Cervicogenic Headache: Pathophysiology, Diagnosis and Management.

Boston: Bartlett & Jones.

Fryer G., Fossum C. 2009 Therapeutic mechanisms underlying muscle energy techniques. In: Fernández-de-las-Peñas C. et al. Tension-Type and Cervicogenic Headache: Pathophysiology, Diagnosis and Management. Boston: Bartlett & Jones.

Hoeger-Bement M. K., Sluka K. A. 2007 Pain: perception and mechanisms. In: Magee D. J. et al. (eds). Scientific Foundations and Principles and Practice in Musculoskeletal Rehabilitation. St Louis: Saunders Elsevier.

Howell J. N., Willard F. H. 2005 Nociception: new understandings and their possible relation to somatic dysfunction and its treatment. Ohio Res Clin Rev 15:12–15.

Howell J. N., Cabell K. S., Chila A. G., Eland D. C. 2006 Stretch reflex and Hoffman reflex responses to osteopathic manipulative treatment in subjects with Achilles tendonitis. J Am Osteopath Assoc 106:537–545.

Johnson W. L. Friedman H. D., Eland D. C. 2005 Functional Methods: Manual for Palpatory Skill Development in Osteopathic Examination and Manipulation for Motor Function. 2nd Ed.

Indianapolis, IN: American Academy of Osteopathy. Jones L. H. 1964 Spontaneous release by positioning. The D.O. 4:109–116.

Jones L. H. 1981 Strain and Counterstrain. Newark, OH: American Academy of Osteopathy.

Jones L. H., Kusunose R. S., Goering E. K. 1995 Jones Strain-Counterstrain. Boise, ID: Jones Strain-CounterStrain Inc.

Klock G. B. 2012 A logical approach to complicated sacral and innominate dysfunction. J Am Osteopath Assoc 22:21–35.

Korr I. M. 1975 Proprioceptors and somatic dysfunction. J Am Osteopath Assoc 74:638–50.

Langevin H. M. 2007 Potential role of fascia in chronic musculoskeletal pain. In: Audette J. F., Bailey A. Integrative Pain Medicine. Boston: Humana Press.

Meltzer K. R, Standley P. R. 2007 Modeled repetitive motion strain and indirect osteopathic manipulative techniques in regulation of human fibroblast proliferation and interleukin secretion. J Am Osteopath Assoc 107:527–536.

Myers H. L, Devine W. H, Fossum C., Glover J. C., Kuchera M., Kusunose R. S., Van Buskirk R. L. 2012 Compendium Edition: Clinical Applications of Counterstrain. 2nd Ed. Tucson, AZ: Tucson Osteopathic Medical Foundation Osteopathic Press.

Nagrale A. V., Glynn P., Joshi A., Ramteke G. 2010 The efficacy of an integrated neuromuscular inhibition technique on upper trapezius trigger points in subjects with nonspecific neck pain: a randomized controlled trial. J Man Manip Ther 18:37–43.

Nijs J., Paul van Wilgen C., Van Oosterwijck J., van Ittersum M., Meeus M. 2011 How to explain central sensitization to patients with 'unexplained' chronic musculoskeletal pain: practice guidelines. Man Ther 16:413–418.

O'Connell J. Biomechanical Fascial Application and Release. Indianapolis, IN: American Academy of Osteopathy, 2000.

O'Neill S., Manniche C., Graven-Nielsen T., Arendt-Nielsen L. 2007 Generalized deep-tissue hyperalgesia in patients with chronic low-back pain. Eur J Pain 11:415–420.

Rennie P. R., Glover J.C., Carvalho C. M., Key L. S. 2012 Counterstrain and Exercise: An Integrated Approach. 3rd Ed. Indianapolis, IN: Rennie-Max Publisher.

Skyba D. A., Rhadakrishnan R., Rohlwing J. J. et al. 2003 Joint manipulation reduces hyperalgesia by activation of monoamine receptors but not opioid or GABA receptors in the spinal cord. Pain 106:159–168.

Sluka K. A., Hoeger M. K., Skyba D. A. 2002 Basic science mechanisms of non-pharmacological treatments of pain. In: Giamberardino M. (ed). Pain: An Updated Review. Seattle: IASP Press.

Snider K. T., Glover J. C., Rennie P. R., Ferrill H. C., Morris W. F., Johnson J. C. 2013 Frequency of counterstrain tender points in osteopathic medical students. J Am Osteopath Assoc 113:690–702.

Tozzi P. 2015 A unifying neuro-fasciagenic model of somatic dysfunction – underlying mechanisms and treatment – Part 1. J Bodyw Mov Ther 19:310–326.

Travell J. G., Simons D. G. 1992 Myofascial Pain and Dysfunction: The Trigger Point Manual. Vols 1 & 2. Philadelphia, PA: Williams and Wilkins.

Van Buskirk R. L. 1990 Nociceptive reflexes and the somatic dysfunction: a model. J Am Osteopath Assoc 90:792.

Wong C. K. 2012 Strain Counterstrain: current concepts and evidence. Man Ther 17:2–8.

Yezierski R. P. 1991 Somatosensory input to the periaqueductal grey: a spinal relay to a descending control center. In: Depaulis A., Bandler R. (eds). The Midbrain Periaqueductal Grey Matter. New York, NY: Plenum Press, pp. 356–386.

43

긴 지렛대: '새로운' 근막 치료 접근법

Francisco Toscano-Jimenez, Cristina Gioja

'정골의학은 다른 형태의 치료와 다른 원리로 작용하기 때문에 모든 과학을 정골의학 원리의 적용 범위 내에 적용하는 것이 문제이다.'

J. M. Littlejohn

정골의학은 번드르르한 도수 치료 조작법이 아닌 일련의 치료 원칙으로 간주되었다. 실제 '정골의학' 단어를 정의하거나 재정립하는 것은 흥미롭다. 이 단어는 치료의 범위를 나타내는 것이 아니라 해부학에 대한 세심한 친화력을 나타낸다. A. T. Still은 그리스어 단어인 'οστεον'와 'παθος'에서 'osteopathy'라는 단어를 발전시켰는데, 이 단어는 각각 뼈와 특정한 공감 또는 동정을 의미한다.

여기에서 우리는 정골의학이 신체의 기계적 장기를 조정하는 매개체로서 골조직 구조의 역할을 중요시하는 치료적 접근으로 정의할 수 있다는 것을 알 수 있다. 이 글의 목적은 근막 영역에서 전신의 치료 방법, 특히 긴 지렛대를 사용하는 기법을 통해 '신체 조정(body adjustment) (BA)' 개념을 상세히 설명하는 것이다.

정골의학의 이론 및 근막

전문적 관점에서 '근막'이라는 용어는 다양한 형태의 결합 조직을 기술하는 포괄적인 용어로 사용된다.[1-4] 이 결합 조직은 어디에나 있고 가장 외부 표면에서부터 세포 수준까지 신체 전체에 걸쳐 연속적이며, 해부학과 기능에 따라 다양한 배열 상태와 밀도를 가진다. Stecco[3]는 근막을 몸의 모든 조직과 구조를 연결하고 조정하는 확장된 막성 물질로 설명한다. 근막은 다양한 조정 기능을 보여주고, 고유 수용체, 유체 역학뿐만 아니라 근골격계 운동 패턴의 기계적 조정 및 신경-호르몬-면역 과정을 지지한다.

발생학적 관점에서 근막은 원시 중배엽에서 세분화된 중간엽에서 유래한다.[5] 이 배엽에서 건, 인대, 뼈, 골수, 근육, 혈액, 림프 및 혈관과 같은 조직이 생성된다.[6,7,1,2] 결과적으로 연부조직, 경조직 및 순환계 사이의 중요한 관계가 형성된다. 근막은 대사 조직으로서 신경 및 혈관에 의해 제공되는 영양 공급원에 의존한다. 동시에 신체의 일반적인 영양과 배액에 관여하는 중요한 매개체로 작용한다.[4,8]

1900년대 초 Still은 근막을 매우 복잡한 시스템으로 묘사하면서 다음과 같이 강조했다.

> '여기서 우리는 세포, 분비선, 혈액 및 다른 혈관과 모든 부위를 오가는 신경을 찾을 수 있다. 동물 실험을 통해 근막의 힘과 용도를 이해하기 전에 우리는 현재의 정신적인 능력과 함께 영원을 보낼 수 있다.'[9 p.165]

A. T. Still은 유체 시스템, 특히 림프계와 근골격계, 신경 및 근막 사이의 관계를 설명하고 순환의 정체 및 근막 자체 화학 성분의 변형에서 질병의 가장 큰 원인을 찾아냈다. H. Magoun[10,11]은 섬유 구조의 변화와 근

막의 기계적 스트레스 요인에 대한 저항성의 관계를 기술하여 이 개념을 확장했다.

섬유의 다양한 구성 요소와 배열은 근막에 노출된 힘에 반응하는 독특한 능력을 제공하여 직립 자세의 유지와 운동에 근본적인 기능을 제공한다. 신체의 기계적 균형은 정적이지 않고 반 중력(antigravity) 자세를 유지하려는 동적 평형 상태에서 지속적으로 발생한다. 정골의학적 기능 장애는 척추의 단일성과 통합 기능을 중단함으로써 이러한 능력을 제한하거나 감소시킨다. 따라서 정골의학적 기능 장애는 기본적으로 중력의 영향 하에서 올바른 자세를 유지하는 능력의 실패와 관련이 있다.

이 결합 조직은 조직, 내장 및 시스템을 형성하고 구별하며 해부학적 구획 사이에서 매개체 역할을 한다. 혈관 및 신경관 경로와 관련된 다양한 조직을 감싸서 림프 순환 및 면역 방어에 중요한 기능을 한다.

조직의 서로 다른 층은 여러 가지 구조에 의해 서로 밀접하게 연결되어 있으며, 풍부한 혈관의 형성 및 신경 분포와 함께 한 단위의 조직의 무결성을 유지하는 데 기여한다. 또한 근막의 협조 기능은 모든 근육 및 섬유가 연부조직 및 경조직의 조정 요소를 구성하는 근막의 막에 부착한다는 사실로 입증된다.

더 흥미로운 점은 근막이 골성 구조와 연결되어 척추의 역학에 직접적으로 영향을 미친다는 점이다. 신체의 골성 뼈대에 항상 직접 또는 간접적으로 부착하므로 정골의학의 관점에서 중요한 상관관계를 만든다. 이러한 측면은 Littlejohn과 Wernham가 제안한 중력선의 기계적 이론에 따라 정골의학적 치료법으로 신체 자세를 교정할 때 가장 중요하다.

기계적 법칙과 이론은 변화한 인체 생리에서 중요한 기본 요소이며 임상 현장에서 마주하는 병인에 중요한 역할을 한다.[12,13,14,11,15]

구조와 중력

역학의 관점에서 보았을 때 신체는 하중을 견딜 수 있고 노출된 힘에 반응할 수 있는 탄성 요소로 구성되고 연결된 조정된 부분 및 재료의 조합으로 볼 수 있다. 신체는 지속적으로 인장력, 압축력 및 비틀림 힘을 받으며 그 행동은 물리적 법칙에 따라 설명될 수 있다.

피할 수 없는 중력은 신체가 척추 아치와 체강과 같은 독특한 시스템을 만들도록 했다. 이러한 특정 배열은 체강의 압력이 차등적으로 상호 작용하는 동안 신체가 기계적 힘, 유체의 힘 및 기체의 힘에 효율적으로 반응할 수 있게 한다.

인간 구조의 복잡성은 중력의 일정한 압축성을 바탕으로 삶의 복잡성을 표현한다. Fryette가 지적한 바와 같이,[17] 중력은 신체에 일정한 하중을 가하는 자연스러운 힘으로, 적용 지점으로 끌어당기고 직립 자세를 유지하기 위한 지속적인 적응의 필요성을 결정한다.

그의 유명한 인용구인 '중력이 환자를 죽인다' 는 말은 척추의 구조가 특정 견인 반응을 통해 중력을 상쇄할 수 없다면, 구조가 그 자체를 지지할 수 없다는 것을 나타낸다. 인체에서 중력에 대항하는 힘은 근육과 근막을 통해 그리고 체강 압력의 상호 작용에 의한 신장력으로 표현된다. 직립 자세에서 몇 가지 유형의 내부 및 외부 힘이 계속 작용한다. 유체 및 가스의 압력에 의해 발휘되는 이러한 힘은 척추에 작용하는 압축 및 장력에 대항하여 균형을 이룬다. 이러한 모든 힘은 조직의 저항과 탄력에 따라 다양한 왜곡 효과를 낼 수 있다.

일반적으로 평형을 유지하는 데 있어서 모든 생리학적 과정은 신경계의 조정 기능과 관련되어 있으므로 신체와 노출되는 모든 힘이 평형 관계에 있으면 자세의 완전성만 보장된다. 자세나 움직임을 분석할 때 최적의 정적 또는 역동성을 유지시키는 자극성 또는 억제성 자극의 오케스트라가 있다.

Selye[18]과 Cannon[19]이 묘사한 바와 같이, 신체는 변화하는 환경에 반응하는 힘의 상호 작용에서 기능하며, 평형과 항상성을 유지하기 위해 지속적으로 작용한다.

그러므로 Littlejohn은 해부학적 구조뿐만 아니라 생리학적 상호 관계의 통합을 바탕으로 한 치료법을 개발했다.

근막의 기계적 역할

Purslow와 Delage는 힘 전달과 역학과 관련하여 근육 근막과 근육 기능 사이의 중요한 상관 관계를 설명한다.[20]

근막의 중요한 기능 중 하나는 신체에 유연성과 인장 강도를 제공하는 것이다. 근막의 섬유 조직은 신체의 특정 부위에 따라 다른 패턴을 따르고 유기체의 특정 요구에 적응한다.[21,8] 콜라겐 섬유 조직의 가장 간단한 형태는 *주름진 구조*로 되어있어 종방향 견인력에 가장 좋은 반응을 보인다. 섬유에 가해진 지속적인 견인력은 결국 콜라겐 배열을 변화시켜 주름이 없는 구조로 변형될 것이라고 생각된다. 이 간단한 배열의 구조는 다방향 힘에 대처할 만큼 효율적이지 않으므로, 다양한 힘을 받는 영역에서 콜라겐 조직은 *변형*에 대한 저항력을 제공하기 위해 여러 각도의 방향을 나타낸다.

다양한 유형의 힘에 저항하는 근막의 행동은 콜라겐 섬유의 양, 밀도 및 배열 방향에 따라 다르다. 근막의 또 다른 중요한 구성 요소는 '임의 코일'의 형태로 분포한 탄성 섬유이다. 이 명백한 해체는 근막 탄성력의 열쇠이다. 섬유의 이러한 전형적으로 조정된 분포는 다양한 방향에서 다양한 종류의 힘에 영향을 받을 수 있다. 탄성 구성 요소는 근막에 또 다른 중요한 특성인 조직의 탄성 코일 메커니즘을 제공한다. 이 메커니즘은 운동 중인 건과 인대에서 관찰되는데, 연부조직에 잠재적인 운동 에너지를 저장할 수 있는 능력을 부여한다. 콜라겐과 탄성 요소 사이의 균형은 근막 조직의 강도, 가소성 및 유연성의 정도를 결정한다. 또한, 근막 층의 조직은 신체의 특정 영역에서 조직의 특성과 직접적으로 관련되어 있다.

결합 조직은 다양한 형태의 기계적 힘에 노출되기 때문에 임상적으로 관련성이 있다.

결합 조직과 근막에 신경이 풍부하게 분포하므로[22,23,2,24] 이 조직은 과도하고 지속적인 기계적 하중과 화학적 변화로 인한 신경 자극에 매우 취약하다.

정골의학적 기능 장애에서 볼 수 있듯이 기계적 저항에 대항하는 근막은 *치밀화*, 기계적 힘, 화학 물질 또는 물리적 요인에 의해 유도되는 과정에 의해 그 특성이 변할 수 있다.

Littlejohn과 Burns는 정골의학적인 관절 기능 장애와 조직과 신경이 척추에 미치는 보상적 영향을 철저하게 연구하였다. 특히 국소 염증 상태일 때 조직의 pH 변화부터 섬유증 및 영구적인 강직에 이르기까지 기능 장애와 관련된 화학적 및 물리적 변화를 완전하게 설명한 사람은 L. Burns였다.[25,26]

정상적인 힘이 리듬감 있게 조직에 가해지면 조직의 순환과 배수를 통해 조직 자체의 활성을 촉진시키는 긍정적인 자극이 만들어진다. 비정상적인 힘이 가해질 경우 또는 근막 섬유의 점진적인 변형을 초래하는 영구적이고 불규칙적인 방식으로 힘이 적용되는 경우, 차례로 그들의 공간적 구성을 변경함으로써 적응성 반응을 생성한다. 결과적으로 조직은 적용되는 힘의 방향과 유형에 따라 영구적인 형태로 조직되어 이동성, 수축성 및 다른 벡터의 힘에 저항할 수 있는 능력을 감소시킨다. 그리고, 콜라겐의 조직화는 높은 수준의 복잡성을 보여주고, 파도 같이 평행한 섬유 배열로 조직되고 분산된다. 첫 번째 배열은 신경 말단에 영향을 줄 수 있고 두 번째 배열은 근육 조직에 영향을 줄 수 있다.

결과적으로, 형태의 변화는 근육 사슬, 척추 아치, 신경에 영향을 미치므로 신체의 기계적 행동 및 중력에 대한 저항성에 영향을 미친다.

근막 조직의 이러한 모든 기계생리학적 상관관계를 감안할 때, 치료 접근 방식은 신체가 노출되는 기계적 측면의 힘뿐만 아니라 세포 외 매개체의 생화학적 수준에서 결합 조직에 영향을 미치는 것과 관련이 있다.

중력선과 근막의 생리물리학

모든 개인은 공간의 여러 평면에서 특정 근골격계 조직을 발달시키고 유지함으로써 중력에 적응한다. Hoover와 Nelson[27]이 입증한 것처럼, 신체는 중력에 반응하는 특정 패턴을 가지고 있는데, 이는 여러 가지 요인에 의해 영향을 받는다. 신체의 역학을 고려할 때, 구조물에 부과되는 힘에 대처하는 능력은 물리적 특성과 이동성에 달려있다.

Cathie[28]는 중력의 영향에 관한 그의 논문에서 자세의 결함과 연부조직의 변화 관계를 조사하여 근력 및 근막 견인력(pull force)이 척추의 곡선에 영구적인 변화를 초래할 수 있음을 증명했다. 특히, 두꺼운 근막은 자세 근육과 더 관련이 있으며, 자세 유지 및 기능 장애 설정에 중요한 역할을 한다. Cathie가 관찰한 바와 같이, 근막과 근육의 긴장 상태의 변화는 결과적으로 아치 및 관절의 구조적 변화를 결정하며, 이는 압축력의 존재 하에서 차례로 전신의 수용력을 감소시킨다.

Littlejohn과 Wernham이 제안한 기계적 이론은 신체 자체에 가해지는 힘의 결과인 평행선과 비평행선을 사용하여 신체의 통일성을 설명한다. 중심 중력선(CGL), 전후선(AP), 후전선(PA) (그림 43.1)은 항상성을 유지하기 위해 중력에 저항하고 평형을 유지하며 내외부의 힘을 조화롭게 유지하는 능력을 표현한 것이다. Littlejohn과 Wernham의 이론에 따르면, CGL은 치상돌기와 후두과(occipital condyles) 사이에서 시작하여 L3 척추체와 전방 천골곶(sacral promontory)을 통과하여 발목에 도달하는 수직선이다. L3은 신체의 기계-생리적 '무게중심'으로 나타난다. AP선은 대후두공의 전방 가장자리에서부터 미골의 끝까지 지나가는 비

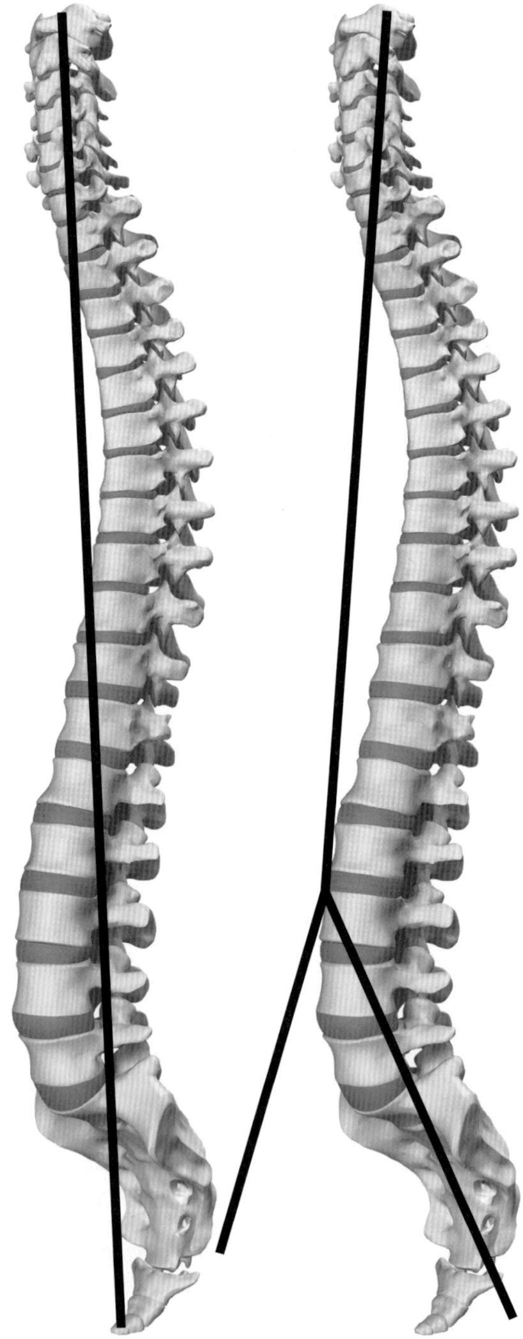

그림 43.1
좌측: 전후 중력선 (AP). 우측: 후전 중력선 (PA)

스듬한 선이다. PA선은 반대 경로를 따르는 사선으로, 대후두공의 후방 가장자리에서부터 엉덩이를 잇고 L2-L3 관절 앞에서 분기한다.

Wernham의 다각형 힘 모델에서 볼 수 있듯이 이 선들은 특정한 기능을 가지고 있으며 결합된 형태로 표현된다.[29] 힘의 다각형은 신체 통합의 기계 생리학적 모델을 나타내며, 아치의 완전성은 생명력의 완벽한 생리적 균형과 연관된다(그림 43.2).

이러한 사항을 고려할 때, 신체와 그 부분의 생리학적 완전성은 신체 구조와 기능 중심으로서의 무게 중심과 밀접한 관련이 있으며 따라서 내부 힘, 중력 및 환경 요인 사이에서 가설적인 균형 중심을 만든다.[29,30]

이 기계생리학적 상관관계는 구조적 완전성, 리듬감 있는 생리적 활동, 그리고 신체 조직의 영양 상태를 연결한다. 혈액과 신경 힘의 중요한 행동은 자세의 완전성과 직접적으로 관련된 두 가지 큰 조절 요인을 나타낸다.

따라서 균형 잡힌 완전한 신체는 생리적 관점에서의 '균형 중심'과 기계적 관점에서의 '무게 중심'의 고유한 관계를 견딘다.

그러나 대부분의 경우, 최종적인 자세는 척주를 측면 및 전후 만곡을 변형하여 재구성함으로써 발생하는 일련의 보상 패턴의 결과이다.

Wernham은 역학에 관한 그의 연구에서 천골과 골반의 비틀림과 여러 개의 연속적인 작은 측면 만곡이 있는 환자에서 발견되는 공통적인 특정한 패턴을 설명했다. 이 흔한 보상 패턴은 '보편적인 병변 패턴'으로 명명되었다. Zink와 Schamberger이 이와 유사한 보상 패턴을 발견하였다.[31] 이러한 자세는 공통적이다. 이것은 중력 하에서 신체가 끊임없는 구조적 보상 상태에 있음을 의미하며 골빈과 척추 아치의 변화를 통해 실현된다.

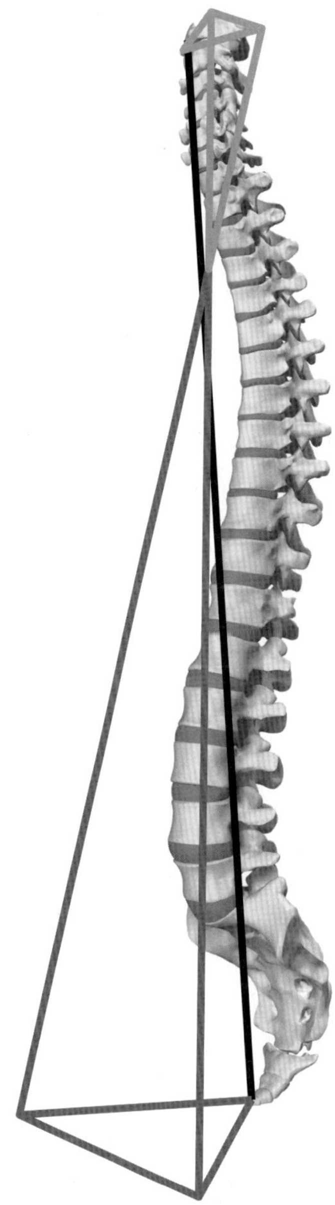

그림 43.2
힘 모델의 다각형

직립 신체의 확고한 지지, 이동 중 안정화, 체강 압력의 상호 작용을 보장하기 위해서 모든 중력선은 '견고한 고정점'으로 작용하는 특정 '저항 지점'에서 척추와 엉덩이를 교차시켜야 한다. 이러한 방식으로, 척추 구조는 들어오는 힘을 분산시켜 척추의 손상 및 자극을 방지하고 근육, 인대 및 근막의 리듬감 있는 이동성을 유지할 수 있다.

이 선을 잘못 배치하면 다른 평면에서 비정상적인 힘 벡터가 신체로 들어가기 때문에 체중 부하 기능이 없는 신체 구조, 조직 및 기관에 체중이 가해진다. 이것은 섬유 구조의 긴장과 영구적인 변화로 이어지고 이동성을 감소시키며 보상 패턴의 악순환을 조성할 것이다. 또한, 척추 아치의 변화는 체강의 압력과 체액 순환을 변화시켜 신체를 질병에 취약하게 만든다. 이것은 복부에서 특히 중요한데, 이곳은 장기가 체강 압력 차와 혈관 및 근막 구조물에 의해 매달려있고 유지되기 때문이다. 이러한 정골의학적 고려사항은 새로운 치료 관점을 제공한다.

정골의학적 치료 및 신체 조정

'신체 조정'의 개념은 Littlejohn의 정골의학에 대한 지속적인 연구의 기초였다. 그는 이러한 원칙들이 다른 과학 및 치료법을 특징짓고 차별화하기 때문에 정골의학의 원칙 내에서 적용되어야 한다고 강조했다.

Littlejohn이 아주 특별한 방식으로 '조정'이라는 단어를 사용하는 것은 정골의학의 기본법이었다. 그는 건강을 위한 최적의 조건을 수립하는 합리적 수단으로서 신체 자체와 부분 그리고 환경에 대한 신체의 조정에 대해 설명했다.

치료 목적은 정골의학 원칙을 신체의 어떤 조직이나 부분의 치료에 격리된 형태로 제한하지 않고 신체의 구조, 기능 및 환경과 관련된 신체를 재통합하는 것이다.

Wernham에 따르면,[30] 정골의학 치료는 신체의 자연적이며 고유한 능력을 강조함으로써 신체가 그 자체로 되돌아가도록 촉진하는 것에 기반을 둔다. 신체의 이러한 자기 조절 및 자기 조정 능력은 인간 유기체의 필수적인 특성으로 보인다.

초기의 정골의학 역사에서 치료는 항상 기존의 신체 통일성 개념을 기반으로 했다. 정골의학 치료가 특정 조직이 아니라 환자에게 이루어지므로 증상을 나타내는 병인학적 발생에 중요한 일련의 요소가 필요하다. 다시 말해, 치료의 목표는 생리적 물리학의 개념을 통해 상태를 재조정하기 위해서 유기체로서의 환자에 초점을 맞추는 것이다.

Littlejohn과 Wernham은 역학을 구조와 기능 사이의 경계로 설명하고 따라서 정골의학 치료법의 기초로서 요소를 설명한다.

신체 조정은 기본적인 지지 작용을 하는 무게중심선과 관련하여 신체 조직의 평가에 기반하는 분석 및 치료이다. 즉, 개인의 신체 역학을 건강 또는 질병에 상관시키기 위한 자세 분석이며, 따라서 환자의 기계생리학적 관계를 형성한다. 신체 역학과 신체에 가해지는 기계적 힘에 대한 이 평가는 정골의학의 근본적인 기준이 되었다.

이 방법은 모든 조직을 공동으로 다루기 위해 긴 지렛대를 사용하는 관절 기법으로 특징 지을 수 있다.

긴 지렛대의 사용은 몸 전체에 지렛대를 사용하여 치료를 촉진하는 기계적이고 실용적인 접근법이다. 결과적으로 척추와 골반에 모든 근육, 인대, 근막의 삽입이 이루어지며 특히 필요한 곳에서만 강조된다.

상지와 하지는 관절의 회전 움직임 특성으로 인하여 신체의 기계생리학적 변화를 진단하고 치료할 수 있는 효율적인 지렛대로 사용된다. 이 방법은 관절의 진단적 가치와 그 치료적 적용 사이의 미세한 차별화를 보장하기 위해 신중하게 행해진다.

리듬감 있는 관절 기법은 움직임의 모든 평면과 축을 고려하고 신체의 자연스러운 움직임을 모방하여 결과적으로 국소 관절운동학적인 기능을 처리한다.

Littlejohn과 Wernham의 다각형의 힘 모델에서 볼 수 있듯이 긴 지렛대를 사용하면 힘의 선에 효율적으로 접근할 수 있다는 것이 가장 중요한 점이다. 전후 중력선과 그들이 형성하는 다각형들은 움직임의 축으로서 무게중심 주위를 움직인다. 척추를 통하기보다 신체 선과 삼각형을 통해 신체를 조정한다. 척추의 개별 그룹은 척주와 관련이 없지만 선과 삼각형과 관련되어 작용한다.[29]

결과적으로, 신체의 조정은 해당 구조물에만 작용하는 것이 아니라 신체 전체에 작용하는 힘과 밀접한 관련이 있다.

이것은 만질 수 있는 것과 만질 수 없는 것을, 보이는 것과 보이지 않는 것을 연관시킨다.

상지와 하지는 축 골격에서 발생한 파생물이며 체성 구조와 신경 혈관 경로를 통해 직접적인 관계를 맺으므로 신체와 별개로 취급하지 않는다. 지렛대의 사용은 힘 벡터가 집중되는 척추 분절에 국소적인 조정 효과를 나타낼 뿐만 아니라 혈관계에도 영향을 미친다. 동맥, 정맥 및 림프 순환은 해당 척추의 중심을 치료하여 자극할 수 있다.

긴 지렛대를 사용하는 치료의 이점은 고속의 힘이 관절 및 관절 주위 구조로 전달되는 것을 방지함으로써 인접한 조직에 불필요한 외상이 발생하는 것을 막을 수 있다는 것이다.

임상적 관점에서 볼 때, 비정상을 정상으로 조정할 수 없기 때문에 모든 신체 조직과 공동으로 조치가 취해지므로 기본적인 생리가 해결되지 않으면 국소 치료는 일반적 또는 영구적인 효과 없이 국소적으로 남을 것이다.

척추 및 근육 사슬의 아치

척추는 구조적 관점에서 일련의 아치로 구성된 수직 조직으로 설명할 수 있다. 앞으로 볼록한 경부 및 요추 아치와 뒤로 볼록한 흉부 및 천골 아치 두 개가 있다. 발생학적 관점에서 1차 태아 곡선과 관련된 후방으로 볼록한 아치, 자궁 내 움직임과 초기 반사와 관련된 전방으로 볼록한 아치 사이에는 차이점이 있다. 1차 곡선은 굴곡의 힘과 관련이 있고, 2차 곡선은 신전력과 관련이 있다. 척추의 전만 아치는 앉고 서있는 능력을 습득하는 과정에서 중심선의 감각을 확립하는 중에 발달한다.

아래에 개략적으로 설명된 수직 구조의 아치는 압축력의 하향 방사력이 자세 스트레스로 변환되어 척주를 통하는 압축력과 인장력의 상호 작용을 만든다. 척추의 아치는 움직임 능력을 손상시키지 않으면서 척추 구조를 유지할 수 있는 매우 효율적인 설계이다.

구조적 관점에서 아치의 완전성은 *핵심*으로 알려진 내부 아치와 관련된다. 척추에서 두 번째 및 세 번째 경부, 네 번째 및 여섯 번째(발생 및 골화 단계에 따라)와 두 번째 및 세 번째 요추 사이의 배측 영역은 아치를 유지하기 위한 핵심 역할을 한다. 이 배열은 해당 연부조직의 탄성이 손상되지 않은 경우에만 구조적 및 기능적 관계를 제공할 수 있다. 여기에서 능동 조직과 수동 조직의 기능을 구분하는 것이 중요하다. 능동 조직은 관련 신경 공급과 함께 근육 및 근막 조직에 의해 나타나며 수동 요소는 인대성 조직을 나타낸다. 구조적 관점에서 볼 때, 이와 관련된 연부조직과 아치의 핵심 사이에 중요한 연관이 있음을 알 수 있다.

척추 기능의 중요한 가치는 주축으로 알려진 다른 내부 아치와 관련되어 있다. 이러한 주축은 기능적 관점에서 핵심 척추이며 기능을 수용하고 조절하기 위해 아치를 연결하는 역할을 한다. 척추의 이 주축점은 다섯 번째 경추, 아홉 번째 흉추 및 다섯 번째 요추와 관련된다(그림 43.3).[29]

운동 시 척추를 평가할 때 어깨와 골반대의 조화가 중요하며, 두 번째와 세 번째 요추 사이의 관절과 반대편 사이의 교차점을 만든다. 전방 및 후방 교차형 근육 사슬은 조밀한 근막과 근육 배열에 의해 표시되는 비틀림 힘과 신전력이 수렴하는 L3와 관련된 영역에서 만난다(그림 43.4).

기계적 이론에서 L2–L3 관절 운동은 생리학적 힘을 통해 이동성과 운동성을 조정하고, 척추의 중력 안정성과 관련이 있는 PA선과 관련된다. 또한 AP선은 신체에 전방 및 상방 지지 메커니즘을 제공함으로써 신전력의 효과를 나타낸다. 여기서 T11과 T12의 중요한 역할은 선의 *병발 지점(inter-current point)*으로서 척추 아치의 완전성이 손실될 때 기계적인 저항을 제공한다. 교차 사슬과 L3의 연결은 척추의 아치와 관련하여 근막과 근육의 밀접한 연결을 보여준다.

Littlejohn과 Wernham의 모델에 따르면, 무게중심선은 척추의 평형 유지 및 운동 조직을 위해 L3의 척추체를 통과한다. Wernham의 기계 이론에서 골반과 다리는 L3의 무게중심에 '매달려(suspension)' 있는 것으로 설명된다. L3은 해부학적 및 기능적 특성을 기반으로 하여 전신의 중심점으로 해석되는 매우 특별한 척추이다. 따라서 사지를 이용하는 긴 지렛대는 척추, 연부조직 및 신체의 모든 기계적 행동에 영향을 줄 수 있다.

두 복합체의 교차 패턴 움직임은 몸의 상부와 하부의 비틀림 움직임을 조절하고 조정하는 교차 근육 사슬과 연관될 수 있다. 기능적인 관점에서 상부 및 하부 복합체의 이러한 비틀림 움직임은 T11 및 T12에서 두드러진다. 이것은 다시 무게중심과 관련하여 구조적 관점에서의 L3와 기능적 관점에서의 T11과 T12의 중요한

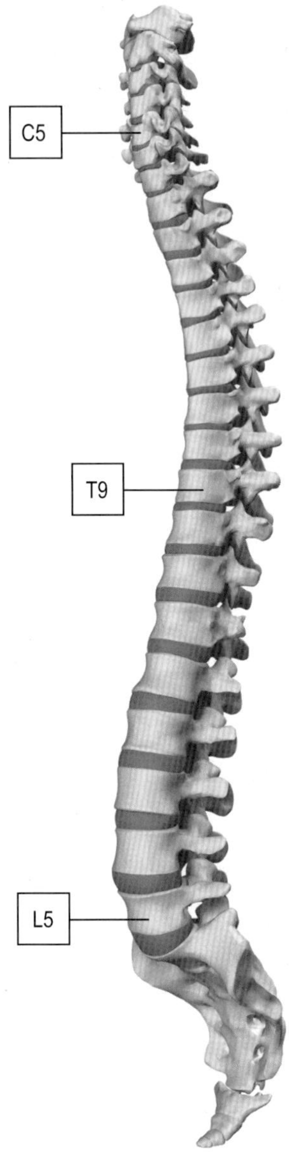

그림 43.3
척추의 중심점. T9이 핵심이다.

연관성을 만들고, 연부조직 메커니즘으로 흉요추 근막과 기둥의 신전력이 공통적으로 연관된다. 결과적으로, 이러한 관찰을 통해 척추 기둥 사이의 병발성(inter-current) 영역과 T11과 T12 교차 지점의 중요한 연관성과 함께 신전력과 AP 중력선 사이의 유의한 상관관계를 알 수 있다. 이 중요한 척추 레벨은 전후방 아치의 완전성을 유지하고 체간 운동의 비틀림 중심으로서 근본적인 역할을 한다.

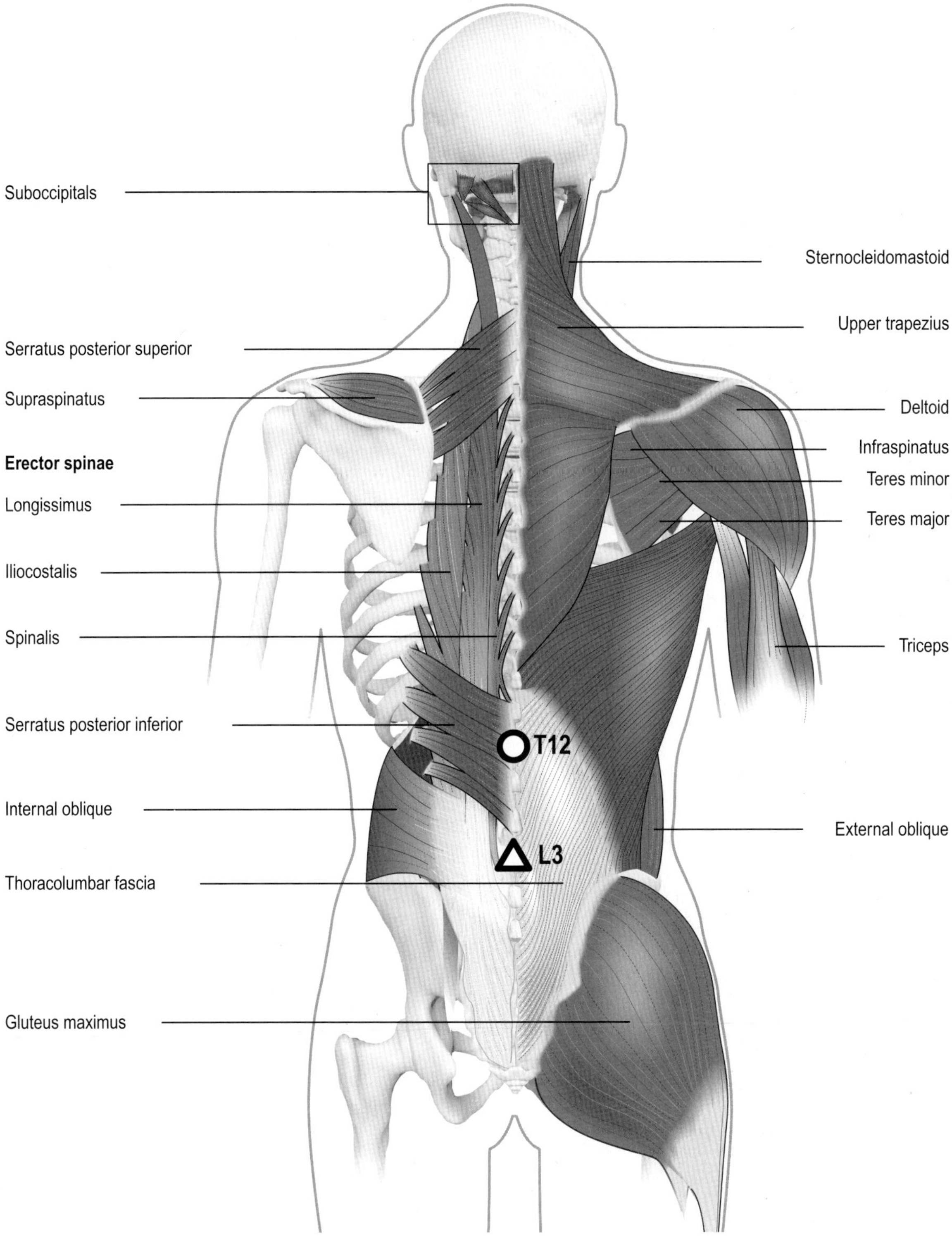

그림 43.4
등 근육과 근막에서 T12과 L3 및 그들의 관계.

신체 조정 접근법에서 기계적 교정은 척추의 아치와 관련하여 근육 사슬을 비롯한 연부조직과의 조화를 필요로 한다. 그러나 Littlejohn이 관찰한 바와 같이, 조정은 기계적 교정에 기초한 것 일뿐만 아니라 아치와 관련 연부조직 및 신경 활성과의 관계를 정상화하는 유기적 치료이기도 하다. 따라서 정골의학적 치료는 내장 활동에 영향을 미치고 영양, 운동성 및 순환을 돕는 것이 분명하다.

위의 관찰 결과를 보면, 근막에 대한 신체 조정의 치료 효과는 세 가지 주요 요인에 기인한다고 말할 수 있다.

- 정상적인 저항과 탄력 반동을 위해 근막의 능력을 복원하고 비정상적인 힘을 제거하는 자세의 교정
- 조직의 정상적인 생리를 보장하기 위한 혈액과 림프 순환의 자극
- 정골의학적 기능 장애와 교정을 통한 근막의 자율 신경 조절의 재통합

이러한 요인들은 근육 근막의 긴장과 신진 대사를 재구성하여 치료 능력을 보장한다.

근육 근막 치료: 새로운 관점

기존의 근육 근막 치료는 조직, 순환 및 배수의 정상적인 탄성 반응을 복원하는 것을 목표로 하는 국소적 또는 분절적 기법을 기반으로 한다. 근육 근막 치료는 통증을 상당히 감소시키고 신체 기능을 촉진하며 순환을 회복시키는 데 도움을 줄 수 있지만, 우리의 목적은 신체 자세에 미치는 영향을 정의하는 것이다. 자세에 대한 이익을 극대화하기 위해서 모든 근막 치료는 신체의 모든 연부조직과 경조직과 근막의 밀접한 관계를 고려해야 한다.

신경, 혈액 및 림프관, 연부조직, 경조직의 기계생리적 시스템은 분리할 수 없고 공동 시스템에서 함께 작동하기 때문에 신체의 모든 조직과 구조를 연결하는 유비쿼터스 막인 근막을 치료할 때에는 신체의 고유한 기본 통일성을 존중하고 따라야 한다.

신체 일부의 이동성이 제한되면 전체 시스템에 영향을 미치고 이로 인해 보상이 이루어질 것이다. 그러므로 Littlejohn과 Wernham의 기계 모델에서 제안된 바와 같이 척추의 일반적인 반중력 배열을 고려한 최종적인 치료 방법을 선택해야 한다.

근막 치료는 통증을 완화시키고 운동성과 적절한 혈액 공급을 회복시킬 수 있지만, 기능 장애 영역의 전체 시스템과의 완벽한 통합은 신체의 전체적인 조절 즉, 신체의 기계적 안정성을 바꾸고 통합 과정을 촉진하는 비정상적인 힘의 벡터를 제거하여 얻을 수 있다.

근막에 적용된 기법은 신체의 메커니즘을 변경하기 위해 조직과 뼈, 혈관 및 신경의 공동 작업 사이에 작용하는 신체 부위의 자연스러운 통합을 따라야 한다.

우리가 제안하는 방법은 긴 지렛대 기법을 기반으로 한 리듬감 있는 루틴을 적용하는 것이다. 신체 조정 루틴은 주로 결합 조직에 작용하는 힘을 다룬다. 이 치료 방법은 척추 아치의 기능과 골반 역학의 완전성을 통해 자세 관계를 향상시킴으로써 생체 역학의 관점에서 신체를 재통합하여 힘에 반응하는 조직에 영향을 미친다. 따라서 기계적 요소에 대한 평가가 중요하며, 치료 시 국소 조직의 상태를 넘어서는 원인 요소도 반드시 고려해야 한다.

또한, 신체 조정은 항상성을 조절하고 신경 활동과 체액 순환을 정상화하는 생리적 힘을 다룬다. 이 정골의학적 관점은 기능 장애의 병인을 해결하기 위해 고려해야 하는 일련의 측면을 구현한다. 근본적인 기계 생리학적 관계를 고려한다면 신체를 더 포괄적으로 평가할 수 있다.

신체 조정 접근법에서 근막은 직접적으로 기계적 힘을 통과시키며 힘의 분포를 교정하고, 간접적으로 혈액 순환과 신경 활동에 대한 반응을 통해 치료된다. 신체에 작용하는 힘의 벡터를 정상화하고 척추 아치의 관계를 수정함으로써 근막과 근육의 보다 적절한 인장 메커니즘이 복원된다. 결과적으로 리듬감 있는 수축력이 향상되어 정상적인 운동성을 회복하게 한다. Schleip[32,1]가 보여주듯이, 근막은 고유한 수축력을 가지고 부분적으로 자율 신경계에 의해 조절된다. 교감신경계와 부교감신경계의 균형은 혈관과 림프관의 직경을 조절하여 신체의 체액 분포에 도움을 주며 근막의 순환을 정상화한다.

신경 활성의 재균형은 정상적인 리듬감을 가진 근막의 활성에 기여하며, 이는 차례로 고유수용감각, 운동 패턴의 조정 및 림프 순환을 위해 중요하다.

신체 조정은 일반적인 치료로 정의할 수 있지만 '일반적'이라는 단어를 '모호한' 이라는 단어와 혼동해서는 안된다.

원칙적으로 그리고 실제적으로 치료의 일반적 개념을 비특이적 치료 및 특이성을 지닌 국소 치료의 동의어로 간주해서는 안된다.

이 문맥에서 '일반적'이라는 용어는 환자의 전체적인 상태를 분석하는 것을 말하며, Wernham에 따라 기계역학적인 상태를 고려한다. 모든 치료는 신체의 유기적 단일성과 특정 개인의 요구에 따라 특별해야 한다.

결론

정골의학의 실제는 물리 법칙을 따라 기계 및 생리적 원리를 기반으로 하므로 모든 조직과 기관을 자연스럽게 포함하는 완전한 접근 방식인 근막 치료는 신체 조정의 일부이다. 이 기법은 신체 전체에 접근하므로 부분을 격리하지 않고 생리적 관계의 맥락에서 신체를 다루어야 한다. 신체를 치료하고 단일체로서 신체의 자연적 '생리적 물리학'의 법칙에 흥미를 불러일으키는 것은 긴 지렛대를 사용하는 것이다. A. T. Still에 따르면, 우리의 치료 원칙은 정골의학 치료의 가장 중요한 단계에서 *우리 몸을 믿고 균형과 건강을 위해 내재한 자원을 자극하는 것이다.*

참고문헌

1. **Schleip R., 2012.** Fascia as an organ of communication. In: Schleip R., Findley T. W., Chaitow L., Huijing P. A. (eds) Fascia: The Tensional Network of the Human Body, Churchill Livingstone, Edinburgh, pp. 77–79.
2. **Snyder G. E. 1954.** Embryology and physiology of fascia. Reprinted in AAO Year Book of selected osteopathic papers, 1970, Oct:147–158.
3. **Stecco C., Macchi V., Porzionato A., Stecco A. et al. 2010.** The ankle retinacula, morphological evidence of the proprioceptive role of the fascial system. Cells Tissues Organs 192:200–210.
4. **Willard F. 2007.** Fascial continuity: four fascial layers of the body. Extract from the First International Fascia Research Congress, Boston.
5. **Blechschmidt E. 2004.** The Ontogenetic Basis of Human Anatomy: A Biodynamic Approach to Development from Conception to Birth. North Atlantic Books, Berkeley, MA.
6. **Huber G. C. 1930.** Piersol's Human Anatomy, IX edition, Lippincott, Philadelphia, PA.
7. **Schleip R. 2003.** Fascial plasticity – a new neurobiological explanation. J Bodyw Mov Ther:11–19;7:104–116.
8. **Willard F. H. 2012.** Somatic fascia. In: Schleip R., Findley T. W., Chaitow L., Huijing P. A. (eds) Fascia: The Tensional Network of the Human Body, Churchill Livingstone, Edinburgh, pp. 11–17.
9. **Still A. T. 1899.** Philosophy of Osteopathy, Academy of Osteopathy, Kirksville, MO.
10. **Magoun H. I. 1970.** The myth of osteopathic lesion. AAO Year Book of selected osteopathic papers, Oct:142–143.

11. **Magoun H. I. 1954.** Fascia in the writing of A. T. Still. Reprinted in AAO Year Book of selected osteopathic papers, 1970, Oct:159–168.
12. **Goldthwait J. E., Thomas L. C. 1922.** Body Mechanics in Health and Disease, Houghton Mifflin Company, Cambridge.
13. **Ingber, D. E. 2008.** Tensegrity-based mechanosensing from macro to micro. Prog Biophys Mol Bio 97:163–179.
14. **Littlejohn J. M. 1907.** Principles of Osteopathy, American College of Osteopathic Medicine, Chicago, IL.
15. **Wernham J. 1956.** Year Book, JWCCO editions, Maidstone.
16. **Gordon J. E. 1978.** Structures or Why Things Don't Fall Down, Da Capo Press, New York, NY.
17. **Fryette H. 1954.** Principles of the Osteopathic Technique, AAO editions.
18. **Selye H. 1956.** The Stress of Life, McGraw-Hill, New York, NY.
19. **Cannon W. B. 1929.** Bodily Changes in Pain, Hunger, Fear and Rage, Appleton & Co, New York, NY.
20. **Purslow P., Delage J. P. 2012.** General anatomy of the muscle fascia. In: Schleip R., Findley T. W., Chaitow L., Huijing P. A. Fascia: The Tensional Network of the Human Body, Churchill Livingstone, Edinburgh, pp. 5–10).
21. **Schleip R., Muller D. G. 2013.** Training principles for fascial connective tissues: scientific foundation and suggested practical applications. J Bodyw Mov Ther 17:103–115.
22. **Juhan D. 1985.** Job's body. A Handbook for Bodywork, World of Books, UK.
23. **Langevin H., Yandow J. 2002.** Relationship of acupuncture points and meridians to connective tissue planes. Anat Rec 269:257–265.
24. **van der Wal J. C., 2012.** Proprioception. In: Schleip R., Findley T. W., Chaitow L., Huijing P. A. Fascia: The Tensional Network of the Human Body, Churchill Livingstone, Edinburgh. pp. 82–87.
25. **Burns, L. 1907.** Studies in Osteopathic Science. Basic principles. Vol.1 The Occident Printery, Los Angeles, CA.
26. **Burns, L. 1917.** The effects of lumbar lesions. The A. T. Still Research Institute, Bulletin no. 5, Chicago.
27. **Hoover H. V., Nelson C. R. 1950.** Effects of gravitational forces on structure. Reprinted in AAO Year Book of selected osteopathic papers, 1970:116–124.
28. **Cathie A. G. 1949.** Soft tissue changes that may follow postural defects. J Am Osteopath Assoc 48:235–238.
29. **Wernham J. 1985.** Mechanics of the Spine and Pelvis, JWCCO editions, Maidstone.
30. **Wernham J. 1995.** Lectures on Osteopathy, Vol.1, JWCCO editions, Maidstone.
31. **Pope R. E. 2003.** The common compensatory pattern: its origin and relationship to the postural model. AAO 13:19–40.
32. **Schleip R., Klinger W., Lehmann-Horn F. 2006.** Active fascia contractility: fascia may be able to contract in a smooth muscle-like manner and thereby influence musculoskeletal dynamics. Med Hypotheses 65:273–277.

균형 잡힌 인대성 긴장 기법 (BLT)

Paolo Tozzi, Cristian Ciranna-Raab

개요

균형 잡힌 인대성 긴장(balance ligamentous tenstion technique: BLT) 기법은 불균등한 긴장 상태에서 캡슐 인대성 조직을 다루는 전통적인 정골 요법이다. BLT는 자세, 고유 수용, 운동 제어 및 관절 동작에 유익한 효과를 발생시키기 때문에 정골의학적 생체역학 모델 개념에 포함할 수 있다. 그러나 근본적인 생리학적 메커니즘을 고려한다면 신경근골격계의 다양한 반사 작용과 반응을 유도하므로 신경 모델에도 포함할 수 있다. 확실한 것은 BLT가 부상, 감염 또는 기계적 스트레스 후 변형되는 균형 잡힌 인대성 관절 메커니즘으로 신체의 각 관절을 받아들인다는 것이다. 관절 변형은 결과적으로 간접적인 방식을 통해(즉, 동작의 우선적인 관절 벡터를 결합시킴으로써 장벽에서 멀어짐) 처리된다. 먼저 조직이 보호 위치에서 분리된 다음 인대성 긴장의 손상이 발생하고, 이완이 느껴지는 곳까지 용이한 방향으로 기능 장애 패턴이 유발된다. 전통적으로 이 과정을 *해제-과장-균형* 절차라고 한다. 관절 구조뿐 아니라 막, 근막, 내장 및 유체 요소에 적절하게 적용하면 동등한 효과를 나타낸다. 사실, 접근법의 원칙은 치료되는 조직에 관계없이 동일하게 유지된다. 조직 동작을 인식하고, 긴장 손상을 찾아 내재한 신체 잠재력의 반응을 기다린다. BLT의 근본적인 메커니즘을 연구하고 그 한계, 이점 및 금기 사항을 보다 잘 정의하기 위해 추가 연구가 필요하지만, 다양한 임상 조건에서 효과적임이 입증되었다. 이것은 여전히 정골의학 치료에서 흔히 사용되는 기술이며 효능 및 치료적 특성을 뛰어 넘어 안전성과 비침습적인 특성으로 인해 높이 평가된다.

서론

Blechschmidt & Gasser (2012)의 연구에서 시사하는 바와 같이 신체 결합 조직의 각 구성 요소는 중배엽의 공통 발생학적 기원으로 인해 기능적 및 해부학적 연속성을 나타낸다. 그러나 조직을 통해 작용하는 하중은 국소 압박에 저항할 때 연골과 뼈로 뷰화를 결정하거나 인장력에 저항할 때 인대, 근막 및 건막으로의 분화를 결정할 수 있다. 결과적으로 섬유의 배열, 길이 및 밀도는 국소 긴장의 요구에 의해 결정된다. 그럼에도 불구하고 조직은 기계적 힘에 대한 반응이 전문화된 것처럼 보이지만, 그들의 구조적 및 기능적 상호 연결은 발생학적 및 태아 발달의 각 단계에서 항상 유지된다. 이것은 근육, 인대 및 뼈로부터 기계적 힘을 전달하는 대안적인 구조를 필요로 한다. 사실상 건과 건막이 캡슐과 인대 요소와 합쳐지며, 종종 골격에 삽입되기 위한 특수한 근막 조직에 의존하여 관절 결합 조직의 상호 연관성과 연속성이 존재하는 것으로 보인다 (van der Wal, 2009). 뼈, 인대, 근막 및 근육의 전신 연결은 '외골격'이라 부른다(Wood Jones, 1944). 특히 인대는 근육, 힘줄 및 근막의 구조와 평행하지 않고 직렬로 조직되어야 하고 관절 복합체로 힘을 전달하기 위한 능동적인 요소(수동보다는)로 작용한다. 인대를 수동적이고 운동 범위의 맨 끝에서 동작을 제한하는 고정된 구조로 여기는 전통적인 관점과는 다르게 일련의 배열은 인대가 주어진 관절 운동 범위에서 인장력을 견딜 수 있게 하여 움직임의 모든 각도에서 고유 수용성 입력 및 운동 제어 기능을 가능하게 한다. 해부학적 관점에서 볼 때, 이는 '근막-근육-인대-캡슐-관절'의 연속성을 나타내는 상호 연결된 구조적 네트워크를 보여주며, 척추의 '인대 복합 시스템' 과 함께 제시되었다(Willard, 1997). 요추와 천골의 인대는 후방 흉요추 근막에서 전방의 종인대에 이르기까지 연속적인 결합 조직 stocking으로 묘사되어 왔으며, 표면에서 심부에 이르기까지 극상인대, 극간인대, 황색인대를 포함한다. 후방의 다열근은 극상인대에, 복근은 흉요추 근막에 고정되어 있는 반면 전방의 황색인대는 후관절 캡슐로 확장된다. 따라서 인대 복합체는 사지 및 몸통에서 발생한 흉요추 근막의 긴장을 요추로 전달하여 근육 근막 평면과 골관절 구조의 해부학적 상호 연결을 보장한다. 생리적인 관점에서 볼 때, 이 메커니즘은 신체의 대부분의 관절에 그럴듯하게 적용될 수 있으며 근육의 힘을 조정하고, 거칠고 미세한 움직임을 제어하고, 골격과 연골 조직에 대한 스트레스를 최소화하여 일반적인 에너지 소비를 줄이기 위해 구성 요소가 협력하는 통합적, 다구조적, 다기능적 단위를 나타낸다. 이 생각은 인대성 구조가 고립된 방식으로 작용하지 않지만 대신 다른 기능적 역할을 하면서 보다 복잡한 '결합 조직 시스템'으로 통합됨을 나타낸다(Box 44.1).

위의 고려 사항에 비추어 볼 때 BLT의 핵심 개념은 정상적인 상태의 모든 관절이 균형 잡힌 상태의 캡슐과 인대 요소의 상호 인장 메커니즘으로 작동한다는 것을 쉽게 이해할 수 있다. '정상적인 움직임에서 관절이 바뀌면 인대 사이의 관계도 변하지만, 관절 메커니즘 내 총 장력은 변하지 않는다(Carreiro, 2009a).' 유사하게, 이 원리는 임상적 맥락에서 특히 관절이 움직일 때와 자세를 취하는 중에 고유수용감각과 근육 반응이 손상되어 이를 해결할 필요가 있을 때 적용될 수 있다. 이러한 의미에서 BLT는 주로 정골의학 생체 역학 모델에 속한다. 이 모델은 몸을 주로 뼈, 캡슐, 인대, 건, 건막, 근육, 근막과 같은 신체 구성 요소의 근골격계 시스템의 통합으로 본다(DeStefano, 2011a). 그들은 항상 고유수용감각 정보에 의해 감시되고 영향을 받는 자세를 취하고 유지하기 위해 끊임없이 정적이고 역동적인 균형을 이룬다. 기계적 스트레스나 관절의 변형이 이 동적 평형에 영향을 주어 에너지 소비 증가, 고유수용감각의 변형, 자세 불균형, 근골격계 통증, 신경 혈관 기능 장애, 관절 역학의 변화 및 인대 긴장을 초래한다(Hruby, 1992). 따라서 손상이나 관절 이상이 발생하면 생리학적 및 긴장성 인대 균형이 손상될 수 있다. 결과적으로, 관절 또는 조직이 생리학적 장벽을 넘을 때 기능 장애로 남아 정상적인 자세로 돌아가지 않으므로 균형점이 바뀐다. 이러한 변화는 다양한 유형의 보상패턴과 기능 장애 복합체를 포함하는 근위 및 원위 효과를 만든다(Kuchera & Kuchera, 1994). 1도는 정골의학 병변이 국소적으로 발생하면 증상이 나타난다(발목 내번 손상 후 전방 거골). 2도는 정골의학 병변이 기계적 또는 기능적으로 연관되어 있을 때 구조가 관련되고 증상을 보인다(발목 변형 후 후방 회전(PI)이 천장 통증을 유발하는 경우). 3도는 광범위한 결과가 발생하고 원래의 기능 장애 영역에서 원위부 증상이 유발된다(척추의 중립, 측굴곡, 회전(NSR) 그룹 병변 및 이전의 변화에 따른 접형기저 연골결합(SBS)의 기능적 비대칭).

> **Box 44.1**
>
> **'결합 조직 복합체'의 기능적 역할**
>
> - 관절 안정성
> - 고유 수용성 감각
> - 통각
> - 일반적인 움직임의 조정
> - 기계적 힘의 분산
> - 전체 운동과 미세 운동 제어
> - 수축과 이완 단계 동안 수압 펌프의 작용
> - 연골성 구조와 골성 구조의 스트레스 감소
> - 에너지 절약

BLT는 관련된 조직 내에서 균형 잡힌 긴장점을 찾아 유지함으로써 장력과 기능적 평형을 회복시키는 것을 목표로 하며, 이로부터 신체가 가진 본래의 잠재력으로 교정할 수 있는 방법을 찾을 수 있다. '인대성 관절 변형'(LAS)이라고 알려진 이 방법은 정골의학의 창시자인 A. T. Still이 개발한 것으로 보고되었고, R. and H. Lippincott, R. Becker and A. Wales가 발전시켰다(Crow, 2011). 그러나 주로 '두개정골의학의 아버지'인 W. G. Sutherland가 기여하였다. Sutherland (1998a)는 *Contributions of Thought*에서 신체와 사지의 나머지 부분에 두개골 치료 원칙을 적용한 BLT 접근법에 대해 설명한다. BLT 기법은 1949년 *Yearbook of the Applied Osteopathy*에 발표되었다(Lippincott, 1949). 처음에는 관절 변형에 대한 간접적인 도수 치료로 간주되었지만 막 비틀림(겸상막, 천막, 골간막)에도 적용되었으며 '균형 잡힌 막 긴장 기법'이라고도 한다. 마찬가지로, 근막 기능 장애에 적용하면 '균형 잡힌 근막 긴장 기법' (Moeckel & Mitha, 2008)이 되고, 체액(뇌척수액, 윤활액, 림프액, 동정맥, 산실액) 또는 내장 캡슐과 인대를 다루는 경우에도 항상 동일한 개념과 원칙을 유지한다. 이 경우, 각각 '균형 잡힌 유체 및 내장 긴장 기법'으로 명명되었다.

목적, 적응증, 증거

BLT는 비침습적이고 안전하며 매우 일반적인 정골의학 기법이다(Sleszynski & Glonek, 2005). 임상의에게 별개의 촉진 기술 및 경험이 요구되더라도 BLT는 부드러운 기법이기 때문에 일반적으로 환자에게는 쾌적하고 편안한 기법으로 인식된다. 임상적 평가에서 다음과 같은 징후가 발견될 때 BLT를 선택할 수 있다.

- *관절 변형*: 기능 상실, 통증, 관절 이동성 제약, 관절 이완
- *근육 관여*: 근육 강직 또는 경련, 근육 근막 조직 운동성의 변화
- *유체 역학의 장애*: 동맥 공급, 정맥 및 림프액의 배액 장애, 활막 또는 뇌척수액 순환 장애
- *신경학적 조절의 변화*: 감각 또는 고유 수용, 미세 및 전체 운동 제어의 결함을 포함한다.

대부분의 경우 이러한 변화는 직업, 스포츠 또는 취미와 관련된 자세와 활동 후 발생하는 염증, 감염, 거대 외상 또는 반복적인 미세 외상 사건의 결과이다. 그러나 신체 다른 곳의 1차 병변에 의해 생성된 보상 패턴에 의해 야기될 수도 있다. 관절 변형은 어떤 경우에서도 국소적으로나 전체적으로 손상의 재발 및 만성적인 기능 장애 패턴을 확립하게 하여 관절의 위치와 신체 자세를 변경할 수 있다.

결과적으로 BLT를 적용하는 임상적 목표는 다음과 같다.

- 관절 변형을 교정한다.
- 캡슐과 인대의 긴장을 풀어준다.
- 급성 관절 장애를 포함한 관절 기능 장애를 정상화한다.
- 자율신경 활성의 균형을 유지한다.
- 윤활액의 순환을 촉진한다.
- 혈관 울혈을 완화한다.
- 신경 포착을 풀어준다.

우리가 이 기법의 2차 효과를 고려한다면, BLT는 호흡-순환 정골의학 모델의 개념에 해당한다고 볼 수 있다. 사실 후자는 체액의 자유 순환과 호흡기계를 통한 효율적인 산소 공급의 중요성을 강조한다. 기체성 세포 교환 또는 동맥 공급 및 정맥림프(윤활액, 간질액, 뇌척수액) 배수장애가 신체의 항상성 유지에 위협이 된다(Degenhardt & Kuchera, 1996). 부종 및 울혈 부위는 이 모델의 주요 관심사이다. 유체 움직임을 정상으로 되돌리기 위해 정상적인 조직의 긴장을 회복시키는 결합 조직 경로를 개방하는 것이 중요하다(Zink, 1977). 이것은 내재하는 인장력의 균형을 조정하여 조직층 내부와 조직층 사이의 정상적인 압력을 회복시켜 유체 역학에 유익한 영향을 미치기 때문에 BLT를 호흡-순환

기의 관점에서 고려할 수 있다. 이는 염증 매개체의 제거를 촉진하여 증상과 통증을 줄이며 그 영역의 이상한 신경 반사를 재설정한다. 또한 부종이나 울혈을 줄이고, 조직 수리와 기능을 촉진하는데 도움이 될 것이다. 마지막으로 관절 움직임을 개선하고 주변 근육 근막 구조의 긴장을 정상적으로 회복시킨다. 전통적으로 BLT가 다양한 조건에 적용되는 이유를 쉽게 이해할 수 있다(Box 44.2).

BLT는 정골의학 치료에 효과적인 통합 기법으로 입증되었다.

- 감염 후 중이 삼출(Steele 외, 2010), 결장 무력증(Cohen-Lewe, 2013) 그리고 표준 치료 실패의 병력이 있는 경추 및 요추의 만성 통증(Gronemeyer 외, 2006)
- 위장 장애를 가진 미숙아의 집중 치료 기간의 단축(Pizzolorusso 외, 2011) 뿐만 아니라 수유 장애를 가진 미숙아의 관리(Lund 외, 2011)
- 만성 심혈관 질환을 가진 입원 환자(Kaufman, 2011) 뿐만 아니라 심혈관 질환의 위험이 높은 환자의 관리(Cerritelli 외, 2011)
- 관상 동맥 우회술 환자에서 환자의 회복에 유익한 혈역학적 효과 촉진(O-Yurvati 외, 2005)
- 일반적으로 입원 환자의 불안과 통증을 감소시킨다(Pomykala 외, 2008).

BLT는 병리적인 치료보다 저렴한 비용으로 편두통의 정골의학적 치료에 유용한 통합 기법인 것으로 나타났다(Schabert & Crow, 2009). 마지막으로, 동물 실험을 통해서도 그 효과가 입증되었으며(Accorsi 외, 2012a), 다발성 관절염을 앓고 있는 개에게 적용했을 때 즉각적인 항염증 효과를 나타냈다(Accorsi 외, 2012b).

Box 44.2

BLT의 적응증

- 관절 부상, 관절과 근육 근막 기능 장애 (Speece & Crow, 2009a)
- 여성의 만성 골반 통증 (Tettambel, 2005)
- 미골통 (Fraix & Seffinger, 2011)
- 건초염 및 족저근막염 (Modi & Shah, 2005)
- 족하수증: 비골두와 골간막에 적용 (Kuchera, 2011a)
- 림프 정체 및 국소 부종 (Kuchera, 2011b; Nocholas & Nicholas, 2008)
- 골다공증, 두통 및 급성 천식 (DiGiocanna 외, 2005)
- 유아와 아동의 완신경총 손상 및 Erb 마비, 흡유 기능 장애, 편두통 및 부비동염 (Carreiro, 2009b), 감각 통합 장애 (Moeckel & Mitha, 2008)
- 만성 요통을 치료하는 BLT는 흔히 사용되는 14가지 기법 중 하나이다(Licciardone 외, 2008).

그러나 최근 소아 정골의학 연구에서 주로 지적된 바와 같이(Posadzki 외, 2013), 이들 연구의 대부분은 작은 인구 표본을 포함하여 다음과 같은 다양한 방법론적 한계를 갖는다. 변수, 편견 또는 위약 효과의 열악한 통제, 매우 짧거나 심지어 부재한 사후 추적(follow-up), 때로는 시험관들에게 맹검 연구가 적용되었지만 피험자에는 그렇지 않았다.

BLT는 골절, 관절 탈구 및 심한 불안정성, 감염, 악성 종양, 심한 골다공증 및 개방 손상이 있는 경우 상대적으로 금기시 된다(Nicholas & Nicholas, 2008). 대부분 간접 기법을 국소 부위에 적용할 때 최근의 폐쇄성 두부 손상, 급성 혈관 사고, 출혈 또는 동맥류 및 급성 내장 감염이 있는 경우 절대 금기한다(WHO, 2010).

치료 프로토콜

BLT는 주로 환자에게 가볍게 접촉하고 환자의 협조를 필요로 하는 안전하고 비침습적인 간접 기법이다. Crow (2005)에 따르면, LAS 기법은 40파운드가 필요하지만 BLT에 사용되는 힘의 양은 일반적으로 1~3 파운드이다. 그러나 임상의는 항상 조직의 허용 동작 내에서 탄성 한계를 준수해야 하며 환자의 불편감을 유발하는 압력을 너무 많이 가하지 않아야 한다. 의사는 이 기법을 적용하는 내내 환자가 치료에 반응할 때 진단의 실마리를 찾기 위해 끊임없이 활동적이고 지각 상태를 유지하는 것이 중요하다. 또한 신체 부위를 해부학적으로 시각화하면 치료 절차 및 그 효과를 강화시킬 수 있다. BLT는 일반적으로 해제-과장-균형의 세 단계로 단순화 된다. 그러나 그 절차는 7 단계로 더 확장될 수 있다.

1. *기능 진단*: 신체 기능 장애의 주요 특징인 동작의 제한, 위치의 비대칭성, 조직 질감의 변화 및 압통점을 찾아내는 것을 목표로 관련 구조를 정확하게 평가해야 한다(DeStefano, 2011b). 관절에 변형이 생기면 인대가 파열되지 않아도 캡슐인대 복합체 주위 및 관절 내에 불균형적인 긴장이 발생할 수 있다. 이로 인해 변형된 쪽으로 쉽게 움직이는 경향이 있는데, 이는 '단축된' 인대 복합체를 의미한다. 반대로, 반대 방향으로 관절을 검사할 때 감소한 운동 범위를 감지할 수 있다. 평가가 끝나면 의사는 치료 중에 다루어야 하는 기능 장애 관절 벡터를 확인해야 한다.
2. *해제*: 처음에는 관절을 풀고, 최소 저항으로 동작이 일어나게 하기 위해 이 단계에서 견인 또는 압축을 사용할 수 있다(두 번째가 더 일반적으로 적용됨). '이것은 기어를 옮기기 위해 자동차의 클러치를 밟는 것과 유사하다(Speece & Crow, 2009b).' 이 힘은 임상의가 중립 지점을 찾고 있는 동안 조직의 고유한 운동을 느낄 수 있게 도와준다.
3. *과장*: 관절은 일반적으로 관절 벡터와 일치하는 방향으로 쉽게 움직인다. 상대적으로 자유로운 자세가 과장되어 모든 힘(비틀림, 전단력 등)이 서로 균형을 이루는 지점까지만 변형된 조직을 표현할 수 있다. 인대, 막, 근막이 움직이기 쉽고 저항이 적은 자세에 관여하거나 단순하게 그 긴장과 조화를 이루기 때문에 아마도 가장 중요한 단계일 것이다. 진단적 단서를 느끼고 그에 따라 관절을 위치시키기 위해 훌륭한 촉진 기술과 일관된 지각 상태가 필요하다. 주변 조직에 나타나는 움직임을 감지하면서 치료 영역을 지속적으로 시각화하는 것이 기본이다. 그러나 임상의는 항상 관절 동작의 허용 영역 내에 있어야 하고 균형점을 넘어서는 변형을 과장하지 않아야한다(Moeckel & Mitha, 2008).
4. *균형*: 결합 조직의 긴장이 모든 방향에서 동등하게 균형을 이루고 관절 동작의 모든 벡터가 균형을 이루기 위해서는 중립 장에 균형감이 있어야 한다. '관절기법(articulation)은 약화된 인대 요소의 긴장과 동일하거나 변형되지 않은 관절의 긴장을 약간 초과하는 힘을 병변 자세의 방향으로 적용하는 기법이다. 이곳이 균형 잡힌 긴장 지점이다(Lippincott, 1949).' 이것은 조직의 자체 교정에 대한 최소한의 저항이 있는 상태이다.
5. *유지*: 균형점이 유지되어 '생리학적 기능이 그 자신의 틀림없이 정확한 잠재력을 보여준다(Becker, 1990).' 이 단계에서, 균형 상태를 유지하는 조직에 임상의가 인식하고 추가하고 유지(정제 단계)해야 하는 추가적인 사소한 변화 또는 부속 동작이 필요할 수 있다. 임상의가 이를 적절히 수행하지 못하면 조직이 자체의 내재적인 힘으로 균형을 찾아야 하기 때문에 이완이 발생하는 데 더 오랜 시간이 걸릴 수 있다(전혀 일어나지 않을 수도 있음). 물론 BLT 기법을 적용 할 때 이러한 조직의 요청을 인식하고 수용할 수 있는 능력이 경험 많은 정골의사를 만드는 것일 수 있다. 최종 균형점을 얻으면 유지된다. 이 단계에서 인장력 및 신경 정보가 교정적 변화가 일어나기 전 정지 지점이 발생할 때까지 자세히 알려준다. 임상의는 지나치게 확고한 유지가 변화를 막을 수 있다는 것을 명심해야 한다. 인대는 수의적으로 통제할 수 없으므로 Sutherland는 조직의 이완을 촉진하기 위해 신체의 고유한 힘을 사용하도록 권장했다. 이러한 힘은 전통적으로 수의적인 힘과 불수의적인 힘으로 구분된다. 전자는 강제 호흡, 특

정 신체 자세 또는 선택된 근육군의 수축과 같은 기법에 대한 '강화 행동'을 통해 환자에게 요구되는 다양한 유형의 협조이다(Kimberly, 1980). 불수의적 힘은 생체 조직의 자연적 리듬 활동에 존재하는 본질적인 항상성 능력이다. 두개천골 또는 근막의 리듬은 환자의 직접적인 통제 하에 있지 않고, 임상의가 치료 효과를 강화하기 위하여 사용할 수 있다. 보조력의 적용과 관계없이 일반적으로 기능 장애 조직의 벡터를 과장하기 위해 가장 적절한 방식과 방향으로 적용한다. 예를 들어, T2의 균형점을 ERS-좌측에 있는 환자는 흡기 시 호흡을 유지하면서 좌측 팔을 좌측 다리 쪽으로 천천히 내리라는 지시를 받을 수 있다. 임상의는 이러한 동작을 끊임없이 관찰해야 하며, 조직의 요구에 따라 움직이고 있는지 확인해야 할 것이다. 알로스테틱 영향을 줄이고 마침내 '신체의 방어 메커니즘이 병변의 이완에 저항하는 것(Lippincott, 1949)'을 극복하기 위하여 기능 장애의 벡터를 과장하는 것이 목표이다.

6. *이완*: 이완이 느껴지고 관절은 복원된 인대성 긴장에 의해 정상 자세로 되돌아간다. 융합, 연화 및 조직 내 유체 재구성은 온기, 확장 및 관절 중간선의 복원과 함께 감지될 수 있다. 이완되지 않으면 정확한 균형점이 파악되지 않을 수 있다. 이 경우 균형 단계에서 절차를 반복해야 한다.
7. *재평가*: 관절은 모든 동작의 평면에서 재평가된다. 동작의 자유와 함께 자세 및 기능적 대칭이 발견되어야 한다.

동일한 절차가 막 조직이나 근막 조직 및 내장 인대에 적용되어 변형 또는 기능 장애의 일부 특징을 보여준다. 어쨌든, 임상의는 병변 패턴을 평가한 후 가장 적절한 유지(hold)를 선택한다. 막/근막/내장의 긴장을 풀고, 과장하고, 균형을 잡고 유지한다. 또 적절한 조직 깊이에 집중함으로써 이 접근법을 일종의 외상을 경험한 유체 요소에 적용할 수 있다. 결과적으로, 그들의 생리학적 균형점이 다른 곳에서 방해되거나 이동되어 유체 순환, 관련 기능, 화학적 환경 및 주위 조직의 긴장을 변경시킬 수 있다. 중립점 쪽으로 유체를 유도하기 위해 의사는 뇌척수, 림프, 간질 또는 동정맥을 연결할 수 있다. 조직의 손상과 관계없이 균형 잡힌 긴장점은 자유와 이동성 제한 사이의 대조적인 감각이다(Magoun, 1976a).

정골의사는 관절에 고속 추력을 가하는 것을 뒷받침하기 위해 BLT 지점이 위치할 수 있다는 점을 인식해야 한다. A. T. Still은 '당신의 말이 기둥에 묶여 있다면 말을 풀어주고 싶을 것이다. 줄을 풀 때 말이 줄을 당겨 단단하게 감기게 하지 않기 위해서 말을 놀라게 하지 않을 것이다(Fryette, 1954)'라고 말했다.

메커니즘

이 장의 첫 부분에서 제시한 바와 같이 최신 연구는 근육, 캡슐, 인대 및 관련 근막 구조가 기능적 단위로 함께 작용할 수 있다는 것을 제안한다. 근육 수축이 일어나면 관절의 위치나 근육 수축 단계에 관계없이 관절의 안정화를 돕는 결합 조직 복합체로 작용하여 인대와 근막이 자동으로 결합된다(Libbey, 2012). 또 생리학적 관점에서 볼 때, 인대의 구심성 기계 수용체는 해당 관절 근육에 억제 효과를 유발할 수 있는 인대근육 반사를 유도할 수 있는 것으로 보인다(Solomonow, 2009). 관절 변형은 캡슐인대 복합체의 이러한 정상적인 고유 수용 감각 역할을 바꿀 수 있으며 근육의 활성화 반사를 방해한다. 이것은 차례로 인대 자체에 주어지는 하중을 바꿀 수 있다. 결과적으로, 손상된 기계 수용체 신호는 시간이 지남에 따라 더 많은 스트레스, 신경 및 결합 조직 염증 및 만성 통증을 유발할 수 있다(Panjabi, 2006). 그럼에도 불구하고, 이 동일한 반사는 BLT을 적용할 때 해제 및 과장 단계에서 치료적 역할을 할 수 있어 '근막-근육-인대-캡슐-관절' 복합체 전체의 긴장 상태에 영향을 미친다. 이러한 의미에서 Sutherland의 말(1998b)은 정말로 적절하다. '근육이 아닌 인대는 관절의 관계와 위치를 바로 잡기 위한 자연적인 기관이 아니다'.

처음에 BLT를 적용할 때, 변형된 관절은 분리력(disengagement force)을 받는다. 이것은 관절 주위 콜라겐 섬유의 '주름(crimping)' (인장 하중이 없을 때 나타나는 파동)을 줄이거나 제거하여 일시적으로 콜라겐 구조를 길게 만들어(Threlkeld, 1992) 고유 수용 감각적 정보가 증가한다. 그런 다음 기능 장애 패턴이 과장된다. 조직의 하중을 줄이는 이 방법은 신체적 스트레스를 줄이는 것과 함께 신경 입력을 감소시킬 수 있다. Van Buskirk (1990)에 따르면, 관절을 편안하게 위치하여 관련 근막 구조의 근육 긴장을 조절할 수 있다고 한다. 또한, 인대의 기계 수용체의 활성화는 국수 혈액 공급과 조직 점도에 영향을 주어 국소적 효과 또는 전신 효과를 유발할 수 있다(Schleip, 2003). 게다가 용이한 자세는 치료 영역에서부터 척수 수준까지의 통각 입력을 줄일 수 있다. 그 결과 통각과 관련된 말초 생화학적 물질의 감소는 국소 부종과 교감신경계의 손상을 줄여 국소 혈관 수축과 관절의 림프 흐름을 감소시킬 수 있다.

이러한 관점에서 BLT는 신경학적 정골의학 모델에 속하는 것으로 간주할 수 있다. 이 모델에 따르면 신체는 중추, 말초, 자율신경 구성요소의 복잡한 신경 네트워크이다. 그들 모두는 다양한 유형의 감각이나 신체 기능 장애를 근본으로 하는 비정상적인 반사 신호를 감지하기 위해 평가될 필요가 있다(Van Buskirk, 1990). BLT와 같이 이 모델을 사용하는 도수 치료에는 통각을 줄이고, 자율 신경 균형을 촉진하고, 비정상적 반사 기능을 재설정하는 기법을 포함한다.

이어서, BLT 적용 중에 균형 잡힌 긴장의 위치가 달성된다. 이 단계에서 관련 조직에서 오는 신경학적 고유수용감각 피드백이 낮은 수준으로 유지될 수 있으며, 불수의적 동작은 조용해지고 일반적으로 침묵(still) 지점을 통과한다. 이 시점에서 신체 리듬과 유체 역학 사이의 복잡한 상호 작용은 이완이 느껴질 때까지 발생할 수 있다. Sutherland (1998a) 자신은 모든 세포를 씻는 간질 유체 흐름을 생성하기 위해 체액을 포함하여 전신을 흐르는 조수(tide)로 두개골 리듬 자극(cranial rhythmic impulse: CRI)을 언급했으며, 최근의 연구는 이 개념을 권장한다(Chikly & Quaghebeur, 2013). 이 조수를 통해 영양분이 세포로 옮겨지고 폐기물이 제거된다. '생명의 호흡' 이라고 불리는 이 동작(Becker, 1997)은 세포 호흡과 신진 대사에 필수적인 것으로 알려져 있다(Magoun, 1976b). 기능 장애가 있을 때 간질액의 변동이 저해될 수 있다. 따라서 이 영역의 통증은 조직의 저산소증과 프로스타글란딘 및 질소 폐기물과 같은 폐기물의 생성으로 인한 것일 수 있다. BLT 적용 시 CRI를 이용하여 유체 흐름을 복원하고 기능을 회복할 수 있으며 균형 잡힌 조직 긴장을 재설정할 수 있다. '당신이 뇌척수액의 변화에서 실제 구성요소를 인식한다면, 나는 당신이 인체에 대한 Still 박사의 성공에 더 가까워지기 시작할 것이라고 생각한다(Sutherland, 1998c).'

세포 및 유체 교환은 기질 내에서 발생한다. 텐세그리티 모델에 따르면, 몸 전체는 동적 평형에서 압축-긴장의 통합 시스템에 의해 균형을 이루는 3차원의 점탄성 기질이다. 이 관점에서 뼈는 압박 버팀목의 역할을 하는 접촉하지 않는 막대기(nontouching rod)로 신체의 근육 근막 인대성 연속체인 연속 연결 시스템(장력 시스템)에 내장되어 있다(Levin, 1990). 이러한 시스템은 균형 잡힌 긴장뿐만 아니라 시스템의 어느 곳에서나 도입되는 모든 힘에 적응할 수 있는 3차원적이며 역동적인 능력을 발휘한다. 그 체계적인 구조 덕분에 적용되는 모든 힘은 힘의 비선형 분포를 통해 세포에서 몸 전체로 그리고 그 반대로 전체 시스템의 모든 부분에 영향을 미칠 수 있다. 연구에 따르면 조직 구조의 변화가 세포 골격의 배열을 변화시킬 수 있으며, 이는 차례로 유전자 발현 및 세포 대사에 영향을 미칠 수 있다(Chen & Ingber, 1999). 예를 들어, 섬유아세포의 변형은 전-염증 효과를 약화시키는 계단식 반응을 움직일 수 있으며 동시에 항염증 신호 전달 경로를 자극하여 통증 인지에 영향을 미친다(Tsuzaki 외, 2003). 짧고 중간 정도의 진폭으로 결합 조직을 신장시키면 (20~30% 변형) TGF-β1과 콜라겐 합성을 감소시켜 연부조직의 유착을 예방한다(Bouffard 외, 2008). 따라서 BLT 동안 유익하고 가볍고 균형 잡힌 변형은 세포 수준에서 조직 구조 및 기능을 정상화하는 것으로 감지될 수 있다. 이런 의미에서 'BLT는 아마도 텐세그리티 개념이 치료에 어떻게 적용될 수 있는지에 대한 가장 좋은 예 중 하나일 것이다(Parsons & Marcer, 2006).' 또한 변형의 지속 시간과 방향은 세포 성장, 이온 전도 및 유전자 발현을 차등적으로 조절하는 것으로 보이므로 변형의 규모뿐만 아니라 조직 반응에서도 역할을 하는 것으로 보인다. 따라서 신장-활성 칼슘 채널 신호 전달에 반응한다(Kamkin 외, 2003).

마지막으로, BLT의 '균형 및 유지' 단계에서 환자에게 호흡의 협력을 요청할 수 있다. 전통적으로 정골의학에서 호흡은 환자의 이완을 촉진하거나 환자의 주의를 돌리기 위해서 사용되었지만, 특히 급성 증상에서 두개골, 척추, 충수, 내장 및 연부조직 기능 장애를 평가하고 치료하는 데 사용된다(Kimberly, 1949). Hoover (1945)가 명확하게 설명하였듯이 Sutherland는 호흡을 기능 장애를 과장하고 교정을 유도하는 특정 도구로 사용할 것을 제안했다.

'주어진 병변은 호흡주기의 특정 지점, 특정 자세에서 발생한다. 교정 시 환자가 심호흡을 할 때 병변을 약간 과장하여 해당 부분을 이완 지점으로 이동시킨다. 이 이완은 관절의 변형이 발생한 위치와 병변이 생성된 호흡주기의 특정 지점에서 발생한다. 호흡 운동은 그 특정 자세와 지점에서 비정상적으로 연관된 부분을 골라 연속적인 부분과 조화를 이룬 상태로 동작한다.'

호흡은 근육 근막 이완과 관절 운동성 향상에 중요한 역할을 할 수 있다. 실제로, 호흡은 비호흡성 근육에서도(Kisselkova & Georgiev, 1979) 뇌 기능과 동기화되어(Busek & Kemlink, 2005) 근육 근막의 긴장에 영향을 주는 것으로 보인다(Cummings & Howell, 1990). 이것은 호흡이 근골격계에 미치는 영향을 그럴듯하게 만든다.

임상 사례

다음 사례는 일반적인 임상 상황을 나타낸다. 저자들은 이 방식이 BLT에 적합하다고 생각한다.

임상 사례 1: 반복적인 자세 스트레스

43세 여성 비서는 급성기 동안 약간의 어지러움과 메스꺼움을 동반한 경추인성 두통(전두 양측에서 후두까지)을 호소하였는데 한 달에 4~6번 정도 발생한다. 환자는 비스테로이드성 소염 진통제로 두통을 조절하였으며 두통은 주로 앉아있는 자세와 앉아있는 생활로 인한 것으로 생각하였다. 그녀의 증상은 cervicodorsal 및 후두하 영역의 기능 장애인 것으로 평가할 수 있다.

BLT 접근법을 사용한 치료 프로토콜

척추(흉부 및 경부) 역학, 흉곽 출구를 열고 배수량을 늘리기 위해 상부 늑골, 마지막으로 이 범주의 대부분의 환자에서 폐쇄 및 제한되는 것으로 보이는 어깨 복합체를 다루어야 한다(그림 44.1).

임상 사례 2: 스포츠 관련 손상 및 생체 역학적 적응

25세의 아마추어 축구 선수에게 좌측 발목 염좌가 반복적으로 발생한다. 그는 휴식을 취하고 얼음 및 비스테로이드성 소염 진통제로 치료했지만, 마지막 급성 발작 이후 신체 활동 중 발목 부위의 통증과 요통이 반복적으로 느껴져 규칙적으로 훈련할 수 없었다.

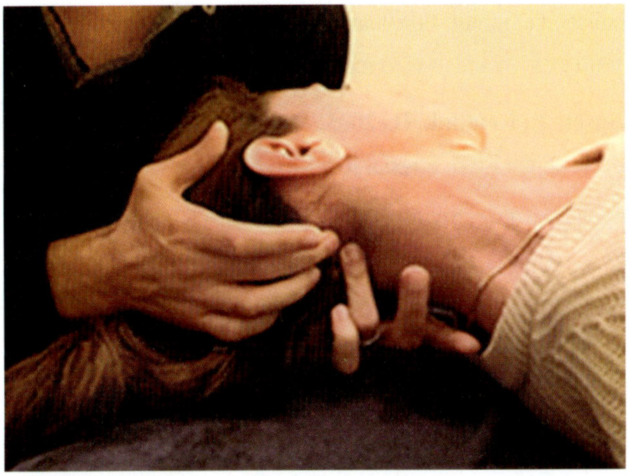

그림 44.1
성인에서 후두골하 BLT 기법에 대한 전형적인 접촉을 보여주며, 하부 후두골의 인대성 관절 긴장을 다룬다. 반듯이 누운 자세로 머리를 중립 위치로 놓히고 양손의 가운데 손가락을 후두하근 위에 두어 후두와 첫 번째 경추 사이의 지렛대를 만든다. 밴드를 가볍게 움직여 C0-C1 복합체의 굴곡과 신전 또는 C1-C2 영역의 회전을 제어하는 방법으로 다른 레벨을 다룰 수 있다.

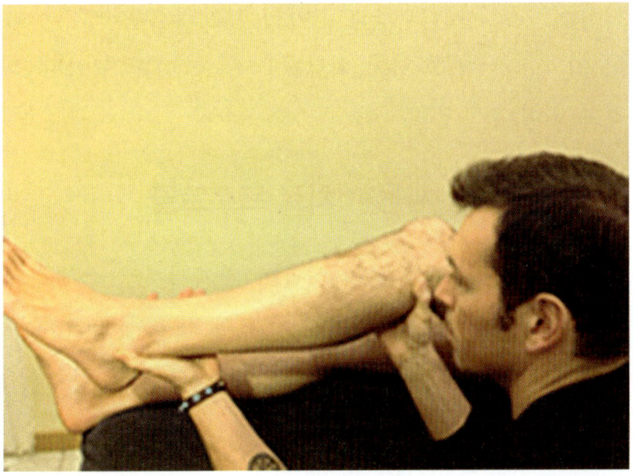

그림 44.2
비골과 경골 사이의 막을 이완시키는 고전적 방법. 환자는 반듯이 눕고, 치료사가 하지 전체의 체중을 실어 비골두 및 원위부의 복사뼈를 오른손으로 접촉한다. 손을 내회전, 외회전하여 생긴 가벼운 길항적 회전이 막의 장력을 해결할 것이다.

BLT 접근법을 사용한 치료 프로토콜

발목의 인대 시스템을 고려할 것이지만 필연적으로 비골 역학, 골간막, 무릎, 엉덩이, 골반, 요추도 고려해야 한다. 반복적인 염좌에서 하지 전체와 골반을 포함하는 어느 정도의 적응은 임상적으로 적합할 것이다. 물론 해당 관절의 특정 조정은 치료 계획에서 근본적인 역할을 할 수 있지만, 전체 인대 구조물의 적응성은 고려할 가치가 있다(그림 44.2).

임상 사례 3: 소아 기능 장애

생후 3개월 된 건강한 유아는 사경과 자세에 의한 사두증(flat right occiput)을 보인다. W. G. Sutherland는 상호간의 긴장이라고 불렀던 것을 정상화하기 위해 BLT 접근법을 사용할 수 있는 좋은 예로 자세에 의한 사두증과 사경이라 하였고 이 연관성을 보여주었다(Rogers 외, 2009). 아직 잘 정의되지는 않았지만, 신

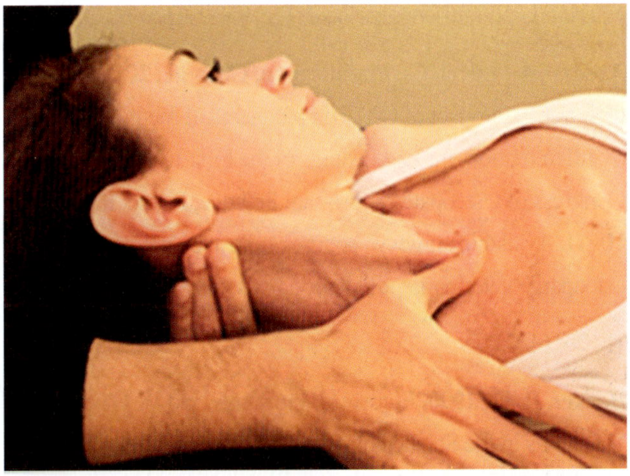

그림 44.3
흉쇄유돌근의 기시점과 종지점의 접촉을 보여준다(시연을 위해 성인을 대상으로 하였다). 기능 장애가 있는 쪽의 반대쪽으로 머리를 약간 회전하고 측면 굴곡하면 근육 조직이 관여하게 되고, 치료사는 쇄골을 아래로 고정하고 병변을 향해 회전 및 측면 굴곡하여 근육 부분의 균형을 잡아 조직 반응을 다룬다.

생아의 조직 상태는 주로 근막과 콜라겐 구조로 구성되어 있기 때문에 환자를 치료하는 동안 다른 영역도 고려해야 한다.

BLT 접근법을 사용한 치료 프로토콜

가능한 치료 방법은 물리 치료와 정기적으로 수행해야 하는 특정 자세 운동(그림 44.3) 외에 쇄골에 특별한 주의를 기울여 후두하 영역, 하악골 및 견갑대를 다루는 것이다.

참고문헌

Accorsi, A., Barlafante, G., Cerritelli, F., et al., 2012a. Osteopathic manipulative treatment for knock knee: a case finding. In: Proceedings of the First International Congress of Osteopathy in Animal Practice, Rome, Italy. p. 11. Available at: www. congressodiosteopatia.it/congresso_osteopatia_veterinaria/pdf/atti-congresso.pdf [accessed April 16, 2016].

Accorsi, A., Lucci, C., Pizzolorusso, G., et al., 2012b. Case-report: impact of OMT on biochemical mediators of inflammation. In: Proceedings of the First International Congress of Osteopathy in Animal Practice, Rome, Italy. pp. 10–11. Available at: www. congressodiosteopatia.it/congresso_osteopatia_veterinaria/pdf/atti-congresso.pdf [accessed April 16, 2016].

Becker, R. E., 1990. Foreword. In: Sutherland W. G. Teachings in the Science of Osteopathy. Sutherland Cranial Teaching Foundation, Fort Worth, TX.

Becker, R. E., 1997. Biokinetics and Biodynamics of Human Differentiation: Principles and Applications.. Brooks, R. E. (ed.), Rudra Press, Portland, OR.

Blechschmidt, E., Gasser, R. F., 2012. Biokinetics and Biodynamics of Human Differentiation: Principles and Applications. North Atlantic Books, Berkeley.

Bouffard, N. A., Cutroneo, K. R., Badger, G. J., et al., 2008. Tissue stretch decreases soluble TGF β1 and Type-1 procollagen in mouse subcutaneous connective tissue: evidence from ex vivo and in vivo models. J Cell Physiol 214:389–395.

Busek, P., Kemlink, D., 2005. The influence of the respiratory cycle on the EEG. Physiol Res 54: 327–333.

Carreiro, J. E., 2009a. Pediatric Manual Medicine: An Osteopathic Approach. Churchill Livingstone Elsevier, Edinburgh. p. 5.

Carreiro, J. E., 2009b. Pediatric Manual Medicine: An Osteopathic Approach. Churchill Livingstone Elsevier, Edinburgh.

Cerritelli, F., Carinci, F., Pizzolorusso, G., et al., 2011. Osteopathic manipulation as a complementary treatment for the prevention of cardiac complications: 12-months follow-up of intima media and blood pressure on a cohort affected by hypertension. J Bodyw Mov Ther:68–74.

Chen, C. S., Ingber, D. E., 1999. Tensegrity and mechanoregulation: from skeleton to cytoskeleton. J Osteoarthritis Res Soc Int 7:81–94.

Chikly, B., Quaghebeur, J., 2013. Reassessing cerebrospinal fluid (CSF) hydrodynamics: a literature review presenting a novel hypothesis for CSF physiology. J Bodyw Mov Ther 17:344–354.

Cohen-Lewe, A., 2013. Osteopathic manipulative treatment for colonic inertia. J Am Osteopath Assoc 113:216–220.

Crow, W. M. T., 2005. Ligamentous articular strain and balanced ligamentous tension technique. In: DiGiovanna, E. L., Schiowitz, S., Dowling, D. J. (eds), An Osteopathic Approach to Diagnosis and Treatment. 3rd Edn., Lippincott Williams & Wilkins, Philadelphia, PA. p. 103.

Crow, W. M. T., 2011. Balanced ligamentous tension and ligamentous articular strain. In: Chila, A. G. (ed.), Foundations of Osteopathic Medicine. 3rd Edn., Lippincott Williams & Wilkins, Philadelphia, PA. Ch 52A.

Cummings, J., Howell, J. 1990. The role of respiration in the tension production of myofascial tissues. J Am Osteopath Assoc 90:842.

Degenhardt, B. F., Kuchera, M. L., 1996. Update on osteopathic medical concepts and the lymphatic system. J Am Osteopath Assoc 96:97–100.

DeStefano, L. A., 2011a. Greenman's Principles of Manual Medicine. 4th Edn., Williams and Wilkins, Baltimore, MD. p. 48.

DeStefano, L. A., 2011b. Greenman's Principles of Manual Medicine. 4th Edn., Williams and Wilkins, Baltimore, MD. pp. 11–12.

DiGiovanna, E. L., Schiowitz, S., Dowling, D. J. (eds), 2005. An Osteopathic Approach to Diagnosis and Treatment. 3rd Edn., Lippincott Williams & Wilkins, Philadelphia, PA. pp. 229; 581; 620.

Fraix, M.P., Seffinger, M.A., 2011. Acute low back pain. In: Chila, A. G. (ed.), Foundations of Osteopathic Medicine. 3rd Edn., Lippincott Williams & Wilkins, Philadelphia, PA. Ch. 69.

Fryette, H. H., 1954. Principles of Osteopathic Technique. Academy of Applied Osteopathy, Carmel, CA. p. 62.

Gronemeyer, J., Audette, J. F., Drexler, J. H., et al., 2006. Retrospective outcome analysis of osteopathic manipulation in a treatment failure setting. In: 50th Annual AOA Research Conferencwe – Abstracts. J Am Osteopath Assoc 106:471–510. C39.

Hoover, H. V., 1945. Use of respiratory movement as an aid in correction of osteopathic spinal lesions. J Am Osteopath Assoc 45:109–111.

Hruby, R. J., 1992. Pathophysiologic models and the selection of osteopathic manipulative techniques, J Osteopath Med 6:25–30.

Kamkin, A., Kiseleva, I., Isenberg, G., 2003. Activation and inactivation of a non-selective cation conductance by local mechanical deformation of acutely isolated cardiac fibroblasts. Cardiovasc Res 57:793–803.

Kaufman, B., 2011. Adult with chronic cardiovascular disease. In: Chila, A.G. (ed.), Foundations of Osteopathic Medicine. 3rd Edn., Lippincott Williams & Wilkins, Philadelphia, PA. Ch. 55.

Kimberly, P. E., 1949. The application of the respiratory principle to osteopathic manipulative procedures. J Am Osteopath Assoc 48:331–334. Reprinted 2001, J Am Osteopath Assoc 101:410–413.

Kimberly, P. E., 1980. Formulating a prescription for osteopathic manipulative treatment. J Am Osteopath Assoc 79:506–513.

Kisselkova, H., Georgiev, V., 1979. Effects of training on post-exercise limb muscle EMG synchronous to respiration. J Appl Physiol Respir Environ Exerc Physiol 46:1093–1095.

Kuchera, M. L., Kuchera, W. A., 1994. Osteopathic Principles in Practice. Greyden Press, Columbus, OH. pp. 298–300.

Kuchera, M. L., 2011a. Lower extremities. In: Chila, A. G. (ed.), Foundations of Osteopathic Medicine. 3rd Edn., Lippincott Williams & Wilkins, Philadelphia, PA Ch. 42.

Kuchera, M. L., 2011b. Lymphatics approach. In: Chila, A. G. (ed.), Foundations of Osteopathic Medicine. 3rd Edn., Lippincott Williams & Wilkins, Philadelphia, PA Ch. 51.

Levin, S. M., 1990. The myofascial skeletal truss: a system science analysis. In: Barnes, J. F. (ed.), Myofascial Release. Rehabilitation Services Inc., Paoli, PA.

Libbey, R., 2012. Ligamentous articular strain technique – a manual treatment approach for ligamentous articular injuries and the whole body. J Prolother 4:e886–e890.

Licciardone, J. C., King, H. H., Hensel, K. L., et al., 2008. Osteopathic health outcomes in chronic low back pain: the osteopathic trial. Osteopath Med Prim Care 2:5.

Lippincott, H. A., 1949. The osteopathic technique of Wm G. Sutherland DO. In: Yearbook of the Academy of Applied Osteopathy. Reprint: American Academy of Osteopathy, Indianapolis, IN.

Lund, G. C., Edwards, G., Medlin, B., et al., 2011. Osteopathic manipulative treatment for the treatment of hospitalized premature infants with nipple feeding dysfunction. J Am Osteopath Assoc 111:44–48.

Magoun, H. I., 1976a. Osteopathy in the Cranial Field. 3rd Edn. Northwest Printing, Boise, ID. Ch. 5.

Magoun, H. I., 1976b. Osteopathy in the Cranial Field. 3rd Edn. Northwest Printing, Boise, ID. Ch. 2.

Modi, R. G., Shah, N. A., 2005. Complex Review: Clinical Anatomy and Osteopathic Manipulative Medicine. Blackwell, Malden, MA. Ch. 9–10.

Moeckel, E., Mitha, N., 2008. Textbook of Pediatric Osteopathy. Churchill Livingstone, Edinburgh. Ch. 8.

Nicholas, A., Nicholas, E., 2008. Atlas of Osteopathic Techniques. 2nd Edn., Lippincott Williams & Wilkins, Philadelphia, PA Ch. 14–16.

O-Yurvati, A. H., Carnes, M. S., Clearfield, M. B., et al., 2005. Hemodynamic effects of osteopathic manipulative treatment immediately after coronary artery bypass graft surgery. J Am Osteopath Assoc 105:475–481.

Panjabi, M. M., 2006. A hypothesis of chronic back pain: ligament subfailure injuries lead to muscle control dysfunction. Eur Spine J 15:668–676.

Parsons, J., Marcer, N., 2006. Osteopathy: Models for Diagnosis, Treatment and Practice. Elsevier Churchill Livingstone, Edinburgh. p. 221.

Pizzolorusso, G., Turi, P., Barlafante, G. et al., 2011. Effect of osteopathic manipulative treatment on gastrointestinal function and length of stay of preterm infants: an exploratory study. Chiropr Man Therap 19:15.

Pomykala, M., McElhinney, B., Beck, B. L., et al., 2008. Patient perception of osteopathic manipulative treatment in a hospitalized setting: a survey-based study. J Am Osteopath Assoc 108:665–668.

Posadzki, P., Lee, M. S., Ernst, E., 2013. Osteopathic manipulative treatment for pediatric conditions: a systematic review. Pediatrics 132:140–152.

Rogers, G. F., Oh, A. K., Mulliken, J. B., 2009. The role of congenital muscular torticollis in the development of deformational plagiocephaly. Plast Reconstr Surg 123:643–652.

Schabert, E, Crow, W. T., 2009. Impact of osteopathic manipulative treatment on cost of care for patients with migraine headache: a retrospective review of patient records. J Am Osteopath Assoc 109: 403–407.

Schleip, R., 2003. Fascial plasticity – a new neurobiological explanation. Part 1. J Bodyw Mov Ther 7:11–19.

Sleszynski, S. L., Glonek, T., 2005. Outpatient osteopathic SOAP note form: preliminary results in osteopathic outcomes-based research. J Am Osteopath Assoc 105:181–205.

Solomonow, M., 2009. Ligaments: a source of musculoskeletal disorders. J Bodyw Mov Ther 13:136–154.

Speece, C., Crow, T., 2009a. Ligamentous Articular Strain: Osteopathic Manipulative Techniques for the Body. Eastland Press, Seattle, WA.

Speece, C., Crow, T., 2009b. Ligamentous Articular Strain: Osteopathic Manipulative Techniques for the Body. Eastland Press, Seattle, WA. p.24.

Steele, K. M., Viola, J., Burns, E. et al., 2010. Brief report of a clinical trial on the duration of middle ear effusion in young children using a standardized osteopathic manipulative medicine protocol. J Am Osteopath Assoc 110:278–284.

Sutherland, W. G., 1998a. Contributions of thought. In: Sutherland, A. S., Wales, A. L. (eds.), The Collected Writings of William Garner Sutherland, D.O. 2nd Edn., The Sutherland Cranial Teaching Foundation, Yakima, WA.

Sutherland, W. G., 1998b. Contributions of thought. In: Sutherland, A. S., Wales, A. L. (eds.), The Collected Writings of William Garner Sutherland, D.O. 2nd Edn. The Sutherland Cranial Teaching Foundation, Yakima, WA. p. 160.

Sutherland, W. G., 1998c. Contributions of thought. In: Sutherland, A. S., Wales, A. L. (eds.), The Collected Writings of William Garner Sutherland, D.O. 2nd Edn. The Sutherland Cranial Teaching Foundation, Yakima, WA. p. 291.

Tettambel, M. A., 2005. An osteopathic approach to treating women with chronic pelvic pain. J Am Osteopath Assoc 105:S20–22.

Threlkeld, J., 1992. The effects of manual therapy on

connective tissue. Phys Ther 72:893–902.

Tsuzaki, M., Bynum, D., Almekinders, L., et al., 2003. ATP modulates load-inducible IL-1beta, COX 2, and MMP-3 gene expression in human tendon cells. J Cell Biochem 89:556–562.

Van Buskirk, R. L 1990. Nociceptive reflexes and the somatic dysfunction: a model. J Am Osteopath Assoc 90:792–805.

van der Wal, J., 2009. The architecture of the connective tissue in the musculoskeletal system – an often overlooked functional parameter as to proprioception in the locomotor apparatus. Int J Ther Massage Bodywork 2:9–23.

Willard, F. H., 1997. The muscular, ligamentous and neural structure of the low back and its relation to back pain. In: Vleeming, A., Mooney, V., Snijders, C. J., et al. (eds), Movement, Stability and Low Back Pain: The Essential Role of the Pelvis. Churchill Livingstone, Edinburgh.

Wood Jones, F., 1944. Structure and Function as Seen in the Foot. Baillière, Tindall and Cox, London.

World Health Organization (WHO), 2010. Safety issues. In: Benchmarks for training in osteopathy, WHO, Geneva, Switzerland. pp. 17.

Zink, J. G., 1977. Respiratory and circulatory care: the conceptual model. Osteopath Ann 5:108-112.

근막도수 치료와 근막계의 생체 역학 모델

Julie A. Day, Carla Stecco, Antonio Stecco

개요

Fascial Manipulation®은 근골격계 및 내장 근막 기능 장애의 도수 치료 방법이다. 이 장에서는 근골격계 근막 기능 장애의 해석에 적용된 생체 역학 모델에 중점을 둔다. 관절, 근육, 건 및 내부 장기의 효율적인 활동에는 정상적이고 기능적인 근막계가 필요하다는 의견이 점차 커지고 있다. 물리 치료사 Luigi Stecco가 개발한 이 해석 모델은 근골격계의 활동 구성 요소로 근막계를 통합한다. 이는 근막 복잡성의 단순화를 나타낸다. 그럼에도 불구하고 해부학, 생리학 및 임상 연구 분야의 다양한 연구 프로젝트의 기초가 된다.

소개

근막계의 3차원 구조와 전신으로의 확장은 특히 기능 장애에 대한 임상적 해석을 복잡하게 만든다. 수많은 연구가 근육 근막 통증에 주로 관여하는 조직으로 근막을 연루시키는 반면, 근막의 연속성이 항상 해부학적 및 기능적 관점에서 다루어지는 것은 아니다. Luigi Stecco는 근막 기능 장애의 해석에 있어서 심부 근막, 근육 및 말초 신경계의 관계를 고려하여 치료사를 돕는 생체 역학 모델을 개발하기 위해 임상 경험을 쌓았다. 이 모델은 Fascial Manipulation®이라는 수동 방법에 적용된다.

역사

물리치료사였던 Luigi Stecco는 1973년부터 항상 연구와 임상에 매진했다. Stecco는 근막 기능 장애를 해석하기 위한 그의 모델을 정교화하기 위해 수많은 해부학 서적을 비교하여 그 당시에 근막 해부학에 관한 정보가 거의 없다는 것을 알았다. 근육 근막 발통점과 침술 이론을 비교하여 그는 다른 종의 단순한 형태의 삶에서부터 인간 발생학에 이르기까지 근골격계 발달을 연구했다.

그는 인간 근막계를 근골격계의 필수적인 부분으로 이해하기 위해서는 표준화된 가르침에서 벗어나야 한다는 결론에 도달했다. 뼈를 움직이는 기시점과 종지점을 가진 근육의 관점에서만 움직임을 고려하는 것만으로는 더 이상 충분하지 않았다.

그의 이론은 1990년 이탈리아에서 처음 발표되었다(Stecco, 1990). 그의 텍스트 중 첫 번째 영문 번역본은 2004년에 출판되었다(Stecco, 2004).

임상적으로 Stecco는 운동 장애와 관련된 통증 패턴을 기록하고 특정 부위의 심부 근막의 변화를 확인하기 위해 촉진 검사법을 개발했다(Stecco & Stecco, 2009).

Stecco의 이론에 기초한 해부학적 및 조직학적 연구로 심부 근막의 특징과 그 영역의 차이에 대해 더 잘 이해할 수 있게 되었다.

해부학적 연구

보존 처리되지 않은 사체의 해부는 이관절(biarticular) 근육이 동일한 근육의 뼈 삽입점을 너머서 심부 근막의 근건을 확장하고, 인접한 분절에서 심부 근막 사이의 연속성을 형성하는 것을 보여 주었다. 예를 들어, 상지에서 잘 알려진 상완이두근 건막(lacertus fibrosus) 외에도(전박 근막으로 상완이두근 근건의 확장), 광배근, 삼각근, 상완삼두근, 척측수근신근은 이웃 분절의 심부 근막으로 근건을 확장하는 근육의 다른 예이다(Stecco 외, 2007a).

사지, 흉요추 근막 및 복직근 외피의 심부 근막은 건막의 특성을 가진다. 건막 유형의 근막은 다른 방향의 장력이 가해질 때에도 견인에 강한 저항력을 가지고, 신장에 대해 최소한의 적응을 보인다(Stecco 외, 2009b).

표면 체간 근육, 대흉근, 광배근, 삼각근 및 대둔근은 심부 근막의 표층 내에서 발달했으며 수많은 근육간 중격에 의해 나뉘어져 있다. 이 영역의 심부 근막은 근외막 근막의 한 유형으로 간주될 수 있다(Stecco 외, 2009a).

조직학 연구

조직학적 연구에 따르면 심부 근막의 섬유는 파도 모양의 콜라겐 섬유와 탄성 섬유로 구성되어 있으며 상대적 비율은 부위마다 다르다. 건막 유형의 근막은 2개에서 3개의 평행한 콜라겐 섬유 다발의 하위 층으로 이루어져 있다. 인접한 하위 층 내의 섬유 다발은 75~80° 사이의 각도를 형성하는 다른 방향으로 배향된다(Stecco 등, 2008). 각 하위 층은 평균 두께가 277 μm (±SD 86.1 μm)이고 하위 층은 개별 하위 층이 독립적으로 미끄러질 수 있도록 성긴 결합 조직(평균 두께 43±12 μm)의 얇은 층으로 분리되어 있다(Benetazzo 외, 2011).

히알루론산(HA)은 성긴 결합 조직의 세포 외 기질(ECM)의 주요 요소이며 그 농도에 따라 이들 하위 층의 밀도가 결정된다. HA는 국소부위의 온도 증가에 쉽게 반응한다(Stecco 외, 2011). 이 측면과 그 생리적 의미는 이 장의 뒷부분에서 논의할 것이다('가능한 생리학적 메커니즘' 섹션 참조).

마지막으로, 심부 근막에는 기계 수용체와 자유 신경 종말이 잘 분포되어 있다. 또한 파치니와 루피니 소체, 근방추, 골지건 기관은 근외막과 근주막과 연속적이며(Stecco 외, 2007b), 심부 근막은 고유수용감각과 운동 조절에 영향을 미칠 가능성이 있음을 시사한다(Stecco 외, 2010).

생체 역학적 모델

Stecco의 생체 역학 모델은 근골격계의 기능적 역할을 소개하면서 근막계의 분석을 단순화한다. 원래 경락과 근막의 연속성 사이의 관계를 지향했던 Stecco는 나중에 사체를 14개의 부분으로 나눠(그림 45.1) 각 부분에 대해 6개의 근육 근막 단위(MFU)로 구별할 수 있음을 깨달았다(Stecco, 2004).

그는 다음과 같이 추리했다.

- 기시점과 종지점이 있는 근육에 관하여 운동 피질은 운동을 계획하거나 실행하지 않지만 주로 방향, 각도 및 움직임의 의도와 관련된다.
- 각 관절은 단일 관절 및 이관절 근육 내에서 활성화되는 운동 단위의 다양한 조합에 의해 움직인다.

따라서 각 MFU는 다음으로 구성된다.

- 특정 방향으로 신체 부위를 움직이기 위해 함께 작용하는 이관절 및 단일 관절 근육과 관련된 근육 섬유를 활성화시키는 운동 단위
- 각 MFU의 일부인 관절(움직임이 발생하는 곳)
- 신경(구심성, 원심성) 및 혈관 성분
- 모든 구성 요소를 연결하는 근막

우리의 일상 활동의 대부분은 전체 근육의 활성화보다는 여러 근육 내 운동 단위의 신속하고 선택적인 활성화로 구성된다. 운동 단위는 항상 서로 인접해 있지 않은 근육 섬유를 활성화 하는데 심지어 다른 근육에 위치할 수도 있다. 움직이는 중에 힘과 정밀도를 변경

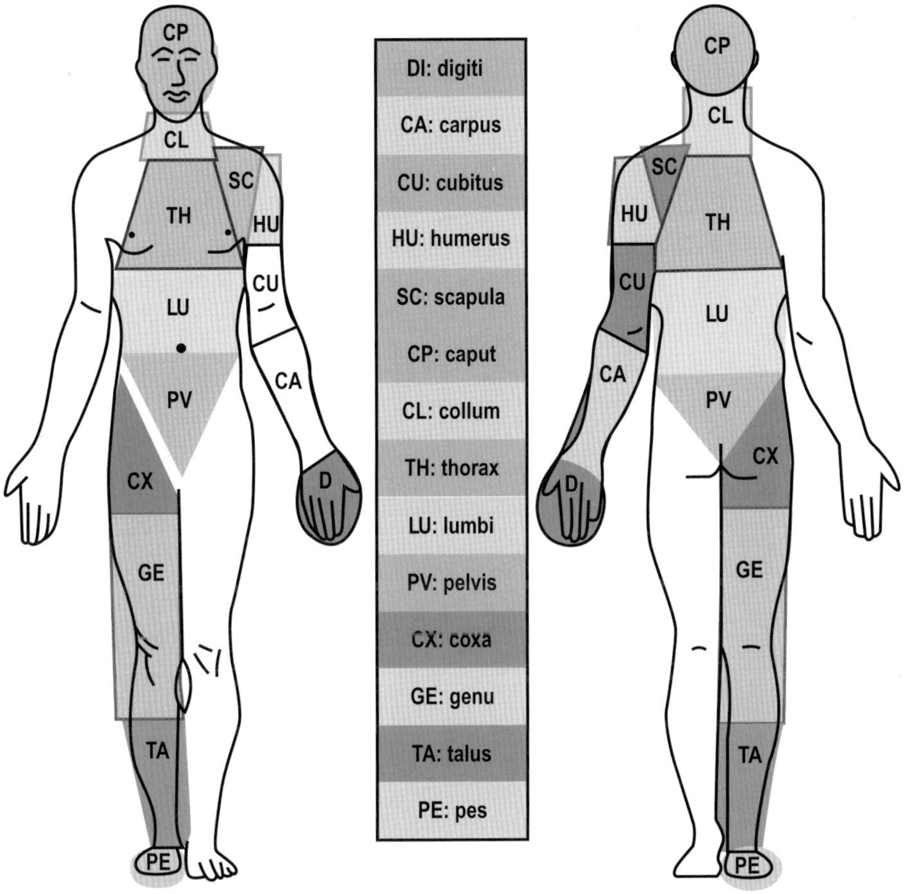

그림 45.1
14개의 신체 분절. 각 분절이 관절, 관절을 움직이는 근육의 일부 및 이러한 근육 섬유를 둘러싸고 있는 근막을 포함하기 때문에, Luigi Stecco는 이 분절을 설명하는 데 라틴어를 사용하기로 했다. Reproduced with permission from Chapter 9 of *Fascial Dysfunction–Manual Therapy Approaches*, edited by Leon Chaitow, 2014, Handspring Publishing

하면 운동 단위의 활성을 제어할 수 있다. 근육 내 근막 성분(근외막, 근주막, 근내막)은 인접하지 않은 근육 섬유를 통합하는 일종의 근막 골격을 형성한다.

Stecco는 근육 구조와 장력 벡터를 연구하면서, MFU 내의 근육 섬유가 활성화되어 움직임을 일으킬 때마다 근육 내 근막 골격을 통해 심부 근막의 특정 위치로 장력을 전달할 수 있음을 깨달았다. 그는 심부 근막의 이 작은 초점 영역을 '조정 센터(center of coordination: CC)'라 불렀고 각 MFU에 대한 CC를 매핑할 수 있었다. CC는 아래와 같은 이유로 심부 근막 내에 부분적으로 형성된다.

- 뼈에 삽입
- 근육 위로 자유롭게 활주할 수 있다.
- 근막에 근육을 삽입하고 근육에 근막을 삽입함으로써 긴장된다.

Stecco는 3개의 평면(시상, 수평 및 정면)에서의 움직임을 고려하여 운동 장애의 해석을 단순화할 수 있다고 판단하고 오로지 방향에 따라 움직임을 설명하는 새로운 용어를 지정했다(표 45.1).

시상면	정면	수평면
전방 동작(Antemotion) – 모든 전방 움직임	측방 동작(Lateromotion) – 모든 외향 움직임	외향 회전(Extrarotation) – 모든 외향 회전 움직임
역 동작(Retromotion) – 모든 후방 움직임	중간 동작(Mediomotion) – 정중선을 향한 모든 움직임	내향 회전(Intrarotation) – 모든 내향 회전 움직임

표 45.1
공간면의 움직임을 설명하는 Luigi Stecco의 새로운 용어

공간 평면에서 특정 방향으로 작동하는 MFU는 하나의 분절에서 다음 분절로 확장되는 근건의 확대와 이관절 근육 구성 요소를 통해 서로 연결된다.

단방향 MFU 간의 이러한 연결은 근육 근막의 서열(MF 서열)을 형성한다. 우리 활동의 대부분이 다분절적이라는 것을 감안할 때, MF 서열은 움직이는 동안 다양한 신체 부위를 조정하는 데 도움이 된다.

일반적으로 움직임 중 수축 및 이완하는 근육 섬유의 지속적인 흐름은 정확한 피드백을 제공하고 주동근과 길항근 MFU 및 각각의 순서를 조절하기 위해 근육 근막 내에 내장된 근방추, 골지건 기관 및 기타 기계 수용체를 자극한다.

Stecco는 여러 MFU의 인장 벡터가 수렴하는 '융합 중심(CF)'이라는 다른 영역을 확인했다. 대부분 지지띠 구조 위에 위치하고 있으며, CFs는 한 평면에서 다른 평면으로의 움직임 전환을 조정하는 데 관여한다.

MFU의 근육 섬유를 감싸고, 분할하고, 결합시키는 심부 근막이 올바르게 미끄러지는 경우 수용체의 활성화가 중추 신경계(CNS)에 정확한 지형적 피드백을 제공하며 움직임은 조화로우며 조율되고 효과적이다. 심부 근막 내 CCs와 CFs 미끄러짐의 부족은 근육 섬유 동원을 수정하거나 섬유 활성화를 완전히 방해하는 구심성 정보를 잠재적으로 바꿀 수 있다. 결과적으로, MFU 관절에 가해지는 정렬되지 않은 긴장은 처음에는 적응을 일으키고, 보정하지 않으면 관절 주위의 특정 부위에서 통증을 유발한다. Stecco는 관절에서 발생하는 움직임이 감지되기 때문에 이 영역을 '인지 중심'(CP)라고 부른다. 특징적으로 MFU의 CC는 해당 CP와 거리가 멀다.

요약하면, MFUs 및 MF 서열은 다음을 통해 근막 지속성의 해부학적 기층을 갖는 기능적 개념이다.

- 기계 수용체와 근막의 연속성
- 근막으로의 근육 부착
- 한 분절에서 다른 분절로 근육 근막의 근건 확장

이러한 개념은 근육을 개별 개체로 생각하는 대신, 근육 근막-골격 생리학의 기능적 해석을 도입한다.

근막 도수 치료 (Fascial Manipulation®) 방법의 목표 및 목적

근골격계 기능 장애를 위한 근막 도수 치료(Fascial Manipulation®) 방법은 핵심 부위(CCs 및 CFs)의 심부 근막을 정상화하여 움직임의 조정과 조화를 회복시키는 것을 목표로 한다. 심부 근막이 피하 아래에 있기 때문에 도수 치료사는 이 조직에서 미끄러짐의 부족을 쉽게 알 수 있다.

Stecco는 이러한 변화를 '치밀화'라고 부른다. 치밀화는 근막 내 성긴 결합 조직의 점도가 증가하기 때문이다. 그것은 조직 ECM의 변화된 화학적 상태를 나타내며 잠재적으로 해당 MFU 내의 기능 장애를 의미한다. 치밀화는 근막 섬유증, 콜라겐 섬유질 다발의 변화로 이어질 수 있다(Pavan, 외, 2014).

따라서 생체 역학적 모델과 관련하여 치료사는 치료가 필요한 CC/CFs의 정확한 조합을 확인하기 위해 개별 사례의 장력 확산을 분석한다.

평가 방식

Stecco는 근막 도수 치료(Fascial Manipulation®, Stecco & Stecco, 2009)에서 환자의 병력 및 증상을 나타내는 정보를 주석으로 처리하기 위해 약자를 사용하는 특정 평가 차트를 고안했다.

환자의 병력을 청취할 때 치료사는 외상 사건의 순서 또는 외상이 없는 경우에는 통증과 제약의 발생에 초점을 맞춘다. 심각한 급성 통증에 근막이 종종 '치밀화'를 일으켜 외상에 반응하기 때문에 더 이상 통증이나 제약을 일으키지 않는다. 일단 발생하면, 국부적인 활공의 부족은 MF 서열을 따라 보상 장력을 통해 중화될 수 있다. 따라서 병력은 치료사가 근골격계 기능 장애가 언제 발생했고 어떻게 진행되었는지를 이해하는 데 도움이 될 수 있다.

사소하게 고통스러운 영역조차 방해를 받은 서열이나 평면을 나타내는 데 유용하다. 말단의 이상감각이나 통증, 비생리학적 치유 시간을 갖는 외상 및/또는 흉터의 존재 같은 정보도 고려된다.

평가 차트를 정확하게 편집하면 치료사가 올바른 CC/CFs 조합을 선택할 수 있다. 차트는 또한 치료 세션의 간결한 문서를 제공한다.

치료사는 다음을 고려하여 예비 가설을 만들어낸다.

- 어떤 면에서 다양한 보상이 발달하였는가?
- 이러한 보상을 결정한 초기 외상이나 기능 장애는 무엇이었는가?
- 이러한 보상은 MF 서열을 따라 상승 또는 하강하는가?
- 숨겨진 보상 전략이 있는가?

예를 들어, 수반되는 모든 증상이 다음과 같이 분포되어 있는 경우

- 신체의 측면 및/또는 안쪽 부분은 정면의 교란을 가정할 수 있다.
- 전방 및/또는 후방 영역은 시상면의 기능 장애를 가정할 수 있다.

평가 과정에는 움직임 및 촉진 평가가 포함된다. 그들의 가설을 바탕으로, 치료사는 3개의 공간 평면에서 결함이 있거나 통증을 유발하는 움직임을 확인하기 위해 일련의 움직임 테스트를 사용하여 최대 세 개의 신체 부위를 검사한다. 선택된 부분을 촉진한 후, 치료하고 결과를 평가하기 위해 치료 직후에 움직임을 재검사한다.

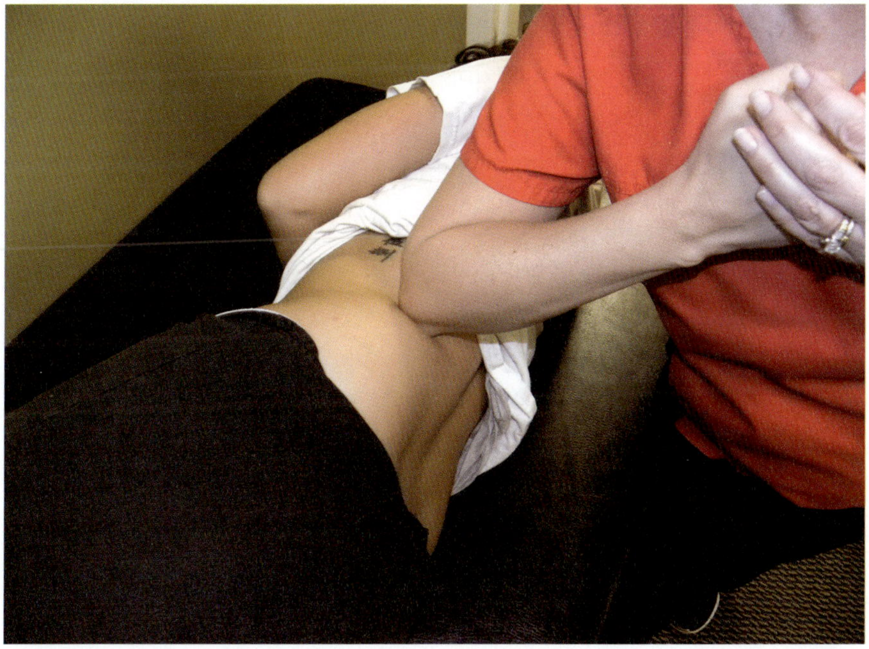

그림 45.2
요추 분절의 외측 동작 근육 근막 단위 (MFU) 조정 중심(CC)에서 팔꿈치를 사용하는 치료의 예

표 45.2
상대적 금기증과 Fascial Manipulation® 치료를 위한 적응

조건	치료를 위한 적응
급성 부종 또는 건염	염증/부은 영역 위 또는 아래에서 치료한다.
림프부종	표면 근막 기법이 더 바람직하다.
진단되지 않은 최근의 외상	위험한 징후(red flags)를 고려한다
종양 환자	치료 전에 종양학자와 상의한다.
심각한 출혈 질환	가벼운 압력을 사용한다.
코르티코스테로이드 요법	치료 후 반응이 감소할 수 있음을 인식한다.
심각한 면역 결핍	시스템에 과도한 스트레스를 주지 않기 위해 가벼운 압력을 사용한다.

적용 원칙 및 방법

촉진 평가 동안, 통증이 있고 치밀하며 통증을 전달하는 CCs와 CFs가 가장 많이 나타난다. 서로 다른 부분에서 조밀한 영역의 합은 가장 손상된 운동면을 나타낸다. 치료사는 균형 잡힌 조합(예: 하나의 평면–시상, 수평 또는 정면)에서 고밀도 영역을 치료한다.

접선 진동 운동을 유지하면서 압력을 가하기 위해 손가락 관절, 팔꿈치(그림 45.2), 때로는 손가락 끝을 사용하여 CC/CFs를 마사지하여 치료한다. 근막층에 대한 여러 가지 도수 요법의 관계를 탐구하기 위한 3차원 수학 모델은 접선, 진동 움직임 및 수직 진동이 ECM에서 치료 작용을 증가시킬 수 있음을 시사한다(Roman 외, 2013).

치료는 몇 분 동안 각 고밀도 영역에 수행된다. 근막과의 마찰은 ECM의 일관성을 수정하고 치유에 필요한 과정을 시작하는 데 필요한 열을 발생시킨다. 40명의 피험자에게 근막 도수 치료(Fascial Manipulation®)를 적용한 한 연구(Ercole 외, 2010)에서 조밀한 조직에서 촉진 변화가 발생하려면 평균 3.24분이 필요했다. 이러한 변화는 또한 초음파 및 탄성영상에 의해 문서화되었다(Luomala 외, 2014).

적응증과 금기증

근막 도수 치료(Fascial Manipulation®) 방법의 주요 적응증은 활공 시스템의 손상으로 인해 근막 네트워크 내에 통증이 있거나 이동성이 부족한 경우이다. 이것은 턱관절 기능 장애, 근긴장성 두통, 급성 사경, 편타성 손상 관련 장애, 요추부 박리 또는 요추 추간판증 또는 요추 후관절 증후군, 이상근 증후군, 미골통, 슬개대퇴 정렬 불량, 만성적인 발목 염좌 후유증, 골절 후 강직, 족저근막염, 회전근개 건염, 외상과염, 수근관 증후군과 같은 근골격계 문제를 포함할 수 있다.

발열은 신체가 이미 염증 상태에 있다는 것을 뜻하므로 국소적이지만 치료가 숨은 염증을 만들기 때문에 치료 금기사항이다. CC/CF 영역의 피부 병변은 치료에 한계가 있다. 게다가 치료사는 최근 심부 정맥 혈전증의 병력이 있는 환자에게 이 접근법을 적용하는 것을 피해야 한다. 상대적 금기증은 적절한 치료 적응을 필요로 한다(표 45.2).

가능한 생리학적 메커니즘

이 치료 양식에 포함된 생리학적 메커니즘은 심부 근막의 조직학적 구조와 관련이 있다. 콜라겐 섬유가 여러 층으로 조직화되어 있고 각 하위 층은 서로 다른 방향으로 배향되어 있으며 성긴 결합 조직의 얇은 막이

각 하위 층을 분리하여 층간 활공을 보장한다. 성긴 결합 조직의 ECM과 근외막 근막의 콜라겐 섬유 사이의 ECM에는 히알루론산(HA)이 풍부하다(Stecco 외, 2011). HA는 수분을 공급하고 공간을 채우는 고분자로서 윤활제 역할을 하여 근막이 근육 섬유와 힘줄 위로 부드럽게 미끄러지게 한다. 그러나 병리학적 조건에서 발생하는 HA의 응집은 점도를 증가시킴으로써 윤활 특성을 감소시킨다. 이러한 응집은 특히 근막 외피 또는 하위 층과 같이 얇고 편평한 표면에서 발생하는 경향이 있다. 조직의 pH를 낮추는 젖산의 존재는 이러한 현상을 촉진할 수 있다. 심부 수동 마찰(deep friction massage)은 조직 온도를 증가시키고 국소 알칼리화를 일으킬 수 있는 하나의 방법이며, HA 분자의 특별한 특성인 자기 뷰해 염증 반응을 일으킴으로써 HA 응집을 역전시킨다. 이것은 도수 치료 동안 심부 근막 변화의 생리학적, 생화학적 설명을 제공한다(Stecco 외, 2013).

참고문헌

Benetazzo L., Bizzego A., De Caro R., Frigo G., Guidolin D., Stecco C. 2011. 3D reconstruction of the crural and thoracolumbar fasciae. Surg Radiol Anat. 33(10):855-862.

Ercole B., Stecco A., Day J. A. D., Stecco C. 2010. How much time is required to modify a fascial fibrosis? J Bodyw Mov Ther. 14(4):318-325.

Luomala T., Pihlman M., Heiskanen J., Stecco C. 2014. Case study: could ultrasound and elastography visualized densified areas inside the deep fascia? J Bodyw Mov Ther. 18(3):462-468.

Pavan P. G., Stecco A., Stern R., Stecco C. 2014. Painful connections: densification versus fibrosis of fascia. Curr Pain Headache Rep. 18(8):441.

Roman M., Chaudhry H., Bukiet B., Stecco A., Findley T. W., 2013. Mathematical analysis of the flow of hyaluronic acid around fascia during manual therapy motions. J Am Osteopath Assoc. 113(8):600-610.

Stecco L. 1990. Il Dolore e le sequenze neuro-miofasciali. Palermo: IPSA.

Stecco L. 2004. Fascial Manipulation for Musculoskeletal Pain. Padova: Piccin. Stecco C., Gagey O., Belloni A., Pozzuoli A., Porzionato A., Macchi V., Aldegheri R., De Caro R.,

Delmas, V. 2007b. Anatomy of the deep fascia of the upper limb. Second part: study of innervation. Morphologie. 91(292):38-43.

Stecco C., Gagey O., Macchi V., Porzionato A., De Caro R., Aldegheri R., Delmas V. 2007a. Tendinous muscular insertions onto the deep fascia of the upper limb. First part: anatomical study. Morphologie. 91(292): 29-37.

Stecco A., Gesi M., Stecco C., Stern R. 2013. Fascial components of the myofascial pain syndrome. Curr Pain Headache Rep. 17(8):352.

Stecco A., Macchi V., Masiero S., Porzionato A., Tiengo C., Stecco C., Delmas V., De Caro R. 2009a. Pectoral and femoral fasciae: common aspects and regional specializations. Surg Radiol Anat. 31(1):35-42.

Stecco C., Macchi V., Porzionato A., Morra A., Parenti A., Stecco A., Delmas V., De Caro R. 2010. The ankle retinacula: morphological evidence of the proprioceptive role of the fascial system. Cells Tissues Organs. 192 (3):200-210.

Stecco C., Pavan P. G., Porzionato A., Macchi V., Lancerotto L., Carniel E. L., Natali A. N., De Caro R. 2009b. Mechanics of crural fascia: from anatomy to constitutive modelling. Surg Radiol Anat. 31(7): 523-529.

Stecco C., Porzionato A., Lancerotto L., Stecco A., Macchi V., Day J. A., De Caro R. J. 2008. Histological study of the deep fasciae of the limbs. J Bodyw Mov Ther. 12 (3):225-230.

Stecco L., Stecco C. 2009. Fascial Manipulation: Practical Part. Padova: Piccin.

Stecco C., Stern R., Porzionato A., Macchi V., Masiero S., Stecco A., De Caro R. 2011. Hyaluronan within fascia in the etiology of myofascial pain. Surg Radiol Anat. 33(10):891–896.

46

근막 접근법의 임상적 통합

Christian Fossum

'정골요법도 환자에게 적용하는 것도 모든 것을 쉽게 말해줄 수 없다는 것을 몇 번이나 말해야 하는가? 당신에게 핸들에 부착된 "사용 방법" 설명서를 제공할 수 없다. 환자에게 적용하는 것은 규칙에 의해서가 아니라 이유에 의한다. 당신은 당신 자신을 탐구하고 발굴하지 않으면 아무것도 얻지 못한다.'

H. H. Gravett (1954)

'나와 이 사설의 첫 번째 초안을 논의한 선임 동료는 "환자로서 나는 '상자 안의 의사' 같은 사람을 만나고 싶지 않다." 고 말했다. 실제로 QOF (quality outcomes framework)의 장기적 결과에 대해 내가 가장 우려하는 것은 생각하지 않는 의사를 만들고 결국에는 생각할 수 없는 의사를 배출한다는 것이다.'

D. Mant (2009)

소개

지난 10년 동안 기초 과학자와 임상의들은 추측에 근거하고 알려지지 않은 인체의 결합 조직이나 근막에 대한 현재의 지식과 이해에 대해 토론하였다. 수술, 의약, 도수 및 신체 기반 치료, 스포츠 및 신체단련에서 이 조직 복합체가 갖는 함의는 널리 논의되어왔다(Findley & Schleip, 2007; Hujing 외, 2009; Schleip 외, 2012). 도수 및 신체 기반 치료에서 근막에 관한 실질적인 관심은 A. T. Still (1828-1917)이 신체의 복잡한 조직에 심취했던 정골의학의 초기로 거슬러 올라간다(Still, 1899, 1902a, Lever, 2013). 19세기에는 해부학, 생리학 및 생화학에 대한 이해가 제한적이었기 때문에 그는 이 메커니즘을 자세히 설명하지 않았다. 당시 이 조직의 구조와 기능에 관한 많은 지식이 알려지지 않았고 설명되지 않았기 때문에 근막에 대한 Still의 언급이 그를 따르는 사람들에게 Still의 생각을 전달하지 못했다는 것은 놀라운 일이 아니었다(Becker, 1947). 좀 더 최근에 그의 견해 중 몇몇이 역사(Stark, 2006)와 현재 지식의 맥락에서 검토되고 논의되었다. 이들은 근막 덮개, 근막과 미끄러짐, 근막과 유체 흐름, 근막과 호흡 그리고 근막의 신경분포에 대한 관점을 포함한다(Findley & Shalwala, 2013). Still의 교리의 중심은 근골격계, 신경계 및 체액의 완전성이었다. 이 모든 것은 기능, 건강 및 자연 면역의 유지 및 발현에 매우 중요한 것으로 간주되었다(Deason, 1934; Korr, 1979). 이러한 고려 사항은 지난 세기 동안 근막에 대한 다양한 수기 접근법을 뒷받침하는 여러 가지 통합서사의 개발에 영감의 원천으로 작용했다.

이 장의 목적은 근막의 현재 지식에 대한 최첨단 검토를 제공하는 것이 아니며 임상 실습, 경험 및 증거 기반 의학 사이에 존재하는 긴장을 찾는 것도 아니다. 그것은 정골의학 전문가가 받아들이는 원칙에 기초하여 근막 시스템에 대한 교훈적이고, 실용적이며, 통합된 접근법을 개략적으로 설명하는 것이다.

도수 치료의 원리와 모델

뼈, 인대, 근육, 근막 및 관련 신경, 혈관 및 림프 구성 요소를 비롯한 신체 지지 구조의 변화를 가정하는 정골의학은 물리적 외상, 병 및 질환에 대한 신체의 저항을 낮춘다. 19세기의 병인학과 달리, 정골의학은 단일 인과 관계에 초점을 맞추는 것에 한계를 두지 않고 다차원적 관점에서 질병의 신체적 구성 요소를 강조하면서 환자를 관찰했다. 기능적 사고와 수기 기술을 결합하여, 환경 요인과 환자의 내부 생리학 또는 환경 사이의 경계면으로 간주되는 근골격계의 역할에 중점을 둔 개념을 구성했다(Hoover, 1963). 실제적으로 신체 구성 요소는 환자의 도수 치료에 포함되어 유기체의 기능적 능력을 회복시키는, 접근 가능하고 구체적이며 반응성이 있고 효과적인 지렛대로 간주되었다(Korr, 1979). 이 생각은 우연이 아닌 인간 중심적이거나 지향적이고 지속적인 일반 치료 체계로 번역되었으며, 질병에 대한 다차원적 이해를 통합하고, 삶을 위한 자원으로써 건강을 증진시키는 1차 의료 비전으로 발전했다.

이 건강관리 철학을 일련의 원칙으로 추상화하는 것은 쓸모없는 것처럼 보일 수 있지만, 이는 근막 시스템에 대한 통합적 접근을 뒷받침하는 모델을 논의하는 합리적 출발점을 제공할 수 있다.

- 몸은 하나의 단위이다: 몸과 마음과 정신 사이의 역동적인 상호 작용
- 구조와 기능 간의 상호 관계
- 건강과 질병 상태에서 체액의 역할
- 체성운동, 자율 신경계 및 신경 내분비 면역 체계의 조율되고 통합된 기능
- 신체는 기능 장애, 질병에 직면하여 스스로 조절하고 자가 치유할 수 있다.

임상적 추론의 관점에서 볼 때, 이러한 원칙만으로는 환자가 제시한 문제에 대한 실질적인 접근법을 알 수 없고 문제 해결을 위해 정골의학에서 사용하는 병태생리학적 모델의 맥락에서 알 수 있다.

- 생체 역학-자세 모델
- 신경학-자율 신경계 모델
- 호흡-순환 모델
- 신진 대사 모델
- 행동 모델

모델의 공통 분모는 전체 체질량의 약 60%를 구성하는 근골격계이며, 정골의학 이론 및 방법에서 볼 때 신체에서 발생하는 대부분의 병태생리학적 과정과 직간접적으로 관련된다. 그것을 통해 우리는 환경과 상호작용하며, 체성운동, 자율신경 및 신경내분비 면역계와 적절한 의사소통을 유지하고 기능을 조율하여 기능한다. 따라서 근골격계는 우리가 가진 그 어떤 것이 아니라 실제로 우리의 상당 부분을 차지하고 있으며 근골격계를 통해 세상에서 우리의 존재를 인식하고 있다. 신체는 근골격계를 뛰어 넘어 자체 조직화 또는 적응의 패턴을 통해 스스로 재배열할 수 있는 놀라운 능력을 가진 살아있는 유기체 또는 시스템이므로 장애가 있거나 지속적으로 행동을 방해하지 않으면 일관성을 잃지 않는다. 따라서 건강은 이 관점을 바탕으로 내부 및 환경적 문제에 대한 유기체의 창의적인 반응을 반영하여 지속적인 활동 또는 변화를 암시한다. 이것은 근골격계를 포함하여 신체와 그것이 내장된 더 큰 시스템의 상호 작용을 포함하는 다차원적 과정이다. 따라서 건강은 신체의 유연성 또는 적응력에 달려있다. 전통적으로, 정골요법 및 정골의학은 성공적인 적응을 통해 내부 생물학 및 심리학, 외부 환경 및 기능적 환자를 건강하게 사는 구성단위로 결합시키는 생태학적 방법이다. 그림 46.1은 정골의학에서 문제 해결을 위해 사용한 병태 생리학적 모델을 설명한다.

건강과 질병에 관한 정골의학적 이해와 환자 중심 치료에 대한 접근 방식은 통합과 적응의 개념이다. 가장 단순한 형태의 통합은 신체, 마음 및 정신이 역동적으로 상호 작용하는 단위체로서의 몸이며, 치료의 목표는 생리학 및 정신생리학적 통합이거나 외수용 및 내수용을 개선함으로써 '신체를 스스로 되돌려주는 것'이다. 이것은 체성운동, 자율 신경계 및 신경 내분비 면역계의 조율된 기능과 밀접한 관련이 있다(Jänig 2014) (그림 46.2). 적응은 allostasis를 목적으로 하는 스트레스에 대한 지속적인 단기간의 조정을 만들기 위해 보류함으로써 내부 및 외부 스트레스의 요구를 충족시키는 신체의 능력이다. 적응의 개념은 생리적 및 정신생리학적 독립체로서의 '자아'를 환경과 생태계로 확장한다. 따라서 전통적 관점에서 '전체 정골의학 병변(모든 기계적, 생리학적, 정신적 긴장의 합계)'이라고 불리는, 다른 정적 부하 또는 스트레스의 복합 효과에 대처하는 것이 관리 계획에 필수적이다(Box 46.1).

이해를 돕기 위해, *원칙과 개념이 상호 관련되어 있고 건강 중심* 구조(salutogenic framework) 내에 위치하는 기질을 생각할 수 있다(그림 46.1 참조).

> **Box 46.1**
>
> **Total osteopathic lesion**
>
> The term 'total osteopathic lesion' shares similarities with other descriptive models, such as the general adaptation syndrome described by Selye in the 1950s, the biopsychosocial model described by Engel in the 1970s, and allostasis and allostatic load described by McEwen in the 1990s. It dates back to early osteopathic interpretations of 'adjustment,' or the adaptation of the patient to his or her structure, function, and environment through clinical intervention (Comstock, 1928).

Antonovsky (1987, 1996)가 처음 제안한 건강 중심 모델은 개인의 일관성에 대한 인식과 문화, 사회력, 사회적 지위, 성별, 인종, 유전학, 심지어 평범한 행운이 자신의 삶과 일관성 감각에 어떻게 영향을 미치는지를 다룬다. 이것은 삶의 상황을 형성하고, 스트레스 요인과 자원을 발생시키며, 예측 가능성, 부하 균형 및 의미 있는 역할에 대한 삶의 경험에 기여하고, 일관된 감각

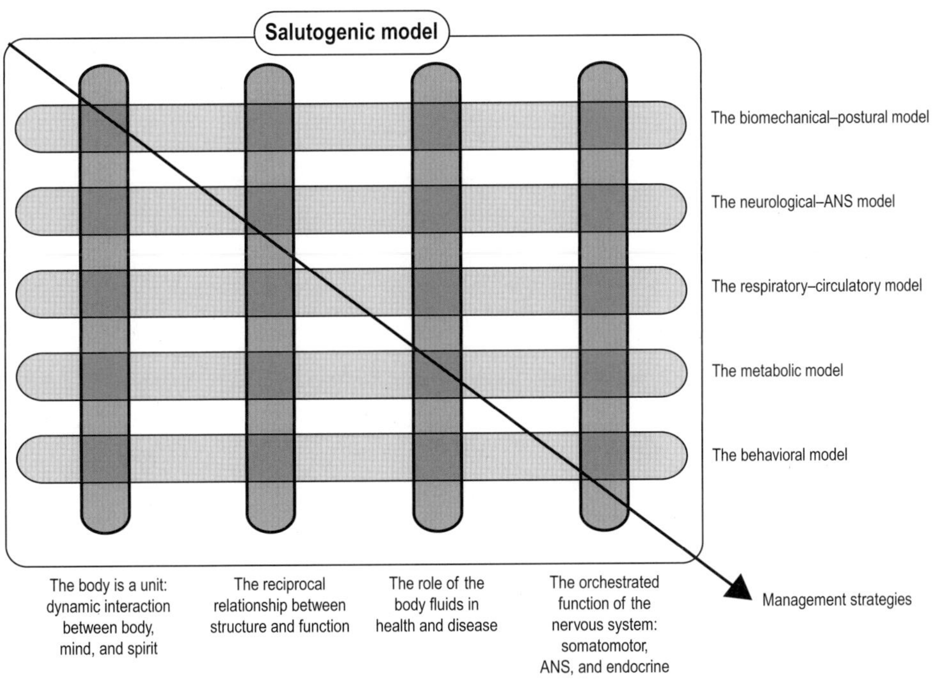

그림 46.1
정골의학 matrix.
ANS=자율신경계

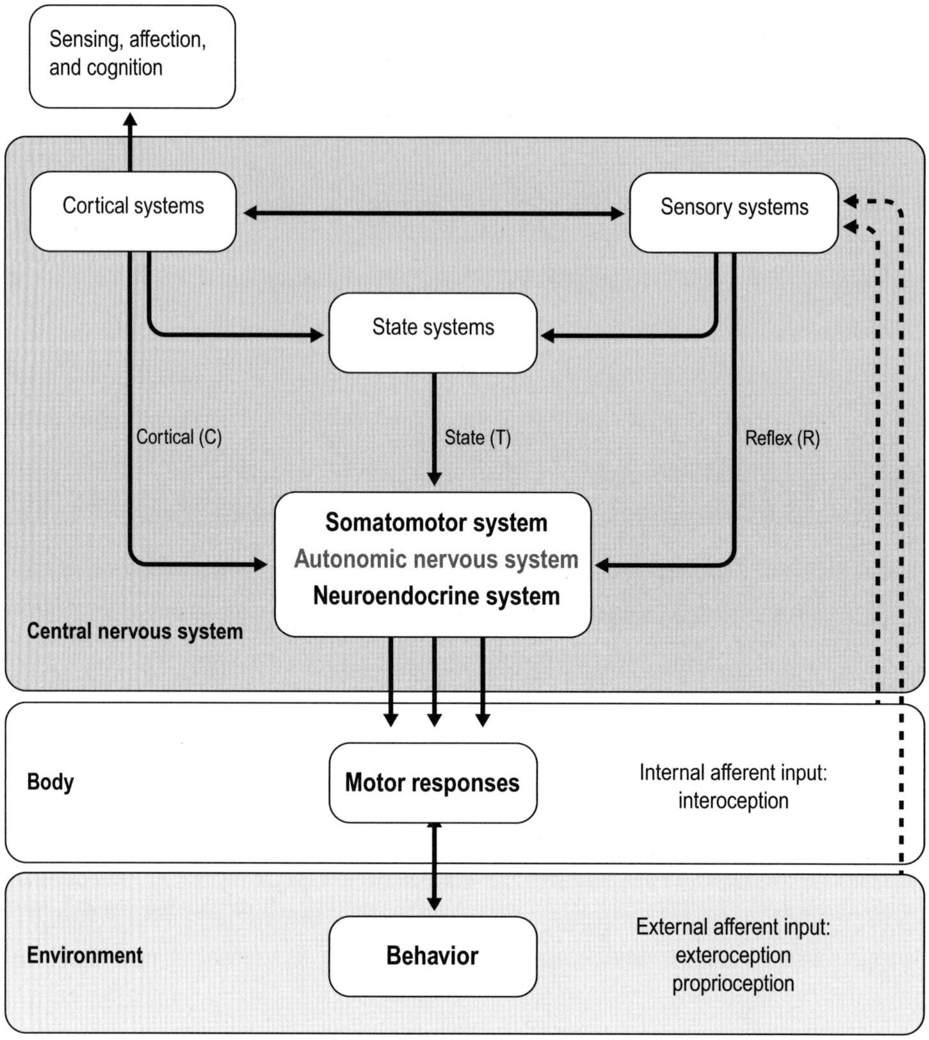

그림 46.2
보호 행동을 생성하기 위한 신경계의 기능적 조직

을 개발하고 건강과 복지에 대한 인식을 형성하는 문화의 역할을 강조한다(Benz 외, 2014).

도수 치료와 관련된 환자 관리로 다시 돌아가서, 이것은 신체 기능 장애에 대한 탐색 및 파괴 임무 이상의 것이어야 한다. 치료에 대한 몇 가지 근거가 필요하다. 정골의학 문헌에 기술된 병태생리학적 또는 개념적 모델은 문제 해결 도구로서 환자의 다차원적 관점과 적절한 임상 경과를 제공함으로써 적절한 조치 과정을 알려준다.

임상의는 한 번에 하나의 모델을 사용하는 과정에 집중할 수 있지만 치료적 개입과 결과는 여러 모델을 동시에 교차할 것이다. 이들 각각은 단기 및 장기 관리 목표를 구체화하는 데 도움을 주며, 이를 바탕으로 신체 검사와 함께 적절한 도수 기법을 선택하여 해당 사건을 가까이에서 관리한다. 이 모델의 제작 과정은 다양한 유형의 조작 기법의 원리에 대한 지식과 함께 검사의 신체 구성요소를 좀 더 효과적으로 관리할 수 있고 추가 전략을 발견할 수 있게 돕는다(영양, 운동, 스트레스 감소, 인지 행동 치료 등).

생체 역학적 자세 모델

이 모델은 국소, 국부 및 전반적인 근육 근막 및 관절 생체역학 기능, 자세 적응 및 감각 운동 통합 간의 상호작용을 검사한다.

이 모형을 통해 근골격계는 '생명의 일차적 기계' 이며, 개인이 손상을 회복하고 건강한 기능을 유지하는 능력은 조직 및 관련 혈관, 림프관 및 신경 과정의 생물물리학적 효율성과 불가분의 관계에 있다는 것을 알 수 있다. 이 모델은 해부학적 대칭을 전제로 하지 않고, 생체 역학의 특성과 자세 제어의 생리를 바탕으로 개인의 무게중심선 주위의 신체 질량과 최적의 기능을 구성하는 것을 기반으로 한다.

호흡-순환 모델

이 모델은 외부 호흡의 효율, 체액의 움직임 및 이를 통한 조직 회복과 항상성에 기여하는 신체 전체의 내호흡을 전제로 한다. 이 원리는 건강상태(well-being)를 달성하기 위해 호흡 유체 역학을 사용하여 신체를 치료하는 데 적용된다.

신경학적 모델

전통적으로 자율 신경계와 척수는 내장체성 및 체성내장 반사 작용과 함께 생리학적 및 임상적인 '질병 과정의 조직자'로서 이 모델의 중심축이었다. 보다 현대적인 견해에서는 건강 및 안녕의 중심으로서 신체운동 기능, 자율 신경 및 신경 내분비 면역 체계의 통합되고 조정된 기능을 고려한다. 이것은 또한 생체적응, 다른 정적 부하 및 정신신경면역학에서 생리적 견해와 더 나란하다.

*신진 대사 모델과 행동 모델*에 대한 논의는 이 장의 범위를 벗어나며, 독자는 이 정보를 위해 다른 텍스트를 참조하길 바란다(Chila, 2011).

모델 및 근막 시스템

근막이 신체 기능의 특정 영역에 속하지는 않지만, 위에서 논의한 세 가지 모델은 이 장에서 근막계의 통합된 관점을 나타낸다.

- 외골격으로서 근막: 생체 역학-자세 모델
- 유체역학골격으로서의 근막: 호흡-순환 모델
- 수용골격으로서의 근막: 신경학적 모델

외골격으로서의 근막

근육 근막 및 근막 연속성, 그리고 골막과 혼합된 힘줄과 인대를 통한 연속성은 근막의 생체 역학적 기능을 더 잘 이해할 수 있게 해주는 연속적인 연부조직 골격인 '뼈-근막-힘줄 시스템'을 만든다. '외골격' 이라는 용어는 Wood Jones가 1940년대 초 구획 형성 근막에 의해 생성된 뼈 골격을 보완하고 근육 부착의 중요한 부위이며 근육 근막 힘 전달에 참여하는 연부조직 골격의 아이디어를 담기 위해 사용했다. 이 외골격 관점, 특히 심부 근막은 생체 역학 기능의 힘 생성과 힘 전달 모두에서 인장력의 중요성을 강조한다. 또한 기계적인 연결 고리 역할을 하는 신체 부분 간의 다양한 동작을 조정할 때에도 중요하다. 따라서 '외골격'으로서의 근막 모델은 인체와 근골격계를 기능 단위로 보는 해부학적 및 생체역학적 타당성을 제공한다(Benjamin, 2009).

유체역학골격으로서의 근막

초기 정골의학 치료에서 자연 면역과 저항의 개념 및 자기 조절과 자가 치유하는 신체를 바탕으로 몇 가지를 일반화 하였다. 그 중 하나는 건강과 질병에서 체액의 역할과 관련된 것으로, 정맥과 림프계를 통한 조직 제거의 중요성과 혈액 순환 시스템의 동맥 말단을 통해 방해 받지 않는 공급을 강조하는 것이다. 근막과 근막계, 세포와 조직으로부터의 제거를 돕거나 방해하는 역할은 많은 관심을 끌었으며(Deason, 1934), Still은 이것을 건강을 조절하기 위한 해부학적 저장고로 생각했다(Still, 1899, 1902a; Lever, 2013).

정맥과 림프의 복귀를 돕는 심부 근막과 근육의 역할은 문헌에 잘 기술되어 있으며, 정맥과 심부 근막계 모두 해부학의 이해를 기반으로 한다(Meissner 외,

2007; Benjamin , 2009). 혈관도 성긴 섬유성 탄성 근막 조직에서 이동하고, 그리고 큰 동반 혈관은 조밀한 근막으로 된 보호 소매에 싸여있다(Becker, 1975). 따라서 근막은 혈관과 림프의 통로 역할을 한다. 근막을 통해 변형된 장력은 체액의 움직임을 돕거나 방해할 수 있다.

근막계의 조직

근막의 통합 모델(외골격, 유체역학골격 및 수용골격)에서 근막은 두 개의 주요 조직을 통해 설명된다.

- 종단 조직
- 횡단 조직

종단 조직은 두개골의 기저부에서 골반저까지의 연속성으로 볼 수 있는데, 근막은 동심원 고리로 상반되게 구조화 되어있다(Willard 외, 2010). 이것은 또한 상지와 하지 근막과 연속적이다. 경부는 이 원리를 설명하기 좋은 예이다. 이 부위를 가로지르는 횡단면은 동심원 고리가 척추 구획(전척추 근막), 내장 구획(내장 근막), 혈관 구획(경동맥 외피) 및 외부 근육 근막 깃(표면 근막)을 형성하는 것을 보여준다(그림 46.3). 이 구조물은 근육, 내장, 신경 및 혈관 및 림프 구조를 위한 구획 및 근막 공간을 만들고 경부의 기계적, 신경 및 혈관의 완전성을 유지한다(Levitt, 1970; Hamilton, 1976; Parviz, 2011). 비슷한 구조물이 흉내, 복부 내 및 골반 내에서 발견된다(Willard 외, 2010).

이 종단 조직은 일반적으로 '네 개의 격막'이라고 불리는 수평 조직과 교차한다. 이 용어는 수평으로 나누어지고 체강을 위한 경계를 만드는 단일 구조에 관한 것이 아니기 때문에 오해의 소지가 있다. 이 모델에서 '격막'이라는 용어는 단일 구조가 아닌 여러 구조가 있는 해부학적 공간에 대한 은유로, 축 방향 척추 및 골반의 전이 영역과 관련된다. 근막계의 수평 구조에 대한 개요는 표 46.1을 참조하라.

근막 조직의 모델링은 이 장의 후반부에서 논의 할 근골격계, 호흡기, 순환기 및 신경 기능과 근막계를 통합하는 실제적인 접근법을 개발할 수 있게 해준다. 종방향으로 조직된 근막, 또는 '근막 관'의 구체적인 해부학에 관해서 기술적인 많은 변화가 있다. 1838년 초만 해도 프랑스 해부학자 Malgaigne는 근막이 작가들의 펜 아래에서 새로운 형태로 나타났다고 언급했고, 그로부터 1세기 후 1941년에 Weintraub가 근막 층에 대한 정

격막	해부학적 공간	연결관
두개경부 격막	상부 경추, 두개골 기저, 후두하 근육* 및 두개내근막 또는 막	내경부 근막
경흉 격막	상부 흉추, 상부 늑골, 흉골, 견갑대, 영역의 근막 (전경근막, Sibson 근막, 액와근막, 쇄골흉근근막을 포함한다)	내흉부 근막
흉복 격막	흉요추 접합부, 하부 6개 늑골, 검상돌기, 격막과 격막을 둘러싸는 상하 근막	내복부 근막
요천 격막	골반대, 제5요추, 요골반 근육, 내골반 근막	내골반 근막

* 소후두직근, 대후두직근, 하두사근, 경인대가 상부 경부 영역에서 경막의 척추 부분에 연결되고 부착되어 있다는 사실에 주목할 필요가 있다. 이들은 흔히 근육경막교라고 하며, 해부학적으로 뿐만 아니라 기능적으로 두개경부 격막에 기여한다.

표 46.1
근막계의 수평 구조물의 개요

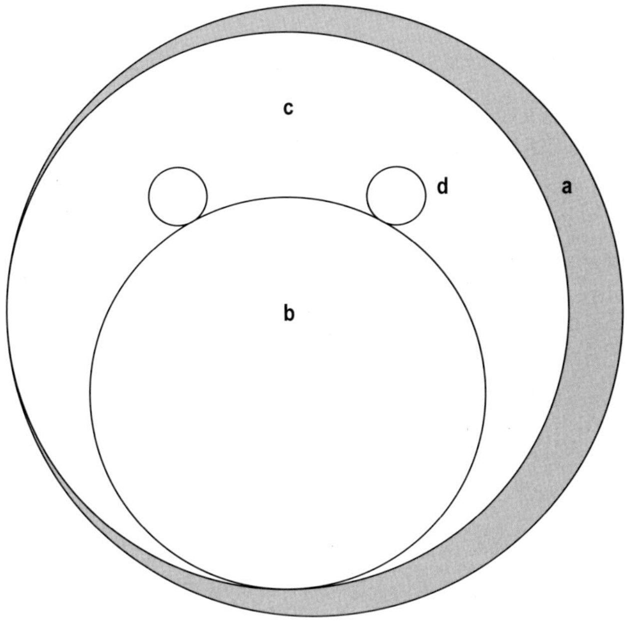

그림 46.3
동심의 원통 또는 고리 모양의 경추 근막 조직의 도식.
a 근육 근막 깃, b 척추 구획: 전-척추 근막 (척추주위 근막),
c 내장 구획: 목의 내장 근막, d 혈관 구획: 경동맥 근막

확한 설명과 연결이 그 당시의 저자들의 개성의 표현이며 각 글마다 서로 다르다고 논평했을 때 그 관찰 결과가 확인되었다(Levitt, 1970). 엄밀히 말해서 그것들은 경부내, 흉부내, 복부내, 골반내 근막과 관련이 있고 사지 근막과 이어지는 총괄적인 '관'이다.

근막, 기능 장애 및 전통적인 정골의학적 관점

'근막이 단순히 몸의 일반적인 결합 조직을 포장하는 더 명백한 층이기 때문에 혼란스러운 경향이 있다. 신체의 모든 결합 조직은 실제로 다른 모든 결합 조직과 계속 이어져있다... 따라서 어떤 면에서 근막은 시작과 끝이 없다'(Hollinshead, 1974).

해부학 텍스트를 지도로 사용하여 영역을 설명하면 뼈, 관절, 인대, 근육, 내장, 혈관 구조물, 림프관 및 신경의 통합 기능과 근막의 해부학을 상대적으로 쉽게 연관시킬 수 있다. 임상적 관련성을 추론하기는 하지만 기능 장애의 잠재적인 역할을 고려할 때 겉으로 보기에 혼란스럽고 비선형적인 근막의 조직이 이동성과 효율성을 가능하게 하여 예측 가능한 방식으로 반응할 가능성이 적다. 구조 지지체 전신의, 연속적인, 3차원 점탄성 기질로서 힘 발생 및 전달뿐 아니라 기계감각 미세조정에서 능동적이고 조정적인 역할을 한다(Klinger 외, 2014). 근골격계 역학에 능동적으로 기여한다면, 이러한 기전의 불균형은 근막 기능 장애가 여러 근골격계 병리 및 통증 증후군의 병인 기전에 중요한 기여자가 될 수 있으며(Klinger 외, 2014), 체간 및 사지에서 근막의 테더링은 해부학적 관계를 왜곡시키고 호흡 유체역학에 영향을 주어 정맥 및 림프관에 영향을 줄 수 있다(Becker, 1975, Zink, 1977, Mitchell, 1984).

기능 장애를 도수 치료로 치료할 수 있다는 생각은 정골의학의 시작으로 거슬러 올라간다. 건강과 질병 상태에서 기능적 단위인 환자의 복잡성을 이해하는 데 있어서 정골의학 동료들로부터 '해부학적, 생리학적으로 뛰어난 지식(Still, 1902b)'을 기대하고 있는 A. T. Still은 이렇게 썼다.

'신체 모든 부분의 형태와 기능에 대한 올바른 지식으로 우리는 뼈, 근육, 인대 또는 섬유 또는 가장 작은 원자에서부터 가장 큰 뼈 또는 근육에 이르기까지 신체의 어떤 부분의 변화가 무엇을 의미하는지 알 수 있다. 우리의 기계적 기술로 우리는 해부학적 시스템의 단단한 물질과 부드러운 물질을 모두 탐지하고 조정할 수 있다. 생리학적 지식을 통해 우리는 정상적인 삶의 요구와 조화하여 시간, 속도 및 양과 같은 체액의 순환 요구 사항을 이해할 수 있다(Still, 1902c).'

'다룰 수 있는 병변'의 많은 현대적 설명들과는 달리, 1 Still은 관절 또는 관절 복합체를 환자의 기능에 영향을 미치는 변형 부분을 중심으로 열거하지 않았다. '병변'을 뼈와 관절의 해부학적으로 불완전한 관계에 근거하여

'교정'하는 정적인 구조적 이상으로 보기 보다, 정상에서 벗어나 있고 환자의 적응 능력에 간섭을 받기 때문에 생리학적 작용을 위한 요구를 충족시키지 못하는 조직으로 간주한다(Hoover, 1963). Zink[2]는 '병변'을 림프와 혈액의 자유로운 흐름을 차단하는 것이라 하고 한 영역의 조직이 최적의 효율성을 위해 필요한 호흡 운동의 패턴을 준수할 수 없는 상태라고 하였다(Mitchell, 1984). 따라서 여기서 공통분모는 근골격계 역학, 호흡 및 조직액에 대한 근막 테더링의 효과일 수 있다.

Box 46.2

철학적이고 실용적인 관점에서 기능 장애를 설명하기

근막 기능 장애는 조직의 적응성을 가역적으로 상실하는 것이므로 신체에 가해지는 압박, 긴장 및 생리적 요구를 충족할 수 없다. 그것은 기계감각과 자율적인 기능뿐만 아니라 생체 역학과 자세, 호흡과 순환에도 영향을 미친다. 이는 인체의 근골격계와 전신 능력에 영향을 미칠 수 있다.

사람이 기능의 단위로 보여지기 때문에 다른 밀도의 구조물(뼈, 근육, 인대, 근막 및 체액) 과 근막의 공생 관계는 기계감각 및 자율신경 분지를 포함하는 말초 및 중추 신경계의 조율 활동을 포함한다. 이것은 체성감각, 자율신경 및 신경내분비면역계를 통해 외수용과 내수용에 기여한다. 임상 접근법은 기능 장애의 작은 구성 요소를 해부하고 격리하여 분석함으로써 '신체 기능 장애'를 추적하는 것이 아닌 인간 중심적이고 개별적인 것이다.

패턴

'정골의학적 병변은 유기체와 환경, 안과 밖 사이에서 건강 안에 존재해야만 하는 안정된 평형의 붕괴로 작용한다(Atzen, 1913).'

텐세그리티 구조로 해석되는 인체는 경미한 변화가 있는 곳의 안정화 힘, 압축 및 긴장의 분산을 변형시킴으로써 전체적인 구조에 영향을 미치고, 생체 역학에 도움이 되는 것으로 입증되었다(Levin, 2006). 이것은 또한 영역간 상호 의존성과 기능 장애 패턴에 대한 개념을 뒷받침한다. 이 견해의 근본 전제는 신체 원위부 영역의 겉보기에는 관련이 없어 보이는 기능 장애나 손상이 환자가 호소하는 불만에 기여하고 관련될 수 있다는 것이다(Sueki 외, 2013). 비정상적인 스트레스는 해부학적으로 원위부 영역에서부터 신체의 다른 부위까지 신체 전반에 걸친 압축 및 긴장 분산의 변화에 의해 부분적으로 설명될 수 있으며, 변형된 기계감각 정보는 자세와 움직임에 관련된 운동 반응의 중심 패턴의 변화를 촉진시키는 신경생리학적 반응을 통해 부분적으로 설명할 수 있다(Sueki 외, 2013). 후속 장애의 증상은 개인의 형태, 조직의 생체 역학적 특성, 이전의 상해 및 질병, 현존하는 기능 장애 및 신경생리학적 조절뿐만 아니라 행동 및 정신감정의 구성 요소와 같은 많은 변수에 달려있다. 기능 장애의 패턴은 정적이거나 일정하지 않으며, 변화하는 환경과 신체 요구에 순응하고 적응할 수 있다. 그들은 환자의 allostatic load 증가에 기여하며, 근골격계 및 신경생리학적 영역에 국한되지 않고, '전체 병변'의 일부로서 내장, 전신 및 생리심리사회적 효과를 가질 수 있다(Fryette, 1954; Lewit, 2010; Chila , 2011; Sueki 외, 2013).

근막 평면의 비틀림은 '생리적 기능의 최악의 적'이라고 불려왔다(TePoorten, 1989). 정골의학 분야에서 가장 유명한 Neidner, Zink 및 TePoorten은 여러 가지 '보편적인 패턴' 또는 전신의 비틀림 및 근막의 테더링으로 인한 조직 평면의 변형을 설명했다(Cooper, 1977).

[1] 후에 '신체 기능 장애'가 되는 '정골의학 병변'은 '골격 arthordial, 근육 근막 구조, 그것과 관련된 혈관, 림프. 신경 요소를 포함하는 신체 시스템 (신체 뼈대)을 구성하는 요소의 손상되거나 변화된 기능'으로 정의한다.

[2] J. Gordon Zink DO, FAAO는 환자를 치료할 때 호흡-순환 역학과 신체의 생체역학적 기능 간 관계의 역할을 강조한 정골의사였다.

위에서 설명한 것 이외에, 근막 평면의 변형은 잠재적인 메커니즘으로 개인이 중력에 어떻게 보상하고 적응하는지 또는 신체가 어떻게 세 평면 모두에서 무게중심선 주위에 조직되는지에 대한 도전에 의해 야기되었다. 환자의 기능 장애 패턴을 평가하고 치료할 때 3차원의 '정상적인 신체의 살아있는 그림'이 유용하다. 그러나 해부학적 대칭성을 복원하는 것이 목적이 아니라 무게중심선 주위에서 신체의 보다 이상적인 생리적 적응을 촉진시키는 것이다. 이 '이상적인 패턴'은 에너지 소비가 적은 일상생활의 자세, 운동 및 활동에 더 적합해야하며 호흡 유체역학을 개선하고 좀 더 효율적이어야 한다. 이 패턴은 개별 환자에게 특이하다. 따라서 정골의학적 치료는 각 개인의 기능을 자신의 패턴으로 개선하는 것을 목표로 한다(Zink, 1977; Zink & Lawson, 1979).

치료 고려 사항

실용적인 관점으로 근막계에 접근 할 때 몇 가지 목표가 있다. 신체의 호흡 구성 요소에 대한 완전한 이동성과 탄력성을 회복하고 정맥 및 림프 채널을 점진적으로 차단 해제(중심에서 시작하여 원위부 혈관을 향해 진행)하여 심혈관계로 조직액을 되돌리는 유속을 빠르게 함으로써 호흡을 줄인다. 이것의 핵심은 종방향으로 조직된 근막 또는 근막관의 근막 테더링을 줄이는 것이다. 이것은 다양한 방법으로 수행될 수 있다. 치료 목적은 방법 및 특정 조작 방법보다 더 중요하다. 다른 접근법의 예가 표 46.2에 나와 있다.

다른 임상의는 그들의 개념적 모델 및 기능 장애를 구성하는 치료 정의에 따라 다른 기법을 사용할 수 있다. 근막의 기능 장애를 다루는 대부분의 기술은 본질적으로 다소 실험적이며, 해부학 및 생리학적으로 적절한 반응에 의해 유도된다. 직접, 간접 및 결합된 기법의 일반 지침을 준수한 다음 가까운 사례에 적용한다. 고속, 저진폭 HVLA, 관절, 근육 에너지, 역좌상, 기능적 기법, 인대성 관절 변형, 균형 잡힌 인대성 긴장, 자세 이완 촉진, 근육 근막 이완, 인대-근막 이완, Still 기법 및 복부 기법 등을 포함하는 길고 짧은 다양한 지렛대 기법을 사용하여 근막의 기능 장애 및 테더링을 해결할 수 있다.

환자의 정골의학적 치료는 각 환자에게 적용되는 틀에 박힌 루틴 또는 일련의 절차가 되어서는 안된다. 접근 방식과 관계없이 환자가 통합된 기능적 단위로 다루어지는 것이 중요하다. 예를 들어 광범위한 접근법을 사용할 때, 몇 가지의 조직 원리로 치료 순서를 정하여 도수 치료를 안내할 수 있다.

광범위한 접근 방식	• 수평으로 겹쳐진 근육 근막 구조를 포함하는 축 방향 척추 및 골반의 전이 영역 평가 및 치료 • 중심에서 원위 또는 말초로 림프계 해결 • 국소 관절, 근막, 근막-인대 및 내장 기능 장애의 해결
참고: 이것은 전체로서의 신체가 부분에 영향을 주기 위해 근막, 체액 및 근골격계를 다루는 '최대 접근법'이다.	
특정 접근법	• 견인 및 압박, 조직의 ease-bind 또는 긴장-이완 반응, 수동 운동에 대한 운동 반응 및 청취 검사(listening test)를 포함하여 임상적으로 중요한 기능 장애의 영역을 강조하기 위해 도수 검사를 선택한다. • 이것은 기능 장애의 패턴 또는 층이 우선시 되고 순차적으로 관리되는 동적 접근방식이다.
참고: 이것은 전체로서의 신체가 중요한 부분에 집중함으로써 영향을 받는 근막, 체액 및 근골격계를 다루는 최소 접근법이다.	

표 46.2
근막계의 수평 구조물의 개요

1. 근막의 수평 조직과 관련된 축 방향 성분은 말초 부분 또는 사지를 치료하기 전에 순차적으로 치료된다. 전형적으로 축 방향 척추와 골반의 전이 영역에 일상생활의 많은 신체적 스트레스와 긴장이 가해진다. 골반은 상부 구조가 균형을 이루기 위한 기초가 되므로 아래부터 치료를 시작하는 것은 드문 일이 아니다.
2. 수동 선별 검사는 관절 및 근육 근막의 기능 장애뿐만 아니라 이 부위의 근막 테더링을 평가하고 적절한 도수 치료를 행한다.
3. 치료 목적은 대칭을 복원하는 것이 아니라 생체 역학, 자세, 호흡 및 순환의 요구와 기능적 요구 사항을 충족시키기 위해 신체의 적응력과 융통성을 향상시키는 것이다.

근막의 수평 조직과 함께 축 방향 척추와 골반의 전이 부위를 치료하면 여러 가지 이점이 발생한다.

- 관절 기능 장애 및 근육 근막 긴장을 완화하면 근막 평면에 묻혀있는 림프 채널의 구조적 왜곡을 완화하고 '횡격막'의 일부인 수평으로 조직화된 근육 근막 구조를 횡단할 수 있다.
- 흉복부 골반 원통의 기계적 변형을 줄이면 호흡 기능과 호흡 횡격막의 효율성을 개선하여 외부 호흡 및 내부 호흡을 향상시킨다(조직 항상성: 회복, 적응 및 유지).
- 축 방향 척추와 골반의 전이 영역의 기능을 향상시키면 3개 평면 모두에서 척추와 골반의 적응 패턴이 더 좋아지고, 척추와 골반을 통해 하중을 전달할 수 있다.
- 연결된 전체로서 척추와 골반의 움직임을 촉진시킨다.
- 신체의 종방향으로 조직된 근막을 통해 압축 및 긴장의 분포를 향상시킨다.

축방향 척추와 골반의 전이 영역을 횡격막으로 치료하는 이 서열 치료는 신체의 중심에서 원위부까지 림프계의 유체 흐름을 증가시킬 수 있다. 또 이것은 사지를 포함하여 남아있는 중요한 내장, 근막, 신체 기능 장애에 쉽게 접근할 수 있도록 할 것이다.

결론

이 장에서는 근골격계 및 전신 기능과 통합된 부분으로 근막과 체액 흐름을 다루는 전통적인 정골의학적 개념을 제공했다. 정골요법과 정골의학에서, 근막은 고립된 상태로 다뤄지는 조직 복합체로 간주되지 않지만 다른 기능에서 분리되지 않는 전신적, 지속적인, 3차원 점탄성 기질로 여겨진다.

참고문헌

Antonovsky A. (1987). Unraveling the Mystery of Health. New Jersey: Jossey-Bass.

Antonovsky A. (1996). Health, Stress and Coping. New Jersey: Jossey-Bass.

Atzen C. B. (1913). JAOA, July:684.

Becker A. (1947). The fascias. Osteopathic Profession, February; XIV(5).

Becker R. (1975). The meaning of fascia and fascial continuity. Osteopathic Annals, June.

Benjamin M. (2009). The fascia of the limbs and back – a review. J Anat, 214: 1–18.

Benz C., Bull T., Mittelmark M. et al. (2014). Culture in salutogenesis: the scholarship of Aaron Antonovsky. Glob Health Promot,21:16–23.

Chila A. G. (ed.) (2011). Foundations of Osteopathic Medicine. Philadelphia: Lippincott Williams & Wilkins.

Comstock E. S. (1928). The larger concept. J Am Osteopath Assoc February:463–464.

Cooper G. (1977). Some clinical consideration on fascia in diagnosis and treatment. In: 1977 Yearbook of the American Academy of Osteopathy, Colorado Springs.

Deason W. J. (1934). Dr. Still – nonconformist. How the "Old Doctor" reached his conclusions on osteopathy. The Osteopathic Profession, August 1934.

Findley T. W., Schleip R, (eds) (2007). Fascia Research, Basic Science and Implications for Conventional and Complementary Health Care. Munich: Elsevier Urban & Fischer.

Findley T. W., Shalwala M. (2013). Fascia research congress evidence from the 100 year perspective of Andrew Taylor Still. J Bodyw Mov Ther. 17:356–364.

Fryette H. H. (1954). Principles of Osteopathic Technique. Carmel, CA: Academy of Applied Anatomy.

Gravett H. H. (1954). The Gravett Papers. Yearbook Academy of Applied Osteopathy, California: Carmel, p. 36.

Hamilton W. J. (1976). Textbook of Human Anatomy. London: Macmillan.

Hollinshead W. H. (1974). Textbook of Anatomy. 3rd edition. Maryland: Harper & Row Publishers, pp. 14–15

Hoover H. (1963). A hopeful road ahead for osteopathy. J Am Osteopath Assoc, 62:32–45.

Hujing P. A., Hollander P., Findley T. W. Schleip R., (eds) (2009). Fascia Research II. Munich: Elsevier Urban & Fischer.

Jänig W. (2014). Sympathetic nervous system and inflammation: a conceptual view. Auton Neurosci, 182:4–14.

Klinger W., Velders M., Hoppe K. et al. (2014). Clinical relevance of fascial tissue and dysfunctions. Curr Pain Headache Rep, 18(8):439.

Korr I. M. (1979). The Collected Papers of I. M. Korr. Colorado: American Academy of Osteopathy.

Lever R. (2013). At the still point of the turning world. Edinburgh: Handspring Publishing.

Levin S. M. (2006). Tensegrity – the new biomechanics. In: Hutson M., Ellis R. (eds). Textbook of Musculoskeletal Medicine. Oxford: Oxford University Press.

Levitt G. (1970). Cervical fascia and deep neck infections. Laryngoscope, 80:409.

Lewit K. (2010). Manipulative therapy: musculoskeletal medicine. Edinburgh: Elsevier Churchill Livingstone.

Mant D. (2009). The problem with usual care. Br J Gen Pract, 58: 755–756.

Meissner M. H. Moneta G. Burnand K, et al. (2007). The hemodynamics and diagnosis of venous disease. J Vasc Surg, 46:4S–24S.

Mitchell F. L. Jr (1984). The respiratory–circulatory model: concepts and applications. In: Greenman P. E. (ed.) Concepts and Mechanisms of Neuromuscular Functions. Berlin: Springer Verlag.

Parviz J. et al (2011). Surgical Anatomy of the Head and the Neck. Harvard: Harvard University Press.

Schleip R., Findley T. W., Chaitow L., Huijing P. A. (eds) (2012). Fascia: The Tensional Network of the Human Body. Edinburgh: Churchill Livingstone Elsevier.

Stark J. (2006). Still's Fascia. Munich: Jolandos.

Still A. T. (1899). Philosophy of Osteopathy. Kirksville, MO: The Journal Printing Company.

Still A. T. (1902a). The Philosophy and Mechanical Principles of Osteopathy. Kirksville, MO: The Journal Printing Company.

Still A. T. (1902b). The Philosophy and Mechanical Principles of Osteopathy. Kirksville, MO: The Journal Printing Company. p. 18.

Still A. T. (1902c). The Philosophy and Mechanical Principles of Osteopathy. Kirksville, MO: The Journal Printing Company. pp. 20–21.

Sueki D. G., Cleland J. A., Robert S Wainner R. S. (2013). A regional interdependence model of musculoskeletal dysfunction: research, mechanisms, and clinical implications. J Man Manip Ther, 21:90–102.

TePoorten (1989). The common compensatory pattern. The Journal of the New Zealand Register of Osteopaths.

Willard F., Fossum C., Standley P. (2010). The fascial system. In: Chila A. G. (ed.). Foundations of Osteopathic Medicine. 3rd edition. Philadelphia: Lippincott Williams & Wilkins.

Zink J. G., Lawson W. B. (1979). An osteopathic structural examination and functional interpretation of the soma. Osteopathic Annals, 12 December;7.

Zink J. G. (1977). Respiratory and circulatory care: the conceptual model. Osteopathic Annals, March.

47

림프-근막 이완과 근막의 내장림프 접근법

Bruno Chikly

'조화는 방해가 없는 곳에서만 존재할 수 있다.'[1]

A. T. Still

정골의학적 림프 기법 (osteopathic lymphatic technique: OLT) 및 근막의 내장림프 접근법

정골의사는 임상에서 환자 전체와 연결되어 특정 구조를 방해하는 문제를 신속하고 우아하게 평가할 방법을 찾을 필요가 있다. 기계적 모델에서의 치료법은 조직의 긴장을 없애는 접근법이다.

> 'Andrew Taylor Still 박사는 그 기법이 가장 효과적이기 위해서, 부드럽고 쉽고 과학적이어야 한다고 가르쳤다.'[2]

이상적으로, 우리는 이 결과를 얻기 위해 최소한의 힘으로 가장 효율적이고 최소 침습적인 기법을 사용해야 한다.

지난 25년 동안 정골의학 모델에서 여러 가지 기법이 나타났다. 물리적인 신체를 위해 근골격 뼈대와 근막 구조의 '견고한' 모델을 사용하는 방법이 잘 알려져 있다. 또한 정골의사는 이것과 아주 다르고 부드러운 '유체' 기법(예: 두개골 또는 림프 기법)의 전체 영역을 다루는데 이것은 한때 가르치기 어렵다고 생각되었다. 이러한 정제된 기법은 임상의가 조직 건강을 회복하기 위해서 신체 체액 구획의 제약을 없애는 것을 가능하게 한다.

> '... 병변의 과장 ... 이 방법은 두 가지 중 더 어렵고 [과장 및 직접적인 방법] 학생들이 저자의 호의를 받지 못하게 한다.'[3]

보다 완전한 신체 회복을 위한 물리적 치유의 탐구는 림프-근막 이완(LFR)이라고 불리는 기법의 개발을 이끌었는데 이는 신체의 기계적 구조에 대해 큰 효율성을 지닌 통일되고 비침습적인 기법이다. 이 접근법은 OLT를 사용하는 유체 기법의 장점과 근막 접근법과 같은 견고한 모델의 장점을 결합한다. 이 두 양식의 결합은 부드럽고 효율적이며 심오한 접촉으로 제약을 줄일 수 있다.

> '신체 기능 장애는 골격, 관절, 근육 근막 구조 및 관련 혈관, 림프 및 신경 요소의 기능이 손상되거나 변경된 것이다.'[4]
>
> '한 평면의 한 방향으로의 정상적인 수동 운동의 존재와 다른 평면에서의 저항은 신체 기능 장애의 추정적인 증거이다.'[5]

정골의사로서 우리는 신체의 제약이 사고, 수술 및 기타 외상으로 인해 생길 수 있고 통증, 부종, 염증, 경련, 이동성의 손실, 운동범위의 감소, 섬유성 조직으로 신체에 나타날 수 있다는 사실에 정통하다. 이러한 제약 중 일부는 유착을 형성할 수 있으며 이완되기가 매우 어려울 수 있다.

'신체 기능 장애는 혈액과 림프 흐름의 변형을 동반한 국소 염증과 부종을 수반한다.'[6,7]

기존의 접근 방식은 신체의 장벽을 찾아내고 어느 정도의 힘을 동반하는 '견고한' 모델을 통해 뚫는 것이다. 우리가 조직액을 움직이지 않고 근막 섬유만 다룰 때, 우리는 우리가 원하는 결과를 얻기 위해 이러한 섬유에 특정 스트레스를 사용해야 한다. 이 접근법은 환자에게 이익을 가져다 줄 수 있지만 통증, 부종 증가, 염증 및 궁극적으로 흉터 조직과 관련될 수 있는 림프 간질액의 정체와 같은 중등도 내지 중대한 부작용을 초래할 수 있다. 또한 환자에게 급성 병리, 최근의 수술 또는 사고, 출혈, 또는 섬유근통과 같이 환자에게 손을 댈 수 없는 증상이 있다면 일부 환자는 그러한 기계적 기법을 받아들일 수 없을 것이다. LFR은 대부분의 부작용을 피하면서 우리가 근막과 유체를 동시에 부드럽게 연결하여 림프 간질액과 근막 평면에 대한 제한을 효율적으로 이완시킨다.

'병변을 조정할 때 최소한의 자극으로 병변의 경로를 되짚어가는 방법이 매우 바람직하다는 것은 명백하다.'[8]

LFR은 어떻게 작동하는가? 일반적으로, OLT을 수행할 때 우리는 체액와 연결되어 해당 영역 림프의 특정 리듬, 특정 방향 및 특정 깊이와 동기화되는 매우 정확한 스트로크(stroke)를 사용한다. 피부에 가벼운 압력을 가하는 이 스트로크는 자연적으로 근막의 일부를 연결한다. 림프 배액에 조금 더 깊이 부드럽게 접촉함으로써, 임상의는 처음에는 근막을 그 다음에는 림프 평면을 동시에 연결할 수 있다. 균형 잡힌 인대성 정골의학의 전통에 영감을 받은 이 방법을 사용하면 두 시스템이 함께 작동하여 신체 반응을 극대화하고 치료 결과를 개선한다.

'Sutherland 박사는 호흡, 유체역학 및 자세 변경과 같은 체내의 고유한 힘을 사용하여 변형을 교정할 것을 권장했다. 일반적으로 이 기법은 의사가 제공한 받침점과 환자가 제공한 활성화 힘을 결합한다.'[9]

'이러한 원리는 신체의 고유한 힘을 사용하여 감소시킨다. 그들은 잘 알려진 추력 방법을 허용하지 않는다.'[10]

개념은 아주 간단하다. 1942년과 1944년에 W. G. Sutherland는 균형막긴장(BMT)과 균형인대긴장(BLT)을 제시했다. 그러나 이번에는 정골요법으로 근막이 균형점을 쉽게 찾을 수 있게 하고, 그 다음 림프와 세포외액이 이완된 근막 섬유를 통과하게 할 것이다.

'[균형점, 중립점, 이완점]. 이는 관절이 자유롭게 움직이는 한계까지 이동한 동작 범위의 지점이며, 장력이나 저항이 발생하고 있는 범위이다.'[10]

기본적으로 근막 섬유는 균형점에서 가능한 한 가장 낮은 장력을 가지므로 우리는 조직을 통해 상당한 양의 유체를 보낼 수 있다. 그런 다음 우리는 림프 및 간질액을 보낸다.

'먼저 막의 균형을 잡아라. 어떤 방식으로든 관련 조직에 자극을 줄 수 있으며 치료사에게 조직 반응에 대한 가능한 가장 정밀한 인식을 줄 것이다.'[11]

효과는 즉각적이다. 환자는 울혈, 염증, 특히 심부의 만성 유착이 이완되는 영역에서 깊은 물결을 느낄 수 있다. LFR이 올바르게 이루어지면 LFR은 신체가 물리학에서 '솔리톤(soliton)'이라고 불리는 강력한 단일파를 만들어 전신에 걸쳐 이동할 수 있게 한다(예: 치유 '쓰나미').

솔리톤은 스코틀랜드 엔지니어 John Scott Russell (1808~1882)이 발견한 비선형파 전파이다. 솔리톤파는 파도의 퍼짐 경향(분산 효과)과 비선형 동작(파도의 상부가 하부보다 빠르게 움직인다) 사이의 동적 균형이다.

정골요법의 주요 모토는 문제를 발견하고, '고치고, 내버려 두는 것' 이다. 균형점에 도달하려면 조직을 제로 압력에 놓아야 한다. 이런 방식으로 조직이 중립 상태일 때, 파동은 그 균형점에 반응하여 나타나고 유체는 자유롭고 자연스럽게 흐른다. 우리는 파동을 돕지만 그것을 창조하거나 강요하지 않는다. 우리는 몸에 뭔가를 하는 기계 기술자가 아니며, 신체의 고유한 지능과 자기 치유, 자체 조절 메커니즘과 작업하고 있다. 그것이 바로 이 기법의 심오함이다. 부드러움으로 만들어진 이 파동은 신체의 제약을 통해 움직일 것이다.

이 파동의 힘을 알면 더 이상 많은 힘을 쓸 필요가 없다. 신체 고유의 내부 세력을 사용하는 것만으로도 우리는 조직으로 더 깊이 들어갈 수 있고 때로는 치료할 수 없는 신체 부위에 도달할 수 있다. 이와 같이 우리는 신체를 여행하는 파동의 경로를 따라 국소 이완을 촉진 할 뿐만 아니라 다른 시스템과 접촉할 때 상호 작용한다.

많은 경우에 LFR를 적용할 수 있다. 만성 통증은 대개 근막의 제약과 관련된 림프 울혈의 징후이기 때문에 만성 통증 상태를 치료하는 데 매우 성공적으로 사용될 수 있다. 흉터 및 염증을 감소시키는 효과 덕분에 이 접근법은 장기간의 섬유증 및 섬유근통과 같은 어려운 경우에도 긍정적인 영향을 미친다. 섬유근통 환자의 경우 LFR은 신체 내에서 추가적인 염증을 유발하지 않기 때문에 효과적인 접근법이다. 사실, LFR은 다른 급성 질환을 치료할 때 효과적일 수 있는 부드러운 접근법이며 노인 및 청소년, 심지어는 동물을 치료할 때 유익하다. 이들 모두는 강한 접촉에 부정적으로 반응할 수 있다.

LFR은 또한 내장 또는 근막의 기능 장애를 치료하는 데 매우 효과적이다. 나는 그것을 관절에 많이 사용하지 않고 다른 특별한 유체 관절 기법을 사용한다. 올바른 환자 평가는 이 기법에 필수적이다. 정골요법은 종종 빠르고 내구성 있는 개선을 얻기 위해 신체의 주요 병변에 집중한다. 우리가 치료에서 2차 병변만을 치료한다면, 림프의 '파동'은 그 자리에 머무르지 않을 것이다. 적절한 평가를 통해 우리는 신체를 듣고 신체의 상태를 발견할 수 있다. 그런 다음 제약이나 병변을 자연스럽고 큰 힘 없이 이완시킬 수 있다.

이 기법은 비교적 간단하지만 적용할 때에는 매우 구체적이다. 치료가 성공적으로 이루어지기 위해서 자연스럽게, 부드럽고 비침습적인 접촉으로 환자에게 접근할 때 매우 정확하게 평가해야 한다. OLT 세미나에서는 적절한 환자 평가를 위해 필요한 기법을 개발할 수 있도록 치료사와 긴밀히 협력한다. 우리는 신체에 정확하게 접근하는 능력이 없기 때문에 치료사가 신체의 의식을 가지고 작업할 수 있게 해주는 특별한 기법을 배우는 데 많은 시간을 할애한다.

정골요법으로서 LFR의 진정한 이점은, 우리가 '고통 없이는 이득이 없는' 전형적인 강한 접근 방식과 장벽을 통해 신체에 접근할 필요가 없다는 것이다. 대신, 우리는 가능한 한 가장 가벼운 접촉으로 시작하고 몸이 지시하는 대로 그 영역에서 압력을 높이기 위해 손을 재훈련할 수 있다. 이를 통해 우리는 환자와 우리 모두에게 스트레스가 덜 한 방식으로 긴장을 풀 수 있다. LFR 및 다른 가벼운-접촉 적용법은 치료 전문가가 수행할 수 있는 시간을 연장할 수 있다. 왜냐하면 치료의 효율성을 떨어뜨리지 않으면서 기존의 도수 기법보다 손과 육체가 더 쉽기 때문이다. 이러한 방식으로, 우리는 모든 사람에게 적용되는 '덜 고통스럽고 더 많이 얻는' 치유의 새로운 패러다임을 개발할 수 있다.

LFR은 기계적 접근법보다 훨씬 덜 공격적이기 때문에 처음에는 반직관적으로 보일 수 있지만 그래도 정골요법의 효과가 적은 환자에게 동일한 가치를 갖는다.

Box 47.1

림프-근막 이완 (LFR)

1차 목표: 근막과 유체 연결

기법 분류: 기능적 기법 결합

동작 분류: 간접 기법

촉진하는 힘 분류: 내재한/고유한 유체력 사용

이점: 매우 부드러운 기법, 비침습적, 적용하기에 상대적으로 쉬움, 효과적, 시간 효율적

이러한 유형의 전문성이 실습을 제한하지 않는다는 것을 이해해야 한다. 치료 과정에서 자신을 해치지 않으면서 다른 사람을 도울 수 있는 능력을 길게 유지하고 더 많은 선택을 제공한다.

때로는 신체의 장벽을 이완하면 강한 안전함을 느낄 수 있다. 올바른 지점을 누르면 힘을 주지 않고도 쉽게 문이 열린다. LFR은 보다 성취감을 주는 정골의학 치료로 이어질 수 있는 열쇠 중 하나이다.

> '바인드의 본질과 방향의 강조에서 용이성의 본질과 방향에 대한 강조로의 전환에는 확실한 어려움이 있다... 둘 다 매우 귀중하다... 새로운 기술과 함께 낡은 기술을 보존하기 위해서는 전환에 거의 1년이 필요한 것 같다.'[12]

다른 것과 마찬가지로, 이 새로운 도구를 통합하는 데는 시간과 헌신이 필요하지만, LFR의 부드러움과 정밀성 그리고 장기간의 효율 덕분에 이 접근법을 근막 및 내장체성 기능 장애의 95%에 사용할 수 있다.

정골의학적 림프 기법의 내장 적용

이 장에서는 OLT을 사용하여 내장을 접촉, 평가 및 치료하는 실제적인 방법에 대해 좀 더 자세히 설명한다.

Box 47.2

중추신경계, 흉부, 복부: 3층의 근막 조직

해부학적으로 우리는 신체의 대부분 구획과 장기에 있는 3개의 근막층으로 만들어진 구조를 확인할 수 있다.

1. 가장 외층 (대개 섬유층)
- 뇌: 경막
- 흉부: 내흉근막
- 복부: 횡근막

2. 중간층 또는 벽층
- 뇌: 거미막
- 다른 기관: 벽층

유체는 중간층과 내층 사이에 존재할 수 있다.

3. 내층 또는 내장층
- 뇌: 연막
- 다른 기관: 내장층

내장은 매우 민감하고 환상근(ring muscle)을 쉽게 경련시키거나 수축시킬 수 있기 때문에 비침습적인 방법으로 내장에 접촉해야 한다. 정보가 내장 조직에 침투하기보다는 오히려 당신에게 오게 하라. 반드시 기관에서 '초대'를 하라. 매우 부드럽게 점차적으로 내장과 연결되어 그 내재적인 움직임과 일치하게 된다.

진단

LFR 진단은 다음을 포함한다.

- 내장 기관의 뇌실질 내(본질적인) 평가
- 내장 인대의 평가
- 내장 경계면 평가: 두 기관 간의 관계

LFR로 쉽게 진단할 수 있다. 기계적 정골 병변의 특성 중 하나는 한 평면의 한 방향 장벽이 있으며 3차원

의 반대방향에서 항상 조직이 가장 '쉽게' 느껴질 수 있다는 사실일 것이다.

'한 평면의 한 방향에서 정상적인 수동 동작과 다른 평면에서의 저항은 신체 기능 장애의 추정적인 증거이다.'[5]

그러므로 정골의학적 병변이 쉽게 진단될 것이고 두 가지 결과가 도출될 것이다.

1. 평가는 장벽을 찾을 때 보다 덜 침습적일 것이다. 장벽에 대항하는 조직의 미세한 위치조차도 교감신경 활성을 자극할 수 있으며 어느 정도는 일부 조직을 '디시 상처 줄 수' 있다.
2. 진단을 위해 취한 방향 또한 치료의 시작이다. 치료를 할 때 우리는 조직을 최대한 편안하게 가져와서 완벽한 균형점 내에서 안정화시킬 것이다.

치료

환자의 위치, 기관, 병리 및 나이에 따라 다양한 유형의 치료가 가능하다.

1. 주변 림프절(node)을 열어 림프 기법을 용이하게 하라.
2. 아급성 조건: OLT의 기본 림프 스트로크가 자주 사용된다.
3. 만성 조건: LFR이 자주 사용된다.

주변 림프절 열기

- 흉부 장기: 우리는 림프 기법을 용이하게 하기 위해 경부 림프절, 액와 림프절 및 가슴림프관팽대를 포함한 림프절 그룹을 열 수 있다(가슴림프관팽대 영역).
- 복부골반 장기: 우리는 서혜부 림프절 그룹 위치를 추가할 수 있다.
- 치료 후 필요한 경우 이 절차를 반복할 수 있고 림프 흐름을 '헹군다'.

OLT에서는 기본 림프 스트로크를 적용한다.

급성 또는 아급성 염증(예를 들어, 급성 또는 아급성 후두염, 부비동염, 맹장염 등)의 경우, 기본 림프 스트로크는 이러한 조건을 다루기 위한 가장 침습적이며 가장 존경스러운 기법이다.

OLT에 사용되는 스트로크는 매우 구체적이다.

- *리듬*: 과학 또는 약 0.1Hz로 정의된 림프 리듬
- *방향*: 적절한 그룹의 림프절을 향한다.
- *깊이*: 병변의 특정 층–피부, 점막, 근육, 근막, 내장, 경막, 뼈 등
- *질*: 림프 흐름의 질과 효능은 환자의 건강에 대한 다양한 정보를 제공한다.

신체의 좌측과 우측 사이의 림프 비동시성을 감지하고, 국소 영역이 습한지 또는 건조한지를 평가하고(습한 영역은 임상 또는 infraclinical 유체 정체가 있는 지역[13]), 림프의 흐름 전환, 역행 자극 생성, 또는 세포 외 체액 기법(EFT) 사용 등의 다른 많은 기술을 추가할 수 있다.

림프–근막 이완

림프근막 이완은 많은 만성 기능 장애에서 나타나는 만성 유착뿐 아니라 정체된 유체를 해결하기 때문에 만성 질환에도 적용될 수 있다. LFR은 기관 간 또는 기관 내(뇌실질내) 그리고 인대 부착점뿐만 아니라 기관 사이에(기관 경계면에) 적용될 수 있다.

임상 사례

아래는 기관 및 폐를 포함하는 간단한 임상 사례이다.

Box 47.3

정골의학 림프 기법 (OLT) 및 림프-근막 이완

1. 주변 림프절 열기
2. 뇌실질내 영역의 평가 및 치료
3. 내장 인대 경계면의 평가 및 치료
4. 내장 간 경계면의 평가 및 치료
   a. 아급성 조건: 종종 OLT의 기본 림프 스트로크를 사용한다.
   b. 만성 상태/흉터: 종종 림프-근막 이완을 사용한다.

Box 47.4

기관 및 기관지

주변의 주요 림프절 열기

- 쇄골, 액와, 가슴림프관 팽대

뇌실질내/본질적인:

- LFR: 경부의 기관 내 병변을 찾는다.

인대 및 경계면:

- 기관-식도
- 기관-좌우 기관지
- 기관-심장
- 기관지간 (기관심낭 인대)
- 기관지-폐
- 좌측 기관지 (hilum)-심장

주변의 주요 결절의 개방

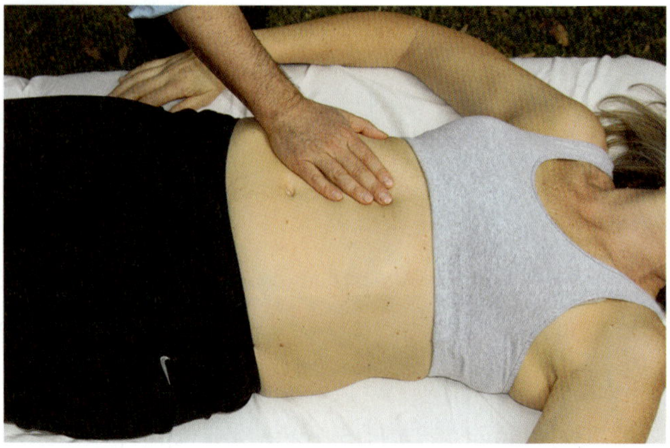

그림 47.1
쇄골 상부 결절의 개방. 그림과 같이 환자를 마주보거나 테이블 끝에 서서 수행할 수 있다. 림프 흐름의 특정한 리듬, 방향, 깊이, 질 및 힘을 경미한 림프 비동시성과 동기화한다. Image from LDV1 (Lymphatic Applications to Viscera 1) textbook, IH Publishing, 2010, reproduced with permission

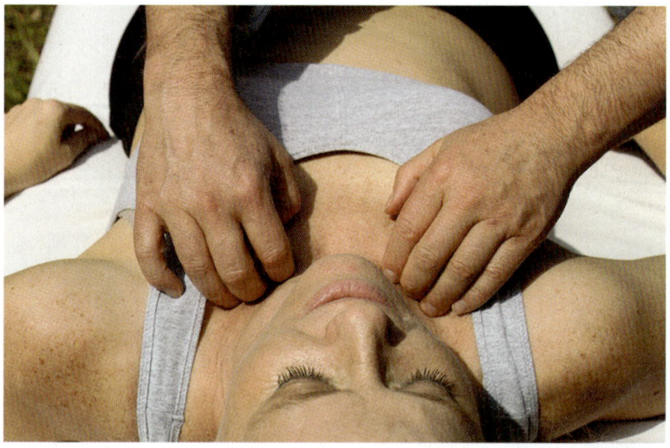

그림 47.2
쇄골 결절의 개방. 그림과 같이 환자를 마주보거나 테이블 끝에 서서 수행할 수 있다. 림프 흐름의 특정한 리듬, 방향, 깊이, 질 및 힘을 경미한 림프 비동시성과 동기화한다. Image from LDV1 (Lymphatic Applications to Viscera 1) textbook, IH Publishing, 2010, reproduced with permission

뇌실질내/내재성 평가

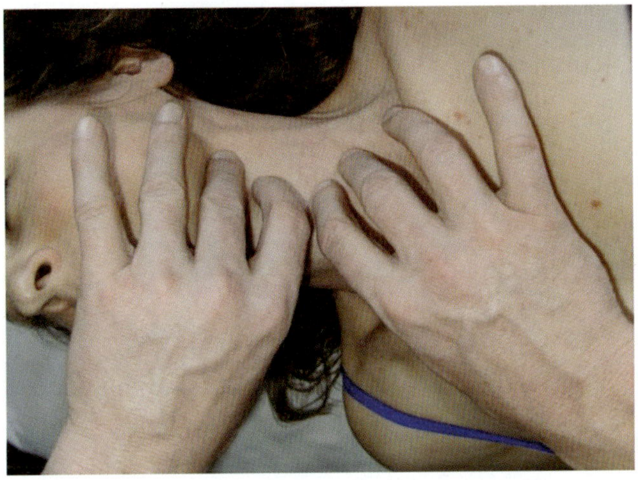

그림 47.3
경부 기관내 병변 평가. 병변이 경우 LFR을 적용할 수 있다, 조직의 균형을 맞추고 림프를 보낸다. Image from LDV1 (Lymphatic Applications to Viscera 1) textbook, IH Publishing, 2010, reproduced with permission

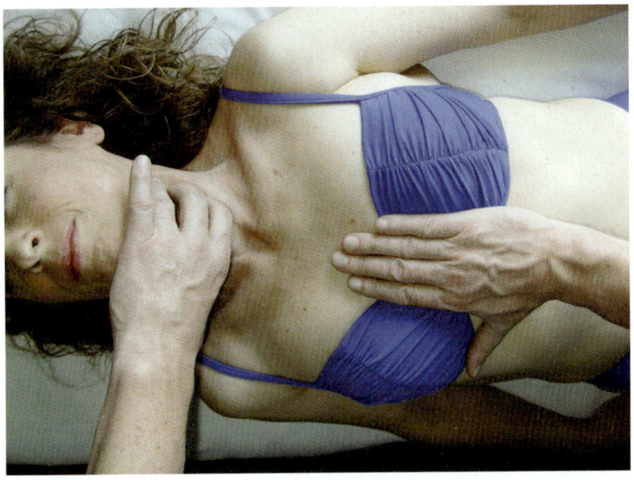

그림 47.5
경부의 기관과 심장 심막의 기능 장애 평가 (기관심막 인대). 필요한 경우 LFR을 적용한다. Image from LDV1 (Lymphatic Applications to Visceral 1) textbook, IH Publishing, 2010, reproduced with permission.

인대와 경계

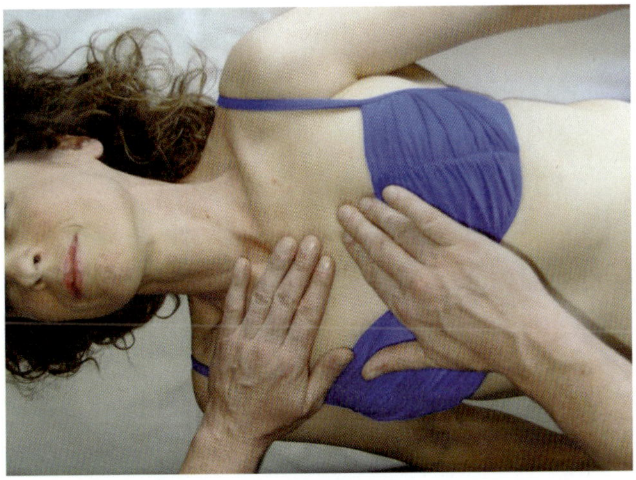

그림 47.4
흉부의 기관과 주기관지의 기능 장애 평가. 필요한 경우 LFR을 적용한다. Image from LDV-TA (Lymphatic Applications to Viscera-Thorax/Abdomen) textbook, IH Publishing, 2010, reproduced with permission

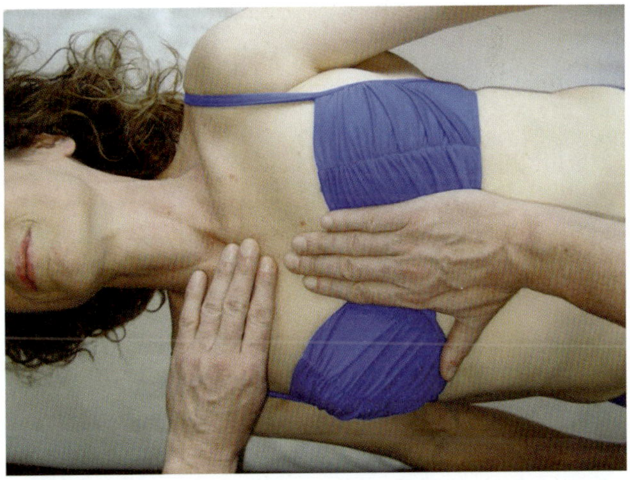

그림 47.6
흉부의 기관과 심장 심막의 기능 장애 평가 (기관심막 인대). 필요한 경우 LFR을 적용한다. Image from LDV1 (Lymphatic Applications to Viscera 1) textbook, IH Publishing, 2010, reproduced with permission

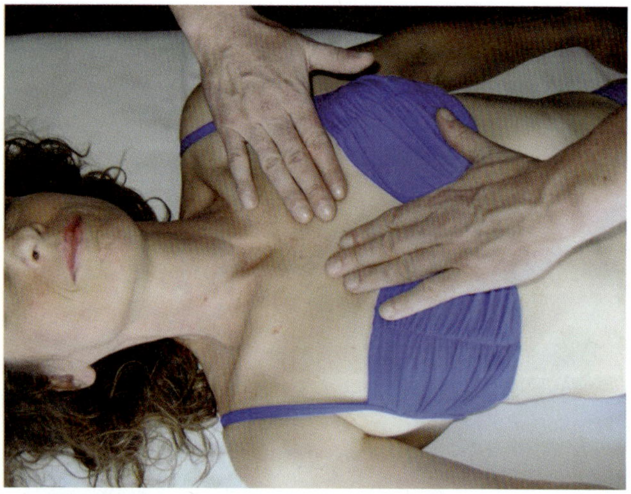

그림 47.7
주기관지 또는 주/이차 기관지 또는 작은 기관지간 기능 장애 평가. 필요한 경우 LFR을 적용한다. Image from LDV1 (Lymphatic Applications to Viscera 1) textbook, IH Publishing, 2010, reproduced with permission

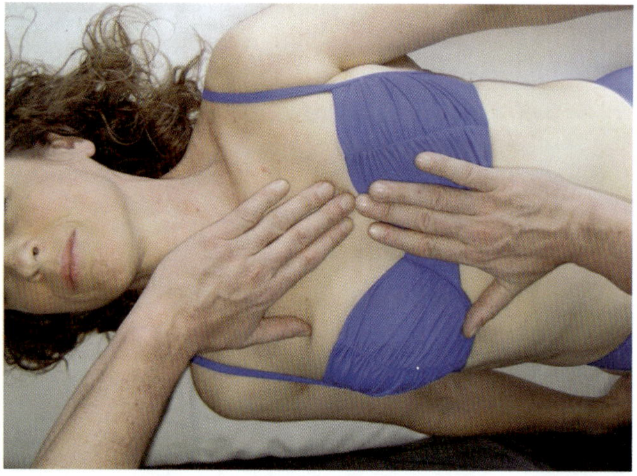

그림 47.9
심장 심막과 좌우 기관지 또는 이차 기관지의 기능 장애 평가. 필요한 경우 LFR을 적용한다. Image from LDV1 (Lymphatic Applications to Viscera 1) textbook, IH Publishing, 2010, reproduced with permission

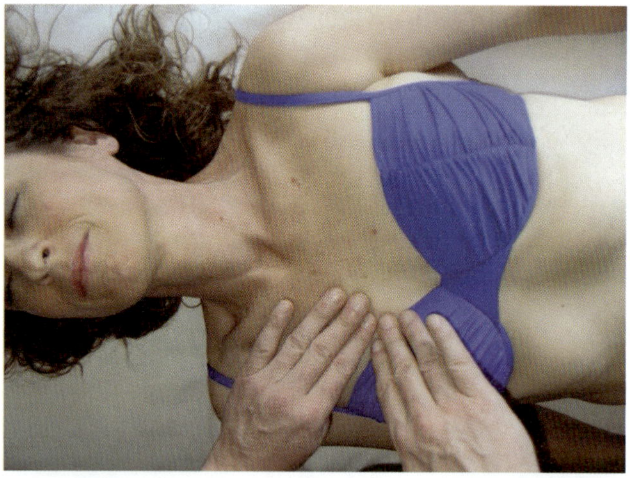

그림 47.8
폐와 좌우 기관지의 기능 장애 평가. 필요한 경우 LFR을 적용한다. Image from LDV1 (Lymphatic Applications to Viscera 1) textbook, IH Publishing, 2010, reproduced with permission

Box 47.5

전방 폐

주변의 주요 림프절 열기

- 쇄골, 액와, 가슴림프관 팽대

뇌실질내/본질적인:

- LFR: 흉막내/폐내 병변을 찾는다.

인대 및 경계면:

- 우측 폐: 상부 (수평의) 및 하부 (사선의) 열구
- 좌측 폐: 사선 열구
- 기관심낭막
- 폐 사이 인대

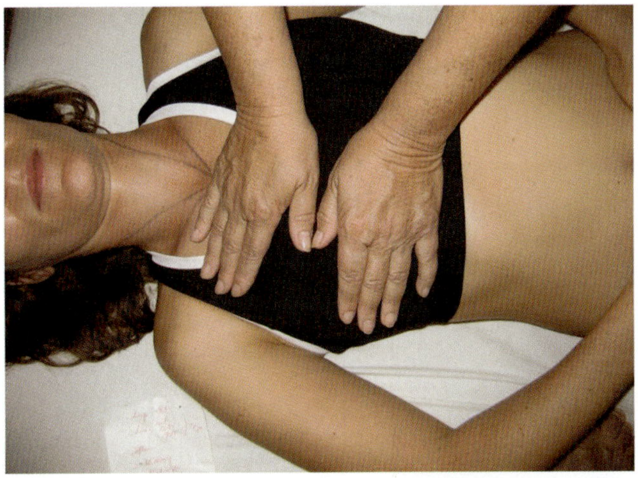

그림 47.10
벽측 흉막의 평가. 벽측 흉막은 경부 결절, 내부 유방 결절, 복장옆 또는 척추 주위 결절, 액와 결절 또는 가슴림프관팽대 쪽으로 배수할 수 있다. 필요한 경우 LFR을 적용한다. Image from LDV1 (Lymphatic Applications to Viscera 1) textbook, IH Publishing, 2010, reproduced with permission

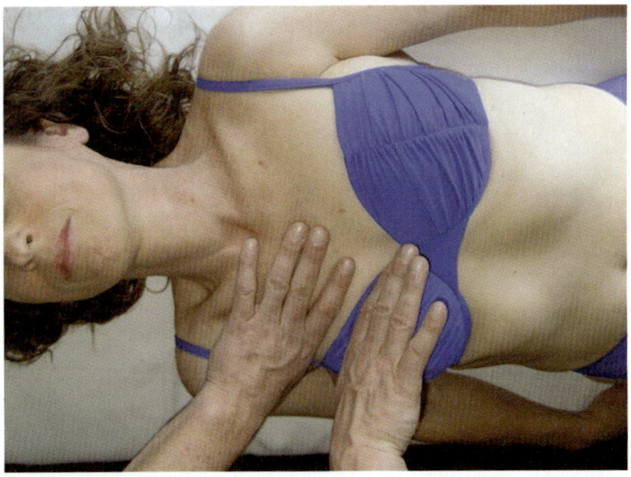

그림 47.12
우측 폐 전방의 상부 (수평) 열구 기능 장애 평가 (늑골 3-4). 필요한 경우 LFR을 적용한다. Image from LDV1 (Lymphatic Applications to Viscera 1) textbook, IH Publishing, 2010, reproduced with permission

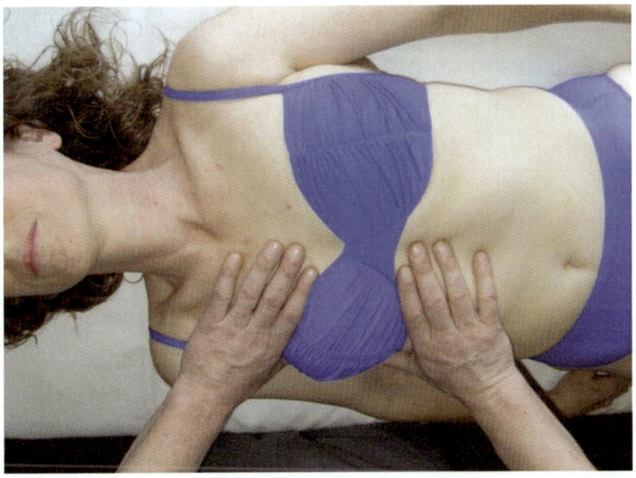

그림 47.11
내장 흉막 또는 폐내 기능 장애 평가. 폐 실질뿐만 아니라 내장 흉막은 대개 폐의 폐문 쪽으로 빠져나간다. 필요한 경우 LFR을 적용한다. Image from LDV1 (Lymphatic Applications to Viscera 1) textbook, IH Publishing, 2010, reproduced with permission

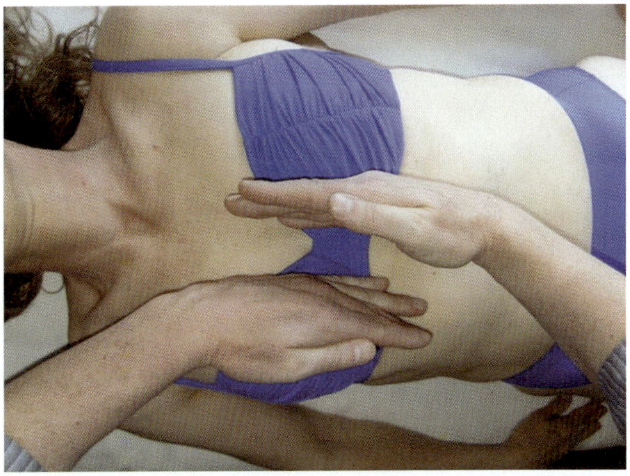

그림 47.14
기관심막의 기능 장애 평가. 두 위치를 사용한다. 근막 구조는 식도의 전방에 위치한다. 필요한 경우 LFR을 적용한다. Image from LDV1 (Lymphatic Applications to Viscera 1) textbook, IH Publishing, 2010, reproduced with permission

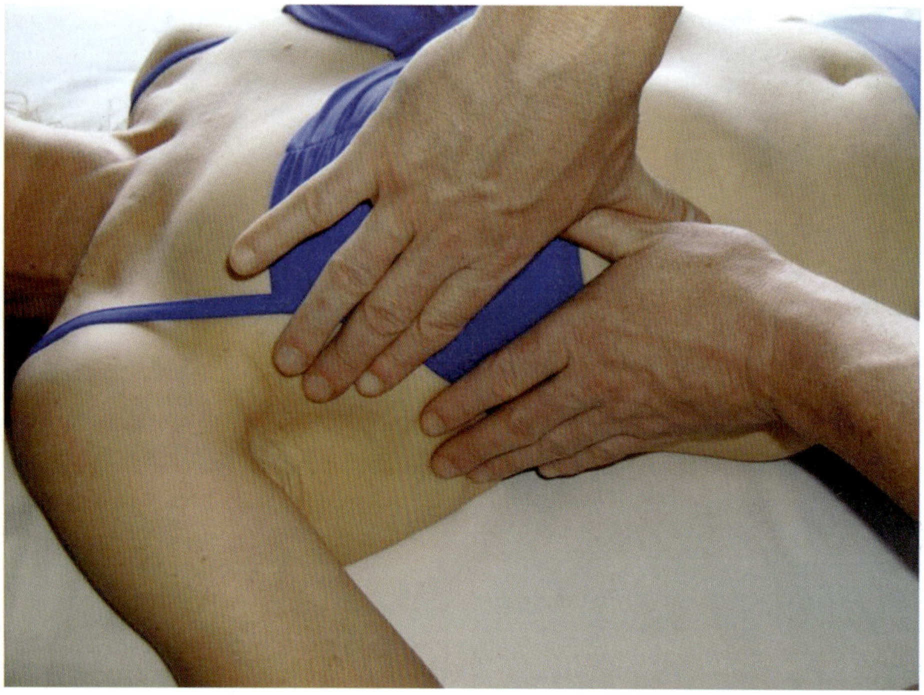

그림 47.13
우측 폐 전방의 하부 (사선) 열구 기능 장애 평가 (늑골 5-6). 좌측 폐 전방에도 동일한 절차를 적용할 수 있다. 필요한 경우 LFR을 적용한다. Image from LDV1 (Lymphatic Applications to Viscera 1) textbook, IH Publishing, 2010, reproduced with permission

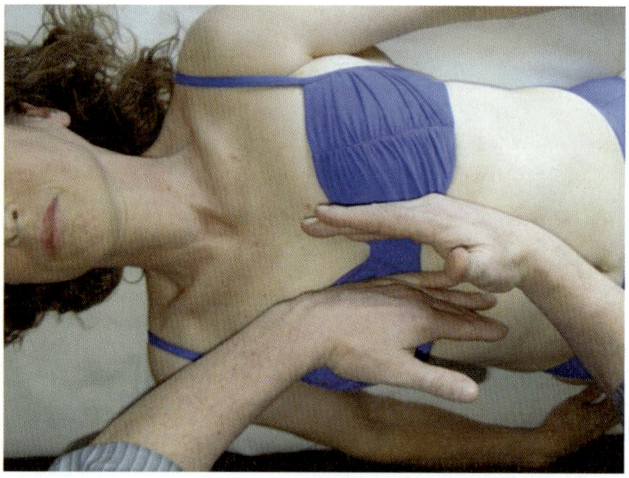

그림 47.15
폐 사이 인대의 기능 장애 평가. 일반적으로 폐 사이 인대는 두 폐인대를 연결한다. 한 곳만 하부에 있다(종격의 하부). 손의 위치는 기관지심막의 하부 위치와 거의 같다. 이 근막 구조물은 식도의 후방에 위치한다. 필요한 경우 LFR을 적용한다. Image from LDV1 (Lymphatic Applications to Viscera 1) textbook, IH Publishing, 2010, reproduced with permission

참고문헌

1. Still A. T. Philosophy of Osteopathy Kirksville, Mo: A. T. Still; 1899;197.
2. Lippincott H. A. Respiratory technique. JAOA 1948;31.
3. Ashmore E. F. Osteopathic Mechanics: Review Questions for the Class of January, 1916. Kirksville, MO: Journal Printing Co.; 1915.
4. American Association of Colleges of Osteopathic Medicine, Educational Council on Osteopathic Principles. Glossary of Osteopathic Terminology. American Association of Colleges of Osteopathic Medicine; 2009.
5. Kappler R. E., Jones, J. M., Kuchera W. A. Diagnosis and plan for manual treatment: a present prescription. In: Ward R. C. (ed.) Foundations for Osteopathic Medicine. 2nd edition. Baltimore, MD: William and Wilkins; 2003, p. 575.
6. Burns L. Pathogenesis of Visceral Disease Following Vertebral Lesions. Chicago: The American Osteopathic Association; 1948.
7. Korr I. M. Sustained sympathicotonia as a factor in disease. In: The Collected Papers of Irvin M. Korr. B. Peterson (ed).

American Academy of Osteopathy, Colorado; 1978, p. 77–89.
8. McConnell C. Osteopathic studies, IV. JAOA 1931;31:206–212.
9. Carreiro J. E. Balanced ligamentous tension techniques. In: Ward R. C. (ed.) Foundations for Osteopathic Medicine. 2nd ed. Baltimore, MD: William and Wilkins; 2003, p. 917.
10. Lipincott R. C. Types of cranial treatment and their application. J Osteop Cran Assoc. Cranial Academy. Meridian Idaho. 1949;55–73.
11. Magoun H. I. Osteopathy in the Cranial Field. Denver, CO: Magoun H. I; 1951.
12. Bowles C. H. A functional orientation for technic. In: Academy of Applied Osteopathy, American Academy of Osteopathy (ed.) Yearbook of the Academy of Applied Osteopathy. 1956, p. 110.
13. Guyton A. C. and Hall J. E. Textbook of Medical Physiology. Philadelphia: Elsevier Saunders; 2007.

혈관계 근막 치료

Ralf Vogt

소개

혈관 조직 치료는 때로는 주변 근막 구조를 치료함으로써 가능하다. 동맥과 정맥 자체는 내막이나 내층과 같은 다른 조직층, 평활근을 구성하는 층(근육층), 외층 또는 외막으로 만들어진다. 이 외층은 혈관 유도 연결 조직에 단단히 연결되어 있다(Duivenvoorden 외, 2009). 연관된 근막(guiding fascia)의 어떤 긴장이라도 혈관 내부에 영향을 줄 것이다. 그러나 우리는 혈액 자체가 일종의 결합 조직이며 따라서 유체 근막을 좋아한다는 것을 잊어서는 안된다. 신경, 근막 및 혈관과 같은 가장 작은 공간에도 전신에 걸쳐 발견할 수 있는 세 종류의 조직이 있다(Myers, 2009). 세 가지 모두 전기, 화학 및 기계 신호와 힘에 의해 다른 모든 세포에 정보를 제공하고 지지하도록 설계되었다(Frucht, 1953).

혈관계는 호르몬과 전달자 펩티드를 통해 다른 조직에 를 전달할 수 있을 뿐만아니라, 기계적 힘 전달에 참여할 수 있는 뛰어난 능력도 갖추고 있다. 중간 직경의 동맥은 특히 평활근과 혈관 내압으로 인하여 장력 및 굴곡-강성 구조로 기능할 수 있다(Bank & Kaiser, 1998; Faury, 2001; Han, 1995; Humphrey, 2009).

수중 음속(약 1,500 m/s)으로 작용하는 공동도체(hollow conductor)와 같은 관을 사용하여 유체를 통해 또 다른 종류의 정보를 전송할 수 있다는 증거도 있다(Riha, 2005). 이 모든 것을 고려하면 조직의 배수 및 영양 개선을 위한 혈관 치료의 가능성과 조직 역학 및 신체의 데이터 전달에서 혈관의 역할을 쉽게 상상할 수 있다.

혈관 치료의 기원과 역사

예를 들어, 고대 인도의 의료 시스템 아유르베다(Ayurveda 5000 BC) 또는 고대 이집트 및 중국 의학(Bhishagratna, 2010)의 초기 의료 역사에 혈관의 수기 치료에 대한 힌트가 있다. 일본인 가라테(Kenpo Karate)또는 주짓수(*kyoshu jutsu*), 중국의 사궈(*dim hsueh*)과 영춘권(*win chun*) 와 같은 고대 무술 시스템은 신체의 특정 지점을 강타하거나 눌러서 적의 혈액 공급을 방해하는 기법을 다루었다. 이집트인들은 인디언들에게서 배웠고 그리스인들은 이집트인들로부터 배웠다. 로마인들은 그리스인들에게서 배웠고 유럽 전체는 로마인들에게서 배웠다. 로마 의사인 Galen의 사상과 혈액, 점액, 황색 담즙, 흑색 담즙의 사체액설에 대한 그의 가르침은 중세까지 의학을 지배했다. 벨기에 의사인 Andreas Vesalius는 1485년 Ghent 대학에서 첫 표본 연구를 수행 하였다. 르네상스 시대에는 혈액 순환과 기타 생리학적 의존성에 대한 지식이 증가하고 주로 프랑스에서 내장기와 혈관의 실험적 치료가 진화했다. 프랑스의 내과 수술의 발전과 별개로, 스웨덴 의사인 Lasse Brandt와 벨기에 의사인 Stapfer는 혈관 치료의 개발에 참여했다(Liem, 2013). 지난 세기에 Jean-Pierre Barral과 Paul Mercier, Jacques Weischenck, Paul Chauffour, Eric Prat 등을 통해 프랑스의 정골 의학에서 내장 치료와 혈관 기법이 발달하였다. Rollin Becker의 가르침에서 영감을 얻어 호주의 Maxwell Fraval가 방법을 개발하였다.

전 세계적으로 혈관 치료는 도수 치료사의 일에 통합된 부분이라 하기에는 거리가 멀다. 정골의학 치료사 중에서도 목표 조직이 되는 혈관을 치료한다는 아이디어를 매우 새롭게 받아들일 것이다. 정골의학의 창시자인 A. T. Still은 신체 조직에 방해받지 않는 혈액 공급의 중요성을 믿었고, 정골의학 치료사도 주변의 결합 조직을 치료하고 근막의 긴장을 줄여 더 나은 혈액 공급을 장려함으로써 간접적으로 혈관을 치료하였다(Still, 1899).

목표 및 목적

정골의학의 창시자인 A. T. Still은 그의 자서전에서 혈관 치료의 목적은 건조한 들판에 물을 대는 것이어야 한다고 말한다(Still, 1899). 이 목표를 달성하려면 먼저 동맥과 정맥의 생리학을 살펴본 다음 조직에 대한 기술적 근사치를 평가해야 한다. 경험적 결과를 임상 연구의 독립적 결과와 구별해야 한다. 기법으로 '느껴지는' 결과는 종종 조직의 실제 반응, 자율 신경계(ANS)의 반응, 환자의 기대, 치료사의 기대, 신체에 미치는 단기적인 영향, 항상성 등으로 구성된다(Vogt, 2008). 우리는 자주 우리의 기법으로 치료가 성공하기를 희망하지만 어쩌면 우리가 환자, 우리의 손길 또는 손의 온기에 대해 이야기하는 방식이 훨씬 더 큰 영향을 미쳤을 수도 있다(Venkatasubramanian, 2006). 더 나은 혈액 공급이라는 목표에 도달하기 위해서는 초음파 검사 또는 체열 검사를 사용하여 스스로를 안심시켜야 한다고 생각할 수 있다. 목에서의 경동맥이 경추의 견인력에 제한점으로 작용하듯이 구조적 요소의 긴장대(tensioner) 역할을 하는 혈관의 기능 장애를 해결하기 위해 평가하려면 치료 전후의 척추의 운동성 또는 활력을 제어해야 한다. 우리의 기술이 아무리 좋더라도 치료 중인 혈관을 다룰 때 우리는 치료 결과가 조직에 사용된 기법 이외의 많은 것들에 영향을 받는다는 것을 잊지 말아야 한다(Barral & Croibier, 2011).

적응증와 금기증

혈관계 치료는 모든 형태의 허혈에 적용되지만 교감신경계를 하향 조절하고 척추 또는 다른 골격 구조의 혈관-의존 구조적 기능 장애를 치료하기 위해 수행될 수 있다(Bevan 외, 1987). 안전하고 환자에게 해를 끼치지 않기 위해서 무엇을 해야 하는지 알 필요가 있다. 환자를 병원에 보내거나 응급실에 전화해야 할 때 더욱 중요하다. 혈관계를 치료할 때 따라야 할 몇 가지 지침이 있다(금기 사항).

1. 심장마비, 뇌졸중, 장간막 허혈, 경막하 출혈, 말초동맥 폐쇄와 같은 급성 허혈 증상이 있는 환자는 절대 치료하지 마라. 환자가 병원을 나온 후 간접 치료에 대한 금기증은 없을 것이다.
2. 헤파린 또는 쿠마린 유도체와 같은 항응고 약물을 복용하는 환자는 혈관 파열 및 출혈을 일으킬 수 있기 때문에 치료하면 안된다.
3. 여자, 아주 마른 여성 또는 노인들을 치료하기 전에 환자의 혈압을 측정하는 것이 좋다. 치료 중에 당신은 신체의 한 곳에서 다른 곳으로 엄청난 양의 혈액을 옮긴다. 특히 내장 치료법은 많은 혈액을 복부 장기로 흐르게 하여 현기증이나 졸도를 유발할 수 있다.
4. 고혈압 환자(140/90 이상)를 치료할 때 치료가 고혈압성 위기(수축기 혈압이 230 mmHg 이상)를 유발하지 않도록 해야 한다.
5. 노인에서는 혈관의 탄성이 감소한다. 이러한 단점을 보완하기 위해 혈관이 길어지고 커브 또는 루프에 놓이게 되므로 증가하는 장력에 혈관벽 탄성 대신 루프의 탄력성이 반응할 수 있다. 그러나 혈관벽은 전단 응력과 견인력에 보다 취약하다. 특히 노인들에게 특히 부드럽게 치료해야 한다.
6. 과민성 면역계를 가진 환자는 주의해야 한다. 때로는 거대세포 동맥염(Horton's disease), 타카야스병 또는 가와사키병(어린이)에서 혈관 염증을 일으킬 수 있다. 측두동맥이나 다른 혈관이 연관되어 있을 때 심한 두통이 발생할 수 있다.

평가 양식

환자는 침착해야 하고 당신의 치료에 대해 알아야하며, 가능한 한 신체의 내수용기성 신호를 관찰하도록 권장한다. 신경 및 근막계와 마찬가지로 혈관계는 모세혈관과 같은 신체 조직의 가장 미세한 부분에서도 나타난다(Myers, 2009). 따라서 혈관계는 환자의 시스템을 볼 수 있는 유일한 창 또는 시스템으로 들어가는 문이다. 그러나 치료사가 의도하지 않더라도 때로는 환자에게 잔인하고 압도적일 수 있다. 익숙지 않은 건물에 들어갈 때, 울타리를 뛰어올라 문으로 달려가서 문을 박살내 열어버리고 집으로 들어가지 않을 것이다. 그러나 치료 중에 우리는 가끔 우리 환자에게 조금 공격적이다. 환자가 치료비를 지불하더라도, 시스템의 허락 없이 옷을 벗기고 몸에 손을 대는 것은 정중하지 않다. 비언어적인 신호와 신체의 반응을 확인한 후에 시스템에 들어갈 수 있을 때까지 기다려야 한다.

또한, 당신은 당신의 손 아래에 있는 신체에 자비로운 인식의 태도를 갖고 자신을 진정시키고 치료를 준비해야 한다. 근막 및 신경 청취 이외에도 항상 신체의 모든 곳, 즉 혈관계로 안내하는 일종의 유동적 청취가 있다. 여기서 당신은 기능 장애를 관찰하고 발견하여 어떻게 해서든 기능 장애를 다룰 수 있다.

적용 원칙 및 방법

이 장의 앞부분에서 언급했듯이 세 가지 유형의 혈관 치료법이 있다. 그러나 그 전에 진단에 대해 이야기해 보자. 혈관 촉진에 대한 훈련은 적절한 접근을 위해 필요함에도 불구하고 많은 정골의학 학교에서 그 훈련이 거의 없다는 사실이 안타깝다. 임상 검사에서 얻을 수 있는 정보는 말할 것도 없다. 대부분의 경우 통증은 허혈이나 염증으로 인한 것이다. 혈관은 두 경우에 모두 관여한다. 동맥을 촉지함으로써 혈관 벽의 긴장, 근막 경로에 있는 혈관의 긴장, 심장 박동, 심박수 변동성(ANS의 가치) 및 강약 또는 부드럽고 단단한 맥박 특성 등에 대한 정보를 수집할 수 있다(Porges, 2010). 예를 들어, 억제 기법을 통해서 기능 장애가 있는 척추 동맥에서 경추의 의존성을 탐지할 수도 있다. Barral과 Chauffour이 전술한 방법은 혈관이나 혈관의 근막 궤적에 대한 기계적인 영향을 의미하는 신장 치료를 포함한다. Fraval의 방법은 혈관 벽의 균형점을 유도하는 좀 더 간접적인 방법이다. Barral의 기법은 네 가지 다른 접근법을 사용한다.

1. 미끄러짐 유도는 이완될 때까지 동맥 축을 따라 부드럽게 활주하는 움직임이다.
2. 신장 유도는 근육 동맥이 종방향 신장을 통해 이완하도록 하는 것이다.
3. 압력 유도는 혈관의 경로를 촉진할 수 없는 영역을 대상으로 하지만 주변 조직이 이완될 때까지 추정된 혈관에 압력을 가할 수 있다.
4. 팔이나 다리가 모든 방향으로 움직이는 동안 늘린 긴 혈관의 두 지점을 사용하여 신장시킨다.

Barral은 근육을 신장시키기 전에 그 부분을 함께 밀어서 짧게 만들 것을 제안한다(Barral & Croibier, 2011).

Chauffour 및 Prat 방법은 '기계적 연결' 개념의 일부이며 혈관에서 '반동'으로 작동한다. 혈관은 세로축으로 뻗어 있고 호흡에 의한 증폭과 함께 가장 높은 긴장 상태에서 이완된다(Chauffour & Prat, 2002). 또한, 환자와 함께 혈류 자체의 균형을 맞추기 위해 실험하고 있다.

가능한 생리적 메커니즘

휴식을 취할 때 우리 몸은 혈류의 중앙 조절이 필요 없다는 것을 명심해야 한다. 즉, 조직의 요구 사항에 따라 조절되는 혈액 공급의 국소 조절이 있음을 의미한다(Porges, 2010). 국소 혈액 공급과 혈관 직경은 산화질소 (NO)나 국소 혈관 운동 신경과 같은 조직 호르몬에 의존한다. 정골치료가 혈액 공급에 미치는 영향에 관하여 혈관 확장 또는 혈관 수축을 유도하는 몇 가지 가능한 방법을 고려해야 한다. 혈액 공급의 변화에 대한 요구는 신진 대사(산소 요구), 근원성(압력 또는 벽 장력), 내피(흐름 또는 전단력) 또는 신경인성(에피네프린 또는 유사한 것) 일 수 있다(Atienza 외, 2007; Bank & Kaiser, 1998, Burnstock & Ralevic, 1994, Gokina, 1998, Jaggar, 1998). 우리가 국소 조직을 치료할 때, 우리는 분명히 국소 효과를 먼저 얻을 것이다. 즉 ANS의 영향이 없고, 교감도 부교감신경의 영향도 없다. '동결(freeze)' (부교감신경) 및 '공격 또는 회피(교감신경)' 반응 시 방대한 양의 혈액이 큰 근육군과 폐로 전달되어야 하기 때문에 혈액의 자율적인 조절은 신체에서 항상 '광범위' 하다(Porges, 2010). 그 대신 국소 조절은 특정 조직의 국소적 요구에 달려 있다. 우선, 우리는 장력에 의해 생성된 펩티드에 반응하는 긴장 수용체와 다른 수용체에 관심을 가져야 한다. 가장 잘 알려진 수용체는 α- 및 β-수용체이다. 이것들은 아드레날린 수용체이며, '광범위한' 혈액 조절의 경우에만 관여한다(Watkins, 1980; Webb, 1981; Hermsmeyer, 1983). 이렇게 잘 알려진 수용체 유형 외에 국소 혈관 운동 조절에 참여하는 다른 유형도 있다. 여기에서 우리는 무스카린성 수용체, 히스타민성 수용체, 아데노신 수용체를 발견할 수 있다(Voets, 2009; Zhang & Zhang, 2008; Webb, 1981; Smith, 1998, Scotland, 2000; Ren 외, 1993). 혈관이 수축하기 위해서는 혈관 평활근 세포의 L-유형 Ca^{2+} 채널을 활성화해야 한다. 이것은 모든 종류의 수용체가 근육 막의 탈분극을 통해 활성화될 수 있다. 활성화된 수용체는 세포 내 Ca^{2+} 채널을 열고 cGMP와 함께 미오신 경사슬 인산화효소(MLCK)를 활성화시키는 IP3를 형성한다. 미오신 머리는 액틴과 반응하여 수축할 수 있다. 이것은 분명히 정골의학 치료가 작동하는 방법이 아니다. 우리는 혈관 확장을 위해 다른 방법을 사용한다. 우리의 치료적 접촉은 기계민감성 수용체를 통해 구아닐산 고리화효소를 활성화시킴으로써 cGMP의 한 형태를 활성화시키는 산화질소(NO)의 비특이적 분비를 활성화한다(Lu & Kassab, 2011). 혈관 근육 세포의 모든 Ca^{2+} 수송 시스템을 조절하여 Ca^{2+}-ATPase가 자극되고 IP3가 억제되며 Ca^{2+}가 저장소에 남아 칼륨 채널이 활성화되고 K^{+}가 막에서 흘러나와 과분극을 일으키고 Ca^{2+} 채널을 정지시킬 것이다. 혈관이 확장될 것이다. 현재 프로스타글란딘-2 (PGI2)와 의심되는(그러나 아직 발견되지 않은) 내피 유도 과분극 인자(EDHF)의 역할에 대한 논의가 있다 (Jaggar, 1998; Jones, 1983; Schiffrin, 2001). 그래서 우리가 조직으로 가는 혈류를 증가시키는 것에 관해 이야기 할 때, 우리는 근막의 긴장, 근육의 과긴장, 그리고 아마도 교감신경의 영향으로 발생한 모든 장애물을 줄임으로써 기존의 혈액 공급을 향상시키거나 또는 혈관 긴장 자체를 변화시켜 혈관 확장을 유도할 수 있다. Bayliss (1902)는 압력 지점 뒤에서 혈압을 낮춰 벽에 미치는 직사각형의 압력을 줄임으로써 얻을 수 있는 혈관 확장 효과에 대해 설명했다(Voets, 2009). 우리의 정골의학적 접근법은 충분히 구체적이지 않기 때문에 확장 및 수축 효과 둘 다 가질 수 있다는 것이 유감이다.

임상 통합 및 예

그러나 어떻게 일상적인 치료에 혈관 기법을 통합하는가? 좌측두통을 호소하는 환자를 상상해보아라. 상담을 통해서 당신은 환자가 너무 많은 일을 하고, 너무 많은 스트레스를 받고 있으며 야외 활동과 재미가 매우 적다는 일상적인 사실을 알게 될 것이다. 관련된 부상이나 사고가 없으며 임상 검사도 크게 다르지 않다. 근막에 집중하는 동안 당신은 목의 좌측에서 경막의 긴장과 근육 근막 제약을 느낄 수 있다. 그러나 우측에도 긴장이 있으며, 경추를 좌측 회전하여 우측 굴곡시키면 좌측의 장력이 감소한다. 이상한가? 그 움직임이 좌측을 더 긴장시키면 안되는가? 어쩌면 반대쪽 두통, 이명 또는 부분 난청과 연결되어 있고 쇄골하동맥의 한 분지로 대동맥 아치와 심장으로 연결되는 우측 척추 동맥을 검사해야 한다. 척추 동맥을 치료하려면 대후두공의 우측 주변에 있는 후두골과 C6의 횡돌기 전방에 접근해야 한다. 그 곳에서 맥동을 찾아 후두골과 C6 사이에서 혈관이 이완되도록 하라. 근막 접근법을 사용하려면 척추 동맥과 연결된 심부 경부 근막의 전방 층을 신장시키거나 우측 회전과 함께 좌측 굴곡하여 경부를 확장할 수 있다. 좌측의 두통이나 긴장감이 나아질 것이다. 또 다른 예는 다음과 같다. 요천골 통증이 있는 젊은 여성을 상상해보아라. 이 여성은 운동이나 달리기로 증상이 호전되며, 가끔씩 발이 차고 밤에 열파(heat wave)와 땀이 증가한다. 호르몬 실험 검사 결과 월경 주기는 이상이 없었다. 그녀는 달리기 중에 무릎이 약해진 것 같다고 말한다. 당신은 양쪽에서 장골의 외회전(outflare), 복벽의 긴장 증가 및 치골 통증을 발견할 수 있다. 따라서 많은 시간을 들여 다른 평가를 하여 여기에서 무엇이 잘못되었는지 알아내기 전에, 총장골동맥으로 나뉘는 대동맥 분기점을 들어올리면 그와 같은 통증을 증가시킬 수 있다. 이것은 그녀의 문제가 장골 동맥의 기능 장애라는 것을 의미한다. 따라서 근막 경선을 다시 사용하여 프랑스어 사용 국가에서 'Delbet's 근막'으로 불리는 전후 결합 조직은 말할 필요도 없이 요근을 이완시키고 골반 근막을 신장시킬 수 있다. 요약하면, 혈관 치료를 통합하여 정맥-유도 결합 조직을 부드럽게하여 더 나은 순환을 달성할 수 있다. 이것은 어떤 면에서 동맥을 통한 혈액 공급이 증가할 수 있는 가능성을 더욱 높인다. 그러나 혈액 자체는 특수한 능력을 가진 일종의 결합 조직이다. 위에서 언급했듯이 혈관 벽은 유도 근막의 긴장이 적을 뿐만 아니라 올바른 수용기 각성을 통해 혈관에 더 큰 요구를 알리기 때문에 혈류를 열거나 닫도록 조작할 수 있다. 많은 국가에서 혈압, 수용체, 유체 역학, 혈액 공급, 혈관 직경 및 내피 요소에 대한 신경학적 영향에 관해서 다양한 연구를 해왔음에도 불구하고 우리는 조직의 혈액 공급에 대한 지식이 완전하지 않다는 것을 인정해야 한다. 이를 염두에 두고 Rollin Becker DO의 말을 떠올렸다. '단순하고 힘든 사실들에 의해 살해된 이론들이 있었다.'

참고문헌

Atienza J. M., Guinea G. V., Rojo F. J. et al. 2007. The influence of pressure and temperature on the behavior of the human aorta and carotid arteries. Revista Española de Cardiología [English Edition], 60, 259–267.

Bank A. J, Kaiser. D. R. 1998. Smooth muscle relaxation: effects on arterial compliance, distensibility, elastic modulus, and pulse wave velocity. Hypertension, 1998, 32, 356–359.

Barral J.-P., Croibier A. (eds) 2011. Manipulation viszeraler Gefäße: Osteopathie in Theorie und Praxis, München: Urban & Fischer/ Elsevier.

Bevan J. A., Duckworth J., Laher I. et al., 1987. Sympathetic control of cerebral arteries: specialization in receptor type, affinity, and distribution. FASEB Journal, 1(3), 193–198.

Bhishagratna K. L. (ed.) 2010. An English Translation of the Sushruta Samhita, Based on Original Sanskrit Text Charleston SC: Nabu Press.

Burnstock G. Ralevic V. 1994. New insights into the local regulation of blood flow by perivascular nerves and endothelium. Brirish Journal of Plastic Surgery, (1994) 47, 527–543.

Chauffour P., Prat E. (eds) 2002. Mechanical Link – Fundamental Principles, Theory, and Practice Following an osteopathic approach, Berkeley, CA: North Atlantic Books.

Duivenvoorden R., De Groot E., Elsen B. M. et al. 2009. In vivo quantification of carotid artery wall dimensions: 3.0-Tesla MRI versus B-mode ultrasound imaging. Circ Cardiovasc Imaging, 2, 235–42.

Faury G. 2001. Function–structure relationship of elastic arteries in evolution: from microfibrils to elastin and elastic fibres. Pathol Biol, 49, 310–325.

Frucht A. H. 1953. Die Schallgeschwindigkeit in menschlichen und tierischen Geweben. Zeitschrift für die gesamte experimentelle Medizin, Bd.120, 526–557.

Gokina N. I. 1998. Temperature and protein kinase C modulate myofilament Ca^{2+} sensitivity in pressurized rat cerebral arteries. Am J Physiol Heart Circ Physiol, 274 (1998), H1920–H1927.

Han H. C. 1995. Longitudinal strain of canine and porcine aortas. J Biomechanics, 28, No.5, 637–641.

Hermsmeyer K. 1983. Excitation of vascular muscle by norepinephrine. Annals of Biomedical Engineering, 1983, Vol.11, 567–577.

Humphrey J. D. 2009. Vascular Mechanics, Mechanobiology, and Remodeling. J Mech Med Biol, 9, 243-257.

Jaggar J. G. 1998. Ca^{2+} channels, ryanodine receptors and Ca^{2+}-activated K^{+} channels: a functional unit for regulating arterial tone. Acta physiol scand, 1998, 64, 577–587.

Jones A. 1983. Membrane Transport in vascular smooth muscle and its relation to normal and altered excitation during hypertension. Annals of Biomedical Engineering, 11 (1983), 589–598.

Lu D. & Kassab, G. S. 2011. Role of shear stress and stretch in vascular mechanobiology. J R Soc Interface, 8, 1379–85.

Myers T. W. (ed.) 2009. Anatomy Trains, Edinburgh, London, New York: Chuchill-Livingstone Elsevier.

Porges S. (ed.) 2010. Die Polyvagal-Theorie: Neurophysiologische Grundlagen der Therapie. Emotionen, Bindung, Kommunikation & ihre Entstehung, Paderborn: Junfermann-Verlag.

Ren L. M., Nakane T., Chiba S. 1993. Muscarinic receptor subtypes mediating vasodilation and vasoconstriction in isolated, perfused simian coronary arteries. J Cardiovasc Pharmacol., Dec.;22(6), 841–846.

Riha G. M. 2005. Roles of hemodynamic forces in vascular cell differentiation. Annals of Biomedical Engineering, 33, No.6, 772–779.

Schiffrin E. L., 2001. A critical review of the role of endothelial factors in the pathogenesis of hypertension. Journal of Cardiovascular Pharmacology, 38, Suppl.2, S3–S6.

Scotland R. S. 2000. Endogenous factors involved in regulation of tone of arterial vasa vasorum: implications for conduit vessel physiology. Cardiovascular Research, 46 (2000), 403–411.

Smith P. H., 1998. A review of the actions and control of intracellular pH in vascular smooth muscle. Cardiovascular Research, 38, 316–331.

Still A. T. (ed.) 1899. Philosophy of Osteopathy, Kirksville: Truman State University Press.

LIEM, T., Dobler T. K., Puylaert M. (ed.) 2013. Leitfaden Viscerale Osteopathie, Munich: Urban & Fischer/Elsevier.

Venkatasubramanian R. T. 2006. Changes in arterial biomechanics following heat and cold treatments.

Journal of Biomechanics, 2006, Vol.39, S380. Voets T., 2009. TRPCs, GPCRs and the Bayliss effect. EmboJ, 28 (1), 4–5.

Vogt R. 2008. Über das mechanische Verhalten elastischer Arterien. DO Deutsche Zeitschrift für Osteopathie, 6(01), 6–7.

Watkins R. W., 1980. Contraction velocity analysis of norepinephrine and angiotensin-ii activation of vascular smooth muscle. European Journal of Pharmacology, 62 (1980), 177–189.

Webb R. C., 1981. Regulation of vascular tone, molecular mechanisms. Progress in Cardiovascular Diseases,, Vol.24, No.3, 213–243.

Zhang H. & Zhang L. 2008. Role of protein kinase C isozymes in the regulation of alpha1-adrenergic receptor-mediated contractions in ovine uterine arteries. Biol Reprod, 78, 35-42.

49

피부-근막 촉진의 핵심 요소: 철학적 개념화에서부터 연구까지

Jean-Marie A. T. Beuckels

소개

정골의학 의사(osteopathic practitioner or physician, OPP)는 근막, 피부 및 촉진을 상상할 수 있지만, 정골의학의 철학적 개념은 무엇인가? Osteoэophy©는 철학적이고 개념적인 사고 체계로서 자연과 인류에 대한 관찰을 바탕으로 합성과 통찰력을 고안하기 위해 비증상 또는 전체적인 정골의학 도수 치료의 범위 안에서 치료 전략을 결정한다. Osteosophy©는 정골의학적 도수치료(OMM) 및 연구와 마찬가지로 Witten/Herdecke University의 정골의학의 한 부서이다. 내용이 비정골의학적으로 사용되는 것을 방지하기 위해 저작권으로 보호한 Osteosophy© 용어의 개념화를 우선시 한다. 기법이 OMM을 결정하지는 않지만 OMM은 이해와 통찰, 심지어는 각성과 의식의 영향을 받는 의료 시스템이다. OMM을 연구할 때, 다른 모든 유형의 치료와 마찬가지로 치료 효과가 발생하기 때문에 정골의학적 기법이 치료 효과(위약 또는 비위약 효과로)를 제공하는지 여부를 고려해서는 *안된다*. 기본적인 질문은 OPP가 치료의 효과를 추론 하는 대신 신체가 필요로 하는 것에 적절하게 대응할 수 있는지의 여부이다. Rollin Becker는 조직만이 알고 있다고 말했다. 따라서 아이디어, 통찰력, 개념화 및 번역(translation) 연구 개념에 따른 조직의 상호작용 및 의사소통을 통해 OPP에게 조직을 알기 위한 방향을 제시할 수 있다. 정골철학의 개념화로 뒷받침되는 번역 연구는 적어도 신체의 요구에 따라 조직을 적절하게 치료하는 것과 관련된 좀 더 효과적인 질문들을 적어도 OPP에게 알려 주어야 할 것이다.

질문과 아이디어

25년 전 정골의학 교육에 첫 발걸음을 내딛으면서 나는 스스로에게 반복해 물었다. 나의 정골의학 선생님은 어떻게 조직의 더 깊은 층을 느끼고 그 움직임을 분석할 수 있을까? 그 당시 많은 생각들이 떠올랐다. 그들은 재능을 타고난 사람인가 아니면 재능이 있는 사람들인가? 아니면 일종의 '강력한' 비밀 기법을 사용했는가? 아니면 그들은 논리적인 설명으로 뒷받침되는 물리적 개념을 사용했는가? 아니면 비밀 기법이 논리적인 설명을 가지는가? 그러나 나는 그 당시 처음으로 관찰한 통찰력을 기억한다. 나의 정골의학 선생님은 다른 수준을 촉진하고 분석하는 것 같았지만, 그들이 유일하게 만지는 것은 피부였다. 그래서 나의 심문은 이 '피부'로 시작되었다.

지금 나의 목적은 당신에게 지난 25년 동안 나의 정골의학의 길을 거쳐간 여러 가지 '근막-촉진' 개념을 모아 '철학적 아이디어'를 선물하는 것이다. 이 개념 중 일부는 많은 OMM 교사, 학생, 동료 및 은퇴한 OMM 종사자 및 의사와의 대화에서 유래하였다. 다른 것들은 개념화 과정 자체에서 나타났다.

피부-기질 개념화

다른 관점

나의 정골의학 교사 및 퇴직한 OMM 동료 대부분은 이 근막 접촉 또는 더 심층의 기질 접촉이 피부 접촉의 특정한 느낌과 관련되었다는 것을 설명했다. 그들은 '젤'이 관련되어 있고 '젤'이 느린 움직임을 보일 것이라고 했다. 그것은 또한 방대한 것이고 '생명'으로 가득 차 있을 것이다. 어쨌든, 다양한 강사의 다양한 설명에서 피부는 항상 중요한 역할을 하는 것처럼 보였다. 이러한 측면들 중 일부는 나로 하여금 피부를 다른 방식으로 생각하게 하였다.

어쩌면 '근막 움직임'은 단지 피부-피부의 움직임뿐이었을 것이다. 나는 근막을 치료했던 나의 모든 선생님들과 동료들이 그들 자신의 피부와 환자의 피부를 접촉하고 있다는 것을 관찰했다. 따라서 OPP의 피부와 환자 피부 사이의 움직임이 특정 감각을 일으켜 OPP나 환자가 근막 동작 같은 것을 느끼도록 믿게 한다. 이것은 단지 신체적인 고유감각 효과일 수 있다.

아마도 피부가 세포 외 및 세포 내 기질(ECM/ICM) 복합체와 단단하게 연결되어 있기 때문에 피부를 움직이면 피부 아래 기질층의 움직임에 대한 아이디어를 얻을 수 있을 것이다. Ingber (2008)는 피부를 당기거나 누르면 더 깊은 층과 소통할 수 있다고 제안했다. Lee (2005)는 이러한 tensegrity와 기계적 변환에 빛과 전자기 상호 작용과 같이 의사소통하는 피부-ECM/ICM 복합체의 다른 기능을 추가했다.

심부 근막층을 만져보고 검사하는 것은 다소 '형이상학적'이었다. 피부는 세포막과 유사하게 ICM에서 ECM으로 또는 그 반대로 신호를 전달하는 일종의 동작-송신기의 일종일 수 있다. 그러면 피부는 신체 내용물의 정보와 통합된 정보를 가져오고 신체 영역을 함께 감싸는 신체 막이 된다. 이 형태학적 영역은 진화 생물학에서 점점 더 논의되고 있고 부인할 수 없다(Sheldrake, 2009). 이 영역에는 생물학적 물질을 형태학적으로 표현하기 위한 모든 정보가 들어있다. 그것은 살아있는 물질을 포함하고 둘러싼다. 세포막이 상호 연결의 역할을 하는 ICM/ECM 복합체와 유사하게, 피부는 물리적/형이상학적 복합체에서 유사한 역할을 할 수 있다. 결합 조직 기질이 전체 ICM/ECM 복합체이기 때문에, 형태학적 기질은 물리적/형이상학적 복합체가 될 것이다.

이 마지막 개념은 피부에서 물질과 ECM/ICM 복합체를 인식하는 다양한 방법에 대한 여러 고려 사항을 이끌어냈다.

뉴턴의 관점에서 물질 또는 ECM/ICM 복합체를 고려하면 곧바로 생체역학적 관찰 모드로 전환할 수 있다. 동작을 설명하는 데 받침점, 축 및 동작의 물리적 설명(진폭, 방향, 힘, 속도 및 주파수와 같은)이 사용된다. 그러나 Max Planck (1922 [2013])의 관점에서 이 문제를 고려하면 물리적 고체 물질의 개념이 갑자기 사라진다.

> '모든 물질은 원자의 입자를 진동하게 하고 원자의 가장 작은 태양계를 함께 묶는 힘의 미덕에 의해서만 생겨나고 존재한다. 우리는 이 힘 뒤에 의식적이고 지능적인 마음의 존재를 가정해야 한다. 이 마음은 모든 물질의 기질이다.'

이러한 통찰력은 피부로 둘러싸여 있는 육체가 'Planck 지능' 에 의해 결합되어 있음을 보여준다. 또 신체의 핵심 부분에서 앵커를 발견해 이 단단한 몸 밖의 피부를 통해 형태 영역에서 확장하는 형태학적 기질도 있다.

그러나 고체 물질은 작은 입자뿐만 아니라 파동으로도 표현될 수 있다. Heisenberg의 '이중 슬릿' 실험 데이터 (1927)는 전자(물질의 작은 조각)가 관찰에 반응함을 암시한다. 이중 슬릿 회절과 간섭 패턴은 관찰 중에 사라진다(Bach 외, 2013). Heisenberg는 관찰자가 단순히 그 물질을 관찰함으로써 파동 함수를 입자로 붕괴시켰다고 말했다. 관찰 행위(심지어 촉진 방식으로조차도)는 서로 겹쳐지는 전체 파장이 형태를 통해 표현되는 입자 배열로 붕괴되도록 한다(Wolf, 1989). 이것은 우리가 OMM에서 의식적인 관찰 방식으로 접촉할 때, 그 물질이 입자의 형태학적 표현을 통해 붕괴된 파동 함수로 스스로 표현하도록 한다.

초점 또는 초점 분산

따라서 물질 또는 조직 및 그 변형되는 형태와의 상호 작용을 의도적으로 또는 인지하는 것에 따라 다른 '물질 세계'가 OPP의 손에 등장할 수 있다. 여기에서 '의도'는 초점과 특정 내향 동작을 의미하며 '주의'는 초점의 분산과 광범위한 외향 동작을 의미한다.

일부 근막 강사는 특정 층을 촉진하기 위한 시각화를 제안했다. 지난 수십 년 동안, 그것은 형태학적 기질의 수준 위에서 상호 작용하는 가장 보편적인 방법 중 하나였다. 그것은 마음-손 의도라고 부를 수 있다. 가상의 정보 영역은 형태학적 영역에 투영되고 형태 또는 움직임을 구성하기 위해 주형으로 사용되는 것처럼 보인다. 여기서 문제는 형태학적 기질의 자연스러운 표현을 방해할 수 있는 정체된 상상일 수 있다는 것이다. 이 경우 시각화는 촉진하여 조직 기질을 관찰할 수 있고, 결과적으로 물리적 수준에서 형태학적 영향을 받는 '특수화' (파동을 입자로 변형)의 한 형태일 수 있다.

다른 근막 강사는 기질을 검사하는 동안 형태학적 표현의 변형 가능성을 검사할 수 있도록 약간의 의도를 유지하라고 조언한다. 반면 다른 사람들은 기질을 검사하는 중에 형태학적 기질이 스스로를 표현하도록 주의를 기울여야 한다고 조언했다. OMM 검사 및 치료에서 하나 또는 그 이상의 작업을 수행하기로 한 개별적인 결정은 실제의 자연적인 표현이나 현실 초월(trans-reality) 상황에서 영향 받거나 변형된 표현 중 무엇을 필요로 하는지에 달려 있다. 초점을 맞추거나 초점을 분산하는 두 가지 방법 모두 적용해야 할 이유가 있을 수 있다.

의식

세포막이 ICM과 ECM의 특성을 상호 연결하고 통합할 때, 피부는 신체 기질의 물리적 및 형이상학적 복합체의 다른 특성을 비슷한 방식으로 표현할 수 있다. 피부는 모든 조직의 첫 번째이며 물질의 형태이기도 하다. 물질이 다른 관점에서 관찰될 수 있으므로 물질을 관찰하는 방식이 아이디어와 사고의 경로를 수정할 수 있다. 또한 이러한 관점은 물질을 만지거나 피부를 만지는 방식을 변경할 수 있다. 그것들은 '다르게' 촉진할 수 있게 한다. OMM에서 우리가 시각화를 통해 형태학적 기질을 수정하지 않고 조직층을 검사하고자 한다면 열린 개념화가 필요하다.

형태학적 기질이 E-홀로그램 또는 전체 에너지-홀로그램으로 표현되는 경우 조직 기질을 포함하며 이는 물질-홀로그램에 의해 정의될 수 있다. 다음의 공식이 도출된다. E = {물질 홀로그램}. 에너지 영역 (McTaggart, 2008), 물리적 신체의 활발한 비계(scaffolding) (Fulford, 2003) 또는 물질의 에너지원(Gerber, 2001)인 'E'는 물질-홀로그램 그 이상이다. 물질-홀로그램에 무언가가 추가되어 형태학적 기질로 변형된다. 아인슈타인의 공식을 관찰하면 변형 물질은 C^2 일 수 있다. 'c'는 '빛의 속도' 값으로 '상수'를 의미한다. 그러나 도대체 개념적으로 빛의 속도를 가지고 물질 기질을 형태학적 기질로 변형시키고, 문자 'c'로 표현할 수 있는 것은 무엇인가? 이것의 답은 의식(consciousness)일 수 있다. 물질을 구체화하는 데는 많은 의식이 필요하다(consciousness)^2.

액체 물질

우리를 둘러싼 모든 물질은 주파수의 결과이다. 주파수를 변경하면 물질의 구조가 변할 것이다. 예를 들어, 공진 주파수에서 소리를 내어 와인 잔을 진동시키면 그 구조가 움직이고 변화하고 액화되어 결국 깨진다.

자체 공진 주파수로 진동하는 액체 상태의 물질은 팽창의 특성을 갖는다. A. T. Still (1910)은 '실체(Substance)'라고 불리는 이 물질 뒤의(액체) '물질(Matter)'을 강조했다. 실체의 개념은 Aristotle의 형이상학 철학 (BC 384-322)에서 나왔는데 Aristotle은 실체를 일종의 의식으로 정의하면서 우주의 구성 요소로 설명했다(Aristotle & Bishop Jones, 2012). 어떤 이유로 과학은 우주의 기본적인 구성 요소 개념을 통합했지만 실제로 오늘날 주로 빈 공간임이 증명된 고체 물질이나 물질로 대체했다. 이 '실체적 물질 전환'은 인류와 세계의 공통적인 우주 시각으로부터 의식을 닦아냈다. OMM에서, 물질-동작-마음의 우주 시각은 처음에는 잘 알려져 있었지만, 나중에는 '의학 맞춤 공식', 즉 신체-마음-정신으로 대체되었다. 이것은 일종의 과학적인 '추진력'을 제공하여, 형이상학적 측면을 촉진과 치료에서 제외했다. 그러나 OMM에서는 여전히 액화되고 광범위한 상태의 물질에 대해 교육한다. 균형 잡힌 인대성 긴장 상태 또는 두개골 일차 호흡 운동과 같이 조직에 귀 기울이는 다양한 치료는 여전히 많은 OPP가 느끼고 있고 OMM에서 현실로 받아들여지는 이 촉진 액체-팽창 모드를 포함한다. 액체-팽창 모드를 접촉하려면 특정 깨우침과 의식이 필요하다.

조직은 실체의 한 형태일 수 있으며 실체를 포함할 수도 있고 물질 및/또는 실체로서 행동할 수도 있다. 이러한 모든 조직 현실은 실제일 수 있으며, 아마도 촉진하는 순간 통합되거나 인지되는 상태의 종류에 따라 달라질 수 있다. OPP는 조직을 물질의 일부로 간주할 수 있지만, OPP는 물질이 실체로 존재하는 방식으로 촉진 조건을 수정할 수 있다. 단순한 물리 법칙을 고려할 때, 공진은 조직의 진동 상태를 유도할 수 있다. 그런 상태에서 조직은 액체 상태의, 만질 수 있는 상태를 나타낼 것이다. 공진 상태를 유도하려면 특정 주파수의 입력, 즉 조직 자체의 주파수가 필요하다.

특정 종류의 조직에 대한 촉진 실체를 전환하기 위해, OPP는 먼저 촉각 조건 하에서 액화될 조직의 종류를 명확히 할 필요가 있다. 해부학적 및 조직학적 지식은 이 특정화를 확실히 뒷받침한다. 그러나 'Descartes-hangover'는 대부분의 OPP를 그들 자신의 분석 지식에 가두어 둔다. 세포 모형이나 죽은 해부학에 대한 상세한, 그러나 때로는 '비현실적인' 지식은 단지 실제로 자연이 제시하는 것을 엿볼 수 있게 할 뿐이다. 해부학(anatomy)은 '변화하는' 형태의 세계이며, OPP에게 조직의 실질적이고 특수한 '살아있는' 경험을 제공하는 것 또한 해부학일 것이다. 조직에 관한 풍부한 경험적 지식은 액체 팽창하기 위해 조직의 개별적인 주파수를 잡아둘 수 있는 조건 중 하나이다. 분명히 다른 수준의 의식은 조직 촉진 정보의 유사한 액화 과정을 뒷받침할 수 있다.

일단 액체 팽창 물질이 조직 기질과 형태학적 기질 사이의 물 경계면을 열면, 정보 수용력이 열린다. 물 정보 수용력으로도 잘 알려진 물의 'Emoto' 특성은 정보를 포착하고 축적하는 물의 능력뿐만 아니라 정보를 전달하는 능력을 정의한다(Emoto, 2011).

의도-주의

근막 치료법의 가르침에서, 움직임에 대한 의도를 개발해야 한다는 언급이 여러 번 있었다. 그러나 의도를 갖기 위해서는 계획, 지식, 자기 지식, 경험이 풍부한 지식, 또는 심지어 의식이 필요하다... 정골의학에는 마음-손-의도-상호작용이라고 하는 의도적인 상호 작용이 존재한다.

여기서 현실적인 해석은 OPP의 생각에 정신적 정보로 구성된다. 그런 다음 OPP는 환자의 몸에 손을 얹고 원하는 조직 현실로 바꾸기 위해 이 현실을 조직에 의도적으로 투사한다. 문제는 의도가 아니라 조직 현실의 배제이다. 조직의 현실이 자유도를 잃는다면, '주입된' 생각이 고착되어 고정관념이 될 것이다. 이는 계획된 현실을 하위 또는 비현실로 바꾼다. 결과적으로 OPP는 자신의 정보에 고착된다.

정골철학의 관점에서, 손-마음 통로가 있을 수 있다. 여기서 정보 흐름은 OPP의 손아래에 있는 조직에서 시작된다. OPP가 손으로 만지는 첫 번째 조직은 피부 조직이다. 전체 조직 기질 또는 형태학적 기질이 OPP의 손으로 정보를 전달하면 피부를 통해 자연스럽게 정보가 전달된다. 이 정보를 수집하려면 OPP의 주의가 필요하다. OPP와 조직 사이의 공통적인 의사소통은 움직임을 통해 발생한다. 움직임 자체는 내부 또는 외부의 다른 힘에 의해 당김, 밀기 또는 주파수 형태로 생성될 수 있다. 이러한 움직임 정보는 물리적 법칙에 의해 측정되고 해독될 수 있다.

연구 시작

피부 동작

나중에, 근막-치료 접촉, 가능한 메커니즘 및 물질에 대한 다른 관점을 모은 후 Witten/Herdecke University의 정골의학 부서에서 연구를 수행할 수 있었다. 거기에서, 나는 피부가 시공간 상태에 따라 다른 움직임 패턴을 가지고 있음을 발견했다. 이 연구를 위해 고려해야 할 사항은 물질과 동작의 총체로, 전체 조직 기질의 나머지 부분과 피부 사이의 상호 연결이었다.

2015년 과학 문헌은 피부의 기계적 검사를 여전히 피부 또는 피부-근막의 신장으로 간주하고 있다. 다른 장치는 피부가 특정 진폭으로 늘어날 수 있음을 증명한다. 이 신장력은 주로 두 개의 기준점을 잡고 그 둘을 분리하여 측정한다.

'피부근막 동작 검사'에 대한 아이디어

'피부근막 동작 검사'는 피부의 신장력이 아니라 피부가 움직이는 패턴에 관한 것이다. 이 생각은 스포츠 동작 분석의 측정에서 유래하였다.

1980년대 스포츠 움직임의 생체역학 분석 실험에서 2차원(2D) 자세 및 동작의 측정을 위해 피부에 여러 개의 접착 마커를 부착하였다. 이 실험을 하는 동안 연구원은 기준 마커의 측정이 최적의 상태로 유지되지 않았으므로 이에 관한 문제를 고려했어야 했다. 마커는 실제로 피험자의 개별적인 피부 동작에 따라 움직였다. 현재까지 마커의 움직임은 관절 운동학 측정에서 연부조직 인공물을 나타낸다(Benoit 외, 2015). 생체역학적 인공물의 분석은 2D 데이터를 제공한다. 그에 대응한 개별적인 피부 동작 데이터도 2D였다.

2D 피부 동작의 관찰이 정골철학적 개념화에 적용되었다. 완전히 개별적인 피부는 자체의 2D 움직임 가능성을 가지고 있으며, 이는 피부를 통해 전체 형태학적 기질을 넘어서는 그 조직과 상호 연결될 수 있다. 피부에 전체 기질의 움직임 패턴이 각인되어 있을 수 있다. 즉, 피부근막 동작 검사는 피부가 나타내는 조직 기질의 전체 움직임 패턴을 반영할 수 있다. 근막 조직 또는 기질 조직과의 좁은 상호 연결을 고려할 때, 2D 피부 동작 또는 피부 이동은 그 근간을 이루는 상호 연결층의 움직임 제한에 달려 있다.

이동 동작

피부근막 검사의 목적은 피부의 이동 동작을 검사하는 것이었다. 피부를 다른 방향으로 이동시키면 피부 동작 패턴을 쉽게(또는 장벽에서) 제공할 수 있다. 피부 동작은 하부층과 동일한 진폭 또는 2D 동작 범위를 가질 수 없지만 피부를 '붙잡는' 조직층으로 잘 상호 연결되어 있기 때문에 동일하거나 유사한 동작 패턴을 가질 수 있다. 현재의 정골철학적 개념화에서, 심부 조직층과 피부의 상호 연결 위치를 피부-근막 단위라고 부른다.

이동은 3차원(3D)의 주요 동작을 일으키는 데 필요한 작은 동작이다. Bois는 감각 생체역학을 이용하여 이동 동작 없이는 3D 동작을 조화로운 방식으로 완전히 표현할 수 없다고 설명한다(Courraud-Bourhis, 2005).

작은 동작과 주요 동작의 조화로운 균형에 대한 간단하면서도 명확한 예는 벽에 기대어 서서 앞으로 굽히는 것이다. 발, 무릎, 골반, 척추를 벽에 대고 몸을 앞으로 구부리려고 하면 앞으로 넘어지는 것을 피할 수 없다. 이유는 골반의 후방 이동이 부족하기 때문이다. 이것은 앞으로 구부리는 동안 골반의 후방 이동이 필요함을 보여준다. 앞으로 구부리는 것은 축을 중심으로 한 원 운동이다. 모든 원형 동작은 신체 또는 특정 3D 기질 부분의 균형을 이루기 위해 반대 방향으로 이동해야 한다. 균형이 없다면, 고유수용성 감각의 조화가 없는 것이다. 적절한 고유수용감각이 없다는 것은 몸 전체가 의식하지 않는다는 것을 의미한다. 어떤 면에서 이동 움직임은 신체 의식을 정의한다. 그것들은 움직이는 가능성을 정의한다. 이동 가능성이 적으면 전체 움직임이 적다는 것을 나타낸다.

피부에 있는 2D 이동 패턴에는 3D 기질의 이동 가능성에 대한 정보를 포함할 수 있다. 다시 말해, 피부의 이동성 검사 결과는 기질의 굴곡-신전, 측면 굴곡 및 회전과 같은 원형 동작과 관련된 패턴을 나타낼 수 있다.

검사 장치

Witten/Herdecke University의 정골의학과에서 전기기계적 '피부근막 동작 검사 장치'를 개발하였다(그림 49.1). 이 장치를 만든 목적은 장치를 사용하여 형이상학적 영향 없이 유효하고 신뢰할 수 있는 방식으로 피부근막 패턴을 발견할 수 있는지 여부를 알아내는 것이었다. 실험 설정의 첫 번째 단계에서 장치 자체가 유효하고 신뢰할 수 있는 결과를 만들어내어 이를 입증했다. 여러 운영자가 이 장치를 사용하여 같은 피부의 피부근막 패턴을 검사하고 동일한 결과를 얻었다. 평가자 간 신뢰도도 높았다.

그러나 이러한 장치를 설계하는 주된 목적은 장치 검사와 수동 피부 검사가 동일한 검사 결과를 제공할 수 있는지 여부를 검사하는 것이었다. 최신 데이터에서 검사 결과가 동일하지는 않지만 때때로 패턴이 겹치는 것처럼 보인다는 것을 알 수 있었다. 평가자 간 신뢰도가 높은 장치와 비교할 때, 동일한 피부-근막 단위의 수동 검사는 평가자 간 신뢰도가 높지 않았다. 낮은 평가자 간 신뢰도의 주된 요인은 OPP의 '교육' 차이였다. 다른 교육 배경을 가진 OPP는 수동 피부 패턴 검사 중 다른 결과를 산출하는 것처럼 보였다. 놀랍게도 특정 방식으로 교육받은 검사자 하위 그룹의 데이터를 비교하였을 때 평가자 내 신뢰도가 훨씬 우수했다.

그럼에도 불구하고 수동 검사자가 동일한 방식으로 교육을 받은 경우에도 수동 검사 중 적절한 힘과 속도를 적용했다. 진폭은 달랐지만 패턴 범위가 겹쳤다. 이것은 또한 검사 장치 분석 데이터가 수동 피부근막 동작 분석의 데이터와 동일한 진폭을 제공하지는 않지만 피부-근막 단위의 동일한 패턴을 제공하는 결과를 가져왔다. 즉, 장치 검사와 수동 검사 결과의 중첩은 수동 검사자가 유사한 방식으로 피부근막 검사를 수행하도록 특별히 교육 받았을 때만 존재한다는 것을 의미한다.

따라서 이 첫 번째 실험 단계에서 특정 교육을 한 후 피부근막층의 이동 패턴을 수동으로 검사할 수 있다는 결론을 내릴 수 있는데 이는 장치를 이용한 패턴 검사와 일치한다.

피부-근막 단위의 기능 장애 층

다음 연구 단계 중 하나에서 장치로 분석한 피부근막 이동을 피부-근막 단위의 조직 움직임과 비교하였다.

압력 장치를 사용하여 기계적으로 심부층의 기능 장애를 조사했다. 그 결과 피부근막층 이상의 기능 장애는 단지 하나의 해부학층 또는 조직층에 퍼져있음을 알 수 있었다. 기능 장애는 다른 인접층의 동작을 방해하는 일종의 비정형적 특징 또는 비특이적 형태를 갖는 것으로 보였다. 이 간섭 또는 기능 장애의 동작은 2D

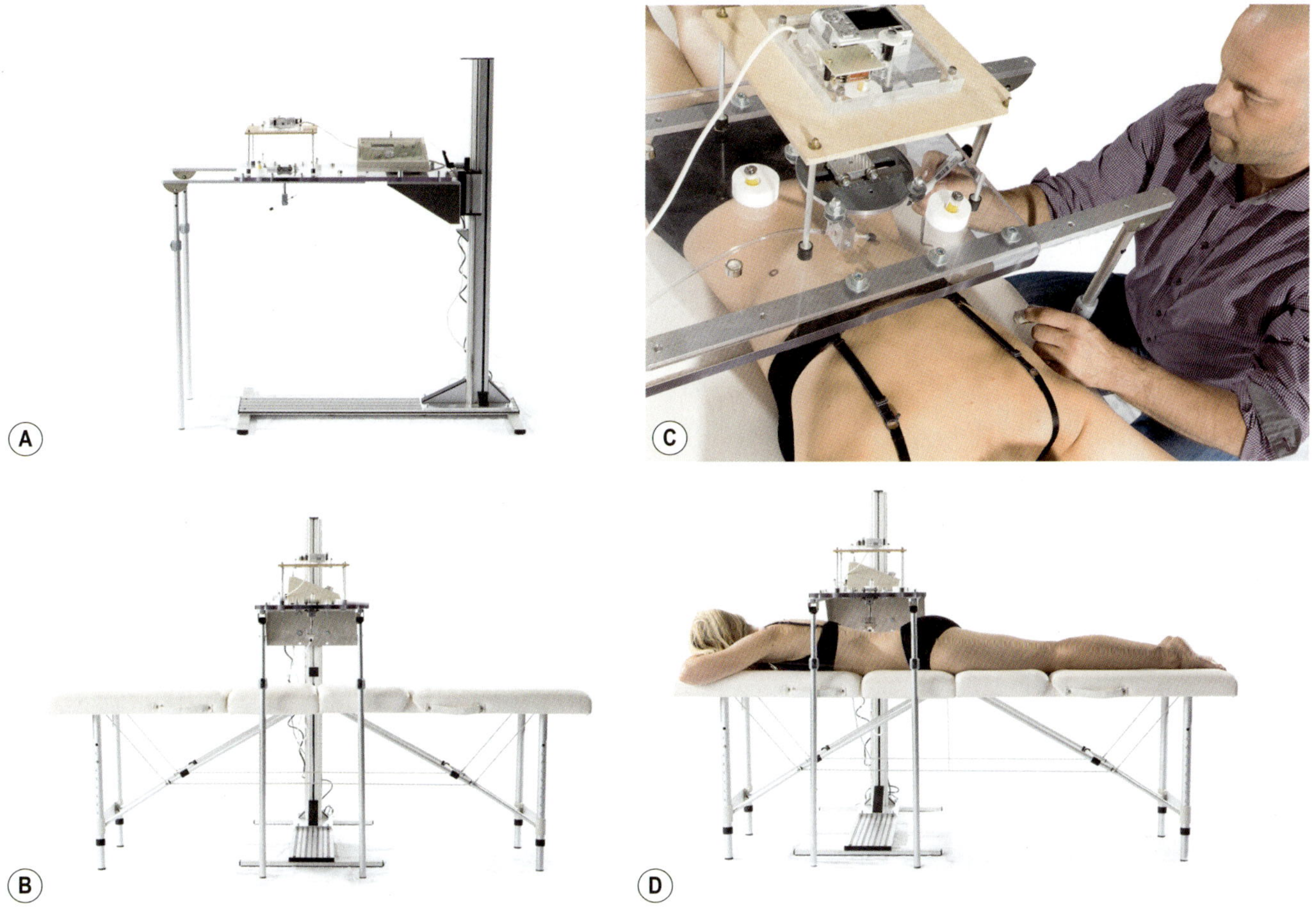

그림 49.1
피부 움직임 분석기. (A) 전면 (B) 벤치를 이용한 측면도 (C) 피부 움직임 검사 (D) 검사 중인 환자의 측면도. Reproduced courtesy of Till Böcker

방식으로 피부근막층에 투사되는 것처럼 보였다. 하나의 벡터로 계산할 수 있는 피부근막층의 이동 동작은 피부 위층 중 하나에서 주요 기능 장애를 정의하는 3D 벡터(진폭, 방향 및 힘을 나타냄)의 2D 투영과 일치한다.

깊이를 3차원으로 통합하여 볼륨을 구성한다.

최신 연구는 OPP가 특정 피부–근막 단위의 피부층을 넘어서는 주요 기능 장애를 발견할 수 있는 방법에 의문을 제기했다. 동료와 교사와의 인터뷰에서 OPP는 근막을 치료할 때 피부 너머의 위치를 검사하기 위해 촉진 정보에 3차원의 깊이를 추가해야 한다고 밝혔다. 깊이는 볼륨의 인식을 허용한다. 인터뷰 결과 깊이를 통합하고 볼륨을 파악하기 위한 두 가지 극단적인 모드를 결론지었다.

고유수용감각 압력 볼륨

볼륨을 파악하는 가장 쉬운 방법은 OPP의 손과 상호작용하는 충돌 압력과 심층에서 조직 저항 반응의 결과로 고유수용감각 정보를 이용하는 것이다. 이 아이디어는 조직 저항의 깊이를 검사하는 데 사용된 기계적 압력 장치의 메커니즘과 유사하다. OPP는 이런 종류의 압력 촉진을 개발하기 위해 특정 교육 단계를 거쳐야 한다.

고유수용 감각 볼륨

두 번째로, 볼륨의 감각을 파악하는 덜 분명한 방법은 물리적인 압력이 아니라 '감각적 구성'을 이용하는 것이다. 이 감각적 볼륨은 형이상학적 볼륨 또는 메타볼륨이다. 그것은 일차 호흡 기전(primary respiration mechanism: PRM)과 관련된 볼륨과 비교될 수 있다. PRM을 촉진하는 동안, OPP는 두개골이나 피부로부터 손을 떼어내는 부드러운 전자기적 전하와 같은 볼륨이 관련되어 있다는 인상을 갖는다. 이 감각적인 볼륨은 주로 내부에서 외부로 나타난다. 그러나 마음-손-의도를 통해, 감각적인 볼륨이 생성되고 의도적으로 안쪽으로(피부 너머의 조직층에서) 확장할 수 있으며 다양한 방향으로 조직 기질 내부로 이동할 수 있다.

메타볼륨을 사용하면 OPP는 내부로 덜 확장하고 볼륨 동작이 적으며 ECM/ICM 복합체의 특징적인 표현이 적은 피부 아래의 조직층을 감지할 수 있다. 정확하게 이러한 조직층은 기능 장애를 포함한다.

감각 볼륨은 또한 손-마음 주의에서 나타날 수 있다. 여기서 주의력이 메타볼륨을 생성한다. 메타볼륨은 층을 통해 자율적으로 움직이고 공진 볼륨을 위해 스캔한다.

의도적 및 주의집중 메타볼륨은 ECM/ICM 텐세그리티, 빛 및 전자기 상호작용과 같은 기질의 다양한 촉진 특징에 의해 '착색'될 수 있다. 'Emoto' 효과도 여기에서 중요한 역할을 할 수 있다. '착색된' 볼륨은 OPP가 기질의 조직 층과 다른 통신 수준에서 상호 작용할 수 있게 한다. 깊은 층의 기능 장애를 분석하기 위해 이러한 감각 볼륨을 적용하려면 특별한 촉진 교육이 필요하다.

감각적 방법은 연구 세토에서 연구되었고 최근의 연구 결과는 기능 장애 층에 볼륨 동작을 취하면 피부근막 동작의 패턴에 해당하는 동작 패턴이 나타난다는 것을 보여주었다. 볼륨 동작의 동작 패턴(수동 검사)과 압력 동작의 동작 패턴(장치 검사)도 일치하는 것으로 보인다(감각 볼륨과 압력 볼륨을 통해 특정 수동 검사 교육을 받은) OPP의 '깊이 대응' 예비 분석이 수행되었다. 초기 결과는 진폭이 아닌 패턴의 유사성을 나타낸다.

결론

조직의 더 심부층을 촉진하는 방법은 기계적 변환의 개념이나 H_2O-가소성, 빛 및 전자기 상호 작용 등과 같은 ECM/ICM 복합체의 다른 특징들에 의해 뒷받침될 수 있다. OPP가 초점방식이나 초점 분산 방식으로 촉감, 고유수용감각 또는 감각을 통해 서로 다른 종류의 결합 조직 정보를 파악하기 때문에 조직 자체가 조직 기질로 탐구될 수 있다. 이 기질은 생물학적 물질의 형태학적 표현을 구축하기 위한 모든 정보를 포함하는 형태학적 영역에서 통합되고 받아들여지는 것으로 가정된다. Planckian의 물질에 대한 관점과 Heisenbergian의 관찰에 대한 관점에 의해 뒷받침되는 물질은 OPP의 초점 또는 초점 분산 방식으로 촉진하는 동안 고체, 겔 또는 다른 응집 상태로 인지될 수 있다. 비고체 촉진 관찰은 액화 과정에서 구체화하는 물질과 상호 작용할 수 있는 의식과 공진의 형태를 요구한다.

마음-손-의도-상호 작용 또는 손-마음 경로에 따라, 실체로 인식되는 물질은 물리적 법칙에 의해 측정되고 해독될 수 있는 움직임 정보를 제공한다. 이 감각 정보는 피부의 이동 특성에 따라 표현된다. 검사 장치로 측정한 피부 이동은 피부-근막 단위의 동작 가능성이 각인된 것처럼 보인다. 졸(sol) 압력 인식을 통한 물리적 볼륨이나 겔-물질 인식을 통한 형이상학적 볼륨은 더 깊은 조직층으로 가는 문을 열 수 있다.

현재로서는 피부가 근막 또는 조직 기질 검사에서 중요한 역할을 한다고 결론지을 수 있다. 피부근막 이동의 진폭은 평가자 간 신뢰도에 의해 뒷받침되지 않지만, 피부근막 검사의 패턴은 신뢰할 수 있는(평가자 간 및 내부측정) 결과를 나타낸다.

참고문헌

Aristotle, Bishop Jones R., Ross W. D. The Metaphysics. CreateSpace Independent Publishing Platform, 2012.

Bach R., Pope D., Liou S-H., and Batelaan H. Controlled double-slit electron diffraction. New J Physics. 2013;15:033018

Benoit D. L., Damsgaard M., Andersen M. S. Surface marker cluster translation, rotation, scaling and deformation: their contribution to soft tissue artefact and impact on knee joint kinematics. Journal of Biomechanics. 2015;48(10):2124–2129.

Courraud-Bourhis H. Biomécanique sensorielle et biorythmie, Editions Point d'appui, 2005.

Emoto M., The Miracle of Water. Atria Books, reprint edition, 2011.

Fulford R., Dr. Fulford's Touch of Life: The Healing Power of the Natural Life Force. Gallery Books, 2003.

Gerber R. Vibrational Medicine: The Handbook of Subtle-Energy Therapies, 3rd edition. Bear & Company, 2001.

Ingber D. E. Tensegrity and mechanotransduction. Journal of Bodywork and Movement Therapies. 2008;12:198–200.

Lee R. P. Interface: Mechanisms of Spirit. Stillness Press LLC, 2005.

McTaggart L. The Field: The Quest for the Secret Force of the Universe. Harper Perennial. Updated edition, 2008.

Planck M. The Origin and Development of the Quantum Theory Translated by Quantum Theory. Classic Reprint Series. Forgotten Books, 1922 [2013].

Sheldrake R. Morphic Resonance: The Nature of Formative Causation. 4th edition. Revised and expanded edition of A New Science of Life. Park Street Press, 2009.

Still A. T. Osteopathy: Research and Practice. Kirksville, Mo: Andrew Taylor Still, 1910.

Wolf A. F. Taking the Quantum Leap: The New Physics for Nonscientists. Revised edition. Harper Perennial, 1989.

50

근막에 적용된 JARRICOT의 피부통

Michel Puylaert

소개

역사

19세기 후반과 20세기 초반에 반사 영역 또는 피부통 영역이 처음 연구되었다.

- 1841년 Marshall Hall은 국소적인 압통과 내장 질환의 연관성을 설명했다.
- 1910-1936년 A. Sherback은 반사 영역 개념을 도입했다.
- 1930년 W. Kohlrausch, H. Teirich-Leube 및 E. Dicke가 결합 조직 마사지를 개발했다. 결합 조직 영역 중 임상적으로 활동성인 질병이나 소위 '임상적으로 침묵하는 영역' 의 두 부분이 중요하다.
- 1955년 O. Glaser과 V. A. Dalicho는 내장과 신체 기능 장애와 관련하여 반사-기반 기법을 개발했다.
- 2차 세계 대전 이후 M. Beal을 포함한 많은 미국 과학자들이 피부와 내장의 관계에 관심을 갖게 되었다. 이것은 채프만 포인트(Chapman point)의 발전을 가져왔다.

이 반사 영역은 사실상 진단적이며 치료를 위해 고려되었다.

Dr. Jarricot (1903-1989)은 중국 침술과 이침(ear acupuncture)에 대한 교육을 추가로 받은 동종요법 의사였다. 내장 기능 장애의 객관적인 징후를 찾기 위해 그는 흉부와 복부를 검사하고 몇몇 별개의 장소에서 표재성 조직의 변화를 발견했다. 이것들은 내장 질환에서 기인한 특정 피부 변화로 밝혀졌다. Jarricot은 이 영역을 침술 관련 연구 결과와 비교했다. 그는 이 영역, 특히 전방 흉부의 이러한 영역이 경혈점과 겹치고 피부통 영역과 떨어져있는 특정 부위에 침술이 바르게 적용되면 사라지는 경향이 있다는 것을 발견하였다. 반대로 피부통의 전방 영역을 치료하면 침술에서 중요한 진단 방법인 맥이 정상화되었다.

1932년 초 Jarricot 박사는 피부와 내장 기관의 관계를 기술하면서 'dermalgie réflexes' 또는 'reflex dermalgias' 라는 용어를 만들어냈다. 특정 지점을 표시한 지형도를 작성하는 데 거의 반세기가 걸렸다 (Jarricot, 1975). 복강경 검사, 심전도 검사, 초음파 검사, X선 검사 등 여러 가지 검사를 끝낸 후에만 반사점을 지도에 포함시켰다. 또 이 피부 영역을 수술로 확인했다. 일반적으로 체간의 전방에서 뚜렷한 조직의 변화를 볼 수 있으며 내장 기관과 그 공급 계획을 구성한다. 이 영역은 진단과 치료의 역할을 한다. Jarricot 박사는 반사 피부통의 치료에 침술점을 종종 포함시켰다.

기초

Jarricot 박사에 따르면 반사 피부통은 진피의 변화인 '지방이영양증'으로 정의된다. 보통 반사 작용을 발견할 수 있는 영역은 피부신경의 출구 주변에 위치한다. 이 영역의 크기와 모양은 연관된 내장에 따라 다르다. Jarricot의 반사성 피부통은 침묵하여 자발적으로 통증을 유발하지 않는다. 특정 검사와 근본적인 기능 장애가 있는 경우에만 압통 또는 때로는 격렬한 통증이 유발될 수 있다. 임상의는 외부 징후로 환자의 피부가 상당히 두꺼워져서 거의 들어 올릴 수 없다는 것을 알 수 있다.

감각 과민점은 대개 피부신경의 가지가 뚫고 나가는 지점 또는 경락 교차점과 일치하는 영역의 중심부에서 볼 수 있다.

양성 반사성 피부통은 내장 장기 또는 신경, 혈관 또는 림프 공급의 기능 장애를 나타낸다. 그것은 내장 장기의 자율 시스템의 기능 교란을 나타내는 신호이다. 수년에 걸쳐 반사성 피부통의 임상적 타당성이 입증되었고, 요즘에는 대부분의 정골의학 학교에서 반사성 피부통의 개념을 '내장체성 반사' 라는 용어로 가르치고 있다.

Dr. Jarricot은 중국 침술과 이침 분야의 상당한 연구를 수행했다. 그의 의견으로 침술점은 '작은 반사성 피부통'을 구성한다. 침술점은 거시적인 수준에서 존재하며, 일반적으로 성긴 결합 조직의 얇은 시트로 둘러싸인 신경-혈관 다발을 포함한다. 결합 조직의 기저 물질은 기계전기적으로 변환되어 혈관 외막의 자율신경 및 교감신경 혈관운동 신경총을 활성화시켜 피부 변화를 유발할 수 있다.

피부분절

각 반사성 피부통은 피부분절 내에 위치한다. 피부분절은 단일 척추신경에 의해 공급되는 피부 영역으로 간주된다. 각 피부분절은 복부, 배부, 측부 세 부분으로 구성되어 있다. 이들은 척수신경의 복부, 배부 및 측부 가지에 의해 지배를 받는다.

피부분절 진단은 분절 내 병리적 과정을 조기에 발견할 수 있는 쉽고 효율적인 방법이다. 내부 질병의 경우 피부분절의 변화는 좀 더 기술적인 진단 수단에 의해 탐지되는 징후보다 시간적으로 앞선다. 따라서 조기 경보 시스템의 한 형태로 생각할 수 있다. 피부분절을 '읽는 것'은 임상의가 다치지 않은 신체 내부에 대한 통찰력을 얻을 수 있는 방법이다. 근육, 뼈 및 내장 기관과 같이 심부층은 표피, 진피 및 피하조직을 통해 스스로를 '표현'한다.

문헌에서 피하의 피부분절과 표피의 피부분절이 구분된다. 피하 피부분절은 피하조직까지 연결되는 척수신경의 해부학적 준비(preparation)를 통해 지도화 된다. 이것이 Dr. Jarricot이 사용한 피부분절이다.

반면에 표피의 피부분절은 임상적으로 피부 감수성 검사와 대상포진 감염 사례의 관찰을 통해 지도화 된다. 잘 알려진 머리의 영역은 표피 피부분절이다. 피하 피부분절과 일치하지 않으므로 여기에서 더 자세히 논하지 않을 것이다.

표피 피부분절과 대조적으로 피하 피부분절은 항상 주관적으로 검증할 수 있는 경계선이다.

연구

Jarricot 박사는 주로 H. Head, J. Mackenzie, 그리고 결정적으로 이성체화와 피부분절을 연구한 프랑스의 신경학자 J. Dejerine (1849~1917)의 연구에 영향을 받았다. 그는 주로 자율신경 또는 운동 영역과는 대조적으로 감각 피부분절을 연구했다. 피부에 있는 내장 투사(projection)을 가진 피부분절만 검사하고 지도화했다. 각 피부분절에는 내장 기관에 대한 몇 가지 투사이 있다. 이 기관의 신경은 피부분절과 관련된 신경섬유와 동일한 척수 분절에서 파생된다. Jarricot 박사는 Dejerine의 피부분절 패턴을 채택했다.

쇄골과 치골결합 사이 체간의 전외측은 12개의 흉부 피부분절로 덮여 있으며, 이는 후방 영역보다 훨씬 구별하기 쉽고 해부학적 일관성이 있다. 복측 체표의 개별 영역을 정확하게 지도화할 수 있다. 또 머리, 등 및 사지에 반사 영역이 존재한다. 그러나 Jarricot 박사는 그것들을 고려하지 않았기 때문에 여기서 논의하지 않을 것이다.

영국의 신경 학자 H. Head (1861~1940년)는 피부분절 검사와 함께 중요한 내장피부 연결의 실재를 명확히 했다. 그는 V. Ross (1880)의 연구에서 영감을 얻었다. Head는 각 피부분절에 과민영역이 생기고, 특정 내장 문제와 그러한 감각과민영역의 발생의 연결을 조사했다는 사실에 주의했다. 내장 기능 장애는 신체 원위부의 표면에서 통증 감각으로 드러난다. 그는 이 현상을 '방사된' 또는 '투사된' 통증이라고 불렀다. 이 옮겨진 통증은 신체분절의 측면에서 독특하다. Jarricot 박사는 거의 2000년 전에 이미 초기 침술치료사들이 피부와 내장 질환의 지형적 연결을 인지하고 있다는 사실을 강조했다.

영국의 심장전문의 J. Mackenzie (1853~1925)는 내장 기능 장애가 있을 때 근육분절 반응과 특정 근육의 긴장을 검사하여 내장근육 반사의 개념을 개발했다 (1923).

모든 증거에도 불구하고 양성 반사성 피부통에서 피부가 두꺼워지는 것에 대한 명확한 설명은 아직 없다. 일반적으로 모든 피부 반사 영역은 피부분절, 근육분절 및 내장분절의 발생학적 발달에 기원을 가지고 있다고 생각된다. 반사 아치를 가정하였지만 과학적으로 검증할 수는 없었다.

Jarricot 박사는 다른 저자들처럼 피부의 변화가 부분적으로는 척추신경에 의해 매개되고 주로 교감신경에 의해 변화되는 것으로 의심했다. 척수신경은 변화의 위치에 주로 영향을 주지만, 교감신경 섬유가 그러한 변화의 본질과 범위를 결정한다.

반사성 피부통

개요

1930년대 Jarricot 박사의 연구 이전에는 내장과 피부의 관계가 주로 침해성 (nociceptive)인 것으로 생각되었다. 그러나 Jarricot 박사는 기능 장애를 훨씬 더 중요한 것으로 가정했다. 양성 반사성 피부통은 외부 자극이 없을 때 침묵하지만 이미 기능 장애가 있음을 나타낸다. 후자는 잠복성일 수 있으며 추가적인 기능 장애를 수반하기도 한다. 예를 들어 고혈압에서는 췌장에 대한 반사성 피부통이 양성이다.

반사성 피부통의 적절한 치료는 지방이영양증을 축소시키고 과민감각점을 없앤다. 때때로 반사성 피부통이 있을 때 피부가 붉어지고 체온이 상승하는 경우가 있다. Jarricot 박사는 체온의 상승이 최고 1°C에 달한다고 말했다.

몇몇 기관에서는 볼륨 감소와 기관을 감싸는 근막의 이완이 잘 알려져 있다. Jarricot 박사는 자신의 치료법을 보완하기 위해 이침을 사용했다.

다음은 Jarricot 박사의 몇 가지 치료 예이다.

간: 장기는 늑골 가장자리 아래에서 2~4 손가락 너비로 돌출한다. 볼륨의 변화는 즉시 또는 수 분후에 발생할 수 있다. 간-담낭 복합체의 기능 장애에서 췌장에 대한 양성 반사성 피부통이 매우 규칙적으로 감지될 수 있다.

치질: 정맥 내에 혈전이 존재하지 않으면 붓기가 즉시 감소한다. 따라서 해당 반사성 피부통의 치료는 단순한 부종과 혈전증을 구별하는 차별적인 진단 도구로 간주할 수 있다.

자궁: 울혈이 있는 경우 볼륨이 감소하고 자궁이 이완되고 머리쪽으로 움직이는 것처럼 보인다.

난소: 난소의 울혈은 치료에 의해 정상화되는 경향이 있다. 그러나 근본 원인이 낭종이라면 아무런 반응이 없다. 따라서 반사성 피부통의 치료는 울혈과 낭종을 구별하는 방법으로 생각할 수 있다.

전립선: 전립선은 울혈이 있는 경우 즉각적인 이완을 보인다. 비대증의 경우에는 반응이 없다. 다시 말하지만 반사 영역의 치료는 유용한 진단 도구이다.

시험

반사성 피부통의 위치(즉, 피부 변화 및 압통 영역)는 각 피부분절 내에서 일관되게 동일하다. 짝이 없는 장기의 경우 항상 동측성으로 또는 정중선에 위치하고 짝이 있는 장기의 경우 대칭적으로 좌측 또는 우측에 위치한다.

Jarricot 박사는 *'palperrouler de Wetterwald'*라는 프로토콜을 제안했다. 이 검사 프로토콜은 모든 반사성 피부통에 대해 동일하다.

자세: 환자는 앙와위 또는 복와위 자세를 취한다. 임상의는 환자의 우측 또는 좌측 골반 옆에 선다.

기법: 임상의는 양손으로 피부를 잡고 엄지손가락 끝과 다른 손가락으로 살짝 들어올린다. 엄지는 한쪽에, 손가락은 피부의 다른 쪽에 위치한다. 주로 엄지와 검지로 촉진한다.

피부를 들어 올리면서 손가락 사이에서 피부를 가볍게 굴린다. 임상의는 가능한 한 피부를 얇게 들어 올린다. 굴리는 움직임은 반사성 피부통이 있는 곳과 떨어진 측부에서 시작하는데 그 곳은 피부가 탄력 있고 두껍지 않다. 검사 중인 반사성 피부통 영역에 직각으로 움직인다.

해석: 반사성 피부통이 양성이거나 활성 상태인 경우, 이 검사는 객관적인 신호와 주관적인 신호를 모두 제공한다.

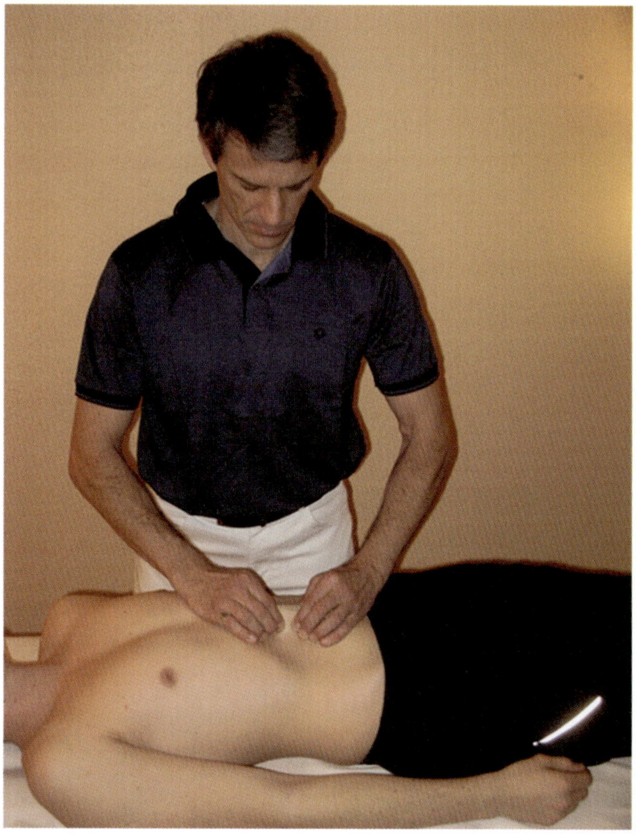

그림 50.1
위장의 전방 반사 피부통

객관적 측정은 명확하게 측정 가능한 피부 주름의 두께이다. 피하층이 끈적하게 느껴지고 촉진 양상이 변화한다. 피부를 들어 올리거나 굴리는 것이 어렵다.

환자는 주관적인 통증을 호소한다. 피부를 굴려 반사성 피부통 영역에 가까워질수록 환자는 더욱 고통스러워진다. 피부 유착이 가장 심한 곳에 감각과민 지점이 존재한다.

감각과민 지점의 정확한 위치는 *'palper-rouler'* 검사뿐만 아니라 전기, 침 등의 피부 감수성을 검사하는 현재의 수단을 사용하여 결정할 수 있다. 그러나 Dr.

Jarricot에 따르면 이 기법은 모든 고전적인 방법보다 쉽고 빠르며 정확하다. 또, 이러한 대체 검사 기법의 대부분에서 기능 장애의 객관적인 징후가 누락되었다.

개별 반사성 피부통은 담관과 췌장에서는 타원형, 담낭에서는 원형으로 명확하게 정의된 모양을 갖는다.

반사성 피부통이 없는 내장 통증은 없다. 내장의 기능적 또는 반응성 장애는 양성 반사성 피부통을 유발한다.

이 영역의 변화는 근본적인 기능 장애의 개선 또는 악화를 나타낸다.

예외

반사성 피부통의 크기가 Jarricot 박사가 설명한 영역보다 크거나 Jarricot 박사의 지도에 전혀 포함되지 않을 수도 있다(예: 11번째 및 12번째 피부분절). 이 경우 반사 영역은 내장보다는 척추와 같은 근골격계 기능 장애와 관련이 있을 수 있다. 대칭적인 반사성 피부통이 감지될 때도 마찬가지 일 수 있다.

특정 반사성 피부통

심장 신경총 및 표층 근막

이 반사성 피부통은 흉골 옆 세 번째와 네 번째 좌측 늑간(ICS)에 위치한다. 이곳은 심장 기능 장애에 양성인 영역이다. 감각과민 지점이 네 번째 ICS 내에만 위치한다면 기능 장애는 심하지 않다. 감각과민 지점이 세 번째 및 다섯 번째 ICS에 있을 경우 훨씬 더 많은 주의가 필요하다.

통증이 있는 영역이 세 번째 ICS 까지 확장된다면 병이 더 심각할 수 있으며, 통증이 겨드랑이에까지 퍼지는 경우 더욱 그렇다.

심장의 반사 영역 검사는 위험하지 않다.

치료:

자세: 환자는 엎드린다. 임상의는 환자의 우측 또는 좌측 골반 옆에 선다.

1단계: 통증이 있고 두꺼워진 피부 주름을 들어 올리고 통증과 긴장이 줄어들 때까지 기다린다.

2단계: 늑골 사이의 표면 근막을 잡아당긴다.

세 번째 ICS 높이에서 한 손의 손가락으로 전외측 흉골을 고정한다. 다른 쪽 손의 중지로 ICS를 따라 쇄골 중앙선 쪽으로 측면 장력을 적용한다. 몇 초 동안 장력을 유지한다.

3단계: 흉골 부착부에서 흉근막의 종방향 신장

제 2늑골 높이에서 한 손의 손가락 끝으로 흉골을 고정시킨다. 다른 손의 중지는 제 5늑연골 쪽으로 장력을 가한다. 몇 초 동안 유지한다.

4단계: 흉근막의 횡방향 신장

한 손의 엄지손가락으로 제 2늑골 높이에서 흉골의 전외측 경계를 고정하고, 다른 손의 중지로 대흉근의 섬유를 따라 동일한 측면을 향해 횡방향으로 민다. 이 기법은 3, 4및 5번 늑골 높이에서 반복하며 양측으로 적용할 수 있다.

'두려움의 영역'

반사성 피부통: Jarricot 박사는 좌측 다섯 번째 ICS 내에 위치하며 공포의 감정과 관련된 영역을 알아냈다. 이것은 자발적으로 통증을 일으킬 수 있는 유일한 반사성 피부통이며 흉골과 좌측 젖꼭지를 잇는 선의 중심에 있다.

치료:

치료는 심장 신경총과 동일하지만 다섯 번째 ICS에 더 중점을 둔다. '공포 영역'은 종종 양성 복강 신경총 반사성 피부통과 함께 발견된다.

복강 신경총 (celiac plexus)

복강 신경총은 교감신경 섬유와 부교감신경 섬유로 구성된다. 그것은 반월신경절, 상장간막 신경절 및 대동맥신장 신경절에 의해 형성된다. 이 부위의 자극은 내장 시스템 전체에 퍼진다.

Jarricot 박사의 의견에 따르면 이 신경총은 자율 신경계의 60%를 구성하며 자율신경 근육 긴장 이상증의 열쇠이다. 관련 반사성 피부통은 어느 기관에 기능 장애가 있는지에 관계없이 양성이다. 전방과 후방 영역 모두 밝혀졌으며, 임상적으로 전방 영역이 더 중요하다.

전방: 반사성 피부통은 T7 피부분절 내에 위치하며, 검상돌기보다 아래에 있으며 검상돌기와 배꼽을 잇는 선의 3분의 1내에 위치한다. 이 영역은 약간 두꺼워진다.

후방: 척추의 횡돌기와 가깝고 양측으로 T7 피부분절 내에 위치한다.

전방 반사성 피부통의 치료

자세: 환자는 무릎을 약간 구부리고 엎드린다. 임상의는 환자의 우측에 선다.

1단계:

자세: 임상의는 엄지손가락을 좌우 늑골의 가장자리보다 아래쪽에 놓고 손을 흉부의 전외측에 위치시킨다.

기법: 손 아래에 홈이 생길 때까지 늑골 가장자리를 따라 미끄러지면서 누른다.

2단계:

자세: 좌측 늑골 가장자리, 횡격막 및 위는 흉골을 향하는 원위부 손으로 고정한다. 손가락은 늑골에 옆으로 두고 엄지손가락은 좌측 늑골 가장자리의 원위부에 둔다.

임상의는 원위부 손의 엄지손가락 위에 근위부 손의 손가락을 둔다.

기법: 원위부 손의 엄지손가락은 횡격막과 위의 근막에 두고 근위부 손의 손가락으로 백선을 향해 미끄러지듯 누른다. 손가락은 중간 정도의 압력으로 근막을 따라 미끄러진다.

3단계:

자세: 근위부의 손으로 우측 늑골 가장자리를 고정하고, 엄지손가락은 늑골 가장자리 바로 옆에 둔다. 원위부 손의 손가락은 근위부 손의 엄지 위에 둔다.

기법: 근위부 손의 손가락을 백선쪽으로 미끄러지듯 누른다. 손가락은 중간 정도의 압력으로 근막을 따라 미끄러진다.

4단계:

자세: 임상의의 손가락을 백선에 수직으로 둔다.

기법: 이완이 느껴질 때까지 직선의 후방 압력을 가한다.

후방 반사성 피부통의 치료

자세: 환자는 앙와위로 눕는다. 임상의는 환자의 골반 옆에 선다.

기법:

1단계: 압통이 있고 두꺼워진 피부를 들어 올려 긴장이 풀릴 때까지 유지한다. 통증이 현저히 감소하고 피부 주름의 두께가 줄어들 것이다.

2단계: 엄지손가락으로 가장 민감한 지점이 있는 영역에 초점 압력을 적용한다. 가벼운 신장 및 회전 움직임을 준다. 천천히 압력을 높이고 근막의 변화를 느껴보아라. 몇 초 동안 압력을 유지한 다음 제거하고 그 영역이 부드럽고 탄력적으로 느껴질 때까지 반복한다.

3단계:

자세: 환자는 앙와위로 눕는다. 임상의는 환자의 골반 옆에 선다.

기법: 엄지손가락으로 중간 정도의 압력을 가하여 T7, T8, T9의 극돌기 옆 피부를 따라 민다. 압통 영역은 신장 및 회전 움직임을 사용하여 제거된다. 움직임의 방향을 적절하게 변경한다.

복강 신경총과 관련된 반사성 피부통을 제거하면 주로 상복부가 즉각적으로 이완된다. 이완된 상태의 지속기간은 기본 병리에 달려있다.

대내장 신경

이 신경은 복강 신경총에 기여하며 T7, T8 및 T9 높이의 흉부사슬 신경절에서 유래한다. 반사성 피부통은 여덟 번째 늑골의 표층에 위치하며, 늑골의 곡률에 작은 자국이 생길 수 있다. 이 지점은 만지면 압통이 있는 곳이다.

우측: 다른 역할 중에서도 대내장신경은 담도계의 기능적 조직을 제어한다. 결정적으로 오디괄약근을 통제한다.

좌측: 이 반사 피부통은 췌장에 영향을 미치며 복부의 자율 균형을 조절한다. Jarricot 박사는 흉부 횡격막, 다섯 번째 ICS 및 심장 신경총의 '두려움 영역'에 대한 원격 효과를 알아보았다.

치료:

자세: 환자는 앙와위로 눕는다. 임상의는 환자의 골반 옆에 선다.

1단계: 두꺼워진 피부 주름을 들어 올리고 압력을 주지 않은 채로 이완될 때까지 유지한다.

2단계: 압통점은 부드럽게 반죽하고 짜내는 움직임으로 치료한다. 이완될 때까지 엄지손가락으로 여러 방향의 회전 움직임을 주면서 초점 압력을 적용한다.

전방 반사성 피부통의 지형 (그림 50.2)

난소 및 고환: L1 및 L2 피부분절 내 양측에 있다. 반사 영역은 둥근 모양이며 지름은 약 4 cm이다. 전상장골극(ASIS)과 치골결절의 중간에 있다.

신장: T12의 피부분절 내 양측에 있다. 이 영역은 둥글며 지름 1.5 cm이며 ASIS의 내측, 약간의 근위부에 있다. 신산통의 경우, 반사 영역으로 해당 신장을 확인할 수 있다.

방광: T12의 피부분절에 위치한 이 영역은 지름이 3 cm이며 치골결합의 근위부 정중선에서 손가락 너비로 발견된다. 이 반사성 피부통의 치료는 방광염의 증상에 긍정적인 영향을 줄 수 있다.

자궁: T11의 피부분절에서 발견되는 타원형 영역으로 치골결합과 배꼽의 중간에 있으며, 방광과 관련된 반사성 피부통에서 약 세 손가락 너비의 머리쪽에 있다. 월경 초기와 임신 초기에 양성으로 나타난다.

전립선: 전립선의 반사성 피부통은 자궁과 같은 영역이다.

상행결장: 이 구역은 우측 T10 피부분절 내 배꼽 주위에 위치하며 1/4원 모양이다. 이 영역에서 충수의 반사성 피부통이 발견되지만 정확하게 지정되지는 않았다. 충수의 만성 염증은 결장 반사가 치료에 반응하지 못하게 할 수 있다.

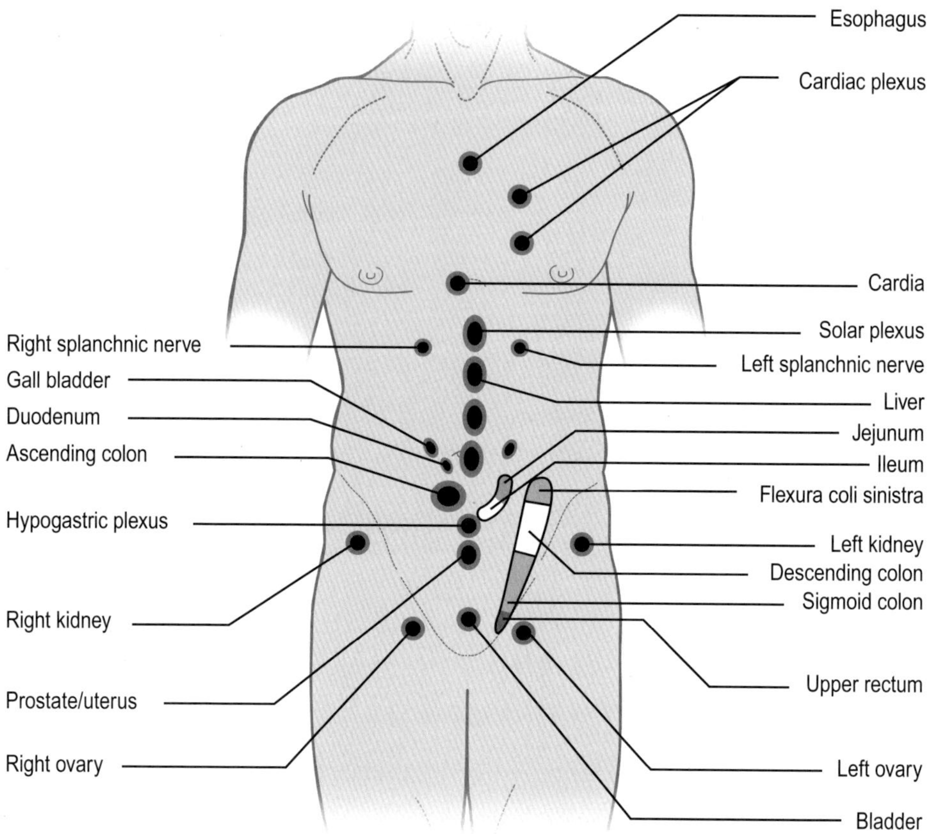

그림 50.2
전방 반사 피부통의 지형

또한, 상행결장은 종종 회장의 기능 장애를 일으키고, 상행결장의 반사성 피부통을 제거하면 회장에 긍정적인 영향을 미친다.

하행결장: 띠 모양의 이 반사 영역은 T10–L1의 좌측 피부분절에 있다. 손가락의 너비로 넓이를 측정해보면 이 영역은 상외측에서 하내측으로 확장된다. T11의 피부분절은 S상결장의 반사 영역을 포함하고 직장과 관련된 영역은 L1에서 찾을 수 있다. 전체적인 반사는 좌측의 대내장신경의 반사와 결합하여 자주 발생한다.

회장: 좌측 T10 피부분절에서 배꼽을 둘러싸고 너비는 1 cm 정도이다. 영역은 상행결장의 반사 영역과 함께 발견된다.

공장: 좌측 T9 피부분절 내, 배꼽 바로 옆의 2 cm 보다 약간 넓은 이 구역은 회장 영역의 연장이다. 이 반사는 간과 췌장의 반사성 피부통에 연결되어 있어 양성일 때 불특정 소화장애의 발생에 기여할 수 있다.

십이지장: 이 영역은 우측 T9 피부분절의 원위부 세 번째, 배꼽 옆 세 손가락 너비로 상행결장의 반사보다 상부에 위치한다. 십이지장 궤양에서 이 영역은 항상 양성으로 판명된다. 치료는 궤양의 진행을 정체시키거나 심지어 사라지게 만든다. 또 십이지장 영역은 상행결장의 기능 장애에서 항상 양성이다.

위: T9 피부분절의 정중선에서 이 영역은 검상돌기와 배꼽 사이에 그려진 선의 3분의 1 지점에 위치한다. 유문과 관련된 영역은 배꼽 바로 옆에 위치한다.

췌장: 좌측 T9 피부분절. 이 영역은 배꼽에서부터 늑골 가장자리 쪽으로 뻗어있으며 배꼽을 가로지르는 상상의 수평선과 45° 각도를 이룬다. 당뇨병을 앓고 있는 환자는 이 영역에서 양성 반사성 피부통을 가질

것이다. 췌장의 기능 장애는 종종 다른 내장성 기능 장애와 관련된다.

담낭: 우측 T9 피부분절. 이 영역은 타원형이며 백선에서 5~7 cm, 배꼽에서 6~7 cm 떨어져 있다. 대각선으로 늑골 가장자리까지 뻗어있다. 담낭절제술 후 반사성 피부통은 양성이며 담낭의 기능 장애를 나타낸다.

간: T8 피부분절에서 발견되는 이 영역은 검상돌기와 배꼽을 잇는 선의 중앙에 위치한다. 손가락 하나 너비이다. 간 기능 장애의 여부에 관계없이 촉진할 때 장기의 압통이 없다. 또한, 간 기능 장애는 임상적으로 침묵 및 무증상 일 수 있다. 반면에 반사성 피부통을 검사하면 기관의 기능적 상태에 관한 매우 유용한 정보를 얻을 수 있다.

식도: T2 및 T5 피부분절에 위치하며 두 영역은 다섯 번째 ICS 내 흉골의 우측 옆 하부 영역과 흉골상절흔에서 두 번째 우측 ICS까지 이어지는 흉골 표면의 상부 영역으로 구분된다.

하복신경총: T11 피부분절. 침술 문헌에서 이 반사성 피부통은 골반 내에서 부교감신경 상태로 묘사된다.

전방 반사성 피부통의 치료

일반적

말초

자세: 환자는 엎드린 자세로 무릎을 약간 굴곡한다.

기법: 엄지 또는 손가락을 사용하여 환자의 피부에 있는 선을 추적하는 슬라이드 푸시(slide-push) 기법이 사용되며, 다음과 같다.

1. 좌측 11번째 늑골의 끝에서 시작하여 치골결합 부위까지 상상의 선을 따라 간다.
2. 다시 검상돌기 좌측에서부터 11번째 늑골의 끝까지 늑골 가장자리와 평행한 선을 따라간다.
3. 복부의 우측으로 이동하여 제 11 늑골의 끝에서 검상돌기까지 늑골 가장자리와 평행한 선을 따라간다.
4. 이제 치골결합에서 우측 11번째 늑골 끝을 연결한 선을 따라간다.

하복부, 복부 근막

1. 치료 영역은 배꼽과 치골결합 사이에 위치하며 복직근의 외측 가장자리까지 뻗어있다. 우선, 임상의의 엄지손가락과 다른 손가락 끝은 백선의 약간 근위부 지점에서 만난다. 이 지점에서, 손가락으로 근막을 신장시키고 복직근의 외측 경계쪽으로 이동한다. 중간 정도의 압력이 적당하다. 두 손이 영역의 외측 가장자리에 도달하면 영역 전체가 치료될 때까지 백선을 따라 좀 더 근위부로 움직임을 반복한다.
2. 원위부 영역(방광)은 개별적으로 치료된다. 임상의의 손가락 끝은 좌측에서 우측으로, 그리고 머리쪽에서 치골결합 쪽으로 따라간다. 이것은 근막을 치료하는 슬라이드 푸시 기법이다.
3. 우측과 좌측 복직근 측면 가장자리에 두 기법을 적용한다. 첫째, 임상의는 골반에서부터 늑골 가장자리까지 손가락으로 선을 그린다. 둘째, 짧고 평행하게 근육의 측면 가장자리를 중외측, 미두 방향으로 가로질러 움직인다.

배꼽 주위 영역

임상의는 손가락으로 몇 개의 줄을 따라 가는데 항상 외측에서 시작하여 배꼽 방향으로 움직인다. 근위부 손은 배꼽에서 약 3~4 cm 떨어진 지점에 고정한다. 원위부 손은 적당한 압력으로 피부를 배꼽 쪽으로 미끄러지듯 움직인다. 이런 방식으로, 배꼽 주변의 모든 영역을 자극할 수 있다.

특정

꼬리에서 배꼽까지의 반사성 피부통

자세: 환자는 앙와위로 눕고 임상의는 환자의 엉덩이 옆에 선다. 임상의의 손을 환자의 복부에 수직으로 놓고 함께 민다.

기법: 손가락 끝에 후방 압력을 가하면 복부 근막이 긴장 상태에 놓인다. 검지를 접촉한 채로 회전축을 형성하며, 두 손은 팬의 시작동작과 유사한 움직임으로 서로 멀어지는 방향으로 이동한다. 조직이 이완되기 시작할 때까지 기다린다.

정중선 반사성 피부통 (백선)

자세: 환자는 무릎을 약간 구부리고 앙와위로 눕는다. 임상의는 환자의 골반 옆에 선다. 양손으로 치골결합과 배꼽 사이의 피부를 넓게 잡는다.

기법: 피부 주름을 쥐어짜지 않고 붙잡아 들어올린다. 이완되면, 피부를 머리 쪽으로 당기고 또 다른 이완이 일어날 때까지 유지한다.

머리에서 배꼽까지의 반사성 피부통

자세: 환자는 옆으로 눕고 임상의는 환자의 뒤, 골반의 옆에 선다. 임상의의 손은 환자의 상복부에 둔다. 근위부의 손으로 환자 옆구리의 피부를 고정하고 원위부 손은 배꼽을 향하게 한다.

기법: 원위부 손의 손가락 끝부분으로 피부에 적당한 압력을 가하며 백선 쪽으로 미끄러진다. 배꼽 위의 전체 영역이 치료될 때까지 이 기법을 반복한다.

후방 반사성 피부통의 지형 (그림 50.3)

식도 (근위부): 우측 T2 피부분절. 타원형의 영역은 T2–T3의 횡돌기 사이에 위치한다.

심장: 좌측 T4 피부분절 내, T4 횡돌기 끝에서 이 영역은 '심장의 교감신경성 지각과민'으로 알려져 있다.

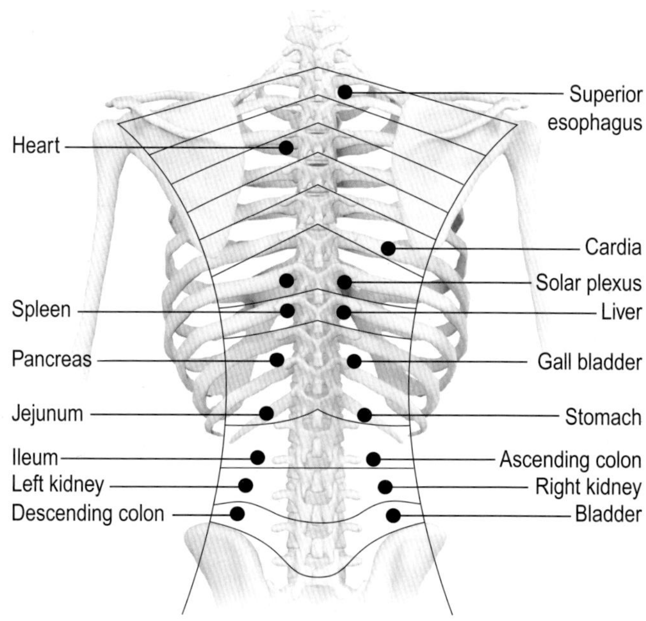

그림 50.3
후방 반사 피부통의 지형

심장 괄약근과 식도의 원위부: 우측 6번째 늑골각

간: T10 횡돌기 높이의 우측 T8 피부분절

비장: T10 횡돌기 근처의 T8 피부분절

위: 이 영역은 우측 T9 피부분절 내, 우측 12번째 늑골각에서 발견된다.

담낭: 우측 T9 피부분절, 11번째 늑골각 상부 경계 근처

췌장: 좌측 T9 피부분절, 11번째 늑골각 상부 경계 근처

공장: 좌측 T9 피부분절, 12번째 늑골각 높이

회장: 좌측 T10 피부분절. 이 영역은 L1과 L2의 횡돌기 약간 옆에 위치한다.

상행결장: 우측 T10 피부분절에서 이 영역은 L1과 L2의 횡돌기 약간 옆에 위치한다.

신장: 좌측과 우측 T11 피부분절, 이 영역은 L3 횡돌기 끝 바로 옆에서 발견된다.

방광: 우측 L12 피부분절, L3의 횡돌기 옆

하행결장과 직장: 좌측 T12 피부분절, L3의 횡돌기 옆

후방 반사성 피부통의 치료

일반적

자세: 환자는 양 발을 땅에 대고 침대 가장자리에 앉는다. 임상의는 환자 뒤에 서서 환자의 L4 극돌기 양 옆에 손끝을 댄다.

기법:

1단계: 환자는 무릎에 손을 얹고 앞으로 구부린다.

2단계: 임상의는 손끝으로 전상방을 향해 민다.

3단계: 임상의는 손가락 끝을 T1쪽으로 계속 움직이고 환자는 천천히 몸을 일으켜 앉는다.

특정

요천추 영역

자세: 환자는 복와위로 눕는다. 임상의는 환자의 옆에 서서 척추와 평행하게 척추기립근에 손을 대고 손가락은 꼬리쪽을 향하게 한다.

기법: 임상의는 안쪽 방향으로 압력을 가하고 힘을 미세하게 조정하여 두개골, 꼬리, 좌우 측면, 시계 방향 또는 반시계 방향으로 쉽게 움직일 수 있다. 근막이 이완될 때까지 이 자세를 유지한다.

흉요추 영역

자세: 환자는 복와위로 눕고 임상의는 환자 옆에 선다. 임상의는 흉요추 접합부를 가로질러 양 손을 서로 옆에 둔다.

기법: 임상의는 안쪽 방향으로 압력을 가하고 힘을 미세하게 조정하여 두개골, 꼬리, 좌우 측면, 시계 방향 또는 반시계 방향으로 쉽게 움직일 수 있다. 근막이 이완될 때까지 이 자세를 유지한다.

흉부 영역

자세: 환자는 복와위로 눕는다. 임상의는 환자 옆에 서고 손을 환자 척추 좌우의 늑골각에 놓는다.

기법: 임상의는 안쪽 방향으로 압력을 가하고 힘을 미세하게 조정하여 두개골, 꼬리, 좌우 측면, 시계 방향 또는 반시계 방향으로 쉽게 움직일 수 있다. 근막이 이완될 때까지 이 자세를 유지한다.

참고문헌과 추가 읽기

Dicke E. Schliack H., Wolff A. (1981). Therapie manuelle des zones réflexes du tissu conjonctif. Paris: Maloine.

Jarricot H. (1971). De certaines relations viscerocutanées métamériques en acupuncture. Meridiens 15–16:87–126.

Jarricot H. (1985). Plexus solaire et acupuncture, Méridiens 71–72:119–138.

Netter Frank H. (2003). Atlas der Anatomie des Menschen. Stuttgart, New York: Thieme.

흉터 및 유착 치료의 이해와 접근

Susan L. Chapelle

서론

흉터와 유착을 위해 조직을 치료하는 마사지 요법, 물리 치료, 정골의학 및 카이로프랙틱을 포함한 도수 치료의 현대 교육 시스템은 치료적 가치를 지닌다. 점점 더 많은 통합 건강 클리닉에서 다양한 형태의 도수 치료를 도입하고 있으며, 많은 사람들이 동종 요법 치료에 가치있는 추가 조건으로 받아들인다. 도수 치료 문헌의 대부분은 개념적이며 때로는 데이터가 부족하여, 세포 수준의 메커니즘을 정확하게 측정하고 관찰하는 현대 과학에서 먼 구식의 개념을 사용한다. 도수 치료 교육은 시스템과 실전을 중추신경계 대 말초신경계, 내장 치료 및 결합 조직/근막 조작을 포함하는 다양한 영역으로 나눈다. 과학과 직접적으로 연관성이 없음에도 불구하고 기계적 힘이 다른 해부학 시스템에 어떻게 영향을 주는지에 대한 다양한 추측이 있다. 기법은 도수 치료의 역사에서 상대적으로 최근의 것이기 때문에 근막 치료는 다양한 사상에 의해 분리되었다. 환자는 치료 혜택을 받는 것처럼 보인다. 상처 치유와 통증 기전의 이해를 좌우하는 세포 수준의 메커니즘에 대한 관심은 흉터 및 유착 치료의 실전 및 진단적 추론에 중요하다.

근막은 일반적으로 불규칙적으로 배열된 콜라겐 섬유로 구성된 결합 조직으로 정의되며, 건, 인대 또는 건막 시트에서 보이는 규칙적으로 배열된 콜라겐 섬유와는 대조적이다. 콜라겐 섬유의 불규칙한 배열로 인해 근막은 조직을 감싸고 장력에 저항하는 역할을 할 수 있다(Willard 외, 2012). 반대로 건, 인대 및 건막은 제한된 수의 평면에서 최대의 힘에 저항할 수 있는 콜라겐 섬유를 규칙적으로 배열하고 다른 방향의 인장력이나 전단력에 취약하게 만든다.

1939년에 Mennell이 쓴 *Journal of the American Medical Association*에는 '관절 조작의 과학과 예술'이라는 기사가 실렸다(Mennoll, 1939). 저자는 다음과 같이 말한다. '논평가들에게 작위적 수술의 문제가 논란의 대상임을 제시하는 것이 쉬운 일이 아니다.' 그의 비평가들은 나중에 '그의 적응증을 위해 그가 다루는 생리학적이고 해부학적인 배경지식에 대한 제한점은 그의 추론 분야에 어떤 환상이나 강요된 이론을 받아들이는 경향이 없다'는 관점을 고려하여 그것을 진술함으로써 도수 치료에 대한 그의 가설을 적용하는 Mennell의 능력에 대해 비판했다(JAMA, 1951).

이 논평들은 수기 치료의 과학에 대한 이해와 관련이 있다. 수기 요법과 조직에 미치는 그 영향에 대한 이해는 미미하다. 증거 외의 주장과 추론하지 못하는 해부학적 사실 때문에 동종요법 의사들 사이에서 회의가 늘어나고 있다. 이 장은 치유의 생물학적 기전을 따를 것이며, 유착과 흉터 조직의 형성과 도수 치료의 잠재적인 역할을 관련지을 수 있는 최신 과학 지식을 제시할 것이다.

흉터와 유착

흉터와 유착의 형성은 어디에나 있을 수 있고 자연적으로 발생하는 과정이며, 대부분 병리적이지 않다. 도수 치료사는 전문가로서 조직 움직임의 국소적 제한으로 인해 전반적인 기능 장애가 발생할 수 있다고 오랫동안 믿어 왔다. 이 개념을 뒷받침하는 것이 거의 없다. 기존의 흉터 조직에 도수 치료를 적용하는 것이 타당한 지에 대한 자료가 거의 없다. 또한, 국소 통증 및 추정되는 병리에 대한 명백한 임상적 함의와 함께 근막의 신경 분포가 잘 이해되지 않았다.

이 장에서는 다양한 유형의 조직의 치유 메커니즘과 현재 발표된 조직 조작 및 도수 치료에 대한 증거를 기반으로 한 최상의 치료 프로토콜 및 결과에 대해 살펴볼 것이다.

흉터는 전 세계적으로 4천만 명이 넘는 사람들에게 영향을 미치는 다차원적 과정이다(Bloemen 외. 2009). 흉터는 병리적 또는 비병리적으로 분류할 수 있다. 흉터와 유착의 차이를 이해하는 것은 도수 요법 치료 프로토콜을 설계하고 가능한 결과를 평가하기 위해 필요한 진단적 추론에 필수적이다. 지속적인 병리적 증상을 나타내는 조직의 흉터 또는 섬유성 비후의 치료는 동료 검토(peer-reviewed) 문헌에 의해 뒷받침되지 않을 수 있다. 온라인으로 정보를 이용할 수 있게 됨에 따라 도수 치료 교육 시스템에서 흉터 감소에 대한 사례보고가 증가하여 이 중요한 구분이 더욱 어려워졌다. 병리적 유착의 형성, 신경이 분포한 구조와 그렇지 않은 구조, 흉터와 비교하여 유착이 형성되는 방법과 위치를 이해하는 것은 증거 기반 접근 치료법을 고안하는 데 중요하다.

유착은 일반적이지 않은 비해부학적 부위에 조직이 붙어있는 것으로, 성기거나 밀집되어 있거나, 혈관의 유무, 신경 분포의 유무가 있다(Epstein 외, 2006). 흉터는 화상 또는 상처가 일차적으로 완전히 치유되지 않은 피부 또는 신체 조직에 남은 흔적이며 여기에는 섬유성 결합 조직이 발달해있다. 흉터와 상처 수축을 둘러싼 복잡한 기전에 대한 이해는 아직 부족하다(Gauglitz 외, 2011). 통증과 병리의 관계가 아직 정립되지 않았지만 유착 조직 샘플에서 감각신경 섬유가 발견되었다(Sulaiman 외, 2001a).

화상을 입은 후 마사지를 하면 흉터를 감소시킨다는 것은 통상적인 견해지만 대체로 입증되지 않은 것이다(Roques, 2002; Roh 외, 2007; Hallam 외, 2009; Cho 외, 2014). 더 많은 실험이 필요하다(Shin & Bordeaux, 2012). 염증 경로와 저산소증의 기여도를 해독하면 도수 치료가 흉터와 유착에 미칠 수 있는 효과에 대해 더 깊이 이해할 수 있다.

상처 치유

인간은 손상된 조직이 완전하게 재생되어 상처가 치유되기를 원한다. 그러나 실제로 인간은 조직이 성숙한 이후 재생을 통해 치유되지 않고 흉터를 남기거나 유착을 형성하는 상처 치유 또는 회복을 통해 치유된다. 치유는 세포 외 기질에서 일어나는 복잡한 과정을 포함한다. 치유는 울혈, 염증, 증식, 재형성의 4 단계를 거쳐 진행된다(Olczyk 외, 2014). 모든 연부조직 손상은 상처의 치유를 필요로 한다. 이것은 부분적으로 응고 및 섬유소용해 경로를 포함한다. 세포 외 기질(ECM)은 분자 상호 작용을 조율하며 상처 치유가 일어나는 곳이다. 혈관신생, 섬유소용해 및 신경발아와 같은 형태학적 변화(Tonnesen 외, 2000)는 상처 회복의 적절성에 기여하며 덜 특수화된 세포 유형의 세포 분화가 좀 더 특수화된 세포 유형으로 진행되는지 여부를 결정하는 요소이다. 상처 치유 및 복구에 가장 적합한 분자는 섬유아세포 성장인자 일 수 있다. 연구 결과에 따르면 상처 치유 과정에서 섬유아세포 성장인자의 기본적인 반흉터(antiscarring) 효과가 나타나는데 그 기전이 모두 밝혀지지 않았다(Shi 외, 2013).

중간엽 줄기세포는 세포 외 기질 내에 존재한다. 이 세포들은 각각의 조직에서 다능성을 가지며 비슷한 민감도와 기능을 갖는다. 섬유아세포, 연골세포, 골세포 및 지방세포는 이들 세포로부터 유래한다. 세포 외 기질의 함량은 치유 과정에 관여하는 세포의 증식, 분화 및 신진 대사를 조절하는 성장 인자뿐만 아니라 염증 반응을 중재한다.

섬유아세포와 섬유세포는 세포 외 기질을 생성하고 유지한다(Bellini & Mattoli, 2007). 이 세포들은 기계적 변형에 반응한다. 도수 치료사는 조직에 기계적 스트레스를 가한다. 이것은 민감도 또는 통증 인식에 영향을 미치기 위해 조직 조작을 사용하는 모든 직업의 공통분모이다. 섬유아세포가 서로 의사소통한다는 가설을 뒷받침하는 과학적 근거는 거의 없다. 단백질 수용체를 통한 세포 간 정보 전달과 신경 연결을 통해 이웃 세포에 영향을 주는 것과 같이 의미 있는 의사소통의 차별화가 이루어져야 한다. 이러한 의사소통이 섬유세포 사이에서 발생한다는 증거는 없다.

섬유세포에서 섬유아세포로, 그리고 섬유아세포에서 근섬유아세포로의 변화를 분화라고 한다. 이 과정에서 세포 외 기질의 생리학적 변화, 유전자 발현의 변화 및 세포 외 기질에서 세포 분화를 유도하는 유전자 상향 조절과 같은 다양한 요인이 작용한다(Parker 외, 2014).

인간의 상처 치유는 콜라겐 섬유, 섬유아세포 및 작은 혈관으로 구성된 영구적인 흉터 형성으로 완료된다. 과립 조직이 형성되는 동안, 섬유아세포는 광범위한 변화를 겪는다. 섬유아세포의 일부는 평활근 액틴과 같은 평활근 세포 마커를 발현하기 시작하여 근섬유아세포라고 불리는 표현형을 나타낸다(Shephard 외, 2004). 근섬유아세포는 수축 세포의 형태학적 및 생화학적 특성을 획득한다. 이들은 상처를 봉합하기 위해 과립 조직을 수축시킨다(Desmouliere 외, 1995). 근섬유아세포의 수축 특성은 평활근 세포와 많은 유사점을 나타내지만 평활근 세포 마커의 전체 레퍼토리를 나타내지 못한다(Darby 외, 2014). 평활근 세포(주로)는 신경 조절의 영향 하에 수축 기능을 수행하도록 조직화되는 반면, 근섬유아세포는 유사한 제어를 받지 않는데 이러한 차이는 근본적이며 세포는 연결되거나 조정되지 않는다. 상처 치유 및 흉터 형성을 위한 도수 치료에 관해서, 섬유아세포의 근섬유아세포로의 분화의 타당성이 이해되지 않았다. 자극이나 기계적 변형이 중재의 양 및 시기에 따른 염증 반응의 증가로 인해 더 많은 분화를 유도할 수 있는지 여부는 분명하지 않다. 섬유아세포에서 섬유소를 침착시키는 근섬유아세포로의 분화를 유발하는 유전자 발현과 함께 세포 외 기질 내에서 근섬유아세포로의 분화가 일어난다고 믿어진다(Sassoli 외, 2012; Parker 외, 2014). 근섬유아세포/섬유아세포에서 전구세포와 표현형 사이의 상호 관계에 대한 이해가 거의 없다. 상처가 회복되면 근섬유아세포와 섬유증을 유발하는 대부분의 세포가 사라진다. 섬유아세포는 정상 피부에서는 휴식 상태에 있는 것으로 생각되지만 조직이 회복될 때 활성화된다. 그들은 상처가 회복되는 중에 증식하고 새로운 결합 조직을 합성한다. 시험관 내 연구를 통해 기계적 힘이 섬유세포에 영향을 미친다는 것을 밝혀냈다(Pietramaggiori 외, 2007). 도수 치료와 관련이 있을 수 있는 섬유아세포에 관한 문헌에서 기계적 자극에 대한 측정 가능한 반응이 있었고(Klotzsch 외, 2015) 섬유아세포가 신장에 반응한다는 것을 알 수 있었다(Abbott 외, 2013). 이 반응은 시험관 내에서 관찰되었고 사람에서는 측정되지 않았다. 다른 흥미로운 반응은 흉터 형성을 위한 변형 성장인자-β1 (TGFβ-1) 및 재생을 위한 TGFβ-3 같은 조직 성장인자이다(Campbell 외, 2004). 기계적 자극은 염증 반응을 조절하는 데 중요한 요소인 COX-2, MMP-1 및 PGE-2에 영향을 미친다.

TGFβ는 병리적 흉터 및 섬유증 메커니즘의 핵심이다. 혈소판은 TGFβ-1의 주요 공급원이며, 상처가 발생하면 응고를 일으키고 상처의 회복을 가능하게 한다. 상처의 초기 단계에서 TGFβ-1이 침착되지만 활성화되지는 않았다. TGFβ는 염증과 함께 화학 주성을 일으키지만 그 자체가 화학 주성 인자는 아니다. 자극에 대한 세포의 반응은 염증에 대한 반응일 뿐이며(Sato 외, 2000), 이는 상해에 대한 면역 반응의 역할을 이해하는 데 중요하다. 연구에 따르면 섬유아세포는 조밀한 결합 조직 및 뻣뻣한 가교결합 겔 모두에서 조직의 신장에 반응하여 세포 골격을 재형성하지 않았다(Abbott 외, 2013). 그러나 성긴결합 조직의 순응성 콜라겐 기질은 섬유아세포 조직의 기원에 관계없이 신장에 반응하여 섬유아세포 세포 골격의 재형성을 촉진하였다. Abbott 등은 콜라겐의 가교 결합을 증가시키는 병리학적 치유 과정에서 섬유아세포가 결합 조직에서의 반응성을 잃는다는 것을 발견하였다.

TGFβ-1은 세포 외 기질 생성, 상처 치유, 분화 및 면역 반응의 강력한 조절인자이며 섬유성 질환의 진행에 관여한다(Venkatraman 외, 2012). 혈소판은 TGFβ-1의 주요 공급원이며 응고를 일으키고 상처 치료를 가능하게 한다. 혈소판은 세포 외 기질에 TGFβ를 침착시킨다. TGFβ는 상처 회복의 후기 단계에서 필요한 성장 인자를 저장하는 저장소 역할을 한다(Blakytny 외, 2004). 상처의 초기 단계에서 TGFβ-1은 침착되지만 활성화되지 않았다.

상처 치유 과정이 손상되었을 때(정맥 또는 당뇨병성 궤양과 같은) TGFβ-1 발현이 감소하는 것으로 나타났다. TGFβ-1을 국소적으로 투여하였을 때, TGFβ-1은 상처 수축의 자극과 강도를 증가시켜 치유를 보조할 수 있다(Brunner & Blakytny, 2004). 흉터 없이 치유되는 배아는 TGFβ-1과 TGFβ-2 및 혈소판 유도 성장 인자가 낮으며 TGFβ-3 수치는 높다(Ferguson & O'Kane, 2004). TGFβ-1, TGFβ-2 및 TGFβ-3 사이의 기능적 및 진화적 차이점은 국소 치료법을 적용한 실험을 통해 입증되었다. TGFβ-1과 TGFβ-2는 더 많은 세포 외 기질 침착을 보였으나 장기적으로 상처 치료에는 차이가 없었다. TGFα-3 펩티드의 첨가는 상처 치유의 초기 단계에서 단핵세포 및 대식세포 종류, 피브로넥틴, 콜라겐 I 및 콜라겐 III의 침착을 감소시키고 신피질의 구조를 개선하여 흉터를 감소시킨다(Shah 외, 1995).

시험관 내 연구를 통해 우리가 기계적 자극이 세포의 행동에 미치는 영향을 이해할 수 있었다는 것을 명심하는 것이 중요하다. 치료 결과에 대한 사례 연구가 많이 있지만, 다양한 중재의 특정 효과를 다루지 못한다. 더 나은 임상 시험을 개발하려면 많은 작업이 필요하다. 도수 치료 과학에서는 어떤 세포가 영향을 받았는지, 또는 어떤 경로가 위조되고, 망가지는지 또는 장려되는지에 대해 거의 이해하지 못한다. 사람의 흉터 또는 유착에 대한 장기간의 치료 결과는 없다. 많은 문헌이 사례 연구를 기반으로 하며 양, 타이밍, 기법 또는 메커니즘에 거의 주의를 기울이지 않았다.

세포 수준에서 외상에 대한 반응은 간단하거나 복잡할 수 있다(그림 51.1). 도수 요법은 만져 볼 수 있는 조직에 외부의 전단력이나 다른 힘을 사용한다. 상처 치

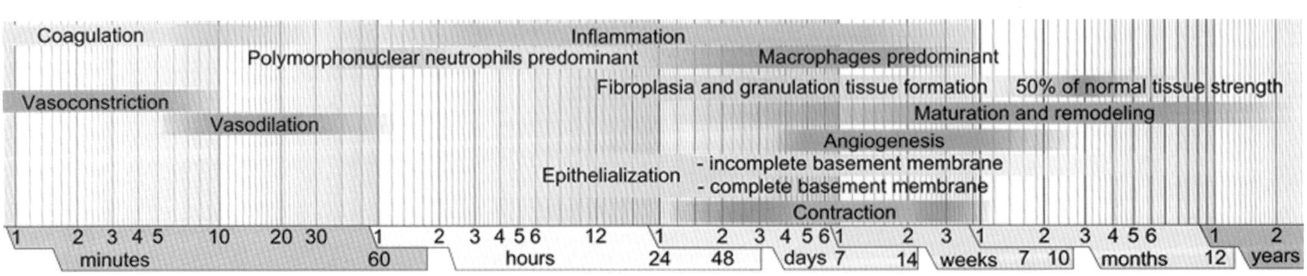

그림 51.1
피하조직 손상. Reproduced with permission from Mikael Häggström (2014)

료와 가장 관련이 있는 반응은 경계면의 치료일 수 있으며 치유가 진행되는 동안 상처 치유의 연속 반응 및 세포 외 기질에 영향을 미칠 수 있다.

피부 상처는 첫 번째 방법(first intention) 또는 과립에 의해 치유된다. 피부 손상이 조직의 손실이 없는 열상이라면 첫 번째 방법으로 치유가 일어난다. 화상, 궤양 또는 감염과 같은 조직의 손실이 있는 경우 조직은 과립에 의해 치유되며 이 경우 흉터가 형성된다.

실험 결과 피하 상처와 짧은 신장을 추가하면 섬유화 반응이 감소되어 콜라겐 침착이 감소되고 조직 유착이 감소한다는 사실이 밝혀졌다(Bouffard 외, 2008). 손상 후 조직을 신장시키면 피하 조직에서 TGFβ-1 염증의 양이 감소하고 대식세포 발현이 감소한다(Corey 외, 2012). 고밀도 결합 조직 및 빳빳한 가교결합 겔에서 섬유아세포는 조직 신장에 반응하여 세포골격 재형성을 나타내지 않았다. 그러나 성긴 결합 조직의 특성인 순응성 콜라겐 기질은 섬유아세포의 기원에 관계없이 신장에 반응하여 섬유아세포 세포골격의 재형성을 촉진시켰다. 쥐의 조직에서 TGFβ-1가 증가하였으나 신장시키면 감소했다. 결합 조직의 섬유아세포는 신장에 대한 반응으로 광범위한 변화를 보였다(Langevin 외, 2013). 모든 상처 치유와 마찬가지로 염증 조절은 섬유성 조직의 침착 감소의 열쇠일 수 있다(그림 51.2).

혈관 신생

혈관 신생은 병리적 및 정상적인 생리에 대한 혈관의 반응이다. 정상적인 혈관 신생의 예는 배란, 월경 및 태반 형성 중인 여성 생식 기관에서 볼 수 있다. 병리적 혈관 형성의 예는 류마티스성 관절염, 종양 성장 및 당뇨병에서 볼 수 있다. 혈관 신생은 손상이 발생한 곳의 혈액 순환을 회복시키고 조직 회복 과정을 자극하는 동안 허혈성 괴사의 발생을 예방한다(Olczyk 외, 2014). 낮은 pH 또는 높은 젖산 농도와 같은 국소 환경이 혈관 신생을 자극 한다(Gurtner 외, 2008). 전형적으로 염증 및 종양 형성과 같은 병리적 상태가 혈관 신생을 유도한다. 혈관 신생 과정에서 혈관 내피세포는 상처 기질로 이동하여 관상 구조의 네트워크를 형성한다(Schultz 외, 2011). 지속적인 염증 또는 조직 손상이

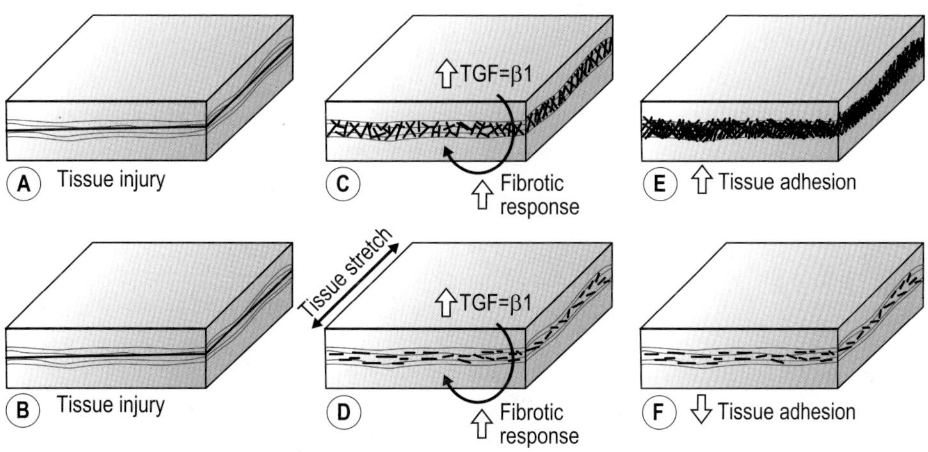

그림 51.2
조직 신장의 부재(A, C, E) 및 존재 (B, D, F) 상황에서 결합 조직 손상의 치료를 위한 모델. 이 모델에서 습관적인 운동 범위를 초과하여 조직을 늘이면 수용성 TGF-β1수준이 감소하여 (D) 신장되지 않았을 때와 비교했을 때 (E) 섬유증 반응이 감소하고 콜라겐 축적이 감소하며 조직의 유착이 감소한다(F). 검은 선은 새롭게 형성된 콜라겐을 나타낸다. Bouffard 외 (2008) Tissue stretch decreases soluble TGF-beta1 and type-1 procollagen in mouse subcutaneous connective tissue: evidence from ex vivo and in vivo models. J Cell Physiol 214:389-395. Reproduced with permission from John Wiley and Sons Publishing

발생할 때의 특징 중 하나는 혈관 투과성이다. 염증 반응은 모세 혈관의 투과성을 증가시키고 내피 세포의 활성화를 유도하여 모세혈관이 생기도록 한다(Arroyo & Iruela-Arispe, 2010). 새로 형성된 혈관이 있으면 섬유아세포가 증식하여 세포 외 기질 성분을 합성한다. 이것은 상처 표면을 '닫는' 역할을 한다.

혈관 신생과 다른 유형의 조직 발달의 유사점은 수없이 많다. 정상 및 병리적 조직의 발달에서 혈관 신생은 필수적이며 상처 치유, 종양 형성 및 다른 조건의 기초가 되는 조직화 원리로서 제안되어왔다(Schultz 외, 2011). 혈관 내피 성장인자(VEGF)의 존재는 혈관 신생을 증가시킴과 동시에 섬유화의 축적을 감소시켜 골격근 회복의 효율을 증가시킬 수 있다(그림 51.3 및 그림 51.4).

여러 연구에 따르면 혈관내피세포 성장인자는 기계적 변형에 노출된 조직에서 혈관 신생을 증가 시킨다는 것을 보여 주었다(Pietramaggiori 외, 2007). 체외에서 방광 조직을 주기적으로 신장시켰을 때, 모세 혈관의 밀도가 증가하였다(Yang 외, 2008). 주기적 신장 조건하에서 혈관 신생이 증가한다는 이 결론은 염증이 혈관 형성을 증가시킬 수 있음을 보여준다. 반대로, 인장이 증가하면 더 많은 염증이 생기고 모세 혈관의 투과성이 증가하여 염증 상태가 지속될 수도 있다. 도수 요법과 직접적인 관계가 없었다.

신경

신경의 활주 운동을 손상시키거나 방해할 수 있는 모든 사건은 상피성 및 근막 간 섬유증 및 흉터 형성을 초래할 수 있다. 혈관을 둘러싼 흉터로 인한 신경 내 혈류

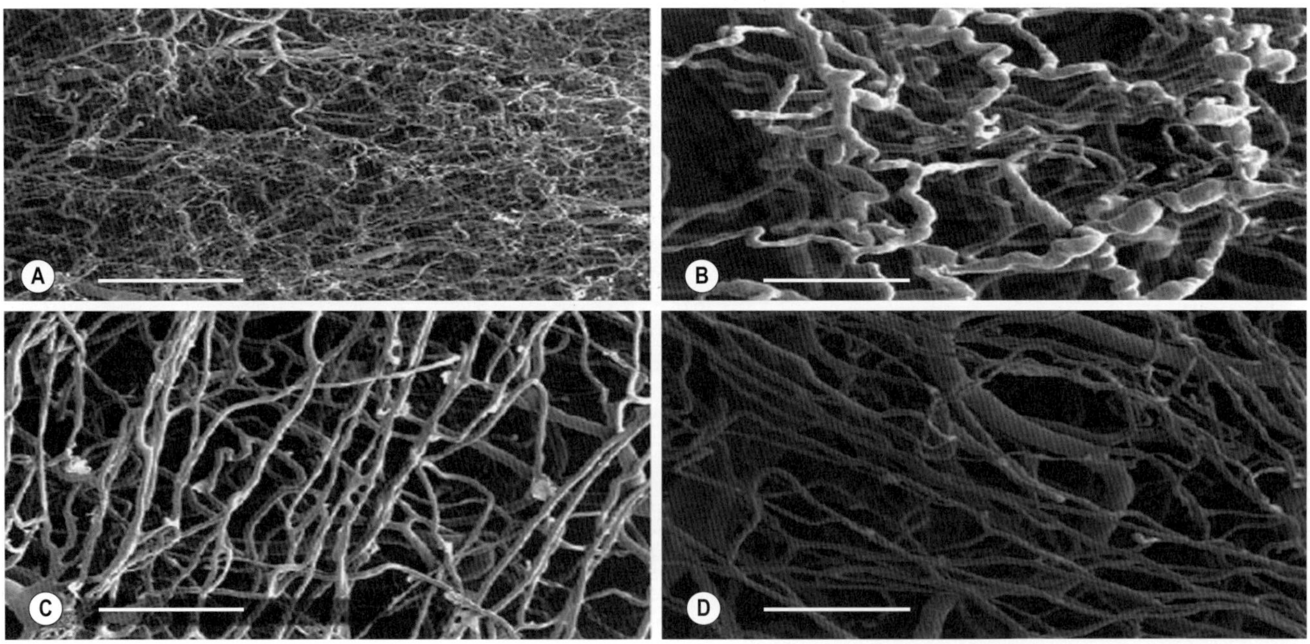

그림 51.3
쥐를 신장 시킨 후 피부 미세 혈관망의 전자 현미경 사진. (A)와 (B)는 신장된 피부 혈관의 전형적인 예를 보여주며, 다방향 혈관 성장의 전이 영역을 구축하는 확장된 혈관 다발의 길고 복잡한 연장을 보여준다(C)와 (D)는 혈관 신생 영역으로 가는 최적의 혈류를 보장하는 조밀하게 밀집된 얇은 혈관이다. 각 이미지의 막대는 100μm이다. Erba 외 (2011) A morphometric study of mechanotransductively induced dermal neovascularization. Plast Reconstr Surg 128:288e–299e. Reproduced with permission from Wlters Kluwer Health

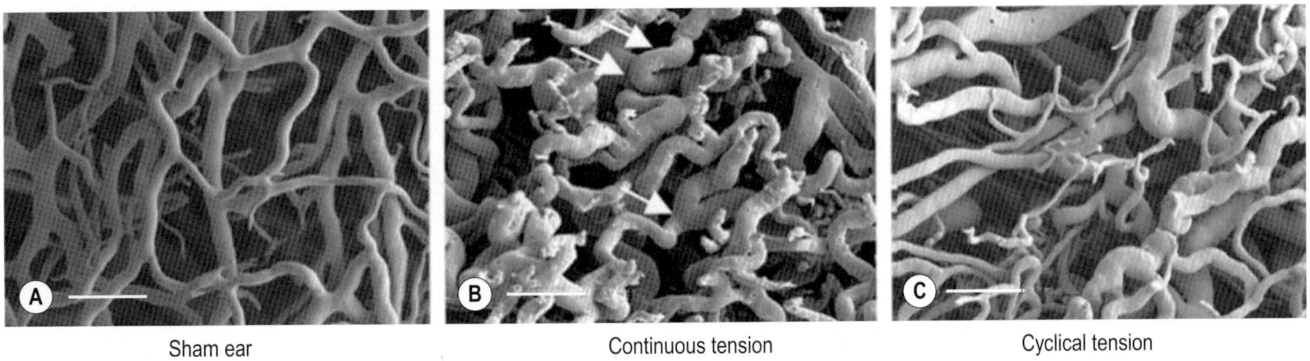

그림 51.4
혈관 직경의 이질성과 증가한 만곡은 혈관 재형성의 초기 징후이다. 이러한 특이한 변화는 연속적인 힘을 가한 후 나타나는 혈관의 특징이며, 주기적 신장 요법도 혈관 재형성의 유사한 초기 징후를 유도할 수 있었다. 각 이미지의 막대는 100μm이다. Pietramaggiori 외 (2007) Tensile forces stimulate vascular remodeling and epidermal cell proliferation in living skin. Ann Surg 246:896-902. Reproduced with permission from Wolters Kluwer Health

의 감소는 근막 내 조직의 허혈성 변화를 일으킨다. 이러한 퇴행성 변화는 신경을 덜 탄력있게 만들고 압박에 더 취약하게 만든다(Abe 외, 2005).

근육

근육 섬유증은 힘과 치유 사이의 미묘한 균형 때문에 도수 치료의 적용과 관련이 없을 수 있다(Jarvinen 외, 2007). 힘줄이 손상되지 않는 골격근의 손상 후 치료 결과는 주로 염증의 감소에 초점을 맞추고 있다. 스포츠 의학 연구를 통해 자연적인 치유 시간과 비교하여 차선의 결과를 이끌어냈다(Jarvinen & Lehto, 1993). 근육 조직의 회복에 도수 치료를 적용하는 대부분의 연대표는 연구되지 않았다. 운동 후 도수요법을 적용하고 근육의 회복 시간을 평가하였는데 같은 날에는 약간의 효과를 보였으나 여러 날 후에는 효과가 없었다(Crawford 외, 2014). 제시한 치료 방법은 섬유성 흉터의 발생 감소가 근섬유 재생의 증가와 외상 또는 열상으로 인한 염증 반응을 감소시키는데 유익할 수 있다. 근육 손상은 또한 위축을 유발할 원위 분절의 신경을 제거할 수 있다(Lim 외, 2006). 근육에서 흉터 조직의 침착은 회복이 기능적인지 또는 이영양증을 유발하는지를 나타낸다. 섬유성 조직이 회복될 수 있고 이영양성 근육이 재생되는 것으로 방향을 전환하여 근육의 완전성을 보존하게 되면 근육 조직의 건강이 크게 향상될 수 있다(Mann 외, 2011). 근육 섬유로 신경이 재성장하는 것은 흉터에 의해 억제되는 것 같지 않다. 축삭의 눈은 흉터 조직을 관통할 수 있고 새롭고 기능적인 신경근 접합을 형성할 수 있다(그림 51.5) (Kaariainen 외, 2000).

기계적 자극은 성장을 촉진시키고 이것은 근육 섬유의 치유와 관련이 있는 것으로 보인다(Jarvinen 외, 2005). 부드러운 동원은 단시간의 동원 후에 발달하는 섬유를 보다 잘 일치시켜 확고한 흉터를 만들게 한다(Jarvinen & Lehto, 1993). 연구 결과에 따르면, 이동성으로 인해 회복되는 조직의 비계(scaffolding)가 힘을 잃어버린다. 근육 조직은 힘을 유지하고 수축으로 인해 찢어지지 않기 위해 단단한 흉터가 필요하다. 초기에 동원되었던 조직은 처음 상처가 회복된 곳이 아닌 주변 조직의 새로운 외상이 발생한 곳에서 다시 손상되기 쉽다(Jarvinen 외, 2000). 한 연구에서 도수 치료 후 근육 생검을 실시하였는데 근육 글리코겐 수준이나 근육 젖산의 변화는 관찰되지 않았으며 이는 마사지의 즉각적인 효과가 포도당 흡수 또는 젖산 제거와 무

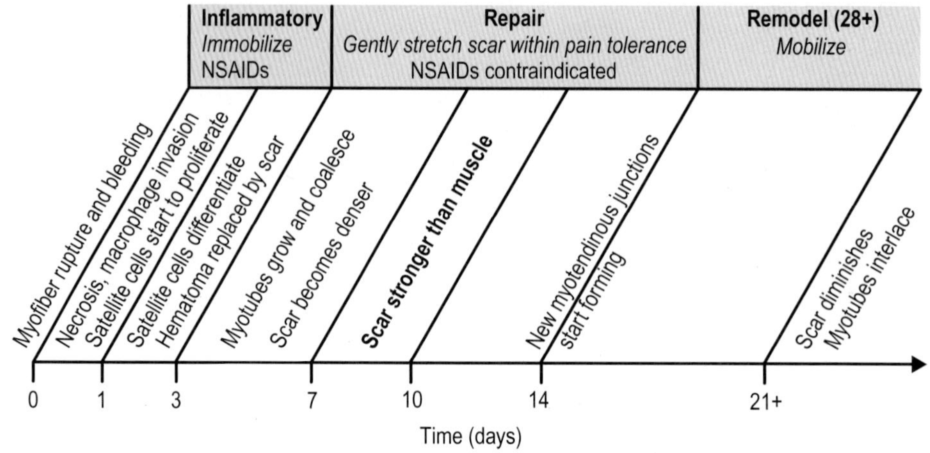

그림 51.5
근육 손상 및 잠재적 치료 기회를 갖는 회복 시간.
Courtesy of Dr Geoffrey Bove

관하다는 것을 암시한다(Crane 외, 2012). 운동으로 인해 급격하게 손상된 골격근에 도수 치료를 하였을 때 염증의 감소와 미토콘드리아 생합성과 관련된 대사 산물의 변화가 나타났다(Urakawa 외, 2015; Crane 외, 2012). 이 새로운 문헌은 운동 후 도수 요법에 의한 염증의 감소를 뒷받침한다. 이 데이터는 회복 직후까지 손상되거나 치유되는 근육에 대한 직접적인 도수 요법의 유용성을 뒷받침하지 않을 수 있다. 염증 매개체가 감소하면 근육의 치유를 억제할 수 있다.

인대 및 건

인대와 건은 힘을 전달하도록 설계되었다. 다양한 정도로 치유가 발생하지만, 일반적으로 건의 치유는 초기 염증 단계를 포함하여 전형적인 상처 치유 과정을 따르고 증식 및 재형성 단계가 뒤따른다. 건과 인대가 소비하는 산소량은 골격근보다 7.5배 낮아(Sharma & Maffulli, 2006), 장단점이 있다. 신진 대사율이 낮고 혐기성 에너지 생성 능력이 잘 발달하였기 때문에 건은 장시간 동안 하중을 견디고 장력을 유지하면서 허혈 및 뒤따르는 괴사의 위험을 피할 수 있다. 그러나 대사 속도가 느리면 부상 후 치유가 더디다. 손상 후 건과 인대에 적용된 기계적 변형의 효과에 관한 문헌이 상당히 많다(Loghmani & Warden, 2009). 기계적 부하 또는 움직임에 대한 건의 반응은 해부학적 위치에 따라 다르다. 굴곡근건은 외피와 건 표면 사이의 유착 형성을 막기 위해 동작이 필요하다. 과도한 힘은 공간의 형성과 회복의 약화를 초래 한다(Killian 외, 2012). 손상되면 활액내 외피 세포가 회복 부위에 침투하여 외피와 건 표면 사이의 유착을 유도하고 건의 활주를 방해하여 동작 범위가 감소한다(그림 51.6).

근막가동은 세포 외 기질의 움직임을 통해 전-염증성 사이토카인의 양을 감소시킬 수 있다. 염증 반응이 발생하는 것은 건의 치유에 필수적이지만 높은 수준의 염증성 사이토카인은 부수적인 조직 손상을 초래할 수 있다(Manning 외, 2014). 굴곡건이 회복될 때 회복 부위를 가로지르는 근육의 부하는 기능적 및 생체 역학적 특성을 향상시켰고 치유에 이롭게 작용했다. 근위부를 횡절단하여 완전하게 부하를 제거하여 운동 범위가 적고 생체 역학적 특성이 낮은 힘줄-뼈 회복을 초래했다(Thomopoulos 외, 2008). 회전근개 회복에 대한 체계적인 검토에서(Shen 외, 2014) 근막가동과 고정에 대한 장기간의 결과는 1년 간의 회복에 유의한 차이가 없음을 보여주었다. 일반적으로 조절된 부하는 개발, 항상성 및 회복에 필수적이라는 사실을 뒷받침한다. 그러나 과도한 부하는 부작용을 일으키고 치유를 감소시킬 것이다(그림 51.7) (Killian 외, 2012).

복강

복막 유착은 수술 후 거의 모든 곳에서 발생하며 많은

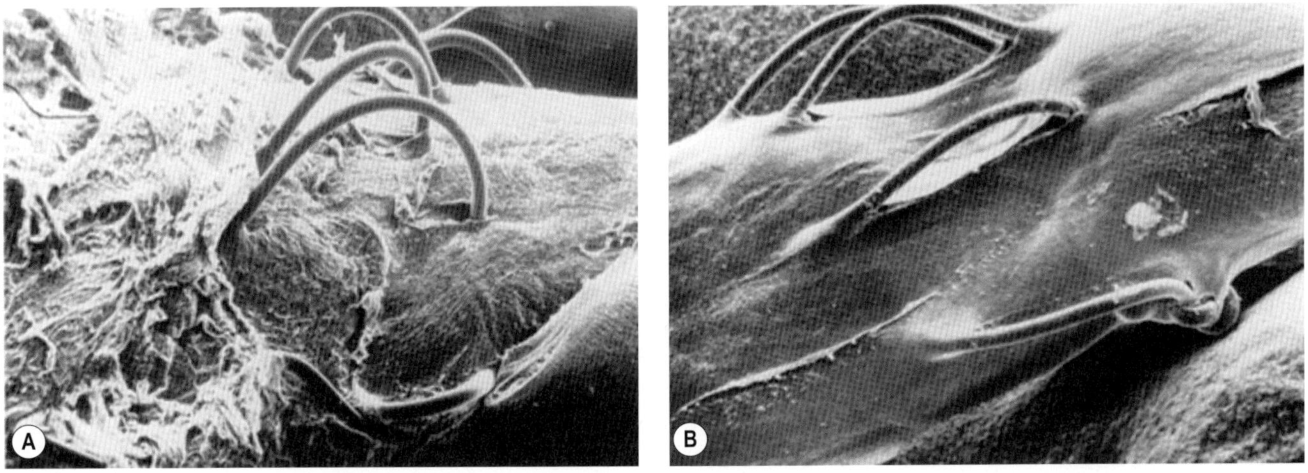

그림 51.6
힘줄 비가동술 (mobilization) (A) 대 가동술 (B). From Gelberman 외 (1983) Flexor tendon healing and restoration of the gliding surface: an ultrastructural study in dogs. J Bone Joint Surg Am 65:70–80. Reproduced with permission.

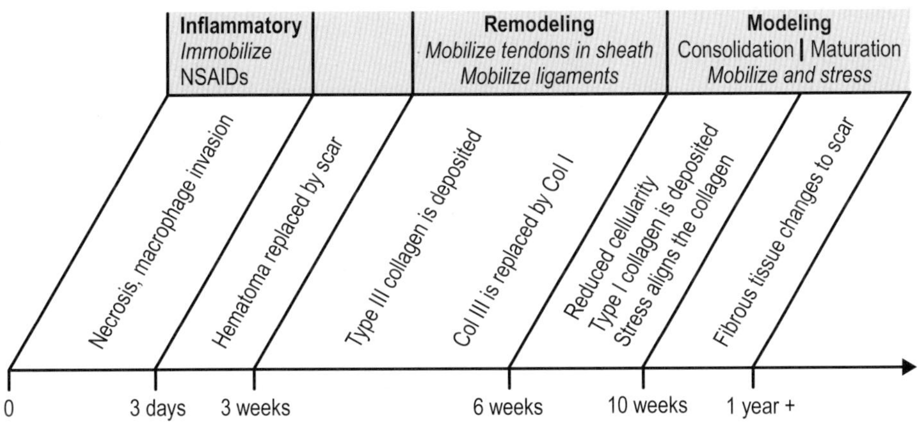

그림 51.7
힘줄 및 인대 손상과 잠재적 치료 기회를 갖는 회복 시간. Courtesy of Dr Geffrey Bove

합병증을 유발할 수 있다. 복막 유착은 장 폐쇄, 불임 및 만성 통증을 유발할 수 있다(Herrick 외, 2000a). 부인과 증상으로 수술을 받은 여성의 97%에서 수술 후 유착이 발생하는 것으로 나타났다(Yelian 외, 2010). 복막 유착은 내장을 연결하거나 복벽에 장기를 연결하는 조직의 섬유질 밴드이다. 유착은 혈관이 발달한 곳, 신경이 분포한 곳 및 세포성인 것으로 밝혀졌다(Epstein 외, 2006). 유착은 수술의 결과로 가장 흔하게 발생하지만, 염증성 삼출물을 유발하는 어떠한 결함으로부터도 형성될 수 있다(Arung 외, 2011). 복부에 형성된 유착을 해결하기 위해 많은 치료법이 제시되었지만 신뢰할만한 결과를 제공하는 것은 없었다(Alpay 외, 2008). 대부분의 경우 환자는 재입원, 통증, 폐쇄 또는 불임을 유발하는 섬유질 밴드를 제거하기 위한 복강경 수술이 필요하다. 유착을 용해시키는 수술은 종종 유착의 재형성을 초래한다(Bolnick 외, 2014). 유착은 정확하게 영상화될 수 없고(Ghonge & Ghonge, 2014) 복강경으로 재수술할 때만 정확하게 진단할 수 있다는 점에 유의해야 한다. 이는 종종 유착의 재형성으로 이어진다(Mais, 2014).

현대의 내장 마사지 전문가가 기법을 '발명'했다고 주장했지만, 1800년대 이후 내장 마사지가 문서화되었다. 임상에서 유착의 부담을 줄이기 위해 사용된 절차는 임상적 효과를 나타내지 않았으며 과학적 유효성이 부족했다. 한 그룹이 임상적으로 관련된 몇 가지 사례 연구를 발표하였지만(Wurn 외, 2008) 메커니즘, 대조군 또는 표준화는 사용되지 않았다.

1887년 이후 내장 마사지가 문서화되었지만 첫 번째 텍스트는 *The Science and Art of Manipulative Surgery*를 쓴 Fidelder (1955)가 썼다. 1919년 Hertzler는 *The Peritoneum*에서 영구적인 유착의 관리에 대해 다음과 같이 설명했다. '영구적인 유착은 이동하는 장기의 움직임을 제한하거나 속이 빈 장기의 내강을 접촉할 때만 주의해야 한다. 그의 진료소에서 도수 치료를 적용했을 때 효과가 거의 없었다. 특히 골반 장기 마사지는 한 때 유행하였으나 결과는 무시할 만한 수준이었다.'

현재까지 병리적 과정과 관련하여 내장의 도수 치료가 유익한 효과가 있음을 확인하는 과학적 증거는 거의 없다.

외과 의사인 Symons Eccles는 1887년 *British Medical Journal*에서 이완성 소화불량에 대한 그의 경험을 발표했다. 그는 '그것은 신경계가 소화장애를 가리는 정도까지 환자의 전체 시스템과 성격에 스며들어 빈혈이 있는 미약한 상태에 빠지면 복부 기관의 소화장애가 발생한다'고 지적했다. 그는 다음과 같이 언급했다. '처음에 나는 마사지를 너무 자주 연습하는 것이 소용이 없다'고 말했고, 침대에서 휴식을 취한 후 사지와 몸통에 빠르고 가벼운 마사지를 포함하는 일반적인 신체 마사지를 하고, 복부 마사지를 하고 복벽을 강하게 두 손으로 문지르고, 그 다음 간, 위 및 내장을 더 깊게 마사지한 후 결장을 따라 다소 견고한 마찰로 마무리한다. 그의 마사지 처방은 두 명의 환자를 치료한 후였으며 하루 2회 이상 횟수를 증가시키면 반대로 회복이 늦어질 것이라고 지적했다(Eccles, 1887). 현재 문헌에는 부족한 치료의 부작용이 기록되었다. 여기에는 마사지 중, 또는 이후의 급성 통증, 피부 변형, 복벽의 혈종 및 기능성 소화 증상이 포함된다.

문헌에서 복부의 수기 자극이 신경인성 장 기능 장애에 영향을 줄 수 있다는 일관된 증거가 없다. 기계론적 가설은 소화 경로의 수기 자극이 추진 연동 운동을 향상시킬 수 있다는 것이며 척수 환자에서 입증되었다(Ayas 외, 2006). Ayas 등은 많은 도수 치료 문헌을 혼란스럽게 하는 동일한 제한 사항, 즉 통제집단의 부족, 작은 표본 크기 및 열악한 연구 설계에 대해 논의한다. 이러한 심각한 결점에도 불구하고, 척수 손상으로 인한 장 문제를 가진 환자에 도수 치료법을 포함시킬 것을 권장한다.

복부의 유착 형성을 이해하기 위해 많은 치료가 수행되었다. 그것들은 감염, 자궁내막증, 그리고 가장 흔하게 수술적 외상에 의한 염증 과정의 결과이다(Saed & Diamond, 2004). 복강의 손상은 중피세포의 손실을 유발하고 플라스미노겐 활성화 물질의 활성(PAA)을 감소시키며, 섬유아세포가 노출되고 인접한 두 표면 사이에 유착이 발생한다(Braun & Diamond, 2014). 많은 연구에 의하면 복부 수술 중 복막 섬유소 용해의 감소는 외상에 대한 국소 반응이며 유착이 형성되는 원인이다(Holmdahl & Eriksson, 1998). 최근에 수술이나 염증 반응으로 인한 조직의 저산소증이 섬유화와 염증 반응을 촉진시키는 일련의 분자 작용을 일으키는 것으로 인식되어왔다. 이러한 사건은 플라스미노겐 활성화 물질의 활성(PAA) 감소, 세포 외 기질의 침착, 사이토카인 생성 증가, 혈관 신생의 증가 및 세포 사멸의 감소(예정된 세포 사멸)를 포함한다(Saed & Diamond, 2004).

섬유아세포의 본질적인 보호적 섬유소 분해 활동은 복강의 정상적인 치유 메커니즘에 필수적이다. tPA/PAI-1 비율은 유착 섬유아세포보다 정상적인 복막의 섬유아세포에서 80% 더 높은 것으로 나타났다. 저산소 상태에서 이 비율은 정상 섬유아세포(90%)에서 현저히 감소하고, 유착 섬유아세포(98%)에서 더욱 심한 감소를 보였다(Alpay 외, 2008). 콜라겐 침착과 혈관 신생은 저산소 상태에서 비롯되며 수술 후 유착 형성을 위한 물질의 주요 구성 요소이다(Awonuga 외, 2014; Bolnick 외, 2014).

장 기능 장애에 영향을 주는 것을 목표로 하는 복부의 기계적 자극 또는 마사지가 문서화되어있다(Le Blanc-Louvry 외, 2002). 증상의 감소에는 약간의 효과가 있는 것으로 보이지만 그 기전은 불분명하다. 복강 내 염증의 감소와 대식세포 기능의 억제는 또한 복강 내 유착 형성의 감소의 열쇠로 가정되었다(Bauer, 2008; Wehner 외, 2007).

내장 마사지로 복강 내 단백질 농도와 염증세포의 수가 감소하여 수술 후 동물에서 염증성 환경이 희석되었지만(Chapelle & Bove, 2013), 내장 치료를 받은 정상 동물에서 단백질과 백혈구 수치가 모두 증가하여 전-염증성 병리의 부재에 대한 반응을 보였다. 쥐 모델에서 수술 직후 내장 마사지는 수술 후 유착의 형성을 방해하지만(Bove & Chapelle, 2012), 일주일 후에 이미 형성된 유착을 크게 감소시키지 못했다.

복부 수술 바로 직후 복부에 수행된 도수 치료가 유착 형성을 예방하거나 감소시킬 수 있다. 부드러운 유착은 수술 후 72시간에서 2주 정도에 형성된다. 이러한 유착의 20%는 1개월 이내에 형성되는 반면, 40%는 1년 이내에 형성된다(Menzies, 1992). 일단 유착이 형성되면, 없애기 어렵거나 없애는 것이 불가능하다(Bove & Chapelle, 2012). 유착된 부위로 신경이 침투하여 통증이 유발될 수 있지만(Sulaiman 외, 2001a), 감각 신경은 모든 복막 유착 형성 지점에서 발견될 수 있으며, 그 크기가 통증의 인지를 나타내는 것은 아니다(Almeida & Val-Gallas, 1997). 도수 요법으로 연구할 수 있는 가설은 저산소증의 감소를 통해 유착을 방지하는 것과 대식세포와 TGFβ 세포의 도입을 이해하는 것이다. 또 다른 연구 방법은 섬유소 용해 연쇄반응의 중단과 섬유소의 침착, 또는 초기 단계에서 플라스민을 플라스미노겐으로 전환시켜 섬유소의 용해를 촉진하는 것이다(Heydrick 외, 2007).

도수 요법으로 수술 후 생성될 유착을 예방하는 데 필요한 치료 양과 시기는 훨씬 더 과학적인 문헌과 탐구가 필요하다. 섬유소 용해 연쇄반응에 대한 도수 요법의 효과 – 특히 섬유질 밴드가 형성되기 전 플라스미노겐 및 섬유소 용해, 중재 시기, 저산소증에 영향을 미칠 가능성, 미주신경의 관여– 는 모두 기초 과학을 필요로 한다.

흉터와 유착 부위에서 신경 분포의 역할

대부분의 사람들은 도수 치료사가 통증을 완화시켜주길 바란다. 흉터 또는 유착과 같이 치료와 병리 현상이 연결되면 병리와 증상, 즉 신경학이 연관되어 있다고 추정할 수 있다. 모든 부상은 약간의 신경을 포함한다. 유방절제술은 많은 늑간신경 가지를 절단하고, 심지어는 피부를 자르면서 몇 개의 축삭이 손상된다. 손상된 축삭은 살아있으며 즉시 재생되기 시작한다. 많은 신체 부위에서 신경은 적절하게 다시 자라지만 많은 경우 신경이 재생되지 않으며 지속적인 통증을 유발할 수 있다.

흉터와 유착은 통각 수용체와 일치하는 특성을 가진 신경섬유에 분포하는 것으로 나타났다(Herrick 외, 2000b; Sulaiman 외, 2000; Sulaiman 외, 2001b; Liang 외, 2004). 자궁내막 종, 자궁내막증에서 발생하는 병변에도 유사한 섬유가 분포할 수 있다(Berkley 외, 2005). 수술 중 기계적 자극으로 인한 유착은 통증을 유발하고, 유착의 신경분포가 기능적인 반응이라는 생각을 뒷받침한다(Almeida & Val-Gallas, 1997; Almeida, 2002). 도수 치료법이 흉터와 유착과 관련된 통증을 감소시킨다는 일화적 증거가 있을 수 있지만, 우리는 감각신경의 공급에 어떤 영향을 미치는지 보여주는 어떤 연구도 알지 못한다.

연구 방향은 염증에 대한 영향이다. 도수 치료가 염증 매개체를 감소시킬 수 있다는 증거가 있다(Corey 외, 2012; Crane 외, 2012; Haas 외, 2013). 이것이 사실이라면, 축삭 생물학에 근거하여 통증에 대한 영향을 추측할 수 있다. 신경은 많은 구조를 통과하며, 염증에 노출되거나 기계적인 압박이나 유착에 의해 손상될 수 있다(Araki & Milbrandt, 1996). 예를 들어, 정중신경은 전완의 굴근 사이를 지나가고, 내장신경은 얇은 장간막을 통과하여 장에 도달한다. 말단 기관의 독립적인 이 영역의 염증은 진행 중인 활성(자발적 통증으로 인지될 수 있음) 및 기계적 민감성(말단 기관에서 오는 통증으로 인지될 수 있음)으로 통각 축삭의 변화를 유도할 것이다(Bove 외, 2003; Dilley & Bove, 2008a). 이러한 변화는 영구적인 것이 아니며(Dilley & Bove, 2008b), 자극이 제거 된 후 언젠가는 해결된다. 도수 치료가 염증을 감소시키는 경우, 회복을 촉진할 수도 있다. 이 실험은 아직 수행되지 않았다.

논의

기계적 변형은 대부분 조직 퇴행과 손상을 포함하지만, 인간 환자에서 보이는 손상의 완전한 병인을 포함하지 않는다는 것을 기억하는 것이 중요하다. 따라서 도수 치료가 흉터와 유착에 미치는 영향을 평가하는 데 사용되는 연구 모델의 선택과 해석에 주의를 기울여야 한다. 치유 메커니즘에 대한 기초 과학 연구의 일반화와 적용 가능성 및 이러한 모델에서 기계적 변형의 영향을 검증하기 위한 추가 연구가 필요하다. 사례 연구와 관찰이 중요하다. 기본적인 세포의 기능과 기계적 변형에 대한 반응을 이해하는 것은 도수 요법 교육의 발전과 동종 요법 모델에의 통합에 중요하다.

과도하거나 지속적인 염증은 손상을 유발하는 반면 조절된 염증은 조직의 회복에 크게 도움이 된다는 것을 인식하는 것이 중요하다. 기계적 변형을 포함하는 모든 모델 및 연구에서 세포 생물학에 약간의 영향을 미친다는 것이 일관적으로 관찰되었다.

염증성 사이토카인이 섬유아세포를 회복 부위로 유인하는 반면, 과도한 염증은 불량한 임상 결과 및 섬유증의 증가로 이어질 수 있다. 대식세포는 염증을 촉진하고 해결하며 조직의 회복을 촉진하고 완화시키는 데 필수적인 역할을 한다. 단일 세포 유형이 반대 기능을 할 수 있다는 것은 직관에 어긋나지만 대식세포가 국소 자극에 반응할 때 극적인 표현형의 변화가 일어난다. 도수 요법은 대식세포 활성의 증가를 포함하여 조직에 대한 면역 조절 반응을 일으키는 것으로 나타났다(Crane 외, 2012; Waters-Banker 외, 2014a). 도수 치료법은 염증 과정과 관련된 신호 전달 경로를 변경함으로써 2차 손상, 신경감작 및 부수적인 현상을 줄여 손상 및 통증의 감소 또는 예방으로부터 보다 신속하게 회복할 수 있다(Waters-Banker 외, 2014b).

이 장에서 흉터와 유착의 형성에서 세포 외 기질의 중요한 역할을 과장할 수 없다. 다음의 경계면이 중요하다.

- 피부 대 근막
- 근외막 대 근외막
- 내장 복강 대 내장 또는 벽측 복막
- 신경 외피 대 근막
- 건 대 건 외피 또는 근막

경계면은 도수 요법과 관련성이 있고 약화될 수 있음을 입증할 수 있다. 요추 근막과 요추 통증과의 관계를 조사한 연구가 있지만(Schilder 외, 2014), 조직의 분화는 도수 기법의 적용과 관련이 없다. 왜냐하면 대부분의 조직이 통각수용성인 축삭을 포함하고 있기 때문이다. 임상적 관련성은 조직 치유 연쇄반응에 대한 염증의 약화일 수 있다. 급성 또는 만성 조직 손상에 대한 압력, 기법 및 적용의 효과를 이해하는 일은 여전히 숙제로 남아있다.

참고문헌

Abbott R. D., Koptiuch .C, Iatridis J. C. et al. (2013) Stress and matrix-responsive cytoskeletal remodeling in fibroblasts. J Cell Physiol 228:50–57.

Abe Y., Doi K., Kawai S. (2005) An experimental model of peripheral nerve adhesion in rabbits. Br J Plast Surg 58:533–540.

Almeida O. D., Jr. (2002) Microlaparoscopic conscious pain mapping in the evaluation of chronic pelvic pain: a case report. JSLS 6:81–83.

Almeida O. D., Jr., Val-Gallas J. M. (1997) Conscious pain mapping. Am Assoc Gynecol Laparosc 4:587–590.

Alpay Z., Saed G. M., Diamond M. P. (2008) Postoperative adhesions: from formation to prevention. Semin Reprod Med 26:313–321.

Araki T., Milbrandt J. (1996) Ninjurin, a novel adhesion molecule, is induced by nerve injury and promotes axonal growth. Neuron 17:353–361.

Arroyo A. G., Iruela-Arispe M. L. (2010) Extracellular matrix, inflammation, and the angiogenic response. Cardiovasc Res 86:226–235.

Arung W., Meurisse M., Detry O. (2011) Pathophysiology and prevention of postoperative peritoneal adhesions. World J Gastroenterol 17:4545–4553.

Awonuga A. O., Belotte J., Abuanzeh S., et al. (2014) Advances in the pathogenesis of adhesion development: the role of oxidative stress. Reprod Sci 21:823–836.

Ayas S., Leblebici B., Sozay S., Bayramoglu M., Niron E. A. (2006) The effect of abdominal massage on bowel function in patients with spinal cord injury. Am J Phys Med Rehabil 85:951–955.

Bauer A. J. (2008). Mentation on the immunological modulation of gastrointestinal motility. Neurogastroenterol Motil 20(Suppl 1):81–90.

Bellini A., Mattoli S. (2007) The role of the fibrocyte, a bone marrow-derived mesenchymal progenitor, in reactive and reparative fibroses. Lab Invest 87:858–870.

Berkley K. J., Rapkin A. J., Papka R. E. (2005) The pains of endometriosis. Science 308:1587–1589.

Blakytny R., Ludlow A., Martin G. E. et al. (2004) Latent TGF-beta1 activation by platelets. J Cell Physiol 199:67–76.

Bloemen M.C., van der Veer W. M., Ulrich M. M. et al. (2009) Prevention and curative management of hypertrophic scar formation. Burns 35:463–475.

Bolnick A., Bolnick J., Diamond M. P. (2014) Postoperative adhesions as a consequence of pelvic surgery. J Minim Invasive Gynecol 22:549–563.

Bouffard N. A., Cutroneo K. R., Badger G. J. et al. (2008) Tissue stretch decreases soluble TGF-beta1 and type-1 procollagen in mouse subcutaneous connective tissue: evidence from ex vivo and in vivo models. J Cell Physiol 214:389–395.

Bove G. M., Chapelle S. L. (2012) Visceral mobilization can lyse and prevent peritoneal adhesions in a rat model. J Bodywork Mov Ther 16:76–82.

Bove G. M., Ransil B. J., Lin H. C., Leem J. G. (2003) Inflammation induces ectopic mechanical sensitivity in axons of nociceptors innervating deep tissues. J Neurophysiol 90:1949–1955.

Braun K. M., Diamond M. P. (2014) The biology of adhesion formation in the peritoneal cavity. Semin Pediatr Surg 23:336–343.

Brunner G., Blakytny R. (2004) Extracellular regulation of TGF-β activity in wound repair: growth factor latency as a sensor mechanism for injury. Thromb Haemost 92:253–261.

Campbell B. H., Agarwal C., Wang J. H. (2004) TGFbeta1, TGF-beta3, and PGE(2) regulate contraction of human patellar tendon fibroblasts. Biomech Model Mechanobiol 2:239–245.

Chapelle S. L., Bove G .M. (2013) Visceral massage reduces postoperative ileus in a rat model. J Bodywork Mov Ther 17:83–88.

Cho Y. S., Jeon J. H., Hong A., et al. (2014) The effect of burn rehabilitation massage therapy on hypertrophic scar after burn: a randomized controlled trial. Burns 40:1513–1520.

Corey S. M., Vizzard M. A., Bouffard N. A. et al. (2012) Stretching of the back improves gait, mechanical sensitivity and connective tissue inflammation in a rodent model. PLoS One 7:e29831.

Crane J.D., Ogborn D.I., Cupido C. et al.(2012) Massage therapy attenuates inflammatory signaling after exercise-induced muscle damage. Sci Transl Med 4:119ra113.

Crawford S. K., Haas C., Butterfield T. A. et al. (2014) Effects of immediate vs. delayed massage-like loading on skeletal muscle viscoelastic properties following eccentric exercise. Clin Biomech 29:671–678.

Darby I. A., Laverdet B., Bonte F., Desmouliere A. (2014) Fibroblasts and myofibroblasts in wound healing. Clin Cosmet Investi Dermatolo 7:301–311.

Desmouliere A., Redard M., Darby I., Gabbiani G. (1995) Apoptosis mediates the decrease in cellularity during the transition between granulation tissue and scar. Am J Pathol 146:56–66.

Dilley A., Bove G. M. (2008a) Disruption of axoplasmic transport induces mechanical sensitivity in intact rat C-fibre nociceptor axons. J Physiol 586:593–604.

Dilley A., Bove G. M. (2008b) Resolution of inflammation induced axonal mechanical sensitivity and conduction slowing in C-fiber nociceptors. J Pain 9:185–192.

Eccles S. (1887) Massage as a means of treatment in chronic dyspepsia and sleeplessness. Med J

Epstein J. C., Wilson M. S., Wilkosz S. et al. (2006) Human peritoneal adhesions show evidence of tissue remodeling and markers of angiogenesis. Dis Colon Rectum 49:1885–1892.

Erba P., Miele L .F., Adini A. et al. (2011) A morphometric study of mechanotransductively induced dermal neovascularization. Plast Reconstr Surg 128:288e–299e.

Ferguson M. W., O'Kane S. (2004) Scar-free healing: from embryonic mechanisms to adult therapeutic intervention. Philos Trans R Soc Lond B Biol Sci 359:839–850.

Fielder S. L. (1955) The Science and Art of Manipulative Surgery. 2nd edition. American Institute of Manipulative Surgery.

Gauglitz G. G., Korting H. C., Pavicic T. et al. (2011) Hypertrophic scarring and keloids: pathomechanisms and current and emerging treatment strategies. Mol Med 17:113–125.

Gelberman R. H., Vande Berg J. S., Lundborg G. N., Akeson W. H. (1983) Flexor tendon healing and restoration of the gliding surface: an ultrastructural study in dogs. J Bone Joint Surg Am 65:70–80.

Ghonge N. P., Ghonge S. D. (2014) Computed tomography and magnetic resonance imaging in the evaluation of pelvic peritoneal adhesions: what radiologists need to know? Indian J Radiol Imaging 24:149–155.

Gurtner G. C., Werner S., Barrandon Y., Longaker M. T. (2008) Wound repair and regeneration. Nature 453:314–321.

Haas C., Butterfield T. A., Abshire S. et al. (2013) Massage timing affects postexercise muscle recovery and inflammation in a rabbit model. Med Sci Sports Exerc 45:1105–1112.

Hallam M. J., Shirley R., Dheansa B., Coker O. (2009) Scar massage therapy: a new technique. J Wound Care 18:258.

Herrick S. E., Mutsaers S. E., Ozua P. et al. (2000a) Human peritoneal adhesions are highly cellular, innervated, and vascularized. The Journal of Pathology 192:67–72.

Herrick S. E., Mutsaers S. E., Ozua P., et al. (2000b) Human peritoneal adhesions are highly cellular, innervated, and vascularized. J Pathol 192:67–72.

Heydrick S. J., Reed K. L., Cohen P.A. et al. (2007) Intraperitoneal administration of methylene blue attenuates oxidative stress, increases peritoneal fibrinolysis, and inhibits intraabdominal adhesion formation. J Surg Res 143:311–319.

Holmdahl L., Eriksson E. (1998) Depression of peritoneal fibrinolysis during operation is a local response to trauma. Surgery 123:539–544.

JAMA (1951) Manual Therapy. JAMA 147:1089.

Jarvinen M. J., Lehto M. U. (1993) The effects of early mobilisation and immobilisation on the healing process following muscle injuries. Sports Med 15:78–89.

Jarvinen T. A., Jarvinen T. L., Kaariainen M. et al. (2007) Muscle injuries: optimising recovery. Best Pract Res Clin Rheumatol 21:317–331.

Jarvinen T. A., Jarvinen T. L., Kaariainen M. et al. (2005) Muscle injuries: biology and treatment. Am J Sports Med 33:745–764.

Jarvinen T. A., Kaariainen M., Jarvinen M., Kalimo H. (2000) Muscle strain injuries. Curr Opin Rheumatol 12:155–161.

Kaariainen M., Jarvinen T., Jarvinen M., et al. (2000) Relation between myofibers and connective tissue during muscle injury repair. Scand J Med Sci Sports 10:332–337.

Killian M. L., Cavinatto L., Galatz L. M., Thomopoulos S. (2012) The role of mechanobiology in tendon healing. J Shoulder Elbow Surg 21:228–237.

Klotzsch E., Stiegler J., Ben-Ishay E., Gaus K. (2015) Do mechanical forces contribute to nanoscale membrane organisation in T cells? Biochim Biophys Acta 1853:822–829.

Langevin H. M., Fujita T., Bouffard N. A. et al. (2013) Fibroblast cytoskeletal remodeling induced by tissue stretch involves ATP signaling. J Cell Physiol 228:1922–1926.

Le Blanc-Louvry I., Costaglioli B., Boulon C et al. (2002) Does mechanical massage of the abdominal wall after colectomy reduce postoperative pain and shorten the duration of ileus? Results of a randomized study. J Gastrointest Surg 6:43–49.

Liang Z., Engrav L. H., Muangman P. et al. (2004) Nerve quantification in female red Duroc pig (FRDP) scar compared to human hypertrophic scar. Burns 30:57–64.

Lim A. Y., Lahiri A., Pereira B. P. et al. (2006) The role of intramuscular nerve repair in the recovery of lacerated skeletal muscles. Muscle Nerve 33:377–383.

Loghmani M. T., Warden S. J. (2009) Instrumentassisted cross-fiber massage accelerates knee ligament healing. J Orthop Sports Phys Ther 39:506–514.

Mais V. (2014) Peritoneal adhesions after laparoscopic gastrointestinal surgery. World J Gastroenterol 20:4917–4925.

Mann C. J., Perdiguero E., Kharraz Y. et al. (2011) Aberrant repair and fibrosis development in skeletal muscle. Skelet Muscle 1:21–21.

Manning C. N., Havlioglu N., Knutsen E. et al. (2014) The early inflammatory response after flexor tendon healing: a gene expression and histological analysis. J Orthop Res 32:645–652.

Mennell J. B. (1939) The Science and Art of Joint Manipulation. Philadelphia: P. Blakiston's Son & Co., Inc.

Menzies D. (1992) Peritoneal adhesions: incidence, cause, and prevention. Surg Ann 24:27–45.

Olczyk P., Mencner, Ł., Komosinska-Vassev K. (2014) The role of the extracellular matrix components in cutaneous wound healing. BioMed Res Int 2014:747584.

Parker M. W., Rossi D., Peterson M. et al. (2014) Fibrotic extracellular matrix activates a profibrotic positive feedback loop. J Clin Invest 124:1622–1635.

Pietramaggiori G., Liu P., Scherer S. S. et al. (2007) Tensile forces stimulate vascular remodeling and epidermal cell proliferation in living skin. Ann Surg 246:896–902.

Roh Y. S., Cho H., Oh J .O., Yoon C. J. (2007) Effects of skin rehabilitation massage therapy on pruritus, skin status, and depression in burn survivors. Taehan Kanho Hakhoe Chi 37:221–226.

Roques C. (2002) Massage applied to scars. Wound Repair Regen 10:126–128.

Saed G. M., Diamond M. P. (2004) Molecular characterization of postoperative adhesions: the adhesion phenotype. J Am Assoc Gynecol Laparosc 11:307–314.

Sassoli C., Formigli L. Chellini F., Pini A. et al. (2012) Fibroblast-myofibroblast transition and extracellular matrix remodeling in vitro: implication for Notch-1 pathway in muscle tissue repair/regeneration. Ital J Anat Embryo 117:172.

Sato K., Kawasaki H., Nagayama H. et al. (2000) TGF- 1 Reciprocally controls chemotaxis of human peripheral blood monocyte-derived dendritic cells via chemokine receptors. J Immunol 164:2285–2295.

Schilder A., Hoheisel U., Magerl W. et al. (2014) Sensory findings after stimulation of the thoracolumbar fascia with hypertonic saline suggest its contribution to low back pain. Pain 155:222–231.

Schultz G. S., Davidson J. M., Kirsner R. S. et al. (2011) Dynamic reciprocity in the wound microenvironment. Wound Repair Regen 19:134–148.

Shah, M., Foreman, D. M. and Ferguson, M. W. J. (1995) Neutralisation of TGF-β1 and TGF-β2 or exogenous addition of TGF-β3 to cutaneous rat wounds reduces scarring. J Cell Sci 108:985–1002.

Sharma P., Maffulli N. (2006) Biology of tendon injury: healing, modeling and remodeling. J Musculoskelet Neuronal Interact 6:181–190.

Shen C., Tang Z. H., Hu J. Z. et al. (2014) Does immobilization after arthroscopic rotator cuff repair increase tendon healing? A systematic review and meta-analysis. Arch Orthop Trauma Surg 134:1279–1285.

Shephard P., Martin G., Smola-Hess S., et al. (2004) Myofibroblast differentiation is induced in keratinocyte-fibroblast co-cultures and is antagonistically regulated by endogenous transforming growth factor-β and interleukin-1. The Am J Pathol 164:2055–2066.

Shi H. X., Lin C., Lin B .B. et al. (2013) The anti-scar effects of basic fibroblast growth factor on the wound repair in vitro and in vivo. PLoS One 8:e59966.

Shin T. M., Bordeaux J. S. (2012) The role of massage in scar management: a literature review. Dermatol Surg 38:414–423.

Sulaiman H., Gabella G., Davis C. et al. (2000) Growth of nerve fibres into murine peritoneal adhesions. J Pathol 192:396–403.

Sulaiman H., Gabella G., Davis M. C. et al. (2001a) Presence and distribution of sensory nerve fibers in human peritoneal adhesions. Ann Surg 234:256–261.

Sulaiman H., Gabella G., Davis M. C. et al. (2001b) Presence and distribution of sensory nerve fibers in human peritoneal adhesions. Ann Surg 234:256–261.

Thomopoulos S., Zampiakis E., Das R., Silva M. J., Gelberman R. H. (2008) The effect of muscle loading on flexor tendon-to-bone healing in a canine model. J Orthop Res 26:1611–1617.

Tonnesen M. G., Feng X., Clark R. A. (2000) Angiogenesis in wound healing. J Investig Dermatol Symp Proc 5:40–46.

Urakawa S., Takamoto K., Nakamura T. et al. (2015) Manual therapy ameliorates delayed-onset muscle soreness and alters muscle metabolites in rats. Physiol Rep 3:e12279.

Venkatraman L., Chia S. M., Narmada B. C. et al. (2012) Plasmin triggers a switch-like decrease in thrombospondin-dependent activation of TGF-beta1. Biophys J 103:1060–1068.

Waters-Banker C., Butterfield T. A., Dupont-Versteegden E. E. (2014a) Immunomodulatory effects of massage on nonperturbed skeletal muscle in rats. J Appl Physiol 116:164–175.

Waters-Banker C., Dupont-Versteegden E. E., Kitzman P. H., Butterfield T. A. (2014b) Investigating the mechanisms of massage efficacy: the role of mechanical immunomodulation. J Athl Train 49:266– 273.

Wehner S., Behrendt F. F., Lyutenski B. N. et al. (2007) Inhibition of macrophage function prevents intestinal inflammation and postoperative ileus in rodents. Gut 56:176–185.

Willard F. H., Vleeming A., Schuenke M. D., Danneels L., Schleip R. (2012) The thoracolumbar fascia: anatomy, function and clinical considerations. J Anat 221:507–536.

Wurn B. F., Wurn L. J., King C. R. et al. (2008) Treating fallopian tube occlusion with a manual pelvic physical therapy. Altern Ther Health Med 14:18–23.

Yang R., Amir J., Liu H., Chaqour B. (2008) Mechanical strain activates a program of genes functionally involved in paracrine signaling of angiogenesis. Physiol Genomics 36:1–14.

Yelian F. D., Shavell V. I., Diamond M. P. (2010) Early demonstration of postoperative adhesions in a rodent model. Fertil Steril 93:2734–2737.

근막 테이핑

Kenzo Kase

카이로프랙터로서 Kenzo Kase 박사는 그의 치료법으로 초기에 좋은 결과를 얻었지만 그 효과가 오래 가지 않을 것을 우려했다. 환자가 치료실에서 벗어날 때 편안함을 느끼는 것처럼 보였지만 짧은 시간 후에 치료실을 찾을 때 느꼈던 통증과 증상을 다시 경험하기 시작했다. Kase 박사는 환자가 장기간 동일한 편안함을 경험할 수 있게 하는 기법이나 양상을 찾기 시작했다. 그는 단단한 테이핑과 스트래핑 방법을 실험했지만 환자 몸에 붙인 테이프의 효과에 만족하지 않았다. 많은 사람들이 테이프에 부정적인 반응을 보였으며, Kase 박사가 기대했던 효과를 달성하지 못했다. 테이프는 때로는 너무 견고하여 정상적으로 움직이는 것을 방해하였고 빠르게 불편해졌다. 그는 인간의 피부 구조를 연구하면서 테이핑 치료가 근막과 근육 기능 장애에 영향을 주어 환자에게 문제를 일으킬 수 있는 가능성에 대해 생각하기 시작했다. 동시에, Kase 박사는 환자가 불편해하지 않으면서 장시간 피부에 붙일 수 있는 테이프가 필요했다. 그는 인간의 피부와 거의 같은 무게와 두께를 지니고 신체의 움직임 범위를 제한하기보다는 환자와 함께 신축하고 움직일 수 있는 탄성 치료 테이프를 개발하고 검사하기 시작했다. 테이프를 개발하면서 그는 항상 자신이 만든 테이핑 요법이 어떻게 작용할 것인지 상상했다. Kase 박사가 치료법을 염두에 두고 테이프를 설계했기 때문에 테이프와 치료법이 조화롭게 작동한다. 수년간의 연구와 테스트로 Kinesio® Tex Tape가 생산되었다. 피부와 함께 움직이는 신축성 있는 테이프를 사용하면 정상적인 운동 범위를 통해 지속적으로 신체를 자극할 수 있다.

Kinesio Taping® 요법은 피부, 근막, 근육, 관절 및 순환/림프계의 다섯 가지 생리적 시스템에 영향을 준다. 기본 개념은 Ku Do Rei의 공간–움직임–냉각으로 표현될 수 있다. 부상 또는 비정상적인 움직임이나 자세 패턴으로 인해 정상적인 조직 움직임과 이동성이 손상되면 몸에서 통증과 기능 장애가 발생한다. 조직이 압축되고 기저 구조물의 기능이 방해 받는다. 근막은 특히 손상이나 조직의 압박에 의해 영향을 받는다. 근막의 정상적인 움직임이 손상되고 유착이 발생할 수 있다. 유체 (림프 및 혈액) 순환이 느려지고 울혈이 발생하여 환부의 체온이 상승한다. 조직의 온도는 세포 기능에 영향을 줄 수 있다. Kinesio Taping® 치료법은 미시적으로 표피와 진피를 들어올려서 하부 조직층에 더 많은 공간을 만들어준다(그림 52.1). 공간이 증가함에 따라 체액관의 수축이 감소하여 조직을 통한 유체(혈액 및 림프)의 움직임이 증가한다. 조직에서 체액의 울혈이 적어지면 통증 수용기가 감압되고 정상 조직 기능이 회복되며 조직이 정상 온도로 냉각된다.

조직에서 공간–움직임–냉각이 이루어지면 정상적인 근육 기능이 회복되고 관절의 생체역학 및 정렬이 개선되고 근막이 재형성될 수 있게 도와준다.

Kinesio Taping®은 신체에서 가장 큰 감각 기관이자 면역 기관인 표피에 자극을 줄 수 있도록 고안되었다. 우리는 표피, 뇌 및 중추 신경계와 말초 신경계가 모두 동일한 발생학적 조직층인 외배엽으로부터 발생한다는 것을 안다. 전통적으로, 피부가 감각을 지각하는 것은 진피층에서 발견되는 특정 수용체에 의해 제한되는 것으로 생각되었다. 그러나 새로운 연구에 의하면 표피

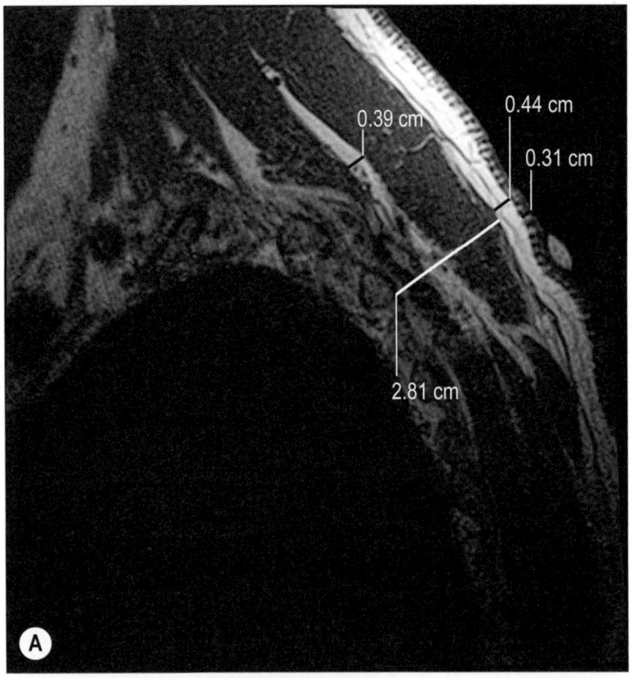

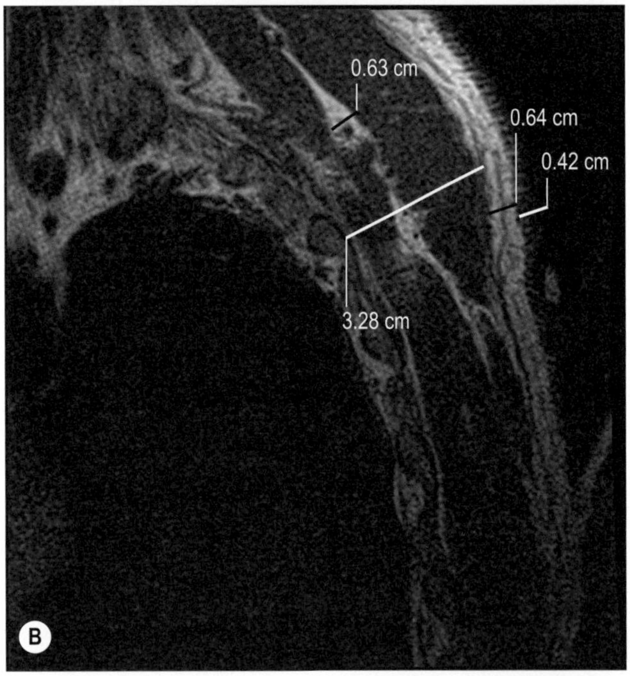

그림 52.1
Kinesio® Tex Tape 적용 후에 표피, 진피 및 피하 조직 구획이 증가하는 것을 보여 주는 MRI. Courtesy of Dr Vivien C. Wong. Presented at the 2013 Kinesio Taping Association International Research Symposium held in Stanford, CA

자체가 피부 표면 인식에 참여하고 신경 섬유와 상호 작용할 수 있는 감각 조직으로 간주될 수 있음이 밝혀졌다(Boulais & Misery, 2008). 표피 자극은 이전에 생각했던 것보다 훨씬 더 많은 정보를 신경계에 전달할 수 있는 것 같다. 우리는 또한 피부, 근막 및 근육의 광범위한 상호 연결에 대한 더 많은 증거를 가지고 있다. 피부의 층이 근막층과 분리된다는 생각과 근육과는 완전히 다르다는 생각은 오해인 것으로 나타났다. Jean-Claude Guimberteau 박사가 *Strolling Under the Skin* (2005)에서 촬영한 비디오 이미지는 근외막과 근주막의 근막층과 표피, 진피 및 피하 조직의 복잡한 융합을 보여주었다. 다른 조직층 사이는 명확하게 분리되지 않았기 때문에 피부를 자극하면 신체의 심부 조직층에 영향을 미칠 수 있다는 나의 믿음을 보여주었다.

Kinesio Taping® 방법의 또 다른 중요한 토대는 Stephen Levine이 개념화하고 Fuller와 Snelson이 발달시킨 'tension integrity' 개념에 기반한 biotensegrity 개념이다. Biotensegrity 모델은 신체의 모든 부분이 서로 연결되어 있고 신체 조직이 지속적으로 긴장 상태에 있다고 이론화한다. 정상적인 건강 기능을 유지하려면 구조 내에서 균형을 유지해야 한다. 시스템의 한 부분에 가해진 긴장은 다른 시스템의 모든 부분에 영향을 미치고 신체에 장력이 가해질 때 보상이 이루어진다. 근막계는 불균형 쪽으로 당겨져서 부상이나 불균형에 반응한다. Wang & Li (2010)는 기계적 힘이 세포에서 화학적 변화를 이끌어내고 기계적 하중은 손상된 조직의 세포 치료에 필수적이라는 것을 입증했다. 물리적인 힘을 신체의 화학적 신호로 바꾸는 메커니즘을 mechanotransduction이라고 한다. 표피 각질형성 세포가 기계적 자극을 말초 신경계를 자극할 수 있는 화학 신호로 변환하는 데 유용하다는 것이 밝혀졌다(Denda 외, 2007). Kinesio® 테이프를 표피에 적용하면 기계적 자극이 제공된다.

Kinesio® Tex 테이프는 세로로 늘어나는 탄력 테이프로, 임상의가 테이프의 장력을 변화시켜 원하는 결과를 얻을 수 있도록 한다. 목표 조직의 변화를 자극하기 위해 다양한 긴장, 모양 및 방향으로 피부에 적용한다. 목표 조직은 우리가 영향을 주려고 하는 신체 영역이다. 이곳은 테이프가 적용될 영역이다. 테이프를 적용하기 전에 표적 조직을 신장시키면 피부 수용체와의 접촉을 증가시키고 신경계에 더 많은 감각 신호를 보내 조직에 가해지는 자극의 양이 늘어난다. 테이프의 장력이 적으면 약한 자극을 주며 민감한 피부나 더 얇은 조직을 자극할 가능성이 적다. 소아 및 노인 환자에게는 항상 적은 장력을 가하여 치료해야 한다. 테이프의 장력이 적으면 표피와 같은 표면 조직에 더 큰 영향을 미치며 얼굴과 같이 더 얇은 조직에 사용하기에 더 적합하다. 더 많은 장력은 조직을 제 위치에 고정시키고 더 많은 지지를 제공하고 심부 조직을 표적으로 하는 경우에 사용한다. 임상의는 테이프에 적절한 장력을 가하도록 주의해야 한다. 테이프에 너무 많은 장력을 가하면 피부가 당겨지거나 미세손상 또는 부종이 발생할 수 있다. 너무 많은 장력으로 테이핑하면 피부 수용체를 과자극하여 통증을 유발할 수 있다. 몸에 적용된 테이프의 모양은 표적 조직의 장력이 분산되는 방식에 영향을 미친다. Kinesio Taping® 치료법에 사용되는 테이프에는 Y-strip, X Cut, Fan Cut, Donut Hole, I-strip 및 Web Cut (그림 52.2)의 여섯 가지 기본적인 모양 또는 cut이 있다. 테이프의 cut은 완전히 파악된 조직의 모양을 나타낸다. 예를 들어, I-strip은 길고 좁은 근육에 사용되는 반면, Y-strip은 넓은 기시점과 좁은 종지점을 가진 근육에 사용된다. I-strip은 목표 조직에 직접적으로 긴장을 집중시킨다. 기립근을 목표로 할 때에는 I-strip을 활용한다. Y-strip은 표적 조직 위 두 꼬리 사이의 긴장을 분산시킨다. 비복근에 초점을 맞춘다면 Y-strip을 이용할 것이다. X cut은 목표 조직에 직접적으로 장력을 집중시키고 각 끝 부분의 꼬리를 통해 분산시킨다. X cut은 능형근과 같이 넓거나 여러 개의 부착점이 있는 근육에 잘 작동한다. Fan Cuts은 대상

그림 52.2
Kinesio Taping® 치료에 사용되는 6가지 기본적인 모양 또는 테이프 절단법: I-strip, Y-strip, X Cut, Fan Cut, Web Cut 및 Donut Hole

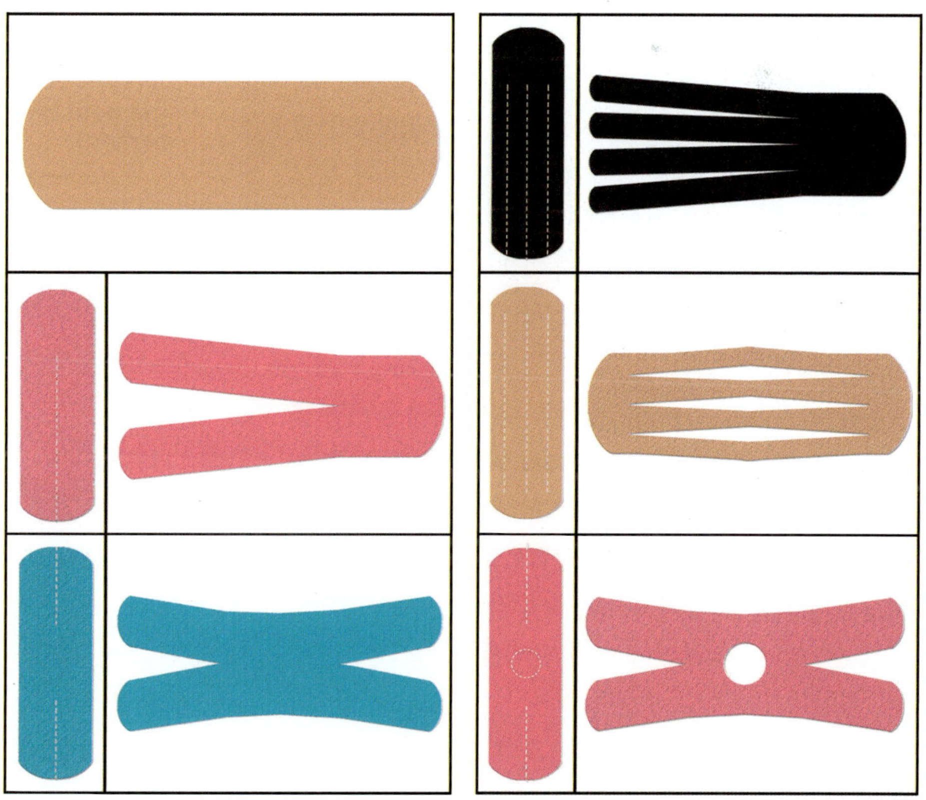

조직에 적용된 여러 개의 꼬리를 통해 긴장을 분산시키고 하나의 근복에서 비롯된 여러 개의 힘줄이 있는 근육에 사용된다. 이 cut은 발바닥 표면에서 잘 작동한다. Web Cut은 주로 넓은 영역의 통증과 기능 장애를 치료하기 위해 고안되었다. 이 cut은 부종을 줄이고 경화된 조직을 부드럽게 함으로써 조직에 공간을 만드는 데 매우 효과적이다. Donut Hole은 작은 표적 조직의 압력을 줄이는데 사용된다.

Kinesio Taping® 방법은 원래 근육을 억제하거나 촉진하는 데에 사용하였다. 근육 기능은 테이프의 적용 방향에 따라 억제되거나 촉진될 수 있다. 테이핑의 시작 부분을 앵커라고 한다. 앵커에는 항상 긴장이 없어야 한다. 테이프가 앵커에서부터 조직의 위로 멀리 뻗어나감에 따라 조직이 테이핑의 시작 부분으로 되감기면서 조직을 당긴다. 되감기는 방향은 실제로 테이프 동작의 치료 방향으로 간주된다. 종지점에서 기시점까지 근육을 테이핑하면(원위부에서 근위부로) 종지점 쪽으로 조직이 되감기는데 이것은 과수축된 근육을 억제하기 위한 자극과 과사용된 근육을 위한 휴식을 제공한다(그림 52.3).

적절한 Kinesio Taping® 치료법을 결정하는 것은 환자 평가에서 시작된다. 먼저 기능 장애의 성격과 기간을 결정하기 위해 환자와 면담 한다. 환자가 말하는 통증과 움직임 제한은 임상의가 추가적인 평가 기법을 선택할 수 있게 할 것이다. 환자의 피부색과 체온을 관찰하고 직접적인 압력으로 부어오르거나 통증을 느끼는 부위를 촉지하고 운동 범위를 검사하면 유용한 정보를 얻을 수 있다. 또한, Kinesio Taping® 방법은 표준 정형외과 검사를 통합하는 스크리닝 평가를 사용하지만 임상의는 운동 패턴을 다른 방식으로 관찰해야 한다. 임상의의 도움을 받아 환자가 능동적 또는 수동적으로 특정 동작을 수행하면 조직의 움직임을 관찰할 수 있다. 임상의가 움직임 보상을 찾는 동안 근육, 관절, 피부 및 근막의 제약이 관찰된다. 그런 다음 임상의는 환자의 기능 장애를 치료할 적절한 테이핑 방법을 결정한다. 테이핑을 적용한 후 테이핑 방법을 통해 원하는 결과가 얻어졌는지 확인하고 환자가 불편해 하거나 운동 범위를 잃지 않는지 확인하기 위해서 재평가 해야한다. 손상된 조직 위에 직접 적용된 테이핑 방법은 약한 피부, 일광 화상, 상처, 피부 감염이 있는 환자에게는 적합하지 않다. 당뇨병, 신장 질환, 울혈성 심부전증과 같

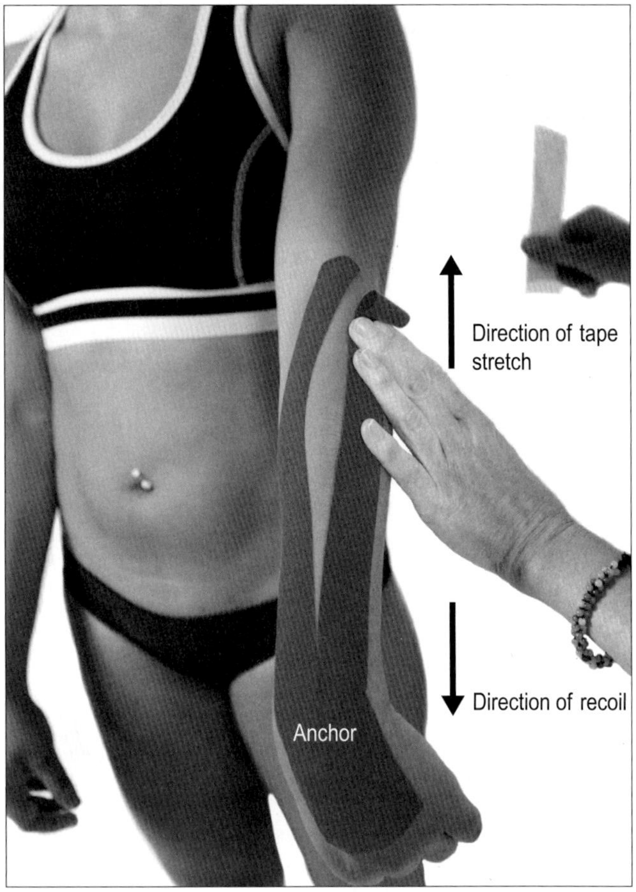

- Tape is applied from distal attachment to proximal attachment (insertion to origin)
- Tension in the tape is 15% to 25%
- Tape recoils toward anchor to inhibit the muscle

그림 52.3
Kinesio Taping® 방법의 억제 개념. 근육의 삽입점에서 기시점(원위부에서 근위부까지의) 방향으로 테이프를 붙이면 근육 수축을 완화시켜 근육 기능을 억제할 수 있다.

이 건강에 심각한 문제가 있는 환자에게 테이핑 할 때에는 환자의 담당 의사와 상담해야 할 수 있다. 환자가 가려움증, 염증 또는 통증을 보고할 때에는 테이프를 즉시 제거해야 한다.

Kinesio Taping® 교정 기법은 근육, 힘줄 및 인대, 근막을 목표로 할 수 있다. 다른 조직에 테이핑하면 모양, 적용 방향 및 테이프의 장력을 다르게 해야 한다. 교정 기법은 테이핑 할 조직과 테이핑의 목표에 의해 정해진다. 교정 기법은 결합하여 적용할 수 있고 재활 과정의 각 단계마다 다른 기법을 사용할 수 있다. 임상의는 각 단계에서 환자의 필요를 평가하고 그 시점에서 환자의 필요에 가장 적합한 방법을 선택해야 한다.

6가지 유형의 교정 기법이 있다. 처음 5가지 기법은 아래에 나열되어 있으며, 그 다음은 6번째-근막 교정 기법이다.

1. 기계적 교정은 안정성과 고유감각 자극의 개선을 위해 자세를 고정하는 것이다. 이 기법은 일반적으로 근육, 근막 또는 관절에 병리적인 움직임을 억제하고 기능적 운동 범위를 유지하기 위해 사용된다. 테이프의 다른 영역에 존재하는 장력은 목표 조직에 다양한 수준의 자극을 제공한다. 하방, 내향 압력을 테이프와 함께 적용하면 순환 또는 운동 범위를 억제하지 않으면서 조직을 원하는 위치에 고정할 수 있다.
2. 인대 및 건에 가해지는 스트레스를 줄이기 위해 인대/건 교정 기법이 사용된다. 기계 수용체에 자극이 주어지면 정상적인 움직임 패턴에 대한 인식과 감각이 제공된다. 테이프의 장력이 크면 관절에서 손상된 조직을 지지할 수 있다. 대부분의 인대 손상은 조직의 과도한 신장에서 기인하므로 인대 테이핑 방법은 신장된 조직에 적용하지 않는다. 그러나 건의 적용은 신장된 조직에 적용되지만 인대에 적용되는 것보다 긴장이 약하다. 이것은 골지건 수용체를 자극하여 관절을 보호한다.
3. 기능적 교정 기법은 동작을 보조하거나 제한하기 위해 감각 자극을 제공하도록 설계되었다. 테이프의 장력을 만들기 위해 관절의 움직임을 사용하는데 이는 관절의 과운동성과 재손상을 방지하기 위함이다. 기능적 움직임 패턴을 복원하는 것이 이 기법의 목표이다. 테이프로 관절의 양쪽을 고정한 다음 관절이 원하는 기능적인 자세로 움직인다.
4. 림프/순환 교정 기법은 림프절의 외과적 절제로 인한 멍이나 림프 정체와 관련된 급성 질환에 사용된다. 테이프는 림프액을 덜 혼잡한 신체 부분이나 건강한 림프관으로 보내는 방향성 있는 당김을 제공한다. 피부를 들어 올리거나 손상된 조직의 압력을 줄이기 위해 최소한의 장력으로 얇고 많은 테이프를 이용한다. 림프 교정은 종종 혈종 및 관절의 염좌에도 사용한다. 손상에서 멀어지는 유체의 공간을 만들기 위해 손상 주변 영역을 치료해야 한다.
5. 특정 위치에서 피부를 들어 올려 공간을 만들기 위해 공간 교정을 적용한다. 표적 조직은 일반적으로 통증 및 염증 부위이다. 통증 부위를 들어 올리면 피부 수용체의 압력이 감소하고 순환이 개선된다. I-strip은 매우 민감하지 않은 조직이나 점액낭염이나 천장 기능 장애에 매우 효과적이다. 공간 교정은 기존의 Kinesio Taping® 방법을 반영한다. 조직을 들어 올려 유체 흐름의 균형을 맞추고 통증 수용기에 압력을 줄이며 조직 기능을 정상화 할 공간을 만든다.

근막 교정 기법

근막 교정의 목적은 근막의 움직임을 만들고, 풀거나, 직접 움직이는 것이며, 만성적인 상태를 치료할 때 종종 사용한다. 테이프의 장력을 변화시켜 표층 또는 심부 근막을 목표로 할 수 있다. 초경량(0~5%) 장력과 가벼운(5~10%) 장력은 근막 표면을 자극하여 부드러운 치료를 제공한다. 더 깊고 강한 근막의 치료에는 더 큰 장력(11~50%)이 사용된다. Kinesio® Tex 테이프를 피부에 붙일 때 진동시키면 조직에 미세 마사지 효과를 추가할 수 있다. 테이프를 좌우로(테이핑 시작점까지 수평으로) 진동시키면 테이핑을 시작한 쪽으로 부드러운 반동 자극이 생긴다. 이것은 표면 근막에 움직임을 위한 부드러운 자극을 제공한다. 테이프를 길고 짧게(테이핑 시작점에 수직) 진동시키면 심부 근막에 보다 적당한 자극을 생성할 수 있다. 테이프를 붙이면 길이가 길어진 다음 짧아져서 장력이 더 높고 더 낮은 영역이 만들어진다.

근막 교정 기법은 종종 Kinesio® Tex Tape의 Y 모양의 조각과 함께 사용되어 특정 근막의 제약을 치료한다. 기본 테이핑 기법에 장력을 추가하면 더 작고 국소화 된 근막 제약 영역을 치료할 수 있다. 테이프 꼬리의 장력은 더 큰 영역을 다루고 꼬리 사이에서 긴장을 분산시킨다. 기저부 또는 꼬리 부분에 다른 크기의 장력을 가하면 표적 조직에 가해지는 자극의 양을 변화시킬 수 있다. 여기에서 설명하는 근막 교정은(그림 52.4) 테니스 엘보로 알려진 외상과염의 치료를 보여준다.

테니스 엘보는 손목의 신근을 반복적으로 과사용하여 발생한다. 적절한 테이핑 기법을 결정하기 위해서 먼저 평가해야 한다. 그림 52.4에서 근육군과 해당 근막 연결 모두를 치료하기 위해 근육 억제와 근막 교정을 결합한다. 통증을 유발하는 과수축된 손목 신근을 치료하기 위해 먼저 근육을 억제(Y-strip)한다. 억제는 표적 조직을 근육 부착점쪽으로 반동시키기 위해 근위에서 원위 방향으로 적용한다. 이것은 과수축된 신근 근육을 이완시킨다. Y-strip은 꼬리 사이의 장력을 이완하기 위해 사용하며 환자가 호소하는 특정 통증 영역에 사용한다. Y-strip 꼬리는 국소 통증 부위를 보호하기 위해 사용할 수 있다. Y-strip 근막 교정은 팔꿈치의 지지띠 위로 꼬리 부분에 장력을 가하여 조직의 넓은 영역에 낮은 수준의 자극을 가한다. 테이프가 근막 위에서

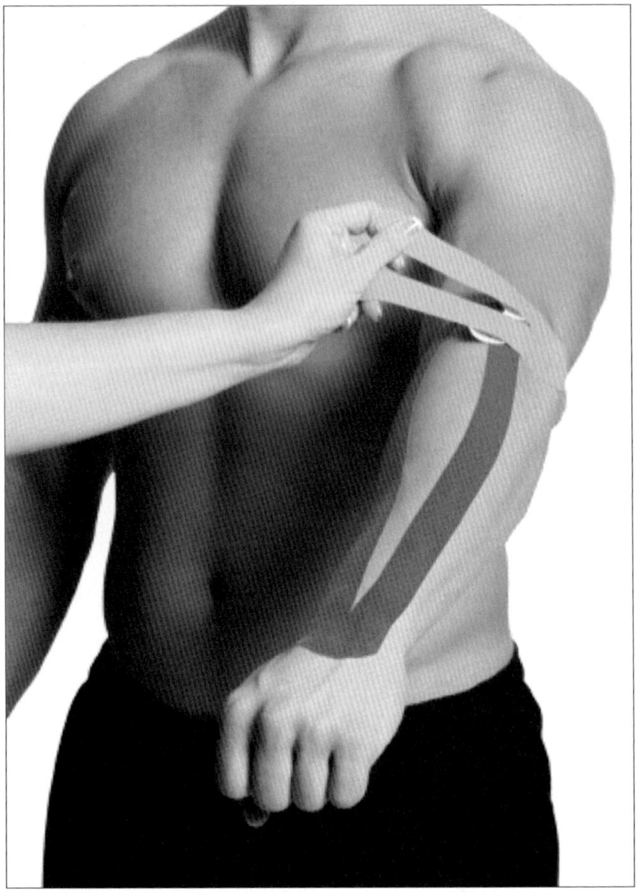

- Measure and cut Kinesio Tex Y Strip
- Position: elbow extension, forearm pronation and wrist flexion
- Anchor below or behind the target tissue with no tension
- 10% to 50% tension through tails with oscillation

그림 52.4
팔꿈치 지지띠 근막 교정. 관련된 근육군과 근막 연결 부위 모두를 치료하기 위해 근막 교정과 근육 억제를 결합한다.

신장되면서 꼬리 부분에 진동이 가해진다. 테이핑 방법을 적용하기 전에 조직을 손으로 신장시키면 조직의 움직임을 추가하는 데 도움이 된다. 이 수동 미끄러짐 기법은 정상적인 방식으로 움직이기 위해 지나치게 손상된 조직을 느슨하게 하는 데 도움이 된다. 또한 심부 근막을 치료하는 데 사용할 수 있다. 적용 후 환자의 운동 범위가 손상되지 않았는지 확인하고 환자가 불편함을 느끼는지 확인해야 한다.

Kinesio Taping® 방법에 대한 연구 결과가 엇갈린다. 너무 많은 연구가 Kinesio Taping® 방법이 힘과 수행 능력을 향상시킨다는 것을 입증하는데 초점을 두었다. 이것이 Kinesio Taping® 방법의 목표가 된 적은 없었다. 대신, 목표는 항상 신체의 정상적인 기능과 균형을 회복시키는 것이었다. 지난 35년간 Kinesio Taping® 철학은 계속 발전해왔다. 기존의 개념에서 Kinesio Taping® 방법은 근육 및 근막 기능에 영향을 미치는데 중점을 두었다. 더 많은 연구 및 임상은 신체가 자신의 치유 과정이 촉진 될 때 가장 잘 반응한다는 것을 보여주었다. 우리는 매우 자극적이며 빠르게 진행되는 세계에서 살고 있기 때문에 많은 사람들이 각성과민의 상태로 살고 있다. 너무 큰 장력을 사용하거나 피부에 너무 많은 자극을 주는 테이프를 사용하는 것은 역효과를 낳을 수 있다. 표피 세포가 감각 과정에 실제로 관여하고 신경계와 긴밀하게 상호 작용할 수 있다는 현재 연구의 결론은 표피에 좀 더 가벼운 테이프를 적용하면 기존의 테이프보다 실제로 신체가 매우 잘 감지할 수 있고 더 빠르게 변화할 수 있다는 나의 이론을 향상시켰다. 이것은 기존의 근육 적용 방식이 더 이상 설 자리가 없다는 것을 말하는 것이 아니다. 오히려 환자를 더 잘 치료하기 위해서 표피를 함께 사용해야 한다. 의료 종사자로서 우리의 목표는 환자의 통증을 줄이고 정상적인 신체 기능을 향상시키는 것이다. 이를 위해 우리는 계속해서 우리의 치료 방법을 확장하고 환자를 돕기 위한 새롭고 나은 방법을 모색해야 한다. 테이프의 유용성을 발견한 모든 사람들을 위해 Kinesio® Tex Tape을 사용하는 새로운 방법을 지속적으로 검사하기 위한 연구는 계속된다.

감사의 말

이 장은 Kinesio Taping Association Internatinal 직원인 Linda Delker BA, MS, LMT, RMTI, CKTP의 도움으로 작성되었다.

참고문헌

Boulais N., Misery L. The epidermis: a sensory tissue. Eur J Dermatol 2008;18:119–127.

Denda M., Nakatani M, Ikeyama K., Tsutsumi M., Denda S. Epidermal keratinocytes as the forefront of the sensory system. Exp Dermatol 2007;16:157–161.

Guimberteau J.-C. Strolling Under the Skin. DVD, 2005.

Wang J., Li B. Mechanics rules cell biology. Sports Med Arthrosc Rehabil Ther Technol 2010;2:16.

경막의 정골의학적 치료

Torsten Liem

일반적인 치료 조언

다음은 이 장에서 설명하는 치료 기법과 관련된 유용한 팁이다.

- 치료 시작 시 환자를 지지하고, 교감신경의 긴장을 하향 조절하여 가능한 한 최대로 자율신경의 균형에 도달하는 것이 유용하다. '속도를 늦추는' 기법은 여기서 가장 선행되어야 한다.
- 모든 기법에서 임상의 자신이 구조에 집중하지 않고 구조가 그에게 나아갈 수 있게 하는 것이 중요하다.
- 촉진하는 손뿐만 아니라 전신을 이용하여 조직 장력의 패턴을 감지하고 따르고 강화하는 고유한 피드백을 사용한다.
- 조직 역학이 반복되면 그들은 억압되고 그런 다음 우리는 이완된 상태의 새로운 조직 역학의 출현을 '기다린다'.
- 기법을 수행할 때 치료하는 조직의 관계에만 주의를 기울여서는 안된다. 인식은 항상 치료받는 구조의 주변, 전체 유기체 및 신체 주변의 영역에 있어야 한다. 동시에 주의를 확장시켜 수평선과 그 너머를 향한다. 이것은 당신의 시선을 풀고 먼 거리를 들여다 보는 것과 같다.
- 이 장에 포함되지 않은 역학적 발달 패턴 또는 정서적 상호성은 사례에 따라 통합할 수 있다(Liem, 2013, pp. 87, 98, 106, 116, 223, 235, 249, 286, 362, 407, 416).
- 일반적으로 특정 구조 또는 구조물의 치료의 끝에서 통합 기법(예: Van Den Heede [Liem, 2013]의 3개의 중심선 치료)을 사용하는 것이 유용하다.

뇌경막 (cranial dura mater: CDM)

경막의 신축성 콜라겐 섬유가 짜여 있다. 그들은 경막 내 인장력에 따라 조직되고 그 힘과 평행하게 움직인다.

두개골, 천골, 미골, 그리고 척추관 내부에 부착하는 경막의 불규칙한 부착 지점은 인장 패턴을 검사하고 치료하는 지렛대로 사용될 수 있다. 기법을 이해하고 올바르게 적용하기 위해 삽입점을 알아두면 유용하다.

비정상적인 경막 과긴장의 해소는 직접 및 간접 기법의 조합으로 표시된다.

CDM의 검사 접근법

대뇌 겸상막과 천막의 두개강 내 장력을 수동적으로 검사한 후 전두골 들어올리기, 두정골 들어올리기, 접형기저 유리연골결합/골유합의 감압, 측두골의 내부 회전 그리고 '귀 당기기' 기법을 수행한다.

CDM의 치료 기법

일반적 접근법

- 처음에는 임상의가 각각의 경막-뼈 복합체의 고유한 조직 역학과 동기한다.
- 펴기(spread) 기법(간접적)으로 우리는 경막의 긴장

을 따라간다. 초기의 이 임시 기법을 통해 긴장의 보상 이완이 발생한다.

- '안도의 헐떡거림(gasp of relief)'과 조직의 이완을 감지할 수 있다면 들어올리기 기법(직접적)으로 원활하게 전환할 수 있다.
- 들어올리기 기법으로 조직을 부드럽게 올린다. 경막이 펼쳐지기 시작할 때까지 조직을 들어 올리는 것만으로도 충분하며 제약을 둘 필요는 없다.
- 경막(대뇌 겸상막과 천막)의 이중 주름을 살짝 잡아당기면 현재의 긴장감과 펼쳐짐을 표현할 수 있다. 또한 외부 세계에 과도한 에너지를 방출할 수 있으며, 그 결과로 결합력과 긴장의 패턴을 풀어서 탈조건화 하게 된다.
- 임상의가 아닌 조직 고유의 힘이 조직을 균형점에 도달하게 한다. 이 평형은 전체 환자를 수용할 수 있다.
- 이 균형점에서, 임상의는 발생하는 모든 변화에 주의를 기울인다. 임상의의 관심은 모든 유체, 근막 및 전자기 상호 작용 쪽으로 집중한다.

가장 큰 이완 지점과 최선의 균형점을 향해 특정 조직을 수반하는 것이 주된 목표는 아니다. 우리는 이것을 달성하기 위해 어떤 과정, 방법 또는 역학이 필요하든 유기체의 전체 항상성을 지지하려고 노력한다.

전두골 펴기-들어올리기 기법

손의 위치

- 약지를 전두골의 관골 돌기 주위의 앵커로 사용한다.
- 새끼손가락으로 약지를 지탱한다.
- 중지와 검지는 전두골의 정중선 옆쪽에 둔다.
- 엄지가 뒤쪽에서 닿거나 서로 교차한다.
- 검지로 두정골의 중앙선에서 후방으로 약간의 압력을 유발하면 대뇌 겸상막의 전후 직경이 감소하고 막의 장력을 감소시킨다(펴기).
- 들어올리기 위해서 약지로 두정골의 관골 돌기에 내측 방향의 가벼운 압력을 가한다. 접형골과 두정골이 부드럽게 이완된다.
- 팔꿈치에 체중을 실어 전방으로 당긴다.

두정골 펴기-들어올리기 기법

손의 위치

- 검지, 중지, 약지 및 새끼손가락을 두정골과 측두골에 옆에 둔다. 새끼손가락은 성상점과 람다 봉합의 앞쪽에 둔다.
- 엄지는 서로 교차하여 두정골의 반대 측면에 둔다.
- 엄지로 두정골에 미골방향의 가벼운 압력을 가하면 두개천골 평면의 대뇌 겸상막의 장력이 감소하고 시상봉합의 압력이 감소한다.
- 모든 손가락으로 들어올리기 위해 손가락을 머리쪽으로 움직여 두정골의 인상 봉합 바로 위에서 멈춘다. 엄지 융기는 더 이상 뼈와 접촉하지 않지만 시상봉합 위에서 서로 닿아 있다.
- 검지, 중지, 약지 및 새끼손가락으로 두정골의 아래쪽 경계에서 내측 방향으로 부드럽게 압력을 가한다. 이것은 측두골에서 두정골의 이완을 허용하고 뒤이어 두개골을 잡아당긴다.

접형기저유리연골결합 압박 및 감압

- 엄지를 접형골의 큰 날개 위, 눈의 측면 가장자리에 놓는다.
- 약지와 새끼손가락으로 후두골의 측면을 접촉한다.
- 엄지를 처음에는 뒤쪽으로 그리고 앞쪽으로 직접적으로 당긴다.

측두골의 내회전

- 엄지두덩은 측두골의 양측 유양돌기에 둔다.
- 엄지를 양측 유양돌기의 앞에 둔다.

- 엄지두덩으로 양측에서 후내향으로 압력을 가한다.

'귀 당기기' 기법

- 엄지를 외이도에 둔다.
- 검지와 중지는 측두골에 최대한 가깝게 귓불 바로 뒤에 둔다.
- 엄지와 다른 손가락들을 대이주와 귓불 주위에 둔다.
- 후측부 및 머리쪽 방향의 잡아당김은 어떠한 제한 없이 측두골 추체부의 대략적인 평면에 작용한다.

척추 경막 (SDM)

태아 발생 후에는 환추경막과 천골 인대가 정상적으로 존재하며 경막낭을 고정한다(Munkácsi, 1990). SDM은 대후두공에서 척추로부터 분리되어 두개골 내에 존재하지 않는 척추관 내의 경막 외 공간을 만든다. 이 공간은 경막과 척주 사이의 미끄럼 운동을 허용한다(전단).

CDM의 안층은 SDM과 연속되어 있으며 바깥층은 척추 골막과 섞여 있다. 경막 외 공간은 결합 조직과 지방 조직으로 채워지며 내부의 척추 정맥총을 포함한다. 상부 경추의 척추 경막 외 지방 조직은 발달이 미약하다(Breig, 1960).

SDM 검사 접근법

SDM의 일반적인 검사

양손을 후두골에 둔다. 표층 근육을 펴기 위해 머리를 약간 신전한다. 초기의 수동적 촉진으로 의사가 SDM 및 인접한 조직 내의 모든 긴장을 감지할 수 있다. 이후에 SDM과 주변 조직에 저항 영역이 있는지 확인하기 위해 능동적인 두개골 당김을 시행한다.

이것은 천골에서 비슷한 방식으로 사용된다.

우리는 이러한 긴장 영역이 다음과 같은 구조에서 비롯된 것인지 구별하고자 한다.

- 척추 경막
- 척수(및 치상 인대)
- 항인대
- 황색인대
- 척수신경의 경막 외피
- 후두하근
- 등 근육의 근막
- 후방 종인대 심부 후방 천미인대
- 전방 종인대와 전방 천미인대
- 척추 근막(인두결절과 후두골 유양돌기에 가까운 곳에서부터 척추 근막의 전방을 따라 천골로 진행).

SDM의 치료 기법

Ligamentum craniale durae matris spinalis (CDMS 인대)

상위 레벨을 위한 손의 위치 (그림 53.1)

- 한 손의 검지와 중지는 후두골의 아래쪽 경계 내측에 위치한다.
- 다른 손의 중지는 후두골과 제1경추 사이의 영역 바로 아래에 놓거나 가능하지 않으면 제 1경추에 놓는다.

중간 레벨을 위한 손의 위치

- 한 손의 중지를 축에 놓고 다른 손의 중지를 제1경추 위에 놓는다(그림 53.2).
- 한 손의 중지를 축에 놓고 다른 손의 중지와 검지를 후두골 비늘의 아래쪽 경계에 측 방향으로 둔다(그림 53.3).
- 한 손의 중지는 축에 두고, 다른 손의 중지와 검지는 환추-후두관절의 옆에 둔다(그림 53.4).

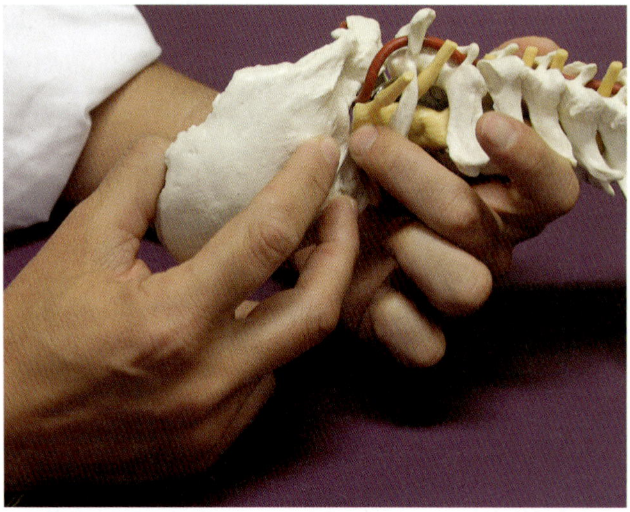

그림 53.1
CDMS 인대 치료시 손의 위치. 상부 레벨에 손을 위치한다.

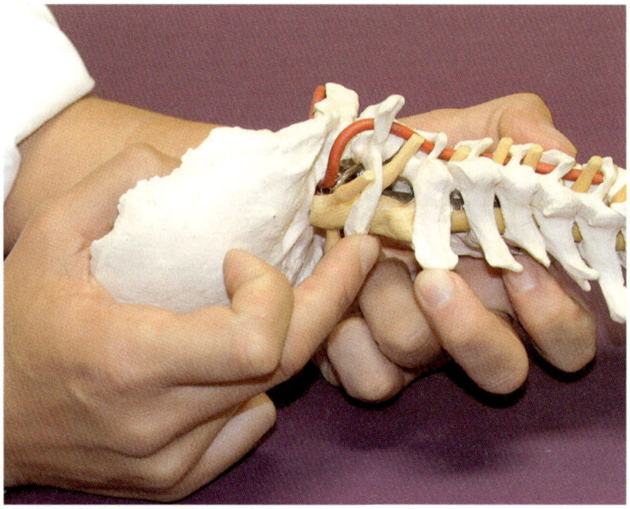

그림 53.2
CDMS 인대 치료시 손의 위치. 중부 레벨에 손을 위치한다 (1 단계).

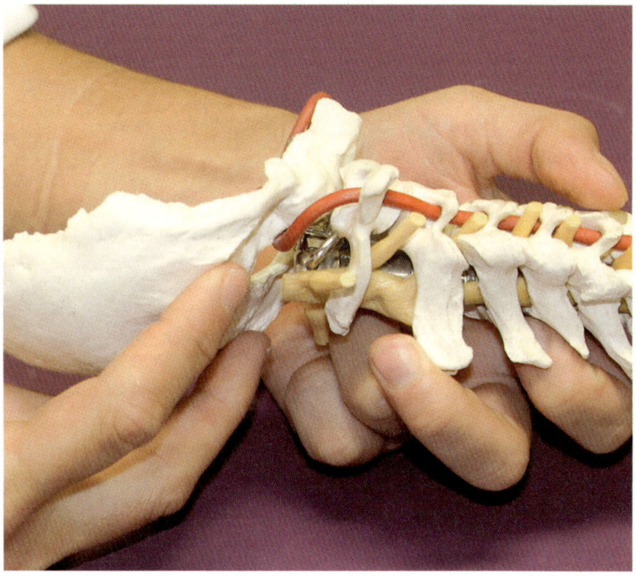

그림 53.3
CDMS 인대 치료시 손의 위치. 중부 레벨에 손을 위치한다 (2 단계).

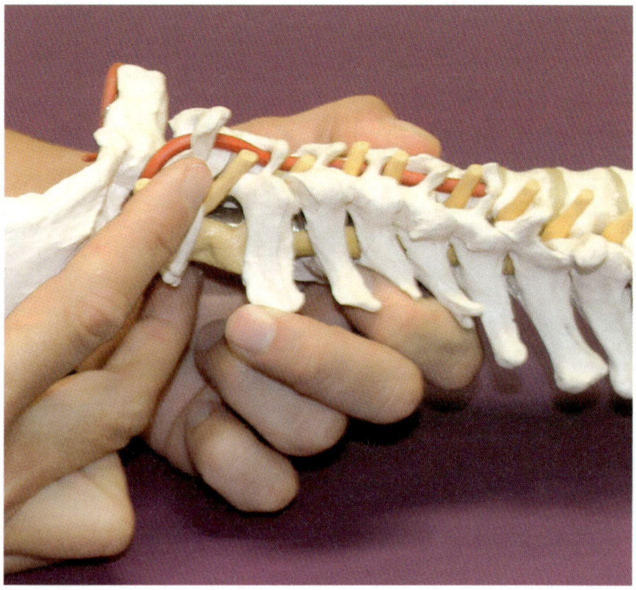

그림 53.4
CDMS 인대 치료시 손의 위치. 중부 레벨에 손을 위치한다 (3 단계).

하위 레벨을 위한 손의 위치

- 검지, 중지, 약지는 C3-C5의 극돌기에 둔다.
- 다른 쪽 손의 검지와 중지는 환추-축관절에 둔다 (그림 53.5).

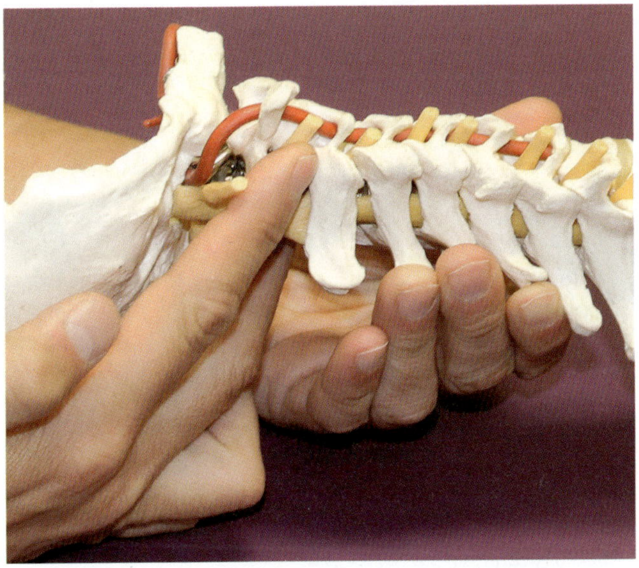

그림 53.5
CDMS 인대 치료시 손의 위치. 중하부 레벨에 손을 위치한다.

기법의 수행

- 머리를 약간 신전하여 목의 표면 근육을 이완시킨다. 조직이 반응하기 시작할 때까지 양손으로 부드럽게 양측을 당긴다(일반적으로 이것은 제한의 인식하에 있다).
- 조직 역학을 따라 이완한다.

SDM 및 후두하근

적응증

- 경부의 두통, 특히 후두하근과 SDM의 긴장이 증가할 때, 또는 경막하 압박을 유도하는 후두하근과 근육경막 다리의 긴장이 감소할 때
- 소후두직근(RCPmi), 대후두직근(RCPma) 및 하두사근(OCin)은 근육경막과 연결되어 있으며 RCPmi의 예를 사용하여 치료할 수 있다.

검사

검지, 중지, 약지를 후두하근군, 내측 RCPmi, 대후두직근 옆, C1과 C2 옆의 하두사근의 긴장을 촉지하기 위해 후두의 아래 가장자리 양측에 댄다. RCPmi와 SDM 사이의 연결을 검사하기 위해 반대편으로 측면굴곡한다.

RCPma 또는 OCin과 SDM 사이의 연결을 검사하기 위해 대측 측면굴곡 및 대측 회전 한다.

치료 방법 (RCPmi)

손의 위치

- 한 손의 검지를 후두의 아래쪽 가장자리 내측 바로 옆에 둔다.
- 가능한 경우, 다른 쪽 손의 중지로 치료 대상인 환추 내측에 둔다(그림 53.6 및 53.7).

기법의 수행

- 표층의 강한 경부 근육을 이완시키기 위해 머리를 약간 신전시킨다.
- RCPmi와 SDM 간의 관계를 유지하기 위해 이 높이에서 대측 굴곡한다.
- 환추와 후두 사이의 각 근육을 촉진하도록 한다. 근육 근막 기능 장애의 긴장 패턴은 근육 근막 긴장에

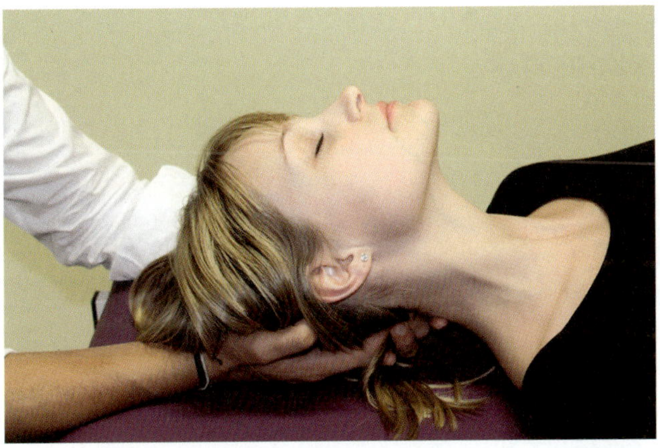

그림 53.6
RCPmi의 치료

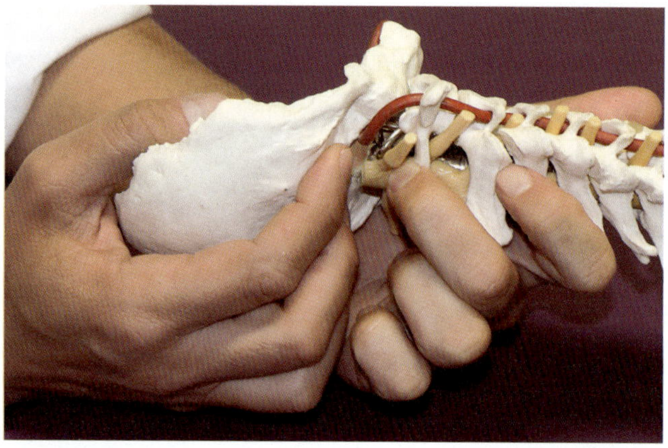

그림 53.7
RCPmi의 치료

대한 공명 확장 영역 내에서 자신을 표현할 수 있다. 압축 영역이 필요한 경우도 있다. 힘 사이의 균형에 도달 할 때까지 이완이 발생한다.

참고: SDM과 함께 RCPma와 OCin의 근육경막 연결의 치료를 위해 임상의는 대측 측면굴곡과 대측 회전을 도입한다.

C1-C2의 높이의 SDM 및 항인대의 연결

적응증

시상면과 횡단면에서 경부 회전 기능 장애에 사용된다.

환자의 자세

환자는 앙와위로 눕고 임상의는 환자의 머리맡에 있다.

손의 위치

- 양쪽 손의 중지를 C1-C2 높이의 항인대에 옆에 둔다.
- 양손의 약지를 중지보다 위에 둔다.

기법의 수행

- 인대를 검사하기 위해 좌우로 부드럽게 민다.

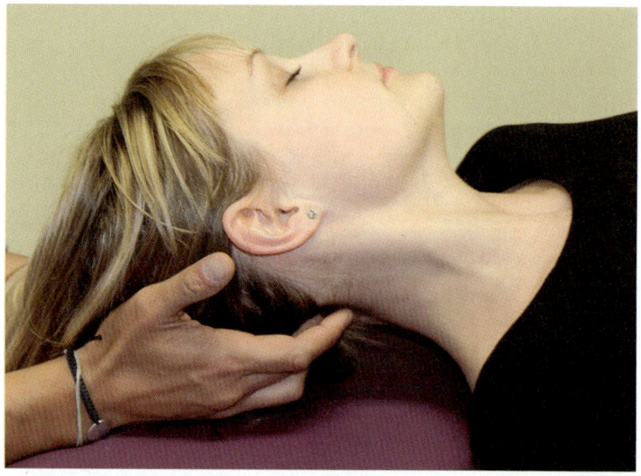

그림 53.8
항인대의 치료

- 인대를 제한이 있는 쪽으로 부드럽게 움직여 제한을 치료한다. 이렇게 하면 머리가 반대쪽으로 약간 회전한다(즉, 손가락이 인대의 오른쪽에 있고 왼쪽으로 부드럽게 움직이면 환자는 머리를 왼쪽으로 돌린다) (그림 53.8).

외후두융기 하부에 있는 항인대의 삽입점을 촉진함에 있어서 양측 압통점(하부 후두융기)과 후두의 중항선은 인대성 건염의 징후(또는 이 방법으로 치료할 수 있는 척추의 제한)가 될 수 있다.

참고: 치료 중에는 대능형근, 두판상근 및 경판상근, 승모근 및 다른 경부 근육뿐만 아니라 표재성 및 심부 경부 근막과의 관계를 고려해야 한다.

SDM과 경막의 척추 간 인대 사이의 연결

적응증

경추(CSp)의 회전 움직임 기능 장애에 사용된다.

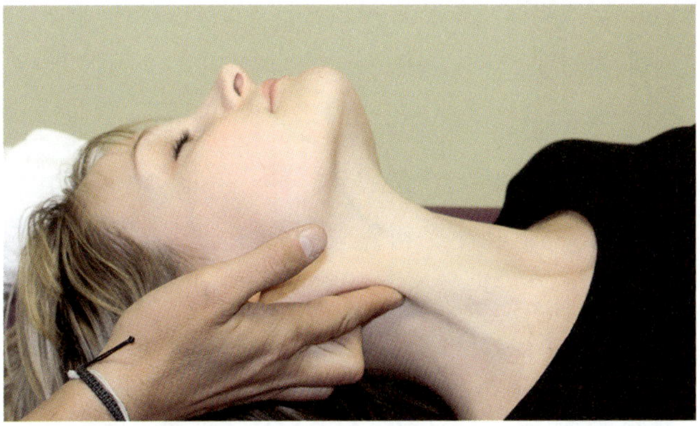

그림 53.9
경막의 극간인대 치료

손의 위치

- 양손의 검지, 중지, 약지, 새끼손가락을 후두와 C6 사이의 추간공에 최대한 가깝게 둔다(그림 53.9).

기법의 수행

- CSp의 회전 중 및 측면 굴곡을 비교하여 경막의 척추 간 인대의 장력을 감지한다.
- 경막의 척추 간 인대에 긴장이 있는 경우 직접 및 간접 기법의 조합을 사용할 수 있다(즉, 동측의 기능장애가 있는 경우 왼쪽으로 측면굴곡 하는 동안 머리쪽으로 향하는 오른쪽 섬유의 장력이 증가하여 우측 경막 척추 간 인대의 장력이 있는 영역과 공진하기 위해 왼쪽으로 측면굽힘을 한다). 동시에 회전을 이용한 미세 조정을 수행한다(아마도 환추-후두 관절의 약간의 굴곡과 CSp* 나머지 부분의 견인을 결합할 수 있을 것이다).
- 역동적인 균형 잡힌 인장 기법을 사용하여 장력이 있는 영역 내에서 조직 역학을 따른다(흡기 동안 기능장애의 동적인 요소를 최소한으로 보강하고, 호기 동안 해당 영역이 자연스럽고 명확하게 이완될 때까지 이를 따를 수 있다).

SDM과 황색인대 사이의 연결

적응증

- 굴곡을 유지할 때 때때로 척수병증과 관련된 징후가 나타나는 경부 기능 장애에 사용된다. 증상으로는 상지 및/또는 하지에서의 운동 기능 및 감각 기능의 소실을 포함하고, 감각 증상은 포함하지 않는다.

참고: 척수병증의 다른 원인을 밝히기 위해서 차별적 진단을 추가하는 것이 중요하다.

요추 부위의 척추관의 협착은 하지의 신경 증상을 유발할 수 있다.

손의 위치

- 검지는 환추와 축 사이 양측에 두고 중지는 C2-C3 사이에 둔다. 우리는 근육층을 통해 촉진하려고 한다. 또한 척추 C1-C2 및 C2-C3을 에워싸는 것이 가능하다(그림 53.10).

이 설명은 또한 하부 경추와 요추 부위의 황색인대의 가이드로 사용할 수 있다.

기법의 수행

세 가지 경우 모두 우리는 균형 잡힌 인대성 긴장을 조성하려고 노력한다.

후방 종인대 (PLL) 및 수막척추 인대

두개골 검사

환자의 자세

환자는 앙와위로 눕고 의사는 환자의 머리맡에 있다.

---

* 참고: 배측 및 인대의 분절 사이의 끈은 회전 측면에서 장력을 받아야하며 반대편의 긴장을 받으면 안된다. 측면으로 구부리는 동안 대측 섬유를 머리쪽으로 당겨야 한다. 커브의 동측 섬유는 횡방향으로 당기고, 미골쪽에 있는 섬유는 머리쪽으로 당긴다.

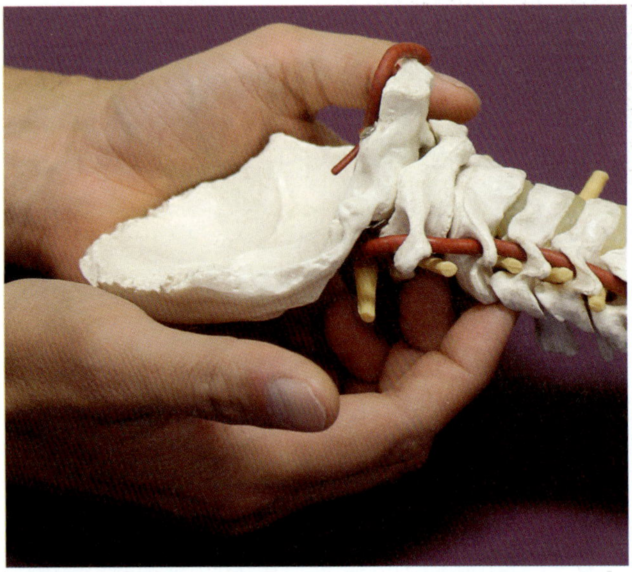

그림 53.10
황색인대의 치료

손의 위치

- 양 옆으로 후두를 잡는다.

기법의 수행

- 경부 근육을 이완시키기 위해 머리를 약간 신전시킨다.
- 신전을 유지하면서 부드럽게 두개골을 당긴다.
- 상부 경추 영역에서 경막과 PLL 사이의 장력 매개변수를 기록한다.

미골 검사

환자의 자세

환자는 앙와위로 눕고 의사는 환자의 골반 옆에 선다.

손의 위치

- 한 손을 천골에 댄다.

기법의 수행

- 환자를 검사하기 위해 부드럽게 미골을 잡아당긴다.
- 치료를 위해 한 손은 위에, 한 손은 제한 수준 아래에 놓는다.
- 그 다음에는 수막척추인대의 긴장 매개 변수에 접촉하기 위해 다른 방향으로 당겨 스스로 이완할 수 있다. 필요에 따라 조직을 최대한 조금만 또는 많이 당긴다. 등의 굴곡, 신전 및 측면 굽힘은 치료 과정을 돕는 데 사용할 수 있다.

SDM과 치상인대 사이의 연결

적응증

- 상부 경추 복합체를 굴곡하는 동안 척수 및 수질의 기능 장애 안정화
- 최상층의 치상 인대는 두개골 쪽으로 향해 있다(Rossitti, 1993). 경부 및 흉부의 다른 모든 인대는 거의 수평이다. 요추 부위에서는 미골 쪽으로 향해 있다(Klein, 1986). 머리의 굴곡은 치상 인대에 기계적 스트레스를 가하고, 경막에 있는 피라미드 부착물을 서로 더 멀리 이동시킨다.

경부 인대의 치료

환자의 자세

환자는 앙와위로 눕고 의사는 환자의 머리 끝 부분에 선다.

손의 위치

- 양 손의 손가락은 상부 경추와 후두 위에 동측으로 가능한 한 가깝게 둔다(그림 53.11).

기법의 수행

- 머리 및 CSp를 완만하게 굴곡시킨다. 이것은 치상인대에 기계적 응력을 가하여 피라미드 부착물이 서로 멀어지도록 한다(신전은 인대의 이완으로 이어진다).
- 치상인대 내에서 비대칭 인장 패턴을 감지하려고 한다.

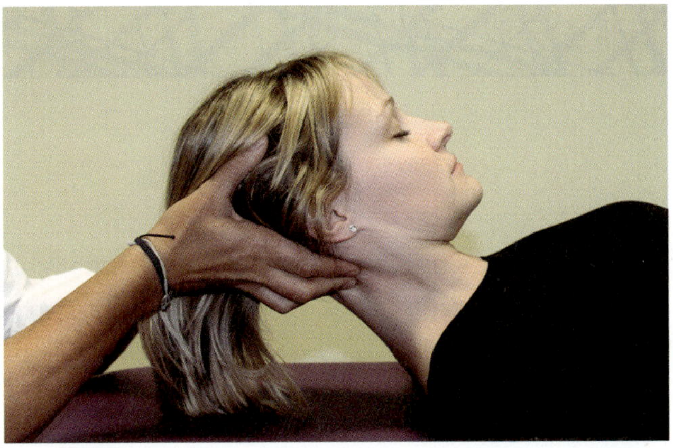

그림 53.11
치상인대의 치료

• 척수, 치상인대, 연막 및 경막 사이에 균형이 생길 수 있다.

요추인대 치료

엉덩이와 무릎을 굽혀 요추를 굴곡시킨다.

환자의 자세

환자는 엉덩이와 무릎을 굽히고 옆으로 눕는다. 임상의는 환자의 L5/S1 높이에 선다.

손의 위치

• 머리쪽 손은 요추에 있고 꼬리쪽 손은 천골 위에 있다.
• 환자의 무릎은 의사의 허벅지 사이에 있다.

기법의 수행

• 천골 위의 손은 꼬리 방향으로 당기는 힘을 가하면서 저항을 만나는 곳을 촉진한다.
• 머리쪽 손은 이 저항 위에 두고, 천골 위의 손은 아래쪽에 둔다.
• 환자는 엉덩이와 무릎을 구부려 치상인대에 긴장이 집중되도록 한다.
• 이것은 치상인대의 긴장 패턴을 이완시키기 위해 원위 손을 꼬리쪽으로 부드럽게 당김으로써 지지할 수 있다.

척수 신경의 경막 외피

적응증

이상감각, 마비 또는 척추 신경이 분포한 영역의 반사 신경 변화와 같은 방사 증상

상부 경추의 예를 사용한 치료

환자의 자세

환자는 앙와위로 눕고 의사는 환자의 머리 끝 부분에 선다.

손의 위치 (그림 53.12와 53.13)

• 약지는 C0와 C1 사이의 양측에 두고, 중지는 C1과 C2 사이에 둔다.
• 검지는 C2와 C3 사이에 두고 추간공 내 및 척수 신경에 가능한 한 가깝게 둔다.

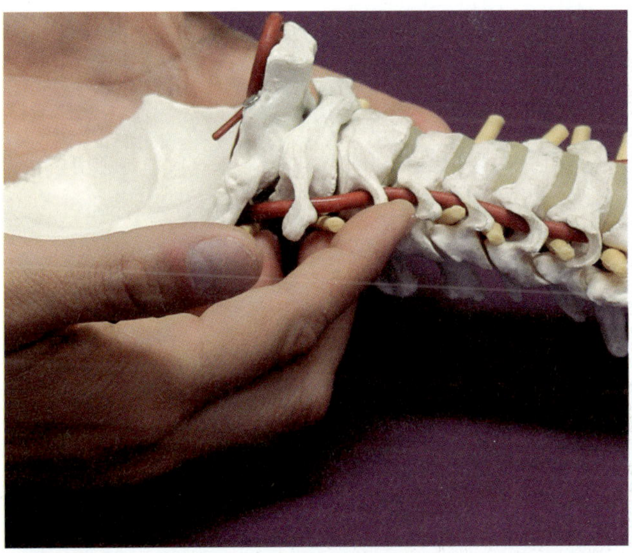

그림 53.12
경막 외피의 치료

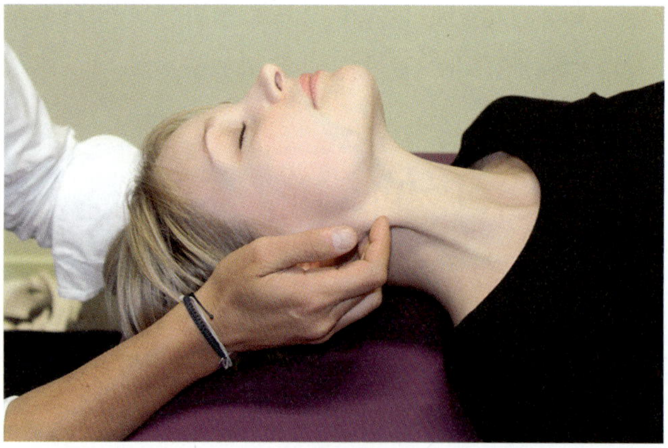

그림 53.13
경막 외피의 치료

기법의 수행

- CSp는 리듬감 있게 굴곡되고 신전된다. 굴곡 중 척수와 신경근이 함께 접힌다. 신전 중 펼쳐짐이 발생한다.
- 우리는 척수신경 영역 내의 긴장을 감지하고 직접 및 간접 기법의 조합으로 이를 줄이기 위해 노력한다.
- 우리는 척수 신경을 안정시키기 위해 긴장이 증가한 부분을 신전시켜야 한다. 어떠한 긴장 패턴도 위에서 설명한 대로 치료된다.

경막 외피의 치료에는 Forestier의 덮개(opercula)와 transforaminal 인대 치료법이 포함된다. Forestier의 덮개는 각 추간공 높이에 있다. 그들은 존재하는 척추신경의 경막 외피를 해당 척추의 골막과 연결하고(Forestier, 1922; Lazorthes, 1981; Trolard, 1890) 추간공을 안과 바깥쪽에서 감싼다. 척수신경은 Forestier 덮개를 통해 회귀 뇌척수막 가지로 돌출한다. 이러한 구조는 정맥림프를 펌핑하는 역할을 한다(Van Dun & Giradin, 2006).

transforaminal 인대는 외부 측면을 따라 추간공을 덮고 있으며 불완전한 덮개, Forestier 덮개의 일부 또는 '잘못된 인대'로 묘사된다(Giradin, 1996).

혈액 공급의 치료

Hu 등 (1995)에 의하면 뇌척수막의 혈관에 자극이 가해지면 경부 근육과 저작 근육이 지속적이고 가역적으로 활성화될 수 있다. 특정 유형의 두통과 관련하여 근육의 긴장과 통증은 임상적으로 중요하다. 혈관 경련은 기계적, 신경인성 또는 화학 자극으로 발생할 수 있으며 몇 분, 며칠 또는 그 이상 지속될 수 있다. 보통 평활근의 수축에 의해서 혈관 수축을 일으킬 수 있는 교감신경 긴장 증가와 같은 자극의 조합이 있다. 척추 동맥의 혈관 경련은 뇌 기저동맥 및 다른 두개 내 동맥에 퍼질 수 있다.

척추 동맥 또는 정맥 배수를 위한 정골의학적 치료를 가르치고 있다(Barral, 2011). J. P. Barral에 따르면 척추동맥을 직접 치료할 수 있다.

환자의 자세

환자는 앙와위로 눕고 의사는 환자의 머리 끝 부분에 앉는다.

손의 위치 (그림 53.14)

- 꼬리쪽 손의 엄지 끝으로 쇄골하동맥을 쇄골과 흉쇄관절에 고정한다
- 머리쪽에 있는 손의 중지 끝은 환추의 횡돌기 아래쪽 가장자리에 댄다.
- 두개골에 있는 손의 손바닥은 머리의 측면에 부드럽게 놓는다.

기법의 수행

- C1의 횡돌기를 두개골 쪽으로 움직여 가볍게 압력을 증가시킨다.
- 반대 측면의 머리를 측면으로 부드럽게 구부리면 도움이 된다.
- 주위 조직이 부드러워지고 고유한 이완에 도달할 때

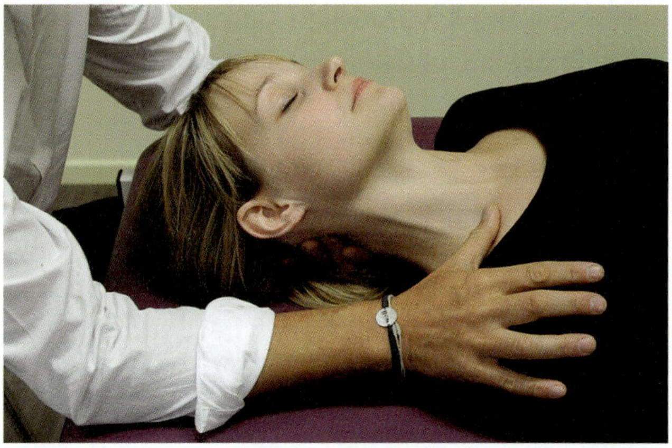

그림 53.14
J. P. Barral에 따른 척추동맥의 치료

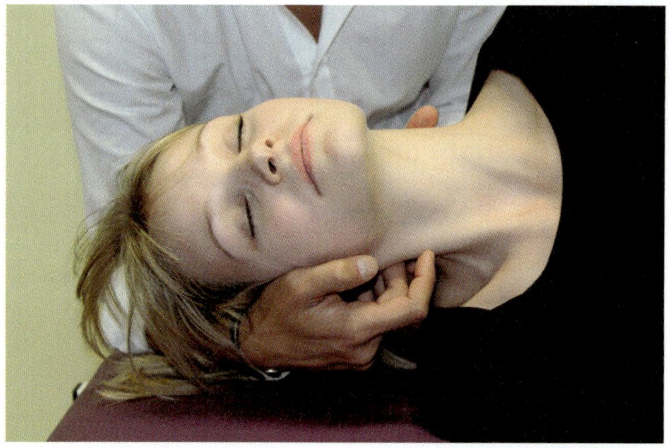

그림 53.15
J. P. Barral에 따른 변형된 정맥 배수

까지 긴장의 역동성을 따른다.

- C0-C1과 C1-C2의 관절은 추가로 조작할 수 있으며, 긴장의 직접적인 이완은 상부 경추 경막에도 적용할 수 있다.
- 정맥 배수는 척추 신경총을 통해 발생한다. 그것은 뇌의 정맥 시스템과 두개골의 정맥동과 문합을 형성한다.
- 정맥 신경총을 통한 배수는 척주 및 분절 정맥의 외부에서 발생한다.

변형된 J. P. Barral 기법으로 정맥 배수를 치료할 수 있다. 이 기법을 위해 환자는 옆으로 눕는다. 정골의사는 뇌막동맥공에 가까운 전사각근과 중사각근 사이를 깊게 촉진하고 CSp는 동측으로 측면굽힘 한다(그림 53.15). 저자는 보통 가벼운 배수 자극을 가한다(Barral, 2011).

SDM 신경 분포의 치료

SDM과 관련된 통증의 병인에 관해 논쟁의 여지가 있다. Kumar 등 (1996)에 따르면 SDM은 주로 척수와 뇌척수액을 둘러싸고 CDM보다 통증의 병인에 더 작은 역할을 하는 보호막으로 기능한다고 한다.

반대로 Johnson (2004), Bogduk (2001) 및 Grgić (2007)은 SDM이 부분적으로 동일한 해부학적 특성 때문에 방사 통증과 경부 두통의 발생에 관여한다고 말한다.

경부 두통의 한 원인은 분명히 C1-C3 척수신경이 지배하는 구조에 있다(상부 경추 윤활 관절과 근육, 추간판 C2와 C3, 척추 및 내경동맥, 상부 경추 부위의 경막과 후방 두개와). (Bogduk, 2001; Grgić, 2007). Grgić (2007)와 Gasik (2008)에 따르면, C1-C3 척수신경의 침해성 구심성 신경이 삼차신경의 척추핵과 수렴하는 것이 중요한 역할을 한다. Groen 등에 따르면 (1988) 복측의 다분절적 신경분포는 분절 외 방사통을 설명하기 위한 해부학적인 기초를 제공한다. 척수신경을 통해 치료할 수 있다.

경막은 느리게 적응하는 신장성 수용체인 루피니소체(SAII 감각)를 많이 가지고 있다. 그들은 오래 지속되는 접선력이나 측면 신장에 의해 활성화된다. 그러므로 경막은 느린 기법으로 멋지게 치료할 수 있다. 이 기법들이 일반적인 이완 효과를 갖는 것은 드문 일이 아니다. 루피니 소체의 활성화에 의한 교감신경계의 억제 효과일 수도 있다.

결론

상부 경추의 척추 경막의 해부학적 관계는 복잡하다. 정골의학적 치료는 이러한 특별한 해부학적 관계를 통합하고 관절, 인대, 근막, 근육, 동맥, 정맥림프 및 신경 관계를 인정해야 한다.

참고문헌

Barral J. P. (2011) Kursmitschrift: Neue artikuläre Ansätze. OSD Hamburg.

Bogduk N. (2001) Cervicogenic headache: anatomic basis and pathophysiologic mechanisms. Curr Pain Headache Rep 5:382–386.

Breig A. (1960) Biomechanics of the Central Nervous System: Some Basic Normal and Pathologic Phenomena. Almqvist and Wiksell.

Forestier J. (1922) Le trou de conjugaison vertebral et l'espace epidural. These de Paris.

Gasik R. (2008) Cervicogenic headache. Pol Merkur Lekarski 24:549–551.

Giradin M. (1996) Die caudale durale Insertion und das Ligamentum sacrodurale anterius (Trolard). Naturheilpraxis 4:528–535.

Grgić V. (2007) Cervicogenic headache: etiopathogenesis, characteristics, diagnosis, differential diagnosis and therapy. [in Croatian] Lijec Vjesn 129:230–236.

Groen G. J., Baljet B., Drukker J. (1988) The innervation of the spinal dura mater: anatomy and clinical implications. Acta Neurochir 92:39–46.

Hu J. W., Vernon H., Tatourian I. (1995) Changes in neck electromyography associated with meningeal noxious stimulation. J Manipul Physiol Ther 18: 577–581.

Johnson G. M. (2004) The sensory and sympathetic nerve supply within the cervical spine: review of recent observations. Man Ther 9:71–76.

Klein P. (1986) Contribution à l'étude biomechanique de la moelle épinière et de ses envelop-pes. Brussels: Mémoire.

Kumar R., Berger R. J., Dunkser S. B., Keller J. T. (1996) Innervation of the spinal dura: myth or reality? Spine 21:18–25.

Lazorthes G. (1981) Le systeme nerveux peripherique. Masson.

Liem T. (2013) Morphodynamik in der Osteopathie. Haug.

Munkácsi I. (1990) The epidural ligaments during fetal development. Acta Morphol Hung 38:1 89–197.

Rossitti S. (1993) Biomechanics of the pons-cord tract and its enveloping structures: an overview. Acta Neurochir 124:144–152.

Trolard P. (1890) De quelques particularités de la dure-mère. Journal de l'Anatomie 407–418.

Van Dun P. I. S., Giradin M. R. G. (2006) Embryological study of the spinal dura and its attachment into the vertebral canal. Internat J Ost Med 9:85–93.

54

신경총

Serge Paoletti

신경총은 신체의 특정 지점에서 복잡한 방식으로 섞이거나 문합되는 교감신경 및 부교감신경의 다양한 신경 섬유를 포함한다. 그들은 기관이 자율적인 방식으로 신체의 다양한 기능을 조절할 수 있게 하지만 수많은 기능 장애의 원인이 될 수도 있다. 힌두 전통에는 7개의 차크라에 겹쳐질 수 있는 7개의 신경총이 있다(그림 54.1). 그것들은 다음과 같다.

- 미골 신경총
- 하복 신경총
- 상복부 신경총
- 심폐 신경총
- 갑상선 신경총

힌두 전통의 여섯 번째 신경총은 우리가 편도체와 해마를 추가하는 시상하부-뇌하수체 축과 동일시 할 수 있다. 송과선은 일곱 번째 신경총으로 간주할 수 있다.

비록 그들이 자율적으로 기능 하더라도, 신경총은 종종 기능 장애가 발생하는 장소이며 우리는 과활성 또는 저활성과 같은 단순화된 용어로 정의할 수 있다. 정골의학적 치료 기법을 적용함으로써 이러한 기능 장애를 치료하고 정상적인 생리를 회복하는 것이 가능하다. 결과적으로 우리는 일상생활을 지배하는 다양한 자율 기능에 영향을 미칠 수 있다.

자율 신경계: 교감신경계 및 부교감신경계

이 두 길항 시스템은 외부 및 내부 환경 모두에 대한 신체 기능의 적응에 지속적인 역할을 한다. 그들의 길항 효과는 특히 다음과 같은 장기에 작용한다.

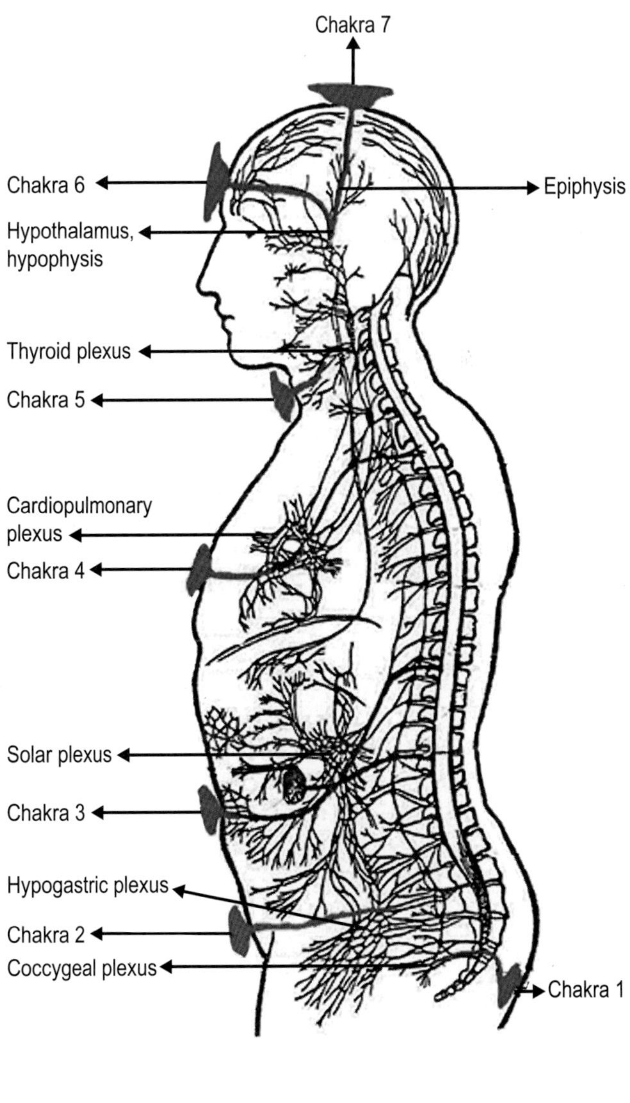

그림 54.1
힌두교의 7개의 차크라와 겹쳐지는 7개의 신경총

- 심장
- 호흡계
- 소화계

응급 상황에서 교감신경계는 심박수와 호흡 빈도를 증가시키고 소화 및 노폐물 배출을 억제한다. 평형 상태에 도달하면, 부교감신경계가 심박수와 호흡 빈도를 줄이고 세포의 영양을 증가시키고 낭비를 없애기 위해 개입한다.

식물인간 (vegetative) 상태의 중추

식물인간 상태의 중추는 그들의 고유한 활성을 갖는다. 그들은 뇌간과 척수에 위치하고 또한 시상하부의 식물인간 상태의 중심에 대한 공통의 최종 경로를 확립한다.

- 교감신경 중추는 배측 요추 및 경추 부위에 위치한다.
- 부교감신경의 중추는 척수의 양쪽 말단, 즉 네 번째 뇌실 '바닥'과 척수의 천골 부분에 함께 그룹화 된다. 부교감신경 중추는 좀 더 고위 중추의 지배를 받는다.

이 두 시스템은 혈관의 압력 수용기와 장기에 있는 화학 수용기로부터 정보를 받는다.

교감신경계

교감신경계는 척추 신경절로 알려진 교감신경절의 측쇄를 형성하기 위해 척주의 양쪽에 위치한 일련의 신경절로 구성된다. 이 모든 신경절은 상호 연결되어 있으며 3쌍의 경추 교감신경절을 통해 상향 연장된다. 사슬은 두개의 교감신경 줄기가 수렴하여 하나의 신경절로 종결되는 미골까지 확장된다. 교감신경절은 교감신경 섬유가 머리, 목, 가슴, 복부 및 골반의 내장과 분비선으로 나아가야하는 경로이며, 말초의 체성 영역에 공급되는 교감신경 섬유와 같다.

생리학

광범위하게, 교감신경계는 부교감신경계의 역할에 대해 길항적인 역할을 한다. 일반적으로, 신진 대사를 가속화시키고 위험이나 두려움에 처한 상황에서 탈출 (회피)을 위해 '스위치를 켜는 것'이다. 자극을 받으면 심장혈관계에 영향을 미친다. 심박수를 증가시키고 말초 혈관 수축을 유도하여 혈압을 증가시킨다. 소화기에서는 장내 평활근의 수축을 늦추지만 간에서 포도당을 방출하게 만든다. 또한 기관지 확장 효과를 나타내어 기관지의 직경을 증가시킨다. 주로 카테콜아민이라 부르는 신경전달물질 (노르아드레날린 및 적은 양의 아드레날린)을 통해 세포 및 표적 장기에 영향을 미친다. 시스템의 이상은 고혈압 또는 저혈압으로 이어진다.

부교감신경계

부교감신경계는 다음을 포함하는 두개골 부분으로 구성된다.

- 안구운동신경 (III)
- 안면신경 (VII)
- 설인신경 (IX)
- 미주신경 (X)

천골신경 섬유

천골신경 섬유는 천골 분절 S2-S4에서 유래한다. 미주신경계라고도 하는 부교감신경계는 자율 신경계의 필수적인 부분이다. 기관, 혈관 및 분비선의 불수의적 행동에 중요한 역할을 한다. 부교감신경계는 또한 미주신경성 실신으로 알려진 졸도와 같은 특정 병리학적 사건에 관여한다.

생리학

부교감신경계의 역할은 여러 가지이며, 종종 교감신경계의 역할에 길항적이다. 주로 평화와 휴식의 상황에 개입한다. 일반적으로 에너지를 절약하기 위해 신체 기능을 느리게 한다. 혈관 확장을 통해 심박수와 혈압을 낮추거나 기관지를 수축시킨다. 또 타액의 분비를 증가시키고 위 및 장 분비물을 증가시킴으로써 소화를 촉진한다. 또한 성욕을 자극한다. 그 작용은 콜린성 신경전달물질에 의해 매개된다. 수용체는 장기의 벽에 위치하여 이 기관의 기능적 상태 또는 내부 환경의 구성에 대한 정보를 제공한다. 부교감신경계의 긴장은 심박수의 증가를 막고 정상적인 소화 기능 및 비뇨기 기능을 유지하게 한다. 이것이 방해를 받으면 우리는 근긴장 항진 또는 근긴장 저하를 경험할 수 있다.

일곱 개의 신경총

미골 신경총 (신경총 1)

미골 신경총은 해부학자들에 의해 연구된 적이 거의 없다.[1] 미골 신경총은 천미교감신경 및 부교감신경 가지로 이루어진다. 부교감신경 분지는 S4(부분적으로), S5 및 첫 번째 미골 가지에서 유래한 복측 가지로 구성된다.

이 신경총에서 생기는 항문미골신경은 미골인대와 천결절인대를 통과하여 미골 끝과 항문 사이의 작은 영역을 주관한다. 항문미골신경은 좌골미골 부위의 감각 신경뿐만 아니라 항문주변의 감도를 제공한다. 이것은 아마 미골근, 천극인대, 미골의 인대 및 인접한 골막의 신경 분포에 기여할 것이다. 내장 분지는 하복 신경총과 함께 문합된다.

미골 신경총은 특히 미골통과 관련이 있는 것으로 보인다. 하나의 요소는 미골 신경총에서 나오는 신경 분지가 천미인대를 뚫을 수 있다는 것이다.[2] 이 부위는 또한 짝을 이루지 않은 신경절을 통해 교감신경계의 지배를 받는다. 이 두 시스템이 문합 섬유를 교환한다는 것이 입증되었다. 짝을 이루지 않는 신경절의 자극은 미골통의 병인의 한 요인으로 보인다.

하복 신경총 (신경총 2)

하복 신경총의 섬유는 골반 내장과 회음을 공급한다. 이것은 유일하게 쌍을 이루는 신경총이며 내장의 양쪽 골반에 위치한 두 개의 사각형 외피로 구성된다. 하복 신경총을 구성하는 섬유는 교감신경계, T1–L2, 그리고 천골 부교감신경계, S2–S4에서 발생한다. 후자의 섬유는 직립신경을 구성한다.[4] 신경 섬유는 기관에 도달할 때 혈관계의 궤적을 따른다.[5] 이 시스템은 이전에 생각했던 것보다 훨씬 복잡하다. 최근 연구에 따르면 교감신경계 및 부교감신경계에서 콜린성 및 아드레날린성 섬유가 공존하는 것으로 밝혀졌다.

상복부 신경총 (신경총 3)

상복부 신경총은 방사 신경섬유 때문에 복강 신경총이라고도 한다. 그것은 미주, 내장신경 및 우측 횡격신경의 가지로 구성된다.[7] 교감신경가지는 T5–T12에서 발생하는 내장신경에서 유래한다.[8]

상복부 신경총은 상장간막동맥과 신장동맥의 기원과 가까운 복강동맥의 양쪽에 있다. 구심성 신경섬유는 동맥주위신경총과 후문맥신경(retroportal nerve)과 함께 다른 복부 기관으로 이동한다.

상복부 신경총은 여러 개의 신경망으로 서로 연결된 여러 개의 신경절로 구성된다. 그것은 '복부 뇌' 라고도 불리는데 이는 신체에서 교감신경섬유가 가장 많이 집중되어 있기 때문이다. 가장 크고 가장 잘 알려진 신경절은 반월 신경절이다. 상복부 신경총은 대동맥 및 부수 동맥의 가지–복강 동맥, 상장간막 동맥, 캡슐 동맥 및 신장 동맥–에 의해 혈관이 풍부하게 형성된다. 그 역할은 음식의 흡수와 동화 과정과 관련된 소화 기능을 조절하고 제어하는 것이다. 상복부 신경총은 또한 기관지 및 폐 혈관의 신경 분포에 관여한다.[9]

연구는 간동맥, 간문맥, 간정맥 및 하대 정맥을 따라 이동하는 가지(좌측면)를 통해 간 신경총과 좌심방 사이의 신경 연결도 강조했다.[10]

일반적으로 표현하면 복부에 있는 공이라 할 수 있고 하복 신경총과 관련된 증상, 위장의 무게 감각, 메스꺼움, 또는 위장의 꼬임을 설명한다. 이러한 표현은 전혀 의미가 없으며 환자가 표현할 때 고려할 수 있다. 그 이유는 흔히 스트레스 또는 불안의 상태를 나타내는 명백한 임상 증상이 없는 장애의 징후를 묘사하기 때문에 자율 신경계가 관여한다는 것을 암시한다.

심폐 신경총 (신경총 4)

심폐 신경총은 순환 및 호흡 기능을 제어하고 조절한다. 경부 교감신경절 및 하복신경 섬유의 상흉 신경절 섬유의 문합에 의해 형성된다. 세 종류의 섬유가 있다.

- *심장 기능 촉진성 섬유*: 척수의 외각(lateral horn)을 중심으로 한 교감신경 기원(C4–D4)
- *심장 기능 조절성 섬유*: 미주 신경절을 중심으로 한 미주신경 기원(제 4심실의 '바닥' 아래)
- *혈관 운동신경 섬유*: 관상동맥 혈관의 평활근을 지배하는 혼합 기원

심장 신경총의 신경은 심장 내 섬유로 확장된다. 이것들은 부분적으로는 미주신경, 일부는 성상 신경절, 약 50%에서는 두 개의 신경절에 의해 조절된다. 그들은 심장 기능을 조절하고 심계항진이나 심장 부정맥과 같은 질병의 원인이 될 수 있다.[11] 미주신경의 자극은 심박수와 수축을 증가시키지만 교감신경의 자극은 변동성과 심박수를 향상시키는 것으로 알려져 있다. 교감신경계와 부교감신경계의 자극은 대동맥 압력의 증가뿐만 아니라 전신 혈압의 증가를 일으킨다. 미주신경을 자극하면 심부전을 개선할 수 있지만 서맥과 저혈압과 같은 부작용이 나타날 수 있다. 교감신경계의 자극은 교감신경 우세로 인한 불균형을 야기할 수 있다. 두 시스템을 자극하면 심박수를 증가시키지 않으면서 심근 수축력을 증가시킨다.[13,14] 부교감신경계의 과자극은 서맥의 원인이며 또한 무호흡과 심장 정지를 일으킬 수 있다.[15] 명상이 심장 신경총에 작용하여 심박수의 규칙성에 영향을 미친다는 것이 흥미롭다.

갑상선 신경총 (신경총 5)

부신과 관련하여 갑상선 신경총은 갑상선 호르몬(TH)과 서로 다른 수준에서 상호 작용하며, 특히 열을 발생시키고 체온을 유지시키는 열 생성 메커니즘을 자극한다.[17] 갑상선 신경은 상부, 중부, 하부 경부 교감신경절에서 유래한다. 그들은 갑상선 동맥을 수반하는 심장 신경과 상부 및 하부 동맥주위 갑상선 신경총을 통해 분비선에 도달한다. 이것들은 분비 촉진 신경섬유가 아니라 혈관 운동성 섬유이다. 그들은 혈관의 수축을 유발한다. 갑상선의 내분비는 뇌하수체에서 분비되는 호르몬에 의해 조절된다.

뇌하수체 (신경총 6)

뇌하수체는 터키 안장으로 불리는 골강의 뇌 바닥에 위치하고 있다. 그것은 헤이즐넛 크기이며 무게는 약 0.5 g 이다. 뇌하수체 줄기라고 하는 줄기에 의해 시상하부와 연결된다. 평균 직경은 종축의 경우 4.8 mm이고 횡축의 경우 2.4 mm이다. 나이가 들어감에 따라 뇌하수체의 크기는 감소한다.[18] 두개내압의 상승은 종종 터키 안장의 확장과 관련이 있다.[19]

뇌하수체는 두 개의 엽으로 나누어진다.

- 뇌하수체 전엽(또는 선성하수체)
- 뇌하수체 후엽(또는 신경하수체)

뇌하수체는 혈액 공급이 가장 풍부하고 가장 많은 수의 신경 연결을 가진 기관 중 하나이다. 결과적으로 신체의 모든 기관과 연결된다. 호르몬 분비의 특성으로 인해 뇌하수체는 신진 대사, 성장 및 번식에 필수적인 역할을 한다. 시상 하부와 밀접하게 연결되어 있다.

뇌하수체 전엽

뇌하수체 전엽이나 선성하수체가 분비하는 호르몬은 생식, 성장, 항상성, 스트레스에 대한 반응, 환경 변화에 대한 적응에 필수적이다. 각 호르몬의 분비는 중추신경계의 시상하부 신경내분비 경로와 말초 호르몬 및 뇌하수체 기전으로부터의 신경 피드백 사이의 복잡한 상호 작용을 통해 조절된다.

뇌하수체 전엽 호르몬

뇌하수체 호르몬은 다음과 같다.

- 성장 호르몬(GH): 조직과 에너지 대사를 자극하고 조화로운 성장을 보장한다.
- 부신피질 자극 호르몬(ACTH): 코르티코스테로이드 생성을 자극하여 부신에 작용한다(신진 대사에 작용).
- 갑상선 자극 호르몬(TSH): 갑상선에 작용한다(대사 활성 조절).
- 프로락틴: 모유 생성을 자극하여 유즙 분비선에 작용한다.
- 난포 자극 호르몬(FSH)과 황체 형성 호르몬 (LH): 생식 기관에 작용하여 성 호르몬의 생산과 분비를 자극한다.

뇌하수체 후엽

뇌하수체 후엽은 시상 하부의 연장이다. 호르몬을 직접 분비하지 않지만 뇌하수체 전엽에서 분비된 두 개의 호르몬을 저장한다.

뇌하수체 후엽 호르몬

뇌하수체 후엽 호르몬은 다음과 같다.

- 바소프레신 또는 항이뇨 호르몬
- 옥시토신: 자궁 수축과 유즙 분비선을 자극하여 모유 분비를 촉진한다.

외상은 어떤 호르몬 시스템이 방해 받았는지에 따라 특정 기관의 기능에 영향을 주는 뇌하수체의 기능을 수정할 수 있다. 피로는 종종 뇌하수체 기능 장애와 관련이 있다. 뇌하수체의 생리는 거의 모든 기관의 기능을 조절하기 때문에 거의 모든 신경총에 영향을 준다. 신경총을 치료할 때 이 특성을 고려해야 한다.

송과체 (신경총 7)

송과선이라고도 불리는 송과체는 간뇌의 일부이며 중뇌 및 소뇌 앞에 위치하고 있다. 또한 송과체가 있는 두 개의 중뇌의 상구 사이에 위치한다. 그것은 연막의 확장뿐만 아니라 이웃 구조물에 의해 제자리를 유지한다. 분비선은 뒤에서 앞으로 향하고 있다. 완두콩 크기이고 길이 7~8 mm, 너비 4~6 mm이며 무게는 25cg이다. 송과선 세포의 일부가 시교차상핵을 형성하기 위해 이동하며, 그 이름에서 알 수 있듯이 세 번째 뇌실 앞쪽에서 시신경과 교차하는 시신경교차 위에 위치한다. 송과선은 상부 경추 신경절에서 섬유를 받는다.[22] 전통 힌두교에서 세 번째 눈이라고도 한다.

송과선은 고전적 의미에서 내분비선은 아니고 신체적 요인과 환경의 변화에 반응하는 여러 가지 리듬(하루 동안 및 계절)의 동기화에 기여한다.

송과선은 일반적으로 포유동물에서 다소 적게 정의된 항성선자극 기능을 가진 하부 척추동물 및 내분비선의 광수용체 감각 기관으로 간주되었다.

송과체의 기능

송과체는 멜라토닌을 분비한다(1959년 미국 연구원 A. B. Lerner에 의해 분리되었다). 멜라토닌 합성은 밤낮으로 교대로 조절된다. 그것은 계절 순환(일주기 및 일년주기)의 통제에 관여하고 성 발달 및 생식 기능에 영향을 미칠 수 있다. 또한 산화 스트레스를 감소시킨다.[23] 1969년 W. B. Quay는 송과체는 주로 동물을 환경에 적응시키는 데 관여한다고 제안했다. 빛은 송과체의 기능에 큰 영향을 미친다. 송과체의 분비는 어린이

보다 성인에서 더 크다. 성에 따라 차이가 있으며, 여성에서 더 높다.[24] 송과체는 내분비 시스템의 리듬 기능 조절에 중요한 역할을 한다.

신경총 검사

우리는 촉진을 통해 신경총에 직접 접촉할 수 없다는 것을 분명히 알기 때문에, 촉진 의식을 문제의 신경총 쪽으로 최대한 정확하게 투사할 수 있도록 손을 움직여야 한다. 근막이 신경총을 지지하기 때문에, 신경총에 도달하는 가장 좋은 방법은 근막을 통하는 것이다. 또한 이러한 구조는 너무 작아 직접 느끼고 촉진할 수 있다고 주장할 수 없다.

그러나 이전에 보았듯이, 신경총은 신체의 모든 내부 구조를 지배한다. 따라서 신경총 기능 장애의 영향은 신경총에 의해 지배되는 근막을 지지하는 기관과 구조의 긴장 교란으로 인해 말초까지 느껴질 것이다. 근막의 중요한 특징 중 하나는 심부 조직의 상태에 대한 정보를 말초로 전파하는 것인데, 이는 임상의가 신경총과 그것에 의존하는 구조의 기능적 상태를 정확하게 진단할 수 있게 하는 중요한 조사 수단임을 뜻한다.

신경총의 기능 장애

이미 지적했듯이, 신경총의 기능 장애는 두 가지 방법 즉, 근긴장 항진 또는 근긴장 저하로 발생한다. 그러나 정상적인 긴장이 무엇인지 알아야 한다. 이것은 촉진에 대한 중간 정도의 저항으로 정의할 수 있다. 이 저항은 사람마다 다를 수 있지만 항상 합리적인 범위 내에 있다. 이것은 무엇보다 경험의 문제이며 환자를 반복적으로 촉진하면 정상적인 긴장의 느낌을 '기록'할 수 있다. 아무리 정교한 도구라도 잘 훈련된 손을 대체할 수는 없으므로 우리 손이 최고의 도구임을 잊지 말자.

신경총의 치료에는 관련 영역의 지형학적 해부학에 대한 정확한 지식이 필요하다. 지형은 뇌와 손 모두에서 '기록' 되어야 한다. 이것은 임상의가 기능 장애가 있는 조직을 매우 정확하게 찾을 수 있게 해준다. 부지런히 연습하여 매우 쉽게 최대의 정밀도를 달성할 수 있다. 우리가 사용하는 기법과 상관없이(조직 기능 장애의) 위치 정확성과 교정의 정확성이 정골의학 기법의 성공에 필수적인 요소임을 잊지 않아야 한다.

근긴장 항진

근긴장 항진의 경우, 의사는 진단을 위한 촉진 동안 조직 긴장이 상당하게 증가한 것을 느낄 것이다. 촉진하는 손은 상당한 저항을 만나고 기본 구조를 누르기가 어렵다. 조직 진단 또는 이동성의 미세 움직임이 선호하는 축을 따라 분산된다. 이것은 신경총의 기능 장애가 광범위한 방식으로 행동하기 보다는 통제 하에 있는 장기에 특별히 영향을 미치고 있음을 나타낸다.

근긴장 저하

반대로, 근긴장 저하는 조직 긴장의 감소로 나타난다. 조직은 쉽게 부진해진다. 촉진하는 동안 저항을 발견할 수 없고 촉진하는 손이 몸에 '빠지는' 것처럼 보인다.

미골 신경총의 검사

미골 신경총은 회음의 중앙 고리 (*Grey's Anatomy*의 '회음의 중심힘줄 지점') 영역에 있다. 이것은 항문과 음낭 사이에 있는 중도이고 대음순의 하부(후부 접합선)이다. 회음의 거의 모든 근육 및 근막 구조는 고리/중심힘줄 지점에 부착한다. 그러므로 우리는 이 구조가 회음 긴장도의 믿을만한 지표라고 생각할 수 있다. 헤이즐넛의 크기의 중심 고리는 일반적으로 쉽게 만질 수 있으며 쉽게 식별할 수 있는 특정 긴장도를 가지고 있다.

- 엄지 또는 중지를 회음의 중앙 섬유 고리에 둔다.
- 근긴장 저하의 경우, 손가락으로 조직을 쉽게 압박할 수 있고, 고리는 저항력이 없으므로(종종 다른 근막과 구별할 수 없음), 손가락이 회음 깊숙이 침투할 수 있다.

- 반대로, 근긴장 항진은 비정상적인 고밀도의 조직 저항으로 나타난다. 섬유 고리는 쉽게 만져진다.
- 검사 중 손가락은 특정 영역에서 기능 장애가 집중되는지 여부를 임상의가 결정하도록 움직일 수 있다.

하복 신경총 검사

하복 신경총은 하복부의 치골 결합 부위에 위치한다.

- 환자 옆에 앉아서 복부 바로 위에 치골 결합과 평행하게 손을 위치시킨다. 촉진하는 손의 압력은 손의 전체 무게보다 작아야 한다.
- 근긴장 항진은 조직 저항이 증가하는 것을 특징으로 한다. 근긴장 저하는 조직의 저항 없는 부드러운 복부가 촉진되며, 어떤 경우에는 천골에서 쉽게 접촉할 수 있다.
- 근긴장 항진이 있는 경우, 모든 다른 수준을 '스캔' 하기 위해 조직에 손을 점차적으로 깊게 투사해야 한다.
- 신경총에 의존하는 모든 구조물이 기능을 제대로 발휘하지 못하면 저항이 일정하며 조직 깊숙이 침투하기 어렵다. 이것은 예외적인 것은 아니지만 많은 경우에서 신경총에 의존하거나 신경총의 영향을 받는 소수의 구조만이 기능을 제대로 수행하지 못하고 있으며 이러한 경우 발생하는 저항은 일정하지 않다.
- 우리는 조직의 미세 이동성을 검사하여 촉진 결과를 쉽게 확인할 수 있다. 이것은 촉진하는 손을 모든 방향으로 약간 움직이면 제한의 부위를 확인할 수 있다.

상복부 신경총 검사

임상의의 손은 상복부, 즉 늑골 바로 아래에 놓는다. 이 신경총은 매우 넓기 때문에 넓은 접촉 영역을 위해 손을 가로로 둔다. 이 신경총이 제어하는 기관이 많기 때문에 신경총의 감별 진단은 특히 복잡하다. 신경총의 정확한 검사와 그에 따른 치료를 위해 매우 정확한 해부학적 지식이 필요하다.

- 근긴장 항진은 복부의 긴장으로 나타난다. 극단적인 경우에는 손바닥 아래에 마치 돌이 있는 것처럼 느껴진다.
- 근긴장 저하가 있으면 손이 아무 저항 없이 복부로 가라앉는다. 때때로 우리는 어떤 기관도 손의 진행을 방해하지 않는다는 인상을 받는다.
- 정확하게 진단하기 위해 조직으로 점차 깊숙이 침투하여 가장 후방까지 조직을 층별로 '스캔' 해야 한다. 이런 식으로 임상의는 어떤 구조물이 우선적으로 치료되어야 하는지를 결정할 수 있다.
- 가벼운 압력을 가할 때 공명 부분으로 작용하고 심장 박동의 증폭을 손아래에서 느끼는 경우가 발생하기도 한다. 이것은 우려하고 있는 환자가 느낀다. 이런 일이 생기면 환자에게 이 현상이 심각한 병리를 나타내지 않는다는 것을 안심시키기 만하면 된다.

심폐 신경총 검사

심폐 신경총은 흉골의 중앙 아래쪽에 위치하여 양 옆으로 퍼진다.

- 손을 편평하게 하여 흉골에 대고, 양측 늑골 옆으로 뻗어 약간 기울여 지각을 향상시킨다('더 나은 느낌'). 이 영역을 촉진하기 어렵다는 것은 촉진하는 손과 신경총 사이에 골성 구조(흉골)가 있기 때문이다. 이는 깊은 촉진을 방해할 수 있어 진단을 더욱 어렵게 만든다.
- 정확한 해부학적 지식과 부지런한 연습을 통해 다른 평면에서 정확한 진단을 내릴 수 있다.
- 이 영역의 해부학적 특성으로 인해 촉진 느낌은 다른 신경총과 비교하여 다르다.
- 근긴장 저하는 가슴 조직과 뼈의 저항에 대한 저밀도

로 나타난다. 이것은 손이 흉곽으로 쉽게 가라앉는다는 느낌을 준다.

- 반대로, 근긴장 항진은 흉부 압력에 대한 저항력이 증가하고 밀도가 상당히 증가한 것으로 느껴진다.

우리가 이미 언급했듯이, 상복부 신경총과 심폐 신경총은(서로) 연결되어 있지만, 그들이 제어하는 기능은 다르다.

- 심폐 신경총은 혈류와 산소 공급을 조절하기 때문에 체액 순환에서 역할을 한다.
- 상복부 신경총은 소화와 동화 작용, 에너지 공급 및 대사 폐기물을 제거하는 역할을 한다.

횡격막은 두 영역을 분리하고 두 영역 모두에 영향을 준다. 그러므로 두 신경총이 서로 올바르게 기능하고 에너지의 흐름이 방해받지 않도록 하는 것이 중요하다.

- 한 손을 심폐 신경총에, 다른 한 손을 상복부 신경총 위에 올려 두 손 사이에 외부 간섭이 발생하지 않도록 한다.
- 횡격막은 이 두 영역의 동기화를 담당하기 때문에 동기화가 불충분하다고 생각되면 횡격막을 테스트하고 필요한 경우에는 횡격막을 정상화하는 것을 잊지 않아야 한다.

이것이 완료되면, 우리는 다음 신경총으로 넘어갈 수 있다.

갑상선 신경총 검사

우리가 이전에 보았듯이 갑상선 신경총은 대략 갑상선 높이에 위치하므로 갑상선 연골에 위치한다.

- 이 검사를 수행하기 전에 사전 예방 조치가 필요하다. 어떤 사람들에게는 이 영역이 압박감에 매우 민감하며, 너무 단단한 접촉은 즉각적인 방어 반응을 유발하거나 공포감을 유발하기도 한다. 부수적으로, 이 반응은 목에 묶인 무엇 또는 교살기도 시도로 인해 생길 수 있는 외상을 나타낼 수 있으므로 무시해서는 안된다.
- 임상의는 환자의 옆에 위치한다. 엄지 쪽이 연골과 접촉하고 검지와 중지는 연골의 반대쪽과 접촉하여 연골을 오른쪽과 왼쪽으로 움직인다.
- 불쾌함을 유발할 수 있는 반응을 피하기 위해, 흉골 절흔에 무지구와 소지구를 올려놓고 손의 나머지는 갑상선과 윤상연골을 매우 가볍게 접촉한다.
- 임상의의 다른 손은 전두골에 두고 연골의 견인 방향과 반대 방향으로 머리를 회전시킨다.
- 다른 영역과 마찬가지로 근긴장 저하는 조직의 긴장 부족으로 나타나 이동에 저항하지 않는다.
- 반대로 근긴장 항진은 과운동성, 조직의 긴장으로 나타난다.
- 병리학은 광범위하게 또는 한쪽에 치우쳐서 나타날 수 있다. 이것은 조직의 미세 이동성을 검사함으로써 쉽게 확인된다.

뇌하수체 검사

두개골 깊숙한 곳에 위치하고 있기 때문에, 임상의는 오직 모든 뇌 구조를 투영하여 뇌하수체에 접근할 수 있다(그림 54.2). 뇌하수체는 잘 알려진 골성 랜드마크인 터키 안장에 위치한다. 이것은 촉진의 방법을 용이하게 한다. 옆으로, 뇌하수체는 접형골 날개 위치에 있다. 수직으로, 대략 두개원개의 상부에 위치한다.

- 임상의는 피험자의 머리맡에 앉는다.
- 이 기법은 두 손으로 수행한다.
- 두 검지로 접형골 날개를 접촉한다.
- 엄지는 두개골 꼭대기에 접촉한다.
- 이 방법으로 우리는 두 개의 축을 만들어 다른 평면

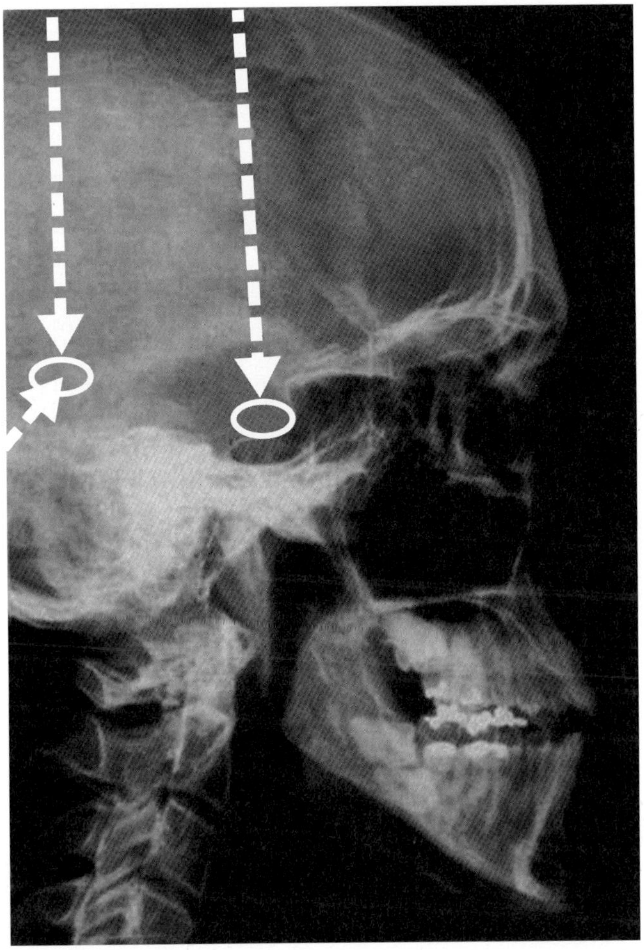

그림 54.2
뇌하수체의 위치

을 따라 뇌하수체에 접근할 수 있다.

- 검사는 매우 가벼운 압력을 점진적으로 증가하며, 의사는 다양한 구조를 통해 두개골 '내부'의 촉각 인지를 투사하고, 뇌하수체 영역에 초점을 맞춘다.

이런 식으로 뇌하수체를 '느끼고' 싶다는 것은 환상에 불과하다. 그러나 경험을 토대로 우리는 근막의 긴장을 사용하여 터키 안장의 교란을 선택할 수 있고 효과적인 교정을 위해 계속 진행할 수 있다.

촉진 소견은 대개 일측성, 직각이 아닌 편향된 축으로 나타나는 비정상적인 긴장이다.

송과체 검사

송과체는 원시소뇌의 후방에 깊이 위치하고 있다. 랜드마크를 정의하기가 쉽지 않다. 뇌하수체의 뒤쪽과 위쪽에 있다.

- 이전 검사와 동일한 자세로 시작하여, 임상의는 중지를 대략 두 손가락 너비로 앞뒤로 움직인다. 엄지는 람다 위에 놓는다.
- 검사는 뇌하수체 검사와 거의 같다. 그러나 촉진 감각이 훨씬 덜 명백하다는 것을 알아야 한다.

신경총의 치료

이것은 검사와 직접 연관된다.

신경총 1–5의 치료

지적했듯이 임상의는 두 가지 가능성 즉, 근긴장 저하 또는 근긴장 항진에 직면하게 될 것이다.

근긴장 저하

이것은 기능 장애 영역에 관계없이 정골요법에서 가장 큰 문제를 일으킨다. 조직의 긴장이 부족하고 이동성이 저하되어 있기 때문에 임상의의 정골의학적 치료를 복잡하게 만든다. 근긴장 저하 신경총을 다룰 때 손은 어떤 저항도 없이 몸 안으로 가라앉는 것처럼 보인다. 이 기법은 문제 영역 위에 손을 편평하게 놓은 다음 손으로 밑에 있는 영역을 '끌어올리고' 싶다는 상상을 하여 조직의 탄력을 살린다. 필요한 경우 조직 검사를 통해 특정 영역에 보다 정확하게 초점을 맞출 수 있다. 이것은 대부분의 경우에서 일어나는 일이며 흥미롭게도 신경총은 그들이 해야 할 일을 '이해하고' 있는 것처럼 보인다.

근긴장 항진

이것은 긴장된 조직 영역을 다루는 것으로 점진적으로 이완되어야 하며 검사하고 치료하기가 더 쉽다. 손바닥을 그 영역 위에 편평하게 놓은 다음 신경총이 있는 후방 구조물에 점차적으로 부드럽게 깊숙이 침투한다. 표층에서 심부층까지 모든 층을 정상화하기 위해 연속적으로 치료한다. 우리가 조직 깊숙이 침투함에 따라, 우리는 기능 장애의 선호 축을 치료할 수 있도록 미세 이동성 검사를 수행해야 한다. 그러면 우리가 더 쉽게 진행할 수 있다. 우리의 손아래에 있는 조직이 모든 차원에서 자유롭고 '제한 없이 부유할' 수 있을 때 그리고 그에 따라 조직 긴장이 '정상화' 되었을 때 치료가 완료된다. 표준화의 기본 원리는 신경총 1~5에 적용되며, 기본 구조에 따라 약간의 국소적인 미묘한 차이가 있다.

신경총 6 및 7의 치료

여기에서는 치료 방법이 약간 다르다. 우리가 이미 지적했듯이, 이 영역에서 근긴장 저하를 확인하는 것이 훨씬 더 어렵다. 우리는 호르몬의 기능을 다루고 있으며 기능 장애는 대신 호르몬 과활성 또는 저활성과 관련이 있을 것이다. 그러나 이 차이는 여전히 주변 근막에서 느껴지고 변형된 근막 긴장으로 나타난다.

- 뇌하수체 검사와 같은 자세에서, 임상의는 손가락의 가벼운 압력을 사용하여 뇌하수체 또는 송과체에 자신을 투영하고 점차적으로 그가 대면하는(이 과정을 방해하는) 조직의 기능 장애를 정상화 한다. 동시에 직각이 될 때까지 축을 정상화해야 한다.
- 손가락 아래에서 아무런 저항도 느껴지지 않을 때 치료가 끝난 것으로 간주하며, 모든 것이 유동적으로 보이고 손가락이 두개골을 관통하고 밀려갔다 밀려왔다 하는 맥박을 따라갈 수 있는 것처럼 느껴진다.
- 모든 신경총이 치료되었을 때 추가적으로 전반적인 검사를 시행할 수 있다.

추가적인 검사

- 임상의는 피험자의 머리맡에 앉아 두 손을 후두부에 두고 제 4 뇌실 압박 시와 동일하게 유지한다.
- 아래쪽으로 가볍게 견인하고 동시에 시계 반대 방향으로 회전하는 벨트를 시각화한다.
- 위에서부터 시작하여 척추를 따라 내려오고(임상의는 척추를 따라 자신의 주의를 아래쪽으로 투사해야 함) 척추의 앞쪽을 따라 다시 올라가며, 각 신경총을 검사하여 신경총에 아무런 제한이 없는지 확인한다.
- 이 기법을 통해 우리는 신경총의 올바른 기능을 보장하고 적절한 에너지 흐름을 유지하면서 동시에 최종적인 치료를 확인하고, 필요하다면 여전히 기능 장애 징후를 보이는 모든 신경총을 추가로 교정할 수 있다.

신체 전면에 둔 한 손으로 검사와 교정을 설명할 수 있다. 대부분의 경우 만족스러운 교정을 얻는 데 충분하다. 그러나 어떤 경우에는 전방 접근만으로 불충분하며 기능 장애를 개선시키지 않는 것이 분명하다. 이 경우, 기법의 효과를 향상시키기 위해 두 손을 사용해야 하며, 두 번째 손은 앞쪽에 있는 손의 반대쪽 신체의 뒤에 위치한다. 이것은 특히 신경총 1~5의 치료에 해당한다. 그러나 양손을 처음부터 사용하기를 원한다면 아무런 문제가 없다.

치료의 연대기

치료는 항상 신경총 1로 시작하고 신경총 7로 진행한다. 우리는 신경총이 정상화되고 최소한 증상이 개선되면 다음 신경총으로 넘어간다. 우리는 최종 검사를 통해 치료를 끝내고, 필요한 경우에는 여전히 기능 장애의 증상을 보이는 신경총으로 되돌아가 치료한다. 이런 식으로 진행하면 치료가 더 효과적일 것이며, 우리는 증상의 더 빠른 반응과 개선을 얻을 수 있을 것이다.

치료의 가치와 행동 양식

치료의 가치

우리가 그들의 생리학을 고려할 때 신경총을 치료하는 가치는 명백하다. 신경총은 호흡, 순환, 호르몬 분비, 동화 작용, 스트레스 관리 등을 포함하여 모든 자율적인 신체 기능을 조절한다. 생리학적 기능이 발생하는 것을 감사하고 이 이유로 이들이 건강의 보증인이라고 말할 수 있다.

신경총의 기능 장애는 스트레스, 척추 기능 장애, 근막 긴장, 모든 유형의 자극, 생활 습관 등으로 유발될 수 있다. 이러한 모든 장애는 신경총에 직접 또는 간접적으로 작용한다. 그들은 하나 또는 여러 신경총의 기능을 방해하거나, 심박수를 방해하거나, 소화 장애를 일으킴으로써 직접적으로 영향을 미친다. 넓은 의미에서 스트레스는 신경총에 직접적으로 영향을 미치므로 생리적 기능 및 조직 긴장, 특히 근막의 변형을 초래한다. 이러한 장애는 간접적으로 근막 긴장에 영향을 미친다. 근막은 신경총을 지지하므로 근막의 장애는 신경총의 기능에 쉽게 영향을 미친다는 것을 기억하라. 피드백이 형성되어 하나의 기능 장애가 다른 기능 장애를 유도하고, 신체가 악순환의 결과를 '정상화'할 수 없다면 이것은 (장기적으로) 병리학적 과정을 유도할 것이다.

치료 행동 양식

신경총의 기능 장애에 대한 정골의학적 치료는 정골의사가 신경총의 상태를 정상화하여 신체의 정상적인 생리 기능을 회복시키고 건강을 좋게 한다는 것을 이전에 언급한 바 있다. 지속적인 기능 장애의 결과로 많은 질병은 오랜 기간 동안 진화하여 만성병과 질병을 일으킨다. 이러한 사고를 기반으로 추론하면 다양한 구조, 특히 근막을 '정상화' 함으로써 교감신경계와 부교감신경계의 긴장을 '정상화'하여 정상적인 생리 기능을 회복시키는 것이 모든 정골의학적 치료의 궁극적인 목표라고 할 수 있다.

치료에 대한 반응

기능 장애가 있는 경우 신경총의 치료 반응이 매우 빠르다. 그것은 치료 세션 동안 또는 치료 후 며칠 이내에 즉시 나타날 수 있다. 어쨌든 신속한 기능적 반응이 있어야 한다. 반응의 부족은 대개의 경우 부적절한 치료로 인한 것이다.

신경총 치료의 적응증

신경총의 편재를 감안할 때 이러한 미묘한 구조에 영향을 미치지 않으면 치료할 수 없으므로 어떤 치료법이라도 신경총에 영향을 줄 것이다. 그러나 우리는 모든 신경총의 치료가 체계적으로 수행할 수 있는 완전한 치료 과정을 필요로 하는 긴 과정임을 명심해야 한다.

일반적으로 모든 신경총의 치료는 성공적이다.

- 환자가 지속적인 피로와 에너지 부족을 호소할 때
- 경미한 계절적 우울증의 경우

대부분의 경우 결과는 즉시 나타나며 증상이 완전히 사라진다. 다른 모든 경우에 있어서 우리는 존재하는 기능 장애와 치료할 영역에 기초하여 필요한 경우 신경총을 개별적으로 치료한다.

- 우리가 비뇨 생식기 문제를 다루는 경우, 관련된 신경총은 대개 신경총 1 및 2뿐 아니라 어떤 경우에서는 신경총 6이 될 것이다.
- 일반적으로 신경총 3 및 때때로 신경총 2는 소화 장애에 관여한다.
- 심폐 기능 장애가 있는 경우, 신경총 4는 신경총 5 및 3과의 상호 관련된다.

많은 다른 예가 있지만 해부학, 생리학 및 병리학에 대한 올바른 지식이 의사가 적절한 치료를 하도록 지도한다.

결론

교감신경계와 부교감신경계, 그리고 연장된 신경총은 아직도 의학에서 잘 이해되지 않은 체계이다. 인간의 생리학에 대한 그들의 기능과 행동의 미묘함은 포괄적이고 심층적인 연구가 부재하기 때문에 아직 파악하기 힘들다. 이 시스템은 신체의 모든 생리 기능에 지속적으로 개입하며 건강 증진의 주요한 요소 중 하나이다. 그것의 편재는 모든 정골의학적 치료가 이 시스템에 영향을 미친다는 것을 의미한다. 따라서 신경총을 치료하는 일은 환자 치료에 매우 유용하며 우리의 정골의학적 행동을 보강하고 치료 효율을 높이며 보다 안정적인 결과를 보장한다. 더 심층적인 근막 연구는 의심할 여지없이 미래의 우리의 수행 능력을 향상시킬 수 있게 한다.

참고문헌

1. Woon J. T, Stringer M. D. The anatomy of the sacrococcygeal cornual region and its clinical relevance. Anat Sci Int 2014;89:207–214.
2. Woon J. T, Stringer M. D. The anatomy of the sacrococcygeal cornual region and its clinical relevance. Anat Sci Int 2014;89:207–214.
3. Ellinas H., Sethna N. F. Ganglion impar block for management of chronic coccydynia in an adolescent. Paediatr Anaesth 2009;19: 1137–1138.
4. Alsaid B., Diallo D., Benoit G., Bessede T. Identification of the origin of adrenergic and cholinergic nerve fibers within the superior hypogastric plexus of the human fetus. J Anat 2013;223:14–21.
5. Baader B., Baader S. L, Herrmann M., Stenzl A. [Autonomic innervation of the female pelvis. Anatomic basis]. Urologe A 2004;43:133–140
6. Alsaid B., Bessede T., Karam I., Abd-Alsamad I., Uhl J. F, Benoît G., Droupy S., Delmas V. Coexistence of adrenergic and cholinergic nerves in the inferior hypogastric plexus: anatomical and immunohistochemical study with 3D reconstruction in human male fetus. J Anat 2009;214:645–654.
7. Sişu A. M., Petrescu C. I, Cebzan C. C., Motoc A., Bolintineanu S., Vaida A. M., Niculescu M. C., Rusu M. C. The adult coeliac ganglion: a morphologic study. Rom J Morphol Embryol 2008;49:491–494.
8. Loukas M., Klaassen Z., Merbs W., Tubbs R. S., Gielecki J., Zurada A. A review of the thoracic splanchnic nerves and celiac ganglia. Clin Anat 2010;23:512–522.
9. Andriesh V. N. [The participation of the celiac plexus in the innervation of the bronchi and pulmonary vessels]. Arkh Anat Gistol Embriol 1981;81:51–57.
10. de Carvalho C. A., Rodrigues Júnior A. J., Chih C. L. [Innervation of the heart from an abdominal plexus in man]. Arq Gastroenterol 1985;22:7–11.
11. Beaumont E., Salavatian S., Southerland E. M., Vinet A., Jacquemet V., Armour J. A., Ardell J. L. Network interactions within the canine intrinsic cardiac nervous system: implications for reflex control of regional cardiac function. J Physiol 2013;591:4515–4533.
12. Kobayashi M., Sakurai S., Takaseya T., Shiose A., Kim H. I., Fujiki M., Karimov J. H., Dessoffy R., Massiello A., Borowski A. G., Van Wagoner D. R., Jung E., Fukamachi K. Effects of percutaneous stimulation of both sympathetic and parasympathetic cardiac autonomic nerves on cardiac function in dogs. Innovations 2012;7:282–289.
13. Kobayashi M., Massiello A., Karimov J. H., Van Wagoner D. R., Fukamachi K. Cardiac autonomic nerve stimulation in the treatment of heart failure. Ann Thorac Surg 2013;96:339–345.
14. Hotta H., Lazar J., Orman R., Koizumi K., Shiba K., Kamran H., Stewart M. Vagus nerve stimulationinduced bradyarrhythmias in rats. Auton Neurosci 2009;151:98–105.
15. Hotta H., Lazar J., Orman R., Koizumi K., Shiba K., Kamran H., Stewart M. Vagus nerve stimulationinduced bradyarrhythmias in rats. Auton Neurosci 2009;151:98–105.
16. Chang C. H., Lo P. C. Effects of long-term dharma-chan meditation on cardiorespiratory synchronization and heart rate variability behavior. Rejuvenation Res 2013;16:115–123.

17. Silva J. E., Bianco S. D. Thyroid-adrenergic interactions: physiological and clinical implications. Thyroid 2008:157–165.
18. Côté M., Salzman K. L., Sorour M., Couldwell W. T. Normal dimensions of the posterior pituitary bright spot on magnetic resonance imaging. J Neurosurg 2014;120:357–362.
19. Kyung S. E., Botelho J. V., Horton J. C. Enlargement of the sella turcica in pseudotumor cerebri. J Neurosurg 2014;120:538–542.
20. Samarasinghe S., Emanuele M. A., Mazhari A. Neurology of the pituitary. J Clin Endocrinol Metab 2014;99:1758–1766.
21. Kaltsas G., Vgontzas A., Chrousos G. Fatigue, endocrinopathies, and metabolic disorders. PM R 2010;2:393–398.
22. Csernus V., Mess B. Biorhythms and pineal gland. Neuro Endocrinol Lett 2003;24:404–411.
23. Shi L., Li N., Bo L., Xu Z. Melatonin and hypothalamic-pituitary-gonadal axis. Curr Med Chem 2013;20:2017–2031.
24. Pallotti S., Nordio M., Giuliano S. [Melatonin/circadian rhythm. Is there a feedback between epiphysis and hypophysis?]. Minerva Endocrinol 2002;27:73–77.

체강 기법

Torsten Liem, Rüdiger C. Goldenstein, Patrick Van Den Heede

개요

이 장에서는 정골의학의 형태역학적 접근법에 대해 간략하게 소개한다. 배아 발생 과정 동안 공간 형성과 관련된 근막 조직의 기능을 간략하게 설명할 것이다. 이어서, 관련 기법을 보다 상세하세 설명하기 전에 실용적인 치료 방법에 대해 다룬다

소개

이 장의 제목에 '기법'이라는 용어를 사용하였지만, 우리는 형태역학적 치료가 특정 기법에 그다지 중요하지 않다는 점을 지적하고자 한다. '조직에 접근하는 방법'이 더 나은 표현일 것이다. 여기에서는 신체의 발생 과정에 대한 통찰력을 제시한다. 형태역학 틀에서의 기법은 '치료 도중 치료가 발생한다.' 라는 문구와 함께 신체에 귀 기울이는 것을 뜻한다. 이러한 의미에서, 신체의 생리을 지지하는 것 이외의 치료 기법은 없다. 이것은 '건강을 찾고 신체의 표현을 방해하지 않는다' 는 기존의 견해와 일치한다.

모든 서면 작업과 마찬가지로, 다음의 기법을 서술할 수는 있지만 책의 틀 내에서는 제대로 가르칠 수 없다. 특정 치료법을 연구하기 위해서는 지침과 설명을 동반한 적절한 실기훈련이 필요하다. 스트레스 패턴을 촉진하고 인식하는 것은 매우 개별적이므로 임상의는 환자의 신체에서 발생 가능한 패턴을 식별하도록 훈련받을 수 있다. 또한, 실제 사례의 시작 부분에서 설명하듯이, 임상의로서 자신의 패턴이 환자를 촉진한 소견을 인식하고 해석하는 데 어느 정도 영향을 줄 수 있는지를 아는 것이 중요하다.

형태역학적 정골의학 요법

Patrick Van Den Heede는 다음과 같이 말한다. '나는 기법을 사용하고 싶지 않다. 나는 내 자신의 의식으로 환자의 몸에 접근하려고 노력하고 있다.' 신체 구조의 성신적 이미지와 발달 패턴에 대한 지식은 환자의 조직에 대한 근사치를 달성하는 방법으로 사용된다. 간엽조직(이 맥락에서 우리는 이것을 근막이라고 부를 수 있음)은 모든 정보를 저장하므로 조직의 발달 과정 중에 발생한 사건들에 직면한다.

형태역학적 정골요법의 접촉은 이 정보를 신체의 인식에 접근할 수 있게 하고, 신체가 '고정' 되어 있고 신체가 완전히 치료되지 않은 상태에서 결론을 내리는데 도움이 된다. 정골요법은 정골요법 정보를 치료하지 않는다.

그러므로 우리는 신체가 무엇이 건강을 해쳤고 그것이 어디에서 표출되었는가에 대해 질문하도록 해야 한다. 이 맥락에서 건강은 유전 및 후성 인자를 통해 도달할 수 있는 가장 높은 잠재력으로 이해할 수 있다. 신체는 최소한의 저항 경로를 추구하는 물줄기처럼 최소한의 에너지를 소비하여 의무를 수행하려고 한다. 어딘가에 신체 장애물이 형성되면 대응력이 증가할 수 있으며 이는 특정 균형점에서 긴장감이 증가하는 것으로 나타날 수 있다. 정골의학적 치료는 관절, 근육 또는 건 주위의 움직임을 향상시키려는 기계적 의도가 있는지 또는 전체론적 에너지 관점에 좀 더 초점을 맞추고 있는

지에 상관없이 모든 수준에서 에너지 효율적인 치료와 표현을 허용하기 위해 신체 전체를 이용해야 한다. 치료에 의해서 조직뿐만 아니라 신체의 구획과 분절의 움직임이 촉진될 것이다. 결과적으로 에너지 소비가 감소할 수 있으며, 유기체의 '발생'을 위해 더 많은 에너지와 공간(자유)의 이용이 가능하다.

체강의 역할

Chapter 000에서 이미 설명했듯이, 발생의 틀 내에서 그리고 형태역학적 관점에서 근막의 역할은 공간을 생성하는 것과 다양한 신체 구획 사이를 연결하는 것이다.

그림 55.1은 배아에서 근막(중간엽 wrappings/lining)을 통해 체강이 형성되는 예를 보여준다. 내부 근막은 내장 구조(내장 근막)와 뇌막 구조(뇌막 근막)에 접해 있다. 두 근막은 배아가 발생할 때 움직임과 이동을 위한 공간을 제공한다. 이런 이유로, 다른 시점에서 다른 시공간 패턴이 발생한다. 이것은 움직임의 접촉점 및 전환지점인 경첩관절의 형성으로 이어진다. 궁극적으로 이러한 모든 움직임 패턴은 다양한 신체 구조를 정렬하고 생리적 화합물을 생성한다. 이 시공간 패턴은 조직에 저장되며(시공간 단위) 나중에 근사점으로 사용될 수 있다.

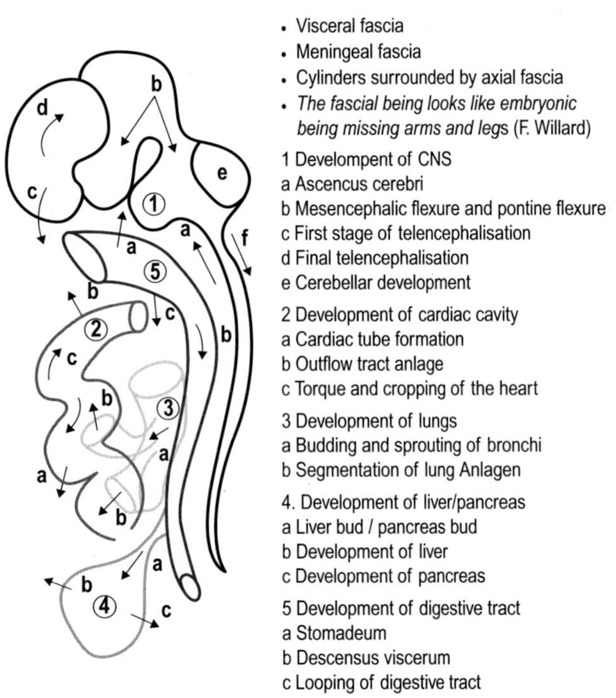

그림 55.1
내부 근막에 의한 체강의 형성

체강의 특정 역할/임무는 다음과 같다.

- 구조적으로나 생리학적으로 다른 공간 영역을 형성하는 구획화
- 기관 보호
- 기관 이동성
- 생리적 완전성
- 동맥, 정맥 및 림프 흐름의 유도와 자유 제공
- 영역의 조직화

배아 발생 초기에 공간적 경계가 방향의 흐름을 정의한다(그림 55.2).

참고: 중간엽 세포가 만드는 첫 번째 공간의 형성은 초기 배아의 발생으로 거슬러 올라간다. 이 기능은 난황낭과 양막강의 발생 과정에서 분명하다. 발생 패턴은 자체적으로 반복된다. 중간엽 또는 중간엽 세포는 전체 발생 과정 동안 반복적으로 공간을 형성하고, 공간을 서로 분리하며, 서로 간의 움직임 및 접촉을 가능하게 한다.

이 장에서 체강을 치료하는 기법(또는 근차시)과 가능한 치료 방법을 설명한다.

치료 목표

우리는 병적 측면을 치료할 수 없다. 그러나 정골의학적 치료를 통해 조직 간 상호 교환을 향상시키고 서로 다른 신체 부위의 원활한 의사소통을 달성할 수 있다고 믿는다. 자가 치유 과정의 맥락에서 불균형과 긴장이

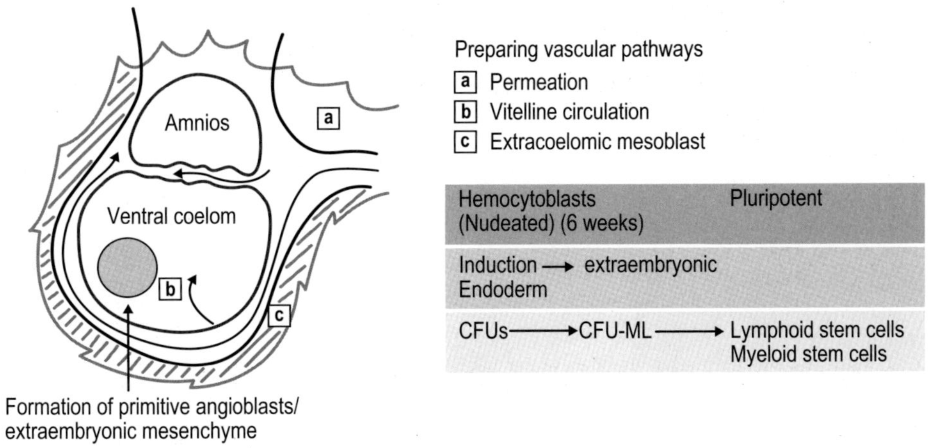

그림 55.2
초기 패턴의 묘사. CFUs=비장의 군집 형성 단위, CFU-ML=군집 형성 단위 골수림프구

해결되면 병적 측면이 은밀하게 사라질 수도 있다. 이미 지적했듯이, 이런 식으로 항상성 유지에 필요한 에너지가 감소되어 결국 유기체의 건강을 증진시킬 것이다. 이것은 차례로 내부 및 외부 영향에 더 살 내응힐 수 있음을 의미한다.

치료 절차

형태역학적 치료 관점에서 기법을 위한 일반적인 준비

임상의는 촉진을 위해서 방에 있는 그 자신의 위치, 중심선, 몸, 기분 그리고 에너지 상태를 지속적으로 인식하는 것이 중요하다. 이것은 자신의 불균형 패턴을 환자의 패턴으로 해석하는 것을 피할 수 있게 한다.

임상의는 환자에게 물리적으로 접촉하기 전에 자신의 지각을 다듬고 수용력을 갖기 위해 집중한다. 일단 환자와 신체적으로 접촉하면, 임상의는 다시 집중할 것이다.

일반적으로 임상의는 다음과 같은 질문을 스스로 해야 한다.

- 내가 가장 큰 침묵/평화를 느끼는 신체 부위는 어디인가?
- 어떻게 하면 가장 효율적으로 앉거나 서있을 수 있는가?
- 촉진할 때 내가 어떻게 느끼는 것이 가장 좋고 편안한가?
- 치료 소파의 최적 높이는 얼마인가?

기법의 특정 예

심강과 체강 (내장흉막)의 관계

자체 발생 과정에서 심장은 다른 모든 장기의 발달을 따르고 이 정보를 자체 구조와 방향으로 저장한다. 이는 거의 순수한 중간엽 조직이며, 신체의 모든 발생 과정과 밀접한 관련이 있다. 따라서 중간엽의 심장 영역은 조직 기억의 근사 과정에 포함될 수 있다.

심장은 내장엽을 통해 첫 번째 정보를 얻는다. 전류 및 영역 효과를 통해 신체가 추가적으로 발달하여 기관의 경계를 넘는다. 각 기관은 발생 과정에서 일정한 공간을 할당받으며, 그 경계는 다른 기관의 영역에 의해 결정된다. 구조상으로, 중간엽 조직(가장 넓은 의미의 근막)은 항상 관련된다. 근막 조직은 공간 형성, 분화 및 다른 체강 사이의 접촉을 용이하게 한다.

그림 55.3은 심강과 체강의 위치 관계를 보여준다. 촉진은 동작 패턴의 인식을 목표로 한다. 초기 변동은 분절화 및 축-공간 형성으로 인해 발생한다.

그림 55.3
심강과 체강의 관계. (A) 원시 체강, (1) 심장 체강, (2) centrum phrenicum, (3) 간 체강, (4) 장 체강, (5) 회음 체강

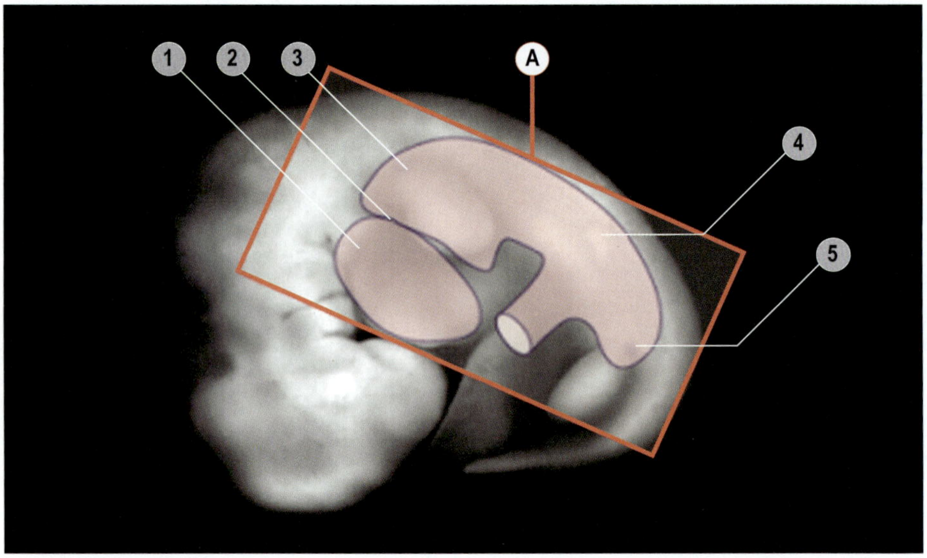

환자의 자세

환자는 앙와위로 편안하게 눕는다. 무릎 아래에 베개를 놓거나 무릎을 구부리고 다리를 치료용 소파 위에 편평하게 놓아두면 환자의 긴장을 풀 수 있다.

임상의의 자세 및 손 위치

- 임상의는 치료 소파의 우측에 선다. 오른손은 심장 중간엽에 접촉한다. 왼손은 복부의 내장흉막에 접촉한다.
- 참고: 임상의는 안정적인 받침점을 확보해야 한다. 치료 소파가 너무 높게 조정되어 있으면 치료 과정에서 임상의는 자신의 받침점을 낮춘다.

실행

이 두 영역의 정보가 기록된 후 두 영역이 서로 관계를 맺게 된다. 긴장 패턴이 감지되고 시각화된 두 공간 사이의 균형이 회복될 것이다.

심장 중간엽 및 내장엽 (두 명의 임상의)

이 치료법은 이 두 영역의 발생 과정에서 긴장이 발생하는 지점과 두 영역의 균형점을 파악하는 것을 목표로 한다. 심장 영역은 중간엽 발생 영역으로 간주되어야 한다. 외배엽 발생 영역으로서 후두의 체절구 1~4와 관련이 있고 체절구 4를 따른다.

두개골의 대응물인 천골은 erection의 최종 구조를 나타낸다. 천골은 체절구가 고밀도화된 것이며 근축의 중배엽으로 형성되어 있다. 내장엽을 통해 복막 영역에 연결된다.

두 명의 임상의를 위한 기법 (그림 55.4)

환자는 테이블의 머리에서 충분한 거리를 두고 앙와위로 편안하게 눕는다. 이것은 임상의가(머리 부분의 손의 위치에 따라) 테이블에 전완이나 팔꿈치를 쉽게 놓을 수 있게 하여 임상의가 긴장을 더 가하지 않고도 받침대를 세우는 역할을 한다. 무릎 아래에 베개를 놓거나 무릎을 구부리고 발을 치료 소파에 편평하게 놓으면 환자의 긴장을 완화시킬 수 있다.

임상의 1: 앉은 자세와 손의 위치

임상의 1은 앙와위로 누워있는 환자의 머리맡에 앉는다. 왼손은 후방에서 후두부에 접촉하고 오른손 손바닥으로 흉골 위 심장 영역을 접촉하여 복부에 걸친다.

실행

- 심장 중배엽의 근사(approximation)가 수행된다(즉, 임상의는 구조적 정보를 적극적으로 찾지 않지만 발생 영역의 조직 정보가 감지될 때까지 기다린다).
- 후두 아래에 있는 왼손으로 체절구의 발생 정보를 찾는다. 복부에 있는 손은 심장 영역의 정보를 찾는다. 양손 사이에서 균형점을 달성하는 것이 좋다.

임상의 2: 앉은 자세와 손의 위치

임상의 2는 환자의 우측에 앉는다. 오른손은 환자의 천골 아래, 다리 사이에 위치한다. 왼손은 손가락은 머리를 향하게 하여 환자의 치골 위와 복부에 편평하게 얹어 둔다.

실행

- 위에서 설명한 대로 환자에게 접촉한 후, 임상의가 개별적인 발생 패턴에 관한 정보를 기다리면 천추를 구축한 미골 체절구로부터 다양한 깊이와 발생역학적 정보를 인지할 수 있다. 아마 복부의 내장엽에서 정보가 감지될 것이다. 다시 두 영역 사이의 균형점이 예상된다.
- 치료 영역에서 두 임상의가 균형점에 도달하면 두 영역은 서로 균형을 이룬다. 소위 '경첩'이 만들어지는데, 이것은 횡격막 높이에 있는 균형점이다.
- 참고: 예를 들어, 이 기법은 임상의 한 명이 심장 영역에 먼저 접촉한 후 연속적으로 수행할 수도 있다. 예를 들어, 한 손은 복측의 심장 영역에 두고 다른 손은 복막 영역에 두면 서로 연관된다.

복막 발생 영역 기법 (그림 55.5)

환자의 자세

환자는 앙와위로 편안하게 눕는다. 무릎 아래에 베개를 놓거나 무릎을 구부리고 다리를 치료 소파 위에 편평하게 놓아두면 환자의 긴장을 풀 수 있다.

임상의의 앉은 자세와 손의 위치

임상의는 누워있는 환자의 우측 엉덩이 옆에 선다. 하행결장 영역에 오른손을 두고 상행결장에 왼손을 배치하여 lateroconal 근막과 접촉한다.

실행

이들 영역의 발생 정보는 긴장 패턴과 균형에 따라 비교될 것이다.

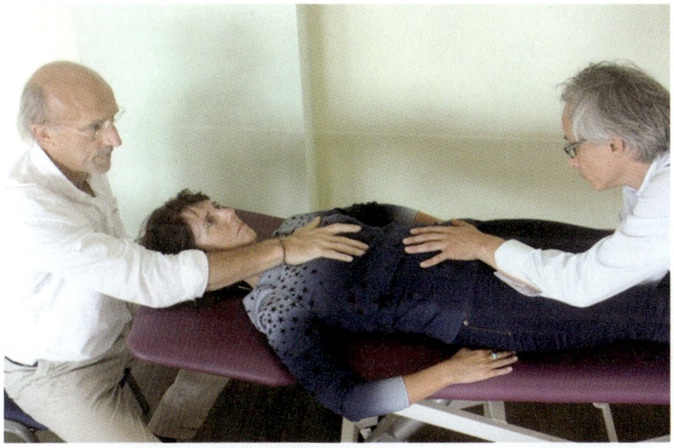

그림 55.4
심장 간엽조직-내장엽 균형을 맞추는 기법

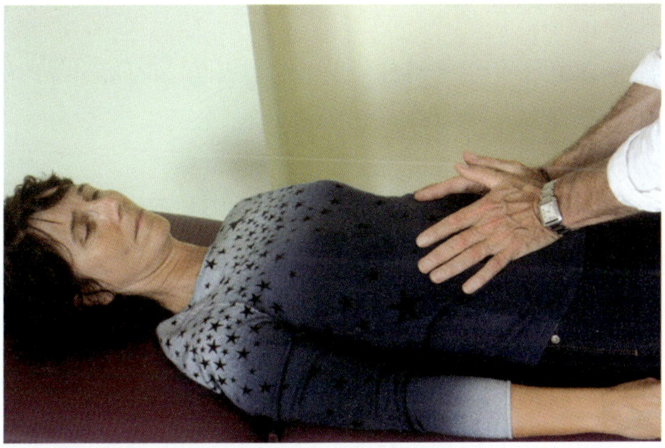

그림 55.5
복막 발달과 관련된 영역의 기법

뇌막 공간과 내장흉막의 균형을 맞추는 기법 (두 명의 임상의) (그림 55.6)

임상의 1과 2: 앉은 자세와 손의 위치

- 임상의 1은 위에서 설명한대로 접촉한다('복막 발생 영역 기법' 참조).
- 임상의 2는 환자의 머리 끝 부분에 앉아 왼손 손바닥은 후두 아래에 편평하게 놓고, 오른손의 검지와 중지를 미간에 접촉한다.

실행

- 임상의 1: '복막 발생 영역 기법' 참조
- 임상의 2는 대뇌겸과 정맥동을 양손으로 잡아 균형을 이룬다.
- 그 다음 두 치료 영역의 균형이 예상된다.

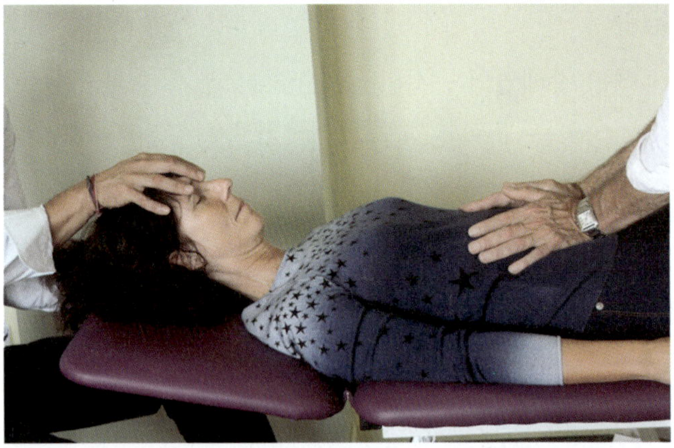

그림 55.6
내장흉막과 수막 공간의 균형을 맞추는 기법

흉막 영역의 균형을 맞추는 기법 (그림 55.7)

환자의 자세

환자는 앙와위로 눕는다.

임상의: 앉은 자세와 손의 위치

임상의는 환자의 머리 끝 부분에서 환자의 견갑골 아래에 손을 둔다.

실행

폐의 흉막강에 접촉한다. 적절한 공간을 상상하여 인장 패턴을 감지하고 균형을 맞춘다.

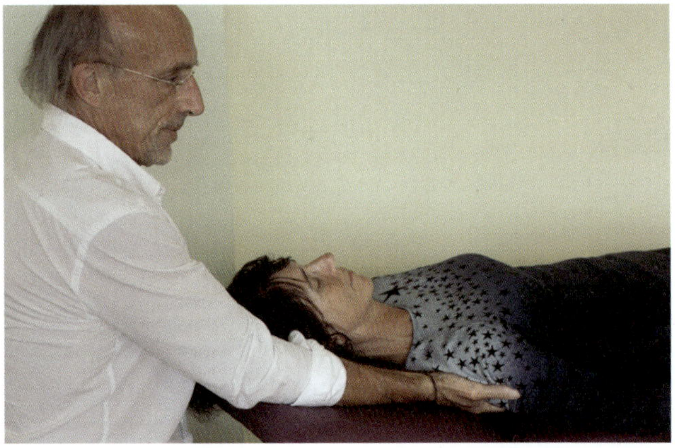

그림 55.7
흉막 영역의 균형을 맞추는 기법

후복막 공간과 횡격막에 대한 복막 주머니의 골반 압박-거상(erection) 기법 (그림 55.8)

환자의 자세

환자는 왼쪽으로 누워 다리를 구부리고 베개를 베고 눕는다.

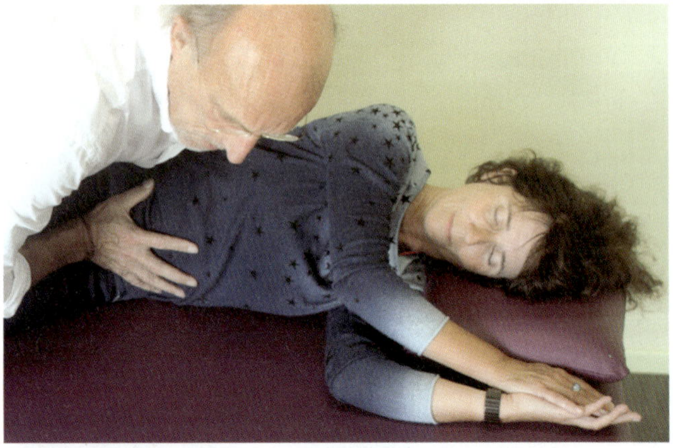

그림 55.8
후복막 공간과 횡격막에 대한 복막낭의 골반 압박-거상(erection) 기법

임상의의 자세 및 손의 위치

암상의는 환자의 뒤, 골반 위치에 서서 치료 테이블의 가장자리에 기댄다. 임상의는 환자의 골반을 자신의 몸으로 압박한다. T12 위치에서 왼손으로 환자의 몸과 등 부분을 접촉한다. 오른손의 손바닥으로 복측을 접촉하고, 환자의 복막낭을 미두방향으로 압박한다. 동시에 복막낭의 회전 능력을 검사한다.

실행

임상의는 복막 움직임의 패턴을 결정하고 T12에 반대 방향의 압력을 가한 후 균형을 기다린다. 이는 후복막 공간과 횡격막에 대항하는 복막 거상(erection) 움직임을 자유롭게 한다.

앉은 자세에서 T6 종격강의 균형을 잡는 기법

(그림 55.9)

환자의 자세

환자는 안정된 자세로 치료 테이블에 앉는다.

임상의: 앉은 자세와 손의 위치

임상의는 환자의 우측에 앉는다. 왼손으로 환자의 T6 높이의 척추와 등 부분을 접촉하고, 오른쪽 손바닥을 복측의 흉골에 댄다.

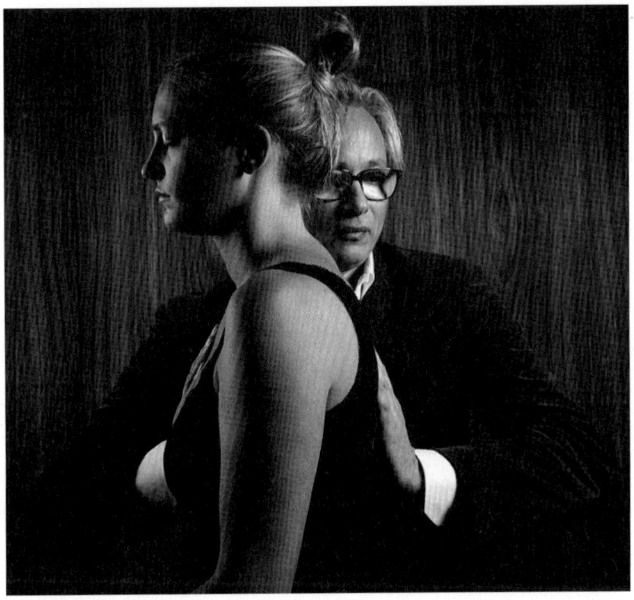

그림 55.9
앉은 자세에서 T6에 대한 종격강의 균형을 맞추는 기법

실행

임상의는 종격강의 발생 정보와 회전 움직임을 결정하고, 그 이후에 발생하는 나선형 움직임을 기반으로 하여 균형점을 기다린다.

찾아보기

ㄱ

ㄴ

ㄷ

ㄹ

ㅁ

ㅇ

ㅈ

ㅊ

ㅋ

ㅌ

ㅍ

ㅎ

A

B

C

D

E

F